Postsurgical Rehabilitation Guidelines for the Orthopedic Clinician

骨科术后康复指南

编　著　〔美〕JeMe Cioppa-Mosca
Janet B. Cahill
John T. Cavanaugh
Deborah Corradi-Scalise
Holly Rudnick
Aviva L. Wolff

主　译　陆　芸　周谋望　李世民
副主译　马宝通　叶伟胜　阚世廉　孙志明
胡永成　刘　林　万　瑜　董立平

天津科技翻译出版公司

著作权合同登记号:图字:02-2007-24

图书在版编目(CIP)数据

骨科术后康复指南/(美)赛奥帕莫斯卡(Cioppa-Mosca,J.)等编著;陆芸等译. —天津:天津科技翻译出版有限公司,2009.10(2024.11重印)
书名原文:Postsurgical Rehabilitation Guidelines for the Orthopedic Clinician
ISBN 978-7-5433-2448-0

Ⅰ. 骨… Ⅱ. ①赛… ②陆… Ⅲ. 骨疾病-外科手术-康复-指南
Ⅳ. R680.9-62

中国版本图书馆CIP数据核字(2009)第112522号

Postsurgical Rehabilitation Guidelines for the Orthopedic Clinician
JeMe Cioppa-Mosca, Janet B. Cahill, etc.
ISBN-13:978-0-323-03200-1(ISBN of original edition)

ISBN-13:978-0-323-03200-1
ISBN-10:0-323-03200-1

授权单位:Elsevier(Singapore) Pte Ltd.
出　　版:天津科技翻译出版有限公司
出 版 人:方 艳
地　　址:天津市南开区白堤路244号
邮政编码:300192
电　　话:(022)87894896
传　　真:(022)87895650
网　　址:www.tsttpc.com
印　　刷:山东临沂新华印刷物流集团有限责任公司
发　　行:全国新华书店
版本记录:880×1230　16开本　35.5印张　374千字　配图540幅
2009年10月第1版　2024年11月第2次印刷
定价:198.00元

(如发现印装问题,可与出版社调换)

译校者名单

（按姓氏笔画排序）

万　瑜	马宏庆	马宝通	王　术
王宝奎	王学谦	叶伟胜	宁尚龙
任秀智	刘　林	刘　楠	闫富宏
孙志明	李　涛	李瓦里	李世民
李迎国	李鑫鑫	杨红军	杨延砚
杨嫒蓉	吴同绚	谷　莉	谷　雅
张　娟	张　磊	张巧云	张建兵
张继东	陆　芸	陈亚平	周　强
周谋望	赵双涛	赵宝成	赵炳楠
胡永成	宫可同	徐红英	黄红拾
葛　杰	董　强	董立平	詹海华
蔡　迎	蔡　昊	阚世廉	

作者名单

Adam Pratomo
Amanda R. Sparrow
Amie Diamond
Amy Barenholtz-Marshall
Aviva Wolff
Carmen Young Tucker
Carol page
Cathi Wagner
Charlene Hannon
Coleen T. Gately
Deborah Corradi-Scalise
Dennis Noonan
Emily Altman
Greg Fives
Heather M. Berns
Heather Williams
Holly Rudnick
Jaime Edelstein
Janet B. Cahill
Jennifer P. Lewin
John Cavanaugh
Kataliya Palmieri
Kara Gaffney Gallagher
Kelly Sindle
Lee Rosenzweig
Lisa M. Kosman
Loretta Amoroso
Matthew Rivera
Mickey Levinson
Nicole Fritz
Robert Maschi
Sandy B. Ganz
Theresa Chiaia
Todd Cronin
Todd Gage

中文版序二

随着康复医学的不断发展,临床医生越来越认识到康复在疾病诊治中的作用。康复的任务是提供高质量的康复治疗,最大限度地恢复患者的功能,并进行教学、临床科研和社区服务。尽管我国近年来康复医学有了长足的进步,但对骨科疾病,尤其是术后康复缺乏经验,也没有这方面的权威性著作。由陆芸、周谋望等教授主译的《骨科术后康复指南》一书的出版恰恰填补了这一空白。

该书由美国著名的骨科医院——HSS 医院(Hospital for Special Surgery)康复科编著。该院自 1863 年建立以来已有 145 年的历史,多年来一直在骨科界名列前茅,其康复科也在本领域内处于领先地位。《骨科术后康复指南》中包括的治疗目标、预防、治疗措施、注意事项等,必将为骨科医生和医学生提供最新的、专业的术后康复计划,不失为一本权威性的著作,对于我们提高骨科术后的康复水平和疗效有很大帮助。通过本书,我们可以制定个性化的康复指南,以期获得最佳的效果和功能,从而提高我们骨科术后康复的整体水平。HSS 医院有这样一个理念:“患者至上,团队协作,鼓励每一位员工的再教育。”这也应该是我们的理念。让我们为骨科的康复事业的发展努力吧!

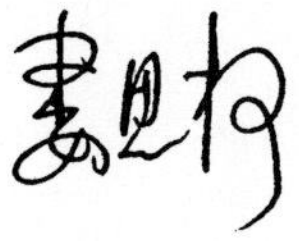

中国康复学会骨科专业委员会主任委员
北京大学第三医院骨科教授
2009 年 7 月 1 日于北京大学第三医院

前　言

《骨科术后康复指南》为从业医师及实习医师制定术后康复治疗计划提供了最新最专业的知识。读过之后,你将对如何为患者制定个体化的术后治疗方案使其达到最佳功能效果有一个全面的理解。该书每章中均包含了循证医学研究并收集了外科专科医院(HSS)凭着多年的临床经验制定而成的最佳可行性方案。此书的整体编排以外科专科医院所开展的主要的骨科诊疗科目为依据,相应地分为关节成形术后康复、手部康复、儿科康复、脊柱外科康复及运动医学康复五大部分。各个部分再根据各自所开展的常见手术操作进一步细分,主要包括关节置换术、肌腱及韧带修补术、脊柱外科手术及小儿外科手术。

此书多数章节采用统一的编排模式,包括外科概述和康复概述两部分,后一部分又具体分为多个康复阶段。由浅入深的阶段性康复指导原则列表概括了各个康复阶段的要点,包括目标、注意事项、治疗措施和晋级标准。配送的光盘长达60分钟以上,共计100多段视频资料,详细论述了各种特殊的治疗方法、试验及测试的操作。此外,还特别邀请了外科专科医院的专家就此书及外科专科医院的发展史讲述了自己的观点。

外科专科医院成立于1863年,是世界一流的矫形外科学及风湿病学专科医院。该院在美国东北部地区首屈一指,每年可进行17 000多台手术,为康复科直接获得各种肌肉骨骼系统常见病深入的治疗经验提供了难得的机会。为推动学术的进步及康复治疗的发展,该科在对患者的多学科治疗及研究中是不可或缺的一环。外科专科医院以拥有一支一流的康复团队并为患者提供全面系统的治疗服务而骄傲。

外科专科医院康复科的职责是为患者提供高质量的康复治疗, 最大限度地恢复其功能,以及推动教育、临床研究及社区服务的发展。外科专科医院以为患者奉献一切为理念,发扬团队协作精神,充分挖掘每个人的最大潜能。此外,康复科还致力于培养正在从事及将要从事康复事业的一切同仁,集中体现在治疗、教育、临床研究、社区服务等各个领域,当然也包括此书在内。

外科专科医院的治疗医师唯一有机会能够与世界顶级的内科医师合作,通过循证医学及研究证实外科专科医院的康复治疗方法。自1991年以来,康复科在专业教育讨论会中已成为地区性领头人,为其他同仁业务水平的提高与发展提供了良好的机会。《骨科术后康复指南》是康复科全体成员共同努力的成果,同时也是我们全体成员及其他外科专科医院专家对多年积累的专业知识及治疗原则共同分析与修正后的最高水平。

我们非常高兴将积累的经验与业内同仁共同分享。此书还特别为治疗医师及医疗保健从业人员设计了一套指导原则,便于其制定并完成治疗方案,从而使患者恢复到最好功能状态。我们期待着治疗师及医疗保健从业人员能够以此指导原则作为骨科疾病诊断、特殊检测和(或)手术操作的基础及保证。每一个康复计划都应是根据患者具体情况制定的个体化治疗方案,且必须具有一定的合理性。此书是外科专科医院康复科治疗医师几十年来辛苦工作、积累经验和无私奉献的结果。我们衷心地希望每位读者能从中领悟到我们所赋予的一切。

致　辞

谨以此书献给过去、现在、将来所有致力于外科专科医院康复事业的治疗医师。他们的敬业精神,过去是,现在是,将来仍旧是此书留给后人最宝贵的财富。

致　谢

我很自豪能够与康复界同仁共同分享外科专科医院的康复“奥秘”。在过去的15年中，我有幸成为这样一个特殊部门的主任。团队中的每一个人都拥有非凡的才能，我很荣幸能够与他们在一起夜以继日地工作，同时也是他们给了我创作此书的灵感。

能够就职于这样一所好的医院同样让我感到格外幸运。外科专科医院的确是一个“特殊”的熔炉。它提供给我们一个充满支持与挑战的环境。在这里追求卓越，同时也强调个人的成长与进步。在传授与分享知识的期待中共同编织着不断前进的美好蓝图。也正是这些多方面的推动力成为我创作此书的根源。

《骨科术后康复指南》是这一优秀团队经过25年的知识积累共同努力的结果。我们应感谢这支队伍中的每一个人，正是他们的贡献与才能促成了外科专科医院术后康复体系的形成。真不知该从何谈起。首先也是最重要的，应感谢过去曾经工作过以及现在仍在工作的全体人员（治疗医师及手术医师），感谢他们多年来（最早开始于1979年）为《骨科术后康复指南》所做的工作。此外，还应感谢现任全体工作人员在创作此书过程中所投注的时间与精力，他们或者撰稿，或者充当患者。

在所有努力之中，总有一些人值得特别提出——如下排名不分先后，仅仅是一个简单的罗列。我要感谢以下各个优秀篇章的作者，他们在此书出版中起到了非常重要的作用：Janet B. Cahill, John Cavanaugh, Holly Rudnick, Deborah Corradi-Scalise以及Aviva Wolff。没有他们个人及集体的力量，此书无论如何是不能完成的。他们对此书的贡献是非凡的，这也体现着他们各自的人生。为确保此书以及附带光盘的高质量及完整性，他们均付出了十二分的努力。在整个起草过程中，这些作者是我最得力的右臂，同时许多时候又是我的左膀。

其次我要感谢所有参与投稿的作者，他们为各个篇章提供了具体内容：

Emily Altman
Loretta Amoroso
Amy Barenholtz-Marshall
Heather M. Berns
Theresa Chiaia
Todd Cronin
Amie Diamond
Jaime Edelstein
Greg Fives
Nicole Fritz

Todd Gage
Kara Gaffney Gallagher
Sandy B. Ganz
Coleen T. Gately
Charlene Hannon
Lisa M. Kosman
Mickey Levinson
Jennifer P. Lewin
Robert Maschi
Dennis Noonan
Carol Page
Kataliya Palmieri
Adam Pratomo
Matthew Rivera
Lee Rosenzweig
Kelly Sindle
Amanda R. Sparrow
Cathi Wagner
Heather Williams
Carmen Young Tucker

应特别感谢3位撰稿作者:Sandy B. Ganz, Carmen Young Tucker和 Janet B. Cahill。在外科专科医院工作的17年来,Sandy B. Ganz 一直是鼓舞我前进的榜样;她对临床工作、教育及研究坚韧不拔的献身精神是常人无法体会的,并且一直激励我去赶超。Carmen Young Tucker是真正的幕后协调者,她的镇静与公平使我们能够沿着各自既定的轨道前行,特别是我。Janet B. Cahill在此书出版期间兼任多项头衔,没有她对每个细节的关注,此书是无论如何不能完成的。

外科专科医院的其他一些同事在此也应一并感谢：业务发展部的Paddy Mullen和Bill Wylie，是他们首先提出此书的出版并负责与数字媒体中心的Elsevier及Steven Portera签订合同,由她们协助附带光盘的后期制作工作;Drs.Sculco,Root和Levine医师对康复科一直以来的支持,他们为光盘的拍摄牺牲了许多私人时间。

最后，我还要感谢我们的朋友,Elsevier，特别是Marion Waldman, Donna Morrissey, Dave Wisner, Christine Brown以及 Kelly Steinmann。

本书集结了以上提到的所有指导、观点及专家意见。我确信《骨科术后康复指南》将成为骨科同仁在术后治疗方面一本有价值的参考书。书中的知识都是多年来致力于康复事业发展而形成的,很荣幸能够与你在此一同分享。

JeMe Cioppa Mosca

(谷雅 译　李世民 校)

目　录

第1部分

关节成形术的康复

Janet B. Cahill, *PT*, *CSCS*
John Cavanaugh, *PT*, *ATC*
Aviva Wolff, *OTR/L*, *CHT*

第 1 章

全髋关节成形术

Carmen Young Tucker, PT
Amie Diamond, PT

全髋关节成形术(THA)是治疗晚期髋关节炎最常见的手术操作之一。在美国,每年约进行25.4万例以上的全髋关节成形术，这表明每10万名美国人中就有92人曾接受过全髋关节成形术[1,2]。外科专科医院(Hospital for Special Surgery,HSS)每年约进行7000例全关节成形术,其中约30%为全髋关节成形术。全髋关节成形术主要用于缓解退变性关节炎所引起的疼痛,改善功能移动性。为实现这些治疗目标，术后康复已成为必不可少的组成部分。本章中所介绍的外科专科医院全髋关节成形术后康复指导原则，是在循证医学方法及康复科理疗师临床经验的基础上制定而成的。

外 科 概 述

全髋关节成形术获得满意的治疗结果需基于以下几点因素:患者的选择、内植物的类型、固定方式及手术技巧。内植物的选择应遵循个体化原则,除根据外科医师的临床经验外,还应考虑到患者的具体特征(如活动量及骨质质量)[3]。内植物的设计及可选择的材质非常广泛。最常见的内植物材料包括钴铬合金及钛合金。内植物表面的光洁度也各不相同,如多孔涂层表面等离子喷涂表面、粗糙钛合金表面及羟基磷灰石涂层表面。不同的表面设计可增加内植物与骨水泥或内植物与骨之间的固定强度[4]。所选择的内植物部件的类型主要取决于将要进行的全髋关节成形术是骨水泥固定、生物固定,还是混合固定(图1-1A~D)。

外科专科医院中最常见的全髋关节成形术为混合固定型，即非骨水泥固定型髋臼假体与骨水泥固定型股骨假体相结合。此种混合式组合具有较好的治疗效果,并在北美广泛使用[4]。除标准的全髋关节成形术操作外，外科专科医院目前常采用微创技术(MIS)对患者进行全髋关节成形术。该微创全髋关节成形术是对标准全髋关节成形术手

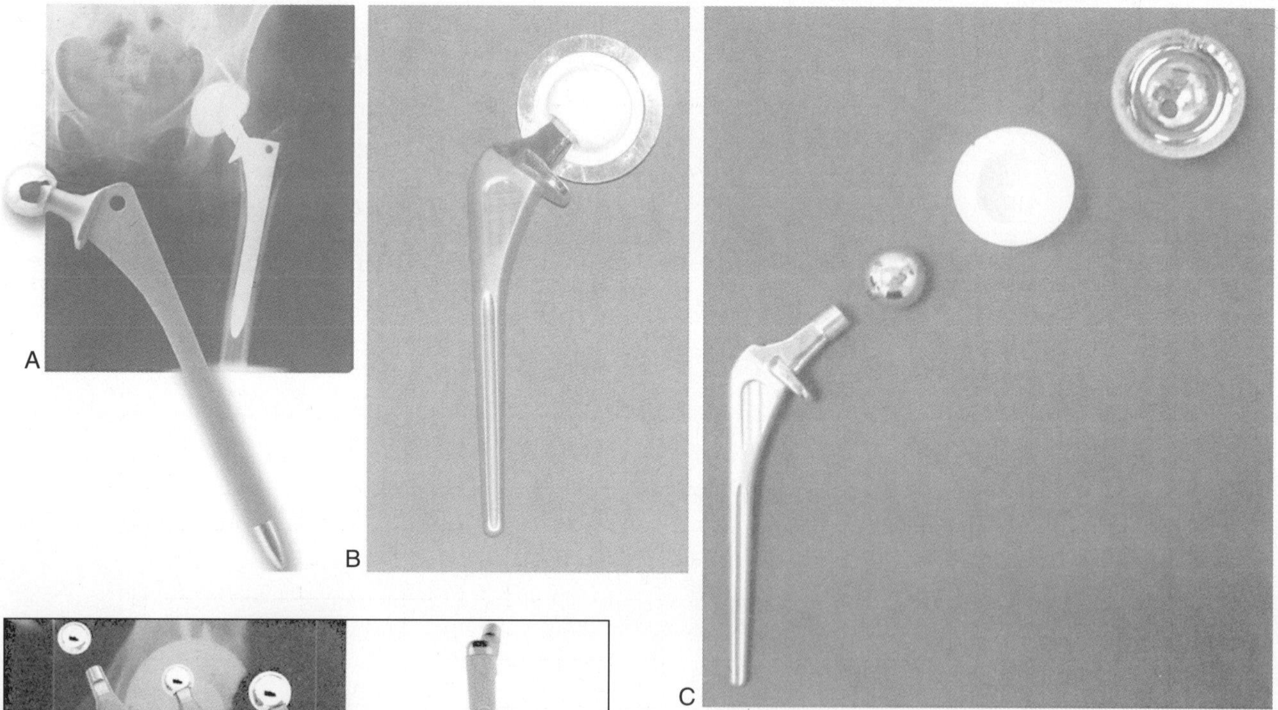
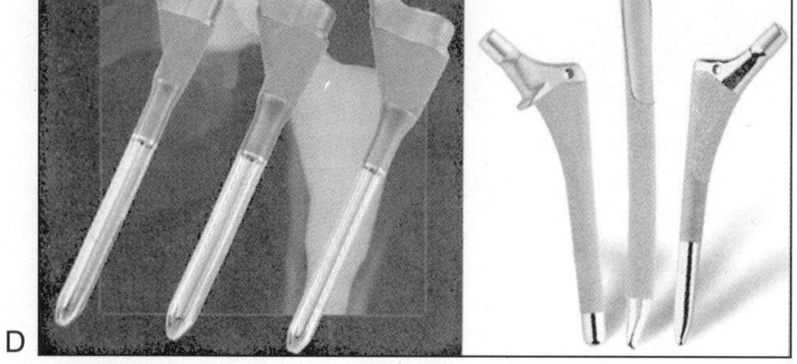

图1-1 **A**，用于非骨水泥固定的多孔表面涂层股骨柄(Solution System courtesy of DePuy Orthopaedics, Inc.)。**B**,用于骨水泥固定的钴铬合金股骨柄、陶瓷球头及金属臼杯 (Hip components from Smith & Nephew Orthopaedicx. Photo taken by Carmen Young.)。**C**，用于混合固定的髋关节部件 (Hip components from Smith & Nephew Orthopaedicx. Photo taken by Carmen Young.)。**D**,全髋股骨柄 (Uni-ROM Hip System courtesy of DePuy Orthopaedics, Inc. Versys Hip System courtesy of Zimmer, Inc.)。

术技术的一种改进。在Sculco等[5]的一篇文章中曾这样描述到："随着手术技术、内植物及仪器使用的现代化，利用小切口安全有效地进行全髋关节成形术，既增加了患者的满意度，同时也无任何不良后果。"软组织损伤小，出血少是其主要优点。

全髋关节成形术有几种不同的手术入路。外科专科医院中主要采用后外侧入路。该入路可避开外展肌群，大大降低了术后跛行的发生率[6,7]，经证实，术中充分修复关节囊及外旋短肌，可减少髋关节后外侧脱位的危险性[6,7]。内植物的使用寿命主要取决于患者的活动量、内植物类型、固定方式及置入技巧。作者所在医院中，全髋关节成形术患者多采用蛛网膜下腔麻醉联合硬膜外麻醉，少数外科医师在此基础上同时还进行腰大肌阻滞，以增强术后镇痛效果。一条连于患者的调控止痛（PCA）注药导管装置可用于术后前24~48小时镇痛。

康复概述

全髋关节成形术后急性治疗期就应对患者

外科专科医院全髋关节成形术——功能要点记录表

康复科
理疗开始日期：______
诊断：__________**年龄：**______
右侧/左侧/ 双侧
多孔型/混合型/骨水泥型
首次/翻修
WBAT　PWB　TTWB　NWB
身高：______（cm）　**体重：**______（kg）

手术日期：日　一　二　三　四　五　六

麻醉：硬膜外　全身
除痛：硬膜外　静脉
神经阻滞：腰丛/坐骨神经/无

术前培训课：是　否
术前步行：范围＜1　1~5　6~10　＞10个街区
术前辅助装置：手杖/腋杖/助行器/无
是否需要上下楼梯：是　否
术前能否独立生活：是　否

BID																
出院																
不扶助上楼																
需扶助上楼																
无手杖辅助																
手杖辅助																
无助行器辅助																
助行器辅助																
仅能站立																
独立转移																
辅助转移																
疼痛水平																
手术日期																
术后天数	RR	1	2	3	4	5	6	7	8	9	10	11	12	13	14	15

出院后去向：	家	康复中心	特殊护理中心
如果出院后回家：	家庭理疗	门诊理疗	无理疗
出院后回家，和谁一起：	家属/朋友/其他陪伴	独自	

并发症/理疗医嘱：____
____
____

图1-2　THA功能要点记录表。（待续）

相关既往病史

心血管系统
1. 心室纤颤/心律不齐
2. 心绞痛
3. 冠心病
4. 胆固醇增高症
5. 高血压
6. 心肌梗死
7. 心动过速
8. 瓣膜病

循环系统
9. 蜂窝织炎
10. DVT
11. PVD
12. 静脉炎
13. PE

内分泌系统
14. DM
15. 甲状腺功能亢进
16. 甲状腺功能减退
17. 肾脏病

听觉/视觉系统
18. 盲
19. 青光眼
20. 白内障
21. 听力减退
22. 聋

免疫/感染性疾病
23. 慢性感染
24. HIV
25. 肝炎

肌肉骨骼系统
26. AVN
27. DDD

骨折
28. 股骨骨折
29. 骨盆骨折
30. 脊柱骨折
31. 肱骨骨折
32. 腕部骨折
33. 其他骨折
34. 异位骨化
35. 间盘突出症
36. 腰背痛
37. OA
38. OP
39. 肩袖撕裂伤
40. 坐骨神经痛
41. 脊柱侧弯
42. 椎管狭窄

神经系统
43. 阿耳茨海默病/痴呆
44. CP
45. CVA/TIA
46. MS
47. 震颤麻痹
48. 下肢轻瘫
49. 截瘫
50. 脊髓灰质炎
51. RSD
52. 癫痫发作

肿瘤学
癌症
53. 乳腺癌
54. 结肠癌
55. 非白细胞性白血病
56. 肺癌
57. 淋巴瘤
58. 前列腺癌
59. 其他恶性肿瘤

心理学
60. 焦虑症/惊恐性障碍
61. 双相性精神障碍
62. 抑郁症
63. 精神分裂症

肺部疾病
64. 哮喘
65. CHF
66. COPD/肺气肿
67. 肺炎
68. SOB

风湿病学
69. 纤维性肌痛
70. JRA
71. SLE
72. 牛皮癣性关节炎
73. RA

其他
74. 滥用药物
75. 精神发育迟缓
76. 肥胖
77. 溃疡病/胃溃疡

其他既往病史
78. ______________
____
____
____

既往手术史

79. TKR
80. TKR 翻修
81. THR
82. THR 翻修
83. TSR
84. 脊柱
85. 下肢关节镜
86. 上肢关节镜
87. 上肢截肢术
88. 下肢截肢术
89. 上肢 ORIF
90. 下肢 ORIF
91. 韧带/关节重建
92. CABG
93. 心脏起搏器
94. 瓣膜置换术
95. 近期腹部手术（近6个月内）

其他既往手术史
96. ______________
____
____
____

图1-2(续) THA功能要点记录表。

功能受限的进展情况进行测量并记录[8]。在外科专科医院，将患者的功能进展情况记录于《外科专科医院康复科功能要点记录表》(图1-2)。该表专为测量关节置换术患者住院期间功能进展情况而制定，并且经证实具有统计学有效性及可信度。康复科已使用《功能要点记录表》对全关节成形术患者进行疗效收集近20余年。早在90年代初期，通过《功能要点记录表》所收集到的资料及外科专科医院手术医师与多学科性治疗小组成员间的合作，就已制定出全髋关节成形术临床路径及第一阶段康复指导原则。第二、三阶段应根据每个患者的功能移动性、力量、柔韧性、步态及平衡性循序渐进地进行，这些均由理疗医师客观的测量并评估。

全髋关节成形术后患者的物理治疗以伤残理论框架为基础，该框架涉及病理学、病损、功能受限及失能情况。全髋关节成形术后最常见的病损包括髋部肌肉力量缺乏、髋关节活动度(ROM)减少、站立平衡及本体感觉能力下降、功能性活动耐受不良、移动性活动中疼痛增加。功能受限通常累及步态、空间位置的转移、上下台阶、驾车及基本的日常生活活动(ADL)。所导致的失能主要体现在自理能力、社会活动、体育活动及工作几个方面[10]。

全髋关节成形术后物理治疗的主导思想是以病损为基础，将重点放在减轻疼痛、增强肌力及柔韧性、恢复移动性、告知患者牢记禁忌、训练日常生活活动和培训患者及家属。

术前阶段

外科专科医院于1994年制定了多学科性关节成形术术前培训计划。该计划的主要目的是对患者及家属进行有关手术及术后恢复的准备及培训。通过一份自行设计的信息系统，获得对患者功能状态、心理社会需求、既往病史的个人评估。这些信息有助于发现患者的特殊需要、可能的并发症，以及哪些患者出院后仍需康复治疗或家庭护理[11]。

目前，有大约98%的全髋关节成形术患者，术前一周会参加一次多学科性术前培训课。该课程由一支多学科小组来完成，其成员包括护士、理疗师及主管医师。理疗师负责解释说明住院期间康复治疗的目标，同时教会患者一套基本的下肢训练程序，包括踝泵、股四头肌及臀肌等长练习、仰卧位髋关节屈曲至45°角、髋关节内旋至中立位。重申髋部禁忌动作；示范利用辅助装置在平地及台阶上进行转移及步态训练。患者人手一本术后手册，其中涵盖了所有术前培训课及日常生活活动视频资料的内容，以便患者术前在家回顾复习。日常生活活动视频资料，其内容包括安全的上下坐椅/马桶、进出汽车/淋浴间等转移练习，以及如何使用辅助装置穿衣、沐浴。

如果患者没有选择术前培训计划或不能参加培训课，那么术前评估有助于明确患者的病损及功能受限情况。

术后第一阶段：急性治疗期(第1~4天)

康复过程的第一阶段重点在于恢复功能移动性，在进行一切活动中时刻警惕髋部禁忌动作，以及独立地进行家庭训练计划。

全髋关节成形术术后康复开始于术后第1天。从5个基本的仰卧位治疗练习开始，包括踝泵、股四头肌及臀肌等长收缩、足跟滑动至45°、头侧床板摇起使髋部屈曲、髋关节内旋至中立位和指导患者进行家庭训练计划。如果患者已处于髋关节中立位或内旋位，则后面的练习应推迟进行，并指导患者在外旋状态下进行上述练习。治疗训练可以从5个基本的动作逐步过渡到坐位膝关节伸直及坐位髋关节屈曲，同时注意髋部禁忌动作。站立训练包括髋关节后伸、髋关节外展及膝关节屈曲(图1–3至图1–7)。冷冻疗法应与口服药物配合使用来控制疼痛及肿胀。告诫患者全髋关节置换术后的禁忌动作：髋关节屈曲大于90°，髋关节内收超过中线，髋关节内旋超过中立位。

在外科专科医院，对行单侧全髋关节成形术的患者，指导其从手术侧离床，同时避免髋部禁忌动作。这有助于维持患侧髋关节外展位，同时还可避免患肢内收或内旋。对同时行双侧全髋关节成

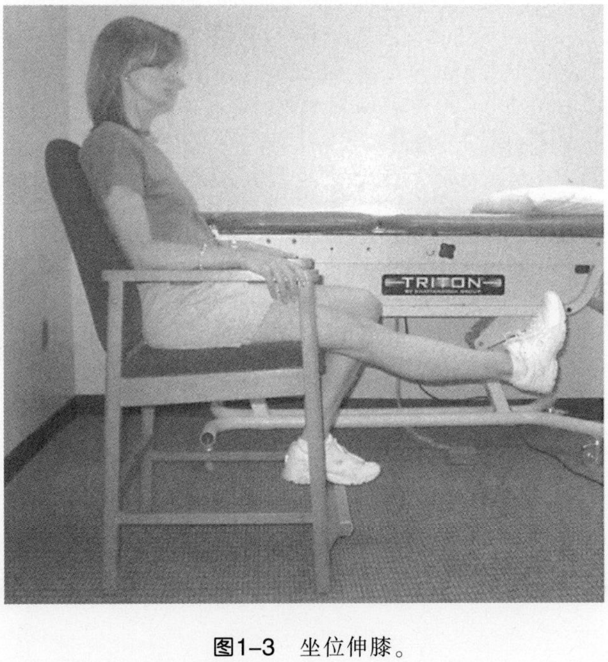

图1–3　坐位伸膝。

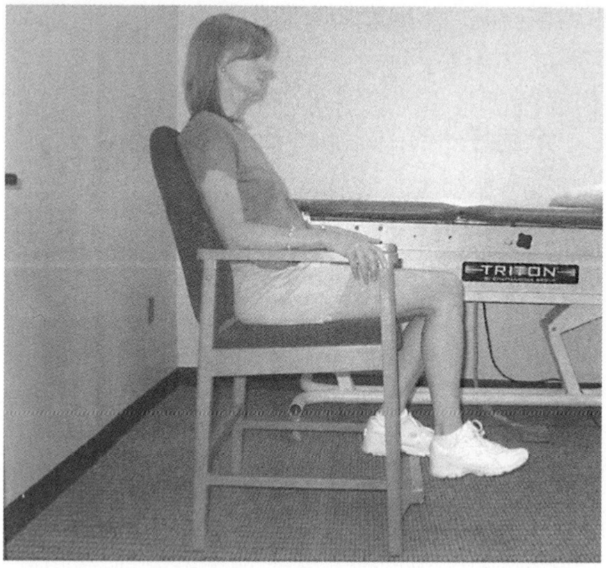

图1-4 坐位屈髋。

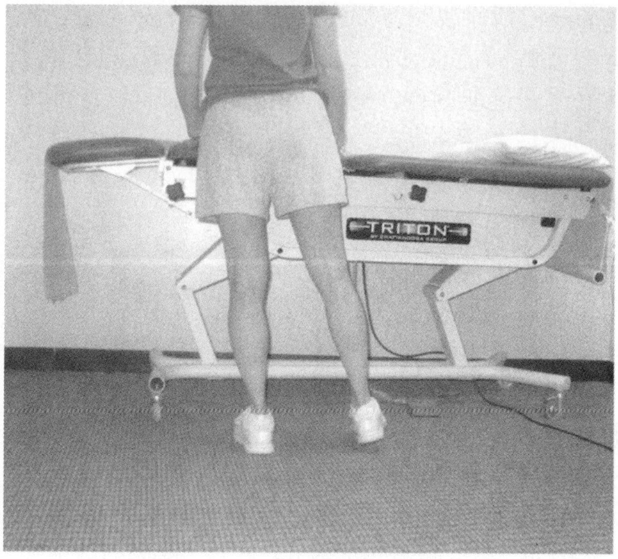

图1-5 站立位髋关节外展。

术后第一阶段:急性治疗期(第1~4天)

目的

- 独立的转移训练及安全地上下床/坐椅/马桶
- 使用手杖或腋杖在平地及台阶上独立走动
- 独立进行家庭训练计划
- 了解有关知识并遵守全髋关节置换术的注意事项
- 独立进行基本的日常生活活动

注意事项

- 避免髋关节屈曲超过90°,内收超过中线,内旋超过中立位(后外侧入路)
- 避免手术侧卧位
- 避免将垫枕置于膝下以防止髋关节屈曲性挛缩
- 仰卧位时应使用外展垫枕
- 如果同时行截骨术,应减轻负重至20%~30%

治疗措施

- 指导患者进行肌力训练,包括:股四头肌及臀肌的等长收缩,踝泵,仰卧位髋关节屈曲至45°,坐位伸膝及屈髋(小于90°)练习,站立位髋关节后伸、外展及膝关节屈曲练习
- 在辅助装置协助下渐进性走动——从助行器到手杖或腋杖
- 利用辅助装置强化下肢对称性负重及交替步态
- 非交替性台阶练习
- 复习并指导髋部注意事项
- 日常生活活动指导,评估辅助装置的需要情况
- 冷冻疗法

晋级标准

- 当患者能够实现对称性负重及非防痛步态,则可从助行器过渡到手杖或腋杖

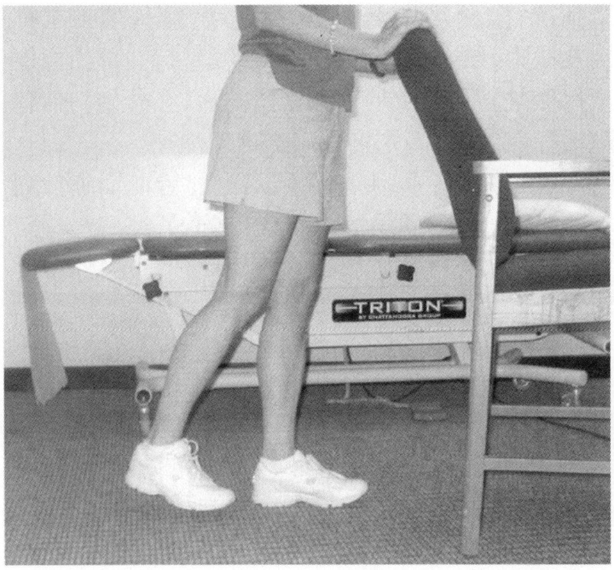

图1–6　站立位髋关节后伸。

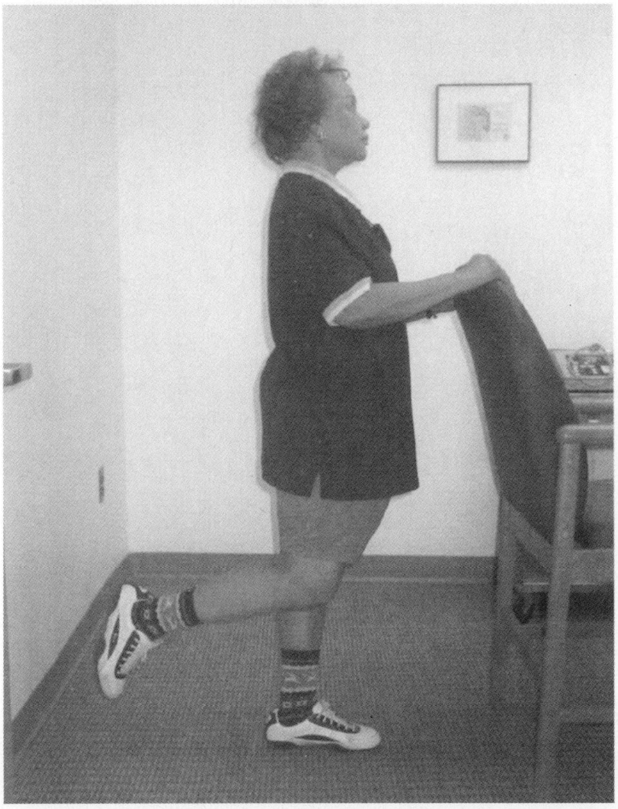

图1–7　站立位膝关节屈曲。

形术的患者,可从任意侧离床,但应避免双腿交叉或沿床边转动时内旋下肢。这些患者最初离床需要一定的帮助,以避免髋部禁忌动作。患者坐位于床边、站立及离床走动的能力是逐步提高的,其主要取决于患者的力量、运动控制力及疼痛水平。何时可从助行器过渡到手杖或腋杖及上台阶练习,应根据患者的疼痛水平、对称性负重能力及交替步态离床走动能力。全髋关节成形术后患者,在离床走动过程中,可允许在耐受范围内最大限度负重(weight-bear as tolerated, WBAT)。当患者能够耐受垂直体位一定时间后,可开始练习坐位于较高的椅子上。导尿管拔除后,患者可开始步行进出浴室及上下马桶的转移训练。

出院前,应重新审查针对患者具体需要而制定的书面家庭训练计划。提供给患者适当的装置,并重新回顾这些装置的使用方法。为强化禁忌动作并熟悉转移训练及日常生活活动中技巧的运用,患者应在住院期间及术前、术后反复观看日常生活活动视频资料。当住院期间的目标均已完成,患者可在术后4天内出院回家。若急性治疗期既定的目标没能实现,则患者需接受家庭物理治疗或转往住院康复中心。

注意事项

术后镇痛是术后治疗及完成康复目标必不可少的组成部分。所有医护人员必须密切监测并及时记录患者的疼痛状况。对患者进行药物镇痛治疗的培训,并鼓励患者在一天之中有规律地服用镇痛药物,以保证其可正常参加康复训练。应告知患者一次坐位时间不得超过1小时,以免引起髋部不适及僵硬从而影响其活动度。加强患者对过度肿胀的感知力,鼓励其抬高或支撑起患肢并警惕髋部注意事项,同时使用充气治疗仪或进行踝泵练习。这一阶段对术后患肢过度肿胀或腓肠肌压痛的监测尤为重要。持续的过度肿胀及腓肠肌压痛可能是深静脉血栓形成的征象,应及时请内科会诊。在离床走动中,患者可能出现一定的步态偏差,这主要是由于疼痛及髋部屈肌柔韧性下降造成的。因此,在急性治疗期,密切观察患者的走动情况,并及时纠正存在的步态偏差十分重要。对于非骨水泥固定型全髋关节成形术,患者术后的负重情况由手术医师依据术中所采用的固定方式具体决定。无论骨水泥或非骨水泥固定型全髋关节成形术,如果同时行转子间截骨术,则患者术后负重应严格限制于足尖接触负重(toe-touch weight-bearing, TTWB)或只负重体重的20%~30%。

术后第二阶段：早期柔韧性及肌力强化训练(第2~8周)

物理治疗第二阶段的重点包括：密切观察伤口情况，监测疼痛水平，恢复正常步态，增强柔韧性及肌力，结合功能性活动。继续坚持髋部注意事项仍然是必不可少的。患者出院后，在开始门诊物理治疗前，通常需先接受家庭物理治疗。

这一时期，可将急性期既定的后期训练计划

术后第二阶段：早期柔韧性及肌力强化训练(第2~8周)

注：此阶段应持续至手术医师认为可解除一切注意事项，并应根据患者术前可耐受范围内负重情况及离床走动情况开展训练。

目标

- 最大限度降低疼痛
- 无辅助装置下使步态正常化
- 髋关节后伸0°~15°
- 控制水肿
- 独立进行日常生活活动

注意事项

- 避免髋关节屈曲超过90°，内收超过中线，内旋超过中立位(后外侧入路)
- 避免高温
- 避免一次性长时间坐位(超过1小时)
- 避免疼痛下进行治疗性训练及功能性活动
- 避免双腿交替性爬楼梯，直至上下台阶练习均已顺利完成

治疗措施

- 继续开展后期家庭训练计划
- 冰敷
- 俯卧位训练
- 短曲柄测力机(90mm)练习
- 步态训练
- 反向活动平板训练
- 髋部近端肌力强化训练
- 闭链动力性训练：腿部下压练习/离心腿部下压练习
- 前向上台阶练习(从10cm、15cm到20cm)
- 本体感觉/平衡训练：双侧动态活动练习及单侧静态站立练习
- 日常生活活动训练
- 水池疗法
- 基线测定：功能范围测试，定时起立行走测试，单腿站立时间

晋级标准

- 经过术后8周随访，手术医师认为可解除髋部注意事项
- 水肿及疼痛均已得到控制
- 髋关节后伸0°~15°
- 无辅助装置下正常步态型
- 可登上10cm高的台阶
- 独立地进行日常生活活动

作为下一步训练的基础。对腘绳肌、股四头肌、髋内旋肌、跖屈肌进行评估并记录下其柔韧性，然后针对不足之处指导患者进行恰当的训练。柔韧性练习，包括仰卧位蝶式牵张练习及改良的Thomas试验牵张练习，有助于拉长内旋肌和髋部屈肌。俯卧位，膝关节屈曲，可增加髋部屈肌及股四头肌长度（图1-8）。站立于楔形物上或将足跟降低一个台阶的高度均可使短缩的腓肠肌得到牵拉。

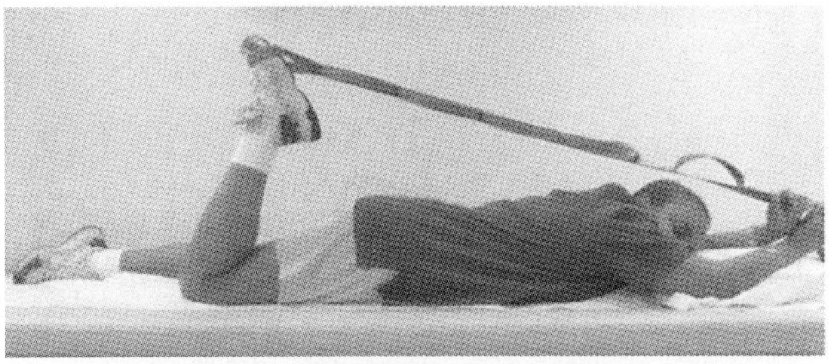

图1-8　俯卧位弹力带下伸膝练习。

一旦患者能够自行上下脚踏车，可将短柄脚踏车练习纳入到治疗方案中。小号短柄（90mm）可在髋部预警参数内改善其活动度（ROM）[12]。除此之外，它还可将心血管系统训练与下肢力量强化训练结合在一起，同时避免了重力的作用。通过增加踏板阻力可到达增强肌力的目的。

步态训练是这一阶段一个重要的治疗策略，目的在于消除代偿性步态，提高步幅、步速及步行距离。在进行步态评估时，很重要的一点是将异常步态的形成视为术前代偿。训练初期重点应放在实现跟-趾步态型，同时加强伸髋练习。在实现对称性步态尝试中，理疗师所提供的触觉信息以及来自镜面的视觉反馈均可给患者以重要提示。

低速反向活动平板训练可用于加强髋部伸展及股四头肌和腘绳肌肌力，同时使步长正常化及增强协调性[13]。在这一阶段，应时刻牢记，当步速及步长均增加时，髋关节关节面间的接触力可达体重的7倍[14]。因此，该阶段这些变量应循序渐进地增加。当患者获得了正常步态，则不再需要辅助装置。

可开始针对肌力缺乏的治疗性训练。侧卧位，利用外展垫枕进行哈壳式运动可分别加强臀中肌及伸髋肌肌力（图1-9）。患者一旦获得了正常步态，站立训练（如髋外展练习、伸髋练习）即可过渡到

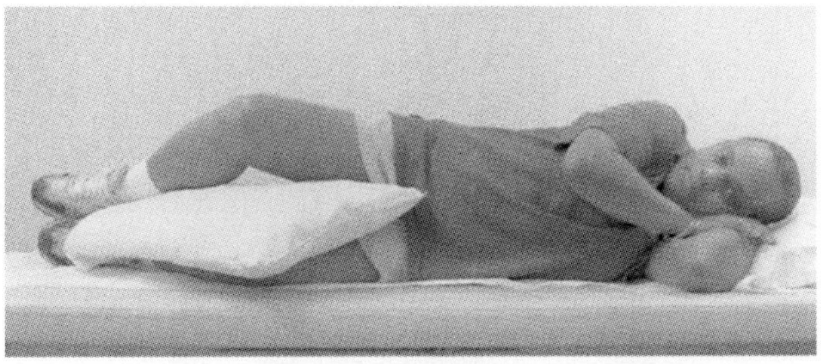

图1-9　侧卧位利用外展垫枕进行哈壳式运动。

健侧肢体以加强肌力及平衡性。提踵练习有助于加强腓肠肌肌力，应贯穿整个步态训练始终，便于足趾离地。

当仰卧位可耐受无痛足跟滑动练习，即可开始屈髋肌的强化训练。这一训练应晚于坐位屈髋练习。这一时期，并不强调仰卧位直腿抬高（SLR）练习，因为在进行该动作时，可产生相当于体重3倍的外力作用于髋关节[14]。

闭链动力性训练可通过作用于膝髋关节的牵引力，达到加强肌力及恢复功能的目的[15]。腿部下压练习可开始于0°~80°弧或者更小，并对双下肢施加相同的承重力。重点应放在离心运动控制及向心运动控制，逐渐从双侧过渡到单侧，并适当地调整阻力。

一旦患者可在无辅助装置下离床走动，即可开始前向上台阶练习。当患者能够无痛越过台阶，并保证一定的对线性及控制力，台阶的高度可从10cm、15cm到20cm逐步提高。

研究表明发生于承重关节的骨性关节炎与关节位置觉及本体感觉功能的减退具有明显相关性[16,17]。Wolfson[17]发现人的本体感觉及平衡能力随年龄增长而逐渐减退。这些因素不仅使全髋关节成形术患者跌倒的危险性大大增加，同时还可使患者的步态型发生改变。

当从第一阶段进展至第二阶段，如果患者可在无辅助装置下离床走动，则可进行重力转移练习。在开始单侧重力转移练习前，应先掌握双侧重力转移练习。不稳定平面，如单向摇板（图1-10），可从矢状面开始，逐步过渡到冠状面。当获得了一定的动态稳定性，可适当地应用商业平衡系统。Biodex平衡系统训练仪（BBS，Biodex Inc.，Shirley，NY）通过多平面训练及同时提供的视觉反馈，可进一步提高平衡性（图1-11）。仪器配套的软件系统可用于检测并记录患者的进展情况。

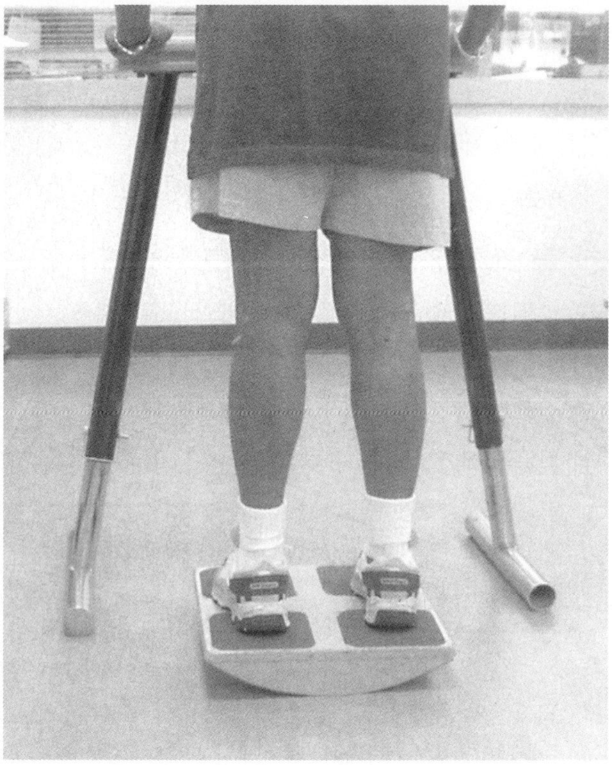

图1-10 矢状面单向摇板。

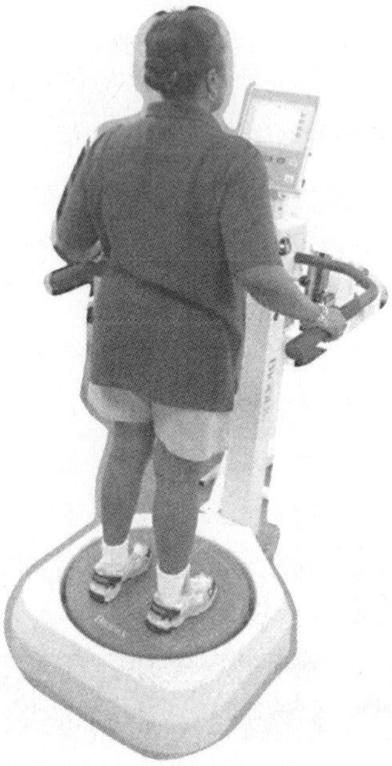

图1-11 Biodex平衡/本体感觉训练仪。患者需将靶点保持在屏幕上的靶心内。

在这一阶段结束时，应对患者进行功能范围(图1-12)及定时起立行走(TUG)试验的评估，从而确立一个基线，并以此作为第三阶段目标设定及佐证进步的客观标准[18,19]。该两项试验对于预测老

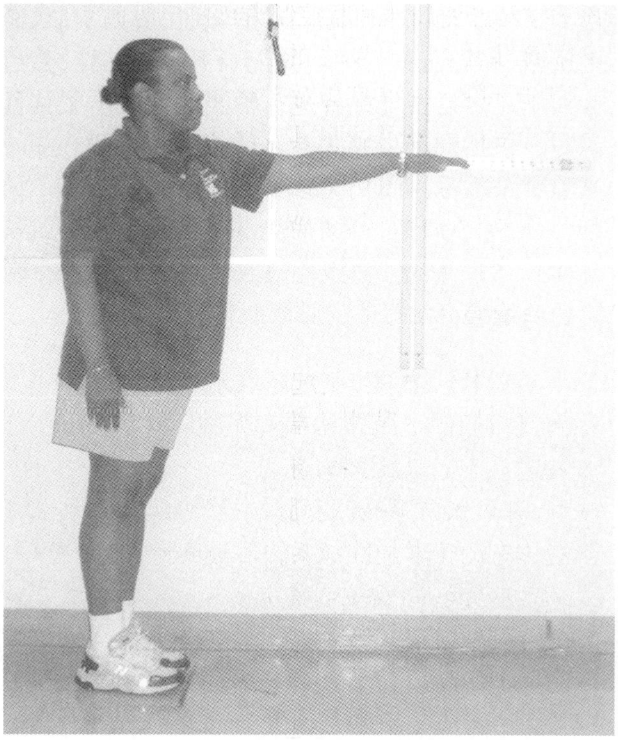

图1-12 功能范围检测。

年人跌倒的危险性具有较高的有效性及可靠性，同时有助于评估出此类病患人群存在的缺陷[18,19]。两项试验的标准值在各种文献中均有记载，并且已被作为病损的检出标准(表1-1)[19,20]。单腿站立时间也可作为评估对象，一旦患者达到标准，即可开始单侧训练活动。健康成年人正常单腿站立时间为

表1-1 功能测试标准值

功能范围				
男性		女性		
年龄组	距离(cm)	年龄组	距离(cm)	
41~69	38	40~49	40	
70~87	33	50~59 60~69 70~79	38 37 34	
定时起立行走				
年龄组	40~49	50~59	60~69	70~79
时间(s)	6.2	6.4	7.2	8.5

Adapted from Podsiadlo, D., Richardson, S. *The Timed "up and Go": A Test of Basic Functional Mobility for Frail Elderly Persons*. J Am Geriatr Soc 1991;39 (2):142-148; Isles, R.C., Choy, N.L., Steer, M., Nitz, J.C. *Norrmal Values of Balance Tests in Women Aged 20-80*. J Am Geriatr Soc 2004;52:1367-1372.

30秒。对患者加强肿胀控制方面的继续教育。随着患者逐步痊愈及活动性的改善，肿胀及疼痛水平应稳步下降。冷冻疗法对于镇痛及控制水肿，特别是治疗后的疼痛及肿胀具有很好的效果。

当伤口愈合良好时，即可开始水池疗法。需告诫患者在浮力的作用下应时刻避免全髋关节成形术后注意事项。

注意事项

活动量的增加可引起下肢水肿。此时，应注意检查伤口周围及肢体远端有无肿胀加重或凹陷性水肿的情况。加压弹力袜可最大限度地减轻下肢水肿，并可预防下肢深静脉血栓形成[21]。白天穿上弹力袜有助于增加静脉系统血液回流。

年龄较小的或较年长的患者这一时期应准备好面临更多挑战。为避免发生注意事项中的动作，所有的治疗性训练及功能性活动均应根据患者的耐受性及能力循序渐进地开展。例如，在第二阶段，只有达到了后期平衡训练的标准，才可开始进行。整个康复过程的所有训练均应遵循无痛原则。如果患者在某项具体训练中出现了不适症状，则必须及时修改或停止该项训练。

自感双下肢不等长十分常见。术前肌肉短缩和关节高度丧失，以及正常的术后肿胀，这些均会影响患者术后对患肢的感受。这些因素会持续至术后第12周逐渐消退，因此在此之前不要急于下定论。

患者至少需到术后第 8 周才能恢复体力要求较高的工作，如建筑业及农业，且有必要经内科医师会诊。

术后第三阶段：后期强化训练及功能恢复（第8~14周）

术后第8周，经手术医师随访后，可解除全髋关节成形术后注意事项。患者常会在下肢肌力及控制力尚未完全恢复的情况下急于提高活动水平。因此，理疗师必须教育患者适时适度地开展训练。活动度及柔韧性的恢复通常早于肌力的恢复。由于髋部注意事项已保持2月余，因此会导致一定程度的组织短缩，这也是柔韧性下降的一个主要原因。

这一阶段，坐位及仰卧位髋关节屈曲活动度可开始大于90°。可开始进行仰卧位以毛巾辅助将单膝贴近胸壁的练习，同时也可开始双侧标准的Thomas式牵拉。第二阶段中所有的垫上训练均应继续进行，并适当加大强度。这一阶段可在无痛范围内开始仰卧位直腿抬高练习。为进一步强化肌力，可在踝关节负重下进行俯卧位屈髋及伸膝练习。当之前的哈壳式运动已具备了一定的对线性及控制力，可加入弹力带进一步加强髋外展肌及外旋肌肌力（图1–13）。侧卧位直腿抬高练习可专门针对臀中肌进行肌力加强。静态脚踏车练习（170mm）可用于增加髋屈曲度，增强下肢肌力及心

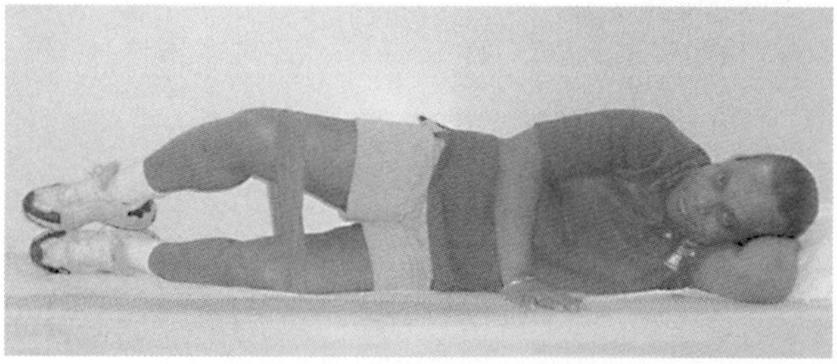

图1–13　弹力带下蛤壳式运动。

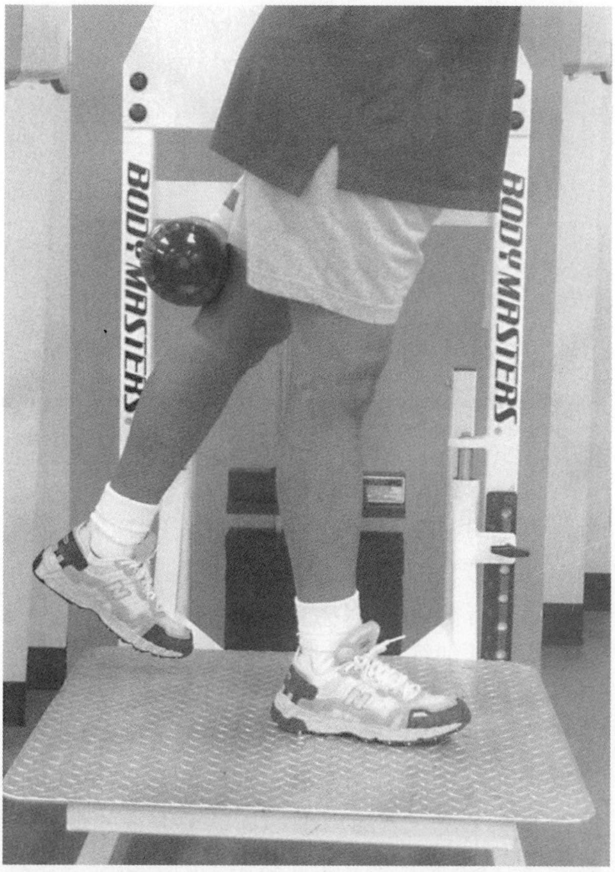

图1–14　多功能髋部训练机：髋后伸练习。

术后第三阶段：进一步强化肌力及恢复功能（第8~14周）

目标

- 交替性上下台阶
- 能够独立地完成下身穿戴，包括穿脱鞋袜
- 功能范围、定时起立行走时间、单腿站立时间，所有这些测试结果均应在相应年龄组正常值范围内
- 恢复特殊的功能性活动

注意事项

- 避免在疼痛下进行日常生活活动及治疗性训练
- 监控患者活动量

治疗措施

- 静态脚踏车练习（170mm）
- 活动平板练习
- 下肢牵拉练习
- 闭链动力性训练
- 继续前向上台阶练习
- 开始前向下台阶练习
- 下肢渐进性抗阻训练
- 对侧髋部练习
- 进一步的本体感觉及平衡训练
- 近髋部渐进性抗阻训练机
- 水池疗法
- 重新评定功能范围、定时起立行走时间及单腿站立时间
- 特需活动训练

出院标准

- 双腿交替性爬楼梯
- 独立地穿脱鞋袜
- 功能范围、定时起立行走时间及单腿站立时间均达到相应年龄组正常值范围内
- 患者恢复体育活动或更高级的功能性活动

血管系统耐受性。渐进性抗阻训练（PRE）机，如多功能髋关节训练机，可分别针对髋部伸肌、外展肌及屈肌进行抗阻练习（图1-14）。

功能性训练是这一阶段恢复肌力及正常功能的首要方法。闭链动力性训练，如腿部下压练习，可将运动弧增加至90°或稍小于90°，并逐渐过渡到蹲位。最初，可背靠墙壁，将理疗球置于身后，从站立位开始下蹲，随后当患者具备了一定的形态控制力，则可进展到独立站立状态下的下蹲练习。若患者可维持对线稳定，则可适当增加手部负重。

向前练习上台阶可继续进行，并逐步增加到20cm高（图1-15）。当下肢肌力足以越过台阶，并可保证一定的控制力及对线性，则可从10cm的高度开始下台阶练习。理疗师应不断地对患者的膝髋关节对线性进行评估，以避免损伤。小量增加手部负重可进一步增强股四头肌、腘绳肌及髋部伸肌肌力，为患者下一步进行交替性台阶练习及负载做好准备（图1-15和图1-16）。

本体感觉及平衡训练仍然是这一阶段的重点。根据第二阶段后期的检测结果，针对每个患者的具

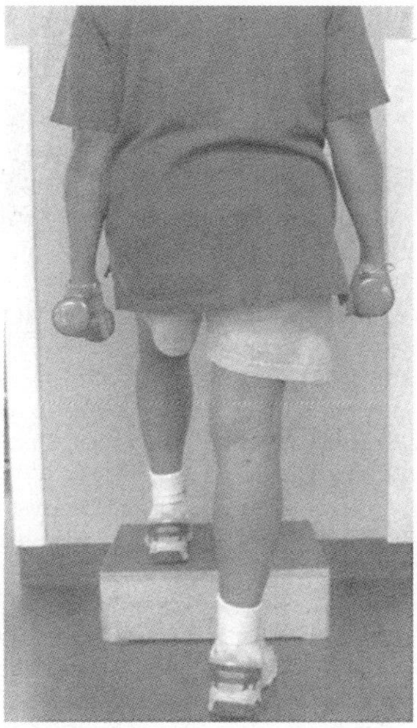

图1–15　从10cm的高度开始向前练习上台阶并逐步进展到20cm高度。

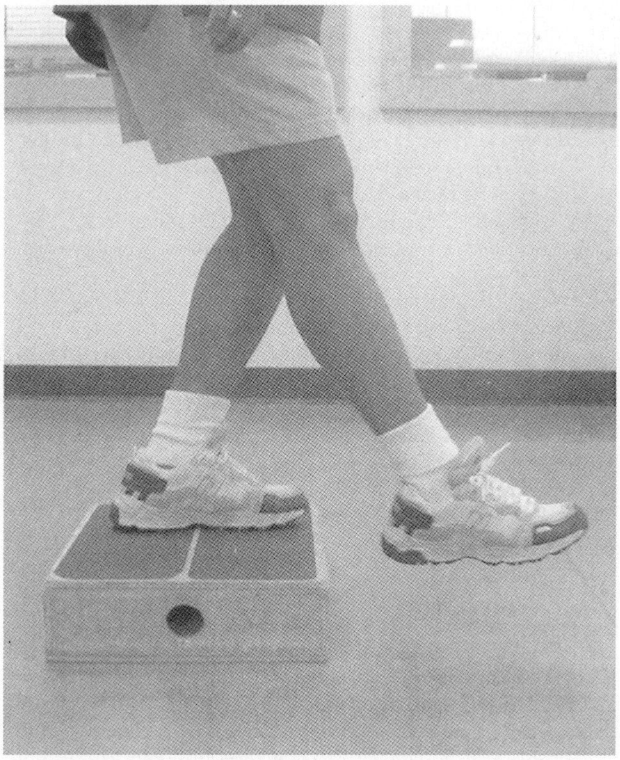

图1–16　从10cm高度开始前向下台阶练习。

体欠缺情况制定治疗目标及方案。对侧站立练习，利用弹力带进行对侧髋关节的后伸及外展运动，可进一步加强静态肌力及平衡性(图1–17)。无上肢支撑下的站立练习是更高一级的本体感觉及平衡训练。随后患者可进入到不稳定平面训练阶段，如泡沫滚筒或摇板。此时可开始闭眼单腿站立练习和/或多向不稳定平面平衡练习。撤销了视觉反馈，可更好地针对前庭及中枢神经系统进行训练。所有这些训练均可在BBS上进行，它可提供不同等级的不稳定平面及视觉反馈。

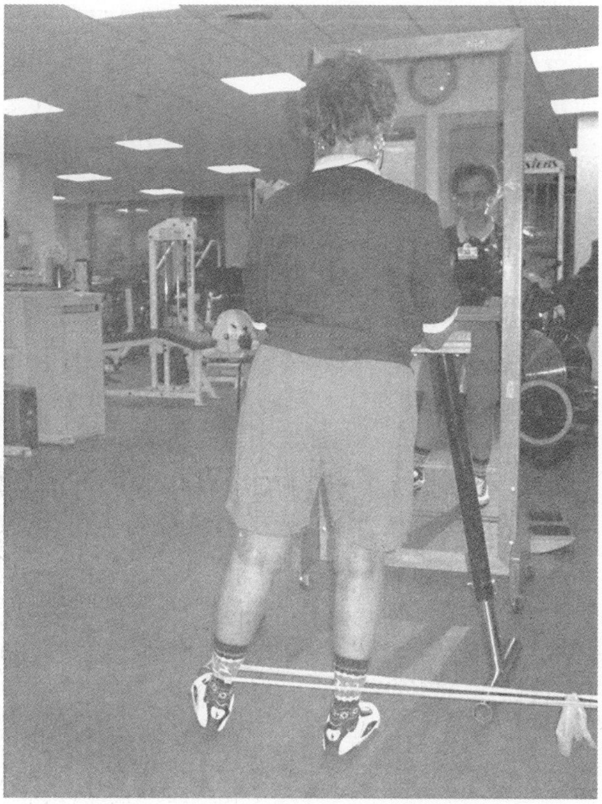

图1–17　利用弹力带进行对侧髋外展练习。

鼓励患者进行常规的功能性活动，如日常穿脱鞋袜，以帮助其恢复功能适应性。这些通常是最后需要完成的功能训练目标，因为这一动作需要髋关节充分外旋同时屈曲。这一阶段可将游泳纳入到水池内训练项目，以加强肌力及有氧训练。建议患者采用仰泳或自由泳，也可在耐受范围内使用踢水板。水中步行练习可增强患者的肌力及耐力，这是由于水本身所提供的浮力可成为上下肢运动的阻力。

假体磨损是髋关节置换术患者恢复运动后最大的危险因素[22]。术前喜欢打高尔夫球的患者，只要获得了足够的肌力及关节活动度，可允许其继续进行该项运动。指导患者穿适合的鞋(最初无防滑运动鞋)，并且至少应间隔1天休息时间。

重新对患者的功能范围、定时起立行走时间及单腿站立时间进行评估，并与相应年龄组标准值进行比较(见表1-1)[19,20]。这些测试结果均应在相应年龄组正常值范围内。通常患者在出院时许多治疗目标尚未完成。患者应针对出院时的具体情况，回家后继续独立地进行特定的家庭训练。

注意事项

对于左侧全髋关节成形术患者，当不再需要使用麻醉药品时，可恢复其驾驶自动挡汽车。对患者的驾车反应时间进行了评估，其结果表明术后至少6周内均存在不同程度的受损[23]。外科专科医院的手术医师通常建议患者在解除了髋部注意事项后再开始驾车。

在达到了该阶段出院标准及经内科医师会诊后，可允许患者恢复其他娱乐活动，如双打网球、棒球、跳舞等。应提醒患者循序渐进地开展新的活动项目，并根据自身的症状及时修改或中止原定计划。外科专科医院的手术医师通常不鼓励患者恢复具有高冲击性的运动项目，如单打网球、跑步、美式墙网球/壁球及曲棍球。

在该阶段结束时(第12~14周)，有时患者可能仍然存在着可测量到的双下肢不等长。当双下肢相差超过10mm，则需用足跟垫加以矫正[24]。这样有助于恢复正常的髋部力线，防止脊柱及其他关节由于对线不良而承受过度的应力。

(谷雅 译 叶伟胜 李世民 校)

参考文献

1. NIH Concensus Statement. Paper presented at NIH Consensus Development Conference on Total Hip Arthroplasty, September 12–14, 1994, Washington, DC.
2. U.S. Department of Health and Human Services, Center for Disease Control and Prevention, National Center for Health Statistics. *Health Care in America: Trends in Utilization.* Available online at http://www.edc.gov/nehs/data/misc/healthcare.pdf. Accessed April 9, 2004.
3. Harkess, J.W. Arthroplasty of Hip. In Canale, T.P. (Ed). *Campbell's Operative Orthopaedics.* Mosby, St. Louis, 1998, p. 311.
4. Berry, D.J. Primary Total Hip Arthroplasty. In Chapman, M.W. (Ed). *Chapman's Orthopaedic Surgery.* Lippincott Williams & Wilkins, Philadelphia, 2001, pp. 5–10.
5. Sculco, T.P., Jordan, L.C., William, W.L. *Minimally Invasive Total Hip Arthroplasty: The Hospital for Special Surgery Experience.* Orthop Clin North Am 2004;35:137–142.
6. Berry, D.J. Primary Total Hip Arthroplasty. In Chapman, M.W. (Ed). *Chapman's Orthopaedic Surgery.* Lippincott Williams & Wilkins, Philadelphia, 2001, pp. 13, 17.
7. Masonis, J.L., Bourne, R.B. *Surgical Approach, Abductor Function, and Total Hip Arthroplasty Dislocation.* Clin Orthop Relat Res 2002;405:46–53.
8. Kroll, M., Ganz, S., Backus, S., Benick, R., MacKenzie, C., Harris, L. *A Tool for Measuring Functional Outcomes after Total Hip Arthroplasty.* Arthritis Care Res 1994;7(2):78–84.
9. Ganz, S. *A Historic Look at Functional Outcome Following Total Hip and Knee Arthroplasty.* Top Geriatr Rehabil 2004;20(4):236–252.
10. American Physical Therapy Association. *Guide to Physical Therapist Practice.* Phys Ther 2001;77:1163–1650.
11. Dunbar, C. *Making Cents—What Patient Education Can Do.* Nurs Spectr 2002;14A(15):5.
12. Schwartz, R., Asnis, P.D., Cavanaugh, J.T., Asnis, S.E., Simmons, J.E., Lasinski, P.J. *Short Crank Cycle Ergometry.* J Orthop Sports Phys Ther 1991;13(2):95–100.
13. Cipriani, D., Armstrong, C.W., Gaul, S. *Backward Walking at Three Levels of Treadmill Inclinations: An Electromyographic and Kinematic Analysis.* J Orthop Sports Phys Ther 1995;22(3):95–102.
14. Davy, D.T., Kotzar, G.M., Brown, R.H., Heiple, K.G., Goldberg, V.M., Heiple, K.G., Berilla, J., Burnstein, A.H. *Telemetric Force Measurements Across the Hip after Total Arthroplasty.* J Bone Joint Surg 1981;70(1):45–50.
15. Snyder-Mackler, L. *Scientific Rationale and Physiological Basis for the Use of Closed Kinetic Chain Exercise in the Lower Extremity.* J Sports Med 1995;5(1):24–34.
16. Barrack, R.L., Skinner, H.B., Cook, S.D., Haddad, R.J. *Effect of Articular Disease and Total Knee Arthroplasty on Knee Joint-Position Sense.* J Neurophysiol 1983;50:684–687.
17. Wolfson, L. *Gait and Balance Dysfunction: A Model of the Interaction of Age and Disease.* Neuroscientist 2001;7(2):178–183.
18. Duncan, P.W., Weiner, D.K., Chandler, J., Studenski, S. *Functional Reach: A New Clinical Measure of Balance.* J Gerontol 1990;45:M192–M197.
19. Podsiadlo, D., Richardson, S. *The Timed "Up & Go": A Test of Basic Functional Mobility for Frail Elderly Persons.* J Am Geriatr Soc 1991;39(2):142–148.
20. Isles, R.C., Choy, N.L., Steer, M., Nitz, J.C. *Normal Values of Balance Tests in Women Aged 20–80.* J Am Geriatr Soc 2004;52:1367–1372.
21. Pierson, S., Pierson, D., Swallow, R., Johnson, G. *Efficacy of Graded Elastic Compression in the Lower Leg.* J Am Med Assoc 1983;249(2):242–243.
22. Healy, W.L., Iorino, R., Lemos, M.J. *Athletic Activity after Joint Replacement.* Am J Sports Med 2001;29(3):377–388.
23. Ganz, S.B., Levin, A.Z., Peterson, M.G., Ranawat, C.S. *Improvement in Driving Reaction Time after Total Hip Arthroplasty.* Clin Orthop Relat Res 2002;413:192–200.
24. Maloney, W.J., Keeney, J.A. *Leg Length Discrepancy after Total Hip Arthroplasty.* J Arthroplasty 2004;107(6):475–482.

第 2 章

全膝关节成形术

Janet B. Cahill, PT, CSCS
Lisa M. Kosman, MSPT

全膝关节成形术(TKA)是治疗膝关节骨性关节炎(OA)/退变性关节病(DJD)的一种常用手术方法。美国每年TKA手术超过30万例。外科专科医院(HSS)每年的例数超过1700例。罹患膝关节OA患者的典型障碍表现如下:膝关节活动范围(ROM)减小,膝力减弱,跛行步态,平衡能力降低和本体感觉减弱。这些障碍造成功能受限,表现为因膝关节生物力学异常所致的行动困难、上下床困难、上下楼梯困难和日常生活困难(ADL)。TKA旨在恢复软组织平衡,尽量恢复膝关节生物力学,尽量恢复关节功能和缓解疼痛。为纠正术前和术后所有的功能障碍,尽可能恢复功能,TKA是术后康复手术成功的重要组成部分。在整个连续有机的治疗过程中,必须让患者对治疗的期望有清醒认识。在康复治疗中患者的合作必不可少。本章介绍HSS的TKA术后康复指南。

外科概述

在过去的30年中,用于治疗膝关节晚期退变性关节炎的TKA技术已经有了显著进步,使得外科医生可以进行全息关节表面置换或单纯对内、外髁置换的单髁置换。微创外科技术和高屈曲型假体是关节外科为数不多的最新进展。标准的TKA设计允许双髁表面置换,有保留后交叉韧带型(PCR)和非保留后交叉韧带型(PCS)[2](图2-1)。其他假体设计包括限制型和半限制型,它们提供不同程度的稳定性和活动度[3]。胫骨和股骨假体通常由钛合金制成,而胫骨衬垫和髌骨由聚乙烯制成。

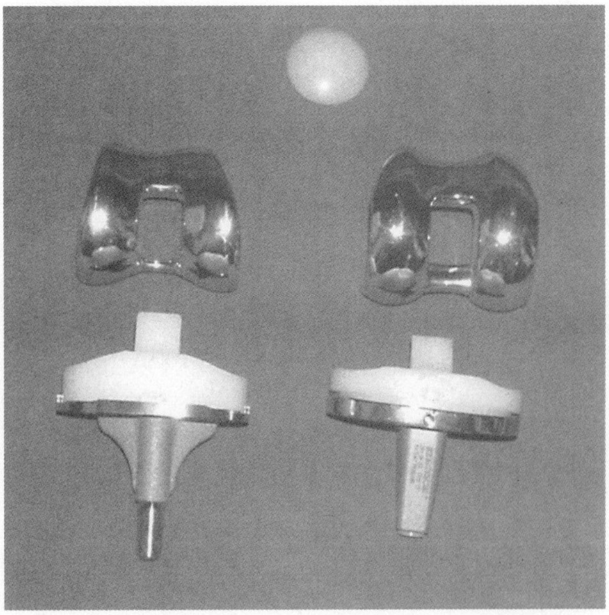

图2-1 TKA非保留后交叉韧带型假体:钛合金的胫骨和股骨假体和聚乙烯胫骨衬垫和髌骨。

关节显露常用前正中或髌旁切口。胫骨近端、股骨远端、股骨髁的前后面以及髌后关节面都要截骨。需要切除前交叉韧带以便更清楚显露关节[4]。如果后交叉韧带被骨赘严重损伤或该医生打算施行PCS手术,可将后交叉韧带切除。内、外侧副韧带必须保留,但其解剖学位置可手术改变以便获得满意的内外翻力线。如果膝关节存在屈曲挛缩畸形,就需要切除髁后侧的骨赘或松解后关节囊。

软组织平衡完成后,需要试行复位,在膝关节屈曲和伸直状态下,分别检查胫股关节和髌股关节稳定性和力线[4,6]。关节动力学满意后,各部假体用骨水泥固定(图2-2)。在HSS接受TKA手术的绝大多数患者都是在腰麻和硬膜外联合麻醉下辅以股神经阻滞(FNB)下进行的。HSS不常规采用全麻。Williams-Russo等[7]显示采用硬膜外麻醉的患者比全麻恢复的快。术后除痛主要采用与硬膜外导管相连的除痛泵。

康复概述

我院TKA术后康复计划是根据相应的功能情况、临床研究、客观测量和理疗师的临床经验制订的。HSS的TKA康复指南分为3个术后阶段,环环相扣,互相关联,以便尽最大可能恢复患者功能。这些指南含有一个实现预期目标的大体时间表。患者实现目标的快慢取决于年龄、并发症、疼痛和手术并发症。

在过去15年中,HSS采用准确可靠的功能要点记录表(图2-3)收集了10 000例接受TKA患者资料,住院患者TKA术后第一期指南部分就是根据上述资料制定的[8]。根据这些宝贵的资料,我们能够确定功能状态基准,设计术后早期或住院期间患者的治疗方案。在接下来的术后康复第二和第三期的TKA指南则根据客观测量获得的功能、ROM、步态、力量、屈曲和平衡等改善和变化进行制定。

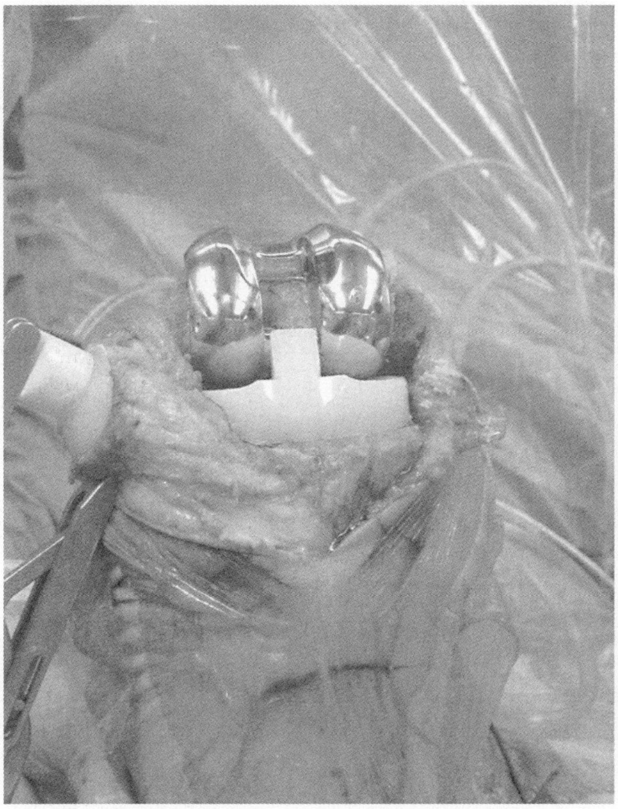
A

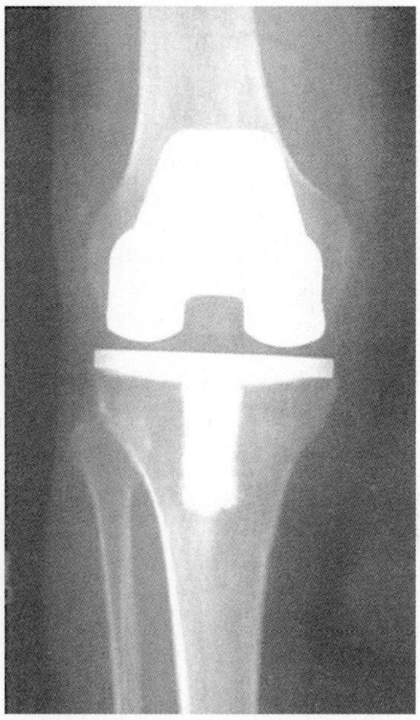
B

图2–2　**A**,TKA假体:术中视图。**B**,TKA术后X线片显示力线准确。

术前阶段

术前宣教能提高患者术后结果、满意度和手术成功。如果条件许可,术前理疗(PT)评估有助于进行家庭锻炼计划,包括ROM和屈曲练习、力量训练,以及利用助行器进行步态训练[9]。因为术前ROM是TKA术后 ROM的重要预测指标,所以术前强调ROM屈伸练习[10,11]。由于并非所有患者都能做术前PT评估,所以鼓励患者在术前参加多种宣教班。TKA康复之路术前宣教班的参与率达98%。培训内容涉及手术步骤、麻醉/除痛、护理、康复和出院计划。课程是在一个由护士、理疗师和资料管理员组成的小组指导下进行。理疗师介绍住院患者理疗的总体目标、持续被动活动(CPM)机的使用、早期治疗性练习方案、功能进展和助行器的使用。有关课程所涉及所有内容的系统书面指导材料以术前笔记形式发给大家。鼓励患者在术前几周内开始进行功能练习和治疗练习。

术后第一阶段:急性期治疗(第1~5天)

术后第一阶段康复重点集中在尽量减轻水肿、尽可能屈伸膝关节、恢复功能独立和通过系统性家庭训练方案(HEP)获得生活独立。

在我科,患者早期评估在手术当日的麻醉后监护室(PACU)即开始。整个评估包括以下试验和测量:精神状态,认知障碍,伤口条件,疼痛,上肢(UE)ROM/力量/感觉和下肢(LE)ROM/力量/感觉。每天重复上述测量一次。由于硬膜外麻醉和FNB可能影响客观测量和功能活动,所以在术后的24~48小时内要密切监测其对运动和感觉的作用。指导患者进行床旁练习,包括踝关节背屈和跖屈活动以及股四头肌和臀肌进行等长收缩。尽管研究发现有关TKA术后CPM增加ROM的有效性尚无定论,但在此期我院使用CPM机。CPM机在PACU开始应用,ROM设定在–5°~60°范围[12],或在骨科医生指导下进行(图2–4)。患者在指导下每天应用CPM机练习4~6小时。每天根据患者耐受程度逐步增加屈曲

HSS 全膝置换术——功能要点记录表

康复科

理疗开始日期:______

诊断:______**年龄:**______

左/右/双侧 初次/翻修

单髁□

WBAT PWB TTWB NWB

身高:______(cm)**体重:**______(kg)

手术日期:日 一 二 三 四 五 六

麻醉方式: 硬膜外 全麻

除痛方式: 硬膜外 静脉

股神经阻滞: 是 否

术前培训课: 是 否

术前行走:w/c <1 1~5 6~10 >10 个街区

术前辅助器械:手杖/腋杖/步行器/无

是否需要上下楼梯: 是 否

术前能否独立生活: 是 否

BID																
出院																
不扶助上楼																
需扶助上楼																
不用手杖																
需手杖																
不需步行器																
需步行器																
仅能站立																
不扶助转移																
需扶助转移																
无辅助可悬腿																
需辅助可悬腿																
CPM																
右膝主动伸直																
右膝主动屈曲																
右膝主动伸直																
右膝主动屈曲																
疼痛程度																
手术日期																
术后天数	RR	1	2	3	4	5	6	7	8	9	10	11	12	13	14	15

出院去向: 回家 康复科 SNF

若出院回家: 家庭理疗 门诊理疗 无理疗

若出院回家,和谁一起: 家人/朋友/其他人 独自一人

并发症/理疗医嘱:____

图2-3 TKA功能要点记录表。

术后第一阶段：急性期治疗（1~5天）

目标

- 无辅助转移
- 无辅助利用适当器械在平地行走或上下台阶
- 能够独立进行家庭练习方案
- A/AAROM：主动屈曲≧80°（坐位）；伸直≦10°（仰卧位）

注意事项

- 避免长时间坐、站立、行走
- 行走和ROM练习时严重疼痛

治疗措施

- CPM——屈膝开始达到60°并逐渐增加
- 转移训练
- 利用适当工具辅助在能够忍受疼痛的范围内负重进行步态训练
- ADL训练
- 冷敷
- 抬高患肢防止水肿
- HEP包括——力量练习：股四头肌、臀肌和腘绳肌等长收缩练习，SLR，AROM伸膝，坐位屈髋；ROM练习：坐位进行A/AAROM屈膝，踝下垫毛巾卷被动伸膝，上楼梯

晋级标准

- 当住院患者在术后5天内完成第一期所有目标时可出院回家
- 当患者能够协调迈步、双腿负重时，可以将带滚轮的助行器换成手杖行走
- 当AROM连续2天超过90°可停止CPM

* 备注：如果患者为了达到所有功能活动独立进行而需要渐进的和进一步康复，患者应在3~4天内完成住院患者康复训练。

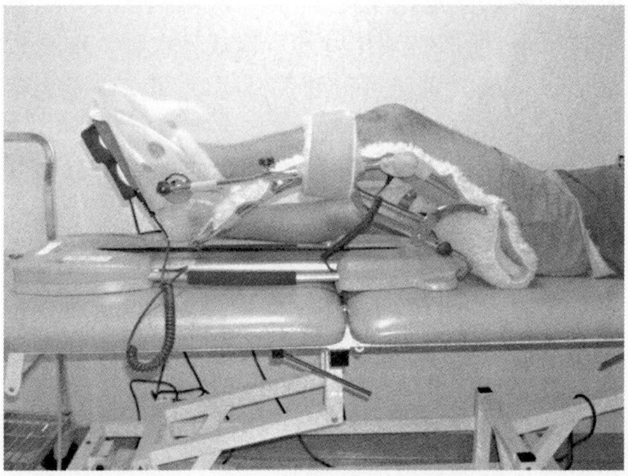

图2-4　CPM机。侧面观显示与关节运动轴的正确对线。

角度。如果患者自己能够连续2天主动屈膝到90°，就可以停用CPM机。用于促进伸膝的体位训练是第一期的重要内容。指导患者保持被动伸直位，每次10~15分钟，每天4~6次（图2-5）。冷敷是术后康复计划的重要内容，从术后当日开始贯穿整个治疗阶段以减轻水肿和疼痛。

治疗性练习方案在术后5天内逐步加强，从早期的床旁练习到晚期的方案，包括直腿抬高（SLR）、主动辅助屈膝活动（AAROM）、主动伸膝活动（AROM）、腘绳肌等长收缩练习、坐位屈髋、利用台阶牵伸和利用毛巾卷被动伸膝（图2-6）。膝关节的被动、主动辅助和主动ROM的进展主要取决于疼痛程度、软组织肿胀和患肢力量。床上活动、转移训练、在平面和台阶面上进行步态训练以及ADL训练是第一期康复的有机组成部分。从助行器到手杖的进展基于对疼痛、平衡体重的能力和在不服用镇痛剂下平稳行走能力的评估做出。

出院时给每位患者一份详细的个性化的练习方案。该方案要针对患者的特殊需求和条件做出。当患者达到功能独立就可以出院，患者能够在室内活动并且在家参与适当的社会活动。如果为达到功能活动独立需要进一步康复，患者可以到急

A 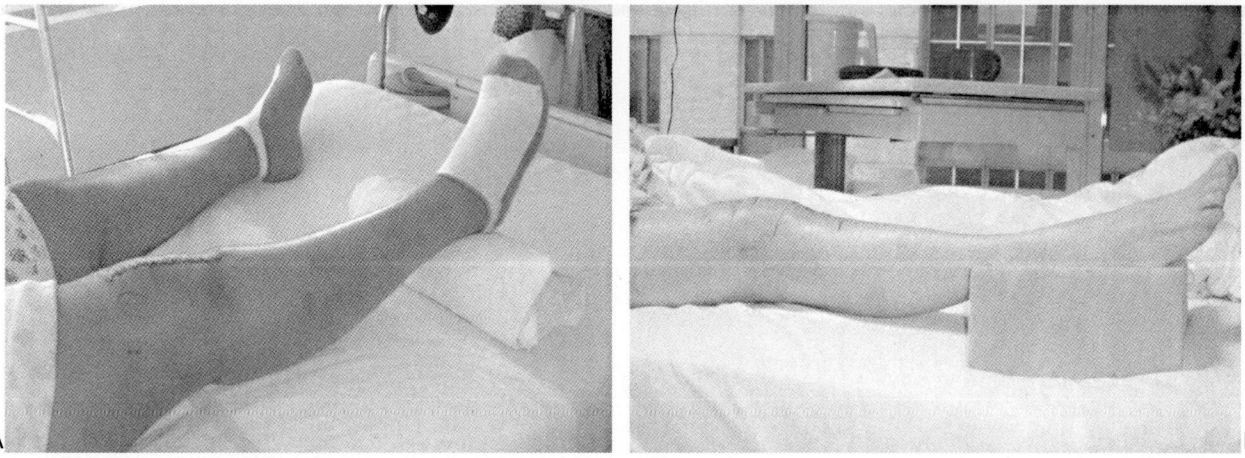 B

图2-5 **A**,在柔软床面上利用毛巾卷被动伸膝。在急性期治疗室,患者仰卧于床上,踝下垫毛巾卷,以增加过伸。毛巾卷大小以患者能够耐受过伸为宜。**B**,利用泡沫材料脚托被动伸膝,可以在防止髋部旋转下保持伸膝。

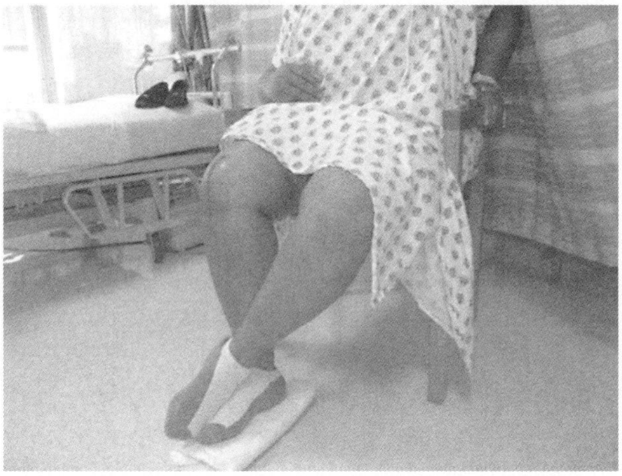

图2-6 患者在坐位进行主动-辅助屈膝练习。患者取坐位,脚置于地板上,脚下垫毛巾。在其耐受范围内,患者主动屈曲患膝。利用健侧下肢,患者进行静态牵伸练习。

性/亚急性康复诊所进行康复训练。

注意事项

必须密切观察ROM的进展。ROM缺陷可由多种因素造成,包括除痛不良、术前ROM障碍或挛缩、术后水肿和/或肌卫。行走距离和频率增加过快可以引起过度水肿和疼痛,需要马上施行疼痛控制,给予患者服用镇痛剂以使其能够耐受康复计划。将患肢长时间下垂也会造成过度水肿,不利于患者功能恢复。另外,如果水肿未能得到有效治疗就会长期妨碍股四头肌恢复。

术后第二阶段(第2~8周)

TKA术后理疗第二期仍然集中在减轻水肿、尽量恢复膝关节ROM、改善下肢力量、尽量减轻步态和平衡障碍、增强独立从事各种功能活动能力和继续独立进行家庭锻炼方案。由于此期膝关节软组织结构处于愈合期,所以在理疗计划不断深入时必须密切注意疼痛程度和水肿。由于在2~8周愈合在进展,所以必须相应的重视减轻水肿。水肿减轻可以尽最大可能进行膝关节主动、主动-辅助和被动ROM练习。

在术后第二阶段,使膝关节屈伸活动范围最大化对于防止关节纤维粘连至关重要。为了恢复髌骨活动度,康复计划整合了髌股关节的活动技术。髌骨上、下滑动分别对于恢复膝关节的伸、屈是必要的[13]。另外,短曲轴测功机作为一种行之有效的动态练习模式,开始进行练习,针对的是ROM和力量缺乏(图2-7A,B)[14]。此期还要做腓肠肌牵拉以便尽最大程度改善伸膝。

针对力量缺乏的治疗性练习有多平面开链抬腿练习和髋部力量训练,均利用髋多功能训练机进行。当力量的客观测量和对疼痛的耐受允许做对称性负重时,可进行闭链运动练习,利用患腿单肢站立和双膝半蹲相结合的方法。当患者股四头肌力量改善,膝关节ROM屈曲超过83°时可以进行阶梯训练(每级5cm或10cm)[15]。对于能够

术后第二阶段(第2~8周)

目标

- ROM:主动辅助屈膝≧105°
- 主动辅助伸膝=0°
- 尽量减轻术后水肿
- 迈上10cm高的台阶
- 独立进行家庭练习方案
- 有/无辅助工具下恢复正常步态
- 独立进行ADL

注意事项

- 如果存在步态倾斜则避免无辅助行走
- 避免长时间坐和行走
- 避免在治疗性练习和功能活动时疼痛
- 在患肢恢复足够肌力或良好控制时方可爬楼梯时两腿交替

治疗措施

- 利用毛巾卷或俯卧悬腿进行被动伸膝
- 主动屈伸膝
- AAROM屈膝:人工,足跟滑板,靠墙滑板
- ROM>90°时用短曲柄测力机(90mm)练习
- ROM>110°时用脚踏车或测力机(170mm)练习
- 采用冷敷/抬高患肢/其他方式消肿
- 髌骨移动(只要拆除门形钉、缝线后以及切口稳定)
- 电刺激或生物电反馈用于股四头肌训练
- SLE(所有平面)PRE
- CKC:蹬腿
- 向前上台阶,台阶高度逐渐增加(5cm增至10cm)
- 近侧拮抗练习:多功能髋部训练机
- CKC终末伸膝练习
- 平衡/本体感觉训练:单腿静态站立,双腿动态活动
- 确定功能测验的基线值:TUG以及条件许可时所达到的功能
- 利用辅助工具进行步态训练:侧重主动屈伸膝,足跟蹬地,两腿交替行走和对称负重
- 洗手间内外进行ADL训练,上下车

晋级标准

- 屈曲>105°
- 无股四头肌松弛
- 有/无辅助工具下步态正常
- 可迈上10cm台阶

完全被动伸膝而主动无法达到的患者可选择闭链终末伸膝练习(图2-8)。在本期开始阶段为了训练股四头肌可以进行电刺激和生物电反馈治疗[16,17]。

重点还是围绕有或无辅助器械下恢复正常步态、恢复独立进行ADL和教育患者改变活动方式。Cipriani等[18]显示反向踏车训练有助于股四头肌的训练,还强调行走时的伸膝。尽管TKA术后平衡能力和本体感觉略有改善,但是障碍仍然存在[19-21]。为了重新建立神经肌肉和本体感觉

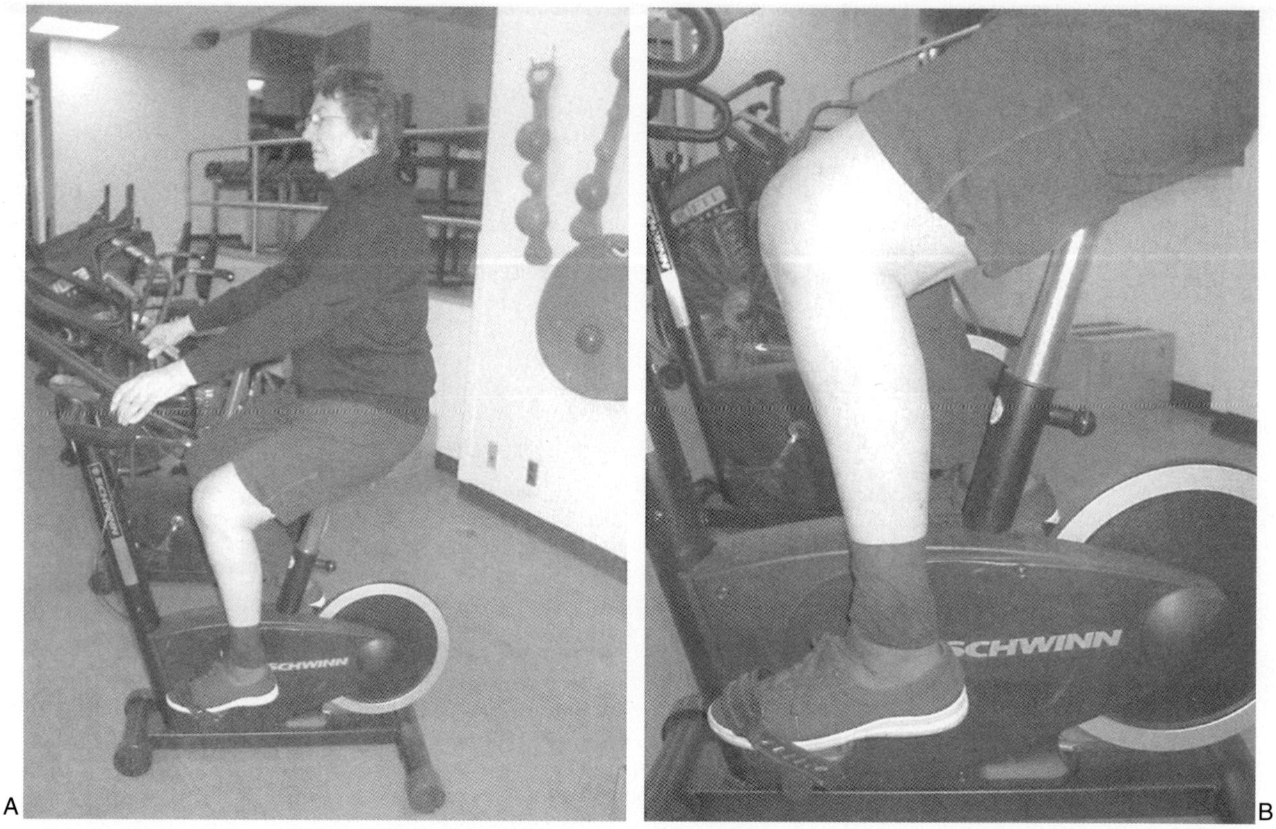

图2-7 短曲柄测力机(90mm),改善膝关节早期ROM。

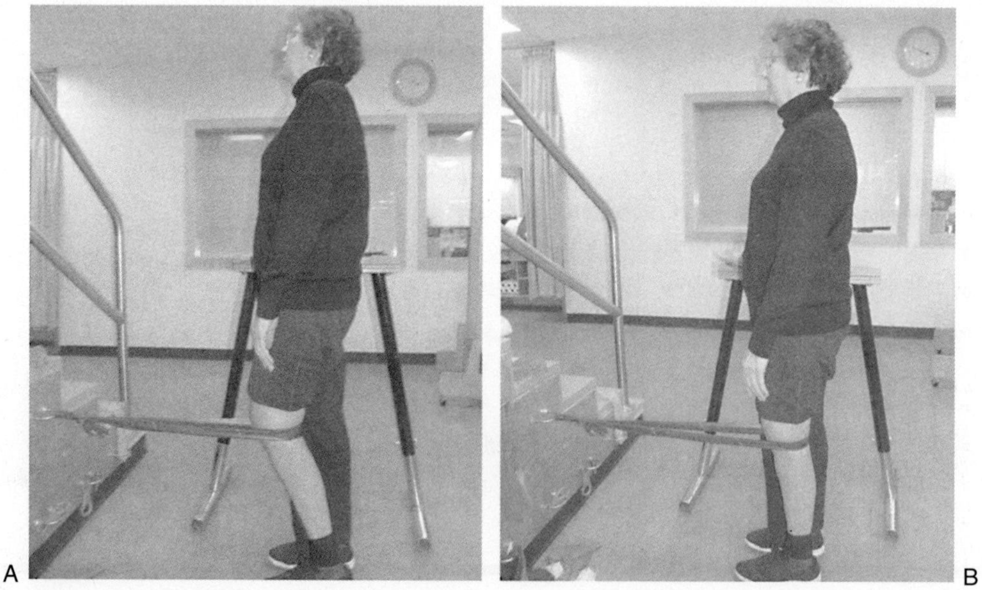

图2-8 闭链练习,利用弹力带进行终末伸膝练习。患者站立位,患膝略屈曲,然后对抗弹力带阻力主动伸膝。

控制,可以利用NeuoCom系统、Biodex平衡训练系统或传统的单平面平衡训练板(图2-9),首先进行双侧静态平衡动作训练,逐步过度到单侧静态平衡动作训练以及双侧动态动作训练。功能

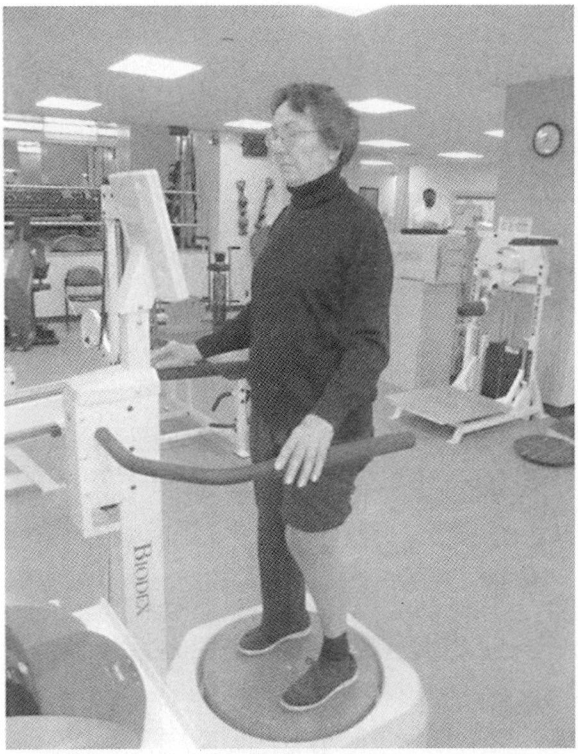

图2–9 Biodex平衡训练器：患者利用视觉反馈进行双侧本体感觉训练。

测试包括规定时间起床和行走（TUG）测试[22]和功能性距离测试[23]，将会对平衡、姿态控制和运动能力[24]提供客观测量。现有最新的HEP方案提供给患者，它建立在连续一贯的基础上，注重患者的不同要求。

注意事项

膝关节ROM障碍可能始终是一个显著难题，此时，可能是由水肿、软组织粘连、疼痛和力量减弱造成。理疗师可能会偏重各种技术，如挛缩松解、髌骨推移、软组织推移、CPM机和循环测力机以改善ROM。理疗师过度或强力进行ROM可能造成软组织肿胀，从而延缓正常步态和功能活动所需的最适ROM。俯卧位时，紧张的股直肌将限制屈膝，可以造成软组织刺激和肿胀。因此，为最大程度获得屈曲ROM，患者应该在坐位或仰卧位下练习。针对被动伸膝障碍，治疗可采用托固定、俯卧位悬腿并在腿后热敷和/或向上推移髌骨。如果ROM是康复计划中的限制因素，可在麻醉下由骨科医师进行手法松解。

术后第三阶段(第9~16周)

在术后第三阶段，重点仍然是最大限度地恢复ROM，以便患者能够完成更高级的功能活动，如上下楼梯和像平日一样进行ADL。Laubenthal等[15]确定下蹲举东西膝关节至少需要屈曲117°。该数值作为参考基准，被设定为本期目标（表2–1）[15,25]。随着ROM的改善，股四头肌牵拉方案启动。到第三期结束，最大ROM和股四头肌的力量要能够使患者迈上15~20cm高的台阶，以及从标准高度坐位起身而无偏斜。后期股四头肌强化练习包括台阶高度逐渐增加的上楼梯（15~20cm以上）和下楼梯（10~15cm以上）（图2–10）练习、蹲马步、单腿离心

表2–1 功能活动所需的活动

活动	膝屈曲ROM
行走	*67°
上/下楼梯	^83°
坐	^93°
系鞋带	^106°
举物品	^117°

*Kettlekamp 等提供的数据。
^ Laubenthal 等提供的数据。
Adapted from Kettlekamp, D., Johnson, R.J., Smidt, G.L., Chao, E.Y., Walker, M. *An Electrogoniometric Study of the Knee Motion Normal Gait.* J Bone Joint Surg 1970;52A:775.
Adapted from Laubenthal, K.N., Schmidt, G.L., Kettlekamp D.B. *A Quantitative Analysis of Knee Motion During Activities of Daily Living.* Phys Ther 1972;52:34–42.

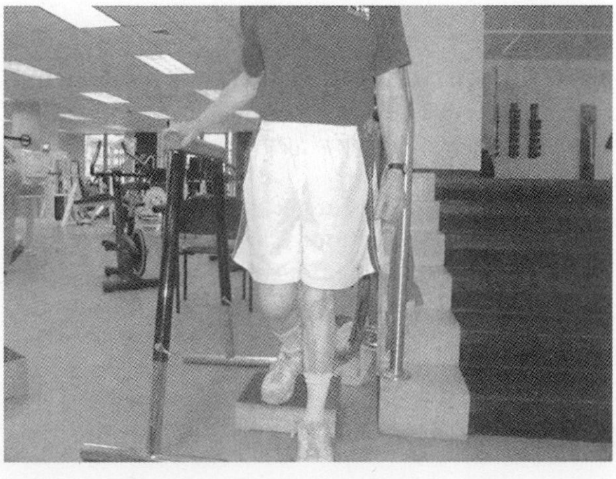

图2–10 患者向前迈下10cm高的台阶。患者利用健腿支撑缓慢迈下台阶，患肢足跟首先着地，并控制活动。

术后第三阶段(第9~16周)

目标

- ROM:主动辅助屈膝≧115°
- 起立时双腿负重对称和相等
- 独立进行ADL,包括系鞋带和穿袜子
- 上下楼梯练习:上行楼梯台阶高15~20cm,下行楼梯台阶高10~15cm
- 股四头肌/腘绳肌力量、控制和柔韧性达到最大足以满足较高水平ADL活动需要
- 功能测验评分:TUG<15秒,功能距离25cm

注意事项

- 如果存在步态倾斜或疼痛则避免上下楼梯练习
- 得到MD许可方可进行跑、跳和多轴运动

治疗措施

- 髌骨移动/滑动
- 循环测功机(170mm)练习
- 股四头肌牵拉练习
- 腘绳肌牵拉练习
- 蹬腿/离心蹬腿/单侧蹬腿练习
- 向前上楼梯15~20cm
- 向前下楼梯10~15cm
- 马步/贴墙壁蹲起
- 身体前倾逆行踏车
- 功能性马步
- 平衡/本体感觉训练:双腿和单腿动态活动

出院标准

- 患者达到全部目标和功能结果
- 功能测验结果在该年龄段的正常范围
- 向前可逐级迈上15~20cm高台阶/向前可逐级走下10~15cm高台阶

蹬腿练习(图2-11)。根据患者的能力,双侧静态

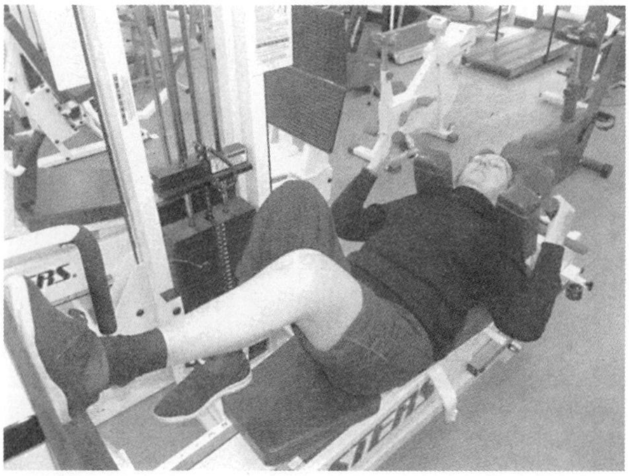

图2-11 单腿离心蹬腿练习:患者向心屈曲双腿,然后患肢单腿离心蹬腿。

和动态平衡和本体感觉练习逐步过渡到单侧动态练习。重新进行功能测试并与第二期初期对比。Newton[26]测定老年患者TUG得分等于或少于15者能够做到功能独立。Duncan等[27]报道居住在社区的老年男性退伍军人其功能距离评分达到25cm或以上。HSS将这些得分作为第三期目标以判断平衡训练的效果。根据医生的决定,患者可重返工作或体育运动,包括打高尔夫、越野滑雪、徒步旅行、网球双打、骑马和自行车。开始娱乐活动训练,其中含有所需的特殊动作。TKA术后不建议从事高强度的体育活动,如慢跑、网球单打、壁球和攀岩[28]。

注意事项

本期理疗师需要使患者达到从事日常活动的要求。治疗结束后还需要继续增强肌力。如果功能

受限、客观测量和患者主诉提示需要进一步治疗时，理疗就要继续进行。让患者进行维持性康复方案，该方案侧重于残留的障碍，如终末屈膝或伸膝ROM小、股四头肌力弱和平衡能力差。

（赵宝成 译 叶伟胜 李世民 校）

参考文献

1. Statistics, N.C.F.H. *Nation Wide Inpatient Survey 1997,* UDOHAH Services, Editor. 1997.
2. Insall, J. Historical Development, Classification and Characteristics of Knee Prostheses. In Insall, J.N., Kelly, M.A., Scott, W.N., Anglietti, P. (Eds). *Surgery of the Knee.* Churchill Livingstone, New York, 1993, pp. 677–717.
3. Burke, D., O'Flynn, H. Primary Total Knee Arthroplasty. In Chapman, M. (Ed). *Chapman's Orthopaedic Surgery.* Lippincott Williams & Wilkins, Philadelphia, 2001.
4. Lotke, P. Primary Total Knees: Standard Principles and Techniques. In Lotke, P. (Ed). *Knee Arthroplasty.* Raven Press, New York, 1995, pp. 65–92.
5. Guyton, J. Arthroplasty of Ankle and Knee. In Canale, T. (Ed). *Campbell's Operative Orthopaedics.* Mosby, St. Louis, 1998, pp. 232–295.
6. Insall, J. Surgical Techniques and Instrumentation in Total Knee Arthroplasty. In Insall, J.N., Kelly, M.A., Scott, W.N., Anglietti, P. (Eds). *Surgery of the Knee.* Churchill Livingstone, New York, 1993, pp. 739–804.
7. Williams-Russo, P., Sharrock, N.E., Haas, S.B., Insall, J., Windsor, R.E., Laskin, R.S., Ranawat, C.S., Go, G., Ganz, S.B. *Randomized Trial of Epidural Versus General Anesthesia.* Clin Orthop Relat Res 1996;331:199–208.
8. Kroll, M., Ganz, S., Backus, S., Benick, R., MacKenzie, C., Harris, L. *A Tool for Measuring Functional Outcomes After Total Hip Arthroplasty.* Arthritis Care Res 1994;7(2):78–84.
9. Dunbar, C. *Making Cents—What Patient Education Can Do.* Nurs Spectr 2002;14A(15):5.
10. Ritter, M., Stringer, E.A. *Predictive Range of Motion After Total Knee Arthroplasty.* Clin Orthop 1979;143:115–119.
11. Ritter, M., Harty, L.D., Davis, K.E., Meding, J.B., Berend, M.E. *Predicting Range of Motion After Total Knee Arthroplasty: Clustering Log-Linear Regression, and Regression Tree Analysis.* J Bone Joint Surg 2003;85A(7):1278–1285.
12. Lachiewicz, P. *The Role of Continuous Passive Motion After Total Knee Arthroplasty.* Clin Orthop Relat Res 2000;1(380):144–150.
13. Edmond, S. *Manipulation and Mobilization: Extremity and Spinal Techniques.* Mosby, St. Louis, 1993.
14. Schwartz, R., Asnis, P.D., Cavanaugh, J.T., Asnis, S.E., Simmons, J.E., Lasinski, P.J. *Short Crank Cycle Ergometry.* J Orthop Sports Phys Ther 1991;13(2):95–100.
15. Laubenthal, K.N., Schmidt, G.L., Kettlekamp, D.B. *A quantitative analysis of knee motion during activities of daily living.* Phys Ther 1972;52:34–42.
16. Gotlin, R., Hershkowitz, S., Juris, P.M., Gonzalez, E.G., Scott, W.N., Insall, J.N. *Electrical Stimulation Effect on Extensor Lag and Length of Hospital Stay After Total Knee Arthroplasty.* Arch Phys Med Rehabil 1994;75:957–959.
17. Haug, J., Wood, L.T. *Efficacy of Neuromuscular Stimulation of the Quadriceps Femoris During Continuous Passive Motion Following Total Knee Arthroplasty.* Arch Phys Med Rehabil 1988;69:423–424.
18. Cipriani, D., Armstrong, C.W., Gaul, S. *Backward Walking at Three Levels of Treadmill Inclination: An Electromyographic and Kinematic Analysis.* J Orthop Sports Phys Ther 1995;22(3):95–102.
19. Barrett, D., Cobb, A.G., Bentley, G. *Joint Proprioception in Normal, Osteoarthritic and Replaced Knees.* J Bone Joint Surg Br 1991;73(1):53–56.
20. Fuchs, S., Thorwestern, L., Niewerth, S. *Proprioceptive Function in Knees With and Without Total Knee Arthroplasty.* Am J Phys Med Rehabil 1999;78(1):39–45.
21. Swanik, C., Lephart, S.M., Rubash, H.E. *Proprioception, Kinesthesia, and Balance after Total Knee Arthroplasty with Cruciate-Retaining and Posterior-Stabilized Prostheses.* J Bone Joint Surg Am 2004;86A(2):328–334.
22. Podsiadlo, D., Richardson, S. *The Timed "Up & Go": A Test of Basic Functional Mobility for Frail Elderly Persons.* J Am Geriatr Soc 1991;39(2):142–148.
23. Duncan, P., Weiner, D.K., Chandler, J., Studenski, S. *Functional Reach: A New Clinical Measure of Balance.* J Gerontol 1990;45(6):M192–M197.
24. Lusardi, M., Pellecchia, G.L., Schulman, M. *Functional Performance in Community Living Older Adults.* J Geriatr Phys Ther 2003;26(3):14–22.
25. Kettlekamp, D., Johnson, R.J., Smidt, G.L., Chao, E.Y., Walker, M. *An Electrogoniometric Study of the Knee Motion Normal Gait.* J Bone Joint Surg 1970;52A:775.
26. Newton, R. *Balance Screening of an Inner City Older Adult Population.* Arch Phys Med Rehabil 1997;78(6):587–591.
27. Duncan, P., Studenski, S., Chandler, J., Prescott, B. *Functional Reach: Predictive Validity in a Sample of Elderly Male Veterans.* J Gerontol 1992;47(3):M93–M98.
28. Healy, W., Iorio, R., Lemos, M.J. *Athletic Activity After Joint Replacement.* Am J Sports Med 2001;29(3):377–388.

第 3 章

全肩关节成形术

John Cavanaugh, PT, ATC
Janet B. Cahill, PT, CSCS

对于许多盂肱关节损伤或病变患者来说，全肩关节成形术（Total Shoulder Arthroplasty，TSA）已成为一种首选治疗方法。当前的一项评估认为美国每年有超过10 000多例肩关节置换术[1]。全肩置换的早期指征是关节炎引起的疼痛或盂肱关节对合不良经保守治疗无效，其他较少的指征是严重的骨折或肱骨头坏死。TSA的禁忌证包括：三角肌、肩袖肌的麻痹，感染活动期或患者不愿或无能力参与长时间的康复训练以确保手术成功。TSA需要精细的手术技巧，同时在技术上也是颇具挑战性的手术。多种肩关节假体（限制型、半限制型、非限制型及定型模件的设计）（图3–1A，B），为医生恢复肩关节的解剖提供了更多的灵活性。很多因素影响肩关节置换的结果，包括骨的质量、软组织的完整性、病因的基础治疗及康复训练。现介绍外科专科医院（HSS）TSA术后的康复指南。

进行，根据医生的经验选择麻醉方式，患者置于经典的沙滩椅位，可在麻醉下评估肩关节被动活动范围，以使医生确定术后预期达到的活动范围。

三角肌、胸大肌间隙切口是最常用来显露肩关节的入路。确认浅表的软组织，经三角肌、胸大肌间隙向两侧牵开。头静脉可随胸大肌牵开并加以保护，或结扎切除[2]。在喙肩韧带平面，切开胸锁筋膜，由此可以向内侧牵开肌肉带（肱二头肌短头，喙肱肌，胸大肌）。切开喙肩韧带以评估肩袖是否完好，更好地显露肩袖间隙[2]。如果需更多的显露，可将胸大肌肌腱的上1/3切断，并标记以便修复。如果三角肌与肩袖之间存在粘连应进行松解[3]。

确定肩胛下肌，医生评价外旋活动范围。为获得更大的显露，可在肩胛下肌的小结节止点处切开或松解。如果存在内旋挛缩（内旋40°），可行肩胛下肌腱延长[4]。

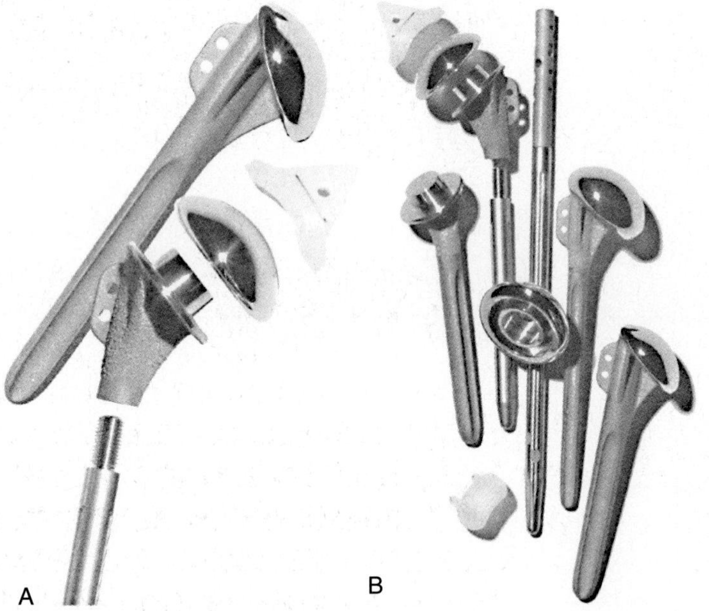

图3–1　**A**，一体化肩关节成形术装置。**B**，肩关节成形术（TSA）定型模件的肱骨头和柄。

手术概述

TSA手术方法有很多，手术医师的经验与习惯，患者的软组织条件与骨质量构成选择手术方案的总体因素。下面介绍的是患者初次行肩关节置换的手术概况。

TSA术在颈三角间隙神经阻滞麻醉或全麻下

软组织解剖完成后，将肩关节脱位，行肱骨头截骨，并将肱骨或关节盂退变的病灶和骨赘切除。试模安装使关节的力学稳定恢复后，更换钛合金的肱骨柄与肱骨头、聚乙烯的关节盂，并用骨水泥粘固。肱骨或盂的假体类型应提供肩的稳定并恢复活动范围。严格选择尺寸避免机械撞击或关节过高，同时确保不丧失关节的稳定。最后的假体安装后，修复肩胛下肌腱，或用粗的不吸收缝线重建附着部，确保牢固。关闭切口，患者的肩关节制动，如术后X线片图3–2B所示。

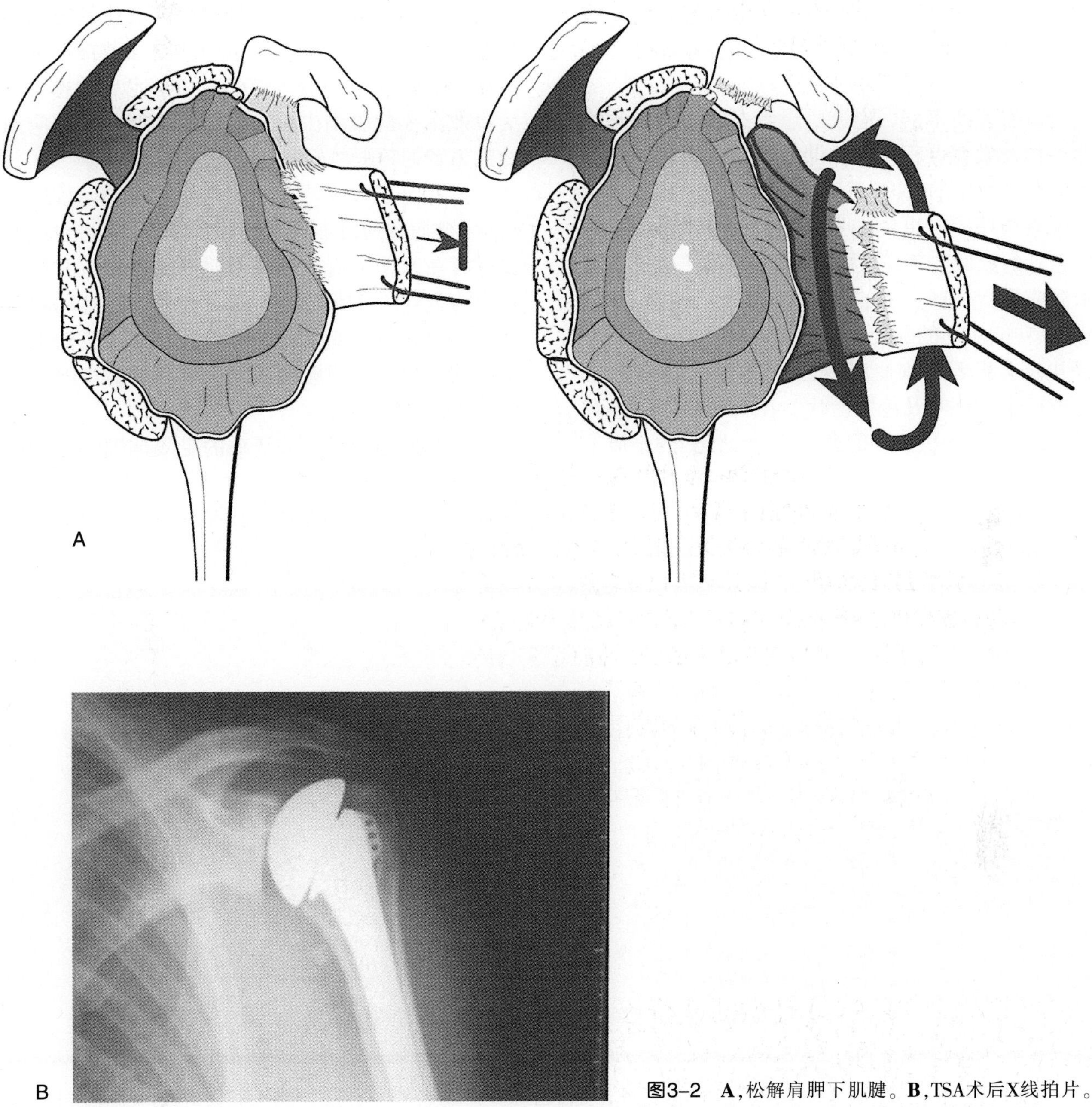

图3-2 **A**,松解肩胛下肌腱。**B**,TSA术后X线拍片。

康复概述

TSA术后的康复是漫长而又艰巨的过程。由于术中骨解剖显露的程度不同,除痛成为术后最初几天至术后数周重要的治疗。鼓励患者早期活动,预防肩关节的挛缩与粘连的发生。干预性治疗应按以下指南进行。不过每个患者都应进行个体化治疗,因为术前关节活动范围、骨的质量和软组织的完整性,将影响计划的进程。应当与手术医生商讨,以确定康复计划的安全性与效果。确定康复目标时,应该考虑手术成功后手术医生的预期效果。活动范围、灵活性、力量训练的进行应根据基本科学原则、手术后修复组织的愈合以及康复的经验等。通过康复课程对患者进行教育,适于家庭的锻炼,依从功能受限的情况逐步持续加强。全肩置换术(TSA)的目标包括达到最大限度的活动范围、灵活性和肌肉的强度,以便在日常生活中活动(ADL)时达到无痛。

术前阶段

全肩置换术前，应鼓励患者参加术前物理治疗评估及教育课程。这些课程的目的就是减轻患者对即将手术的忧虑、恐惧及对患者的教育。术后的康复程序应向患者讲明，如果康复时间较长，应使患者的家属清楚，以达到预期的目的。教育患者术后应进行积极主动的恢复练习，包括活动范围、体位、功能活动的配合。术后应用吊带悬吊限制患者并教会患者正确使用(带上或取下)，还应教患者进行术后练习及冷敷治疗，在就诊时应向患者发送小册子，提供一些信息。"康复之路"的小册子涉及多学科的康复入门，是由骨科医师、理疗师、职业治疗师，护士和麻醉师共同完成的。

适时地带上或摘下吊带，用商品化的冷敷装置进行冷敷治疗(图3-7)，应用疼痛药物，鼓励进行疼痛控制。Speer等人[6]认为，肩部术后的患者接受冷敷治疗前服用少量止痛药的比那些没有应用冷敷患者的睡眠要好些。

患者应在术后两周之内开始正规的门诊康复治疗。此阶段应强制患者行吊带制动。不过也应鼓励患者在家中进行治疗练习时去除吊带，并进行轻微的主动的日常活动(ADL)。治疗师应进行综合性评估，包括详细历史与现状[7]、手术前活动范围受限的情况和全肩置换后对关节活动的影响。肩袖退变也影响结果[8]。

术中确定盂肱关节活动的受限范围，此阶段康复时对该关节活动范围的康复练习加以保护。此时因术中分离，修复肩胛下肌应限制主被动外旋练习至30°，抬高限制在120°。因为肩袖的修复，手术医生更愿意进一步限制活动范围。

术前阶段

目标

- 患者的教育
- 独立带上或取下吊带
- 单独进行家庭训练和注意事项

治疗措施

- 测量术后应用的吊带
- 教患者带上或取下吊带
- 教患者必需的日常生活活动(穿衣、做饭、半自理)
- 教患者并提供书面的注意事项
- 教患者使用冷敷疗法
- 教患者适度的练习(由手术医师确定)，说明活动范围与强度

术后第一阶段(第0~4周)

TSA术后，常需住院1~2天，出院前应教会患者在家里的康复治疗计划如下：

1. 钟摆样练习(图3-3)；
2. 木棍外旋练习(图3-4)；
3. 主动辅助下(AA)前屈活动(图3-5)；
4. 主动练习肘、腕和手的活动。

进行2~4项练习时应取仰卧位，即肩胛骨为平面(图3-6)。据报道此体位进行此阶段练习，可减少对肩胛骨的压力，并在肱骨头与关节盂之间提供最大程度的顺应性。

以侧卧位评估肩胸关节的活动。当受限明显时，在此体位可以行肩胛骨的活动(图3-8)。在著者的协会，肩部康复程序的基石是肩胛骨的强度。随着稳定基础的建立，维持了关节盂合适的倾斜角，并维持了肩胛带肌肉的长度与张力，减少了盂肱关节结构的压力[9]。患者侧卧位时，进行肩胛骨的力量练习，应用枕头将患肢支撑在旋转中立位。主动进行拉伸、回缩活动练习，继而由医师用手法进行肩胛骨拉伸、回缩抗阻力练习。如果允许，即患者无痛时，可增加每日坐位行肩胛骨回缩练习。

此阶段应认真监控疼痛的处理。有助于疼痛控

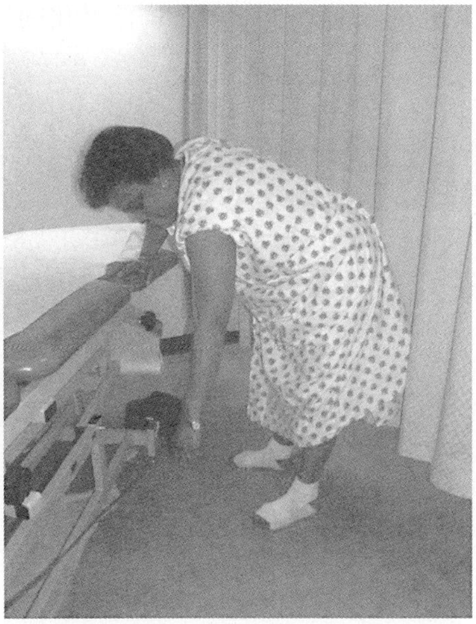

图3–3　钟摆样练习。

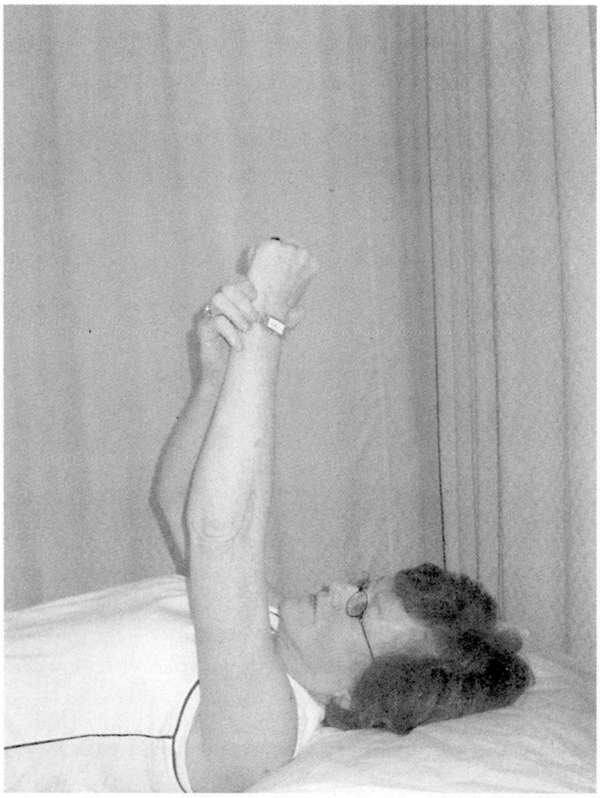

图3–5　主动辅助下前屈活动锻炼。

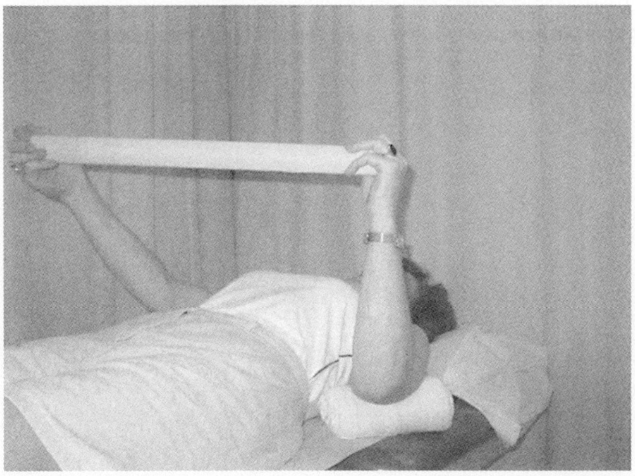

图3–4　主动辅助下活动范围的练习，用木棍行外旋练习，肘关节下方用毛巾卷支撑。

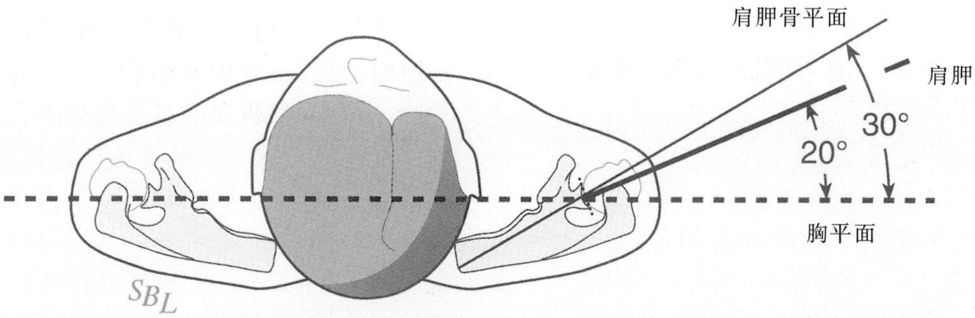

图3–6　肩胛骨的平面。肩胛骨平面与冠状面呈30°夹角。

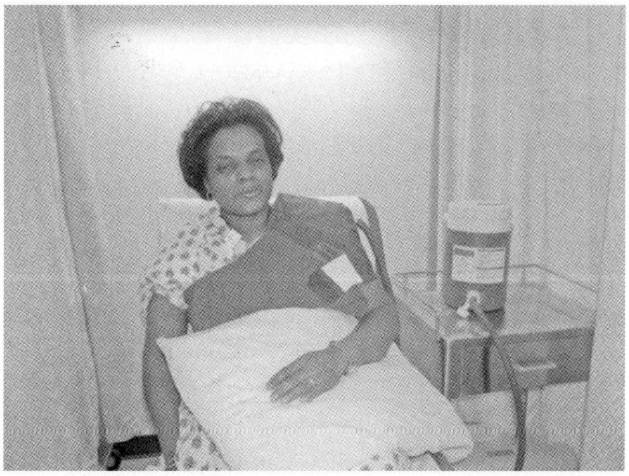

图3-7 应用商店买的冷敷装置进行冷敷治疗。

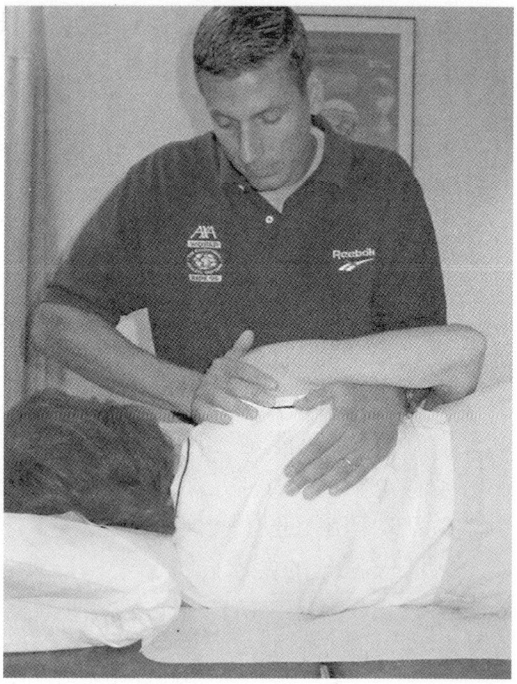

图3-8 肩胛骨运动。患者侧卧。医生用手帮助肩胛升降并逐渐增加阻力。

术后第一阶段(第0~4周)

目标

- 控制疼痛与肿胀
- 抬高活动范围至120°,外旋到30°
- 独立完成家庭练习计划
- 独立进行轻微的日常生活活动

注意事项

- 避免超出正常生活活动的不必要抬高
- 避免超出医师指定的活动范围

治疗措施

- 在进行日常生活自理和康复治疗时,去掉吊带固定
- 钟摆练习
- 被动活动范围练习
- 主动辅助活动范围练习
  - 外旋(仰卧位用木棍,在肩胛平面,医师指定的活动范围)
  - 前屈(仰卧位用对侧肢体辅助)
- 肩胛胸壁活动
- 肩胛骨强度
  - 侧位主动活动范围→主动手法施压抗阻力肌力练习
  - 肩胛骨回缩(坐位)
- 肢体远端主动活动范围练习(肘,腕,手)
- 需要时行冷敷疗法/经皮神经电刺激

晋级标准

- 疼痛已控制
- 活动范围,抬高到120°,外旋到30°
- 独立进行轻微的日常生活活动
- 独立进行家庭练习

制的方法包括冷敷疗法、经皮神经电刺激(TENS)。

注意事项

外旋(ER)活动范围应按手术医师的限定进行练习。术后第一阶段常见的问题是不能达到计划中的盂肱关节活动范围。肌肉的保护性及疼痛控制不满意可能妨碍运动。疼痛药物和松弛技术可减少患者的忧虑和肌肉的保护性反应。此外,肩部连续性被动活动机(CPM)可以和积极主动的活动练习联合应用,更有利于控制活动范围。全肩置换时,肩袖修复术可能是一种影响因素,必须限定并监控活动范围。治疗师应该明白,此阶段获得更多的外旋活动范围,是肩胛下肌修复失败的特征。如果患者不按医生的要求佩戴吊带,肩部以远,肘和手部可以发生肿胀。应鼓励患者使用吊带,并维持手部抬高以减少肿胀。

术后第二阶段(第4~10周)

在全肩置换术后第二阶段康复期间,术后的限定逐步解除。吊带制动应在人群拥挤或危险情况下使用(地铁、购物场所等)。鼓励患者在日常生活中正常使用患侧上肢。解除活动范围的限制,只要能耐受可以增进患者的活动范围。此阶段活动范围的目标是朝前抬高达150°,外旋达45°。在仰卧位双手相握主动辅助抬高练习中患者对患肢的控制明显改善之后,可逐步应用木棍或毛巾练习抬高过顶。当应用木棍练习时,维持对肱骨头的持续控制,并且抬高范围超过120°后,应增加滑轮练习。当进行滑轮练习时,肩关节应处在旋转中立位,避免撞击。医生应注意观察在滑轮练习时是否存在肩胛骨的替代活动而徒劳无功(图3-9A)。应告知患者将肩部放在自然下垂的位置,以便获得真正的抬高。直到术后6周应避免主动内旋,防止肩胛下肌愈合不良。在6周时开始主动内旋,患者可以传送毛巾卷或其他轻的物品,环绕其背部,从一只手传递到另一只手[10]。应用治疗性水池进行水疗,以达到进一步的活动范围,恢复正常的肩、肱节律及强度。在肩胛骨平面利用水的浮力帮助抬高,应进行水平面的外展内收活动评估肩、肱节律。

在此阶段,力量的锻炼也应作为重要的程序。三角肌等长练习在术后4周开始,直到进程达标为止。应在肘关节屈曲90°(短杠杆力臂)、肱骨旋转中立位分别进行三角肌后、中间、前三部分肌肉的接近最大限度的功能锻炼(图3-10)。医生应用自己的手来评价患者进行功能训练,以确定开始练习

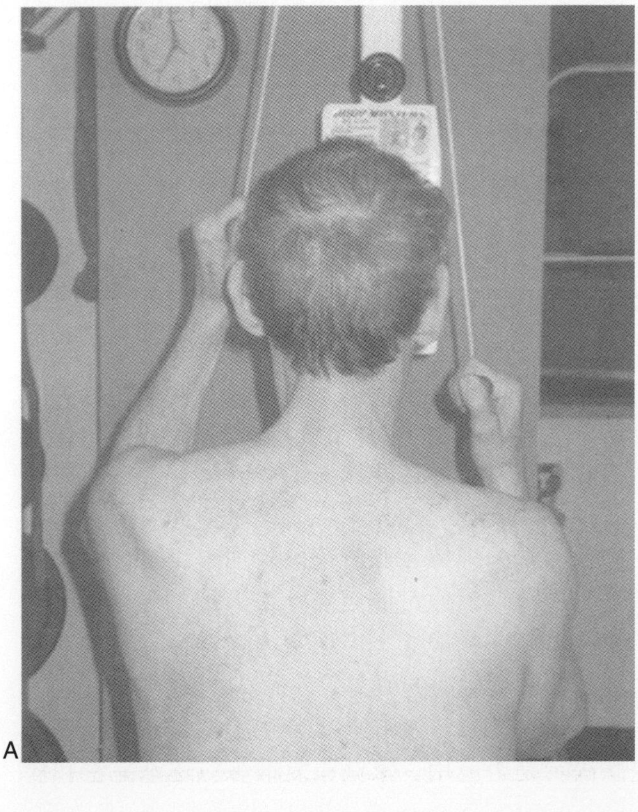

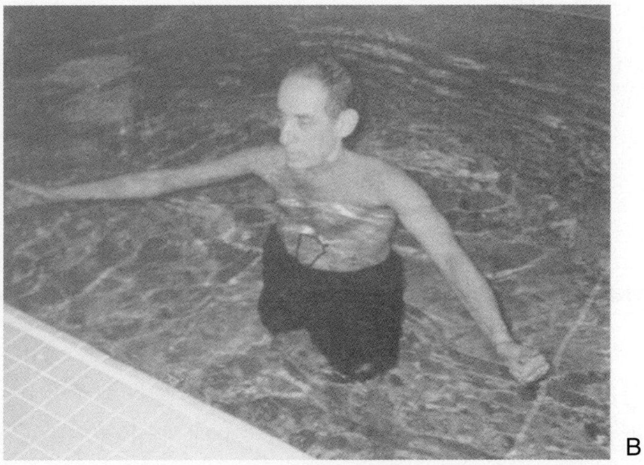

图3-9　**A**,滑轮练习,练习时避免耸肩运动。**B**,水池中进行肩胛骨平面前屈练习。

术后第二阶段(第4~10周)

目标

- 控制疼痛0/10,进行正常的日常生活
- 被动活动范围抬高达到150°,外旋达到45°
- 独立完成家庭练习计划

注意事项

- 避免疼痛下进行主动的日常生活
- 避免超出医师指定的活动范围

治疗措施

- 被动活动范围练习
- 辅助下主动进行活动范围练习
  - 外旋棒
  - 应用木棒在旋转中立位行前屈练习
  - 滑轮(活动范围>120°/良好的肱骨头控制)
- 主动活动范围
  - 前屈(仰卧位)
  - 在6周时可内旋(传递毛巾)。
- 肱骨头控制练习
  - 外旋/内旋(仰卧/肩胛骨平面)
  - 抬高100°
- 水疗
  - 池内练习:前屈(肩胛骨平面),水平位内收/外展
- 功能练习
  - 三角肌在中立位
  - 外旋(修正中立位)活动范围>30°
  - 在6周时内旋(修正中立位)
- 动态闭链练习
  - 稳定球,移动重物
- 应用弹力带行肩胛骨的回缩练习
- 应用弹力带伸展
- 室内健身车或上肢测力器
- 需要时修改计划
- 合适时修改家庭练习计划

晋级标准

- 日常生活活动时0/10疼痛
- 活动范围(150°抬高,外旋45°)
- 肱骨头控制良好
- 独立完成家庭锻炼计划

时的合适的肌肉收缩,患者应非常清楚地了解“接近最大限度”的含义。通过肱骨头的控制锻炼,开始进行肩袖肌的练习,应在仰卧位肩胛骨平面、肱骨在旋转中立位进行练习。当患者尝试维持旋转中立位时,医生轻轻地施以手法[11]。在肩胛骨平面,进行主动上臂抬高100°时,将对神经血管是一种挑战(图3-11)。在术后6周每改变旋转中立位位置,可以接近最大程度地进行外旋、内旋,达到肩袖肌力的锻炼。此位置接近于肩胛骨平面,并且改善了肩袖肌的血供[5,12,13]。应用动态闭链进行肩胛骨的稳定训练,有助于促进其稳定性及刺激盂肱关节的本体感觉[14,15]。这种闭链概念的范例包括,让患者移动桌子,此后在倾斜的弹簧床上进行稳定健身球练习(图3-12)。第一阶段已经介绍了进行肩胛骨力量的训练,此时可以附加阻力对抗肩胛回缩力的练习。通过应用弹性张力带进行三角肌后束及背阔肌的锻炼。应用室内健身自行车或上肢活动器测定肌肉的耐力。

每次练习后建议使用冰敷疗法,或根据局部症状决定是否应用。家庭康复锻炼应逐渐完善和提

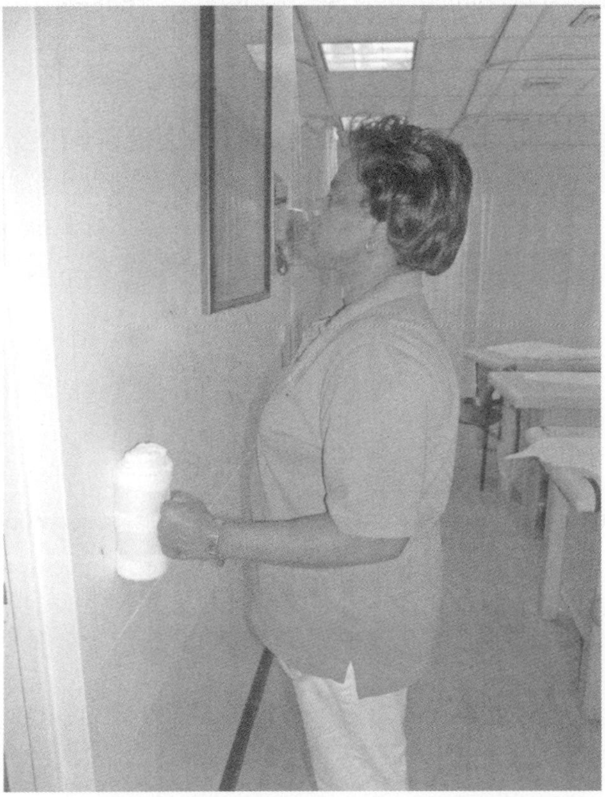

图3–10　前屈三角肌功能练习(短杠杆力臂)。

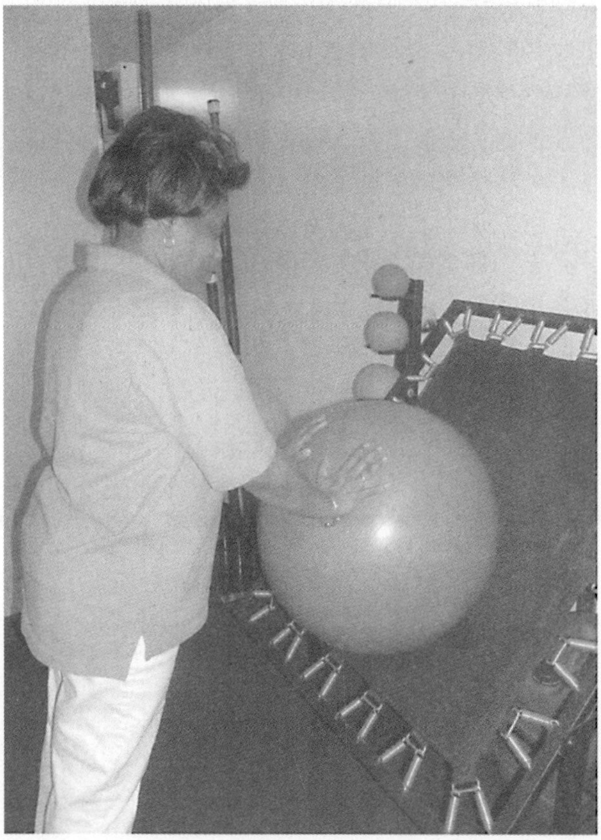

图3–12　在倾斜的弹簧床上利用健身球练习肩胛骨的稳定。

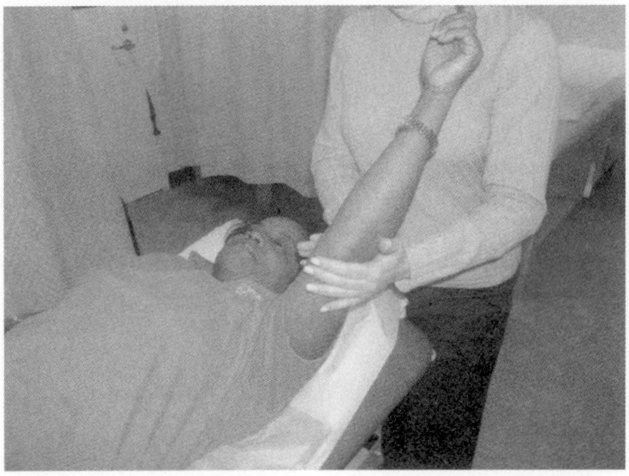

图3–11　肱骨头稳定练习。患者仰卧，并维持上臂抬高100°。当患者维持此位置时,医生应施以阻力。

高。遵医嘱进行家庭康复并教育患者主动地按计划进行。

注意事项

应持续进行疼痛控制,每天达到最大的功能练习。如果疼痛严重到限制了肩部功能的进展,手术医生应着手解决疼痛。在此阶段,活动范围不足可能是一种持续的限制因素。应持续进行肩胛骨的最大范围的活动,并维持肩胛带的功能。同时肩胛骨与肱骨分别练习可以作为一种功能代偿模式。如果在康复程序中过早地开始滑轮练习，在肩抬高时可能造成肌肉的代偿。Compito等人[16]已证实，全肩置换术后进行康复时，过早地开始滑轮练习可能造成肱骨近端的骨折,引起大结节的移位。6周前不要开始内旋等长肌力锻炼，以避免肩胛下肌的部分撕裂。

术后第三阶段(第10~16周)

进展顺利时,患者可进入康复的第三阶段。此阶段的目的是逐步改善活动范围，恢复90°以下抬高时肩胛骨肱骨的正常节律,并恢复肌力,以改善日常生活自理的全部功能。

如前所述,主动持续地进行活动范围的练习,应增加屈曲练习项目,以使内旋肌和后关节囊拉紧。特定的活动包括拉伸毛巾(图3–13)和后关节囊拉紧,练习时患者水平位外展患肩，健侧臂轻轻地在脊背侧施压(稳定的肩胛骨)。此期轻轻地活动关节,以限制肩胛骨的活动。

只要活动范围恢复,应进行力量的锻炼。三角肌的等长练习获得进展后,利用更长的上臂杠杆(伸肘位)进行练习。如前所述,当肩肱骨节律已经恢复,应在肩胛骨位水平线以下行前屈练习。评估此项练习的效果,患者可在仰卧位,拇指朝上向前抬起上臂,在抬高<90°时观察肩胛骨的活动。手部的这种位置可使大结节避开肩峰,使肩峰下间隙撞击机会减至最小。可以增加肌电图描记法证实此种练习对冈上肌、冈下肌、三角肌的活动效果[17,18]。这种练习的进展,需要明显的力度与活动度,因为通过计算得知,在上臂抬高至肩外展90°时,力量可接近上臂重量的10倍,大致是体重的一半[19,20]。

可以附加些重量轻的、渐进的力量训练设备,用以进一步增加上肢的力量。这些设备包括坐位划船器、胸部推举机、复合拉伸机。患者在仰卧位维持患肩屈曲90°,通过患者前拉肩胛骨,进行前锯肌的单独练习。神经肌肉训练时应继续在多个角度进行稳定的活动度练习。

需要时应不断地修正计划以适合家庭治疗性

术后第三阶段(第10~16周)

目标

- 控制疼痛0/10,进一步加强主动日常生活活动
- 被动活动范围
  - 抬高至160°
  - 外旋至60°
- 内旋至第12胸椎
- 恢复正常肩肱节律,抬高<90°
- 改善肌力4/5
- 独立完成家庭练习计划

注意事项

- 避免在日常生活中进行痛性活动
- 避免耸肩及不适合生物力学的动作

治疗措施

- 当能够忍受时,增大活动范围
- 屈曲练习:拉紧毛巾,拉紧后关节囊
- 水疗法练习
- 等长练习
  - 中立位三角肌练习
- 肩胛骨稳定性
- 节律稳定性
- 肩胛骨、肘关节(肱二头肌/肱三头肌)的渐进性耐力训练设备
- 前屈(肩胛骨平面)
- 室内健身车/上身测力机
- 渐进性耐力训练设备:划船,胸部推举机(轻重量)
- 需要时修改计划
- 修改家庭练习计划

晋级标准

- 疼痛控制0/10,日常生活自理有进展
- 被动活动范围
  - 抬高至160°
  - 外旋至60°
- 内旋至第12胸椎
- 恢复正常肩肱节律,抬高<90°
- 肌力4/5
- 独立完成家庭练习计划

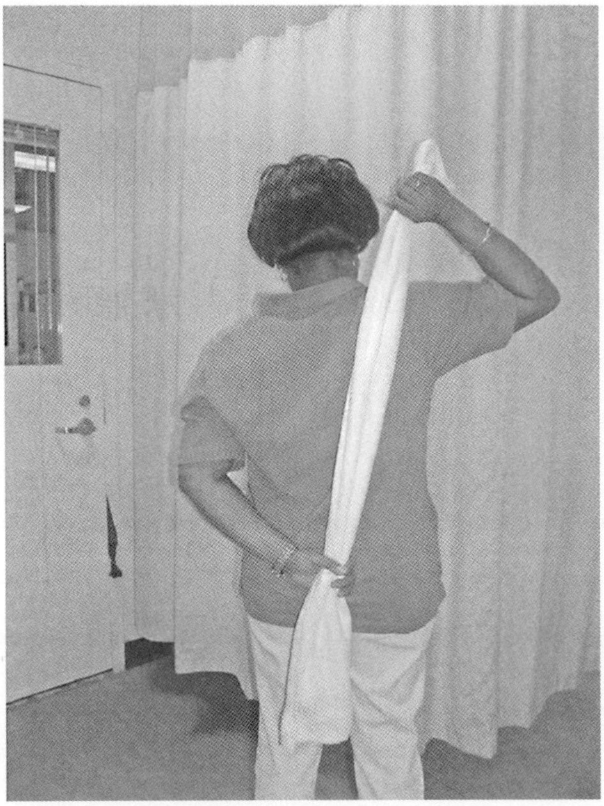

图3–13　内旋拉紧毛巾。

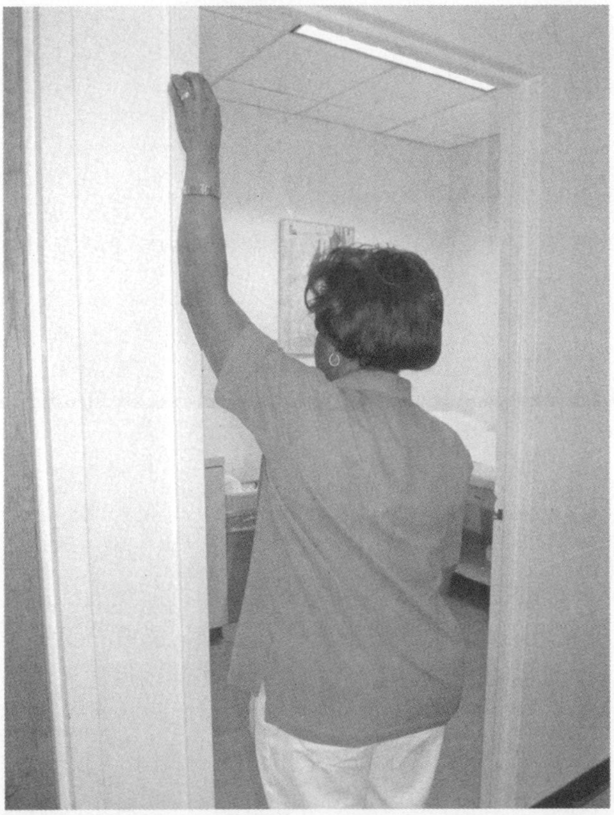

图3–14　患肢搭墙伸展进行最终范围抬高。患者的体位应使患侧上臂尽量前屈，并前倾，使肢体重量保持低负荷伸展。

练习程序，并且在日常生活中要不断地、主动地修改与补充。

注意事项

对肩胛、肱骨活动差的患者，应避免过顶活动超过 90°，以免增加肩部的疼痛。如果疼痛持续存在，临床医生应重新仔细地评估患者的康复计划，并进行相应的修改。标准应有利于更高水平的活动。

术后第四阶段（第16~22周）

TSA术后最后的康复阶段是关注良好的功能恢复。目标包括最大的活动范围、手术侧上肢肌肉力量的建立、恢复正常肩肱节律（抬高>100°）、日常生活所需的屈曲度及选择性地体育活动。

TSA术后不期待活动范围的完全恢复[21–23]。不过，在此阶段活动范围的练习仍应继续，以期获得最好的结果。如果患者达到160°或更多的肩关节屈曲度，应进行搭墙伸展练习，同时在外旋位增加活动和屈曲的范围（图3–14）。

能忍受时应用哑铃和器械进行力量训练，应强调适当的技术与形式。当肩肱节律正常，肩胛骨的力度也得到恢复后，可以应用弹力带通过内旋、外旋练习增加肩袖的力量。再次应用修正中立位（图3–15）。

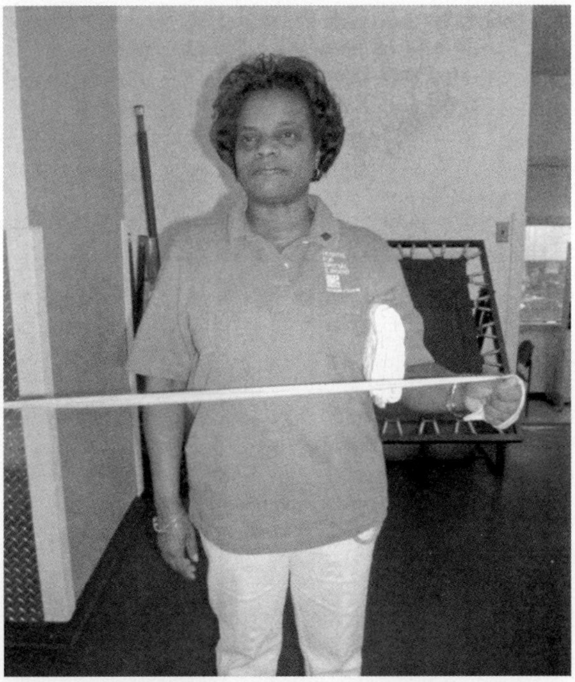

图3–15　修正中立位，应用弹力胶管行外旋力量练习。

术后第四阶段(第16~22周)

目标

- 最大的活动范围
- 达到日常生活自理所需的适度力量与灵活性
- 手术侧上肢肌力的恢复
- 正常的肩胛肱骨节律,抬高>100°
- 独立在家和健身房进行康复练习

注意事项

- 避免在疼痛下进行日常生活活动
- 避免提重物

治疗措施

- 评价活动范围、灵活性、力量方面的不足
- 积极主动辅助下被动活动范围练习
- 屈曲练习
  - 后关节囊拉紧
  - 拉伸毛巾(内旋)
- 渐进的抗阻力练习
  - 哑铃
  - 渐进的抗阻力设备
  - 弹力带,内旋/外旋(修正中立位)
- 节律稳定性
- 神经肌肉本体感觉促进形式
- 需要时修正计划
- 修正家庭康复计划
- 特殊需要患者的个体化计划
  - 专项体育训练
- 离院后康复期效果的维持与进展

出院标准

- 最大范围的活动
- 完全独立的日常生活自理
- 正常的肩胛肱骨节律,抬高>100°
- 受累上肢的功能性的肌力

当上肢的力量与活动范围已恢复时,神经肌肉本体感觉促进形式已开始形成[24]。这些对角线斜的练习形式首先是由患者在仰卧位主动完成的。这些练习的过程包括从医生用手施加阻力过渡到由弹力带式轻重量哑铃施加阻力。通过多方向超过120°抬高的稳定活动练习,将是对神经肌肉控制的进一步挑战。

对TSA后积极参与竞技体育的个体,应建议他们不要接触那些着力于盂肱关节的体育活动。美国的肩肘外科医师一致建议或允许参加慢跑、游泳、双人网球、木球、低冲力的有氧运动。如果他们以前有经验,理疗师还允许他们的患者参加高尔夫球、滑冰、射击、高山滑雪等[25]。如果患者非常渴望恢复这些运动中的一项运动,医师必须让患者知道那些运动所需的力量与活动度。对那些计划返回运动场的个体,在康复期间应重视下肢和核心肌力的锻炼。专项体育活动也应进行,如游泳划水、网球击球和高尔夫挥杆的力量锻炼。开始时,应鼓励高尔夫球运动者使用低铁木杆,当症状允许时再逐步改为高铁杆。建议其不要将杆的平面触地。

当活动范围达到一个稳定期，并且患者可单独在家里或健身房进行健康锻炼时，可以考虑让患者停止门诊康复。出院后，应鼓励患者继续按常规进行康复锻炼，每周5天进行活动范围及柔韧性练习，每周进行3次力量训练（不要每天连续进行）。

注意事项

医生应当确保患者的力量与灵活性是可以安全地恢复体育运动。应当考察与监控专项体育活动及其技术细节，避免过度用力对前关节囊造成损害。应维持和改善所达到的康复目标，鼓励患者完成出院时所提供的康复计划。

（马宝通 李世民 译 王学谦 校）

参考文献

1. Matsen, F.A., Rockwood, C.A., Wirth, M.A., Lippitt, S.B. Glenohumeral Arthritis and its Management. In Rockwood, C.A., Matsen, F.A. (Eds). *The Shoulder*, 2nd ed. WB Saunders, Philadelphia, 1998, pp. 840–964.
2. Marx, R.G., Craig, E.V. Primary Arthroplasty of the Shoulder. In Chapman, M.W. (Ed). *Chapman's Orthopedics*. Lippincott Williams & Wilkins, Philadelphia, 2001, pp. 2630–2664.
3. Personal communication, F. Cordasco, December 2004.
4. Fenlin, J.M., Frieman, B.G. *Indications, Technique and Results of TSA in Osteoarthritis*. Orthop Clin North Am 1998;29(3): 423–434.
5. Johnston, T.B. *The Movements of the Shoulder Joint. A Plea for the Use of the "Plane of the Scapula" as the Plane of Reference for Movements Occurring at the Humeri-scapular Joint*. Br J Surg 1937;25:252–260.
6. Speer, K.P., Warren, R.F., Horowitz, L. *The Efficacy of Cryotherapy in the Postoperative Shoulder*. J Shoulder Elbow Surg 1996;5(1):62–68.
7. Iannotti, J.P., Norris, T.R. *Influence of Preoperative Factors on Outcome of Shoulder Arthroplasty for Glenohumeral Osteoarthritis*. J Bone Joint Surg Am 2003;85A(2):251–258.
8. Kempf, J.F., Walch, G., Edwards, B., Lafosse, L., Boulaya, A. *Influence of the Rotator Cuff on Results after TSA for Centered Degeneration*. J Bone Joint Surg Br 2004;86B(Suppl 1):30.
9. Kibler, W.B. *The Role of the Scapula in Athletic Shoulder Function*. Am J Sports Med 1998;26:325–336.
10. Speer, K.P., Cavanaugh, J.T., Warren, R.F., Day, L., Wickiewicz, T.L. *A Role for Hydrotherapy in Shoulder Rehabilitation*. Am J Sports Med 1993;21(6):850–853.
11. Wilk, K.E., Arrigo, C., Andrews, J.R. *Closed and Open Chain Kinetic Exercise for the Upper Extremity*. J Sports Rehab 1996;5: 88–102.
12. Rathburn, J., MacNab, I. *The Microvasculature Pattern of the Rotator Cuff*. J Bone Joint Surg 1970;52B:540–553.
13. Saha, K. *Mechanism of Shoulder Movements and Plea for Recognition of the "Zero Position" of the Glenohumeral Joint*. Clin Orthop 1983;173:3–10.
14. Tippett, S. *Closed Chain Exercise*. Orthop Phys Ther Clin North Am 1992;1:253–268.
15. Wilk, K.E., Arrigo, C. *Current Concepts in the Rehabilitation of the Athletic Shoulder*. J Orthop Sports Phys Ther 1993;18(1): 365–378.
16. Compito, C.A., Self, E.B., Bigliani, L.U. *Arthroplasty and Acute Shoulder Trauma*. Clin Orthop 1994;307:27–36.
17. Burke, W.S., Vangsness, C.T., Powers, C.M. *Strengthening the Supraspinatus. A Clinical and Biomechanical Review*. Clin Orthop 2002;402:292–298.
18. Takeda, Y., Kashiwaguchi, S., Endo, K., Matsuura, T., Sasa, T. *The Most Effective Exercise for Strengthening the Supraspinatus Muscle: Evaluation by Magnetic Resonance Imaging*. Am J Sports Med 2002;30(3):374–381.
19. Poppen, N.K., Walker, P.S. *Normal and Abnormal Motion of the Shoulder. J Bone Joint Surg Am* 1976;58:195–201.
20. Popper, N.K., Walker, P.S. *Forces at the Glenohumeral Joint in Abduction. Clin Orthop* 1978;135:165–170.
21. Mansat, P., Mansat, M., Bellmore, Y., Rangers, M., Bonneville, P. *Mid-term Results of Shoulder Arthroplasty for Primary Osteoarthritis*. Rev Chir Orthop Reparatrice Appar Mot 2002; 88(6):544–552.
22. Norris, T.R., Iannotti, J.P. *Functional Outcome after Shoulder Arthroplasty for Primary Osteoarthritis: A Multimember Study*. Shoulder Elbow Surg 2002;11(2):130–135.
23. Sperling, J.W., Cofield, R.H., Rowland, C.M. *Minimum Fifteen-year Follow-up of Near Hemiarthroplasty and TSA in Patients Aged Fifty Years or Younger*. Shoulder Elbow Surg 2004;13(6): 604–613.
24. Knott, M., Voss, D. *Proprioceptive Neuromuscular Facilitation*. Harper and Row, New York, 1968.
25. Healy, W.L., Iorio, R., Lemos, M.J. *Athletic Activity after Joint Replacement*. Am J Sports Med 2001;29(3):377–388.

第 4 章

全肘关节成形术

Aviva Wolff, OTR/L, CHT

全肘关节成形术(TEA)的主要目的是为了缓解疼痛，同时能够恢复关节稳定性和功能活动(30°~ 130°活动范围)。当关节疼痛、活动受限并且关节软骨业已破坏时,可以考虑肘关节置换。适合该手术的患者为:罹患类风湿性关节炎,创伤性关节炎晚期,退行性关节炎晚期或不愈合,以及肱骨远端粉碎性骨折的老年患者或对肘关节活动要求不高的患者。全肘关节置换的禁忌证为:关节存在活动性感染,既往感染史和存在开放伤口,软组织条件差,骨骼发育不成熟,以及肱二头肌或肱三头肌瘫痪者。手术并发症有:伤口延迟愈合,尺神经炎,三头肌功能不全,关节不稳定和内植物失败[1]。

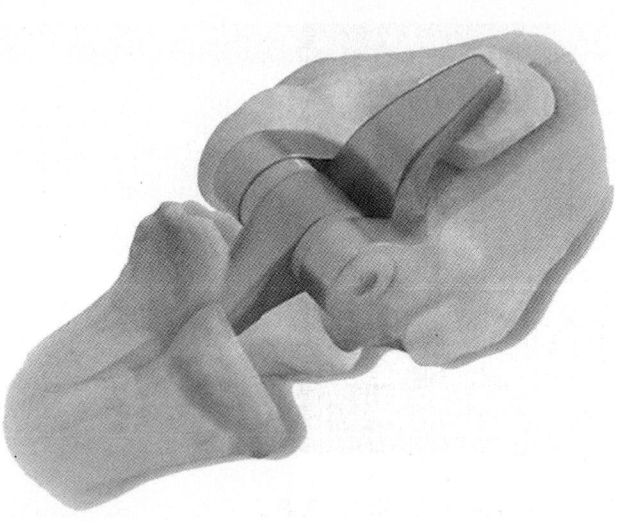

图4-1 Coonrad-Morrey肘关节半制动型假体(Zimmmer, Warsaw, IN)。

解剖和外科手术概述

TEA假体有3种类型:制动型,非制动型和半制动型。第一种假体结实,为完全制动型。界面属于金属-金属型,术后可立即活动。但几年后易松动,失败率高。随后非制动型假体出现,它由两部分组成，而且肱骨远端和尺骨近端都需要做关节面成形。该假体手术要求有坚强的韧带、良好的骨质和软组织条件，因此仅适用于一小部分特定患者[2]。髁头型[3]、Kudo型[4]和Souter型[5]假体都属于此类。最新的半制动型假体,称为松弛铰链(sloppy hinge)关节,应用最广。尽管其稳定性近似制动型假体,但是其肘关节允许进行内外翻和轴向旋转运动[2,6,7]。Coonrad-Morrey[7]和GSB [3] (Gschwend[8]) 假体就属于此型。假体的选择取决于病情和病因、患者需求和医生爱好[2,7]。在外科专科医院(HSS),使用最多的是Coonrad-Morrey半制动型全肘关节假体(Zimmer, Warsaw, IN)(图4-1)。当适合非制动型假体时,最常选用髁头型假体。

康复概述

治疗的进度取决于伤口愈合所处阶段，并且受假体类型、皮肤条件、愈合速度和手术前后肱三头肌条件的影响。对于软组织条件差的患者,康复进度表可以推迟，以便伤口闭合和肱三头肌适度愈合,这在类风湿性关节炎患者中很常见。每个医生对于假体选择、手术操作和术后处理互不相同。手术医师要了解活动允许范围和进度表。下述指导原则适用于保留肱三头肌的半制动型全肘关节置换术[9,10]。该方法为的是避免诸如三头肌撕脱、三头肌无力和伤口愈合问题。斜体条目适用于非制动型假体的改良原则。对这些类型假体要推迟进度,以便获得足够的稳定性。

术后第一阶段:炎症/保护期(第0~2周)

术后肘关节用大量敷料包扎,石膏托固定,伤口采用U形钉或缝线缝合。术后两周拆除缝线,改用Steri-Strips包扎。术后24~48小时拔除引流管。术后2~3天可考虑进行康复治疗。将敷料去除,改用无菌非粘贴敷料，尽量减少敷料以确保其在固定托内紧密贴附和准确匹配[7]。

肘托固定

术后需要用石膏托或支具固定。有几种方法可供使用,取决于医生喜好和理疗师经验。有些医生习惯使用支具，如Bledsoe支具（Bledsoe支具公司,Grand Prairie,TX)(图4-2）或Mayo医院通用肘关节支具(Aircast,Summit,NJ)(图4-3)。当肘关节屈伸活动时,该支具可提供内外侧稳定性。支具的参数可事先设定以限制屈伸活动范围：伸直可设定到患者能够忍受的范围，屈曲则需要根据三头肌条件和手术修复情况确定。在支具固定下进行关节活动练习2~3周。

另一种常见方法是后侧肘托（见图7-2),它采用传统方式塑形的热塑材料托，固定于屈曲

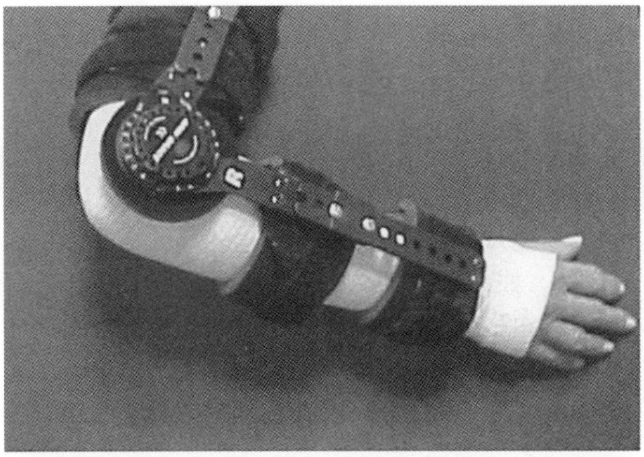

图4–2　Bledsoe支具(Bledsoe支具公司,Grand Prairie,TX)。

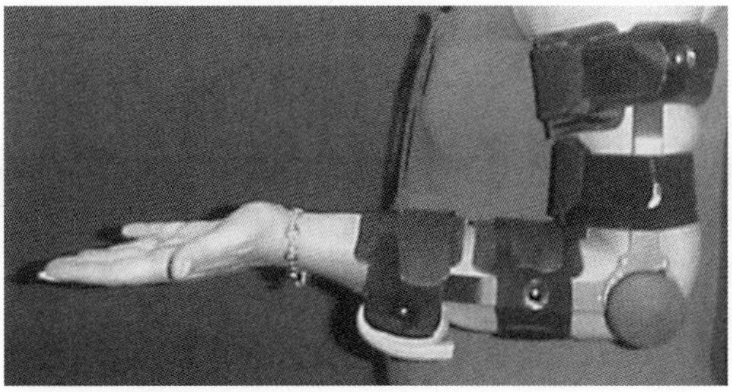

图4–3　Mayo医院通用肘关节支具(Aircast,Summit,NJ)。

术后第一阶段:炎症/保护期(第0~2周)

目标

- 保护性制动
- 伤口愈合和闭合
- 控制水肿和炎症
- 邻近关节进行全范围的ROM练习
- 肘关节在限定的屈伸范围内充分进行ROM练习

注意事项

- 密切观察伤口情况(RA患者伤口延迟愈合和感染潜在风险增加)
- 三头肌预防措施:主动屈肘90°,然后被动伸肘(重力辅助下)
- 非制动型假体:不要同时外展肩关节和伸肘(可能引起假体脱位);伸直不超过30°

治疗措施

制动方法的选择

- Bledsoe 支具
- 静力型后侧肘托:通常塑形在90°位
- 静力型前侧肘托
- 吊带

伤口护理

- 监测伤口,更换敷料(敷料不要过于臃肿,以免妨碍活动)

控制水肿

- 冷水/冰袋,抬高患肢,手法逆行按摩,Ace绷带轻度加压包扎,等张手套;不要使用过紧的弹力套袖

邻近关节ROM练习

- 手指、腕和肩进行A/AAROM练习
- 对于非制动型假体不要同时外展肩关节和伸肘

肘关节进行保护下的ROM练习(从术后第二天开始,并得到医师许可)

- 主动/辅助下轻柔地主动屈肘到90°
- 依靠重力被动伸肘
- 轻柔地主动旋前和旋后
  - *对于非制动型假体需将上臂靠在体侧以维持稳定,然后屈肘90°*
- 如果患者不能进行功能锻炼就需要CPM辅助:30°~90°,每次持续2小时,每天3次

晋级标准

- 伤口闭合
- 三头肌愈合以及假体稳定性足以拮抗更大应力

80°~90°。该托的优点是它按照患者的肘塑形，贴附好，而且可以根据肿胀的变化重新塑形。该托的不足之处是在后侧压迫伤口，而且如果不能定期将其取下进行功能锻炼则可能造成肘关节屈曲挛缩。每天取下来3~4次以便进行保护下的ROM练习。在感染或关节不稳定的情况下，该托要持续穿戴更长时间。

许多医生不喜欢肘托。他们用Ace绷带将胳膊轻度加压包扎，用吊带悬吊制动。采用该法可早期进行功能锻炼，较舒适，患者乐于接受。基本原理是依据疼痛和术后肿胀将会限制ROM屈伸范围[11]。

运动

患者在指导下利用/不用棒子进行轻度主动和辅助主动ROM练习。将毛巾放在上臂后侧，抵住墙有助于只练习肘关节ROM(图4-4)。为避免三头肌变细，肘关节活动常限制在90°范围内。肘关节屈伸活动的起始和终末端由医生根据手术入路和三头肌条件决定。肘关节允许轻柔被动伸直活动直至不能耐受为止，在避免修复的三头肌做主动活动的情况下保持关节伸直活动。可以进行主动旋前和旋后运动，但是，如果稳定性有问题，就需要推迟进行。因为邻近关节容易发生关节僵硬，所以在本阶段这些关节要维持进行ROM练习。肘关节CPM机适于那些无法独立进行练习和事先就有肘关节挛缩的患者。理疗师设定好CPM机参数，使屈伸90°范围内患者能够耐受，然后指导其利用

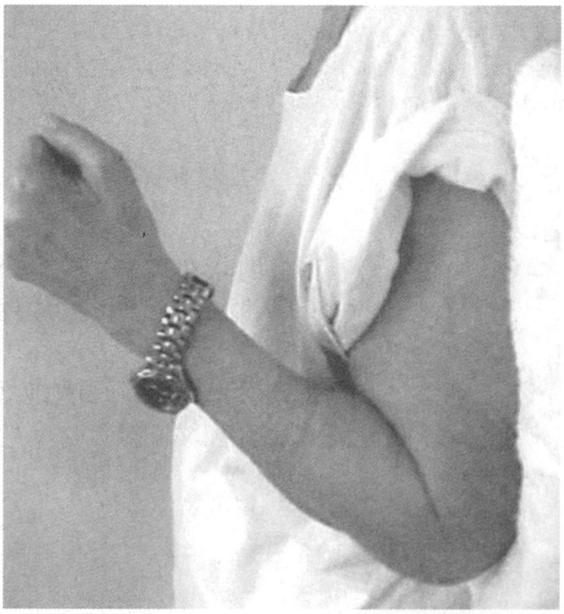

图4-4 单纯肘关节主动屈曲练习。

该装置连续练习2小时，每天3次。在每次连续被动运动(CPM)练习结束后将肘关节置于肘托内固定[11]。

注意事项

我们需要注意伤口皮缘颜色、皮温、引流量和组织完整性。引流量过多、愈合延迟和感染要求延长固定时间。如果存在上述因素，应改用前侧肘托以免压迫伤口(图4-5)。通常由于固定时间延长而推迟ROM练习。需要说明的是这类患者因长期服用激素而常常造成皮肤条件差、愈合缓慢和感染风险增加[2]。

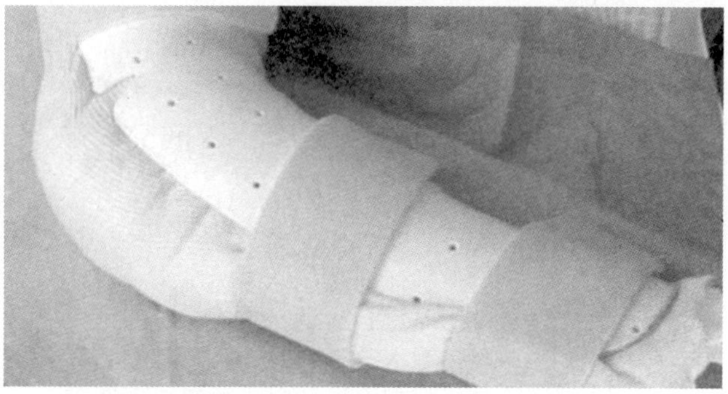

图4-5 前侧肘托。

术后第二阶段：纤维增生期(第2~6周)

本阶段的治疗重点在于增加肘关节主动和被动ROM，尽量减少粘连，减少瘢痕形成，单纯的三头肌收缩练习，并鼓励做患肢功能锻炼。还要加强近端肩胛骨和肩关节周围肌肉锻炼和姿势培训。

ROM要根据患者的不同需求加以限定。在治疗早期有些患者可以进行全范围ROM练习，而其他的则需要长期反复治疗以恢复关节活动。练功前先做温水浴。二头肌挛缩可能会妨碍伸肘。温水浴后按摩二头肌腹有助于抑制挛缩。在前一期基础上增加强度，逐渐使肘关节主动屈曲达到90°以上。术后3周，三头肌强度足以承受轻柔被动屈曲和辅助下主动伸直活动。每疗程能使肘关节被动屈曲增加10°。主动和辅助下主动伸肘练习先在重力作用面上进行，并逐步增加强度，以患者能耐授为宜。临近本阶段终了，可以利用过顶滑轮练习以增加ROM。由于关节稳定性不足，无法承受牵拉力量，所以不要早期使用滑轮练习[11]。

术后第二阶段:纤维形成期(第2~6周)

目标

- 尽量主动练习肘ROM
- 尽量减少粘连和瘢痕形成
- 三头肌主动收缩练习
- 患肢功能活动

注意事项

- 进行三头肌D/C前需要获得医师许可
- 不能强力主动伸肘,包括在ADL期(如扶椅子站起)
- 提重物不能超过0.45kg和不能做ADL期其他对肘产生应力的动作
- 不要进行拮抗练习
- *在移植处未固定的状态下避免内翻/外翻应力*

治疗措施

ROM/功能练习

- A/AAROM
  - 逐步加大屈肘直至不能耐受为止
  - 利用重力练习主动伸肘,并逐渐在其他平面练习
  - 在舒适范围内进行摆放和持物练习
- 利用略低于最大力量进行三头肌等张收缩
- 宣教,以避免代偿活动(耸肩和肩前伸)

理疗

- 对三头肌进行按摩、蒸汽浴,以抑制其挛缩
- 生物反馈疗法抑制三头肌挛缩
- 采取冰袋和其他减轻水肿的方法

瘢痕的治疗

- 拆除缝线或缝合钉后,在伤口干燥且闭合时进行瘢痕按摩
- 活动软组织,在三头肌止点处做松动按摩
- 晚间戴上具有轻度加压作用的硅胶/耳状内衬

功能活动

- 逐步去除肘托,促进轻度ADL活动,提高自理能力

晋级标准

- 稳定性增加,软组织愈合能够承受轻度拮抗练习和系列静力型肘托制动

注意事项

三头肌粘连和无力会影响伸肘。渐进加强主动伸肘练习首先消除重力作用，如在桌面上展开毛巾。练习时要避免背阔肌和大圆肌代偿性收缩，以及二头肌偏心性收缩。对于不能进行三头肌主动活动的患者，可以利用生物反馈疗法提供的反馈抑制其挛缩(图4-6)[11,12]。有时,即便使用最好的疗法，但患者仍无法通过三头肌的主动收缩使肘关节适度伸直。在这种情况下,重要的是与医生探讨确定肌腱是否完整,必要时行手术探查。

术后第三阶段:瘢痕成熟期(第6周~6月)

由于此期胶原减少,因此伤口更加牢固并能承受更大的应力[12,13]。本阶段治疗重点在于获得与保

术后第三阶段:瘢痕成熟期(第6周~6月)

目标

- 最大限度获得肘关节稳定被动活动ROM
- 肌力恢复能够使肘的AROM与PROM相同
- 功能性肌力达到在无UE辅助下进行ADL、工作和娱乐
- 知道预防措施和潜在并发症

注意事项

- 禁止强力牵伸;禁止关节松动
- 避免使用动力型肘托(该托可能对肘施加过大和无法控制的外力)
- 不要以牺牲稳定性换取ROM
- 终生注意事项:
  - 提或举东西最多不超过2.27kg
  - 伸肘时不要负重
  - 不做击球类运动,如高尔夫和网球

治疗措施

肘托固定/PROM以最大限度获得稳定的ROM

- 静力型屈肘托:循序渐进,每天间断穿戴
- 静力型伸肘托:晚间和/或白天间断穿戴
- 前述肘托的替代方法:Mayo医院通用肘支具
- PROM/在最大范围内轻柔伸展

轻柔肌力练习

- 抗重力伸肘练习(过顶)
- 等长练习
- 三头肌、二头肌和肩胛部肌肉轻度抗阻力练习:轻质治疗带(Thera Band),0.45kg重量或弹簧棍
- 若三头肌无力和严重粘连可作神经肌肉电刺激(NMES)

功能恢复

- 终生遵守注意事项,鼓励恢复功能活动

出院标准

- 获得功能性ROM,肌力能满足所有轻度ADL
- 可独立在家进行练习,保护关节,掌握注意事项

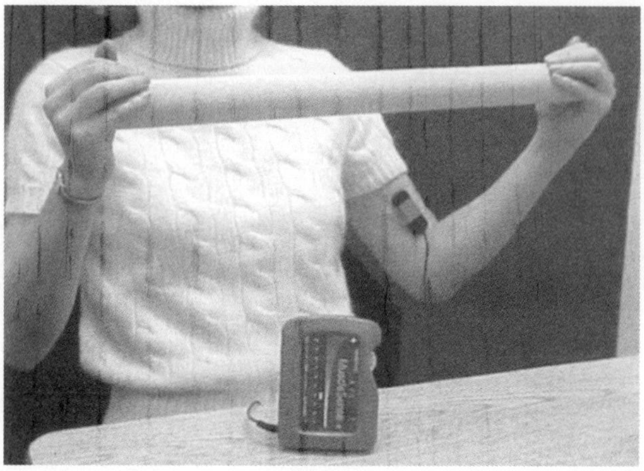

图4-6 利用生物反馈减轻二头肌挛缩。

持最大程度的ROM和功能活动所需肌力,以便能够自主功能活动。对患者进行宣教,让他们知道终生的注意事项、所受限制、禁忌证和可能的并发症。要记住完全恢复ROM并不是目标,而且常常也无法实现。绝对不能为了获得更大的活动范围而忽视稳定性。对于肘关节假体,松动关节和强力被动活动都是不正确的,而且严格禁止。

注意事项

如果在ROM终末僵硬仍然存在,可以使用肘托在相应的屈、伸位固定肘,循序渐进,通过提供一个长期的低负荷而解决该问题(治疗原则见第9章,

"肘关节挛缩的松解"）。

（赵宝成 译　叶伟胜 李世民 校）

参 考 文 献

1. Morrey, B. Complications of Elbow Replacement Surgery. In Morrey, B. (Ed). *The Elbow and Its Disorders,* 2nd ed. WB Saunders, Philadelphia, 2000.
2. Cooney, W. Elbow Arthroplasty: Historical Perspective and Current Concepts. In Morrey, B.F. (Ed). *The Elbow and Its Disorders,* 3rd ed. WB Saunders, Philadelphia, 2000.
3. Ewald, F. *Total Elbow Replacement.* Orthop Clin North Am 1975;6:685.
4. Kudo, H., Iwano, K., Watanabe, S. *Total Replacement of the Rheumatoid Elbow with a Hingeless Prosthesis.* J Bone Joint Surg 1980;62A:277.
5. Souter, W.A. *Arthroplasty of the Elbow: With Particular Reference to Metallic Hinge Arthroplasty in Rheumatoid Patients.* Orthop Clin North Am 1973;4:395.
6. Ferlic, D. *Total Elbow Arthroplasty for Treatment of Elbow Arthritis.* J Elbow Shoulder Surg 1999;75:367–378.
7. Morrey, B.F., Adams, R.A., Bryan, R.S. *Total Replacement for Post-traumatic Arthritis of the Elbow.* J Bone Joint Surg 1991;73:607–612.
8. Gschwend, N., Lowhr, J., Ivosevic-Radovanovic, D., Scheler, H. *Semi-constrained Elbow Prosthesis with Special Reference of the GBS III Prosthesis.* Clin Orthop 1988;232:104.
9. Bryan, R.S., Morrey, B.F. *Extensive Posterior Approach of the Elbow: A Triceps Sparing Approach.* Clin Orthop 1982;166:188–192.
10. Pierce, T.D., Herndon, J.H. *The Triceps Preserving Approach to Total Elbow Arthroplasty.* Clin Orthop 1998;354:144–152.
11. Wolff, A. *Postoperative Management after Total Elbow Replacement.* Tech Hand Up Extrem Surg 2000;4(3):213–220.
12. Smith, K. Wound Healing. In Tribuzi, S., Stanley, B.J. (Eds). *Concepts in Hand Rehabilitation.* Davis Publishing, Philadelphia, 1992.
13. Madden, J.W., Peacock, E.E. Jr. *Studies on the Biology of Collagen During Wound Healing: Dynamic Metabolism of Scar Collagen and Remodeling of Dermal Wounds.* Ann Surg 1971;174:511.

第 5 章

掌指关节成形术

Carol Page, PT, CHT

类风湿关节炎是一种可以引起关节破坏的慢性、进行性、自身免疫性疾病。女性发病率高于男性,随着年龄的增长发病率逐渐增加。成人的发病率大约为0.5%~1%[1]。

骨性关节炎和创伤性关节炎很少累及掌指关节(MP),而类风湿关节炎却常常累及此关节。骨与软组织破坏后往往导致严重畸形。由于桡侧副韧带和关节囊的薄弱引起手指在掌指关节平面尺偏,以及伸肌腱的尺侧脱位(图5-1)。尺侧副韧带、关节囊和内在肌发生挛缩。掌骨头常常向掌侧半脱位[2]。

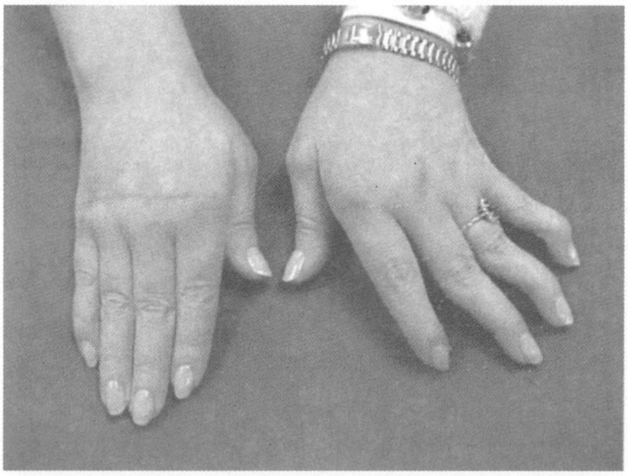

图5-1 左手掌指关节尺偏,右手为掌指关节成形术后。

解剖学和手术概述

尽管近端和远端指间关节畸形是进行关节融合的适应证,但因为关节融合对于功能的影响太大,很少应用于掌指关节。可以选择关节成形术,手术包括掌指关节假体(典型假体为硅材质)置换和软组织平衡[2]。

掌指关节成形术需要切除掌骨头、肥大的滑膜和指骨的近侧基底。将掌骨和近侧指骨基底的髓腔扩髓并放入试模,检验假体是否合适。将软组织松解以纠正尺偏、掌侧半脱位及此侧的内在肌紧张。纠正桡侧软组织残余的松弛,使伸肌腱位于掌指关节正中[2,3]。

掌指关节成形术有很多方法被采用,包括关节表面重新处理和铰链式假体、半限制假体和全限制假体。了解这些假体的特点有助于帮助理疗师确定功能恢复的目标。硅制假体成形术是目前最常用的手术方式[4]。掌指关节假体有Swanson(Dow Corning Midland,MI)、NeuFlex (Depuy Inc. Warsaw,IN) 和 Avanta(Avanta Orthopedics San Diego),此类假体为一体型、可弯曲型假体。它们之间的差别是各自活动范围潜力不同。NeuFlex 假体的休息位为屈曲30°,Swanson假体的休息位为0°,所以后者会获得更大的伸直角度[2]。Avanta假体与前两者不同的是它的手掌轴线设计可以增加掌指关节的伸展潜力[5]。

康复概述

康复的主要目的是提高掌指关节假体的功能,在愈合的过程中保护掌指关节的正确排列位置。假体的稳定性是依靠假体周围的纤维假关节囊的形成,一种再关节囊化过程[6]。保护是通过支具和对患者进行指导两方面完成的,在功能锻炼和主动活动中应避免能够导致畸形的力量。必须终生遵循关节保护原则以保护假体和保证关节的最大稳定性。掌指关节成形术被广泛地认为对于提高活动范围、整形、改善功能以及缓解疼痛都是有效的[7]。但是经长期随访发现,其假体的折断和畸形比较常见,平均发生于术后第14年[4]。

术后第一阶段:炎症/保护期(第0~3周)

康复治疗一般在术后5~7天开始,即在除去大型保护支具之后。检查患手,以评价伤口的愈合、肿胀和手指排列。每天在支撑保护下对手和腕部更换敷料,并给予指导。在切口的表面使用防粘连的辅料,其外覆盖纱布。如果患者在家中不能独立更换敷料,则需每周几次来医院治疗。

在第一阶段,根据医师的偏好和患者软组织的情况,有几种支具可供选择。3种最常用的支具包括:带掌指关节动力性伸展支架的支具,掌指关节静态伸展支具,掌指关节静态屈曲支具。带掌指关节动力性伸展支架的支具(图5-2)可以允许掌指关节主动屈曲,辅助掌指关节伸直,并维持掌指关节轻度的桡偏。连接在支具近端背侧的弹力线或橡皮筋悬带牵拉近节手指。支具塑型在掌指关节完全背伸位(防止过伸),10°桡偏休息位,并能允许掌指关节屈曲。由于弹力线和橡皮筋多次使用后弹力会降低,需要经常检查和调整掌指关节的位置。支具置于腕背侧，保持腕背伸15°位。使用动力性和静态型的支具都要避免出现腕部桡偏，这是类风湿关节炎患者最容易出现的腕部畸形。应该在白天使用动力性支具，夜间使用静态型支具。

另外一种选择是，在手术医生的指导下，软组织情况好的患者也可以全天使用掌指关节静态伸展支具(图5-3)。在白天进行敷料更换和每天几次的锻炼时取下支具。当掌指关节屈曲功能受限明显时，可以交替使用 掌指关节静态伸展支具和掌指关节静态屈曲支具(图5-4)。将支具不断重新塑型以逐渐使掌指关节屈曲达到70°的最大范围。应该避免对伸指系统的过分牵拉，造成伸直的滞后。掌指关节背伸和屈曲支具置于掌侧，维持掌指关节10°桡偏，阻止尺偏。应使指间关节置于伸直位。腕关节位于15°背伸位，并防止桡偏。由于此时功能锻炼已经脱离支具保护，尤其应注意防止尺偏发生。最近的研究表明，对于此类患者，静态支具是相对于动力性支具的另一种有效的治疗选择[8]。

如果在进行掌指关节成形术时同时进行了其他手术，如拇指掌指关节或指间关节融合术，则需

术后第一阶段：感染/保护期(第0~3周)

目标

- 提供正确的支具保护
- 保护修复的结构
- 减少肿胀和疼痛
- 获得伤口的完全愈合
- 保护受累关节的活动
- 保持未受累的关节的主动活动范围，包括腕和拇指

注意事项

- 不要使用受累手指进行功能活动
- 防止掌指关节受到尺偏力
- 避免过力被动活动、牵拉或对抗
- 不要尝试活动假体关节
- 改进治疗方案以便进行附加手术，例如拇指掌指关节和指间关节融合以及其余手指的指间关节融合

治疗措施

- 支具的选择
  - 动力性掌指关节背伸支具：掌指关节背伸中立位，10°桡偏，腕关节15°背伸
  - 静态型掌指关节背伸支具：掌指关节背伸中立位，10°桡偏，指间关节背伸，腕关节15°背伸
  - 静态型掌指关节屈曲支具：掌指关节屈曲至最大的70°，10°桡偏，指间关节背伸，腕关节15°背伸
- 缓解肿胀和疼痛：告诉患者抬高患肢，冷敷，逆向按摩(在伤口完全愈合前避开切口)
- 伤口护理：更换敷料，观察伤口
- 手指A/AAROM锻炼：肌腱滑动，拇指与食指中指对指，手指桡向移动
- 由理疗师进行轻柔的被动活动：掌指关节屈曲，避免尺偏，轻轻拉伸内在肌
- 未受累关节的活动范围锻炼：拇指，腕，肘，前臂，肩

晋级标准

- 肿胀和疼痛得到很好的控制
- 手术切口完全愈合
- 掌指关节稳定

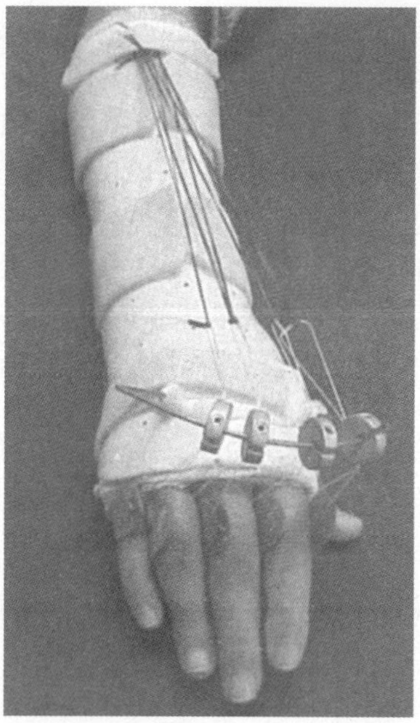

A

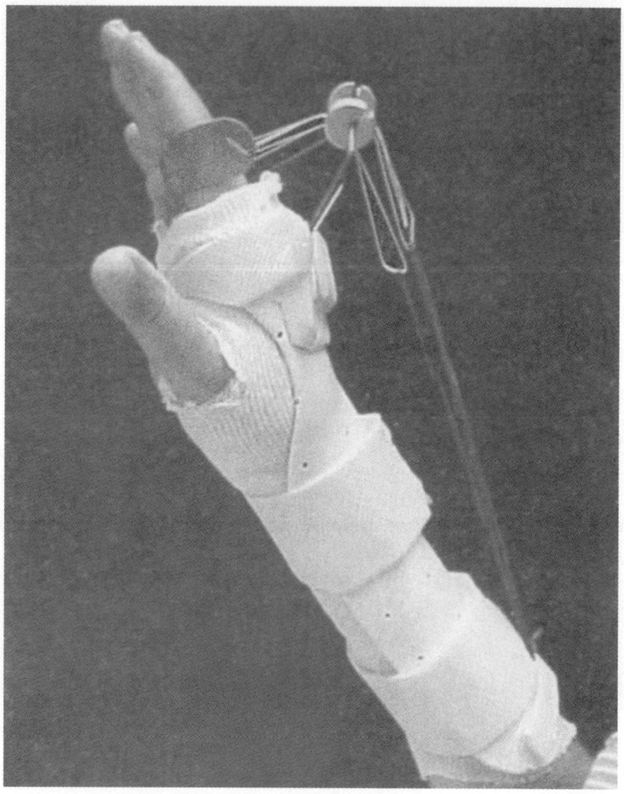

B

图5-2 动力性掌指关节背伸支具。**A**,背面观。**B**,侧面观。

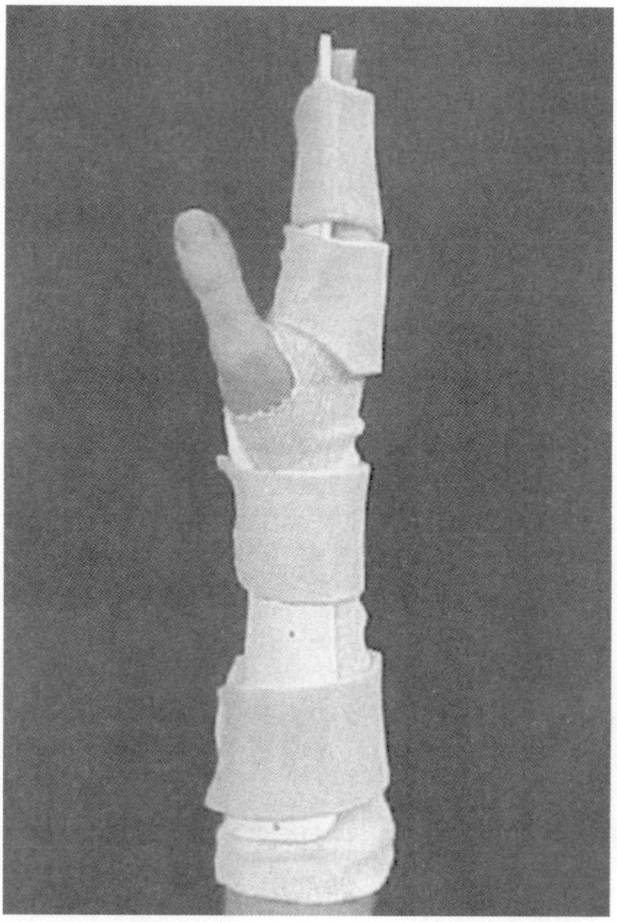

图5-3 静态型掌指关节背伸支具。

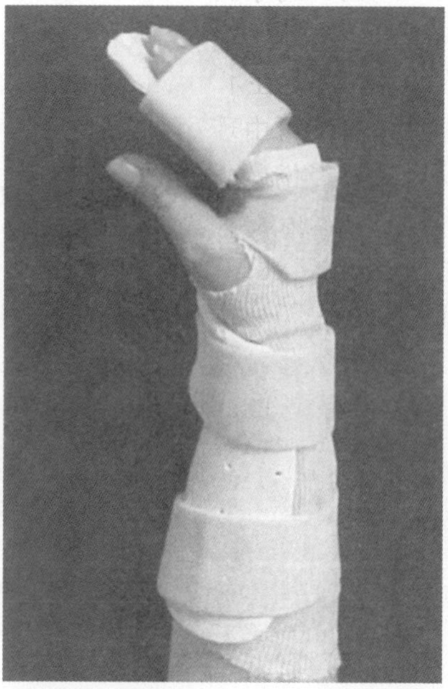

图5-4 静态型掌指关节屈曲支具。

额外加以支具保护。进行拇指的融合术后需要在静态和动力性支具中加入拇指套件。近指间关节和远指间关节融合后需要以静态支具保护。如使用动力性支具，则应将支具塑型出指沟以放置手指加以保护。同样，背侧支具也应在轻度背伸位塑型出指沟以防止PIP发生鹅颈畸形。

在第一阶段应保持将病侧上肢置于心脏以上水平，以控制水肿和疼痛。应鼓励在手下垫枕。过于依靠吊带会造成肩肘关节的僵硬。另外还应在全天间歇应用冰袋外敷，包括锻炼之后。只有在肿胀很严重时才使用绷带轻度加压包扎。

术后第一周内，当急性炎症反应消失后即可开始进行主动功能锻炼和辅助下主动功能锻炼。手指功能锻炼可以在佩戴动力性支具下进行，或者仅使用静态型支具时，在去掉静态支具后进行。修改运动练习，以保护任何同时进行的融合术，将每个手指限制在塑型的"指沟"中加以保护。钩状握拳 (Hook Fisting)(指间关节屈伸同时维持掌指关节于伸直位)对于避免内在肌的再挛缩很重要。鸭状(Duck)握拳 (指间关节维持伸直位同时屈伸掌指关节)单独练习假体的运动。同时进行手指的屈和伸练习可以防止内在伸肌紧张和粘连形成，以及辅助整体握拳。拇指和食指及中指的相对位置是第二和第三阶段捏物功能的基础。在第一阶段，通过增加 "桡侧移动"(手指在桌面支撑下维持伸直) 可以增加手指的排列一致性和桡侧内在肌力(图5–5)。增加的活动范围(ROM)锻炼包括：腕关节屈伸(取下支具，对手指加以支撑)，拇指指间关节和掌指关节屈曲，肩肘关节活动。锻炼每天进行4次，每次重复10遍。在术后第二周，为了提高掌指关节的屈曲范围，可由理疗师进行温和的被动活动锻炼，同时要严格避免对掌指关节在尺偏方向施力。目标是使掌指关节逐渐屈曲到70°的最大范围，同时保持其稳定性。对于大多数人，环指和小指相对于食指和中指通常需要更大的功能屈曲范围。在第一阶段并没有对伤侧手进行功能性锻炼。对患者开始进行关节的保护原则的指导，以便将来应用。

注意事项

感染的症状和伤口延迟愈合的情况应报告主管医生。类风湿关节炎的患者常常会遇到伤口愈合的问题。当软组织情况不好或发生感染及伤口愈合问题时，则需要将功能锻炼推迟到手术之后

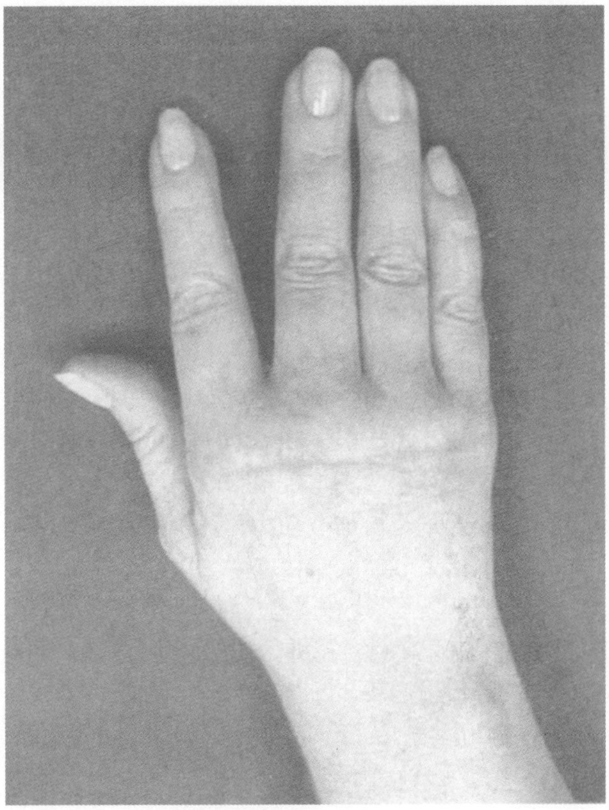

图5–5　手指桡侧移动。

等3周，将掌指关节维持在伸直位用静态支具固定。另一种做法是，在软组织情况不好的情况下，利用动力性支具将掌指关节的屈曲活动限制在支具范围内。

即使进行了手术松解，内在肌强直还是经常会发生。如果掌指关节伸直时指间关节屈曲受限，在手术后持续出现，理疗师可以在维持掌指关节伸直和桡偏位情况下，进行指间关节的被动屈曲练习。

有些患者利用指间关节的屈曲来代偿掌指关节假体的屈曲受限。通常小指的掌指关节较其他手指僵硬。为了提高掌指关节的屈曲度，必须一开始就强调指间关节伸直情况下的掌指关节独立屈曲(Duck fist，鸭状握拳)。在进行这种锻炼时可以使用指间沟状支具，将指间关节固定在伸直位。对动力性支具要经常检查掌指关节的休息位，如果过伸则应及时纠正到中立位。

术后第二阶段：纤维组织形成期(第3~6周)

在第二阶段继续使用保护支具。如果术后3周掌指关节屈曲还没有达到功能要求，则应使用连续

静态或渐进性静态掌指关节屈曲型静态支具。具体地说，掌侧型掌指关节屈曲支具可以进行一系列重塑以增加掌指关节的屈曲。另外，在手指近节背侧加袖套也可以逐渐增大掌指关节的屈曲范围。在所有支具中，都要维持掌指关节轻度的桡偏。

瘢痕的治疗开始于手术切口完全闭合后。可以使用油或乳剂进行瘢痕按摩，小心不要使伤口裂开。夜间在伤口上覆盖硅敷料有利于瘢痕重新塑型[9]。

必要时继续控制肿胀。如果第一阶段控制肿胀不理想，则增加轻度加压包扎。同时避免加压过度。

患者在家中和治疗中心继续第一阶段的运动练习。理疗师进行增加被动活动范围(PROM)练习，同时避免掌指关节的尺偏和过牵。由于处在关节的再关节化进行阶段，应该避免为了获得更大活动范围而牺牲关节稳定性。在进行功能锻炼和瘢痕治疗前可以进行药物热敷，以使软组织做好准备。

轻度功能性活动开始于第二阶段，同时要强调指导患者保护关节的方法。例如，在进行捏物练习时，我们在鼓励进行三点捏物(拇指相对于食指和中指指尖)时避免进行侧方捏物(拇指与食指侧面相抵)。因为侧方捏物会对食指掌指关节施加很强的尺偏力，同时会经食指向其他手指传导。

注意事项

第二阶段常见问题包括掌指关节屈曲不足及背伸滞后。如前所述，屈曲支具是提高掌指关节屈曲度的最有效方法。为了避免发生背伸滞后，应该平衡掌指关节的屈曲和背伸锻炼。当发生背伸滞后时，则需要延长使用静态型掌指关节背伸支具的时间。另外，此阶段应加强专项伸指练习，例如从混合握拳过渡到钩式握拳（EDC滑动）、独立的伸指练习、轻度抵抗下的伸指练习(比如滚胶泥练习)。

术后第三阶段：瘢痕成熟期(第6~12周)

术后第6~8周开始，在主管医师同意后可以逐步去除支具的保护。患者通过氯丁橡胶塑型的防

术后第二阶段：纤维形成期(第3~6周)

目标

- 通过持续的支具固定和活动矫正保护掌指关节成形术
- 减少剩余的肿胀和疼痛
- 减少伤口的粘连
- 获得掌指关节的主动活动范围
- 在遵守关节保护原则下进行轻度的功能活动

注意事项

- 不进行带有抵抗力的活动或锻炼
- 防止掌指关节受到尺偏力

治疗措施

- 支具
  - 持续的支具保护
  - 连续静态或渐进性静态掌指关节屈曲支具，对于保证掌指关节的屈曲功能是必需的
- 继续第一阶段的肿胀治疗，必要时加以轻度张力绷带(避免过紧)
- 软组织预处理：在活动和瘢痕治疗前进行表浅的热敷
- 切口愈合后的瘢痕治疗：瘢痕按摩，硅敷料外敷
- 主被动活动范围锻炼：手指(避免掌指关节的尺偏)，腕关节
- 在遵守关节保护原则下进行轻度的功能活动

晋级标准

- 轻度主动活动和功能锻炼时轻微疼痛
- 经医师允许患者可进行肌力练习

尺偏支具或其他提高排列顺应性的功能性支具获得了适度的主动活动功能。在夜间继续使用静态型背伸支具。许多患者终生在夜间使用支具来保护假体、手指的关节和腕关节。在掌指关节获得足以保证功能的屈曲范围之前，可使用连续静态或渐进性静态掌指关节屈曲保护支具。在需要的情况下继续对肿胀进行控制。瘢痕通常在术后6个月至一年期间完全修复，在此之前可持续进行瘢痕的治疗。继续进行在前两个阶段使用的功能锻炼和治疗。可进行轻度有阻力功能锻炼，但要注意控制力量，避免力量失控对假体造成影响。进行挤海绵或等容积挤压练习，例如使用小木棒和胶泥进行粘邮票动作练习，以加强手指捏力和掌指关节屈曲能力。进行轻度有阻力的三点捏指练习，以加强手指力量，同时应注意避免侧方捏指动作。利用轻度有阻力滚木棍练习加强伸肌力量。此期间要继续强调做好关节的保护。治疗或家中的锻炼要持续到术后第12周以后。在12周后，随着手的功能性使用增多，可以逐渐减少家中的功能锻炼。直到手的动能活动和力量恢复，在遵循关节保护的原则下可以进行正常的日常功能活动后，方可结束治疗。

注意事项

只要早发现早重视，掌指关节的僵硬比较好预防。在第三阶段如仍有僵硬，则应继续使用连续静态或渐进性静态掌指关节屈曲保护支具。避免

术后第三阶段：瘢痕成熟期（第6~12周）

目标

- 最大稳定的手指主被动活动范围
- 获得功能所需的手部力量
- 保持正确的手指排列
- 在清楚关节保护原则的情况下提高安全的手部功能
- 在保护关节的同时获得日常独立生活能力

注意事项

- 不能靠牺牲掌指关节的稳定性来获得更大的活动范围
- 有阻力的锻炼必须小心
- 避免侧向捏指等促使掌指关节尺偏的锻炼
- 患者必须终生遵循关节保护原则，避免假体过度受力，尤其是尺偏力

治疗措施

- 在手术后第6~8周，在医生的指导下逐渐脱离使用外支具
- 在夜间继续使用静态型掌指关节背伸支具保护关节
- 进行功能活动时可考虑使用氯丁橡胶抗尺偏支具
- 按需要继续控制肿胀和治疗
- 瘢痕成熟前继续进行瘢痕按摩
- 通过治疗性锻炼，轻轻牵拉以及必要时增加屈曲支具（序列的静态型或静态型进展支具）获得稳定的最大主被动活动范围，防止掌指关节尺偏
- 轻度有阻力握拳和三指捏指锻炼；避免侧向捏指
- 向患者重新强调关节保护的原则
- 提高安全进行功能性活动的自理能力

出院标准

- 在家中独立进行支具应用、瘢痕按摩、关节保护和治疗练习
- 理解并运用关节保护的原则
- 手的功能性活动范围和力量
- 在遵循关节保护的原则下能独立进行轻度日常活动

牵拉过度，以防止造成失稳或假体损伤。如果第三阶段仍有背伸滞后，将治疗的速度放慢，强调背伸的练习，继续使用背伸的支具。对于掌指关节反复出现的尺偏，预防要比治疗更容易。一旦出现，则应使用桡偏支具保护，并将使用时间延长，同时应在仔细监护下进行练习。

（董强 译　叶伟胜 王学谦 校）

参 考 文 献

1. Kvien, T.K. *Epidemiology and Burden of Illness of Rheumatoid Arthritis.* Pharmacoeconomics 2004;22(Suppl 1):1–12.
2. Berger, R.A., Beckenbaugh, R.D., Linscheid, R.L. Arthroplasty in the Hand and Wrist. In Green, D.P., Hotchkiss, R.N., Pederson, W.C. (Eds). *Green's Operative Hand Surgery,* 4th ed. Churchill Livingstone, New York, 1999, pp. 156–161.
3. Stirrat, C.R. *Metacarpophalangeal Joints in Rheumatoid Arthritis of the Hand.* Hand Clin 1996;12(3):515–529.
4. Goldfarb, C.A., Stern, P.J. *Metacarpophalangeal Joint Arthroplasty in Rheumatoid Arthritis. A Long-term Assessment.* J Bone Joint Surg 2003;85A:1869–1878.
5. The Avanta Soft Skeletal Hand Implant System. Available online at http://www.avanta.org/arthroplasty/hand.htm. Accessed 20 Jan, 2006.
6. Swanson, A.B. Flexible Implant Arthroplasty for Arthritic Finger Joints. J Bone Joint Surg 1972;54A(3):435–455.
7. Chung, K.C., Kowalski, C.P., Kim, H.M., Kazmers, I.S. *Patient Outcomes Following Swanson Silastic Metacarpophalangeal Joint Arthroplasty in the Rheumatoid Hand: A Systemic Overview.* J Rheumatol 2000;27:1395–1402.
8. Burr, N., Pratt, A.L., Smith, P.J. *An Alternative Splinting and Rehabilitation Protocol for Metacarpophalangeal Joint Arthroplasty in Patients with Rheumatoid Arthritis.* J Hand Ther 2002;15: 41–47.
9. Ahn, S.T., Monafo, W.W., Mustoe, T.A. *Topical Silicone Gel for the Prevention and Treatment of Hypertrophic Scars.* Arch Surg 1991;126(4):499–504.

第 6 章

髋部骨折

Sandy B. Ganz, PT, DSc, GCS

髋部骨折具有较高的发病率和死亡率，在美国每年约有350 000人因髋部骨折而需住院治疗[1]。与1988年相比,这一数字增加了23%[2,3]。人口普查趋势显示，在85岁以上人群及那些易于发生髋部骨折人群中增长速度最快。据估计到2040年,每年发生髋部骨折的人数将超过500 000，并且在年龄达90岁时,每4位女性和每8位男性中就有1位发生髋部骨折。

自预交付系统(PPS)启动以来,中老年髋部骨折患者的医疗保健发生了很大变化。医疗保险受益者的住院天数从1981年的21.9天下降到1986年的12.4天[5],且参加管理医疗保险计划的患者,其住院天数仅为7.3天[5]。出院后到特殊护理中心进行短期康复的人数从38%上升到60%。

对于那些发生髋部骨折的人来说，恢复到骨折前的功能状态是其首要目标。髋部骨折后的康复是一个循序渐进的连续过程。患者随着功能状态的逐步改善，可从急性医疗护理阶段过渡到独立的康复医院或亚急性护理中心，如适合于短期康复的私人疗养所,在此,每天为患者提供理疗服务。患者也可手术后直接出院回家,在家中或门诊接受理疗服务[8,9]。

髋部骨折后的康复计划应在术后立即开始。康复医师必须根据患者的手术方案，如切开或闭合复位内固定、全髋关节成形术,以及所采用的手术入路,如前侧入路或后侧入路,来制定短期及长期康复目标并提供恰当的术后护理。髋部骨折后康复场所的选择由多种因素决定，最常见的包括内科医师、保险体制、患者自身因素和医疗保健实施系统[10,11]。患者在康复过程中功能状态会逐步改善。患者接受治疗一般不会超过骨折后的6个月，理疗师必须清楚地知道在整个康复治疗过程中恢复的期望值[1,12]。本章将详细介绍髋部骨折内固定术后的康复路径。

外 科 概 述

本章中将详细讨论股骨颈骨折、转子间骨折、转子下骨折切开/闭合复位内固定术后的康复治疗[13]。

股骨颈骨折是一种发生于转子间线近端的关节囊内骨折,可分为无移位骨折和移位骨折。图6–1描绘了股骨颈骨折的 Garden 分型 [13]。

无移位或微小移位骨折通常采用空心钉固

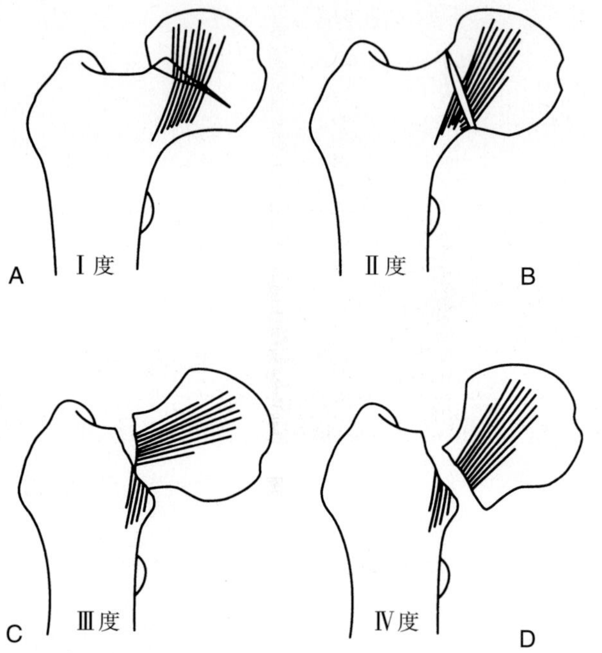

图6–1 股骨颈骨折Garden分型。**A**,不完全骨折。**B**,无移位骨折。**C**,不完全移位骨折。**D**,完全移位骨折。

定。通过一个有限的经皮外侧入路,在X线透视辅助装置的引导下，将空心钉置入并固定于无移位或微小移位骨折处。空心钉借助一根较细的导针置入骨折处,待骨折对线后将导针拔除。此入路涉及皮下脂肪、股外侧肌、阔筋膜的深筋膜(图6–2)。

股骨转子间骨折是一种发生于大小转子之间沿转子间线的关节囊外骨折，可分为稳定骨折和不稳定骨折(图6–3)。转子间区域以约130°角连接股骨干和股骨颈。负重所产生的角力矩在该处最大。对于稳定的转子间骨折最常用的固定装置为滑动加压螺钉及侧方钢板(图6–4)。在骨折愈合过程中,该固定装置可将骨折块稳定在适当的位置。通常采用外侧入路,需经皮肤、皮下组织、阔筋膜、股外侧肌筋膜及肌腹。采用此种固定方式,缩短了髋外展肌大转子处起点与髋关节旋转中心间的距离,可造成外展肌机械力学损害,而最终导致患者的特伦德伦伯格步态型。

转子下骨折是一种发生于小转子与邻近股骨干近端1/3之间的骨折，骨折线近端可累及转子间区域(图6–5)[13]。由于转子下区域极大的角应力,因此转子下骨折固定困难。转子下区域为皮质骨,血供差,成骨活性低,因此首选的两种固定方式为加长的加压螺钉装置和髓内钉。如图6–6中所示,采

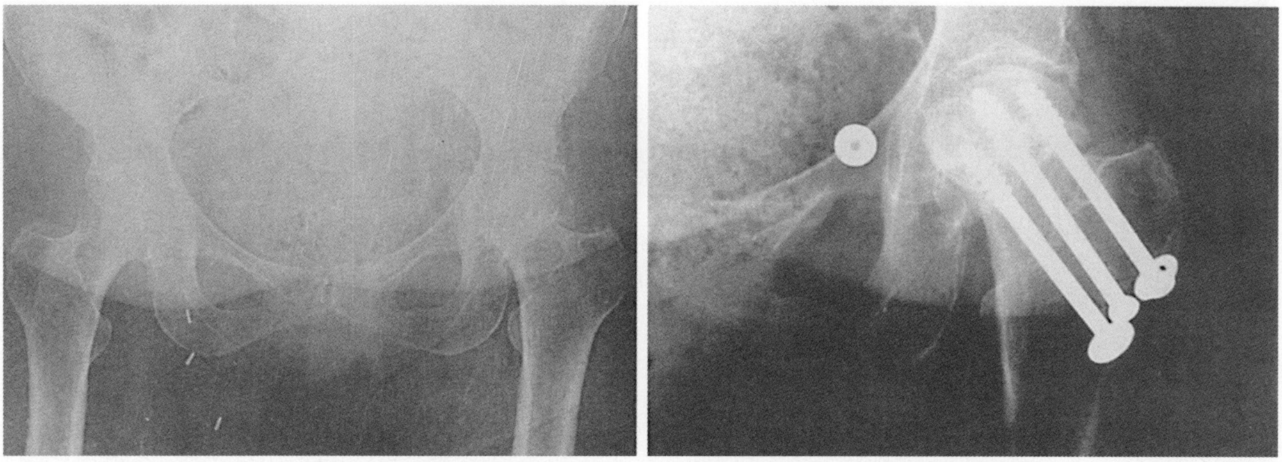
A B

图6-2 采用空心钉固定股骨颈骨折。**A**,股骨颈骨折。**B**,空心钉。

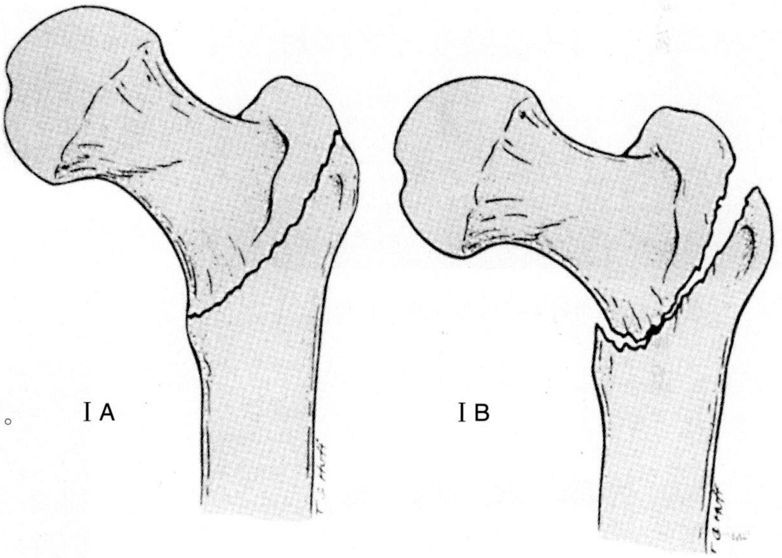
ⅠA ⅠB

图6-3 转子间骨折。**A**,稳定。**B**,不稳定。

用Richards加压螺钉-钢板装置固定转子下骨折。

术式的选择由髋部骨折的严重度、类型及位置所决定。共有4种器械固定常被用于髋部骨折手术治疗。内固定术包括切开/闭合复位内固定、双极半髋关节成形术、半髋关节成形术及全髋关节成形术[13]。全髋关节成形术后康复已在第1章中详细讨论。本章将集中讨论髋部骨折切开复位内固定术后的康复治疗。

对于理疗师来说，很重要的一点是充分理解骨折愈合的各个阶段，以及髋部骨折患者手术治疗中所使用的固定装置的操作方式及原理。这些概念十分关键，因为康复治疗计划取决于骨折愈合阶段、骨折类型及所采用的手术操作方式。用于骨折固定的固定装置可分为应力分享式和应力遮挡式[14]。应力分享式是指固定装置允许经骨折部位传递部分载荷并且骨折部位可以发生微动，从而促使骨痂形成继发骨折愈合。髓内钉、固定针、螺钉均是应力分享式固定装置的实例。如图6-4所示,用于固定转子间骨折的是动力髋螺钉。动力髋螺钉通过滑动加压作用，引起骨折部位的微动并促进继发骨折愈合。如图6-2所示,用于固定股骨颈骨折的是空心钉。

应力遮挡式固定装置,如Gamma钉或Richards髓内髋螺钉,如图6-6中所示,其保护了骨折部位免于受到应力的作用,同时将应力转移至主钉,使无骨痂形成的原发骨折愈合[14]。

无论何种类型的髋部骨折及内固定方式,骨折愈合及康复的原理都是相同的[13]。

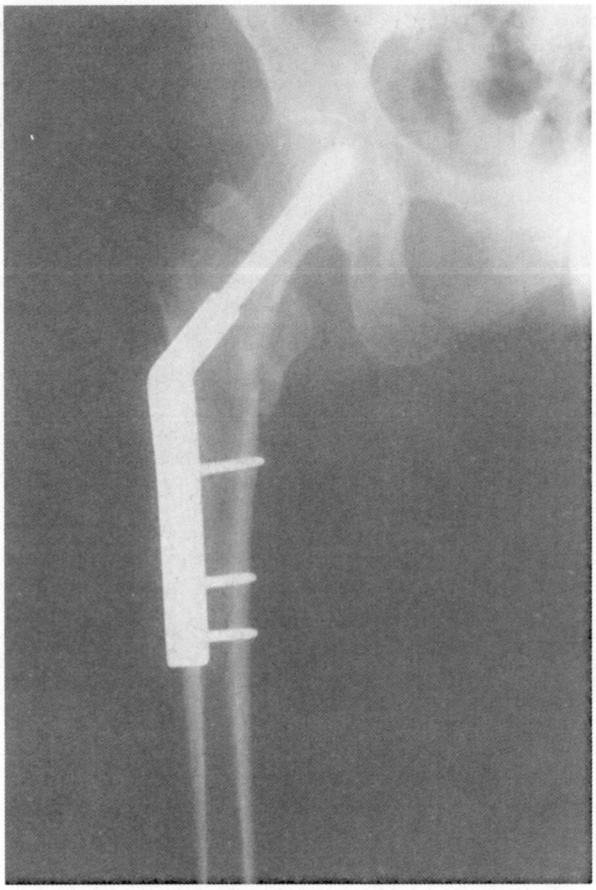

图6–4 用滑动髋螺钉固定转子间骨折。

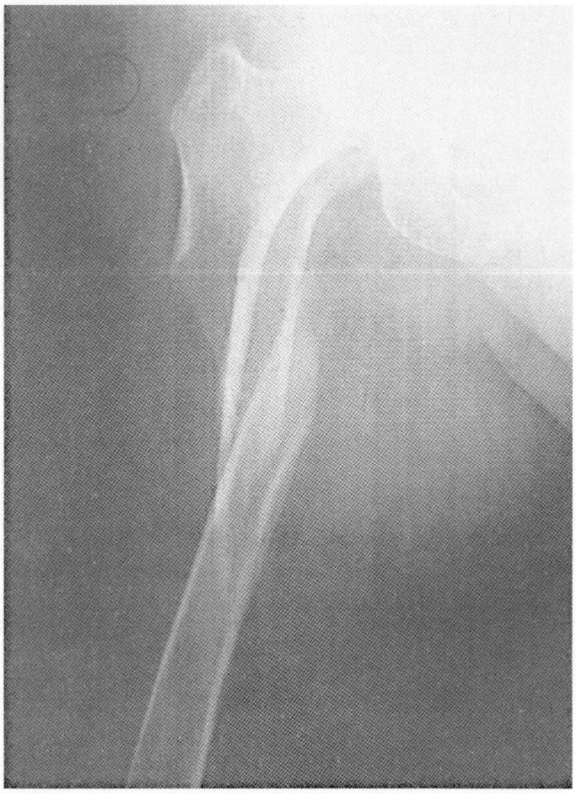

图6–5 转子下骨折。

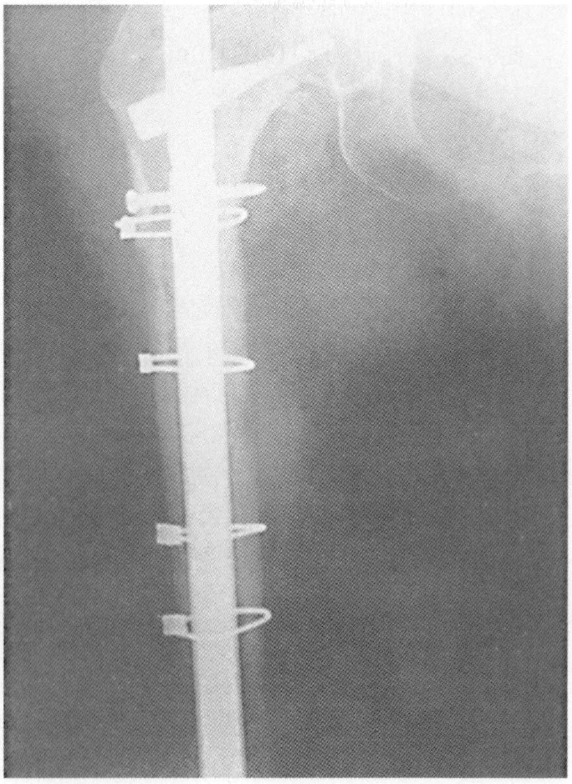

图6–6 用带锁钉的髓内钉固定转子下骨折。

康复概述

髋部骨折后的康复目标就是获得满意的临床结果。满意的临床结果通常是指恢复到骨折前的功能水平。这是一项艰巨的任务，约有不足50%的髋部骨折患者不能恢复到其骨折前的功能水平。髋部骨折后，继发的功能障碍通常包括：功能力量缺乏，功能性活动耐受不良，平衡及协调力下降，步行速度减慢，从事日常生活活动能力下降。髋部骨折后的康复目标包括增强肌力、耐力及平衡协调性，并且努力提高转移、步行、爬楼、从事日常生活活动的能力。根据理疗师实用指南，对于与国际疾病分类标准（ICD）9编码820（股骨或股骨颈骨折）相关的练习模式4G（骨折伴发的关节活动性、肌肉性能和活动范围受损）和练习模式4H（关节成形术伴发的关节活动性、运动功能、肌肉性能和活动范围受损）而言，整个康复治疗过程中预计的治疗就诊次数为6~70次[15]。

术后第一阶段：住院治疗（第1~7天）

术后第一天应进行理疗初期评估。在分别对疼痛水平、认知状态、伤口情况、上下肢总的肌力、活动范围、感觉及体能进行评估后，即可开始理疗。理疗的重点应根据伤残模型来决定（表6-1）。

康复治疗以病损为基础，重点放在床上活动、转移训练、步态训练、肌肉再训练。在开始理疗之前，患者的疼痛必须得到很好的控制。镇痛药给药时间的选择对药物在康复治疗期间达到其最大效应具有至关重要的作用。理疗师必须对影响活动性及康复的药物有所了解。表6-2列举出了一些对康复训练有副作用的药物。

术后康复计划的第一阶段，重点放在肢体肌肉控制力的恢复。对于髋部骨折患者来说，在床上移动患肢和变换新的体位常有困难，因而常会发生足跟压迫性溃疡。一旦患者发生了足跟部压迫性溃疡，康复治疗就得延长[1]。当压迫性溃疡形成后，移动时必须使用足部减压装置，以免在进行涉及负重的步态训练及日常生活活动期间将任何压力作用于足跟。临床上通常使用的足部减压装置为Multi-Podus靴。

表6-1 髋部骨折伤残模型

病理	病损	功能受限	失能	社会性
髋部骨折	↓髋部力量 ↓髋关节活动范围 ↓耐力 ↓平衡性 ↑疼痛	↓步速 ↓离床活动 ↓转移 ↓爬楼	基本ADL 借助器械ADL	社区 工作

表6-2 可影响康复训练的药物

药物类别	药物	不良药物反应
抗高血压药	阿替洛尔	体位性低血压
	赖诺普利	头晕
	美托洛尔	疲劳
		肌肉骨骼系统疼痛
抗心律失常药物	普萘洛尔	低血压
	噻那普利	头晕
	地高辛	疲劳
		心动过缓
		衰弱
利尿药	呋噻米	体位性低血压
		衰弱
		疲劳
		意识错乱
		肌肉痛性痉挛
抗抑郁药	氟西汀	镇静作用
	米氮平	衰弱
	安非他酮	降低肌肉性能
		心动过速

术后早期开始关节活动范围练习及肌力练习，能够使患者获得必要的活动性，从而可进行床上活动、上下床及上下马桶。髋部骨折后具体的受累肌群视骨折及手术固定的位置而定。

一旦患者能够站立即可采用以性能为基础的度量法对功能进行测试，以获得患者的躯体功能的基线标准。在中老年患者中，以性能为基础的度量法已成为衡量功能性的最有效及最可靠方法[16-19]：Tinetti步态及平衡试验[19]（图6-7和图6-8），定时"起立行走"试验[20]，功能范围试验[16]，及6分钟步行试验[21]。

Tinetti步态及平衡试验量表共计28分：步态12分，平衡16分。评分小于19分说明患者跌倒的危险性较高[19]。由Podsiadlo和Richardson[20]设计的定时起立行走试验，用于测定患者的动态平衡性

步态试验

步态起始(即刻起步)
a 有些迟疑或多次试图起步=0 ________
b 毫不迟疑=1

步长及高度
a 右足摆动 ________
–步幅内不能超过左侧站立足=0
–可超过左侧站立足=1

–右足不能离地=0
–右足可完全离地=1 ________

b 左足摆动
–步幅内不能超过右侧站立足=0 ________
–可超过右侧站立足=1

–左足不能离地=0
–左足可完全离地=1 ________

步幅对称性 ________
a 左右两侧步长不等(估计)=0
b 左右两侧步长相等=1

步幅连续性 ________
a 两步间存在停顿或中断=0
b 步幅连续=1

路径(在30cm地砖上行走3m距离来判断) ________
a 明显偏离=0
b 轻到中度偏离或使用助行器=1
c 无助行器下直线行走=2

躯干 ________
a 明显腰摆或需使用助行器=0
b 无腰摆,但膝关节或背部屈曲,或伸展双臂=1
c 无腰摆,无任何屈曲,无需伸展双臂或其他帮助=2

步行中 ________
a 双侧足跟分离=0
b 在行走过程中双侧足跟几乎接触=1

步态 /12

图6–7 Tinetti 步态量表。

及步态。患者从46cm高带扶手的椅子上起身,步行3米,然后转身再回到椅子上坐下。计时小于10秒为正常,但如果计时超过32秒则表明患者不能独立从事日常生活活动。由Duncan等[16]设计的功能范围试验,用于测量患者在其本身支撑下不迈步可以够到的最远距离。测量结果小于15cm表明患者跌倒的危险性很高。标尺置于墙壁肩峰水平高度。患者平行于墙壁站立同时伸出手臂达标尺水平,在不迈步或不触墙壁的情况下,尽可能地向前达到最远距离[16]。6分钟步行试验用来测量患者功能性活动的

平衡试验

坐位平衡
- a 在椅子上倾斜或下滑=0 ______
- b 稳定,安全=1

站起
- a 无帮助下不能站起=0
- b 可以站起,但需借助双臂=1 ______
- c 可以站起,无需借助双臂=2

试图起身
- a 无帮助下不能起身=0 ______
- b 可以起身,但需尝试1次以上=1
- c 可以起身,1次尝试即可=2

即时站立平衡(前5秒钟)
- a 不稳定(明显摇摆,双脚移动,躯干晃动)=0 ______
- b 稳定,但需使用手杖或借助其他支撑=1
- c 稳定,无需助行器或其他支撑=2

站立平衡
- a 不稳定=0
- b 稳定,但立足点较宽(两足跟内侧间距>10cm),而且需使用手杖或其他支撑=1 ______
- c 立足点较窄,无需支撑=2

用肘轻推(患者站立位,双足尽可能靠拢,检查者以手掌轻推患者胸骨处3次) ______
- a 马上要跌倒=0
- b 摇摆,抓取,捕捉=1
- c 稳定=2

闭眼(体位同上)
- a 不稳定=0 ______
- b 稳定=1

转体360° ______
- a 步幅中断或停顿=0
- b 步幅连续=1
- c 不稳定(抓取,摇摆)=0
- d 稳定=1 ______

坐下
- a 不安全(距离判断失误,跌落在椅子上)=0
- b 需借助双臂或动作不连贯=1
- c 安全,动作连贯=2

平衡 /16
步态 /12
总分 /28

图6-8 Tinetti 平衡量表。

耐受性[21]。患者步行6分钟,中途可进行必要的休息,计时6分钟,记录患者所步行的总距离[21]。

髋部骨折全髋关节成形术的术后处理原则参见第1章。

髋部骨折后的常见病损包括功能力量缺乏、功能性活动耐受不良、关节活动范围下降、疼痛加重。这些病损最终导致以下功能障碍:床上移动困难(床上活动度),上下床(及不同平面间转移)困难,平地上离床走动及爬楼梯困难。治疗应针对病损进行，第一阶段重点放在控制疼痛、肌肉再训练、加强肌力及针对增强下肢运动控制能力的治疗性训练,为下一步转移、离床走动及日常生活活

术后第一阶段：住院治疗（第1～7天）

目标

- 协助下完成上下床动作
- 使用助步器辅助离床走动
- 协助下完成下身穿戴
- 独立完成上身穿戴
- 使用助步器6分钟内能步行30m
- Tinetti步态及平衡试验评分达5/28
- 步速可达0.18m/s
- 定时起立行走计时达75s
- 独立进行床旁训练计划

注意事项

- 股骨颈骨折
  如果骨折为不稳定型，则需保护性负重
  对于已复位的骨折，应避免被动关节活动
- 转子间骨折
  如果骨折为不稳定型，则需保护性负重
  对于已复位的骨折，应避免被动关节活动
  避免内收肌用力，因为这样会增加骨折部位的应力
- 转子下骨折
  如果骨折为不稳定型，则需保护性负重
  对于已复位的骨折，应避免被动关节活动
  避免主动内收及外展，因为这样会增加骨折部位的应力（转矩）
  禁止做股四头肌或腘绳肌等长锻炼（1周）

治疗措施

- 床上活动度训练
- 上下床及马桶的动作练习
- 使用助步器进行步态训练
- 通过髋、膝和主动的踝关节活动恢复术后患肢的肌肉控制；股四头肌和臀肌的等长练习
- 通过变换体位或减压装置预防压迫性溃疡，特别是足跟部
- 上肢肌力强化训练
- 日常生活活动训练

晋级标准

- 在患者尚不能独立地进行床上活动、转移及离床走动时，通常可出院转至亚急性康复治疗中心
- 步态训练从借助前方带轮的助步器行走过渡到不借助前方带轮的助步器独立行走
- 根据骨折的稳定性，增加负重

动训练做好准备[22,23]。

注意事项

髋部骨折术后患者往往禁止移动患肢。这可导致足跟部压迫性溃疡的形成。抬高足跟使其离床可预防足跟压迫性溃疡。如果患者形成了足跟部压迫性溃疡，则在离床走动时需使用减压装置，以解除对足跟的压力（图6-9）[24,25]。

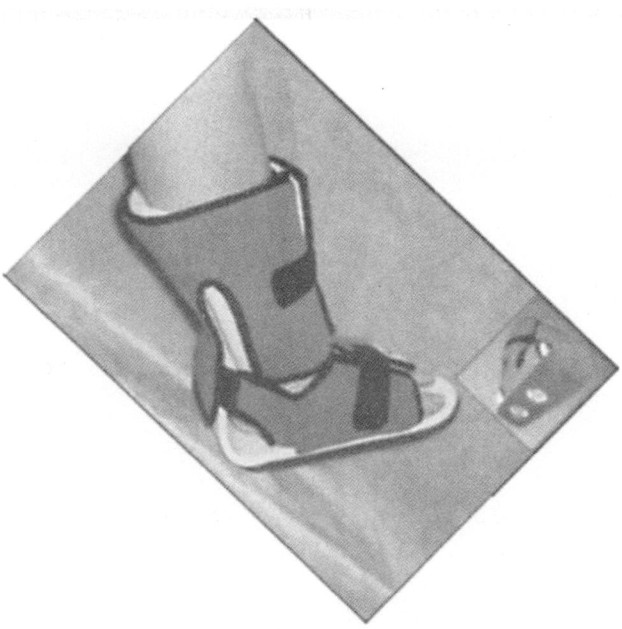

图6-9　助步AFO™——足跟减压装置。

术后第二阶段(第2~6周)

髋部骨折急性住院治疗后，更多的患者进入到康复中心或私人疗养院开始亚急性康复治疗[1,22,26]。也有些患者出院后在家中接受包括理疗在内的家庭护理服务，或在门诊接受理疗。决定髋部骨折患者急性治疗期结束出院的因素是多方面的：对于所有参与髋部骨折治疗的医护人员来说，首要的任务是保证患者安全地转往最适合的治疗场所，同时也要严格遵守财务及保险制度。一般情况下，若患者尚不能独立离床走动，独立上下床及马桶，以及独立完成上下身穿戴，但可主动参与每天3小时以上的理疗，可被转往急性康复治疗中心。对于那些不能单独出院以及不能耐受每天至少3小时理疗的患者，可将其转往亚急性治疗场所，如私人疗养院，那里可提供短期康复治疗。这一阶段康复治疗的重点是使步态正常化，恢复从事基本日常生活活动及借助机械日常生活活动的功能独立性。各个医院所收治的参加医保与参加管理医保的患者比率各不相同。患者从急性住院治疗转往急性康复治疗中心或是特殊护理中心，应取决于其参加的医保涵盖范围。表6-3中列出了医保对治疗服务资源配置的指导原则。

无论患者在哪里接受康复治疗，主要目标是一致的，即在保证安全的前提下，尽可能地使患者恢复到最好功能水平[26]。

表6-3　医疗保险对治疗服务的指导原则

	急性康复中心	亚急性	家庭
医疗保险对出院安排的指导原则	患者必须能耐受每天至少3小时的理疗	患者必须能耐受每天至少30分钟的理疗	医疗保险对于回家的患者或出门困难的患者准许家庭护理

理疗以病损为基础。当患者获得了一定的下肢运动控制能力，且髋关节活动度得到了持续改进时，则可开始进行闭链及开链动力性肌力训练。图6-10是一个右下肢开链动力性练习和左下肢闭链动力性练习的例子。

对于全面康复计划来说，具有决定性的一点是将平衡及协调性训练纳入到术后康复计划中。患者可从低水平加强肌力练习开始，如无负重坐位屈髋(图6-11)，过渡到高水平的功能活动，如双上肢支撑下站立位屈髋(图6-12)，再过渡到单上

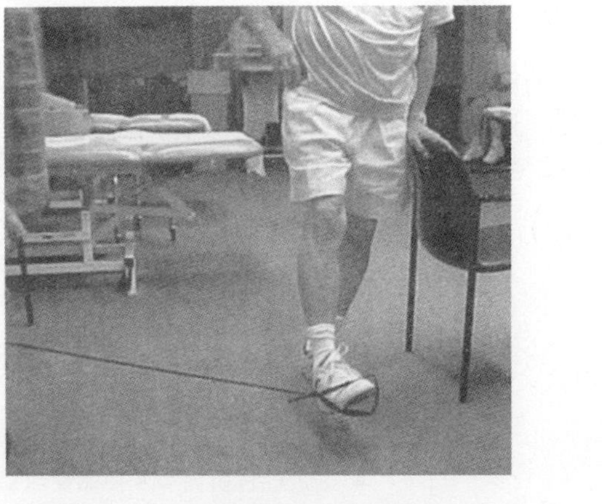

图6-10　开链及闭链动力性练习。

术后第二阶段：仍需助行器及不能开始使用手杖的患者（第2～6周）

目标

- 独立上下床
- 独立上下马桶
- 使用轮式助行器独立离床走动
- 独立完成下身穿戴
- 髋关节主动活动度增加到90°（坐位）
- 独立进行床旁训练计划

（第2周）

使用轮式助行器在6分钟步行试验中可步行46m
Tinetti步态及平衡测试评分达7/28
步速达0.14m/s
定时起立行走测试达60s

（第3周）

使用轮式助行器在6分钟步行试验中可步行69m
Tinetti步态及平衡测试评分达9/28
步速达0.19m/s
定时起立行走测试达55s

（第4周）

使用轮式助行器在6分钟步行试验中可步行82m
Tinetti步态及平衡测试评分达12/28
步速达0.23m/s
定时起立行走测试达49s

（第5周）

使用轮式助行器在6分钟步行试验中可步行104m
Tinetti步态及平衡测试评分达14/28
步速达0.29m/s
定时起立行走测试达43s

（第6周）

使用轮式助行器在6分钟步行试验中可步行152m
Tinetti步态及平衡测试评分达16/28
步速达0.43m/s
定时起立行走测试达32s

注意事项

股骨颈骨折

- 6~8周髋关节被动活动

转子间骨折

- 增强内收肌肌力可对骨折部位及内植物产生应力：应避免直至骨折稳定
- 扭转力作用于骨折部位（6周）
- 髋关节被动活动（6~8周）
- *对尚不能完全负重的患者进行肌力训练时应更加慎重*

转子下骨折

- 禁止髋关节外展及内收运动（2周）

治疗措施

- 双上肢支撑下非交替性上下台阶训练
- 使用轮式助行器进行户外不同平面间的走动
- 以>0.36m/s的步速穿过10m长的街区
- 仰卧位、站立位、侧卧位、俯卧位可耐受范围内的髋关节主动活动
- 缚带负重下肌力训练（每天重复1次，最大负重到60%）
- 仰卧位及坐位下，使用弹力带进行肌力强化训练
- 双上肢支撑下，非光滑平面（泡沫/地毯）上的平衡及干扰训练
- 功能训练机
- Kinetron，Nu-Step
- 双上肢支撑下运动觉训练机及平衡板训练
- 渐进性抗阻训练及功能性活动

术后第二阶段：已开始使用手杖的患者（第2～6周）

目标

- 独立上下床
- 独立上下马桶
- 平地上使用手杖独立走动
- 不同的平面上使用手杖独立走动
- 独立完成下身穿戴
- 髋关节主动活动度增加到90°（坐位）
- 独立进行床旁训练计划

（第2周）

使用手杖在6分钟步行试验中可步行79m
步速达0.22m/s
定时起立行走测试达36s
Tinetti步态及平衡测试评分达10/28

（第3周）

使用手杖在6分钟步行试验中可步行122m
步速达 0.34m/s
定时起立行走测试达34s
Tinetti步态及平衡测试评分达12/28

（第4周）

使用手杖在6分钟步行试验中可步行125m
步速达0.35m/s
定时起立行走测试达30s
Tinetti步态及平衡测试评分达15/28

（第5周）

使用手杖在6分钟步行试验中可步行140m
步速达0.39m/s
定时起立行走测试达27s
Tinetti步态及平衡测试评分达17/28

（第6周）

使用手杖在6分钟步行试验中可步行168m
步速达0.47m/s
定时起立行走测试达24s
Tinetti步态及平衡测试评分达19/28

注意事项

股骨颈骨折
- 6~8周髋关节被动活动

转子间骨折
- 增强内收肌肌力可对骨折部位及内植物产生应力：应避免，直至骨折稳定
- 扭转力作用于骨折部位（6周）
- 髋关节被动活动（6~8周）
- *对尚不能完全负重的患者进行肌力训练时应更加慎重*

转子下骨折
- 禁止髋关节外展及内收运动（2周）

治疗措施

- 单上肢支撑下使用手杖进行交替性上下台阶训练
- 使用手杖进行户外不同平面间的走动
- 以>0.36m/s的步速穿过10m长的街区
- 仰卧位、站立位、侧卧位、俯卧位可耐受范围内的髋关节主动活动
- 缚带负重下肌力训练（每天重复1次，最大负重增加到60%）
- 站立位使用弹力带进行肌力强化训练
- 单上肢支撑下，非光滑平面（泡沫/地毯）上的平衡及干扰训练
- 等张训练机
- Kinetron
- Nu-Step
- 单上肢支撑下运动觉训练机
- 足跟抬高
- 渐进性抗阻训练及功能性活动

晋级标准

- 无辅助装置下，光滑平面及不同平面间独立走动
- 无外部支撑下，可进行平衡训练

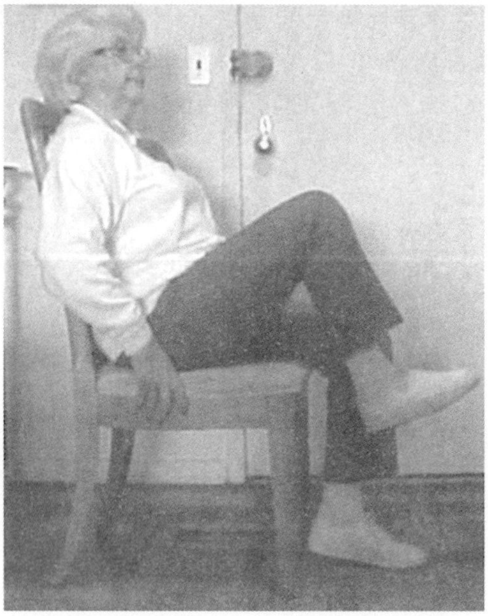

图6-11 坐位屈髋。

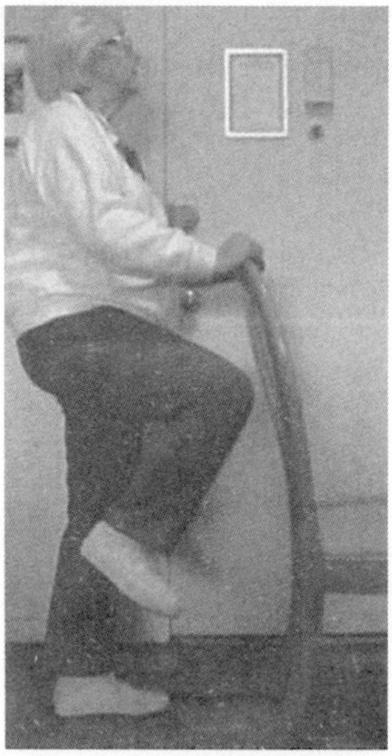

图6-12 双上肢支撑下无负重站立位屈髋。

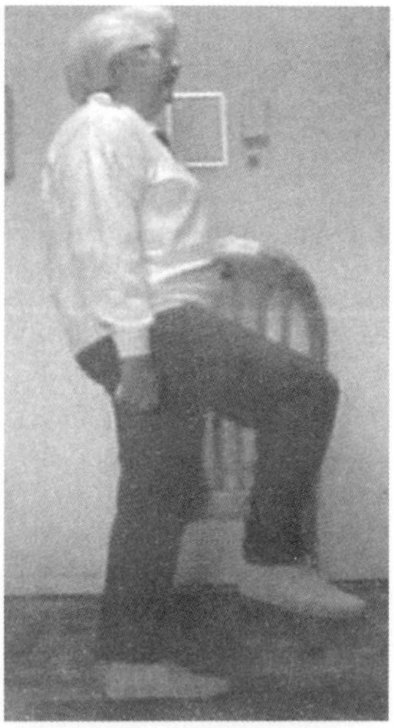

图6-13 单上肢支撑负重下站立位屈髋。

肢支撑(图6-13)。当患者在无支撑下获得了充分的平衡性，便可开始进行更复杂的活动，如太极(图6-14)。之后患者可开始更进一步的动力性活动,如踢球时单腿负重。对于患者来说,将功能性活动纳入到训练计划是很重要的。例如,与同伴慢舞可促进多平面多方向性运动。

一旦患者在无装置辅助下具备了一定的的功能性，即可将更高级的平衡及本体感觉训练纳入到康复治疗计划。例如,运动觉训练器(KAT)和平衡控制器(图6-15和图6-16)。

研究表明,40%~70%髋部骨折的患者不能恢复到其骨折前的功能状态[1,11]。同时研究还表明,有相当多的髋部骨折患者在其骨折前就已开始使用辅助装置[7,27]。无论患者在髋部骨折前能否在有或无辅助装置下离床走动，康复治疗的目的都是使其恢复到最佳功能水平。如果患者能够维持对称步态且不出现跛行，则患者可开始从使用助行器过渡到手杖再到无辅助装置[28]。根据Blount[28]的论述,在存在肌肉不平衡的情况下,患者不能终止使

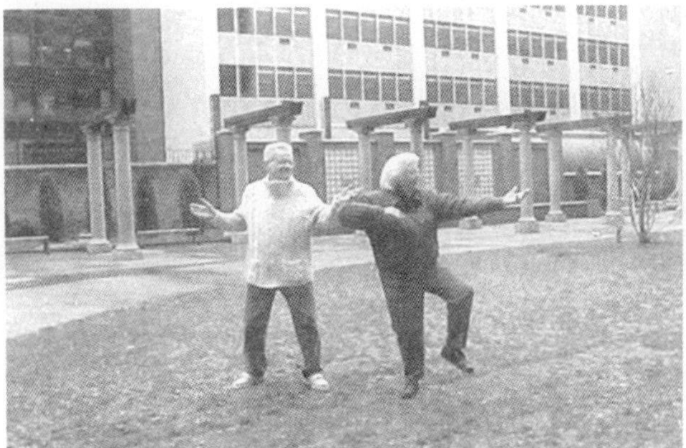

图6-14 做太极操。

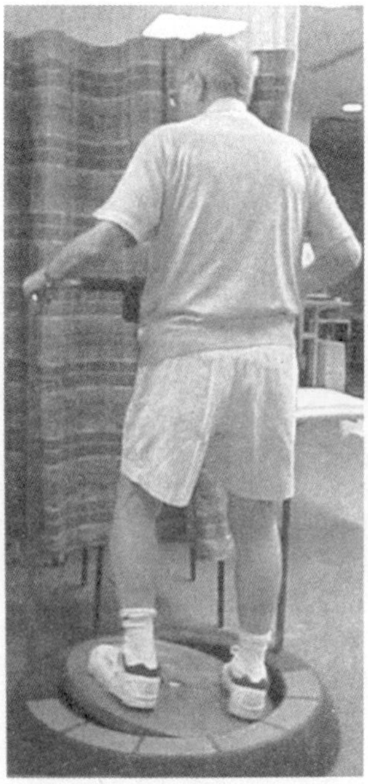

图6-15 运动觉训练器(KAT)。

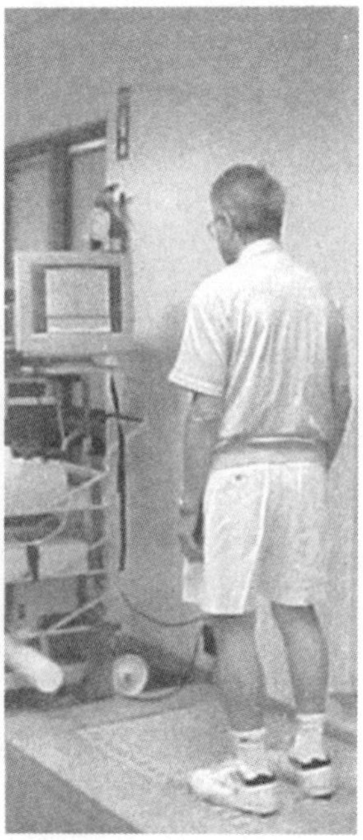

图6-16 NemroCom平衡控制器®。

用手杖，否则会导致不对称步态。术后第二阶段(第2~6周)的功能恢复可分为两个水平：仍需使用助行器的患者及开始使用手杖的患者[22]。

注意事项

伴有认知障碍的患者，很难理解负重过程中的限度或注意事项(如果骨折为不稳定型)，他们可从用于压迫性溃疡患者的Multi-Poldus靴上获得帮助。使用Multi-Poldus靴时，在步态站立期只有前足及足跟触地，避免了对足跟的压力，因此从根本上限制了患者的负重。我们已将此项技术应用于伴有认知障碍的患者，十几年来取得了良好的效果且不影响固定。

活动量的增加可加重患肢肿胀。建议患者应抬高下肢，增加休息期，穿戴加压弹力袜，并用冰袋包裹肿胀区域。

术后第三阶段(第12~26周)

第三阶段中，如果患者获得了足够的髋、膝部力量能使其进行更高级的功能性活动而无明显的步态偏差，则可开始这些活动。术后第三阶段中所述的下列目标是外科专科医院针对髋部骨折后功能恢复情况进行的随机对照试验的结果[23]。

注意事项

当患者术后主诉双下肢不等长时，许多康复医师并不愿立即将其鞋部垫高。在建议鞋部垫高以前，应先对萎缩的肌肉进行加强，并缓解存在的步态偏差，这一点尤为重要。随着整个康复进程中活动量的增加势必会引起不适及肌肉疼痛的加重。如果髋部或腿部持续疼痛且无缓解，则应及时与手术医师取得联系，因为这或许是由于固定失败所造成的。如果疼痛持续且伴有肿胀、发红和/或发热，或许提示感染，有必要立即对患者进行药物治疗。

髋部骨折的预防

必须对导致髋部骨折的因素进行讨论，并向患者提供预防跌倒的文字说明。表6-4是一份预防跌倒的宣传资料，举例说明了家庭中引起髋部骨折的常见危险因素及改正原理，以预防跌倒的发生。

术后第三阶段(第12～26周)

目标

(第12周)

- 6分钟步行试验中可步行263m
- 定时起立行走测试达16s
- 步速达0.7m/s
- 功能范围测试达23cm

(第26周)

- 6分钟步行试验中可步行300m
- 定时起立行走测试<13s
- 步速达0.82m/s
- 功能范围测试达25cm

注意事项

- 如果股骨颈骨折、转子间骨折、转子下骨折已基本愈合，则可解除一切注意事项

治疗措施

- 无上肢支撑下非交替性上下台阶训练
- 无辅助装置下不同平面间户外走动
- 步速>0.53m/s
- 静态脚踏车训练
- 膝髋等长训练机
- 等动训练机
- Kinetron
- Nu-Step
- 平衡控制器
- 渐进性抗阻训练及功能性活动，以备恢复运动

表6-4 家庭危险因素——跌倒的预防

	改进	原理
一般房间		
照明		
太暗	对所有区域提供充足的照明	增加照明以增加视觉敏感性
太直接照射而刺眼	通过均匀地分布光线、间接照明或半透明灯等减少强光刺激	
够不着灯开关	进入房间时易于够着	减少步行经过黑暗房间时跌倒的危险性
地毯		
过滑	地毯应钉在地板上以防止卷曲;或使用防滑背衬	防止跨步高度降低的患者绊倒或滑倒
椅子		
无扶手	扶手应向前延伸达一定长度,以便在起立或坐下时起到杠杆作用	协助下肢无力的患者
不稳定,轮式	椅腿必须稳定,以支撑患者起身时的重量	患者在起身或坐下时椅腿必须稳定避免摔倒
浴室		
浴缸		
浴缸底过于光滑	安装防滑条、橡胶垫或淋浴椅 使用淋浴鞋	防止在湿浴缸底滑倒, 坐位淋浴可防止摔倒
用于支撑或转移的浴缸侧壁	在浴缸侧壁或墙壁上安装轻便把手(禁止使用毛巾架)	扶手可帮助患者安全地转移 轻便把手在旅行时便于携带
站立淋浴	安装淋浴椅	淋浴时的高温连同各种药物作用可导致患者摔倒
洗手盆		
利用毛巾架或洗手盆顶端进行转移	在紧邻马桶的墙壁上安装牢固的扶手。购买3合1便桶并放在标准马桶上	通过安全的转移方式避免摔倒。3合1便桶增加了马桶的高度,同时便桶两边均设有扶手
马桶		
较低的马桶座垫圈	使用加高的马桶垫或将便桶置于标准马桶上	从较高的平面站起需要的下肢力量较小。易于起身
厨房		
橱柜及橱架太高	将经常使用的物品放在腰部水平高度或橱柜中较低的橱架上	避免伸手或站立在不稳定的梯子/椅子上去够物品,从而降低摔倒的危险性
地面过湿或打蜡	在手盆区域放置橡胶垫。使用防滑蜡	防止滑倒及摔倒
楼梯		
结构		
台阶过高	台阶高度<15cm时较小的下肢力量即可上下	对于跨步高度下降及腿部力量缺乏的患者可减少绊倒的危险性
楼梯过长	最好是中间带有平台的楼梯	便于有心脏病或肺部疾患患者停顿休息
楼梯扶手		
缺少	恰当地安装并锚固于楼梯两侧,两端要向内弯转	楼梯扶手可增加支撑
形状不恰当	扶手应为圆柱形,距墙2.5~5cm	圆柱形扶手便于患者抓握
长度不适当	扶手长应超出上、下楼梯台阶	
条件		
光滑	在所有台阶上安装安全防滑踏条	防止摔倒
照明不充分	在楼梯上方及下方提供充足的照明 可用夜间照明灯或色彩鲜艳的粘贴条清楚地标明每级台阶	对于视力受损的患者,应特别标出台阶的位置

(谷雅 译 叶伟胜 李世民 校)

参考文献

1. Eastwood, E.A., Magaziner, J., Wang, J., Silberzweig, S.B., Hannan, E.L., Strauss, E., Siu, A.L. *Patients with Hip Fracture: Subgroups and Their Outcomes.* J Am Geriatr Soc 2002;50(7): 1240–1249.
2. Ray, W., Griffin, M., Baugh, D. *Mortality Following Hip Fracture Before and After Implementation of the Prospective Payment System.* Arch Intern Med 1990;150:2109–2114.
3. *National Center for Health Statistics. Health, United States, with Health and Aging Chartbook.* Hyattsville, MD, National Center for Health Statistics, 1999.
4. Morris, A., Zuckerman, J. *National Consensus Conference on Improving the Continuum of Care for Patients with Hip Fracture.* Washington, DC, 2001.
5. Fitzgerald, J., Moore, P., Dittus, R. *The Care of Elderly Patients with Hip Fracture: Changes Since Implementation of the Prospective Payment System.* N Engl J Med 1988;319(21):1392–1397.
6. Studenski, S., Duncan, P.W. *Measuring Rehabilitation Outcomes.* Clin Geriatr Med 1993;9(4):823–830.
7. Guccione, A.A., Fagerson, T.L., Anderson, J.J. *Regaining Functional Independence in the Acute Care Setting Following Hip Fracture.* Phys Ther 1996;76(8):818–826.
8. Jette, A.M., Harris, B.A., Cleary, P.D., Campion, E.W. *Functional Recovery After Hip Fracture.* Arch Phys Med Rehabil 1987;68(10):735–740.
9. Harada, N.D., Chun, A., Chiu, V., Pakalniskis, A. *Patterns of Rehabilitation Utilization After Hip Fracture in Acute Hospitals and Skilled Nursing Facilities.* Med Care 2000;38(11):1119–1130.
10. Clancy, T., Kitchen, S., Churchill, P., Covingto, D., Hundley, J., Maxwell, J.G. *DRG Reimbursement: Geriatric Hip Fractures in the Community Hospital Trauma Center.* South Med J 1998; 91(5):457–461.
11. Coleman, E.A., Kramer, A.M., Kowalsky, J.C., Eckhoff, D., Lin, M., Hester, E.J., Morgenstern, N., Steiner, J.F. *A Comparison of Functional Outcomes After Hip Fracture in Group/Staff HMOs and Fee-for-Service Systems.* Eff Clin Pract 2000;3(5):229–239.
12. Alarcon, T., Gonzalez-Montalvo, J.I., Barcena, A., Saez, P. *Further Experience of Nonagenarians with Hip Fractures.* Injury 2001;32(7):555–558.
13. *Wheeless' Textbook of Orthopaedics.* Available online at http://www.medmedia.com/oo1/238.htm. Accessed 23 Jan, 2006.
14. McRae, R. *Practical Fracture Treatment,* 3rd ed. Churchill Livingstone, New York, 1994.
15. *Guide to Physical Therapist Practice.* Phys Ther 2001;77: 1163–1650.
16. Duncan, P.W., Weiner, D.K., Chandler, J., Studenski, S. *Functional Reach: A New Clinical Measure of Balance.* J Gerontol 1990;45(6):M192–M197.
17. VanSwearingen, J., Brach, J. *Making Geriatric Assessment Work: Selecting Useful Measures.* Phys Ther 2001;81(6):1233–1252.
18. Harada, N., Chiu, V., Stewart, A. *Mobility-related Function in Older Adults: Assessment with a 6 Minute Walk Test.* Arch Phys Med Rehabil 1999;80(7):837–841.
19. Tinetti, M.E. *Performance-oriented Assessment of Mobility Problems in Elderly Patients.* J Am Geriatr Soc 1986;34(2): 119–126.
20. Podsiadlo, D., Richardson, S. *The Timed "Up & Go": A Test of Basic Functional Mobility for Frail Elderly Persons.* J Am Geriatr Soc 1991;39(2):142–148.
21. Guyatt, G., Sullivan, M.J., Thompson, P.J., Fallen, E.L., Pugsley, S.O., Taylor, D.W., Berman, L.B. *The 6-minute Walk: A New Measure of Exercise Capacity in Patients with Chronic Heart Failure.* Can Med Assoc J 1985;132:919–923.
22. Ganz, S., Peterson, M. *Measuring Functional Outcomes Following Hip Fracture in the Subacute Setting* (abstract). J Am Geriatr Soc 2004;52(4 Suppl S1–S246):146.
23. Peterson, M. *High Intensity Exercise Training Following Hip Fracture.* Top Geriatr Rehabil 2004;20(4):273–284.
24. Sae-Sia, W., Wipke-Tevis, D. *Pressure Ulcer Prevention and Treatment Practices in Inpatient Rehabilitation Facilities.* Rehab Nurs 2002;27:192–198.
25. *Pressure Ulcers in America. Prevalence, Incidence, and Implications for the Future. An Executive Summary of the National Pressure Ulcer Advisory Panel Monograph.* Adv Skin Wound Care 2001;14(4):208–215.
26. Parker, M. *Mobilization Strategies After Hip Fracture Surgery in Adults.* Cochrane Database Syst Rev 2004;CDOO1704.
27. Cree, M., Carriere, K., Soskolne, C., Suarez-Almazor, M. *Functional Dependence After Hip Fracture.* Am J Phys Med Rehabil 2001;80(10):736–743.
28. Blount, W. *Don't Throw Away the Cane.* J Bone Joint Surg Am 1956;38(3):695–708.

第 2 部分

手的康复治疗

Aviva Wolff, OTR/L, CHT

第 7 章

肘部骨折及脱位

Aviva Wolff, OTR/L, CHT

肘关节组成包括三块骨：肱骨远端，尺骨鹰嘴，桡骨小头。肘部损伤可以导致单一骨的单纯骨折或者多发的骨折和脱位。这些损伤因受累的骨骼和结果不同及损伤的严重程度而异。肘关节可以发生单纯脱位或合并骨折。骨折和脱位常合并软组织损伤，包括韧带、肌肉和神经。肘部骨折占全部骨折的7%[1]，肱骨远端骨折占肘部骨折的1/3。损伤机理是后方的力量直接作用在屈曲的肘部，如跌倒时伸手着地，或伸肘时的轴向负荷。桡骨小头或桡骨颈骨折占肘部骨折的33%，发生在前臂旋前，肘部屈曲大于20°时，轴向负荷所致。桡骨小头骨折通常合并韧带损伤。当桡骨小头骨折合并骨间膜断裂时，造成下尺桡关节脱位，称为Essex-Lopresti损伤。尺骨鹰嘴骨折占肘部骨折的20%，是由局部的直接撞击或肘部过伸造成的[3]。桡骨小头脱位合并尺骨骨折时，称为Monteggia骨折。尺骨近端其他常见的骨折部位是尺骨冠突骨折[4]。

解剖学概述

肘关节是由3个关节组成的：尺骨-肱骨，桡骨-肱骨小头，近端桡尺关节（图7-1）。关节囊薄弱，呈半透明状，对损伤反应极度敏感[5]。桡骨小头与内侧和外侧韧带对肘关节的稳定性起重要作用，防止其脱位。这个关节和谐性高，因而限制了其活动。因为肘关节和谐性高、关节联结多、关节囊与韧带肌肉的关系密切，所以肘部特别容易挛缩和僵硬[6]。固定类型的范围从坚硬至薄弱。坚强的内固定允许早期活动和无痛的被动活动。稳定的内固定允许早期保护性活动，而薄弱内固定则要求延迟保护性活动[7,8]。

康复概述

康复的总目标是恢复运动和力量实现最佳功能，同时保护受损和修复的结构并预防关节僵硬。当前的康复趋向于早期活动，减少固定。临床医生面临的最大挑战是如何平衡关节的活动和骨折的稳定。通常，注意了活动度和力量而忽视了稳定性和舒适性，但是临床医生必须考虑到活动度和稳定性是同等重要的，不能为努力发展一面而牺牲另一面。在安全的范围下ROM的锻炼宜尽早开始，以防僵硬的发生。假如考虑到骨折和脱位不稳定，也不能忽视其活动范围，可以延迟活动或在保护性体位下进行。肘关节骨折后适当治疗的指导原则就是重建关节运动和功能，同时避免对修复后和受损组织的损伤。治疗与伤口愈合的阶段相关，所以宜用适当的技术来判定愈合和避免感染。

术后第一阶段：炎症/保护（第0~2周）

夹板固定

在第一阶段，治疗的重点是保护修复后或受损的结构。愈合中的结构用支架、管型或特制的热塑夹板固定，以保持对位和预防畸形发生。夹板的种类很多，主要根据外科医生偏爱、治疗者的经验和患者的需要来选择。术后需要使用夹板2～8周，时间长短依照骨折/关节的稳定性和损伤的严重程度而定。固定的位置和角度视骨折的类型而定。肱骨远端骨折固定在屈肘90°，前臂取中立位（图7-2）。尺骨鹰嘴和尺骨近端可以固定在屈肘60°～75°，前臂取中立位而腕关节轻度背伸（图7-3）。复杂的桡骨小头骨折/脱位和桡骨小头移植可固定在屈肘120°，以稳定桡骨小头（见图8-2）。

运动

主动活动和主动辅助的活动度（ROM）功能锻炼在骨折稳定或通过内固定达到骨质愈合后即刻开始。肘部夹板是可以取下的，以便每天活动3～4次。如果内固定坚强，术后12天内指导患者在安全和可以忍受的情况下，进行肘关节ROM功能锻炼。如果认为内固定或关节稳定，可以开始早期的保护性运动（见第8章）。内固定和关节不够稳定，这个过程要推迟。将毛巾垫在肩部靠在墙上进行肘关节的伸屈活动（见图4-4）。如果可能，在肘关节屈曲90°的状态下，进行前臂的ROM功能锻炼。进行肩、腕和前臂的ROM锻炼，同时主动或被动牵拉活动前臂的伸屈肌肉，防止肌肉挛缩。进行肌腱滑动练习，防止肌腱挛缩和关节僵硬。

注意事项

特别的预防措施适用于特殊类型的骨折。桡骨小头骨折脱位在伸肘、前臂旋后位最不稳定。伸肘至75°时进展缓慢，因为此时肘关节是最稳定的

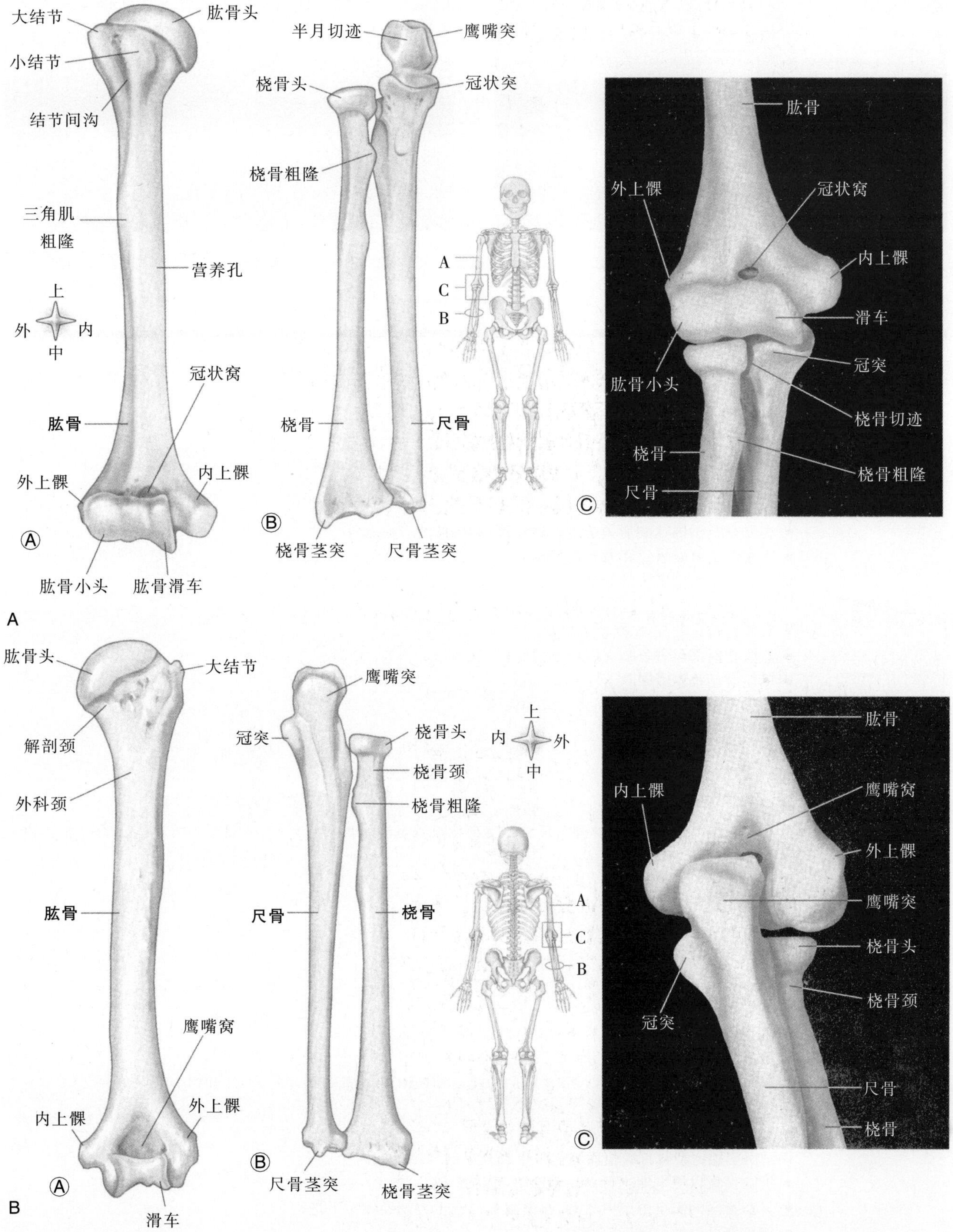

图7-1 肘关节。**A**,前面观。**B**,后面观。(From Thibodeau and patton [Eds].Anatomy and physiology, 5th ed.)

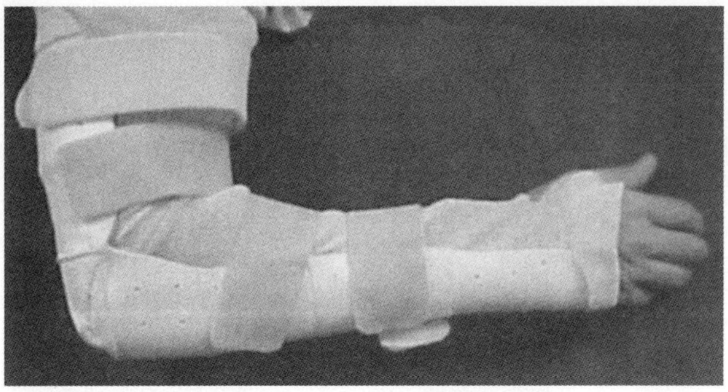

图7-2 屈曲90°,肘关节后侧支具。

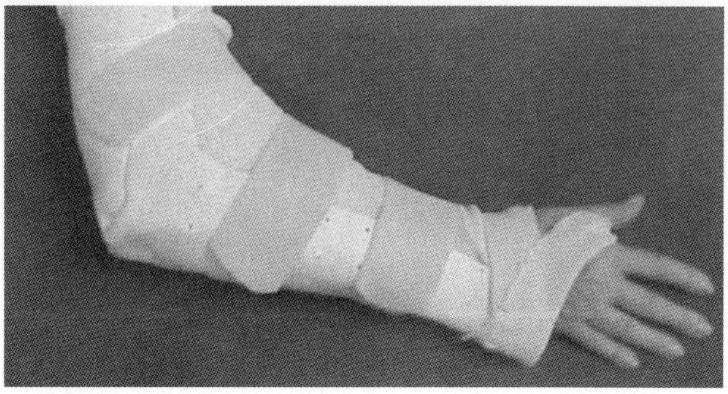

图7-3 肘关节后侧制动支具,固定于屈曲60°~75°。

术后第一阶段:炎症/保护(第0～2周)

目标

- 保护性制动
- 控制水肿和疼痛
- 使未受损关节达到全活动度
- 在安全范围内达到肘关节主动活动度(AROM)
- 重视和了解修复过程及预防措施
- 独立完成家庭锻炼计划(HEP)

注意事项

- 只能在指定的安全范围内活动
- 监测在肘部后方长期夹板固定的受压区
- 不能被动推拿或牵拉
- 不能过分活动,否则会引发炎症和疼痛
- 避免神经血管损伤

治疗措施

保护选择

- 特制的热塑夹板
  - 在尺骨鹰嘴、肱骨内外髁和尺骨茎突部位放置足够的衬垫

ORIF/CREF的钉道和伤口护理

- 每天用50%的双氧水和消毒水清洗钉道处
- 依照ORIF标准的伤口护理程序进行
- 使用少量无黏性敷料以便早期活动

水肿/疼痛处理

- 患肢抬高,位置正确,冷冻疗法,轻型加压衣(或弹力绷带),安全早期主动活动

未受累关节的活动范围

- 手:肌腱滑动(充分屈曲至DPC),拇指各个方向的运动
- 腕:经医生允许可进行消除重力的屈、伸、分指练习
- 肩:在仰卧位戴着夹板进行各个方向的主动辅助ROM锻炼
- 避免使用吊带或将患肢放于悬吊位置

肘部的活动范围

仅适用于稳定型骨折脱位而且仅限于修复后结构的范围内

- 拆除夹板以便早期进行主动辅助ROM锻炼
- 仅在指定的安全范围内活动,在消除重力或重力辅助体位下进行
- 如允许可以做前臂旋前/旋后

晋级标准

- 骨折部位达到临床愈合或手术内固定稳定
- 关节在于肱尺关节和桡尺关节的整个活动弧度内稳定

状态。尺骨鹰嘴骨折是不稳定的，屈肘不能超过90°，直至骨折愈合。骨折合并三角肌断裂或撕脱要遵循肌腱愈合的原则。前3周避免牵拉修复的肌腱，主动伸肘和主动或被动屈肘超过90°都是不恰当的。

注意事项

手术的并发症有再脱位和内固定失败。任何异常症状都要报告外科医生做进一步检查。未受累关节的关节僵硬较常见，应予以监护并做相应治疗。

术后第二阶段：纤维形成/骨折稳定性（第2~8周）

如果骨折和关节达到稳定，第二阶段的治疗就可以尽早开始，甚至在第一天开始。

夹板

这一阶段的早期，在进行锻炼和轻度功能性活动时，保护性夹板经常要拆除。到本阶段的最后逐渐脱离夹板，只在睡觉时保护性使用。夹板通常在术后第6周时拆除。

运动

在纤维形成期，对愈合中的组织在控制下施压最有效。其目的是达到肘关节最大的主/被动活动范围。必须与外科医师进行交流，以明确注意事项并建立确实的目标。当早期出现明显的僵硬时，经医生许可考虑采用静态进展型夹板。关节僵硬的早期可用系列静态或进展型静态肘部可动夹板进行治疗。这些夹板的详细描述参阅第9章。这一阶段进行夹板固定时，将关节固定在主动活动的最大范围，以便长时间拉伸。被动最大范围拉伸推迟到第3期以避免炎症反应。开始治疗时先对前臂湿热敷一段时间，随后对肘关节的屈肌、伸肌和前臂肌间室进行牵拉（图7–4）。用力要稳定且时间要长，以恢复组织的长度。对不适部位进行被动牵拉。在多次重复中强调达到最后活动范围所需的时间（TERT）。任何时候都不要强迫活动。强迫活动会损伤组织或引发炎症反应。

预防措施

每一种骨折类型都有各自特定的预防措施。桡骨小头骨折/脱位应避免同时的伸肘和旋后。关节变得更加稳定时可逐渐加大伸肘。在外侧副韧带受累的病例进行肘关节ROM锻炼时，肩关节应轻度旋后，以避免对愈合韧带施加应力。对于尺骨鹰嘴骨折同时行三头肌修复的病例，应避免过度屈肘。

注意事项

在最大活动范围剧烈疼痛感到难以达到最终位置，提示异位骨形成，应由外科医生重新进行评估。肘部僵硬是肘部外伤常见的并发症。为避免僵硬，必须严格遵守家庭康复计划。为了取得好的结果，遵守和承诺家庭康复计划是至关重要的。需要注意的是，有时即使给予最好的治疗且遵从医嘱，僵硬也是不可避免的，这取决于损伤的特性和达到稳定所需的固定时间长短。在这种情况下，给患者希望是至关重要的。患者需要了解的是，能进一步增加肘关节活动范围的可用手术有哪些（见第9章）以及功能还会降低到什么程度。

术后第三阶段：瘢痕成熟和骨折愈合（第8周~6个月）

本阶段的首要目标是：达到最大的ROM，增加肌力和耐力，恢复正常的活动。不再需要限制活动。如果关节持续僵硬，可使用静态可调夹板牵拉关节囊、活动软组织和关节，同时增加牵引负荷（见第9章）。

当骨折愈合稳定且软组织复原后，可开始分等级肌力练习。等长锻炼可逐步过渡到抗阻力练习（弹力绷带，滑轮，砝码）。本期完成功能再训练和工作适应训练。

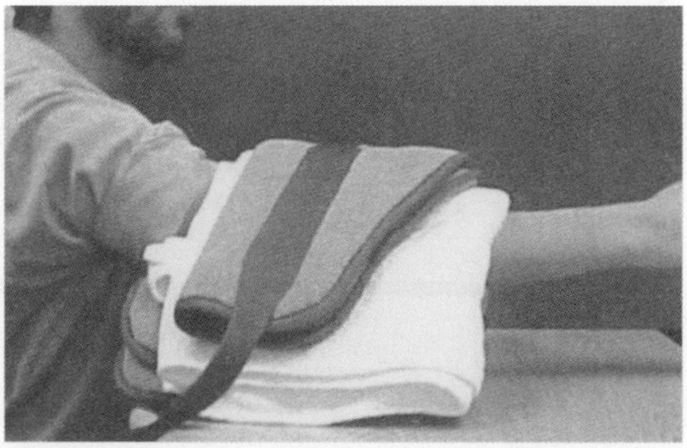

图7–4　在肘关节最大伸展位进行湿热敷。

术后第二阶段：纤维形成/骨折稳定性(第2～8周)

目标

- 在无痛的状态下，肘关节和前臂达到最大限度主/被动活动范围
- 控制水肿和炎症
- 减少瘢痕粘连
- 增加远端肌力和近端稳定肌力
- 改善肌肉-肌腱长度
- 恢复用患肢完成轻度功能活动

注意事项

- 经医生同意进行全范围主/被动活动
- 监控对活动范围的反应：避免发生炎症和(或)疼痛加剧
- 不用动力性肘部夹板
- 监控前臂和(或)肘关节的早期挛缩
- 不做Ⅲ或Ⅳ级的关节活动
- 不做抗阻力练习或主动活动

治疗措施

保护

- 在行动、睡觉或进行有风险活动时使用热塑夹板
- 少用吊带，避免前臂处于悬吊位

活动范围练习

- 在抗重力下进行主动、主动辅助和轻柔的被动ROM练习
- 强调最后活动范围所需的时间(TERT)练习，重复多次
- 适度娱乐活动，只进行Ⅰ和Ⅱ级关节活动
- 练习前进行湿热敷，热敷伸展
- 肌肉收缩/放松练习
- 生物反馈和(或)NMES

控制水肿

- 冷敷，逆行按摩，逆行按摩前做湿热敷，穿轻度弹力衣或弹力袖，进行过头ROM练习

瘢痕的处理

- 拆去缝线并完全关闭伤口后进行瘢痕按摩并涂上硅胶
- 在瘢痕边缘进行交叉摩擦按摩以减少瘢痕粘连
- 对屈/伸肌群进行深部按摩
- 使用弹力袖(Tubigrip)减少增生性瘢痕

轻微的功能活动

- 恢复正常活动方式，鼓励用患肢进行轻度日常生活行动
- 鼓励使用功能夹板(打电话可增加屈曲，走路摆动前臂，和/或使用键盘)
- 鼓励进行本体感受神经肌肉强化

晋级标准

- X线片证实或医生确认骨折处、关节和修复组织能抗阻力/应力

注意事项

肘部骨折的并发症包括：反射性交感神经营养不良，异位骨化，骨连接不正，骨不连，神经压迫，屈曲或伸直挛缩和关节僵硬[6]。如果可疑存在任何上述情况，患者应找医生进行进一步诊治。

术后第三阶段：瘢痕成熟和骨折愈合（第8周～6个月）

目标

- 全功能活动范围
- 会功能性肌力和耐力
- 正常参与所有功能活动、工作和休闲

注意事项

- 有硬物阻挡感提示有骨性或支架阻挡，应通知医生
- 支架失败，关节活动不协调
- 骨不连或骨连接不正
- 如果患者不能单独使用某一肌群，禁忌渐进性抗阻训练(PRE)

治疗方案

活动范围计划

- 重点是最后活动范围参数和活动质量
- 继续以前的锻炼，目的：被动活动范围=主动活动范围

力量和耐力

- 所有肌群进行 PRE(渐进性的抗阻力训练)
- 无负重，滑轮，弹力带，重力砝码，MULE，BTE，本体感觉神经肌肉强化

夹板的调整

- 晚上持续用夹板固定，白天间断固定
- 调节夹板参数至最终被动活动范围的位置
- 白天持续使用功能性夹板

功能恢复

- 鼓励进行日常生活活动、工作和娱乐活动
- 活动分析
- OTE

出院标准

- 完全达到或功能性活动范围和肌力
- 恢复从前的功能水平
- 独立完成家庭锻炼计划和夹板调整
- 进展稳定，6 周内状况未改变

（张建兵 王宝奎 译 陆芸 校）

参 考 文 献

1. Jupiter, J., Morrey, B. Fractures of the Distal Humerus in Adults. In Morrey, B. (Ed). *The Elbow and Its Disorders,* 3rd ed. WB Saunders, Philadelphia, 2000, p. 293.
2. Morrey, B. Radial Head Fractures. In Morrey, B. (Ed). *The Elbow and Its Disorders,* 3rd ed. WB Saunders, Philadelphia, 2000, p. 341.
3. Cabanela, M.F., Morrey, B. Fractures of the Olecranon. In Morrey, B. (Ed). *The Elbow and Its Disorders,* 3rd ed. WB Saunders, Philadelphia, 2000, p. 365.
4. Regan, W. Coronoid Process and Monteggia Fractures. In Morrey, B. (Ed). *The Elbow and Its Disorders,* 3rd ed. WB Saunders, Philadelphia, 2000, p. 396.
5. Morrey, B. Anatomy of the Elbow Joint. In Morrey, B. (Ed). *The Elbow and Its Disorders,* 3rd ed. WB Saunders, Philadelphia,

2000, p. 13.
6. Hotchkiss, R. Fractures and Dislocations of the Elbow. In Rockwood, C., Green, D.P. (Eds). *Rockwood and Green's Fractures in Adults,* 4th ed. Lippincott-Raven, Philadelphia, 1996, p. 929.
7. Barenholtz, A., Wolff, A. *Elbow Fractures and Rehabilitation.* Orthop Phys Ther Clin North Am 2001;10(4):525–539.
8. Hotchkiss, R., Davila, S. Rehabilitation of the Elbow. In Morrey, B., Nickel, V.N. (Eds). *Orthopedic Rehabilitation*. Churchill Livingstone, New York, 1992, p. 157.
9. Flowers, K.R., LaStayo, P. *Effect of Total End Range Time on Improving Passive Range of Motion.* J Hand Ther 1994;7(3): 150–157.

第 8 章

桡骨头置换术

Aviva Wolff, OTR/L, CHT

肘关节稳定性

正常肘关节的稳定性是由其关节周围的骨骼、韧带和肌力维持的。关节表面高度一致,有利于整体的稳定性[1]。二头肌和肱肌在肘部产生向后的力,与冠突和桡骨头在肘部所产生的关节反作用力相对抗[2](图8-1)。内外侧韧带复合结构和前关节囊进一步加固了稳定性(图8-2)。以往内侧副韧带的作用受到较多关注,但近年来对于外侧韧带复合结构的解剖描述进行了讨论、扩展和研究[1,3-6]。Sojberg[7]等进一步研究了外侧韧带复合结构在维持肘关节稳定性中所起的作用。这些研究资料显示,外侧韧带复合结构,特别是尺侧副韧带,在保持肘关节稳定性上起主要作用。这些结构损伤或者断裂会导致肘关节稳定性丧失(图8-3)。

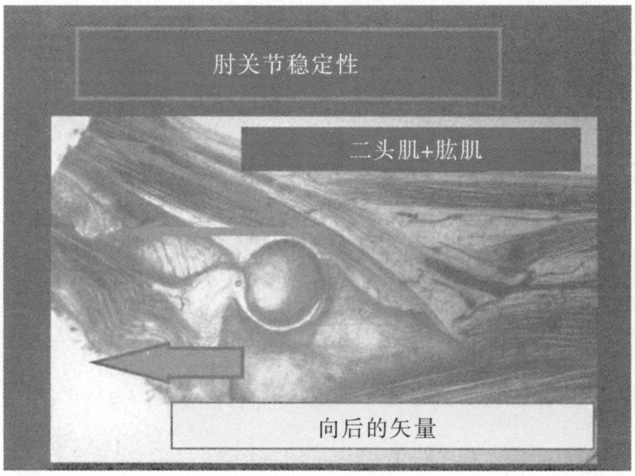

A

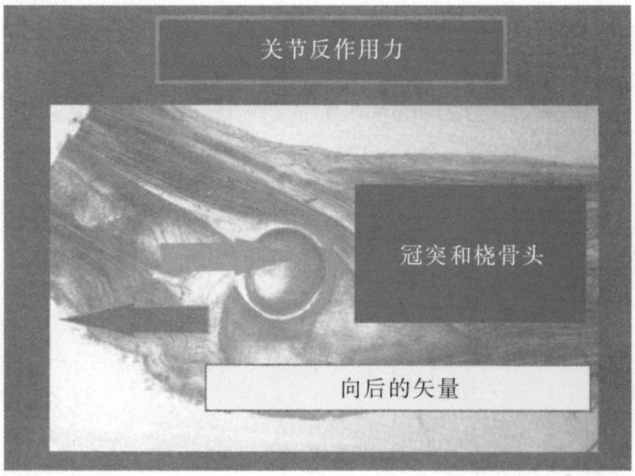

B

图8-1 关节反作用力。(*Adapted from diagram of Robert N. Hotchkiss, with permission.*)

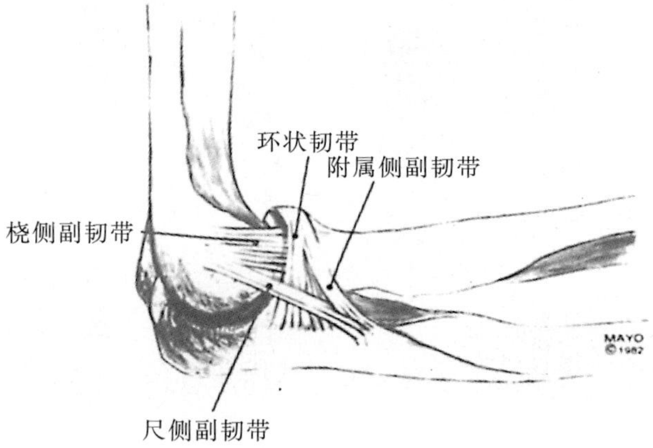

图8-2 肘部外侧韧带复合结构。(*Reprinted from the Mayo Foundation, Morrey, B.F.* The Elbow and 1ts Disorders, *2nd ed. WB Saunders, Philadelphia, 1993, with permission.*)

肘关节不稳定性

肘关节的不稳定性主要是由于尺肱关节的脱位以及肘部内外翻稳定结构和桡骨头的损伤造成的[5]。这种损伤常发生于暴力较大的跌倒,手臂伸直着地。暴力促使桡骨头撞击肱骨小头[5,8],导致桡骨头和尺骨喙突骨折,内侧、后外侧和(或)外侧副韧带断裂。如果上述结构均损伤,这种情况即称为“可怕的三联征”[8]。

手术/药物治疗

复杂的非稳定性肘关节损伤,其外科治疗包括:钛制桡骨头置换术,桡骨头切开复位内固定,后外侧韧带一期修复以及尺肱关节切开复位内固定[5]。非外科制动治疗适用于不太复杂的肘关节损伤。桡骨头切除术和置换术在外科医师中长期存在争论[7]。桡骨头置换术已经开展多年,采用金属桡骨头、硅酮桡骨头、同种异体桡骨头以及近年来使用的钛制桡骨头[9-11];钛制桡骨头置换术是目前治疗复杂性桡骨头骨折和骨折脱位的有效治疗手段。环状韧带经外科修复可加强肘部外侧的稳定性。

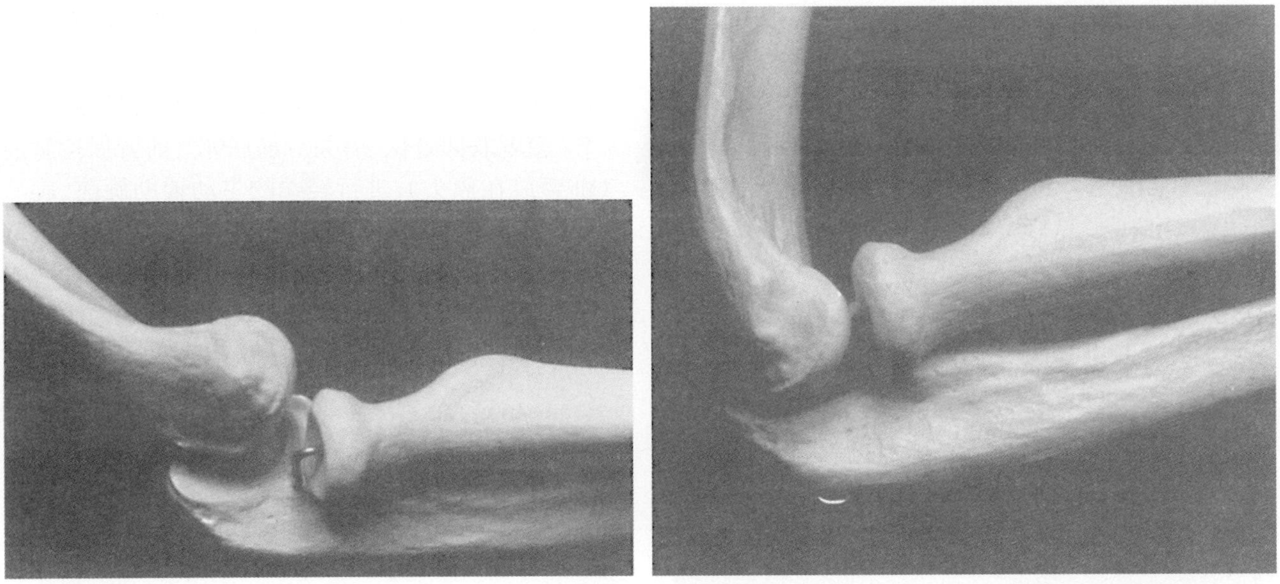

A　B

图8-3　肘关节骨骼侧位像。在后外侧旋转不稳定的情况下，桡骨头位于肱骨小头的后方，且尺肱关节的外侧面增宽。作用于伸直位肘关节的旋后、外翻和纵向压力会导致此种类型的半脱位，并随之损伤尺侧副韧带(**A**)。关节的逐渐屈曲会导致桡骨和尺骨与肱骨复位(**B**)。(*From Mackin，E.J.，Callahan，A.D.，Shirven，T.M.，Schneider，L.H.，Osterman，A.L.*Rehabilitation of the Hand，*5th ed.，St.Louis，Mosby，2002.*)

术后第一阶段：炎症/预防(第0~3周)

在功能康复阶段，外科医生与治疗医生所面临的挑战是如何成功地尽早开展关节活动度(ROM)锻炼来避免关节僵直，同时不危害肘关节稳定性。从传统上讲，不稳定的肘关节需要固定直到获得足够的稳定性才能开始关节ROM的训练。这就导致了前臂旋后和肘伸展的极大限制。笔者提出一个新的观点，那就是在保护关节稳定性的同时进行早期的运动训练。术后两天即开始给予术后治疗，包括夹板固定和保护性ROM练习。这一阶段的治疗目标是维持肘关节的稳定性并开始早期头上位保护性运动，以预防关节僵直。

夹板的装配和处理

治疗计划开始后先装配定制的热塑性肘后石膏托，使肘位保持在120°或以上的屈曲状态，并使前臂完全旋前(图8-4)。也包括腕关节在内并将其固定在中立位。对于骨架大的个体，可以用“8”字形绷带进一步固定呈120°的肘关节(图8-5)。夹板除了每天卸下3~5次做保护性运动以外，要一直固定在肘部。肘关节必须要保持120°或以上的屈曲度以确保桡骨头处于适当位置，否则就会导致其不稳定性(图8-6)。热塑性夹板的另一个替代品，也是一些外科医生的优先选择，就是

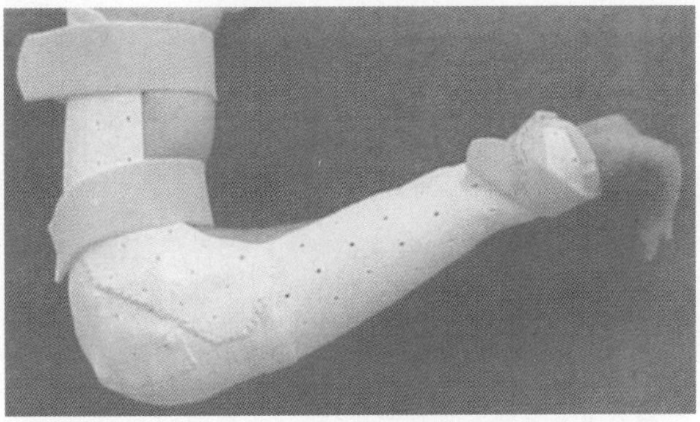

图8-4　后夹板——稳定性体位。

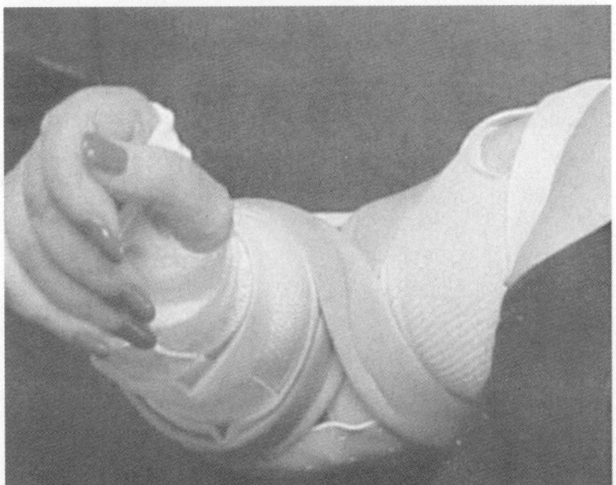

图8-5　“8”字形绷带确保肘部固定于夹板中。

Bledsoe 支具(Bledsoe支具系统,Grand Prairle,TX)或Mayo 临床上通用肘关节支具(Aircast,Summit,NJ)。支具固定于肘关节屈曲120°,前臂旋转于中立位。支具始终佩戴,并在保护性范围内进行运动训练。如果术中已达到充分稳定,一些外科医生往往将肘部固定于90°屈曲位。

康复治疗训练

训练患者进行两项基本练习,通常在术后第二天。早期保护性ROM练习要在手臂放在头上方的仰卧位进行,通过减少肘部向后的矢量力以减轻重力的影响。这样可使肘部处于一个稳定的位置,同时使早期功能运动训练成为可能,以避免关节僵直的发生(图8-7)。

患者取仰卧位,肩关节前屈90°,前臂保持旋前(前臂放在额头),进行轻柔的主动辅助旋前、旋后活动(图8-8)。在同样的体位做第二项练习。肩关节置于90°前屈位,肘关节屈曲90°或更多。进行可耐受的轻柔、主动和主动辅助肘关节充分屈曲和伸展练习,不要超过30°(图8-9)。

注意事项

肘关节僵直是肘部创伤常见的并发症。维持运动性与稳定性之间的平衡一直是这个阶段的艰巨任务。成功治疗这种损伤需要有勤奋的态度、专业知识和技能,而且要不断与负责医生交流沟通,而严格遵从家庭锻炼计划则是取得良好疗效的关键。在极个别情况下,肘关节即使在头上位也不稳定。在这种情况下,需要推迟运动练习,直到关节达到

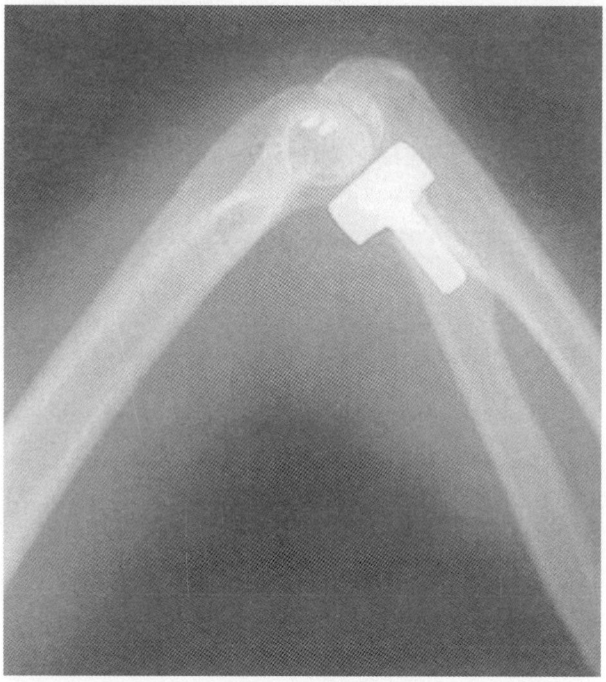

图8-6 如果未收紧关节,桡骨头会向后半脱位。

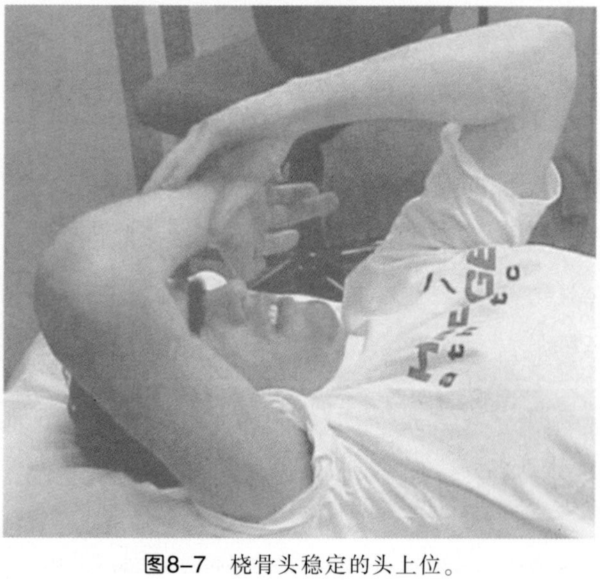

图8-7 桡骨头稳定的头上位。

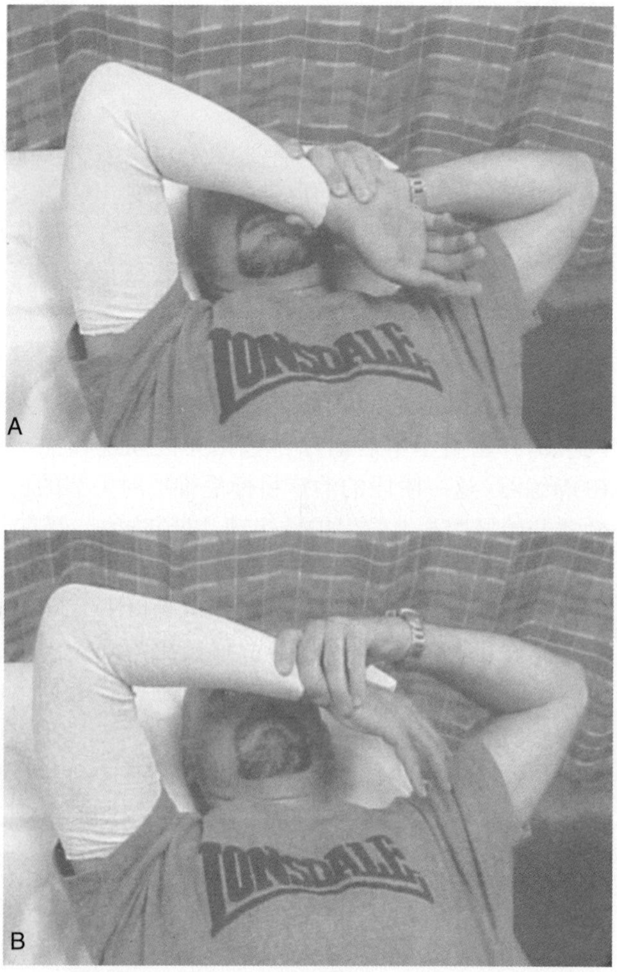

图8-8 仰卧头上位保护性前臂旋前或旋后。

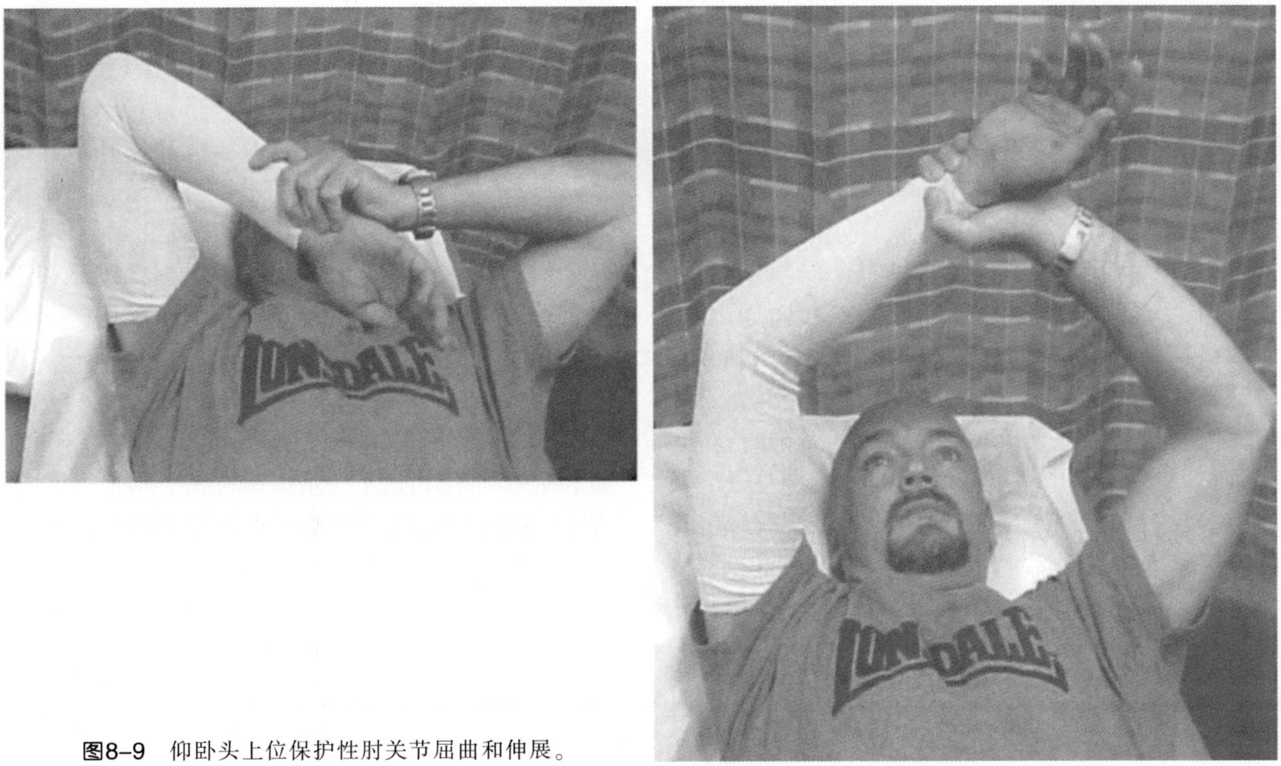

A　B

图8–9　仰卧头上位保护性肘关节屈曲和伸展。

术后第一阶段：炎症/预防（第0~3周）

目标

- 在肘关节夹板处于安全体位的情况下维持肘关节稳定性
- 在肘部和前臂处于安全的头上体位进行早期保护性活动度练习，避免关节僵直
- 减轻手部水肿
- 维持未受累关节的主动活动度

注意事项

- 当患者未带夹板或者进行下述特殊练习时，肩部应保持在中立到外旋体位，且前臂旋前，以避免对侧肘施加压力

治疗措施

保护性制动

- 根据外科医生的偏爱、治疗医师的经验和损伤特殊性选择制动方式
- 肘后石膏托或 Bledsoe 支具

早期保护性运动

- 保护性主动以及主动辅助性肘部和前臂 ROM 练习，取仰卧头上体位
- 保护性前臂旋后
- 保护性肘伸展：在肘部所有 ROM 内保持完全旋前

活动度练习

- 未受累关节的 AROM 练习
- 主动以及主动辅助性 ROM 练习，仰卧位带夹板进行肩关节前屈和外展
- 主动以及主动辅助性腕部 ROM 练习和手部肌腱滑动练习

控制水肿和伤口护理

- 进行标准伤口护理步骤和水肿处理

晋级标准

- 关节稳定性已被外科医生确认

某种程度的稳定。如果关节极不稳定,应采取动力铰链固定。

术后第二阶段:纤维形成/早期骨重建(第3~6周)

关节一旦稳定便开始治疗的第二阶段。夹板重新固定于肘部90°屈曲位,前臂适度旋转。保护性ROM(仰卧–头上)练习改为主动以及主动辅助性肘部和前臂的坐位或站位ROM练习,在安全的指定弧度内进行。按图4–4所示进行肘部屈曲和伸展,肩部垫一条毛巾卷抵在墙上,前臂于中立位适度旋转。肩部轻度外旋避免侧韧带受到压力。进行前臂活动范围练习,手臂放在两侧,肘部屈曲到90°(见图7–4)。肘部伸展同时旋后是最不稳定的姿势,因此应该避免,直到从内科医生那里接到许可。同样应该避免被动肘部伸展和被动前臂旋后。

一旦切口完全闭合,缝线或肘钉已去除,可增加瘢痕按摩形式的瘢痕护理及硅酮胶布外敷。手动水肿松动术和软组织松动术可有效减轻肘部水肿。轻柔的腕部和抓握肌力练习开始于第4周。特殊的肌力练习包括砝码抗阻练习、捏橡皮泥和手辅助练习等。

注意事项

肘关节僵直仍然是这一阶段的一大挑战。在第7章和第9章详细讨论了一些特殊的治疗策略。少数情况下,关节的不稳定性会在术后持续很长时间,比一般情况下的2~3周还要长。在这种情况下,治疗进度要推迟,直到内科医生做出进一步的医嘱。

术后第二阶段:纤维形成/早期骨重建(第3~6周)

目标

- 在2~6周内逐渐脱离夹板
- 开始瘢痕护理
- 肘关节和前臂达到完全主动活动范围
- 开始柔和的握力和腕部肌力练习
- 开始进行轻微的日常活动

注意事项

- 在练习过程中肩关节要轻度外旋,避免肘关节侧韧带受到压力
- 避免进行肘伸展和前臂旋后的被动活动度练习

治疗措施

夹板调节和处理

- 肘后石膏托夹板应调节到90°屈曲位,前臂自然旋转
- 患者白天在自我护理和进行轻度日常活动时,可以摘下夹板
- 睡眠和进行保护时,应继续带上夹板

瘢痕处理

- 伤口完全愈合后,即可进行瘢痕按摩
- 夜晚使用硅酮胶片或可塑胶外敷

主动/主动辅助和被动的活动范围练习

- 术后第二阶段的活动度练习可在站位或坐位进行
- 肘关节伸展和前臂旋前的主动/主动辅助性活动度练习要在患者可忍耐前提下逐渐进行

柔和的握力和腕部肌力练习

- 从第4周开始,腕部渐进性抗阻训练使用0.45kg和0.9kg 的砝码进行前臂旋前和肘屈曲
- 握力练习:等长练习、捏橡皮泥和手辅助练习等可逐渐开始

晋级标准

- 关节稳定性已被外科医生确认

术后第三阶段：瘢痕成熟(第6~12周)

本阶段的目标是：达到最大运动范围，增强肌力和耐力，恢复正常活动。已没有限制运动的注意事项。如果关节僵直持续存在，可以采用关节囊伸展术、软组织松动术、关节松动术以及通过静态递增夹板进行低负荷延长伸展(见第9章)。肘关节稳定及软组织痊愈后即可开始分等级的肌力练习。等长练习可逐渐进展为渐进性抗阻力练习：弹力带，滑轮和自由砝码。功能再训练和工作适应训练也将在这个阶段进行。

注意事项

采用保守治疗效果不佳的持续性疼痛，提示有更严重的并发症，特别是同时伴有运动丧失。任何异常症状均应向内科医生报告。文献中报道的与桡骨头脱位有关的并发症包括感染、再脱位和假体失效[3,12]。

术后第三阶段：瘢痕成熟(第6~12周)

目标

- 实现肘部和前臂的完全主动和被动活动范围
- 实现上肢功能性肌力
- 独立进行日常生活和其他活动

治疗措施

活动度练习

- 最大范围进行肘关节屈曲和伸展，前臂前旋与后旋
- 肘部伸展结合前臂后旋，进行主动与被动活动度练习
- 使用静态渐进性肘和前臂夹板以达到极限活动度练习

渐进性抗阻训练

- 肘关节屈曲和伸展：治疗带练习，哑铃渐进性抗阻力训练
- 腕部和前臂：治疗带练习，哑铃渐进性抗阻训练
- 握力练习：手辅助练习和捏橡皮泥练习

功能与专项运动练习

(张建兵　万瑜　译　陆芸　校)

参 考 文 献

1. An, K., Morrey, B.F. *Biomechanics of the Elbow.* In Morrey, B.F. (Ed). *The Elbow and Its Disorders.* WB Saunders, Philadelphia, 2000.
2. Hotchkiss, R.N. Fractures and Dislocations of the Elbow. In Rockwood, C.A., Green, D.P., Bucholz, R.W., Heckman, J.D. (Eds). *Rockwood and Green's Fractures in Adults.* Lippincott, Philadelphia, 1996.
3. Birkedal, J.P., Deal, D.N., Ruch, D.S. *Loss of Flexion After Radial Head Replacement.* J Shoulder Elbow Surg 2004;13: 208–213.
4. Hotchkiss, R.N., Kai-Nan, A., Sowa, D.T., Basta, S., Weiland, A.J. *An Anatomic and Mechanical Study of the Interosseous Membrane of the Forearm: Pathomechanics of Proximal Migration of the Radius.* J Hand Surg 1989;14A:256–261.
5. Morrey, B.F., An, K.N. *Functional Anatomy of the Ligaments of the Elbow.* Clin Orthop 1985;201:84.
6. O'Driscoll, S.W. Elbow Dislocations. In Morrey, B.F. (Ed). *The Elbow and Its Disorders.* WB Saunders, Philadelphia, 2000.
7. Sojberg, J.O., Ovesen, J., Nielsen, S. *Experimental Elbow Stability After Transection of the Annular Ligament.* Arch Orthop Trauma Surg 1987;106:248.
8. Gupta, G.G., Lucas, G., Hahn, D.L. *Biomechanical and Computer Analysis of Radial Head Prostheses.* J Shoulder Elbow Surg 1997;6:37–48.
9. Beredjiklian, P.K., Nalbantoglu, U., Potter, H.G., Hotchkiss, R.N. *Prosthetic Radial Head Components and Proximal Radial Morphology: A Mismatch.* J Shoulder Elbow Surg 1999;8: 471–475.
10. Frankle, M.A., Koval, K.J., Sanders, R.W., Zuckerman, J.D. *Radial Head Fractures Associated with Elbow Dislocations Treated by Immediate Stabilization and Early Motion.* J Shoulder Elbow Surg 1999;8:355–360.
11. Furry, K.L., Clinkscales, C.M. *Comminuted Fractures of the Radial Head: Arthroplasty versus Internal Fixation.* Clin Orthop Relat Res 1998;353:40–42.
12. Harrington, J., Seky-out, A., Barrington, T.W., Evans, D.C., Tuli,V. *The Functional Outcome of Metallic Radial Head Implants in the Treatment of Unstable Elbow Fractures: A Long-Term Review.* J Trauma 2001;50(1):46–52.

第 9 章

肘关节挛缩的松解

Aviva Wolff, OTR/L, CHT
Emily Altman, PT, CHT

肘关节挛缩有多方面的原因。是否选择干预治疗肘关节僵硬取决于关节僵硬的原因和具体的病生理状况[1]。肘关节骨折和脱位所致的创伤后关节僵硬是肘关节挛缩的最常见原因。其他原因包括:骨关节炎或炎性关节炎,先天性或发育性畸形,烧伤,以及颅脑损伤。肘关节容易发生僵硬原因有多种从解剖结构上讲,肘关节是高度一致的。在身体的大部分关节中,作用于关节的肌腱部分附着在关节囊上。然而在肘关节上,肱肌肌腹直接附着在前关节囊,因而在肘关节损伤后两个结构之间不可避免地形成粘连。肘关节在损伤后往往保持在70°~90°屈曲,因为这个体位可以保证关节囊内处于最大容量状态以适应水肿。创伤后,薄薄的关节囊反应性增厚并纤维化,以尽快适应肘关节这种屈曲位。这导致关节活动被束缚,特别是在肘关节做伸展动作时。从生物力学角度上讲,强壮的(经常是联合收缩)肘屈肌力量大于薄弱的肘伸肌,加大了恢复伸展能力的难度[2]。最后,肘关节在外伤及手术后容易发生异位骨化。

肘关节挛缩可分为内源性和外源性两种。外源性挛缩主要是由于关节外病变引起,包括皮肤、神经血管结构、关节囊、韧带、肌腱单位和异位骨[2]。内源性挛缩是由于关节内病变引起的,如关节不协调、骨折、畸形和关节内异位骨[2]。

持续时间短的创伤后肘关节挛缩,保守治疗效果较好。通常损伤后6~12个月的外源性挛缩,只有轻微的关节不协调以及运动终末时有轻柔或坚硬感觉,治疗后可明显改善。保守治疗如果疗效不好,应考虑外科松解术。外科关节松解术包括从简单的关节镜到铰链外固定置换等多种手段(见第10章)。

关节镜松解术适用于患有极轻度关节僵硬、喙突或鹰嘴上有小骨赘或有游动体的患者。在关节镜下可以清楚观察到前关节囊[3]。开放性松解术适用于更加严重的病例,往往需要下列一项或几项联合进行治疗:前、后关节囊切除术,尺神经移位术,大骨赘清除术,以及假体清除术。开放性松解术取内侧、外侧或后侧切口,或者3种切口的任意结合。入路选择取决于挛缩类型和病变部位。外侧入路适用于单一性屈曲挛缩,如桡骨头骨折引起的挛缩。外侧入路操作最为简单,然而暴露的空间最小。尺神经受累的病例,则需要内侧切口。Hotchkiss [3]提出内侧“顶端以上”入路,这种手术方法可以暴露关节,同时保护尺神经、前侧副韧带和后外侧尺肱复合韧带。另外,这种方法还允许经前后路径进入关节。如果外侧存在有异位骨,应同时行内外侧联合切口。若异位骨在鹰嘴,则后侧入路较为安全。

康复概述

任何一种类型的肘关节挛缩松解术后的康复,其重点都是恢复肘关节的功能性、无痛和主动活动范围。术后要立即开始治疗,患者3人护理小组(外科医生、治疗医师和患者本人)必须为着最佳的预后结果紧密合作。关节镜治疗和开放性挛缩松解术后的治疗方针在概念上基本相似,但关节镜松解术在康复阶段基本上不需要很多的介入治疗,而且恢复得更快。患者遵守医嘱、耐心顺从对预后至关重要。外科医生的患者选择,以及他们和治疗医生对患者的教育是必不可少的。患者必须积极参与其康复方案的每一项活动。

术后康复

术后第一阶段:炎症期(第1~7天)

关节镜

关节镜松解术通常是作为门诊手术进行的,患者不用住院,也无需术后及家中持续被动运动(CPM)。术后立即指导患者开始家庭训练计划,进行肘部的主动、主动辅助和被动活动度训练,并指导其水肿消除方法进行冰袋外敷或抬高患肢。门诊患者的治疗越早开始越好。这个阶段的干预治疗包括:水肿消除(轻柔的逆向按摩、抬高患肢和冰敷),以及肘部伸屈和前臂旋前旋后的主动、主动辅助和被动活动度练习。主动活动度(AROM)练习可在站立或仰卧时进行。做肘部主动辅助屈伸练习时,双手要握住一个木棍或硬纸筒。这个纸筒也可以用来进行坐位肘部伸展练习(图9-1)。对侧手可协助肘部屈伸。滑轮和Nu-step躺式交叉训练机或上肢练习可增加肘运动弧度。使用钉子/钉板、圆锥体、晒衣夹、擀面杖等进行创造性伸够练习都可在这一阶段进行。任何类型的主动的旋前和旋后练习都是允许的。

夹板疗法:如果需要的话,可以在夜间使用热

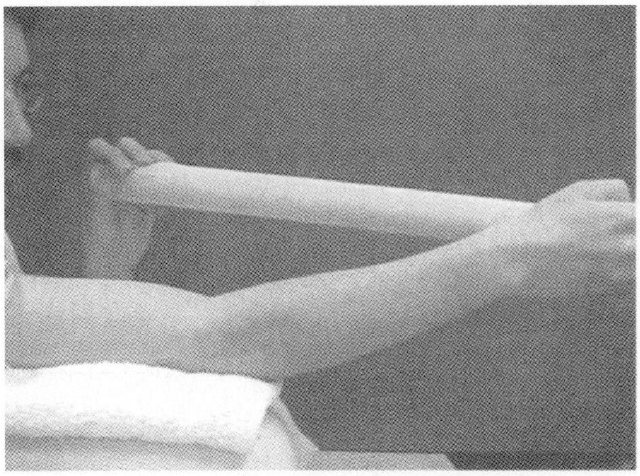

图9-1　用木棍进行肘关节被动伸展。

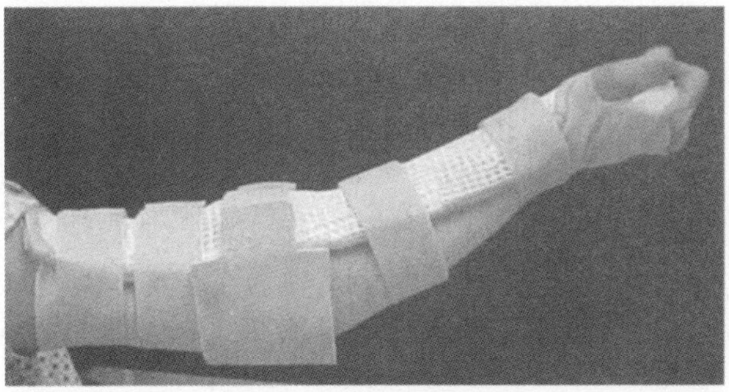

图9-2　夜间伸展夹板。

塑系列静态伸肘夹板(图9-2)。它可以使肘关节低负荷长期定位于最大伸展位。可以忍耐的话,可将其重塑到更大伸展位。

开放手术

患者实施开放式手术后一般在医院停留两个晚上。术后第一天,应去除术后安置的石膏夹板和敷料,装上夜间系列静态热塑性伸展夹板,然后开始持续被动活动。持续被动活动计划要求达到的目标是能进行3次时间为2小时的持续被动活动(共6小时)。做每一次活动时,患者要在最大可耐受屈曲度下静止保持20分钟,然后在最大可耐受伸展度下静止保持20分钟,如此交替进行做几个循环。在活动过程中,屈曲与伸展的速度要非常缓慢。在两次2小时的持续被动活动之间患者要装上静态伸展夹板。在术后第2天,指导患者进行一系列主动和主动辅助性屈伸练习以及手臂前旋和后旋练习。在头24~48小时,应实施持续腋神经阻滞或喙突留置导管以减轻疼痛。可以安排或不必要

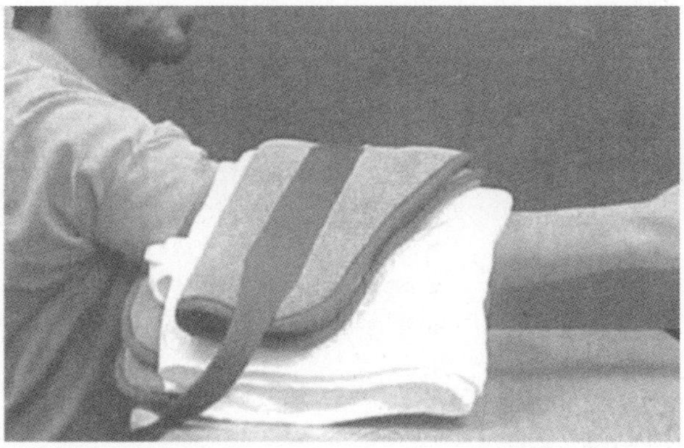

图9-3　在最大伸展位进行湿热敷。

求患者在家中进行持续被动活动。

门诊治疗应该尽快开始。这一阶段的治疗性干预包括:规范的伤口护理和减轻水肿,肘关节和前臂的主动和主动辅助关节活动度训练,轻柔的被动关节活动度训练。治疗性训练计划包括在关节镜松解术中提到的用木棍进行主动/主动辅助关节活动度训练的要点。治疗性训练前应该在最大活动极限的最终位置进行湿热敷(图9-3)。在这一早期阶段实施某些训练是很困难的,例如实施Nu-step躺式交叉训练和上肢训练。另外,应该指导患者做肩部的主动关节活动度训练,以防止发生肩关节僵直。

夹板疗法:术后立即装上的肘关节静态伸展夹板在夜间应用。静态渐进性肘关节屈曲和(或)伸展夹板有时候在术后第2天或第3天即开始使用,但更常见的是在术后一周到10天开始使用。术后炎症期时立即开始使用患者往往难以忍受的。

注意事项

在实施开放式挛缩松解术后往往难以有效控制疼痛,这会影响治疗的进展。鼓励患者在进行治疗前服用止痛药。减少每种训练动作的重复次数、增加休息时间、使用冰袋并抬高患肢可以缓解疼痛。千万不能造成剧烈疼痛,这一点十分重要的。肘关节后方的皮肤不容易愈合,因为这一部位的皮肤血管分布少,而且在肘关节屈曲时反复受到牵拉。暂时限制关节屈曲活动从而使该部位皮肤完全愈合可能是必要的。

术后第二阶段:纤维形成期(第2~6周)

术后第二阶段的治疗重点是增加肘关节和前

术后第一阶段:炎症期(第1～7天)

目标

- 有效减轻水肿
- 全面彻底地对患者进行教育
- 在家中独立进行关节活动度训练
- 轻度功能性使用受累肘关节和整个上肢

注意事项

- 伤口

治疗措施

- 进行肘关节及前臂主动/主动辅助性活动度的综合家庭训练计划
- 肩部的主动活动度训练
- 肘关节的持续被动活动(一般仅针对开放性松解术患者)
- 减轻水肿:轻度加压,逆向按摩,抬高患肢,使用冰袋
- 进行有关伸手取物放物的创造性功能活动,这些活动应该使用整个上肢和对侧上肢。钉子、锥形物、晒衣夹、擀面杖都是可用的工具。其中某些活动对开放型松解术的患者来说可能相当困难
- 上肢训练和Nu-Step躺式交叉训练可以训练耐力(适于实施关节镜松解术的患者)
- 滑轮训练可增加关节活动度
- 利用静态渐进性夹板固定可遵医嘱进行屈伸和旋前旋后活动

晋级标准

- 伤口闭合
- 水肿消退
- 疼痛减轻
- 能够独立正确地进行综合锻炼和夹板固定训练计划

臂的主动活动范围。手术即刻引起的水肿和疼痛症状应得到有效控制，这样才能增加日常生活中肘关节的活动。

关节镜

伤口完全闭合后即应对切口部位进行瘢痕按摩。应继续进行第一阶段的基本主动/主动辅助性关节活动度训练。被动关节活动度训练在这一阶段应该得到加强。在每次治疗性训练开始前进行湿热敷是很有效的。第一阶段进行的功能性伸手取物训练和耐力训练在第二阶段应继续进行并加强。涉及整个上肢的功能性训练也应该加强。鼓励患者在整个这一阶段的每一项自我护理活动中尽可能使用患侧上肢。

夹板疗法：继续使用夜间静态伸展夹板进行固定。如果不能进行主动关节活动度训练,将要求使用静态渐进性屈曲或伸展夹板固定。预制的静态渐进性(非动力式)屈伸夹板,例如梅奥诊所通用肘关节支架（Aircast，Summit，NJ）是现货供应的,并且在很多病例中都有效(见图4-3)。

开放手术

瘢痕按摩和其他处理方法(包括硅胶薄膜敷贴)在手术切口完全闭合后即应开始应用。继续实施减轻水肿的措施，如轻度加压、逆向按摩和抬高患肢等。其治疗性训练要点与关节镜松解术中基本相同。但是开放式松解术后患者的训练比关节镜松解术后的训练往往进展更缓慢，并且最初始时患者比较难以忍受。继续使用家用持续被动运动器械直到疼痛和水肿充分减轻能够进行主动关节活动度训练为止,这一训练一般在术后2～3周进行。

夹板疗法:继续使用夜间静态伸展夹板。根据患者关节活动度受限程度，在必要时为患者准备静态渐进性屈曲和(或)伸展夹板以及前臂旋前旋后夹板。指导患者如何使用夹板,每两次使用的间歇时间为2小时,一天共间歇6小时。刚开始患者只能忍受较短的间歇时间。应使患者逐渐能忍受较长的

间歇时间。指导患者调节张力，使之能够忍受。当患者需要使用一个以上夹板时，应交替使用这些夹板，在白天时使用一个夹板，在夜间睡觉时使用另一个夹板。夹板固定疗法是很个体化的，要求适合每一位患者特定的需求和限制。动力式夹板固定患者通常不能耐受，所以不推荐使用。预制静态渐进性屈曲/伸展夹板目前是现货供应的，并且在很多病例中是有疗效的。患者上臂形状、关节僵直程度等均会影响对市售夹板的适合程度（因此也影响疗效）。

注意事项

第二阶段面临的挑战包括尺神经压迫或陷夹症状的发生。瘢痕组织形成会包裹或（和）压迫尺神经。如果这些情况发生，患者康复进展将会受到很大的影响。患者的主诉有尺神经分布末梢至腕部的麻刺感和（或）肘关节屈曲至临界位置时前臂的“电击”锐痛。肘关节伸展至临界位置时引起同样的疼痛也偶尔有报道。如果一直没有进行治疗，尺神经运动障碍将表现为内在废用伴第四指和第五指呈爪状。外科医生应该关注其神经学上的任何改变。

伴有肘关节随意伸展的肱二头肌协同收缩会严重限制肘关节伸展功能恢复的进展[6]。应用生物反馈训练机可有效分离作为主动肌的肱三头肌（图9–4）。湿热敷、按摩软组织方法以及收缩/舒张训练方法也可有效舒张肱二头肌。

在这一阶段控制疼痛有时比较困难。一般情况下过度训练或使用肘关节能导致疼痛。规范训练方法可以解决这一问题。

疼痛和活动障碍可能是异位骨形成（异位骨化）的表现。外科医生应该注意患者有无这些表现以判断是否发生异位骨化，必要时进行X线检查。

术后第三阶段：瘢痕成熟期（第6周和6周以上）

术后第三阶段的康复重点是恢复其职业性和

术后第二阶段：纤维形成期（第2～6周）

目标

- 手术切口完全闭合
- 肘关节屈曲/伸展和前臂旋前/旋后的功能性主动活动
- 疼痛<1/10
- 充分使用患侧上肢进行轻度功能性日常生活活动

注意事项

- 过度运动导致疼痛加剧
- 监测潜在的尺神经激惹/压迫/陷夹

治疗措施

- 肘关节屈曲/伸展和前臂的主动/主动辅助/被动关节活动度训练
- 肩关节主动活动度训练
- 家庭持续被动运动（仅用于开放式松解术）
- 持续控制水肿：轻度加压，逆向按摩，抬高患肢，使用冰袋
- 涉及伸手取物和放物的创造性功能锻炼。训练中应使用整个患侧上肢及对侧上肢。钉子、锥形物、晒衣夹、擀面杖都是可用的工具
- 上肢训练和Nu-Step躺式交叉训练可以训练耐力
- 滑轮训练可增加关节活动度
- 利用静态渐进性夹板固定可遵医嘱进行屈伸活动和旋前旋后活动
- 表面生物反馈训练可减少肱二头肌的协同收缩（见正文“注意事项”）

晋级标准

- 无控制疼痛问题
- 实现功能性 AROM
- 经医师许可

术后第三阶段：瘢痕成熟期（第6周和6周以上）

目标

- 恢复职业和非职业各项活动能力
- 获得并保持手术所达到肘关节和前臂的活动度
- 能独立进行肩胛部、肩部、肘关节的综合家庭训练或体操训练

注意事项

- 异位骨化
- 尺神经激惹/压迫/隔夹

治疗措施

- 继续进行主动/主动-辅助/被动关节活动度训练
- 继续进行耐力训练活动：上肢训练，Nu-Step躺式交叉训练
- 继续实施静态和静态渐进性夹板固定
- 开始借助哑铃和治疗弹性带进行肘关节/前臂/肩部/肩胛部的肌力训练
- 根据个体情况进行体操训练

出院标准

- 能根据个体体力情况以及个体生活的功能要求独立进行关节活动度训练和肌力训练
- 达到并保持手术所实现的活动度
- 无疼痛影响

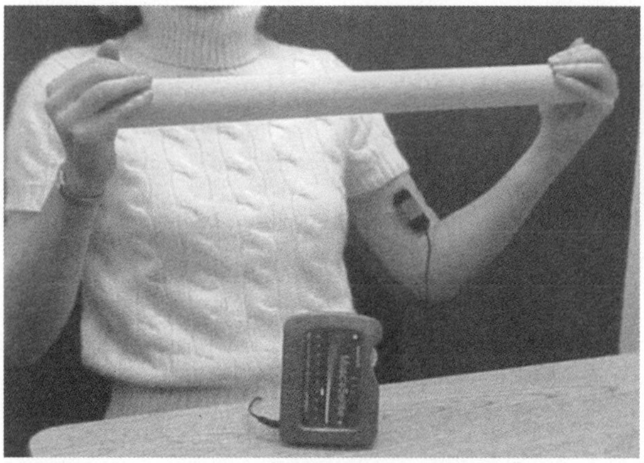

图9-4 生物反馈的应用。

非职业性所有活动的能力、开始肌力训练以及维持手术所达到的关节活动范围。继续瘢痕处理的各种措施。在开始治疗时进行湿热敷是非常有效的。继续进行治疗性训练，包括肘关节和前臂的主动和被动活动范围训练以及上肢的耐力训练。增加肌力锻炼，包括肘关节屈曲/伸展、前臂旋前/旋后以及肩部和肩胛的肌力锻炼。可以开始进行使用标准治疗弹性带和哑铃的锻炼。如果患者自我要求高，可以根据个人情况进行体操训练。

夹板疗法：第一阶段和第二阶段开始使用的夜间伸展夹板和静态渐进性夹板在这一时期继续使用，直到获得并维持肘关节和前臂的最大活动范围。

注意事项

第二阶段注意事项中所列出的尺神经症状在第三阶段开始时仍应注意。外科医生必须注意尺神经运动或感觉的一些症状。对这些症状一直不处理会导致持续的尺神经损伤。

关节活动度减小伴有疼痛也必须加以注意。这可能是关节发生异位骨化的表现。治疗师必须与外科医生进行沟通并向其汇报发现的问题。

（张建兵 王学谦 译 刘林 校）

参考文献

1. Mansat, P., Morrey, B., Hotchkiss, R.N. *Extrinsic Contracture: "The Column Procedure," Lateral and Medial Capsular Release.* In Morrey, B. (Ed). *The Elbow and Its Disorders,* 3rd ed. WB Saunders, Philadelphia, 2000.
2. Griffith, A. Therapist's Management of the Stiff Elbow. In Griffith, A., Mackin, E.J., Skirven, T.M., Schneider, L.H. (Eds). *Rehabilitation of the Hand and Upper Extremity,* 5th ed. Mosby, St. Louis, 2002, pp. 1245–1262.

3. Hotchkiss, R. Elbow Contracture. In Hotchkiss, R., Green, D.P., Pederson, W.C. (Eds). *Green's Operative Hand Surgery,* 4th ed. Churchill Livingstone, New York, 1999, p. 667.
4. Blackmore, S.M. *Splinting for Elbow Injuries and Contractures.* Atlas Hand Clin 2001;6(1):21–50.
5. Schultz-Johnson, K. *Static Progressive Splinting.* J Hand Ther 2002;15:163–178.
6. Page, C., Backus, S.I., Lenhoff, M.W. *Electromyographic Activity in Stiff and Normal Elbows During Elbow Flexion and Extension.* J Hand Ther 2003;16:5–11.

第 10 章

肘关节的动力铰链式外固定

Aviva Wolff, OTR/L, CHT
Emily Altman, PT, CHT

肘关节的屈曲和伸展挛缩是肘关节损伤和外伤后常见的并发症。开放性挛缩松解术、闭合操作法和牵引成形术是用来恢复肘关节强直患者肘关节活动范围的3种术式。疼痛、肿胀以及软组织和肌腱联合体的适应性缩短会限制患者维持通过这些手术所获得的关节活动范围。但不乐观的是，熟练地采用综合治疗措施、早期主动活动、静态渐进性夹板固定和持续被动活动均不能一定保证症状减轻。

动力铰链式外固定可用于治疗那些对其他挛缩松解术疗效不佳的病例[1]。动力铰链式外固定是一种带铰链的固定装置，它在为肘关节提供内翻和外翻稳定性的同时，使尺骨与肱骨分离[2]。这种铰链式固定器允许肘关节进行主动和被动活动，并在肘关节伸展和屈曲最大限度时拉伸软组织关节囊。目前，有两种动力铰链式固定器被广泛使用：Mayo动力性关节牵引器[3]和Hotchkiss规型铰链[4]（图10-1至图10-3）。动力固定器可用于以下几种情况：伴有复杂性关节不稳的急性损伤，副韧带松解后导致的复发性关节不稳，经保守治疗无效的成熟性、缩窄性肘关节僵直，关节囊松解后肌肉肌腱的张力极高，以及肘关节创伤后关节炎[1,5]。肘关节进行了挛缩松解术后，可以应用这种铰链式装置来维持术中所达到的关节活动范围，并使挛缩松解术中稳定性受损的肘关节保持稳定。应用铰链式固定可以在允许关节牵引、关节稳固和关节运动的情况下让瘢痕组织进行重塑，促进关节面的愈合。由于该固定装置在锁定状态下可进行平稳的、循序渐进的调整，所以可使软组织始终处于其可能的最终范围内。开启铰链后进行运动可使肌肉做适应性调整[6]。

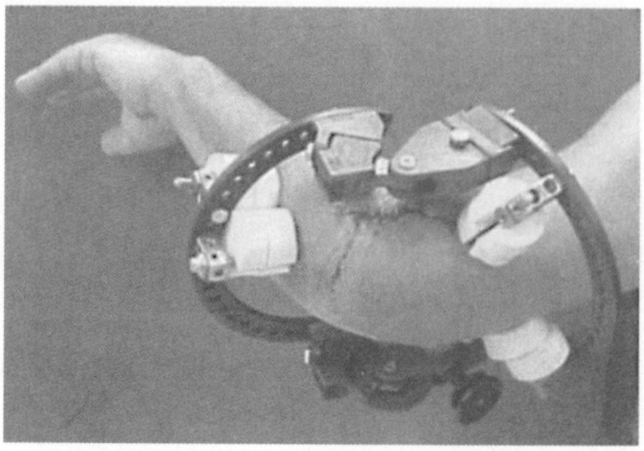

图10-1 Hotchkiss规型铰链的外侧面观。

关节挛缩松解术或关节面重修一旦导致潜在的病理改变，就应采用铰链进行治疗。在很多创伤病例中，通常行后路小切口，根据其病理情况暴露关节的内侧和外侧。对于肘关节僵直，为了行关节囊完全松解需要做前切口和后切口。经肱骨远端放置暂时性轴向固定针，使转动轴与铰链对准。框架需预先组装好，使其能在轴向固定针上自如地由内侧滑到外侧。安放两个肱骨固定针（内侧和外侧）以便将肱骨苦丁两个平面上。这两个肱骨针放置于旋转轴前后部位的尺骨上。一旦所有的固定针放置就位且关节充分复位后，就可以实施牵引。铰链两侧应该用相同大小的力来牵引[1,2]。应用动力铰链式固定器引起的并发症包括尺神经压迫症、针道感染、异位骨化、固定针断裂以及愈合延迟[7]。

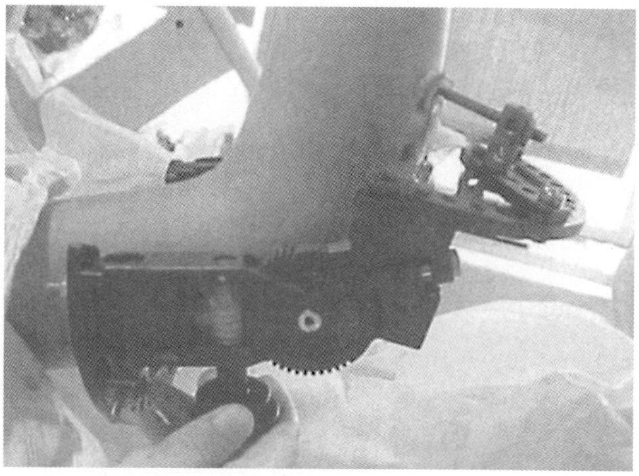

图10-2 Hotchkiss规型铰链的内侧面观。

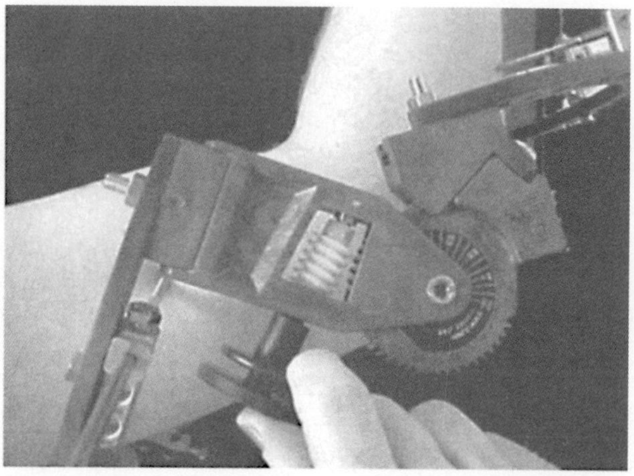

图10-3 如何松开Hotchkiss规型铰链涡轮传动装置（将两个圆盘并一起）的示意图。

康 复 概 述

动力铰链式固定器用于复杂的肘关节脱位、外伤性肘关节骨折以及复杂的挛缩松解术之后。尽管使用动力铰链式固定器有各种指征,铰链的作用都是一样的,即稳定关节和促进术后立即活动。治疗师必须与外科医生相互沟通并要了解最初创伤和手术方案的详细情况,以保证制定合理的护理计划。确切了解受累和(或)已修复的组织结构,对于帮助患者实施康复训练是至关重要的。常见的关键信息包括:韧带的修复 / 重建,血管修复,神经修复,尺神经移位,肱二头肌肌腱 / 肱三头肌肌腱的修补或保护组织,以及关节和骨折的稳定程度。治疗师还必须注意到肩部和腕部的合并损伤。

评 估

在患者初次接受治疗时,应对患者的下列情况进行评估:整个上肢(肩、腕、前臂和手指)的活动范围,水肿情况,伤口情况(手术切口和固定针位置),疼痛程度和感觉。

术 后 康 复

术后第一阶段:炎症/保护期(第0~2周)

术后康复初始阶段的重点是:对患者进行教育,进行夹板固定(必要时),实施伤口及针道护理,控制水肿,应用铰链传动系统对肘关节实施被动关节活动度(PROM)训练,以及对上肢未受累关节实施主动关节活动度(AROM)及PROM训练。术后第一天在床边访视患者,并提供铰链装置的详细书面说明。指导患者如何旋转涡轮传动装置,白天使其肘关节逐步伸展,睡觉时保持在伸展最大忍耐位置。同时指导患者对上肢未受累关节实施主动关节活动度训练。重点是抬高患肢减轻水肿、手指的主动活动范围练习和低温疗法(使用冰袋)。并为患者提供市售腕部夹板加以支托。在术后第二天,患者应缓慢旋转涡轮传动装置,使肘关节逐步屈曲,睡觉时使肘关节保持在最大忍耐的屈曲位。术后第三天,患者开始将肘关节交替保持在最大屈曲位和最大伸展位,夜间使其维持在术前最受限的位置上。这种被动关节活动度训练要持续10天至2周。在术后第三天,还要指导患者做肘关节次最大伸展和弯曲位的等长训练,在此过程中铰链保持在弯曲90°。要求患者每天做4~6次等长收缩,每次重复做5~10遍。在忍耐范围内,让前臂做柔和的、主动旋前旋后活动。在出院之前,教会患者固定针的最佳护理方式。对于稳定性差的病例,可使用“夹糖钳”状夹板将前臂固定于旋前位(图10-4)。在患者出院前,要做好这项准备。必要时,夜间使用的外在屈肌伸展夹板(手部支托夹板)也应在第一阶段准备好[1,6]。

注意事项

疼痛、持续的水肿、针道感染、穿针部位渗出以及对被动关节活动度耐受性差,这些问题在第一阶段并不少见。在这一时期应该频繁随访门诊

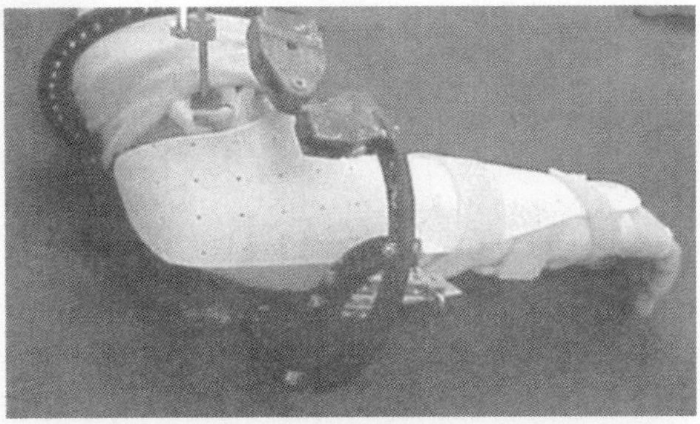
A

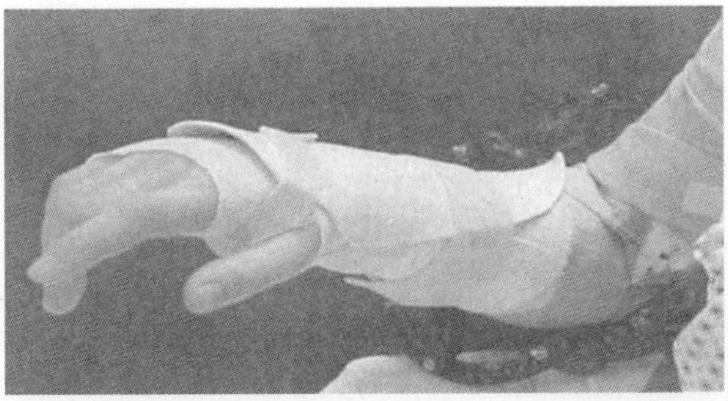
B

图10-4 规型铰链带旋前夹板。A,外侧面观。B,内侧面观。

术后第一阶段：炎症/保护期(第0～2周)

目标

- 控制水肿和疼痛
- 未受累关节的全关节活动范围
- 肘关节最大限度的被动屈曲和伸展

注意事项

- 肘关节处的尺神经压迫
- 针道感染

治疗措施

- 控制水肿：冰敷，抬高患肢，加压
- 伤口护理，固定针护理(监测有无感染)：渗出常见(尤其是内侧穿针部位)
- 未受累关节的活动范围：着重前臂的旋前和旋后活动

夹板固定

- 腕部支持
- 必要时，夜间使用外在屈肌/伸肌伸展夹板
- 对稳定性差的病例，使用“夹糖钳”状夹板将前臂固定于旋前位

肘关节活动范围的训练方案

腋窝持续阻滞 24~48 个小时

进行被动关节活动度训练时应缓慢旋动涡轮传动装置

- 术后第 1 天：指导患者旋转涡轮传动装置，白天使肘关节逐步伸展，睡觉时保持在最大忍耐伸展位
- 术后第 2 天：指导患者旋转涡轮传动装置，使肘关节在白天逐步屈曲，睡觉时保持在最大忍耐的屈曲位
- 术后第 3 天：白天使关节交替处于屈曲和伸展位数次；夜间睡眠时关节交替处于最大屈曲和最大伸展位，或者指导患者在睡觉时使关节处于更极限的位置
- 术后第 4 天：指导患者做肘关节次最大伸展和屈曲的等长训练，此时要求锁定铰链装置

这一训练计划要求持续 2 周

患者的治疗，密切监测患者的情况。

术后第二阶段：纤维形成期(第2~8周)

第二阶段开始于(在开启铰链固定器下)对肘关节进行主动活动范围训练，结束于解除铰链装置。开始时，每天松开 4 次涡轮传动装置，每次重复进行 10 遍屈曲和伸展动作(图 10-5 A，B)。继续进行前臂旋前旋后主动运动，并且在运动中强调达到最终活动范围。到术后第 3 或第 4 周，要较长时间开启铰链装置，并鼓励功能性使用患肢。开始进行需要屈曲和伸展肘关节的头上位滑轮训练和伸手取物活动以及抓物训练(图 10-6)。伤口一旦闭合，即可以开始对肘关节前部进行湿热敷。术后即马上开始的被动运动应贯穿于这一阶段。需要时可开始用夜间夹板，以防止外在前臂肌肉的缩短。

注意事项

在这一阶段可能会出现肘关节屈曲和伸展活动范围难以令人满意的增大以及发生粘连性肩关节囊炎的问题。因此要鼓励患者进行头上位训练和伸手取物锻炼，减少上肢处于保护性静止体位的时间。频繁的随诊以增加肘关节活动度对患者有益。遵医嘱进行居家训练也是至关重要的。

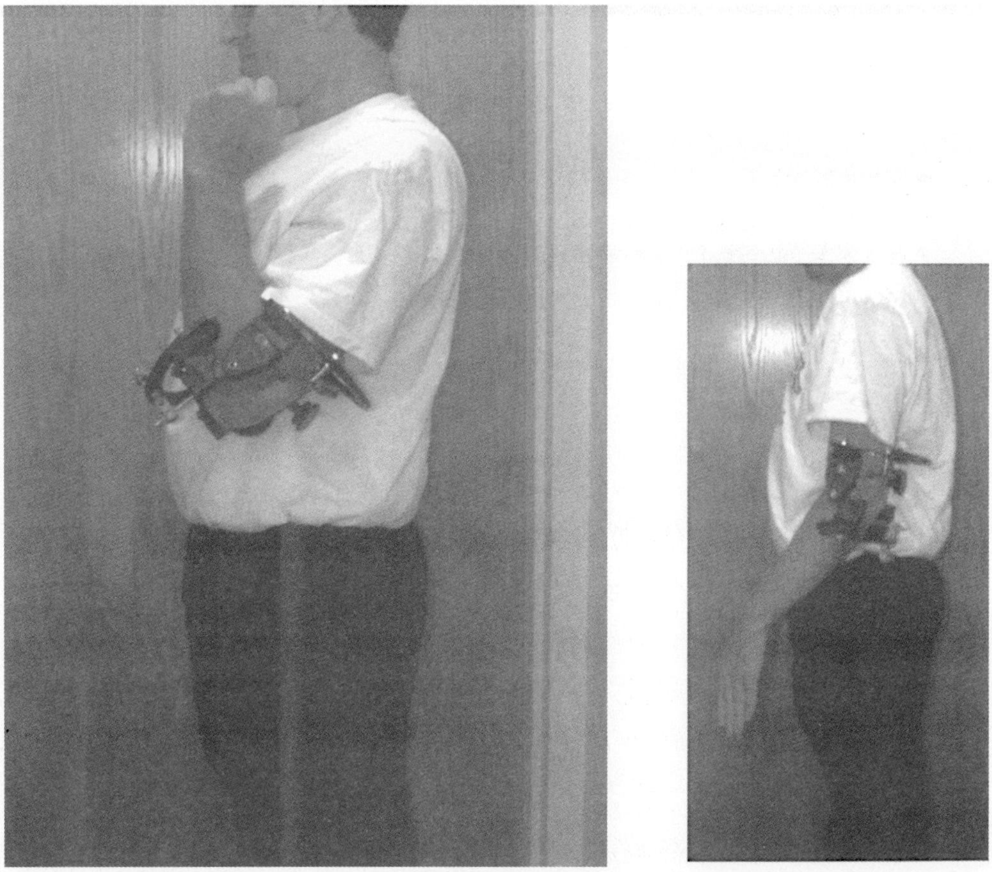

A　B

图10–5　**A** 和 **B** 示出松开涡轮传动装置后的肘关节主动屈伸活动范围训练。

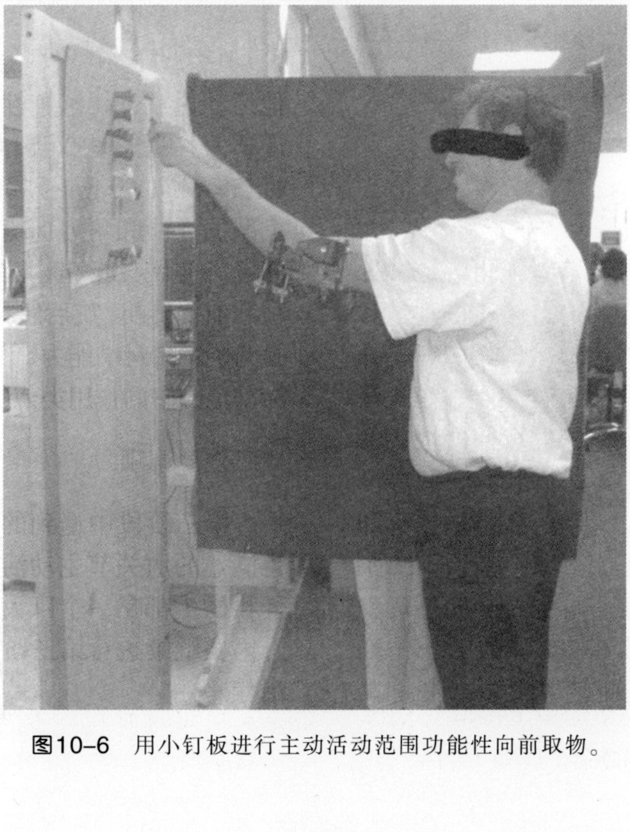

图10–6　用小钉板进行主动活动范围功能性向前取物。

术后第二阶段：纤维形成期(第2～8周)

目标

- 减轻水肿
- 伤口闭合
- 未受累关节达到整个主动活动范围
- 肘关节主动和被动达到最大屈曲和伸展

注意事项

- 肘关节部位的尺神经压迫
- 针道感染

治疗措施

- 伤口护理
- 在主动活动范围内进行肘关节的屈曲和伸展以及前臂的旋前和旋后
- 未受累关节的主动活动范围练习
- 功能性应用患侧上肢进行轻度日常生活活动

夹板固定

- 必要时用于：
  - 腕部支撑
  - 保持外在前臂肌肉的长度
  - 保持肘关节的稳定性(前臂旋前)

肘关节活动范围的训练方案

- 继续进行第1阶段开始的被动活动范围训练
- 开始主动活动范围内的肘关节屈伸活动(开启铰链装置)，起初每天进行4次，每次重复10遍，然后进展至一天花50%~70%的时间在开启铰链装置下进行活动
- 鼓励患者功能性使用患侧上肢

术后第三阶段：瘢痕成熟期(铰链装置移除后第6~8周)

第三阶段开始后即将铰链装置去除。继续处理残余的水肿。切口部位开始进行瘢痕松动术和其他处理。注意观察穿针部位，必要时用敷料包扎直到闭合。此时的治疗干预包括：湿热敷并延长最终范围的伸展时间以增加软组织的可伸展性并使肌肉做好练习前的准备，进行主动活动范围、主动辅助活动范围、被动活动范围训练，软组织松解和按摩，收缩/松解术，最终范围持续伸展训练，二头肌在肘部同步收缩的预防练习，以及功能性运动(包括应用Baltimore理疗设备(BTE)的工作仿真器)。开始应用治疗弹性带、哑铃、复合拉伸机和其他运动器械进行渐进性抗阻力训练。在这一阶段还适宜借助一些仪器（如Nu-Step躺式交叉训练机、Schwinn Airdyne训练车和上肢训练车）进行全上肢的体能和耐力训练。使用的夹板包括系列夜间静态伸展夹板、渐进性静态肘关节屈曲/伸展夹板和前臂旋前/旋后肌夹板。设计这些夹板的目的是为了维持运动能力、其作用与动力固定器在被动活动范围中的作用类似(见第9章)。

注意事项

第三阶段中遇到的挑战与第二阶段一样。取得满意的肘关节主动活动范围对患者、治疗师和外科医生都是一个巨大的挑战。患者往往在很多月内要继续进行第三阶段提出的综合性夹板固定治疗。

术后第三阶段：瘢痕成熟期（铰链装置移除后第6～8周）

目标

- 恢复患侧肘关节的全部功能应用
- 达到伤口完全闭合，促进瘢痕松动
- 能够在家中独立进行综合肌力训练和适应性锻炼
- 获得肘关节最大屈伸活动范围

注意事项

- 尺神经压迫症
- 异位骨化
- 持久关节挛缩

治疗措施

- 主动、主动辅助和被动活动范围的伸展训练
- 热疗法
- 软组织按摩/松动
- 收缩/舒张活动
- 在日常生活活动中功能性使用患侧上肢
- 渐进性抗阻力训练
- 系列静态/渐进性静态综合夹板固定
- 一般适应性训练

夹板固定

- 系列静态夜间伸展夹板
- 静态渐进性肘关节屈曲/伸展以及前臂旋前旋后夹板

（张建兵　陆芸　译　李世民　校）

参考文献

1. Hotchkiss, R. *Compass Universal Hinge: Surgical Technique*. Smith and Nephew, Memphis, 1998.
2. Morrey, B.F., Hotchkiss, R. External Fixators of the Elbow. In Morrey, B.F. (Ed). *The Elbow and Its Disorders*, 3rd ed. WB Saunders, Philadelphia, 2000.
3. Morrey, B. *Post-traumatic Operative Procedures of the Elbow*. J Bone Joint Surg 1990;72(8):601.
4. Kasparyan, N.G., Hotchkiss, R. *Dynamic Skeletal Fixation of the Upper Extremity*. Hand Clin 1997;13:643.
5. Hotchkiss, R. Elbow Contracture. In Hotchkiss, R., Green, D.P., Pederson, W.C. (Eds). *Green's Operative Hand Surgery*, 4th ed. Churchill Livingstone, New York, 1999, p. 667.
6. Griffith, A. *Therapist's Management of the Stiff Elbow*. In Callahan, A.D., Osterman, A.L., Mackin, E.J., Skirven, T.M., Schneider, L.H. (Eds). *Rehabilitation of the Hand and Upper Extremity*, 5th ed. Mosby, St. Louis, 2002, pp. 1245–1262.
7. McKee, M., Bowden, M.D., King, G.J., Patterson, S.D., Jupiter, J.B., Bamberger, H.B., Paksima, N. *Management of Recurrent Complex Instability of the Elbow with Hinged External Fixation*. J Bone Joint Surg 1998;80B:1031.

第 11 章

桡骨远端骨折

Coleen T. Gately, PT, DPT, MS

流行病学研究显示，桡骨远端骨折是前臂骨折中最常见的一种形式[1,2]。受伤机制常为手伸展着地摔倒(FOOSH)。这种低能量造成的桡骨远端骨折要比高能量创伤(如机动车车祸)造成的骨折更为常见[3]。桡骨远端骨折在35～64岁人群中的发生率女性要大于男性[4]。

外科概述

桡骨远端与尺骨及近排腕骨相关节。桡骨、尺骨和腕骨组成腕关节复合体。桡骨远端骨折的治疗主要视受伤范围而定。常用治疗措施包括闭合复位加石膏托固定、闭合复位外固定(CREF)、经皮穿针固定、切开复位内固定(ORIF)或这些方法的任何组合[5]。复位时可联合行骨移植，视骨折粉碎或缺损程度而定。复位的目标是维持骨的对线，使骨折更好地愈合。

康复概述

因为骨折在各个愈合阶段是不断发展的，所以康复的重点是帮助患者重获手及上肢的运动功能。骨折稳定性、固定强度及软组织损伤范围将决定着每个愈合阶段的治疗进度。要和医师直接交流以明确注意事项并设定现实可行的康复目标。治疗要针对患者的具体需要以及所采用的固定类型。

术后第一阶段：保护期(第0~6周)

第一阶段的目标包括：维持正确的保护性制动，减轻水肿和疼痛，以及保持未受累关节的充分的活动范围(ROM)。第一次随访治疗重点是水肿。过度水肿会损伤周围组织的未受损细胞，延缓愈合时间[6,7]。本着“制动、冷敷、加压、抬高”(RICE)的原则进行处理。此外，还应指导患者进行逆行按摩和使用加压覆裹，如Coban、Tubigrip弹力织物和Isotoner手套。研究表明，在头顶上主动握拳有助于减轻水肿[8,9]。

未受累关节(手指、肘、前臂、肩关节)的主动活动范围(AROM)训练应在术后立即进行。在开始进行前壁ARCM练习之前必须确认远端桡尺关节(DRUJ)的稳定性。要鼓励患者使用未受累关节进行轻微的功能活动，以减少因制动而发生关节纤维化的危险性[6,7]。

对有外固定或克氏针外露的患者，应指导其对固定针的护理以减少感染的概率。建议使用过氧化氢与无菌水配制的混合液(1∶1)对穿针处进行清洗，每天两次[10]。

术后外敷料可在1~2周内移除，换上热塑性掌侧或双片腕部夹板。将腕关节置于腕背伸0°~20°。鱼际纹及远侧掌横纹一定让出来以利于拇指及其余四指的活动范围（图11–1）。切开复位内固定(ORIF)稳定的患者可在手术后第二周开始进行主动活动范围练习。进行腕关节和前臂主动活动范围练习时，应除去热塑夹板。

注意事项

肩关节及手部僵硬是桡骨远端骨折常见的并发症。关节僵硬常是由于制动、创伤和患肢肌力所致[11–14]。鼓励患者进行轻微的功能活动以预防僵硬。当桡骨远端骨折应用外固定治疗时，应特别注重拇指与其余四指的练习。可能会发生屈肌腱和伸肌腱的粘连。应进行肌腱滑动练习(见图14–18至

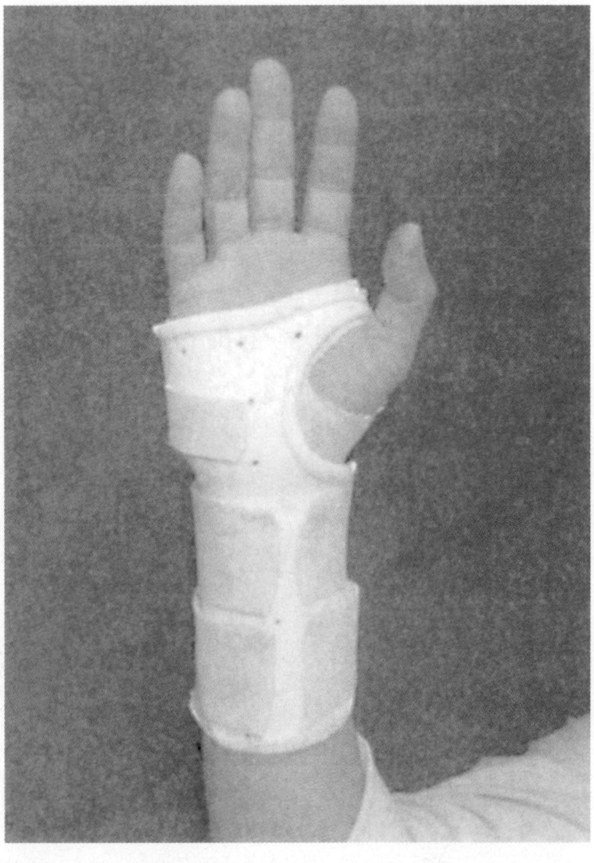

图11–1 定做的热塑掌侧夹板；腕关节背伸0°~20°；留出鱼际纹与远侧掌横纹以防止拇指指蹼及掌指关节僵硬。

图14–20）以促进指浅屈肌（FDS）和指深屈肌（FDP）各肌腱的分别滑动。也要进行指总伸肌的滑动练习，以促进手指单一性伸展和防止内在肌腱缩短。可以应用屈曲手套来增加掌指关节和指间关节的被动屈曲度。如果外在屈肌紧张，那么晚上应使用静态背伸位支撑夹板。可以使夹板逐渐重塑，使其随着时间而增大背伸角度。极度疼痛并伴有未解决的关节僵硬、肿胀、高度敏感性和皮肤光亮，可能是局部复合性疼痛综合征（CRPS）的早期征象[15]。注意到的任何异常症状都应立即报告给相关外科医师。

术后第二阶段：稳定期(第6~8周)

当骨折处达到临床愈合或经手术固定骨折已很稳定时，可进入第二阶段。时间范围为1 ~ 8周，取决于骨折范围和所用的固定类型。上一阶段的目标继续适用。对于腕关节一直被完全制动的病

术后第一阶段：保护期（第0～6周）

目标

- 维持正确的保护性制动
- 减轻水肿和疼痛
- 保持未受累关节的充分活动范围(ROM)

注意事项

- 在开始前臂的轻微主动活动范围练习之前，要获得医师的认可
- 早期的肩关节活动对预防粘连性关节囊炎至关重要
- 将局部复合性疼痛综合征的早期症状报告给医师以便进行早期干预

治疗措施

保护方法

- 定做的热塑性掌侧或双片腕部夹板：腕关节背伸0°~20°；让出鱼际纹及远侧掌横纹以防止拇指指蹼及掌指关节僵硬(图11–1)

针道及伤口护理(闭合复位外固定，切开复位内固定)

- 针道护理方案可有不同：遵循医嘱进行护理，有些病例可能不需要进行特殊的针道护理(用过氧化氢和无菌水1:1混合液清洗，每日两次)
- 切开复位内固定应遵循标准的伤口护理规程

水肿/疼痛治疗

- 抬高患肢，休息，冰敷/冷敷，加压
- 轻质加压外衣或外套，即Isotoner 手套、Coban、Tubigrip 弹力织物
- 在头顶上进行主动握拳

未受累关节的活动范围

- 肌腱滑动练习
- 手内在肌练习：蚓状肌，骨间肌，鱼际肌及小鱼际肌
- 肌腱分别滑动练习，以防止肌腱粘连在骨折、固定件或固定针处，这些肌腱是指浅屈肌腱(FDS)、指深屈肌腱(FDP)、拇长伸肌腱(EPL)、拇长屈肌腱(FPL)
- 术后第一天开始练习肘关节、肩关节的活动度
- 经医师同意，可在无痛范围内练习前臂的轻度旋转(图11–2)

受累关节活动度(稳定性固定/坚强固定)

- 轻柔地进行腕关节活动：腕屈/伸，桡/尺偏

晋级标准

- 骨折处临床愈合或经手术固定骨折已稳定

例，把石膏或固定器移除后，要定做此前描述的热塑性夹板，同时可开始进行腕关节轻柔的主动活动范围练习。

活动度练习按如下所述进行。当骨折处达到临床愈合或经手术固定的骨折已稳定时，可进行腕关节和前臂轻柔的主动练习。此后可进行主动辅助活动范围练习（AAROM）。当骨痂形成并且骨折处比较坚固时，可进行被动的活动和伸展。进行被动活动之前，要得到外科医师的允许。

当切口都关闭且愈合之后，可以开始进行瘢痕治疗。这包括手动瘢痕按摩。研究表明，贴硅凝胶片，如Cica-Care和Mepiform（图11-3），可防治和改善肥大型瘢痕和瘤状瘢痕[16-22]。有文献认为，通过按压和水合作用可以使瘢痕变软变柔韧[23]。这一观点未有被前瞻性随机临床研究所证实[24]。

注意事项

在第二阶段，腕关节和前臂的活动度恢复至关重要。尽管在第三阶段可以应用过分的被动活动范围（PROM）和夹板固定术来进一步增进活动度，但是获得活动度的最佳时机是第二阶段。治疗干预重点是恢复活动度以及增进功能。几项研究确定的前臂功能活动度为：旋前50°，旋后50°，腕背伸30°~45°，腕屈曲5°~40°，桡偏、尺偏的弧度为20°~40°[25-27]。Hume等人报道的手指功能性活动度为：掌指关节61°，近指间关节60°；远指间关节39°，拇指掌指关节21°，拇指指间关节18°[28]。

术后第三阶段：骨折愈合期（第8~12周）

当骨折处能经受住一定的压力和抵抗力时，治疗就进入第三阶段。这通常在8~12周时。医师决定是否进入这一阶段主要取决于X线片的愈合情况。此时要增加被动伸展训练与关节活动练习，以达到最大的活动度。此外，还可以开始渐进性肌力训练，以便恢复功能、工作和运动。

注意事项

桡尺关节远端僵硬和腕关节活动范围受限是桡骨远端骨折的常见并发症。当活动不能得到改善时，可应用系列夹板固定实施的低负荷，长时间伸展来改善关节的被动活动度[27-31]。这些夹板包括系列静态腕背伸夹板（图11-4）、静态渐进性腕夹板，以及静态渐进性旋前/旋后夹板。

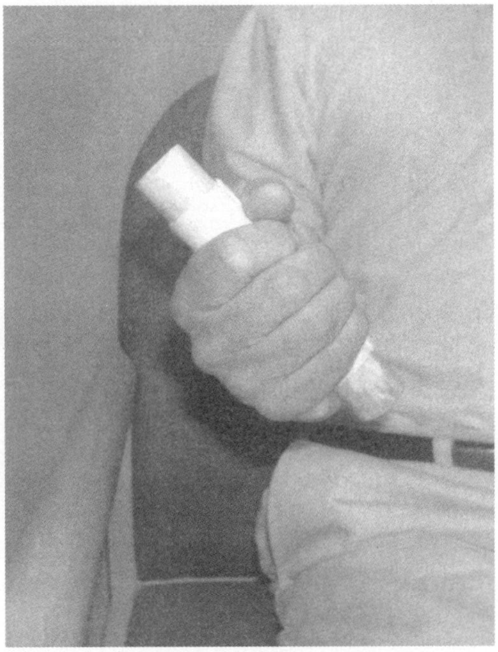

图11-2 在屈肘90°且上臂贴近身体时进行前臂旋转练习，以防止肩关节代偿前臂旋转。

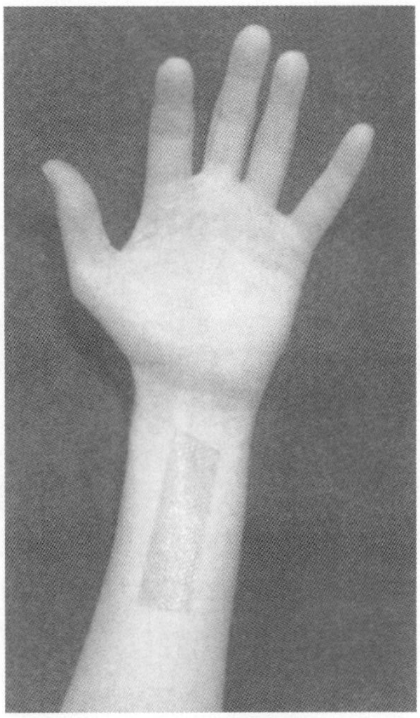

图11-3 硅凝胶片。

术后第二阶段：稳定期（第6～8周）

注意：如果经切开复位内固定骨折已达到稳定，则可早在术后第二周开始第二阶段治疗

目标

- 腕关节和前臂在无痛范围内达到最大活动度
- 受累肢体恢复轻微的功能活动
- 必要时继续完成第一阶段的目标

注意事项

- 在开始腕关节活动范围和轻度关节活动练习之前，必须通过骨性愈合或手术固定保证骨折的稳定

治疗措施

保护方法

- 定做热塑性掌侧或双片腕夹板：进行伤口和皮肤护理时移除夹板
- 要根据骨折稳定性和骨性愈合情况并遵循医嘱移除夹板
- 移除外固定；在外固定移除后可能需要用夹板来进一步保护患肢

瘢痕治疗

- 一旦伤口完全愈合后，就可以开始瘢痕按摩和贴硅凝片（避免感染）

水肿及疼痛治疗

- 冷敷
- 逆行按摩
- 水肿变硬时可采用温热水浴或冷热水交替浴
- 使用轻质加压外衣或外套：Isotoner手套、Coban和Tubigrip弹力织物

腕关节和前臂的主动活动度

- 开始进行腕关节和前臂的主动活动范围练习以及轻柔的主动辅助练习
- 早期开始腕关节的单独伸展练习，以防止指长伸肌辅助腕关节伸展并可促进抓捏功能提高
- 在屈肘 90°且上臂贴近身体时进行前臂的旋转练习，防止肩关节代偿前臂旋转（图11–3）
- 如果骨折稳定性允许，在此阶段可以开始轻度放松活动以及Ⅰ级和Ⅱ级的关节活动

轻度功能性活动

- 精细动作协调性练习，如小件物品操控、写字和打字
- 恢复正常活动和日常生活活动，如吃、穿、处理个人卫生

晋级标准

- X 线片证实的骨折愈合或医师判断骨折处能承受一定的阻力和压力

术后第三阶段：骨折愈合期(第8～12周)

目标

- 恢复肌力以便重返功能性活动及工作
- 必要时继续完成第二阶段目标

注意事项

- 逐步增加肌力训练强度，避免疼痛和代偿性改变

治疗措施

被动活动度和夹板固定

- 被动活动度
  - 如祈求式伸展
- 伸展
- 活动关节以达到最大可能的活动范围
- 应用系列静态和静态渐进性夹板以达到最大可能的活动范围
- 例如：系列静态腕背伸夹板，静态渐进性腕部夹板，静态渐进性旋前/旋后夹板

肌力练习

- 等长和动力性抓、捏肌力练习
  - 例如：橡皮泥，手辅助器，BTE PRIMUS，(Biometries Ltd)的ULE
- 腕关节及前臂渐进性抗阻训练
  - 例如：逐渐从抗重力训练到加大力量的弹性带训练
- 工作适应性训练：特殊的功能性练习，BTE
- 恢复运动

出院标准

- 已恢复主动活动度功能和肌力，返回此前的日常生活和工作中
- 能独立进行家庭训练计划

(宫可同 李世民 译 王学谦 校)

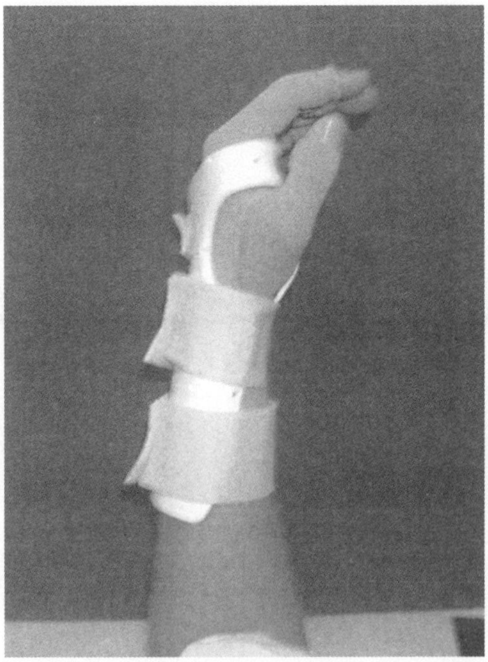

图11-4 静态渐进性腕背伸夹板。

参考文献

1. Alffram, P.A., Bauer, G.C. *Epidemiology of Fracture of the Forearm: A Biomechanical Investigation of Bone Strength.* J Bone Joint Surg 1962;44A:105.
2. Benger, U., Johnell, O. *Increasing Incidence of Forearm Fractures: A Comparison of Epidemiologic Patterns 25 Years Apart.* Acta Orthop Scand 1985;56:158.
3. Melton, L.J. III, Amadio, P.C., Crowson, C.S., O'Fallon, W.M. *Long-term Trends in the Incidence of Distal Forearm Fractures.* Osteoporos Int 1998;4(8):341–348.
4. Owen, R.A., Melton, L.J. III, Johnson, K.A., Ilstrup, D.M., Riggs, B.L. *Incidence of Colles' Fracture in North American Community.* Am J Public Health 1982;72:605–607.
5. Seitz, W.H. Jr., Froimson, A.I. *Reduction of Treatment Related Complications in the External Fixation of Complex Distal Radius Fractures.* Orthop Rev 1991;2:169–177.
6. Flowers, K.R. Edema: Differential Management Based on Stages of Wound Healing. In Hunter, J.M., Mackin, E.J., Callahan, A.D. (Eds). *Rehabilitation of the Hand,* 4th ed. Mosby, St. Louis, 1995, pp. 87–91.
7. Hunter, J., Mackin, E.J., Callahan, A.D. Edema: Techniques of Evaluation and Management. In Hunter, J., (Eds). *Rehabilitation of the Hand,* 4th ed. Mosby, St. Louis, 1995, pp. 77–85.
8. Buncke, H.J., Jackson, R.L., Buncke, G.M. Surgical and Reha-

bilitative Aspects of Replantation and Revascularization of the Hand. In Hunter, J.M., Schneider, L.H., Mackin, E.J., Callahan, A.D. (Eds). *Rehabilitation of the Hand: Surgery and Therapy*, 4th ed. Mosby, St. Louis, 1995, p. 1075.
9. Sorenson, M.K. *The Edematous Hand.* Phys Ther 1989;69: 1059.
10. Leibovic, S.J. *Bone and Joint Injury in the Hand: Surgeon's Perspective.* J Hand Ther 1999;2(12):111–120.
11. Salter, R.B. *The Biological Concept of Continuous Passive Motion of Synovial Joints. The First Eighteen Years of Basic Research and its Clinical Implications.* Clin Orthop 1989;242:12–24.
12. Culav, E.M., Clark, C.H., Merrilees, M.J. *Connective Tissues: Matrix Composition and Its Relevance to Physical Therapy.* Phys Ther 1999;79:308–319.
13. Sapega, A.A., Quedenfeld, T.C., Moyer, R.A., Butler, R.A. *Biophysical Factors in Range-of-motion Exercise.* Physician Sports Med 1981;9(12):57–61.
14. De Deyne, P.G. Application of Passive Stretch and its Implications for Muscle Fibers. Phys Ther 2001;81:821–822.
15. Laulan, J., Bismuth, J.P., Sicre, G. *The Different Types of Algodystrophy after Fractures of the Distal Radius: Predictive Criteria after 1 Year.* J Hand Surg 1997;22B:441.
16. Ahn, S.T., Monafo, W.W., Mustoe, T.A. *Topical Silicone Gel for the Prevention and Treatment of Hypertrophic Scars.* Arch Surg 1991;126:499–504.
17. Ahn, S.T., Monafo, W.W., Mustoe, T.A. *Topical Silicone Gel: A New Treatment for Hypertrophic Scars.* Surgery 1989;106: 781–787.
18. Quinn, K.J. *Silicone Gel in Scar Treatment.* Burns 1987;13: S33–S40.
19. Gibbons, M., Zuker, R., Brown, M., Candlish, S., Snider, L., Zimmer, P. *Experience with Silastic Gel Sheeting in Pediatric Scarring.* J Burn Care Rehabil 1994;15(1):69–73.
20. Carney, S.A., Cason, C.G., Gowar, J.P., Stevenson, J.H., McNee, J., Groves, A.R., Thomas, S.S., Hart, N.B., Auclair, P. *Cica-Care Gel Sheeting in the Management of Hypertrophic Scarring.* Burns 1994;20(2):163–167.
21. Sherris, D.A., Larrabee, W.F. Jr., Murakami, C.S. *Management of Scar Contractures, Hypertrophic Scars, and Keloid.* Otolaryngol Clin North Am 1995;28(5):1057–1068.
22. Tilkorn, H., Ernst, K., Osterhaus, A., Schubert, A., Schwipper, V. *The Protruding Scars: Keloids and Hypertrophic Diagnosis and Treatment with Silicon-gel-sheeting.* Polym Med 1994;24(1–2): 31–44.
23. Fulton, J.E. Jr. *Silicone Gel Sheeting for the Prevention and Management of Evolving Hypertrophic and Keloid Scars.* Dermatol Surg 1995;21:947–951.
24. Shaffer, J.J., Taylor, S.C., Cook-Bolden, F. *Keloidal Scars: A Review with a Critical Look at Therapeutic Options.* J Am Acad Dermatol 2002;46(2):S63–S97.
25. Palmer, A.K., Werner, F.W., Murphy, D., Glisson, R. *Functional Wrist Motion: A Biomechanical Study.* J Hand Surg 1985; 10A(1):39–46.
26. Ryu, J., Cooney, W.P., Askew, L.J., An, K.N., Chao, E.Y. *Functional Ranges of Motion and the Wrist Joint.* J Hand Surg 1991;16A(3):409–419.
27. Gartland, J.J., Werley, C.W. *Evaluation of Healed Colles' Fracture.* J Bone Joint Surg 1951;33A:895.
28. Hume, M.C., Gellman, H., McKellop, H., Brumfield, R.H. *Functional Range of Motion of the Joints of the Hand.* J Hand Surg 1990;15A:240.
29. Mullen, T.M. *Static Progressive Splint to Increase Wrist Extension or Flexion.* J Hand Ther 2000;13:313–314.
30. Lucas, S. Splinting the Stiff Wrist. In Skirven, T., Raphael, J. (Eds). *Contractures and Splinting. Atlas of the Hand Clinics.* WB Saunders, Philadelphia, 2001.
31. Schindeler-Grasse, P., Paynter, P. Splinting for Thumb Contractures. In Skirven, T., Raphael, J. (Eds). *Contractures and Splinting. Atlas of the Hand Clinics.* WB Saunders, Philadelphia, 2001.

第12章

舟骨骨折

Coleen T. Gately, PT, DPT, MS

8块腕骨中舟骨骨折发生率最高(图 12-1)[1-3]。舟骨骨折占所有腕骨骨折的79%[4]。受伤机制是高冲击力手伸展位着地摔倒(FOOSH),腕过伸且桡偏[5]。舟骨骨折常见于年轻或活跃的个体,而且常为接触性运动所致。

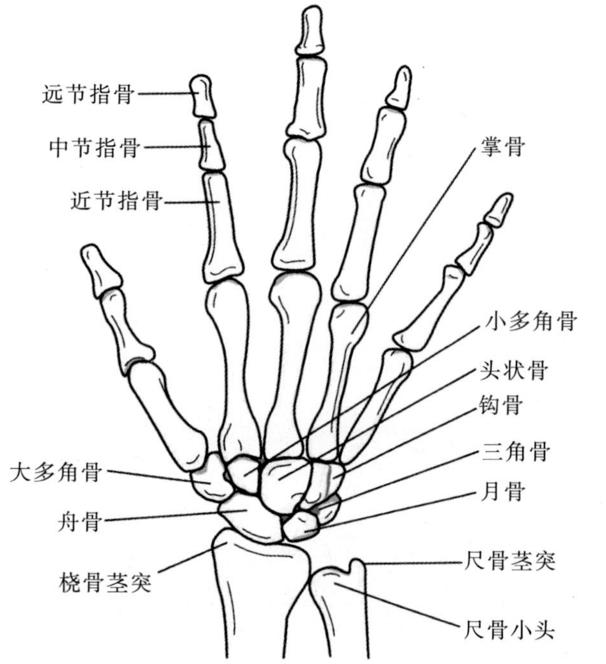

图12-1 舟骨损伤在腕骨中最常见。(*From Thibodeau,G. A.,Patton,K.T.* Anatomy & Physiology,*5th ed. Mosby,St. Louis,2003. P. 240.*)

外 科 概 述

舟骨在解剖学上分为4部分:近极,腰部,远极,舟骨结节(图12-2)。大多数舟骨骨折发生在腰部(70%),其次为近极(20%),最少发生在远极(10%)。90%~95%的舟骨骨折只要通过制动进行适当治疗都能愈合,但也有5%~10%发生不愈合[6,8]。

依据骨折特性的不同,舟骨骨折复位有很多方法。管型石膏制动适用于无移位的骨折。轻微移位的骨折可采用闭合复位经皮穿针(CRPP)治疗。移位骨折应用切开复位内固定(ORIF)进行治疗[6,8]。内固定可选用克氏针、空心钉或钢板。

舟骨远极比舟骨近极的血运更丰富(图12-3)。舟骨腰部骨折会干扰近极的血运,从而产生无血管性坏死、延迟愈合或不愈合[3,9-13]。由于血供较差,舟骨近极骨折需要12~14周才能愈合,并且制动期延长。因此,甚至当闭合复位操作也能达到充分复位时,为了早期活动通常也应用空心钉进行切开复位内固定[9,14-16]。可经掌侧或背侧入路实施手术[17-19]。空心钉穿入螺纹垫圈对骨折位两端施以压力为骨折愈合提供稳定性(图12-4)。复杂骨折骨可采用无血供或有血供骨移植来加速骨愈合。应用骨生长电刺激也能促进骨愈合[20-22]。下列康复原则适用于经ORIF复位的舟骨骨折。

康 复 概 述

手术达到的稳定性程度以及舟骨骨折的部位,决定着每一愈合阶段的治疗进展速度。与医生的直接交流对于决定骨折部位及稳定性是否适合治疗进展是至关重要的。

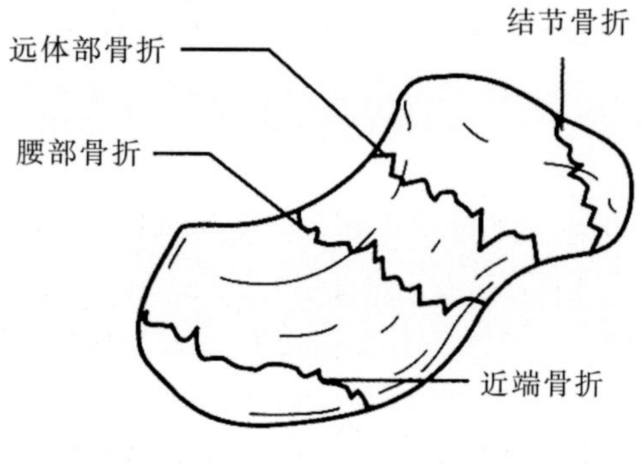

资料来源:www.qehae.dircon.co.uk/sho/scaphoidfracture.htm

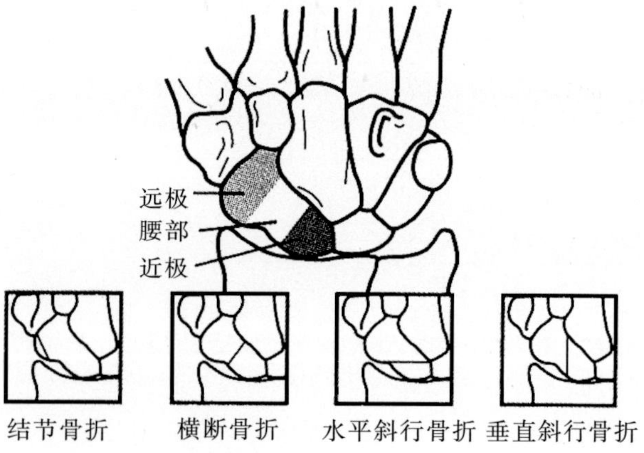

图12-2 舟骨通常分为4部分:近极,腰部,远极,舟骨结节。

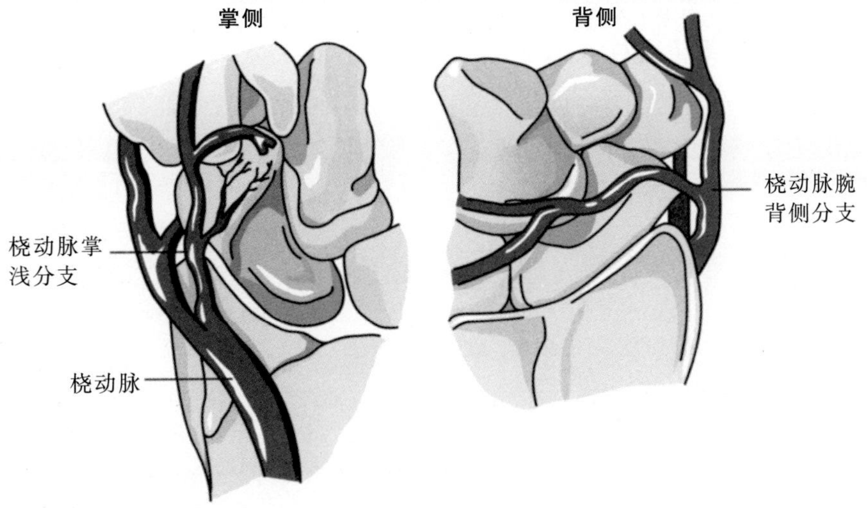

图12-3 舟骨远极与近极相比血运较丰富。(*From Green, D.P., Hotchkiss, R.N., Pederson, W.C.* Green's, Operative Hand Surgery, *4th ed. Churchill Livingstone, New York, 1999, p. 810.*)

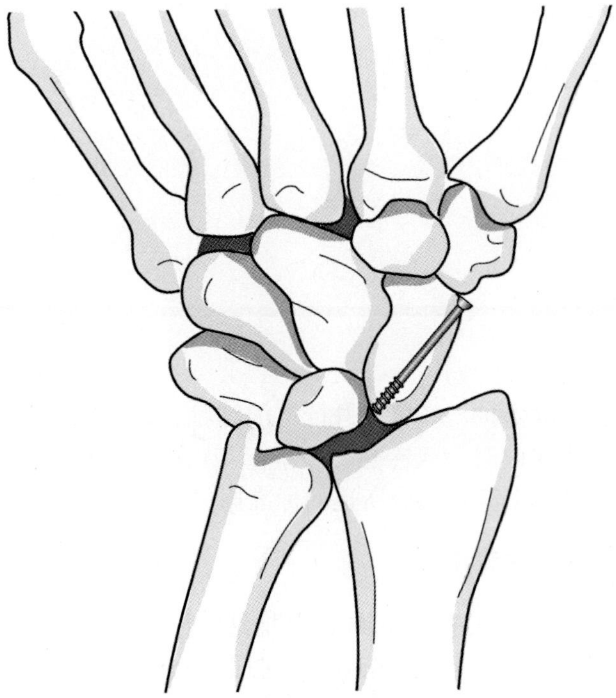

图12-4 可以用空心钉来固定舟骨骨折。

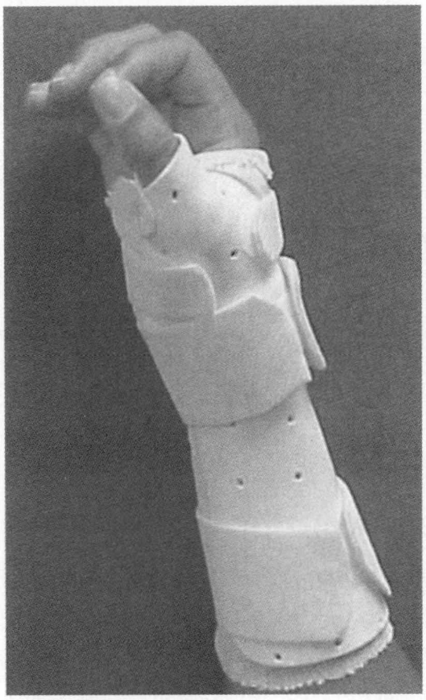

图12-5 前臂拇指塑托,腕背伸0°~20°,拇指制动但指间关节不固定。

术后第一阶段:保护期(第0~4周)

在保持正确制动保护的同时,第一阶段的目标是尽可能减小水肿和疼痛以及维持未受累关节的全部活动范围(ROM)。2~4周内去除术后辅料之后,用一定制的掌侧或两片前臂拇指热塑夹板,于腕背伸0°~20°且拇指在功能位行外固定。拇指指间关节不固定(图12-5)。第一次复查治疗时,指导患者控制水肿。水肿控制和伤口护理应遵循本书前述的标准规程。未受累的指、肘、前臂和肩部各关节应在术后马上开始主动活动范围训练(AROM)。前臂ROM是康复重点,以防止前臂旋转僵直。鼓励患者在前臂拇指塑托的限制范围内使用未受累关节进行轻度功能性活动。避免对抗性活动。

术后第一阶段：保护期（第0～4周）

目标

- 正确制动保护
- 控制疼痛和水肿
- 未受累关节达到完全ROM

注意事项

- 肩关节早期活动对防止粘连性关节囊炎至关重要

治疗措施

制动保护

- 定制的掌侧或两片式前臂拇指热塑支架：腕背伸0°~20°，拇指制动但拇指指间关节不固定

伤口护理

- 依照ORIF标准的伤口护理规程

水肿/疼痛控制

- 抬高，休息，冰/冷敷
- 轻质加压外衣或外套，例如：Coban，Isotone 手套和 Tubigrip 弹力带

未受累关节的ROM

- FPL，EDC，FDS，FDP 肌腱的分别滑动练习
- 手内在肌（即骨间肌）练习
- 术后第一天即开始肘、前臂、肩的ROM练习

晋级标准

- 骨折位临床愈合或经外固定骨折已稳定

注意事项

术后常会出现未受累手指的僵直。部分是由于水肿和制动所致，部分是由于切口下形成肌腱粘连所致。掌侧切口后食指的屈指深肌腱（FDP）和拇长屈肌腱（FPL）粘连并不少见。背侧切口时食指的指总伸肌腱（EDC）粘连常见。为减小肌腱粘连的形成，应进行分别的肌腱滑动锻炼。

术后第二阶段：稳定期（第4~16周）

骨折位临床愈合或经外固定骨折已稳定，表明康复计划第二阶段可以开始。有的可早在术后第4～6周开始，有的则晚到第16周才开始。前一阶段的治疗目标应继续完成。腕和拇指的AROM要在医师指导下进行。主动辅助活动范围（AAROM）和被动活动范围（PROM）在AROM开始后一周开始。3～4周后可开始分级肌力锻炼[23]。指导患者在白天去除保护塑托以便进行ROM练习。如果持续肿胀，可在此时加入冷热交替浴。切口的瘢痕处理应遵循本书其他部分所述的标准规程。

注意事项

腕和拇指ROM受限是这一阶段的常见并发症。研究表明，热敷能促进肌肉放松，可在练习活动前应用[24]。合适的热敷方式有热液流疗法、石蜡敷和湿热敷。热敷后应进行平缓的被动伸展。当骨折愈合并稳定时，开始进行长时间伸展。详见第三阶段的注意事项。

术后第三阶段：骨折愈合（第8~21周）

骨折能承受压力和抗力表明可进入第三阶段的康复。这一阶段最早在术后第8周最晚在术后第21周开始。医生应根据X线愈合情况了解患者的治疗进展。如果医师确认骨折已牢固愈合，便可以进行轻度

术后第二阶段：稳定期（第4～16周）

目标

- 达到无痛范围内前臂、腕和手部的最大活动范围
- 受累上肢恢复轻度功能应用
- 如有必要继续完成第一阶段的目标

注意事项

- 在开始腕部活动范围或轻度关节活动训练之前，必须通过骨性愈合或外固定使骨折稳定

治疗对策

保护选择

- 继续使用拇指前臂塑托

瘢痕护理

- 伤口完全愈合后即开始瘢痕按摩和贴硅酮凝片（以避免感染）

水肿/疼痛控制

- 冷敷
- 逆行按摩
- 如果水肿顽固，则应采用温水浴或冷热交替浴

腕 AROM

- 拇指 ROM 开始：对掌，MP 屈曲，外展
- 腕和前臂 AROM 开始：腕屈曲/背伸，桡/尺偏
- 逐步开始 AAROM 和轻柔的 PROM
- 为达到更好的抓握功能，应早期开始单独的伸腕锻炼，以避免指长伸肌在伸腕时起辅助作用

轻度功能活动

- 精细动作协调性练习以促进拇指对掌功能：操控小物体，写字，打字
- 恢复正常的运动方式和 ADL：吃饭，穿衣，个人卫生

晋级标准

- X 线证实骨折愈合或医生断定骨折能承受抗力/压力

Ⅰ级和Ⅱ级活动以利于进行所要求的活动。为达到最终的ROM，活动可进展到Ⅲ级和Ⅳ级[25]。可开始进行渐进性肌力锻炼，为患者恢复功能、工作和运动做准备。有个别患者捏力减弱，需要注意。进行分级的捏力练习并将其加到患者的家庭训练计划中。可通过诸如捏粉末、夹衣服和Thumbicizer™这些活动，来增强横向和三点捏力。为返回运动或高水平体力活动的患者提供过渡性保护夹板。在最初恢复高对抗性运动时应使用护腕或拇指小塑托（锥形托）（图12-6）。

注意事项

关节受限的治疗依照低负荷延长伸展的原则应用序列静态或静态渐进性夹板[26-28]。为达到ROM，可能需要行拇指屈曲/对掌静态渐进性夹板固定和序列静态腕部夹板固定。BTE PRIMUS的连续被动运动（CPM）模型对达到腕部ROM会有帮助。

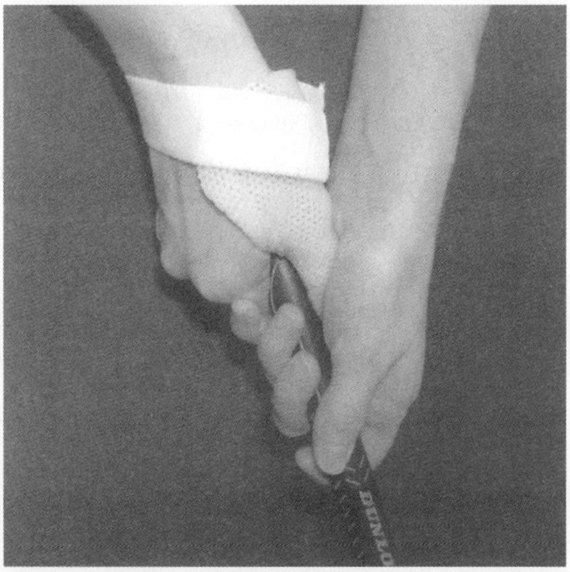

图12-6　拇指小塑托（锥形托）。

术后第三阶段：骨折愈合期（第8～21周）

目标

- 恢复肌力，以便重返功能活动和工作
- 需要时就应继续完成第二阶段的目标

注意事项

- 渐进性肌力练习应逐步进行，以免发生疼痛和代偿性活动

治疗措施

PROM和夹板

- 进行PROM、伸展和关节活动，以达到最终可能的活动范围
- 应用序列静态或静态渐进性夹板，以达到最终可能的活动范围
- 例如腕屈曲或背伸静态渐进性夹板

肌力训练

- 等长和动力抓捏肌力训练：捏粉末，手辅助器，BTE PRIMUS，Biometrics Ltd 的ULE
- 腕和前臂PRE：哑铃，重量练习，Thera-Band
- 工作适应性训练：特殊活动训练和BTE PRIMUS

出院标准

- 功能AROM和肌力恢复到先前水平
- 能独立完成家庭训练计划

（宫可同 李世民 杨嫒蓉 译 万瑜 马宏庆 校）

参考文献

1. Dunn, A.W. *Fractures and Dislocations of the Carpus.* Surg Clin North Am 1972;52:1513–1538.
2. Lichtman, D.M., Alexander, C.E. *Decision Making in Scaphoid Nonunion.* Orthop Rev 1982;11:55–67.
3. Osterman, A.L., Mikulics, M. *Scaphoid Nonunion.* Hand Clin 1988;14:437–455.
4. Amadio, P.C. *Scaphoid Fractures.* Clin Orthop North Am 1992;23:7–17.
5. Weber, E.R., Chao, E.Y. *An Experimental Approach to the Mechanism of Scaphoid Waist Fractures.* J Hand Surg 1978; 3A:142.
6. Herndon, J.H. *Scaphoid Fractures and Complications.* American Academy of Orthopaedic Surgeons, Rosemont, IL, 1994.
7. Schaefer, M., Siebert, H.R. *Fractures of the Semilunar Bone.* Unfallchirurg 2002;105:540–552.
8. Taleisnik, J. Fracture of the Carpal Bones. In Green, D.P. (Ed). *Operative Hand Surgery,* 2nd ed. Churchill Livingstone, New York, 1988.
9. Weber, E.R. *Biomechanical Implications of Scaphoid Waist Fractures.* Clin Orthop Relat Res 1980;149:83–89.
10. Obletz, B.E., Halbstein, B.M. *Non-union of Fractures of the Carpal Navicular.* J Bone Joint Surg 1938;20:424–428.
11. Gelberman, R.H., Menon, J. *The Vascularity of the Scaphoid Bone.* J Hand Surg 1980;5:508–513.
12. Gelberman, R.H., Gross, M.S. *The Vascularity of the Wrist. Identification of Arterial Patterns at Risk.* Clin Orthop Relat Res 1986;202:40–49.
13. Melone, C.P. *Scaphoid Fractures: Concepts of Management.* Clin Plast Surg 1981;8:83–94.
14. dos Reis, F.B., Koeberle, G., Leite, N.M., Katchburian, M.V. *Internal Fixation of Scaphoid Injuries Using the Herbert Screw Through a Dorsal Approach.* J Hand Surg 1993;8A: 792–797.
15. O'Brien, L., Herbert, T. *Internal Fixation of Acute Scaphoid Fracture: A New Approach to Treatment.* Aust N Z J Surg 1985; 55:387–389.
16. Rettig, M.E., Raskin, K.B. *Retrograde Compression Screw Fixation of Acute Proximal Pole Scaphoid Fractures.* J Hand Ther 1999;24A:1206–1210.
17. Watson, H.K., Pitts, E.C., Ashmead, D. IV, Makhlouf, M.V., Kauer, J. *Dorsal Approach to Scaphoid Nonunion.* J Hand Surg 1993;18(2):359–365.
18. Herbert, T.J. *Open Volar Repair of Acute Scaphoid Fractures.* Hand Clin 2001;17(4):589–599.
19. Herbert, T.J., Fisher, W.E. *Management of the Fractured Scaphoid Using a New Bone Screw.* J Bone Joint Surg 1984;66(1):114–123.
20. Albert, S.F. *Electrical Stimulation of Bone Repair.* Clin Podiatr Med Surg 1981;8(4):923–935.
21. Bora, F.W. Jr. *Treatment of Nonunion of the Scaphoid by Direct Current.* Orthop Clin North Am 1984;15(1):107–112.
22. Dunn, A.W. *Electrical Stimulation in Treatment of Delayed Union and Nonunion of Fractures and Osteotomies.* South Med J 1984;77(12):1530–1534.
23. "Diagnosis and Treatment Manual for Physicians and Therapists." CD-ROM. The Hand Rehabilitation Center of Indiana,
24. Hayes, K.W. *Manual for Physical Agents.* Appleton & Lange, Norwalk, CT, 1993.
25. Maitland, G.D. *Peripheral Manipulation,* 2nd ed. Butterworth, Boston, 1977.
26. Mullen, T.M. *Static Progressive Splint to Increase Wrist Extension or Flexion.* J Hand Ther 2000;13:313–314.
27. Lucas, S. Splinting the Stiff Wrist. In Skirven, T., Raphael, J. (Eds). *Contractures and Splinting. Atlas of the Hand Clinics.* WB Saunders, Philadelphia, 2001;6(1):77–106.
28. Schindeler-Grasse, P., Paynter, P. Splinting for Thumb Contractures. In Skirven, T., Raphael, J. (Eds). *Contractures and Splinting. Atlas of the Hand Clinics.* WB Saunders, Philadelphia, 2001;6(1):165–188.

第 13 章

指骨和掌骨骨折

Carol Page, PT, CHT

指骨和掌骨骨折是上肢骨折中最常见的。据Chung[1]报道，在美国1998年报道的所有上肢和手部骨折中，23%为指骨骨折，18%为掌骨骨折。指骨骨折高发于85岁或更大年龄的个体。掌骨骨折高发于15～24岁个体。

解剖学和外科学概述

适应的骨折处理方法取决于多种因素，包括：骨折的位置、构型和稳定性，骨折为开放型还是闭合型，以及有无伴发损伤。治疗的主要目的是充分稳定的骨性对位，以便安全地进行早期活动并恢复手部功能。许多指骨和掌骨骨折是稳定的，可采用夹板固定和早期活动进行治疗[2]。不稳定的体部骨折和许多关节骨折需要内固定来重建稳定性[3]。不稳定骨折的手术固定方式可选择经皮穿钉或切开复位克氏针固定、环绕钢丝固定、髓内钉固定、加压螺钉固定、钢板固定和外固定。

末节指骨骨折是最常见的手部骨折[4]。指端粉碎骨折和体部无移位稳定骨折，采用远端指间关节（DIP）伸直位夹板外固定3周进行治疗[5]。移位的横断体部骨折需要用克氏针或螺钉内固定。甲床部损伤常发生于开放型有移位的体部横断骨折以及合并有压砸伤的指端粉碎骨折。远节指骨的关节内骨折通常包括有伸肌腱背侧基底附着点的撕脱（槌状损伤）或指深屈肌（FDP）掌侧基底附着点的撕脱。FDP撕脱损伤需要手术固定，而槌状损伤则不需要，除非有证据表明末节指骨掌侧半脱位[6]。

掌骨颈骨折高发于环指和小指。这种常见的骨折称之为拳击手骨折，发生于握拳击打硬物时。掌骨体骨折是由直接冲击或通过掌骨头的轴向负重造成的。掌骨颈和掌骨体的稳定骨折采用闭合复位加制动进行治疗。如果骨折不稳定、成角、旋转不良、开放或累及多块掌骨，则需要手术固定[3]。

拇指指骨骨折的治疗与其他指骨相似。伴有尺侧副韧带（UCL）近节指骨基底部破裂的撕脱骨折，需要进行手术才能恢复稳定性。拇指近节指骨基底部的关节内和关节外骨折比掌骨体骨折更为常见。关节外基底部骨折采用闭合复位治疗，如果需要维持对位则附加闭合穿针。第一掌骨基底部骨折半脱位即Bennett骨折，发生于部分屈曲第一掌骨轴向负重时[7]。治疗可采用非手术治疗以及闭合或切开复位内固定[3]。

康复概述

掌骨和指骨骨折的主要康复目标是恢复手部的运动、力量和功能应用。为了安全及时地开展康复治疗，外科医师和治疗师之间有关稳定程度和骨折愈合情况的随时交流是很必要的。对常见并发症的了解有利于早期识别和早期干预。掌骨和指骨骨折的并发症包括骨连接不正、骨不连、肌腱粘连、关节囊挛缩和感染[3]。

应遵循治疗原则是重点关注近节和中节指骨体、掌骨颈和掌骨体以及第一掌骨基底骨折的术后处理。这些治疗原则适用于非手术治疗的骨折，时间要延续到经骨性愈合达到充分的稳定。

治疗伴有屈肌腱或伸肌腱断裂的末节指骨骨折，应遵循肌腱的治疗原则（详见第14和15章）。近指间关节（PIP）的术后处理、PIP关节成形术、纽扣状切开重建和拇指UCL损伤在本书其他部分讨论。

术后第一阶段：炎症/保护期（第1周）

在对指骨和掌骨骨折进行手术固定之后，为应对急性术后炎症应采用严格的患肢抬高和大夹板制动外固定。可在术后第5天或急性炎症开始消退后即刻转到门诊治疗。对患者病情进行评估，装上特制的塑形夹板，并指导患者进行家庭康复计划，包括水肿控制、针道和伤口护理以及未受累关节的活动练习。

装配特制的热塑支架以便制动骨折上下方的关节。包括邻近的手指。夹板的设计要能配合和保护固定针或外固定器械。中节和近节指骨体的骨折要用以手部为基底的夹板制动，保持掌指（MP）关节屈曲70°～80°，指间（IP）关节完全背伸。尺侧沟形夹板用以固定中指、环指和小指（图13-1），桡侧沟形夹板用以固定示指。另一选择是掌侧基底夹板，带或不带附加的背侧保护件均可。

掌骨颈和掌骨体骨折的夹板固定应遵循同样的原则，附加腕关节背伸20°，除非需要外固定，而且IP关节可不固定，除非需要额外保护（图13-2）。第一掌骨基底骨折要在腕关节背伸20°下采用前臂掌侧基底拇指锥形托固定（图13-3）。依照骨折的

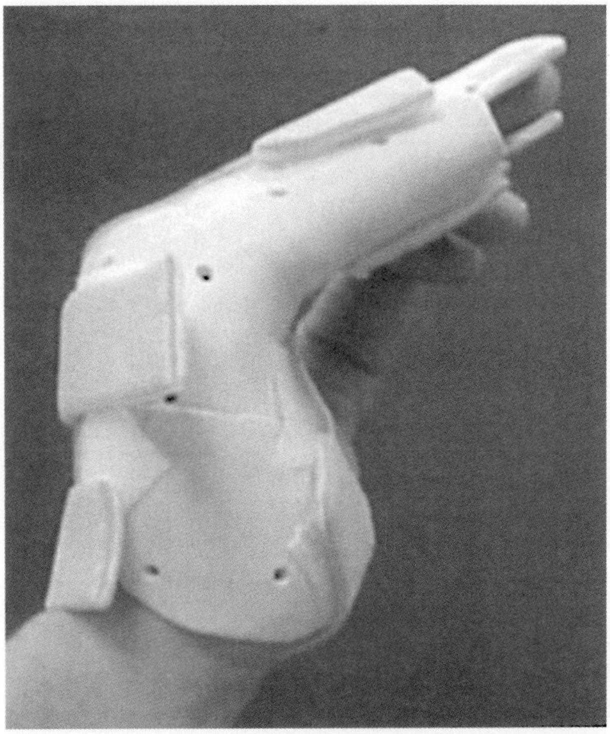

图13–1　中指、环指和小指的近中节指骨骨折后用于保护性制动的以手部为基底的尺侧沟形夹板。

稳定程度,可将拇指IP关节放在或不放在夹板内。

依据外科医师的指示保持固定针干燥或进行清洁。伤口和切口用无菌纱布覆盖。第一阶段主要通过抬高患肢来控制水肿。对于稳定骨折,冷敷、轻度逆行按摩和轻度加压外包扎应谨慎应用,避免对骨折位施加压力或扭力。掌骨骨折后指间关节的主动活动能减轻指间关节的僵直和手背部水肿。要指导患者对该上肢未受累关节进行主动活动以防止僵直。

进展到第二阶段的指征为骨折经外科固定或骨性愈合已稳定而且术后急性炎症已减轻。第二阶段最早可在术后第5天开始。但是如果骨折在外科固定后依然不稳定,则应将邻近关节的主动活动推迟,至达到临床愈合后再开始。应尽可能避免延长制动,因为研究表明制动超过4周会导致僵直[8]。

注意事项

开放损伤通常称之为“打斗咬伤”,常伴发于争吵中发生的掌骨颈骨折[9]。应对这些咬伤伤口进行监视,有感染的征象应迅速报告给相关医师。对经皮穿针、外固定器械、切口和其他伤口也应进行监控。

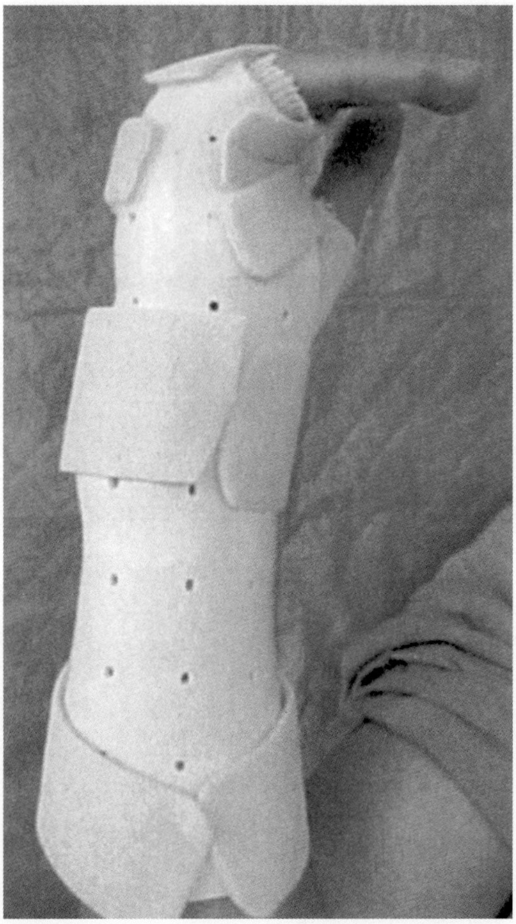

图13–2　第三、四、五掌骨骨折后用于保护性制动的以前臂为基底的以前臂为基底的尺侧沟性夹板。

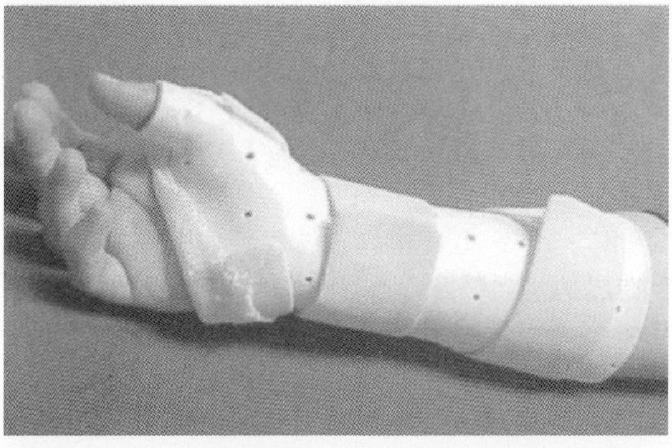

图13–3　第一掌骨基底骨折后用于保护性制动的以前臂掌侧为基底的拇指锥形托。

水肿控制对防止第一阶段发生并发症(如关节僵直和肌腱粘连)很关键。水肿开始消退时,应调整外固定夹板以保持正确的配合和定位。水肿消退后应确保IP关节保持在完全伸直位。

术后第一阶段：炎症/保护期（第1周）

目标

- 保护性制动
- 控制水肿
- 伤口愈合
- 上肢未受累关节的完全活动度

注意事项

- 水肿消退后重塑夹板，以保持正确配合和定位
- 调整和保护固定针
- 避免用弹力手套，以免在穿脱时对骨折施加无法控制的外力
- 在经手术固定或临床愈合骨折达到稳定之前，不要活动邻近骨折部位的关节

治疗措施

定制的保护性热塑支架

- 中节和近节指骨：以手部为基底尺侧沟形支架用于固定中指、环指和小指，桡侧沟形支架用于固定示指（MP关节固定在70°~80°，IP关节完全伸直）；包括邻近手指
- 掌骨颈和掌骨体骨折：以前臂为基底尺侧沟形支架用于固定第三、四、五掌骨，桡侧沟形支架用于固定第二掌骨（腕关节背伸20°，MP关节屈曲70°~80°，IP关节除非特例不固定）；包括邻近手指
- 沟形支架之外的选择：以手掌为基底的支架可有或无背侧保护件
- 第一掌骨基底骨折：以前臂掌侧为基底的拇指锥形托（腕关节背伸20°，依据骨折稳定性IP关节可固定或不固定）

水肿控制

- 抬高患肢
- 冷裹，轻度逆行按摩，如骨折稳定可轻度加压包扎
- 未受累关节的主动活动

固定针和伤口护理

- 遵医嘱进行固定针护理（保持干燥或者适用50%过氧化氢和50%无菌水混合液每日进行清洗）
- 伤口及切口用无菌纱布覆盖

未受累关节的A/AAROM

- 活动所有上肢关节，邻近骨折部位的关节除外

晋级标准

- 骨折经手术固定或临床愈合已稳定
- 术后急性炎症已消退

术后第二阶段：稳定期（第2~6周）

一旦医师断定骨折已稳定，而且术后急性炎症反应已消退，治疗便可进展至第二阶段。骨折以近及以远的各关节开始进行主动和主动辅助活动。

在第二阶段，进行个人卫生保健和锻炼时可去除外保护性夹板。一旦伤口完全闭合即可开始瘢痕处理。建议每日行瘢痕按摩，避免骨折处过分用力，并在晚上给瘢痕加上硅酮垫。在第一阶段开始的控制水肿措施如果需要应继续应用。一旦伤口闭合且骨折已充分稳定，即增加冷热交替浴和弹力手套。随着水肿进一步消退，根据需要对夹板进行调整以保持正确的配合和定位。

邻近骨折处各关节的主动活动及主动辅助活动

术后第二阶段：稳定期（第2～6周）

目标

- 控制水肿
- 瘢痕无粘连
- 屈伸肌腱自由滑动
- 邻近骨折各关节的功能性活动

注意事项

- 无阻力练习或活动
- 避免对骨折位额外被动加压
- 为保护第一掌骨基底骨折，应避免强力对掌
- 除进行个人卫生和练习活动外，应继续使用支架固定保护

治疗措施

- 水肿控制：伤口已愈合和骨折已稳定后可增加冷热交替浴和弹力手套
- 瘢痕处理：瘢痕按摩，硅酮瘢痕垫
- 热敷，为软组织进行ROM和瘢痕处理做准备
- 邻近骨折各关节的A/AAROM
- 屈伸肌腱的滑动和阻断练习
- 在外固定保护下进行手的轻度功能活动，逐步进展到在无外固定时进行经过指导的轻度活动

晋级标准

- 经临床检查或影像学证实骨折已牢固愈合，表明骨折能承受压力和阻力

一般每天练习4次。进行伸屈肌腱的滑动和阻断练习使各肌腱沿骨折位滑动，以防止肌腱与骨折骨痂相粘连[10]。指导患者做钩拳、直拳和混合拳练习，并分别进行DIP和PIP关节的运动来滑动屈肌腱[11]，以及IP和MP关节的伸展练习（图13–4）。将手支撑在桌子上进行MP关节的外展和内收练习。掌骨骨折还应进行腕关节各个平面的活动。进行热敷，为软组织进行关节活动和瘢痕活动练习做准备。

在夹板限定范围内进行轻度功能活动。在治疗期间，逐渐进展到在无夹板保护下进行经过指导的轻度功能性活动，有助于增加活动范围（ROM）。即使有夹板保护也要避免进行抗阻力活动，例如举起重量超过500 g的物体和手部负重练习。为防止第一掌骨基底骨折处受到过大外力，还应避免强行对掌活动。

一旦医师断定骨折已充分愈合，能承受压力和阻力，即可进入第三阶段的治疗。这一决定应依据临床检查结果和影像学证实已愈合。

注意事项

骨折与其上方屈或伸肌腱之向可能发生粘

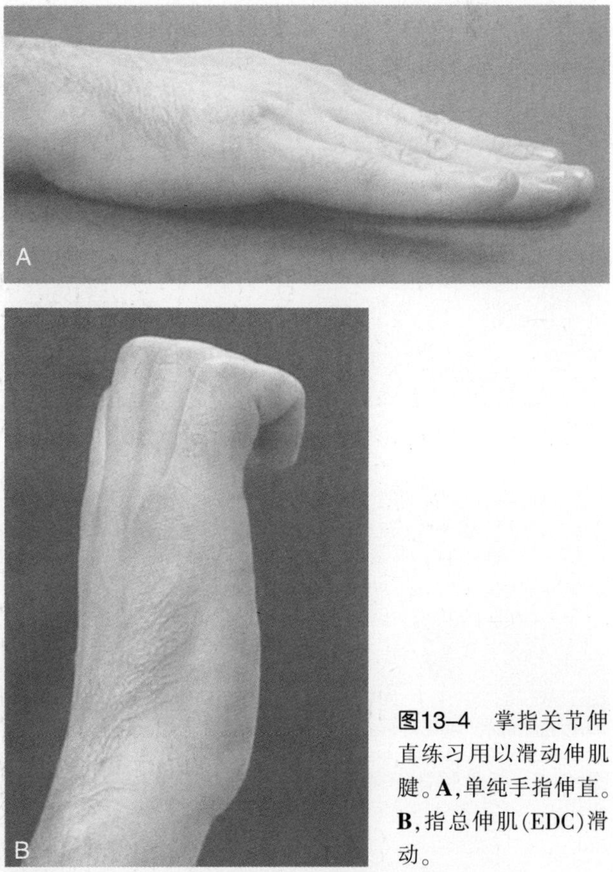

图13–4　掌指关节伸直练习用以滑动伸肌腱。**A**，单纯手指伸直。**B**，指总伸肌（EDC）滑动。

连。如果发生，肌腱滑移就会受限，导致PIP和MP关节的主动屈曲或背伸活动受损（伸肌迟滞）。指骨和掌骨骨折钢板外固定后，伸肌迟滞是最常见的并发症[12]。PIP关节的伸肌迟滞可通过伸肌腱主动滑动练习来缓解，例如在MP关节固定于屈曲位时PIP关节背伸。对于MP关节的伸肌迟滞，应着重练习IP关节屈曲位的MP关节背伸。瘢痕活动对防止和治疗屈伸肌腱粘连都至关重要（图13-5）。

如果在内在肌处于缩短位时制动时间过长可能发生内在肌紧张。这种情况下，着重进行MP关节固定在伸直位时的IP关节主动和主动辅助屈曲活动。

术后第三阶段：骨折愈合期（第7~10周）

一旦骨折充分愈合能承受阻力和被动应力，治疗目标应为：使ROM达到最大，增加肌力，以及促进活动度恢复到伤前水平。

在第三阶段期间，保护性夹板仅在外出和睡眠时使用，得到医师许可后可不再继续使用。瘢痕和水肿控制练习一直持续到瘢痕平覆、变淡、无粘连，肌腱能自由滑动且水肿消退。进行热疗（包括石蜡能超声热疗），为软组织进行关节活动和瘢痕活动练习做好准备。

继续主动屈伸滑动和阻断练习。如果主动活动和肌腱滑动持续受损，应使用阻断夹板固定一关节以促进相邻关节的主动活动。例如，MP阻断夹板使MP关节保持在伸直位，可使主动屈曲集中到IP关节（图13-6）。增加被动活动、伸展和关节活动以缓解关节僵直。对于持续僵直，可使用序列静态和静态的进性夹板提供持续的低负荷作用力。由于瘢痕粘连，被动和主动活动常常受限，例如，如果在对掌骨骨折钢板或穿针固定后伸肌腱与掌骨背侧粘连，则MP关节被动屈曲将受限。进行瘢痕活动和伸屈平衡练习以便滑动肌腱，增加MP关节被动屈曲，并缓解伸肌迟滞。避免强行拉伸，因为这可能使粘连的肌腱变弱并加重伸肌迟滞。

在第三阶段，应进行手指内在肌和外在肌的力量训练并逐渐进展。屈曲训练包括用多种规格的木棍等长捣压橡皮泥，进展到抓捏橡皮泥或在橡皮条对抗下抓握。屈曲练习要与背伸练习平衡，例如滚动抗阻木棍和对抗橡皮泥圈背伸。抗阻力伸展练习对滑动伸肌腱和减轻伸肌迟滞特别有帮助。夹指、对掌和蚓状肌抓握的力量练习要在橡皮泥和弹力带下进行。如果腕部力量受损，则添加腕关节在各个平面上的对抗练习。功能性活动和适应性练习可促进功能逐渐恢复到伤前水平。

当患者达到最大活动范围，有足够的力量和耐力开始功能性活动，并能独立完成家庭练习计划以解决任何残余不足时，可考虑出院结束治疗。

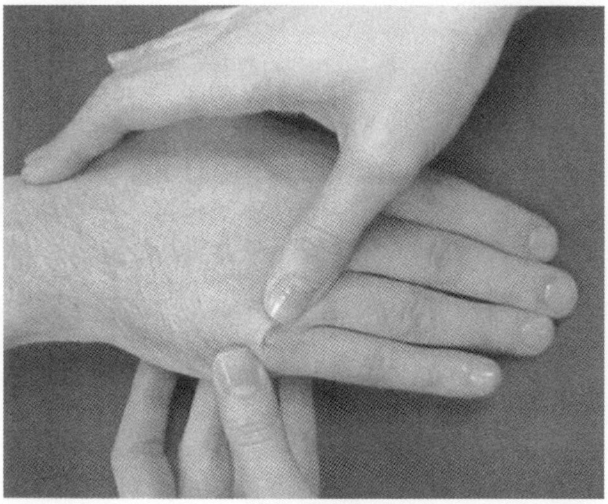

图13-5 掌骨颈骨折穿针固定后防止肌腱粘连的瘢痕活动治疗。

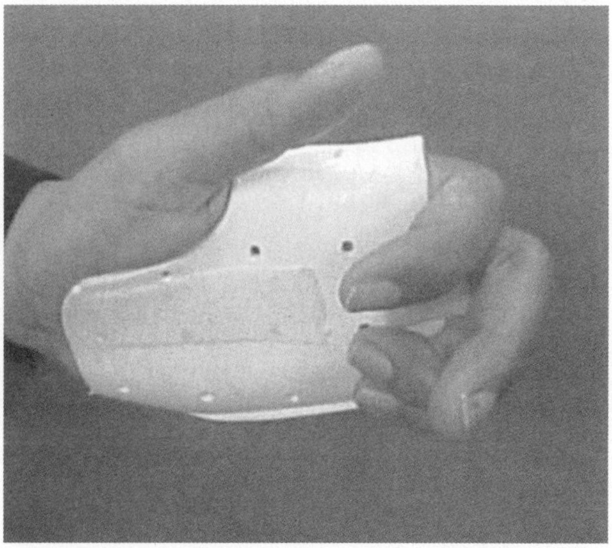

图13-6 掌指关节阻断夹板用于进行主动阻断练习，以便滑动屈肌腱和促进IP关节屈曲。

注意事项

MP和PIP关节的屈曲和背伸挛缩是指骨和掌骨骨折后最常见的并发症之一[12]。静态渐进性和序列静态支架可用来治疗持续的关节僵直。这类支架在夜间使用，或每隔20分钟使用一次，每天使用3～5次。使用时间依据个体对支架的反应进行调整。为解决MP关节的屈曲受限，可装配一副前臂为基底的MP关节屈曲静态渐进性支架（图13-7）。对于PIP关节30°或以内的屈曲挛缩，装配一副PIP关节伸直支架供夜间使用，并随着伸直的增加进行相应的重新装配（图13-8）。预制的动态PIP关节伸直位夹板可供日间短期间断使用。PIP关节背伸位序列管型可用于30°以上的PIP关节屈曲挛缩。如果应用背伸管型，必须密切监视屈曲情况以确保其没有明显受损。对夹板固定或管型治疗效果不明显的关节僵直，需用关节囊切开术进行手术治疗。

主动活动比被动活动明显受限，提示肌腱粘连。伸肌腱动作迟滞和屈肌腱滑动较差应在第二阶段注意观察并应用主动活动和瘢痕活动早期进行治疗。如果肌腱粘连在整个疗程中无改善，则最终可能需要行肌腱松解术。

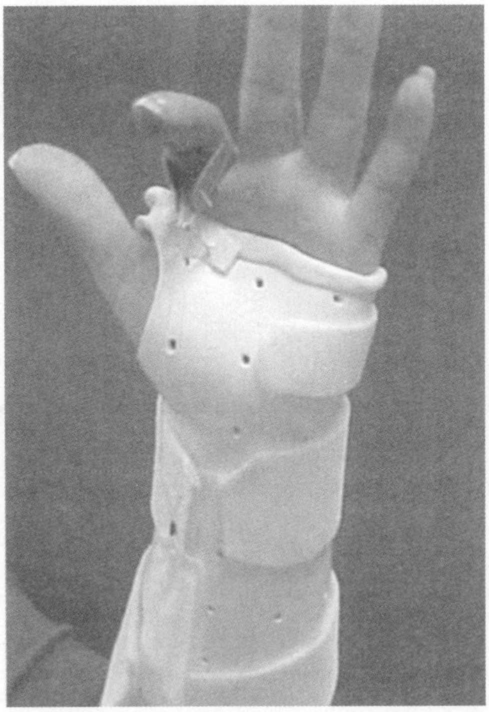

图13-7　MP关节静态渐进性屈曲夹板用以治疗MP关节僵直。

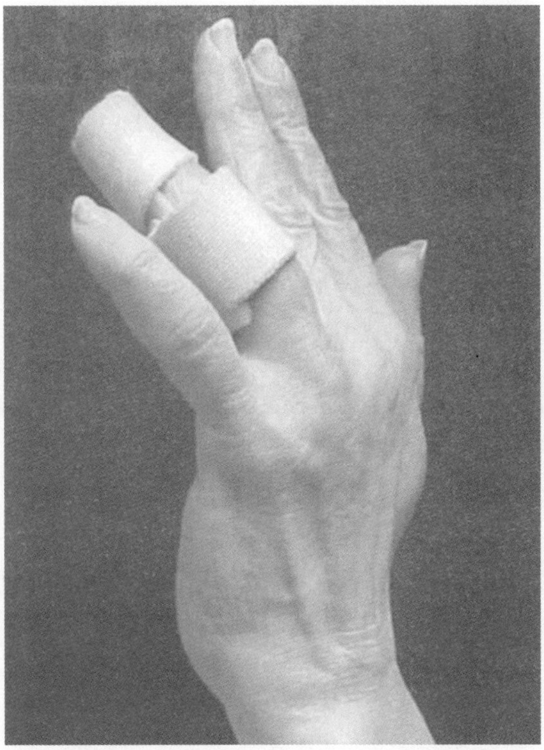

图13-8　PIP关节伸直位序列静态夹板（指槽）用以治疗PIP关节30°以内屈曲挛缩。

术后第三阶段：骨折愈合期（第7～10周）

目标

- 达到全范围或最大活动度且肌腱滑动自如
- 具有功能需求的肌力和耐力
- 日常生活活动(ADL)能自理

注意事项

- 在骨折充分愈合之前不要用对抗、背伸或静态渐进性夹板
- 避免对粘连肌腱过度背伸

治疗措施

- 在外科医师指导下去除外保护性夹板
- 继续进行水肿和瘢痕控制
- 进行热疗(包括石蜡和超声热疗)，为软组织进行ROM、关节活动和瘢痕活动做好准备
- AROM，包括屈肌和伸肌、肌腱滑动和阻断练习；需要时加上阻断夹板
- 通过PROM、伸展、关节活动来治疗关节僵直
- 用序列静态和静态渐进性夹板治疗持续的关节僵直
- 腕部以及手指内在肌和外在肌的抗阻力练习
- 进行功能性活动和适应性活动，以实现ADL自理

出院标准

- 达到全范围或最大指腕部AROM且肌腱滑动自如
- 具有功能要求的肌力和耐力
- ADL自理
- 能独立完成家庭训练计划以解决任何残余损伤

（宫可同 李世民 杨嫒蓉 译 王学谦 张磊 校）

参考文献

1. Chung, K.C., Spilson, S.V. *The Frequency and Epidemiology of Hand and Forearm Fractures in the United States.* J Hand Surg 2001;26A:908–915.
2. Pun, W.K., Chow, S.P., Luk, K.D., Ip, F.K, Chan, K.C., Ngai, W.K., Crosby, C., Ng, C. *A Prospective Study on 284 Digital Fractures of the Hand.* J Hand Surg 1989;14A:474–481.
3. Stern, P.J. Fractures of the Metacarpals and Phalanges. In Green, D.P., Hotchkiss, R.N., Pederson, W.C. (Eds). *Green's Operative Hand Surgery,* 4th ed. Churchill Livingstone, New York, 1999, pp. 711–771.
4. Schneider, L.H. *Fractures of the Distal Phalanx.* Hand Clin 1988;4:537–547.
5. Campbell, P.J., Wilson, R.L. Management of Joint Injuries and Intra-articular Fractures. In Hunter, J.M., Mackin, E.J., Callahan, A.D. (Eds). *Rehabilitation of the Hand: Surgery Therapy,* 5th ed. Mosby, St. Louis, 2002, pp. 396–411.
6. Doyle, J.R. Extensor Tendons—Acute Injuries. In Green, D.P., Hotchkiss, R.N., Pederson, W.C. (Eds). *Green's Operative Hand Surgery,* 4th ed. Churchill Livingstone, New York, 1999, pp. 1950–1987.
7. Pellegrini, V.D. *Fractures at the Base of the Thumb.* Hand Clin 1988;4:87–102.
8. Strickland, J.W., Steichen, J.B., Kleinman, W.B., Hastings II, H., Flynn, N. *Phalangeal Fractures: Factors Influencing Digital Performance.* Orthop Rev 1982;11:39–50.
9. McNemar, T.B., Howell, J.W., Chang, E. *Management of Metacarpal Fractures.* J Hand Ther 2003;16:143–151.
10. Agee, J. *Treatment Principles for Proximal and Middle Phalangeal Fractures.* Orthop Clin North Am 1992;23:35–40.
11. Wehbe, M.A., Hunter, J.M. *Flexor Tendon Gliding in the Hand. Part II: Differential Gliding.* J Hand Surg 1985;10A:575–579.
12. Page, S.M., Stern, P.J. *Complications and Range of Motion Following Plate Fixation of Metacarpal and Phalangeal Fractures.* J Hand Surg 1998;23A:827–832.

第 14 章

屈肌腱修复

Kara Gaffney Gallagher, MS, OTR/L, CHT

因切割伤、挤压伤、撕脱伤或挫伤造成肌腱断裂时，前臂或手部的屈肌腱可发生损伤，屈肌腱可通过一期或二期手术进行修复。进行一期修复还是工期修复取决于损伤后是否能即刻进行手术以及肌腱的质量。一期修复时将损伤肌腱两个松端缝合在一起。及时一期修复要在伤后24小时内进行，而延迟一期修复要在伤后24小时至3周内进行[1]。伤后头几天内行一期端对端肌腱缝合效果比较理想，能保证最好的疗效[1]。对犬和鸡模型肌腱的研究表明，在伤后头几天进行修复能改善肌腱滑动性[2]。必须认识到，延迟修复肌腱可能会增加肌腱断裂、肌腱拉长、肌肉短缩和关节挛缩的可能[3]。合并有骨或神经血管受损的肌腱损伤将使康复过程和可能的结果变得复杂，但这并不是一期修复的禁忌证[4]。

伤后3周或损伤肌腱的质量超出了手术矫正的条件，则考虑二期修复。在损伤3周之后，由于瘢痕形成、肌肉收缩和肌腱回缩，屈肌腱修复将变得更复杂[3]。这种情况下需要行肌腱移植、肌腱转移或两期肌腱移植。还有一些情况需要行二期修复，如屈肌上的掌侧皮肤缺损、屈肌支持带损伤和腱鞘破坏[4]。

在二期修复时，要从未受累肌腱（通常取掌长肌腱）取肌腱移植物，将损伤肌腱的松端缝合在一起。如果瘢痕形成或邻近组织损伤严重，常规的肌腱移植往往不能恢复肌腱的滑动性，因此肌腱移植需分期手术。要使损伤后有瘢痕的肌腱和周围组织变得能自如滑动、柔韧且有效，需要采用硅胶管植入行两期肌腱移植来完成[1]。第一期手术将硅胶管植入肌腱的两个断端之间，让瘢痕逐渐将其包裹，形成一个纤维鞘管，这样可以促进第二期手术肌腱移植物的愈合。肌腱损伤可以单独发生，也可合并有骨折或神经血管损伤。

本节介绍与屈肌腱损伤有关的解剖、手术和康复，重点介绍采用四股线缝合加腱周交叉缝合进行一期屈肌腱修复的早期主动活动康复计划[4,5]。

解剖学概述

前臂掌侧远1/3处屈肌腱起于屈肌群。浅层包括桡侧屈腕肌（FCR）、尺侧屈腕肌（ECU）和掌长肌（PL）。中间层包括指浅屈肌（FDS）的4条肌腱，分别起于各自肌腹[2]。因而可以单独屈曲每个手指。深层包括指深屈肌（FDP）和拇长屈肌（FPL）。各个指深屈肌腱起于一个共同的肌腹，因此是作为一体活动的[2]。多个周围解剖结构在屈肌腱损伤中起着重要作用。屈肌腱损伤依据其解剖特征分为5个区，以便系统地重点介绍这些结构（图14-1）[2]。

Ⅴ区

Ⅴ区位于前臂近1/3到腕关节水平，包括指浅屈肌和指深屈肌的肌肉肌腱接合处。因正中神经、尺神经、桡动脉、尺动脉通过这一区域，所以肌腱损伤常伴有这些组织的损伤[3]，在康复的早期必须对这些神经和血管加以保护。建议这一区域的肌腱损伤要早期修复，以防肌腱随肌肉回缩。这些肌腱位于皮肤和皮下组织的深部，容易形成粘连。这一区域的肌腱常发生挛缩和缩短。康复治疗时改善各肌腱的滑动性可以减少肌腱粘连和挛缩。

Ⅳ区

Ⅳ区内的屈肌腱位于腕管内，被滑液鞘包裹。这

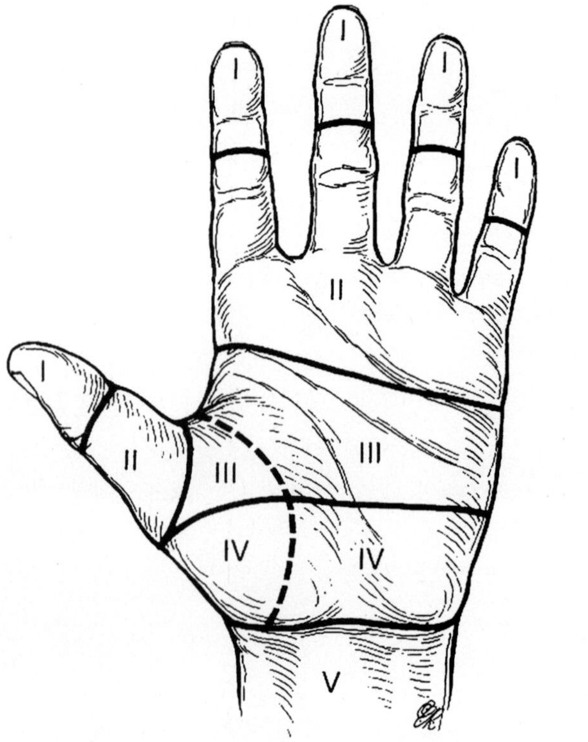

图14-1 屈肌分区。（*From Strickland, J.W.* Flexor Tendons—Acute Injuries. *In Green, D, P., Hotchkiss, R.N., Pederson, W.C. [Eds].* Green's Operative Hand Surgery, 4th ed. *Churchill Livingstone, New York, 1999, p. 1857, with permission.*）

一部位的损伤常有多条肌腱神经和血管损伤，因为这些结构彼此十分靠近[3]。术后出现肌腱粘连很常见，各肌腱的分别滑动练习可以有效预防肌腱粘连。

Ⅲ区

蚓状肌在此区起于指深屈肌的肌腱，其肌腱从腕管内发出[2]。在前几周把蚓状肌定位在保护性位置（掌指关节屈曲，指间关节伸直）会导致内在肌粘连和挛缩。因此，对于Ⅲ区屈肌腱损伤建议早期让掌指关节做轻微的被动活动以及进行轻微的被动握钩拳动作（掌指关节伸直和指间关节屈曲）。

Ⅱ区

Ⅱ区起自远侧掌横纹，包括屈肌腱腱鞘的起始部；止于中节指骨的中段，此处正好是指深屈肌与指浅屈肌分叉的交点（坎珀交叉）。在这一区域屈肌腱有复杂的滑车系统支撑，将肌腱约束在指骨上，以利于手指屈曲（图14–2）。损伤和被修复的滑车处可能会形成粘连。未修复的滑车在肌内收缩时还会由于肌腱沿掌侧方向拉开骨骼而出现“弓悬”。Ⅱ区肌腱还有腱钮，为肌腱提供血供和营养（图14–3）。

切割伤通常同时伤及指浅屈肌和指深屈肌以及支持带。由于这一区域结构复杂，曾经有人把Ⅱ区称为“无人区”。由于肌腱相互粘连以及腱鞘、腱钮和周围组织的影响，在过去这一区域肌腱损伤的疗效较差[3]。在过去的10年里，随着缝合技术的改进以及术后早期功能锻炼，提高了获得较好疗效的能力。

Ⅰ区

Ⅰ区是最远的一个分区，自中节指骨指浅屈肌的抵止点至末节指骨指深屈肌的抵止点处。Ⅰ区只有指深屈肌。在此处容易发生指深屈肌的断裂，包括肌腱抵止点撕脱带或不带骨片。Ⅰ区肌腱损伤后修复的并发症是远侧指间关节挛缩或肌腱在A-4、A-5内的滑动性减弱[3]。

手 术 概 述

手术治疗屈肌腱损伤由来已久。多采用双股缝合法。在过去的10年里，采用4股缝合法越来越常见。缝线的股数是指缝合材料穿过缝合点的次数。肌腱缝合的强度与缝线的股数大致成正比[6–18]。现在多采用4股线缝合法来修复屈肌腱损伤[4]。文献曾报道过许多缝合方法，缝合股数4~8股。这些设计包括Bunnell、改良Kessler、Tajima等[4]。外科专科医院（HSS）的外科医生通常采用改良的Kessler 4股缝合法加腱周缝合[2]。早期主动功能锻炼需要对手术时采用的4股缝合加腱周缝合部位进行修复。术后3天内即可开始活动[2]。早期功能锻炼需要缝合材料有足够的强度和适当的缝合方法，使肌肉收缩时肌腱不致断裂，缝合点不会出现间隙[4,6,7,10–17,19,20]。

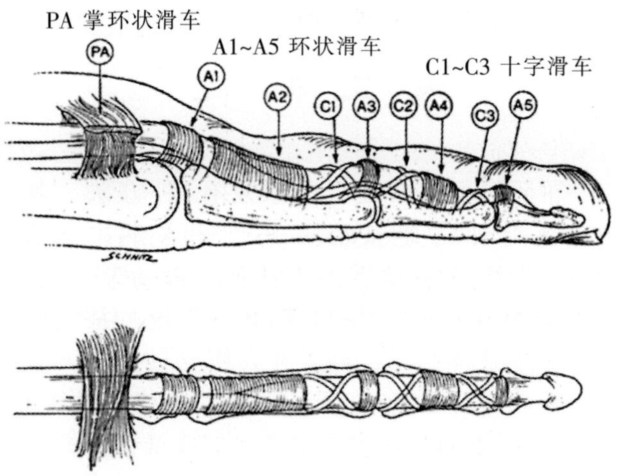

图14–2 屈肌的滑车系统。（*From Strickland, J.W. Flexor* Tendons—Acute Injuries. *In Green, D, P., Hotchkiss, R.N., Pederson, W.C.[Eds]*. Green's Operative Hand Surgery, *4th ed. Churchill Livingstone, New York, 1999, p.1853, with permission.*）

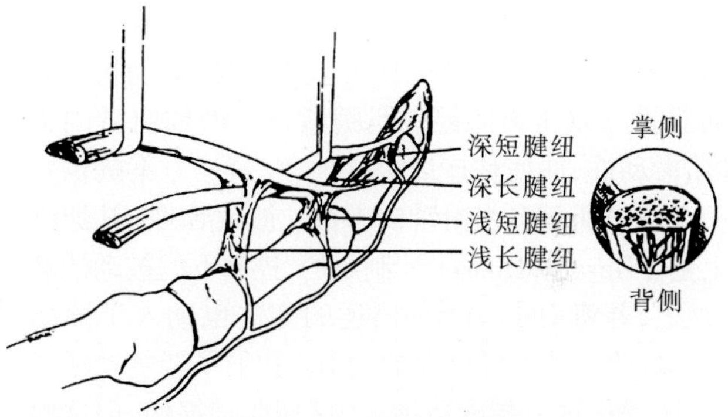

图14–3 腱纽。（*From Strickland, J.W.*Flexor Tendons—Acute Injuris. *In Green, D, P., Hotchkiss, R.N., Pederson, W. C.[Eds].* Green's Operative Hand Surgery, 4th ed. *Churchill Livingstone, New York, 1999, p. 1853, with permission.*）

康复概述

屈肌腱手术修复后的康复有3种方法。其中包括制动、早期被动活动[22-24]和早期主动活动[6,17,22,25-32]。被动活动方法如Kleinert等[21,22]以及Duran和Houser[23,24]所描述，包括轻度的被动屈曲和主动背伸练习，要求在背侧支具保护下进行，可带或不带橡皮牵引来辅助手指屈曲[6,17,26-29]。早期主动活动包括主动抓握或维持抓握状态训练。主动维持抓握状态是指治疗师将患者手指放置在屈曲位然后让患者通过轻微收缩肌肉保持在这个位置[5]。这份指南详细描述了这一康复训练方法，作者们发现这个方法是最成功的。这一方法是从Strickland[30,31]、Cannon[32]以及Silfverskiold和May[33]的设计改良而来的。

屈肌腱修复后康复训练的目标是为坚固修复提供一个有利的环境以支撑每天的功能活动给该肌腱施加正常作用力[5]。研究表明，早期活动给修复的肌腱施以压力能促进肌腱愈合，增加肌腱的强度、滑动性，并使粘连最小化[8,34-36]。这一方案提供了一个促进肌腱自由滑动的方法。被动活动方法原则上基于Duran和Houser[23,24]制定的“控制下的被动活动方法”，并将Kleinert等[22]描述的方法也纳入了该指南。被动活动也可以保护关节。和最早期主动活动方法一样，这一指南适用于II区屈肌腱损伤。但这些原则可应用于所有区域的屈肌腱损伤。

主动活动

只要肌腱修复达到生理上强壮时，必须在术后1～2天内开始主动活动计划。由于肌腱的断端软化，在术后3～5天制动肌腱的抗拉强度会降低[37,38]。Hitchcock等[38]的研究表明，鸡的深度肌腱端在伤口愈合的炎症期会发生软化。这项研究对制动组和修复后1～2天进行活动组进行了比较。研究发现，活动组没有出现明显的炎症期，而修复强度增强，似乎是通过内在机制愈合的，而且粘连形成很少。

修复后肌腱的主动活动先从腱固定术保护下的抓握位（腕关节背伸手指屈曲/腕关节屈曲手指伸直）开始。主动活动按照以下程序逐步进展到主动屈曲：抓握位腱固定、主动腱固定、肌腱分别滑动、阻挡和肌力练习。强化练习从阻力阻挡活动开始，然后进行等长抓握，最后等张握和捏。

晋级标准

屈肌腱修复术后的康复治疗需要4个阶段，最长要持续16周。康复方案的4个阶段反映了伤口愈合的3个时期：炎症期，纤维形成期，瘢痕成熟期。康复的进度取决于伤口愈合期、屈肌腱滑动情况以及外科医生和治疗师的意见。最后由外科医生定出早期主动活动训练方案并根据患者的检查结果、肌腱的滑动情况以及治疗师的临床反馈意见来决定进度。每一阶段都制定有目标、注意事项、夹板、治疗措施和晋级标准。

伤口愈合分期

随着患者按所制定的康复计划逐步进展，通过肌腱修复部位的内在肌力会逐渐增强。传统上，治疗师常常根据伤口愈合分期制定一个时间表来指导治疗进度[5,39,40]。治疗的第一阶段包括伤口愈合的炎症期（0～5天）和纤维形成期（5～21天）。治疗的第二、三和四阶段是伤口愈合的瘢痕成熟期或瘢痕重塑期（3周～2年）。第二阶段治疗一般从术后第4周开始，第三阶段从术后第6周开始，第四阶段从术后第8周开始。

三点粘连分级标准

最近有人描述了一种临床上更适用的决定治疗进展方法[39]。这一方法用屈肌腱滑动性来指导选择适于经过屈肌腱粘连点的作用力大小[39]。通过确定屈曲受限的程度来监测肌腱的滑动。用总的被动屈曲度（掌指关节、近侧指间关节、远侧指间关节的被动屈曲度总和）减去总的主动屈曲度（掌指关节、近侧指间关节、远侧指间关节的主动屈曲度总和）来衡量屈曲受限程度[39]。

Groth[39]最近提出了一种新模式，即三点粘连分级标准，来量化肌腱粘连对屈曲受限的影响程度。这个标准可用于表示屈肌腱的滑动度，为决定治疗进展提供了一种临床方法。在Groth的标准中将肌腱屈曲受限分为缺少型、反应型和无反应型[39]。主被动屈曲度相差小于或等于5° 称为缺少型。用治疗期前后的测量结果来确定是反应型还是无反应型。治疗期前后的受限改善大于或等于10%,称之为反应型；而受限改善小于或等于10%则称为无反应型。治疗期前后的变化由以下公式计算：

a = 治疗期前的屈曲受限度

b = 治疗期后的屈曲受限度

c = 改善百分比

c = (a–b)/a × 100%

HSS晋级标准

HSS的晋级指南主要依据伤口愈合情况和屈肌腱滑动度来指导屈肌腱修复后患者的治疗进展。可以借助Groth标准来了解什么时候该进入或延迟进入下一阶段治疗计划[39]。在这个指南中屈曲受限缺少型表明肌腱滑动性良好，患者可以提前进入下一阶段治疗（比与伤口愈合相关的时间短）。屈曲受限反应型表明该治疗阶段及锻炼项目适合于肌腱修复强度和粘连形成程度。对于无反应型必须严密监控屈曲受限程度。如果受限变成无反应型，应比伤口愈合期提示的时间提前进入下一阶段治疗。无反应型提示肌腱粘连形成[39]。无反应提示治疗进度应加快（要比规定的时间进度快),直到解决肌腱受限为止。每个康复治疗期可增大所加的负荷,直到屈曲受限变成反应型。一旦受限时治疗有反应，可根据伤口愈合程度制定的时间进度让患者继续接受该阶段治疗或者进入下一阶段治疗。康复概述包括有一个把粘连分级标准应用于依据伤口愈合情况制定的标准时间进度的专用指南。

禁忌证

禁忌进行早期主动活动的有多种因素。首先,肌腱缝合少于四股或没有用腱周缝合加强，肌腱将不能承受这样的康复计划。任何小于推荐修复参数的缝合在主动用力时都会出现间隙或肌腱断裂。其次，由于术后肌腱力量发生变化,对于术后超过3天的患者应避免早期主动活动。第三,肌腱质量较差或多发伤患者禁止进行这项活动。在这些情况下外科医生应制订相应的术后康复方案。最后还需要患者的主动参与和积极配合。患者必须全面了解锻炼项目和注意事项。10岁以下儿童和不愿意或没有能力完成计划者禁忌。值得注意的是,作者曾对一例5岁的儿童成功地实施了早期主动功能活动。

康复治疗

术后第一阶段(24小时至第3~4周)

第一阶段治疗包括保护性制动、水肿和瘢痕控制、保护下活动和指导家庭训练计划(HEP)。下表介绍了每种治疗干预的特殊信息。治疗既要活动肌腱又要防止肌腱断裂、变弱或过度粘连。在第一阶段,伤后前5天为炎症期,愈合过程主要以纤维形成为主[4]。纤维形成期的主动活动十分重要，可以促进有利于正常运动的胶原形成[4]。在开始的6周内,主动活动必须在指导下进行,并需要采取保护措施[5]。第一阶段的家庭训练计划包括在夹板限定的范围内的被动活动范围(PROM)练习,以及当患者能正确完成这些功能锻炼时即开始的腱固定主动抓握练习。

夹板

肌腱修复后需要用背侧夹板保护，夹板应包括前臂远2/3、腕、掌指关节和所有的指间关节。如果未伤及拇指,则不用固定。根据手术医生的意见和周围组织损伤的情况,可以对夹板做轻微的改动。制动时要将屈肌腱置于松弛位,以防止修复部位承受应力。腕关节屈曲15° ~ 30°,掌指关节屈曲50°~60°,指间关节维持在0°伸直位[5]。如果指间关节不能通过包扎达到完全伸直，可采用钩状夹板以防止近侧指间关节屈曲挛缩。对于同时行指神经修复的肌腱修复,指间关节应定位在轻度屈曲位,以免给指神经施加应力。患者必须持续佩带夹板，只有在治疗锻炼和进行个人卫生时才能去掉(图14–4)。

水肿控制和瘢痕护理

根据标准规程进行水肿控制和瘢痕护理。强调早期控制水肿是关键，因为水肿胀增加主动活动训练时对肌腱的拉力阻力[42]。通过用2英寸Coban弹力带(3M Health Care, St. Paul, MN）敷裹各个手指以及采用捏指法可以在训练中控制水肿(图14–5)。从手指至肘部内侧区逆行按摩、抬高患肢、冷压可以减轻水

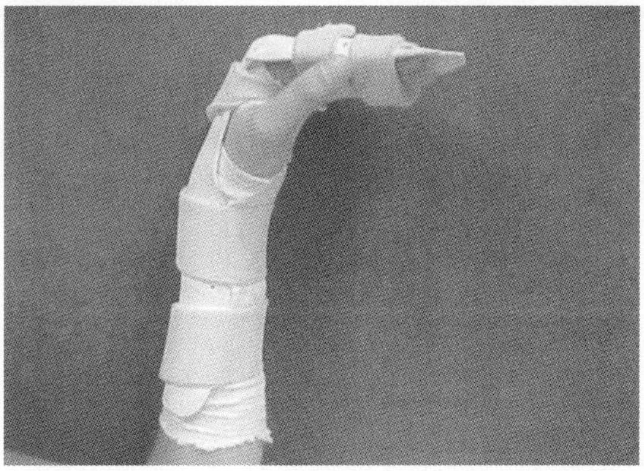

图14-4 背侧阻断夹板(DBS)。

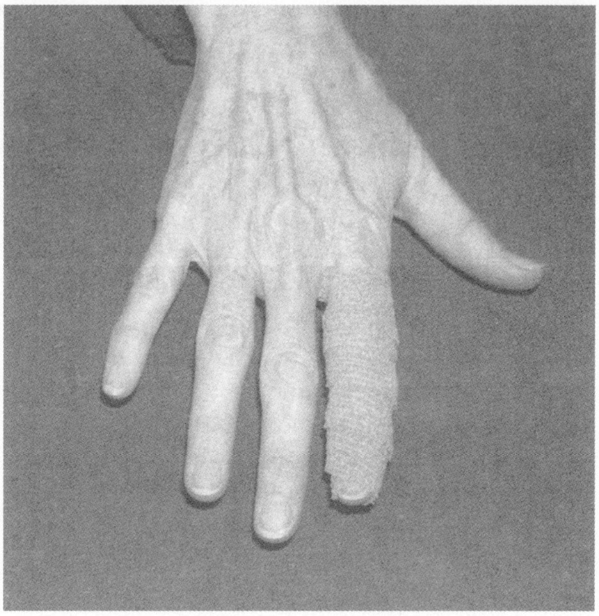

图14-5 弹力带敷裹。

肿并为手指活动做准备。当伤口愈合后即可开始采用交叉摩擦按摩和硅胶垫进行瘢痕护理。指导患者在夹板保护期始终佩带瘢痕控制支具，只有在晚上才能去掉支具。

活动

肌腱按以下顺序进行主动活动前准备活动:水肿控制,被动屈曲关节,被动腱固定以及在保护位置做可控 的主动屈曲。这个顺序有助于减轻因水肿和关节僵硬引起的拉力和肌腱活动受限。先在被动屈曲指间关节下进行被动活动，然后在保护下进行主动背伸。被动活动在支具内进行,去除远端的胶带。最大限度地被动屈曲近侧指间关节，然后在夹板限定范围内进行主动背伸(图14-6)。接下来被动屈曲远侧指间关节，近侧指间关节保持在伸直位而掌指关节保持在屈曲位，以伸展终末伸肌腱及斜支持带(ORL)(图14-7)。然后同时被动屈曲远、近侧指间关节至最大限度，再于掌指关节保持在屈曲位时伸直至0°(图14-8)。术后第2周时,在保护下被动背伸远、近侧指间关节,腕关节和掌指关节保持在屈曲位。

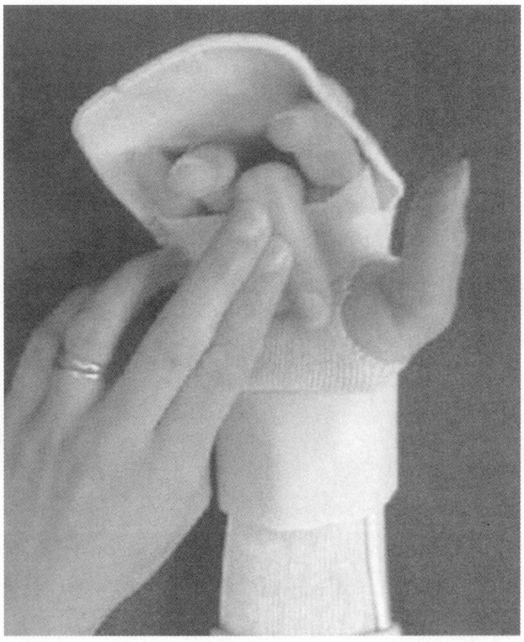

图14-6 在夹板内进行近侧指间关节被动屈曲。

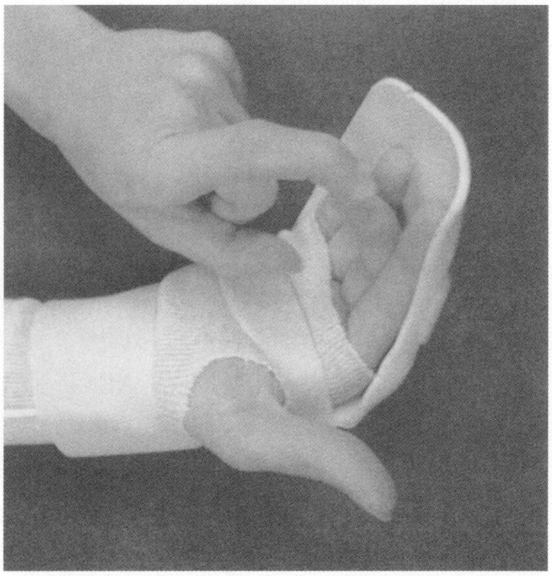

图14-7 在夹板内进行远侧指间关节被动屈曲。

术后第一阶段(24小时至第3~4周)

目标

- 装上定制的制动夹板
- 指导被动活动范围和保护性主动活动范围练习
- 增加肌腱滑动性
- 控制水肿和瘢痕护理
- 独立完成家庭训练计划

注意事项

- 全程佩戴夹板,做个人卫生和特殊练习时可去掉
- 腕关节和手指不能同时伸直
- 指神经损伤:根据手术医生的意见定位指间关节(轻度屈曲)

治疗措施

- 夹板:静态型,背侧型,前臂型
  - 背侧阻断夹板(DBS)
  - 腕关节屈曲15°~30°
  - 掌指关节屈曲60°~70°
  - 指间关节包扎至伸直位,紧贴DBS,除非指神经经过修复
  - 为使近侧指间关节(PIP)完全伸直需采用PIP伸直位夹板
- 被动活动范围(PROM)
  - 夹板内被动屈曲PIP/DIP后再主动伸直至夹板顶部
  - 联合被动屈曲后再主动伸直至夹板顶部
  - 每次做10遍,每2小时做一次
- 主动活动范围(AROM)练习(在保护和监督下治疗)
  - 腱固定:手指半握拳位保持固定
  - 每次做10遍,每2小时做一次
  - 主动活动范围
    - 腕关节屈曲位时手指主动伸直
    - 对未受累手指和肌腱进行指浅屈肌阻断
    - 对未受累手指进行指深屈肌阻断(如指深屈肌未受累)
    - 每次做10遍,每2小时做一次
- 瘢痕控制:预防肌腱粘连
  - 贴硅胶垫
  - 十字摩擦按摩
- 水肿控制
  - 夜间压力带(coban),轻度捏指法;主动活动范围练习时去掉
  - 逆行按摩
- 家庭训练计划(HEP)
  - 被动活动范围练习(PROM)每2小时一次
  - 如果能100%胜任治疗,加做腱固定活动和主动活动范围练习
    - 按如上所述进行瘢痕治疗,每天两次
    - 必要时,按如上所述进行水肿治疗

晋级标准

- 由手术医生决定
- 根据伤口愈合情况
- 依据测量的肌腱滑动情况,术后第3周起每周测一次
  - 确定屈曲受限程度
    - 缺少型:第一阶段延长直到术后第6周
    - 反应型:术后第4周进入第二阶段
    - 无反应型:术后第3周进入第二阶段,继续增加肌腱的负荷直到变成反应型

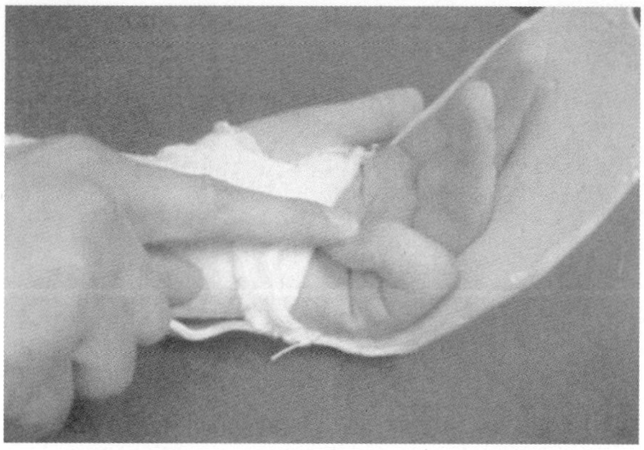

图14-8 在夹板内进行联合被动屈曲。

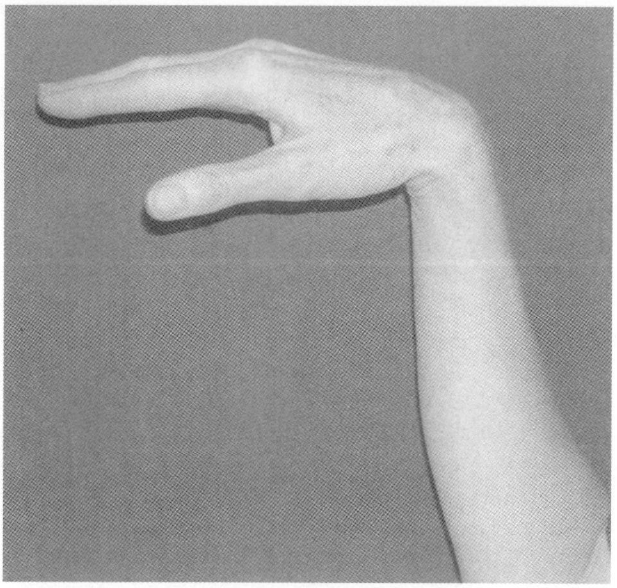

图14-10 腱固定活动：腕屈曲，手指伸直。

治疗师辅助患者进行腕和手指被动腱固定活动时去除夹板。当腕关节被动背伸时，手指屈曲至轻度握拳位（图14-9），然后在掌指关节和指间关节伸直时被动屈曲腕关节（图14-10）。按以上顺序反复练习，直到能轻松地使手和腕部从一个体位被动移到下一个体位。

一旦感到被动活动很流畅时，就可进行控制下的主动活动。治疗师将患手腕关节置于背伸20°，同时被动屈曲手指至全握拳位，使掌指关节屈曲75°，近侧指间关节屈曲70°，远侧指间关节屈曲40°（图14-11）。当腕关节和手指处于在这一位置后，嘱患者用足够的力量主动保持这一位置。然后被动屈曲腕关节，在治疗师将掌指关节于阻断在屈曲75°时，患者主动伸直各指间关节。大约重复10遍

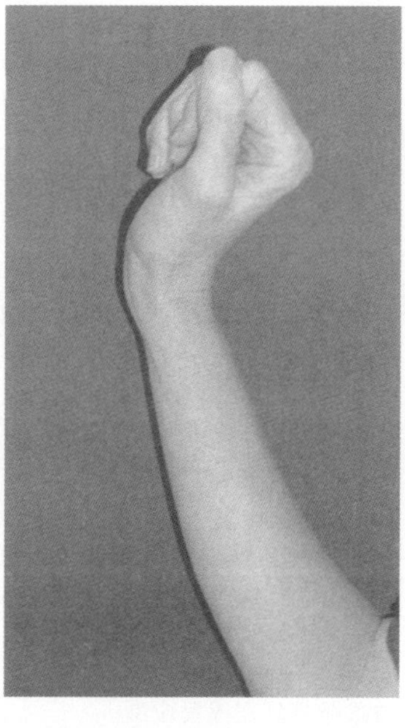

图14-9 腱固定：腕背伸，手指屈曲。

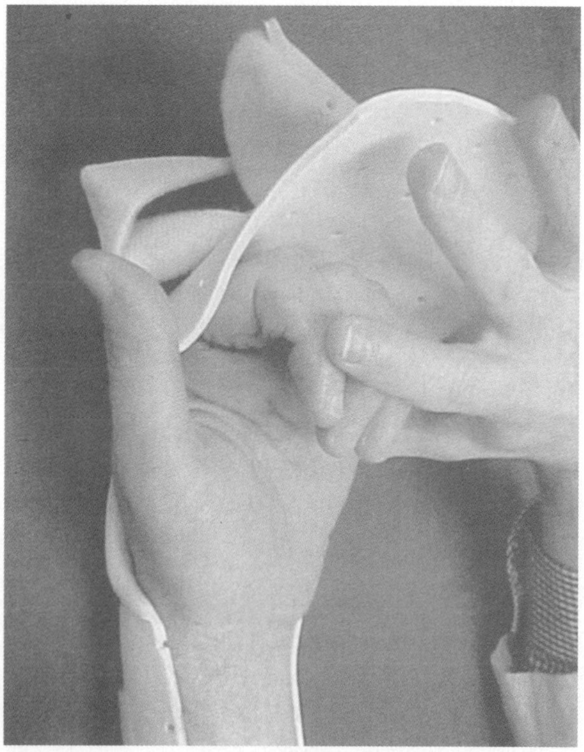

图14-11 半握拳位。

之后，被动伸腕至20°，并在掌指关节屈曲75°和近侧指间关节屈曲70°时使患手处于直握拳位（图14-12）。患者要主动保持这个位置。最后被动屈曲腕关节，主动伸直指间关节，而将掌指关节阻断在屈曲75°。当患者完全胜任以上活动时，可将其

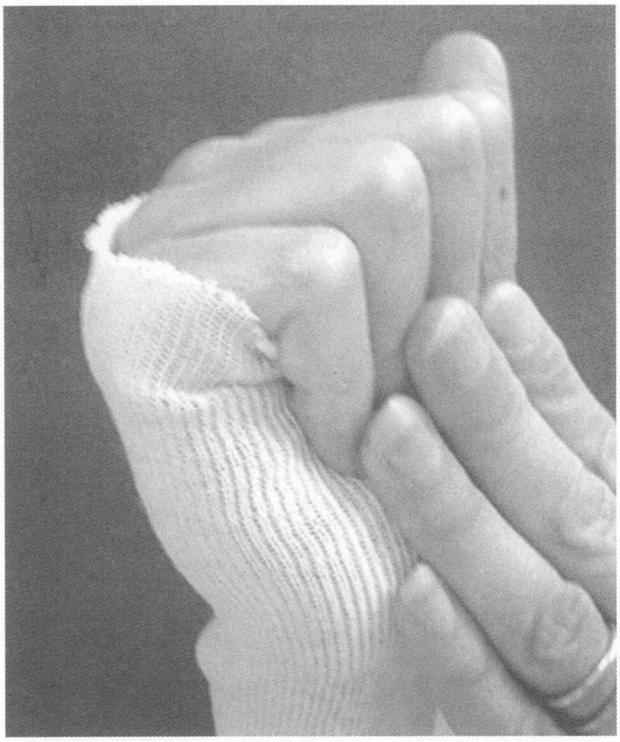

图14-12 直握拳位。

加入到家庭训练计划中。

晋级标准

在术后第3、4周，根据手术医生的检查和肌腱滑动情况决定进入第二阶段。术后第3周时应采用三点粘连分类标准进行评估。如果肌腱滑动良好，为屈曲受限缺少型，则第一阶段练习应持续到术后第6周。如果肌腱在治疗期间屈曲受限有反应（总的主动活动增加了），则在术后第4周末进入第二阶段。如果无反应而且在第3周时联合屈曲无变化，表明肌腱粘连严重，应立即进入第二阶段。无反应的肌腱要完成整个主动活动顺序进行，直到受限对治疗有反应。

术后第二阶段（第3~6周）

根据肌腱滑动情况的好坏，第二阶段治疗可以早到术后第3周就开始，也可以晚到术后第6周才开始。第二阶段治疗的重点是通过被动握勾拳增加肌腱的应力（图14-13）。继续控制水肿和瘢痕。

夹板

调整背侧阻断夹板使腕关节位于中立位，掌指关节位于屈曲45°位。如果患者治疗没有进展（表现为屈曲受限无反应），则在第4周去掉夹板。近侧指间关节挛缩者应佩带LMB（DeRoyal，Powell，TN）背伸夹板或序列静态夹板取代背侧阻断夹板。在治疗和进行家庭训练时去除夹板。

活动

在被动腱固定活动顺序中加上被动保持握勾拳动作（图14-13）。握勾拳时肌腱吻合点处的张力最大，因为此时指浅屈肌（FDS）和指深屈肌（DFP）的肌腱滑动差别最大。从被动保持腱固定练习逐渐进展到进行轻度握平拳、直拳、勾拳和半握拳的主动腱固定练习。在主动腱固定练习中，主动握复合拳或直拳同时要主动伸直腕关节。增加练习的次数可改善肌腱的滑动性。无反应型屈曲受限需要提前进入第二阶段，包括单独指浅屈肌滑动（图14-14）、无保护下的肌腱滑动和轻度近侧指间关节和远侧指间关节阻断（图14-15和图14-16）。

关节僵硬者需要进行活动。活动僵硬的关节时需将邻近的关节屈曲以限制加在肌腱吻合点上的张力。提前进行家庭训练计划，包括握复合拳、直拳和勾拳的主动腱固定。把活动次数从每小时1次减少到每天3～5次。

晋级标准

如果肌腱滑动性差，术后第4～5周即可开始第三阶段训练，如果肌腱滑动性好，可在术后第8周进入第三阶段。到这一期伤口愈合程度，肌腱已进入瘢痕成熟期。瘢痕组织将持续重塑和成熟至术后1年。如果患者未见屈曲受限，可在第8周开始啼笑皆非三阶段治疗，因为肌腱滑动性好表明瘢痕粘连有限或瘢痕成熟。如果从一个治疗期到下一个治疗期，屈曲受限有改善，则表明可在术后第6周进入第三阶段。对于治疗期内无改善的顽固型屈曲受限，应于术后第4周提前进入第三阶段，增加肌腱的负荷，适当减少

术后第二阶段(第3~6周)

目标

- 增加肌腱滑动性
- 减少粘连形成
- 增加受累手指的主动屈曲度

注意事项

- 继续DBS,除非患者的屈曲受限无反应
- 观察PIP屈曲挛缩情况;必要时应用背伸夹板固定
- 腕关节和手指不能同时进行主动或被动背伸

治疗措施

- 夹板
  - 如果无屈肌受限,继续应用DBS
  - 如果是屈曲受限反应型,应用改良的DBS
    - 腕关节伸至中立位,掌指关节背伸30°~ 45°
  - 术后4周如果屈曲受限对治疗无反应,去除DBS
- 被动活动范围(PROM)
  - 继续第一阶段
  - 对于关节僵直者,开始关节活动练习
- 主动活动范围(AROM)
  - 开始进行被动保持握勾拳腱固定活动
  - 逐渐进行主动腱固定活动:复合拳,直拳,勾拳
  - 增加锻炼的重复次数
- 家庭训练计划(HEP)
  - 增加主动腱固定练习进行平握拳及握直拳、勾拳和复合拳练习。
  - 增加每组练习的重复次数
  - 将家庭练习次数减少到每天3次

晋级标准

- 经手术医生确定肌腱完整
- 根据伤口愈合阶段
- 根据肌腱滑动性
  - 确定屈曲受限程度
    - 缺少型:延长第二阶段治疗到术后第8周
    - 反应型:术后第6周进入第三阶段
    - 无反应型:术后第4周提前进入第三阶段,继续增加肌腱的负荷直到屈曲受限对治疗有反应

屈曲受限。

术后第三阶段(第6~8周)

第三阶段主要是通过增加主动肌腱滑动和阻断锻炼来增加作用于修复肌腱上的应力。屈曲强直或挛缩者夜间需加上夹板固定。继续进行水肿控制和瘢痕护理。

夹板

经手术医生准许,在术后第6周去除背侧阻断夹板。如果患者肌腱滑动性好(表现为没有屈

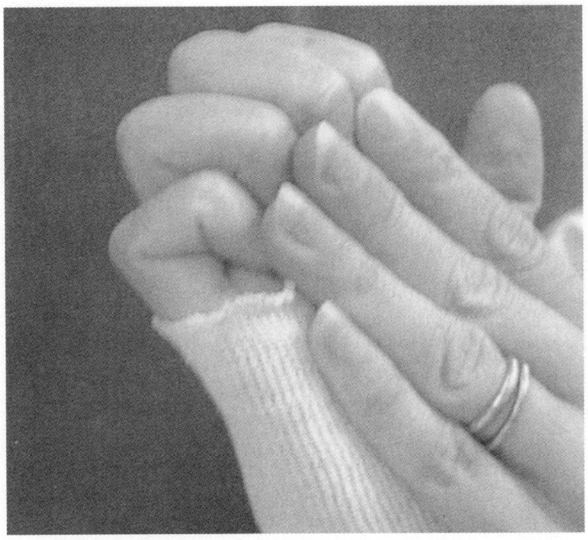

图14–13　被动保持握勾拳位。

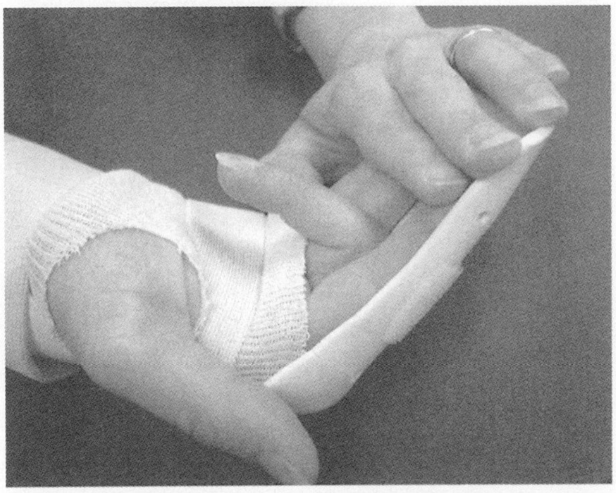

图14–14　指浅屈肌滑动。

曲受限），手术医生往往选择继续应用夹板保护至术后第8周。肌腱滑动良好移动正常说明瘢痕少、肌腱较弱。可应用屈肌伸展夹板以降低外在屈肌紧张度。屈肌伸展架形似盘状托夹板。腕关节置于中立位，掌指关节和指间关节置于可能的最大背伸位(图14–17)。对这种夹板进行一些修改，使其在保持掌指关节和指间关节完全背伸的同时,加大腕关节的背伸。对近侧指间关节僵硬或挛缩者继续应用背伸夹板。应用可移动夹板加系列管型以便使患者进行主动屈曲活动。这类器械包括但不限于以下几种：LMB(DeRoyal, Powell, TN),三点钢丝背伸夹板,肌腹槽PIP背伸夹板。

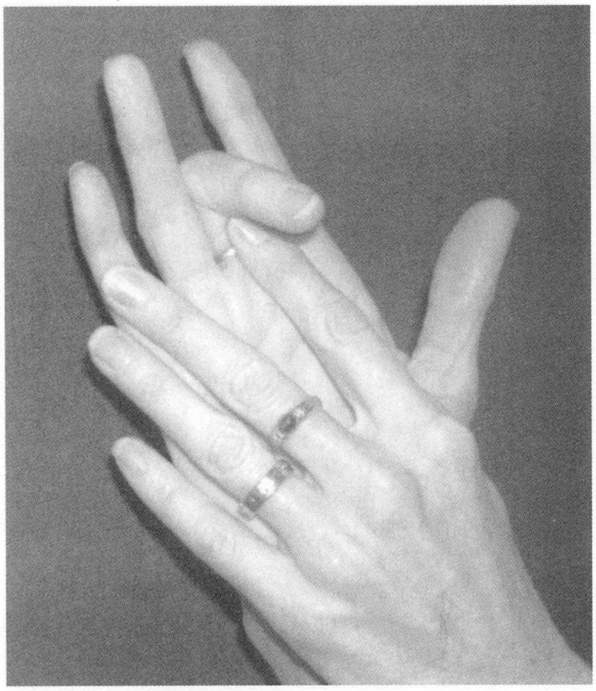

图14–15　近侧指间关节阻断。

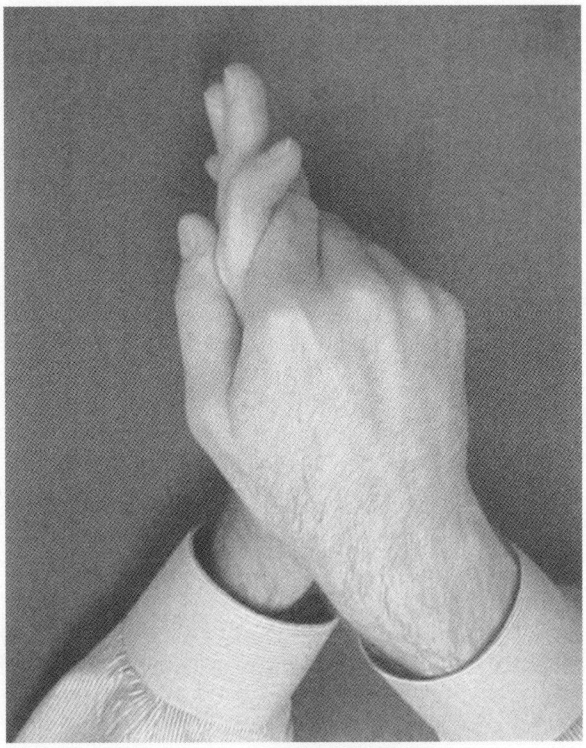

图14–16　远侧指间关节阻断。

活动

被动活动升级,包括在腕关节屈曲时同时被动

术后第三阶段(第6~8周)

目标

- 到第8周时能完全被动活动
- 增加了肌腱滑动性且粘连形成受到控制
- ADL能自理

注意事项

- 肌腱滑动好(肌腱受限缺少型),不进行肌力锻炼
- 不做握力和肌力测试,因为做这测试用力最大

治疗措施

- 夹板
  - 去除DBS
  - 继续应用PIP和(或)DIP背伸夹板
  - 夜间可考虑应用屈肌伸展架
    - 腕关节中立位,手指放在舒服的位置
    - 夜间佩带
    - 继续改进屈肌伸展架,使屈肌腱位于最大可能的位置
- 被动活动范围(PROM)
  - 必要时升级PROM
  - 只在治疗时应用:
    - 腕关节从屈曲位到中立位时被动伸直手指
  - 活动僵硬关节
- 主动活动
  - 主动腱固定活动,握复合拳、直拳、勾拳
  - 逐渐进行主动肌腱滑动练习
  - 单独训练FDS和FDP滑动
  - 必要时应用神经肌肉电刺激进行肌肉再训练
  - 如果屈曲受限对治疗无反应,第6周时对FDS和FDP进行轻度阻断练习
- 功能活动
  - 通过等长抓握进行抵抗练习
  - 功能活动时应用神经肌肉电刺激
- 家庭训练计划(HEP)
  - 肌腱滑动
  - 指导患者用刚去掉支架的手进行轻微的活动

晋级标准

- 缺少型:将第三阶段延长到术后第10~12周
- 反应型:术后第8周进入第四阶段
- 无反应型:术后第6周进入第四阶段

背伸MP和IP关节。在术后第8周时,腕关节在中立位时进行这项伸展练习。关节僵硬者继续活动关节。肌腱受限缺少和有反应者继续进行主动活动,包括主动腱固定,然后逐渐进展到主动腱滑动,包括全握拳(图14-18至图14-21)。从第7周时开始单独练习FDS和FDP的肌腱滑动(见图14-14)。第8周时进行阻断练习(见图14-16)。如果屈曲受限对治疗无反应,则在术后第6周提早进行轻微的PIP和

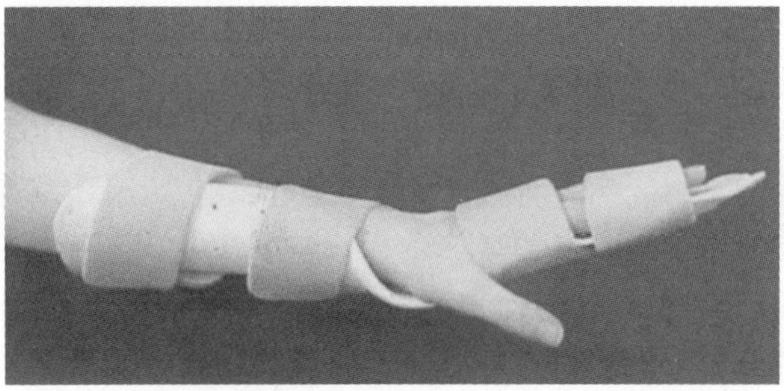

图14–17　屈肌伸展架。

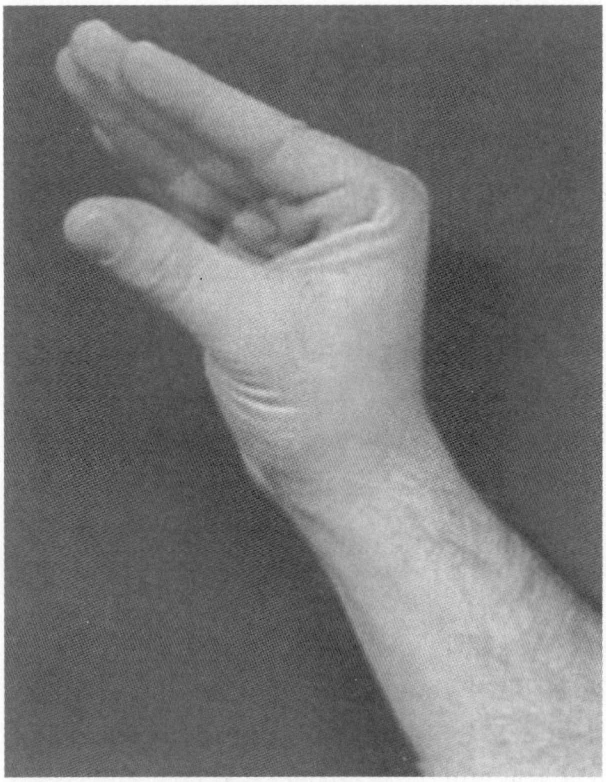

图14–18　平握拳。

DIP阻断练习,以加大修复肌腱上的负荷。对于肌腱活动差者可以考虑应用神经肌肉电刺激(NM6S),对肌肉进行再训练。神经肌肉电刺激可促进受粘连限制的肌腱滑动达到最大化，并可连用主动活动练习以及功能性等长抓握捏合活动一起进行。

功能性活动

鼓励患者用患侧手做轻微的活动，指导患者避免做有阻力的活动。轻度的活动包括基本的日常活动(ADL)和桌面上活动。抵抗性活动包括捏、

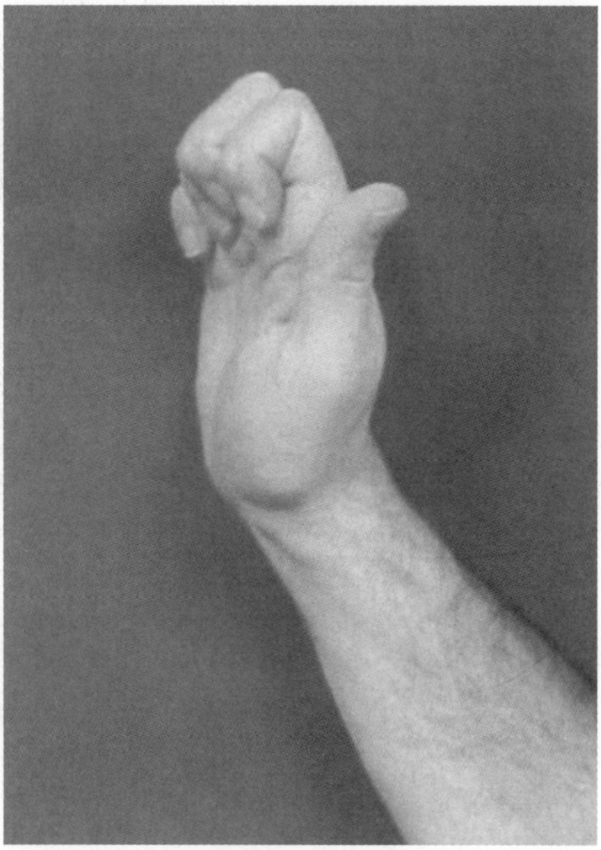

图14–19　握勾拳。

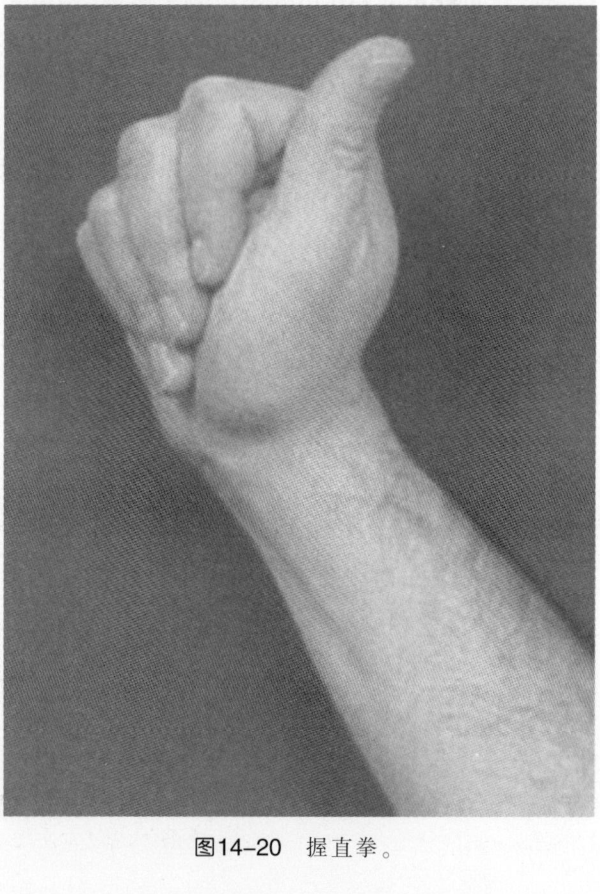

图14–20　握直拳。

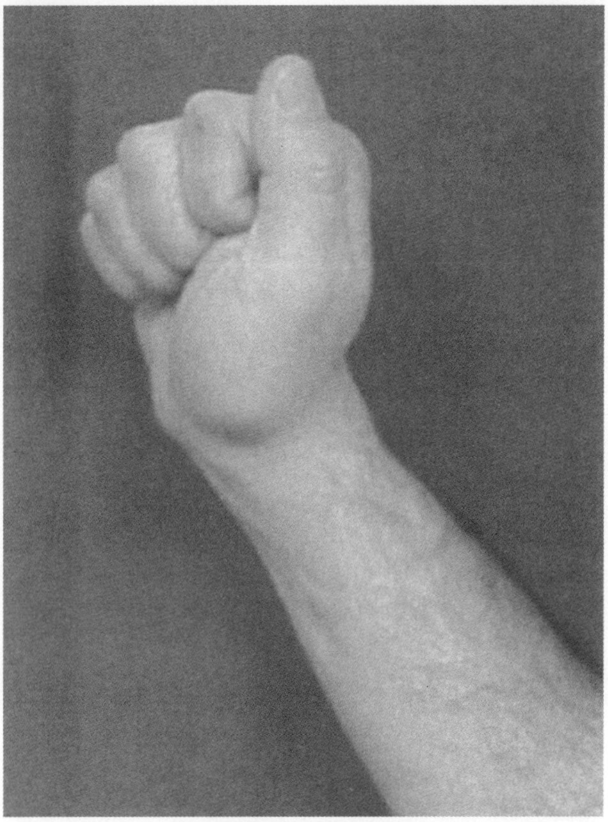

图14-21 全握拳。

提、推、拉。较重的ADL包括用患侧手做饭、搬运杂货包以及击球运动。

晋级标准

在此阶段评估屈曲受限对决定是否沿推荐的时间进度向前进展仍然很重要。如果肌腱滑动好，为屈曲受限缺少型，则第三阶段治疗要延长到术后第10~12周。屈曲受限有改善的反应型则于术后第8周即进入第四阶段治疗。持续无改善的屈曲受限可在术后第6周提早进入第四阶段。

术后第四阶段(第8~16周)

夹板

必要时继续用屈肌伸展架和PIP伸展夹板，以便使MP、PIP和DIP关节能完全背伸。必要时将夹板改为最大伸展位。装上MP和DIP阻断夹板以便进行不同肌腱滑动练习。

活动

增加被动活动和关节活动，以便达到整个活动范围。继续进行主动活动，并增加抵抗性阻断，以便进行不同的肌腱滑动。需用阻挡夹板来进行抵抗性阻断。

功能活动

功能活动主要包括等长抓握和捏合活动。到12周时增加等长抓捏肌力练习。增加精细动作控制活动以增加对各个手指的控制。

出院标准

患指能达到完全屈曲和背伸，而且屈曲受限不大于5°。患手的力量应达到健侧手的75%，用Jamar肌力计(Preston，Jackson，MI)进行测量。最后，患者应能重返工作岗位并胜任家务劳动或其他必需的生活料理。

预 期 结 果

美国手外科学会(ASSH)根据术后所达到的总主动活动(TAM)百分比评定术后结果[1,4]。美国手外科学会(ASSH)还采用TAM与健侧之比来评定其正常程度百分比。优:100%;良:75%~99%;一般:50%~74%;差:小于50%。期望达到良好结果，最好能达到优。更重要的是患者能恢复和胜任日常生活活动。

TAM百分比计算公式：

TAM=[(MP、PIP、DIP屈曲度之和)−(MP、PIP、DIP背伸缺失度 之和)]/260×100

术后第四阶段(第8~16周)

目标

- 完全主动活动(无屈曲受限)
- 握力达到健侧75%
- 独立进行自我护理、家务劳动、工作、上学、休闲
- 独立预防

注意事项

- 肌腱滑动性好,不要测量握力和捏力
- 第12周之前,过度不加控制的给肌腱施力会造成肌腱的断裂
- 第12周前肌腱滑动性好者不能提受举重物
- 第16周前不能参加体育锻炼或干重活

治疗措施

- 夹板
  - 必要时继续应用屈肌伸展架
  - 必要时继续应用PIP背伸夹板
  - 阻挡夹板
    - 握勾拳时阻挡MP
    - DIP屈曲时阻挡PIP
- 被动活动
  - 完全被动活动范围(PROM)
- 主动关节活动
  - 肌腱滑动
  - 抗阻力阻挡
  - 神经肌肉电刺激
- 功能活动
  - 第12周时完全参与ADL
  - 增加握、捏力量
    - 从等长收缩到捏海绵或油灰浆
    - 如果肌腱滑动性好,应避免特定的肌力训练
- 家庭训练计划(HEP)
  - 阻挡练习
  - 逐渐用患侧手进行全部日常活动

出院标准

- 主动进行功能活动,屈曲受限小于5°
- 手的力量达到健侧75%
- 术后第16周患者能重返工作岗位、家务劳动和运动

(詹海华 陆芸 译 李世民 校)

参 考 文 献

1. Mackin, E., Callahan, A.D., Skirven, T.M., Schneider, L.H., Osterman, A.L., Hunter, J.M. Staged Flexor Tendon Reconstruction. In Mackin, E.J. (Eds). *Rehabilitation of the Hand and Upper Extremity.* Mosby, St. Louis, 2002, pp. 469–497.
2. Strickland, J.W. Flexor Tendons—Acute Injuries. In Green, D.P., Hotchkiss, R.N., Pederson, W.C. (Eds). *Green's Operative Hand Surgery,* 4th ed. Churchill Livingstone, New York, 1999, pp. 1851–1897.
3. Stewart, K.M. Tendon Injuries. In Stanley, B.J., Tribuzzi, S.M. (Eds). *Concepts in Hand Rehabilitation.* FA Davis Company, Philadelphia, 1992, pp. 353–392.
4. Culp, R.W., Taras, J.S. Primary Care of Flexor Tendon Injuries. In Mackin, E.J., Callahan, A.D., Skirven, T.M., Schneider, L.H.,

Osterman, A.L., Hunter, J.M. (Eds). *Rehabilitation of the Hand and Upper Extremity.* Mosby, St. Louis, 2002, pp. 415–430.
5. Pettengill, K.M., Van Strien, G. Postoperative Management of Flexor Tendon Injuries. In Mackin, E.J., Callahan, A.D., Skirven, T.M., Schneider, L.H., Osterman, A.L., Hunter, J.M. (Eds). *Rehabilitation of the Hand and Upper Extremity.* Mosby, St. Louis, 2002, pp. 431–456.
6. Cullen, K.W., Tolhurst, P., Lang, D., Page, R.E. *Flexor Tendon Repair Zone 2 Followed by Controlled Active Mobilisation.* J Hand Surg 1989;14B:392.
7. Gelberman, R.H., Botte, M.J., Spiegelman, J.J., Akeson, W.H. *The Excursion and Deformation of Repaired Flexor Tendons Treated with Protected Early Motion.* J Hand Surg 1986;11A:106.
8. Gelberman, R.H., Nunley, J.A. II, Osterman, A.L., Breen, T.F., Dimick, M.P., Woo, S.L. *Influences of the Protected Passive Mobilization Interval on Flexor Tendon Healing.* Clin Orthop 1991;264:189.
9. Lee, H. Double Loop Locking Suture: *A Technique of Tendon Repair for Early Active Mobilization. Part II.* J Hand Surg 1990;15A:953.
10. Lee, H. *Double Locking Suture: A Technique of Tendon Repair for Early Active Mobilization. Part I.* J Hand Surg 1990;15A: 945.
11. Matthews, J.P. *Early Mobilisation after Flexor Tendon Repair.* J Hand Surg 1993;14B:363.
12. Pruitt, D.L. *Cyclic Stress Analysis of Flexor Tendon Repair.* J Hand Surg 1991;16A:701.
13. Riaz, M. *Long Term Outcome of Early Active Mobilization Following Flexor Tendon Repair in Zone II.* J Hand Surg 1999; 24B:157.
14. Robertson, G.A., Al-Qattan, N.M. *A Biomechanical Analysis of a New Interlock Suture Technique for Flexor Tendon Repair.* J Hand Surg 1992;17B:92.
15. Savage, R. *The Influence of Wrist Position on the Minimum Force Required for Active Movement of the Interphalangeal Joints.* J Hand Surg 1988;13B:262.
16. Savage, R. *Flexor Tendon Repair Using a "Six-strand" Method of Repair and Early Active Mobilization.* J Hand Surg 1989;14B: 396.
17. Small, J.O., Brennen, M.D., Colville, J. *Early Active Mobilisation Following Flexor Tendon Repair Zone 2.* J Hand Surg 1989;14B:383.
18. Trail, I.A., Powell, E.S., Noble, J. *The Mechanical Strength of Various Suture Techniques.* J Hand Surg 1992;17B:89.
19. Gelberman, R.H., Manske, P.R., Akeson, W.H., Woo, S.L., Lundborg, G., Amiel, D. *Flexor Tendon Repair.* J Orthop Res 1986;4:119.
20. Thurman, R.T., Trumble, T.E., Hanel, D.P., Tencer, A.F., Kiser, P.K. *Two-, Four-, and Six-strand Zone II Flexor Tendon Repairs: An In Situ Biomechanical Comparison Using a Cadaver Model.* J Hand Surg 1998;23A:261.
21. Kleinert, H.E., Kutz, J.E., Cohen, M.J. Primary Repair of Zone 2 Flexor Tendon Lacerations. In *AAOS Symposium on Tendon Surgery in the Hand.* Mosby, St. Louis, 1975, pp. 91–104.
22. Kleinert, H.E., Kutz, J.E., Cohen, M.J. *Primary Repair of Lacerated Flexor Tendons in No-man's-land.* J Bone Joint Surg 1967;49A:577.
23. Duran, R., Houser, R. Management of Flexor Tendon Lacerations in Zone 2 Using Controlled Passive Motion Postoperatively. In Hunter, J., Schneider, L., Mackin, E., Bell, J. (Eds). *Rehabilitation of the Hand.* Mosby, St. Louis, 1978, pp. 217–224.
24. Duran, R., Houser, R. Controlled Passive Motion Following Flexor Tendon Repair in Zones 2 and 3. In *AAOS Symposium on Tendon Surgery in the Hand.* Mosby, St. Louis, 1975, pp. 105–144.
25. Allen, B.N., Frykman, G.K., Unsell, R.S., Wood, V.E. *Ruptured Flexor Tendon Tenorrhaphies in Zone II: Repair and Rehabilitation.* J Hand Surg 1987;12A:18.
26. Bainbridge, L.C., Robertson, C., Gillies, D., Elliot, D. A *Comparison of Post-operative Mobilization of Flexor Tendon Repairs with "Passive Flexion-active Extension" and "Controlled Active Motion" Techniques.* J Hand Surg 1994;19B:517.
27. Elliot, D., Moiemen, N.S., Flemming, A.F., Harris, S.B., Foster, A.J. *The Rupture Rate of Acute Flexor Tendon Repairs Mobilized by the Controlled Active Motion Regimen.* J Hand Surg 1994;19B:607.
28. Gratton, P. *Early Active Mobilization after Flexor Tendon Repairs.* J Hand Ther 1993;6:285.
29. Yii, N., Urban, M., Elliot, D. *A Prospective Study of Flexor Tendon Repair in Zone 5.* J Hand Surg 1998;23B:642.
30. Strickland, J.W. *Flexor Tendon Injuries II: Operative Technique.* J Acad Orthop Surg 1995;3:55.
31. Strickland, J.W. *Flexor Tendon Injuries: Foundations of Treatment.* J Am Acad Orthop Surg 1995;3:44.
32. Cannon, N. *Post Flexor Tendon Repair Motion Protocol.* Indiana Hand Cent Newsl 1993;1:13.
33. Silfverskiold, K.L., May, E.J. *Flexor Tendon Repair in Zone II with a New Suture Technique and an Early Mobilization Program Combining Passive and Active Flexion.* J Hand Surg 1994;18A:654.
34. Woo, S.L., Gelberman, R.H., Cobb, N.G., Amiel, D., Lothringer, K., Akeson, W.H. *The Importance of Controlled Passive Mobilization on Flexor Tendon Healing.* Acta Orthop Scand 1981;52:615.
35. Gelberman, R.H., Woo, S.L., Lothringer, K., Akeson, W.H., Amiel, D. *Effects of Early Intermittent Passive Mobilization on Healing Canine Flexor Tendons.* J Hand Surg 1982;7:170.
36. Gelberman, R.H., Amifl, D., Gonsalves, M., Page, R.E. *The Influence of Protected Passive Mobilization on the Healing Flexor Tendons: A Biomechanical and Microangiographic Study.* Hand Clin 1981;13:120.
37. Mason, J., Allen, H. *The Rate of Healing Tendons: An Experimental Study of Tensile Strength.* Ann Surg 1941;113:424.
38. Hitchcock, T.F., Light, T.R., Bunch, W.H., Knight, G.W., Sartori, M.J., Patwardhan, A.G., Hollyfield, R.L. *The Effect of Immediate Constrained Digital Motion on the Strength of F lexor Tendon Repairs in Chickens.* J Hand Surg 1987;12A:590.
39. Groth, G.N. *Pyramid of Progressive Force Exercises to the Injured Flexor Tendon.* J Hand Ther 2004;17:31.
40. Stewart Pettengill, K. Postoperative Therapy Concepts in Management of Tendon Injuries: Early Mobilization. In Hunter, J., Schneider, L., Mackin, E. (Eds). *Tendon and Nerve Surgery in the Hand: A Third Decade.* Mosby, St. Louis, 1997, pp. 332–341.
41. American Society for Surgery of the Hand (ASSH): *Clinical Assessment Committee Report.* American Society for Surgery of the Hand, 1976.
42. Halikis, M.N., Manske, P.R., Kubota, H., Aoki, M. *Effect of Immobilization, Immediate Mobilization, and Delayed Mobilization on the Resistance to Digital Flexion Using a Tendon Injury Model.* J Hand Surg 1997;22A:464.

第 15 章

伸肌腱修复

Kara Gaffney Gallagher, MS, OTR/L, CHT

手部的伸肌系统分为8个区，其范围从指尖到前臂（图15–1）。其中拇指可分为5个区（TI~TV）（图15–1）。伸肌腱在手部最容易受到损伤，主要是由于它独特的解剖结构以及肌腱沿腕部远端走行时位置表浅。人类尸体解剖研究表明，伸肌腱的厚度从前臂处的1.7mm到远端指尖处的0.65mm[1]。覆盖腕、手和手指背侧的伸肌腱的皮下组织和弹性皮肤十分有限，因此伸肌腱很容易受到损伤。破口、深部磨损、压榨、强力撕裂和撕脱性骨折是伸肌腱损伤的主要原因[1]。另外，系统性疾病（如类风湿性关节炎）也会影响伸肌腱的完整性，从而使肌腱变弱和撕裂。

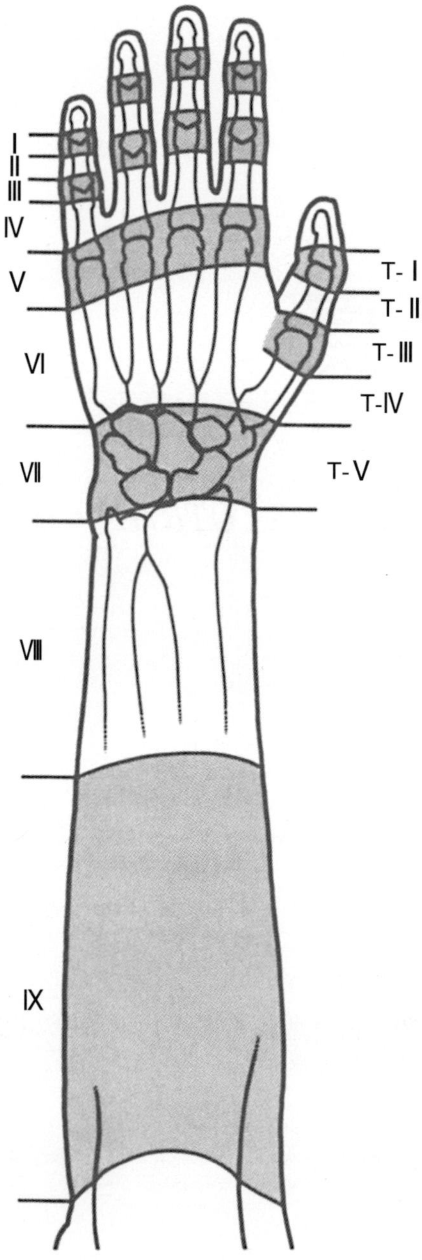

图15–1 拇指和其他手指伸肌腱损伤分区。（*From Doyle, J. Extensor Tendons—Acute Injuries. In Green, D.P., Hotchkiss, R.N., Pederson, W.C. [Eds].* Green's Operative Hand Surgery, *4th ed. Churchill Livingstone, New York, 1999, p. 1956.*）

伸肌腱损伤的治疗方法主要有通过制动的保守治疗以及手术修复。由于伸肌腱有很多软组织附着并且在很多水平上相互连接[1–3]，末端肌腱损伤不会造成残端的回缩，因此制动治疗方法主要用于手指和拇指的闭合性末端肌腱断裂。而其他的伸肌腱损伤都需要手术治疗。它允许术后24小时尽早开始活动。已经成功用于屈肌腱修复的缝合技术经过改进可应用于手指较薄的伸肌腱。伸肌腱的强度大约为修复后屈肌腱强度的50%，这是由于肌腱尺寸和胶原交联减少造成的[4]。手术以后伸肌腱需要应用保护性夹板固定并在监控下进行活动。

康 复 概 述

传统的观点认为，伸肌腱修复需要支具固定，不论是保守治疗还是手术治疗，都要至少制动3周。最近20年的研究表明，肌腱修复手术后进行制动会导致中差结果的发生率较高[1,5,6]，这是由于粘连形成会限制肌腱的滑动和关节活动[7–9]。在过去几年中，早期活动在屈肌腱修复中得到了验证，因而被提倡应用于伸肌腱损伤。对屈肌腱和伸肌腱手术后康复治疗的研究表明，修复后的肌腱可以耐受早期主动活动，并有良好的结果[7,8,9]。Evans[7,11]曾描述了以下几点伸肌腱治疗原则。

- 所有区域（Ⅰ区和Ⅱ区除外）的伸肌腱都能耐受早期控制下的主动活动。
- 腕关节体位通过降低来自于屈肌的阻力，会影响肌腱的滑动。
- 在术后24小时至3天开始进行早期康复干预至关重要[10]。
- 精确设计支具和术后坚持对滑动性、力量大小和支具结构进行控制，可以防止肌腱吻合口形成裂隙及肌腱断裂。

是制动还是早期活动取决于多种因素。为承受早期活动的力量，需要手术修复部位有足够的强度和良好的肌腱质量。未行手术治疗而行保守治疗后的肌腱，需要制动一段时间以便使断裂肌腱端的间隙充分愈合。此外，跨越手指和拇指末节指骨的肌腱，其生理特点使这些肌腱不能承受早期运动的应力。因此，在Ⅰ、Ⅱ和T-Ⅰ区的肌腱，无论是保守治疗还是手术治疗，进行制动对它们都有利。Ⅲ~Ⅷ区和T-Ⅱ～T-Ⅴ区的肌腱能耐受早期活动而且可从中获益。

在外科专科医院(HSS)，作者应用术后早期活动计划来治疗所有各区的伸肌腱损伤，但Ⅰ区、Ⅱ区和T-Ⅰ区除外，因为这些区的伸肌腱较扁平、薄且表浅，不能承受主动活动的力量。早期活动是指控制下的被动活动或早期主动活动。早期活动计划需要坚强的修复手术、良好的肌腱完整性、患者的配合，而且应在术后24小时至3天内转至康复治疗。早期主动活动计划是依据多项科学研究结果制定的，其中包括Evans所描述的立即主动短弧活动方案[5,7,11-14]以及有关屈肌腱主动活动有积极影响的研究[10,15-19]。早期活动拇指T-Ⅰ区和T-Ⅳ区的指导原则以Evans的建议为依据[1]。早期主动活动需要坚固的修复以承受伤侧肌腱的主动牵张。此外，早期主动活动必须在手术后24小时～3天修复肌腱质量最佳时开始。研究指出，在术后5~51天因为肌腱残端的软化，无应力下肌腱修复的抗拉强度会降低25%～50%[7,10,20,21]。接下来将分区描述伸肌腱的解剖、损伤、手术和康复，以及预期结果和出院标准。

Ⅲ～Ⅷ区以及拇指的T-Ⅳ和T-Ⅴ区的早期主动活动先从腕被动腱固定训练开始，接着进行主动保持伸直以及保护下的主动背伸。给每区都定出了安全运动弧，以保护肌腱吻合点和促进愈合。运动弧是通过对按弧度测量的肌腱滑动度进行计算来确定的[7]。保护下的关节活动只允许肌腱滑动3～5mm，因此认为是安全而有效的，即能促进功能性滑动和细胞愈合又能预防肌腱撕裂或断裂[7,11,18,22]。

伸肌腱滑动度的计算

为了从理论上确定出关节多大的活动量可产生3~5mm的肌腱滑动，Evans[7]综合分析了文献中有关滑动研究的信息、用弧度表示的数学计算结果[11,22-24]以及术中的测量结果[11,22]。在Ⅲ和Ⅳ区，近侧指间关节屈曲30°会使指总伸肌(EDC)产生4mm的滑动[11,13]。在Ⅴ~Ⅷ区，掌指关节屈曲30°~40°会使EDC产生4~5mm的滑动[11,22]。在T-Ⅲ至T-Ⅴ区，拇指指间关节屈曲60°会使拇长伸肌产生5mm的滑动[7]。

早期主动活动的禁忌证

如上所述，手指Ⅰ区和Ⅱ区以及拇指Ⅰ区的闭合性肌腱损伤可通过制动进行治疗。10岁以下的儿童以及不配合或无行为能力的成年患者最好采用制动进行治疗。术后3天以后转至康复治疗的患者不能早期开始活动，因为修复部位的抗拉强度不足。在这种情况下需制动3周使其发生愈合。

夹板固定

本康复指南中用文字和图片对各种夹板设计进行了描述。夹板结构因损伤区域和损伤中伴发累及结构的不同而异。本康复指南中所包括的基本夹板是静态手指夹板或以前臂为基底的夹板，夹板只包括受累肌腱所跨过的关节。静态渐进性夹板和动态夹板会影响肌腱的伸展性或关节僵直度，是否可纳入康复过程取决于康复进程和功能增加程度。这些夹板将在各区的具体讨论中提及。

水肿控制

在伸肌腱术后治疗中水肿控制是强制性的。术后水肿直接与损伤部位的纤维形成反应和胶原蛋白生成有关[7]。只要近侧指间关节周围的容量过多，就应采用单层的弹力绷带(Coban)最大限度地减小手指的水肿(一直到术后第8~12周)。手部背侧水肿要通过在治疗和运动间歇期重型加压覆裹加以控制。抬高患肢、活动未受累关节以及在控制下活动受累关节均有助于降低水肿。

瘢痕护理

手指的表浅瘢痕可以用硅酮胶垫护理。手背和前臂的瘢痕往往要用定制的硅酮胶垫以改善胶垫的适合度和效果。交叉摩擦瘢痕按摩有助于软化粘连和增加皮肤和皮下组织的柔韧性。

家庭训练计划

应指导患者完成适合于该修复区的特定家庭训练计划(HEP)。此计划还包括对患者进行安全装上/去除夹板的方法培训。应在夹板限定的范围内进行各项练习,直到患者能独自完成为止。治疗师应依据肌腱滑动质量决定练习的频度。本康复指南中每个区都推荐有特定的HEP和建议的训练频率。

晋级标准

所有区域的晋级标准都取决于背伸受限程度。伸直受限是指被动背伸大于主动背伸。当全范围主动背伸时,没有受限,因此治疗过程应根据计划进行。当背伸受限10°或10°以上,应减少主动屈曲,并在进入下一阶段治疗之前重点放在获得全范围主动伸直上。集中进行伸直训练并避免着重屈曲训练而影响伸直,这一点非常重要。应避免增加被动和主动屈曲训练,除非已达到全范围伸直。

Ⅰ区和Ⅱ区伸肌腱的康复

解剖,损伤及治疗

Ⅰ区包括远侧指间(DIP)关节,Ⅱ区包括远侧指间关节近端的中节指骨。Ⅰ区末端伸肌腱主要由起自蚓状肌和骨间肌的合并侧束组成,附着于末节指骨的背侧基底。斜行支持带(ORL)与末端肌腱相邻,附着在末节指骨的外侧基底。由于邻近肌腱和韧带纤维在它们附着于末节指骨时合并在一起,因此末端伸肌腱中央束的治疗应包括ORL[4]。Ⅰ区和Ⅱ区伸肌腱损伤指的是锤状指、棒球指或垂指。杵状指这种描述使用率最高,是指未端伸肌腱在跨过远侧指间关节和(或)其某一侧的外侧束处连续性中断[1,4,25,26]。远侧指间(DIP)关节的姿势可有不同程度的屈曲;通常可以全范围被动伸直,但患者不能主动伸直DIP关节。近侧指间(DIP)关节可能会过伸,因为中央腱滑动和关节松弛不受阻[1,27]。

锤状指是由运动或职业活动所致开放性或闭合性损伤造成的[1,25]。闭合性损伤最常见,其原因是突然急性用力屈曲伸直的手指从而导致末端伸肌腱撕裂或远端指骨骨折,伴有肌腱附着点撕脱,可有或无小的骨碎片[1]。闭合性杵状指也可继发于远节指骨基底累及1/3以上指骨的关节内骨折[1,25]。这种骨折与累及末端肌腱的撕脱性骨折不同,需要与这里所描述的方案分开治疗(见第13章)。开放性锤状指损伤可由肌腱受到直接锐裂伤或碎裂伤所致,一般需要手术修复肌腱和皮肤。未治疗的锤状指或治疗不当的病历可能会导致鹅颈畸形,这是由于外力不平衡,使手指处于近侧指间关节过伸而远侧指间关节屈曲的体位。

闭合性杵状指(包括撕脱骨折)通常采用非手术制动治疗,使远端指间关节固定于伸直到轻度过伸位[1,4]。如果有轻度过伸,制动应包括处于30°~45°屈曲位的近侧指间关节。制动持续6周。对于骨折不可复位或较复杂的病例,杵状指损伤应采用手术治疗,使用克氏针固定远侧指间关节,以便加压骨折处并防止末端肌腱的回缩[4]。克氏针固定还可用于慢性/复发性畸形以及不合作或儿科患者[4,7]。对于复杂的开放性杵状指损伤,需要手术修复皮肤和肌腱并对伴发的骨折进行治疗[4,28]。由于通过末节指骨缝合较薄的伸肌腱很容易撕裂,因此一般不建议直接修复末端伸肌腱[1]。用髓内克氏针把远侧指间关节固定在轻度过伸位可以使肌腱断端靠近,而且不需要缝合肌腱[4]。但是它既需要用钉固定又要用褥氏缝合或间断缝合修复术来再连接肌腱残端,才能达到理想的结果[4]。

术后治疗

活动

Ⅰ区和Ⅱ区伸肌腱损伤术后需采用制动治疗6周。在制动的6周期间,同时开始轻度的主动屈曲和伸直训练。如果存在背伸受限,应继续制动,再延迟2周后开始运动。在运动开始的第一周,患者主动屈曲远侧指间关节但不要超过20°~25°。只要能保持全范围主动背伸,则在第二周可将屈曲角度增加到35°。远侧指间关节要逐渐增加屈曲角度,同时要严密监控主动伸直。如果背伸受限增加,主动屈曲应停止,并把治疗重点再次集中在达到全范围主动伸直上。运动的第二周到第三周时开始进行轻度的肌腱滑动(复合握拳除外)和ORL牵拉。

ORL的被动牵拉要通过手法伸直近侧指间关节和轻度屈曲远侧指间关节来进行。主动复合握拳在开始制动后第9周进行。在制动后12周内应达到主动全范围屈曲和背伸。

夹板

损伤后不论是采用手术治疗还是保守治疗，远侧指间关节都要用夹板固定在0°~10°过伸位持续6周（图15-2）。应避免大于10°过伸，因为这样会通过牵拉掌侧血管而危及到远端皮肤的血运。过度牵拉掌侧脉管系统会阻碍背侧脉管系统末端以远区域的营养供给，从而会造成皮肤坏死[7,29]。皮肤发白发生于皮肤坏死之前，因此可作为把远侧指间关节置于安全过伸位的指标[7,30]。因此要把远侧指间关节定位在小于导致皮肤变白的过伸角度上[7,30]。

定制的热塑夹板把远侧指间关节支撑在伸直

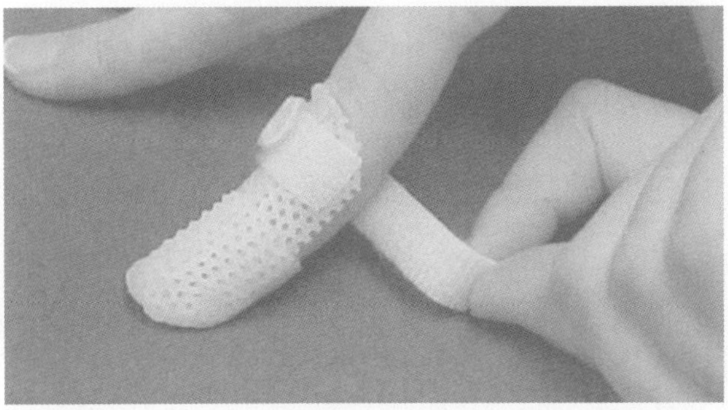

图15-2　用于锤状指损伤的夹板：DIP关节过伸0°~10°。

至过伸位最有效，并且可以随着水肿消退进行调整。掌侧部分支撑末节指骨而背侧部分跨越远侧指间关节并延伸到近侧指间关节以远的背侧夹板，可在两个部位施加反压，将远侧指间关节保持在安全的位置上以便于肌腱愈合。可用带子将夹板固定，或者用Velcro固定在中节指骨上，而近侧指间关节可以自由运动。

设计的支具必须将远侧之间关节保持在0°~10°的过伸位。轻度屈曲位会使末端肌腱在伸长上愈合从而导致伸肌受限[7,13]。如果近侧指间关节出现或者发展为轻度过伸，该关节应固定在屈曲30°~45°，并将远侧指间关节用8字形固定在0°~10°过伸位（图15-3）。这个位置会使侧束向背侧滑移，并促进伸肌腱的两个断端靠得更近[7,31]。在制动期间应每周进行一次监测，以便在必要时调整夹板、护理

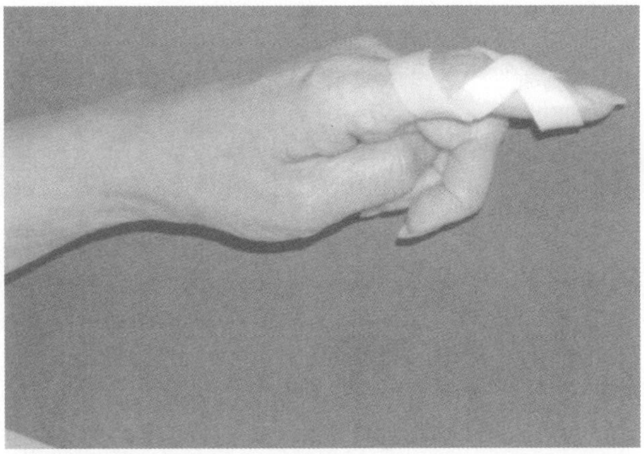

图15-3　PIP过伸尝试DIP伸直时锤状指损伤的8字形夹板：PIP关节屈曲30°~45°，DIP过伸0°~10°。

伤口以及保持未受累关节活动。每周的定期复查对于调整夹板使其适应水肿的改变非常重要。手指水肿通常会在最初的一两周内减轻。夹板太大会使远侧指间关节屈曲，如果不调整就达不到使用伸直夹板的目的。

教会患者穿戴及去除夹板以及皮肤护理对于促进康复十分重要。皮肤泡软与持续戴塑料夹板有关。因此在手指出现潮湿或出汗时应指导患者换用干夹板。在更换夹板时，远侧指间关节应保持在过伸位以保护开始愈合的肌腱。在用健侧手清洗和装上干夹板时，患者可用患侧拇指把患指远侧指间关节抵在过伸位（图15-4）。为确保患者在6周内持续用夹板固定，应当准备两套夹板；如果患者因为某种原因需要更换夹板，另一套夹板可随时备用。

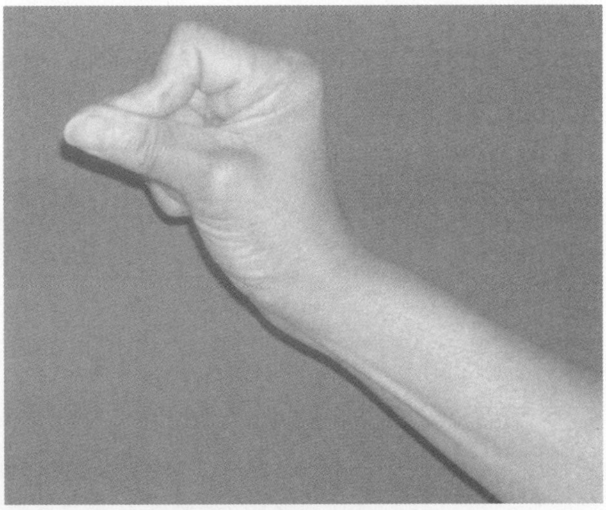

图15-4　当去除或戴上夹板时保持DIP在过伸位的安全位置。

Ⅰ区和Ⅱ区：制动

目标

- 0~6周
  - 夹板固定，以预防DIP伸肌受限，并指导患者正确戴上去除夹板以保护正愈合的伸肌腱
  - 每周检查一次夹板的松紧度，以确保远侧指间关节始终处于轻度过伸位
- 6~12周
  - 保持远侧指间关节的0°主动伸直
  - 达到远侧指间关节主动屈曲70°

注意事项

- 不要用夹板将远侧指间关节固定于开始出现缺血症状(掌侧末节指骨处发白)那种过伸位
- 非手术治疗患者，第6周前不要做远侧指间关节主动或被动活动
- 手术治疗的患者，第5周前不要做远侧指间关节主动或被动活动
- 第12周前避免中重度日常生活活动

治疗措施

夹板

- 静态远侧指间关节背伸夹板(带两个反压施加点)
  - 应包括末节指骨的掌侧和背侧
  - 跨过远侧指间关节背侧，覆盖于中节指骨远端背侧到近侧指间关节以远
  - 远侧指间关节过伸0°~10°
  - 非手术治疗至少要持续夹板固定6周
  - 手术治疗至少要持续夹板固定5周
  - 如果存在伸肌受限，在练习之间和夜间可持续使用夹板
- 静态远侧指间关节伸直和近侧指间关节屈曲夹板(8字形设计)
  - 如果患者除锤状指外还出现近侧指间关节过伸
  - 远侧指间关节伸直0°~10°，近侧指间关节屈曲30°~45°
- 阻断夹板：6周后
  - 静态掌侧支撑掌指关节伸直阻断夹板，用于握勾拳
  - 静态掌侧支撑掌指关节和近侧指间关节伸直阻断夹板，用于远侧指间关节单独屈曲

运动

- 0~6周
  - 不能进行远侧指间关节的主动或被动活动
  - 未受累关节的主动活动
- 6周以后
  - 6~7周
    - 远侧指间关节主动屈曲/伸直0°~25°
  - 7~8周
    - 远侧指间关节主动/被动屈曲/伸直0°~35°
    - 轻度肌腱滑动：握平拳、直拳、勾拳、全握拳
    - ORL伸展
  - 8~12周
    - 逐步增加远侧指间关节伸直/屈曲至0°~70°
    - 增加复合握拳运动，促进肌腱滑动

Ⅰ区和Ⅱ区：制动（续）

功能性运动

- 0~6周
  - 轻度日常生活活动，全时间戴上夹板，包括沐浴/淋浴
- 6~12周
  - 加入抓握和手部精细动作协调练习
  - 如果没有伸肌受限，可不使用夹板做轻度日常生活活动
  - 在夹板固定下进行轻度日常生活活动直到伸肌受限解决之后
- 12周
  - 不使用夹板恢复全部日常生活活动
- 16周
  - 可从事繁重劳动和运动

家庭训练计划

- 0~6周：教患者学会安全戴上/去除夹板
- 6周后：加入治疗中的一些训练，每天3次，每次做10遍

终止夹板固定的标准

- 第6周时没有伸肌受限，即可开始远侧指间关节主动活动
- 第6周时有伸肌受限，应再加2周全天夹板固定

一旦在第6周开始活动，患者应当逐步去除夹板，除非伸肌受限有所加重。如果伸肌受限加重，夹板应继续使用到背伸受限消除。在第7周时，仅在训练时去除夹板。在第8周时，白天可间断去除，晚上继续戴夹板。在第9周时，仅在晚上持续戴夹板。到第10周时，夹板便可完全去除。

功能活动

在6周的制动期间，患者可以在夹板固定就位的条件下做些轻中度的手指活动。在此6周内应避免进行繁重的职业和运动训练。在开始活动的第2周可逐渐增加抓握和协调性活动，以补充活动范围（ROM）练习。到第8周，白天去除夹板后应让患侧手指逐步进行功能性活动。在第12周时，鼓励患者随意用手活动。在第16周时可以让患者重新从事劳动和运动。

家庭训练计划

在制动期间，患者应进行掌指关节和近侧指间关节主动和被动屈曲和伸直的家庭训练计划，以保持关节活动度。如果在第6周开始主动活动，可在计划中加入远侧指间关节主动屈曲和背伸练习。远侧指间关节屈曲的分级如上文所述。应当在第9周开始被动屈曲远侧指间关节和握复合拳。家庭训练计划应包括对水肿和瘢痕的标准护理方法，未受累关节的主动活动范围建议每天练习3次。

注意事项

如果患者近侧指间关节活动过度，以致在进行远侧指间关节伸直时会发生过伸，则应该在训练中装上8字形夹板。在这种病例中，应该监控远侧指间关节的伸肌受限，因为这会导致鹅颈畸形。

Ⅲ区和Ⅳ区

解剖

Ⅲ区包括近侧指间关节，Ⅳ区从近节指骨延伸到掌指关节。来自指总伸肌的中央束主要伸展近侧指间关节，远端经Ⅳ区附着于Ⅲ区的中节指骨。指总伸肌也发出外侧束，联合骨间肌和蚓状肌的内侧束形成Ⅳ区的外侧束。近侧指间关节屈曲时，

Ⅲ区，Ⅳ区：早期主动活动（短弧活动）

目标

- 近侧指间关节和远侧指间关节达到全范围主动背伸和屈曲
- 在日常生活中能应用受损的手指
- 能独立完成伤前的日常生活活动

注意事项

- 如果受累肌腱未经手术修复不得应用此治疗方案
- 避免在伸直训练时强调屈曲度的增加
- 在前6周内进行主动指间关节活动时，应保持腕关节屈曲30°，掌指关节处于0°位

治疗措施

夹板

- 制动夹板
  - 在近侧指间关节和远侧指间关节0°伸直时应用静态掌沟伸直夹板
  - 将制动带跨过关节，以确保全范围伸直
  - 术后持续制动5~6周
- 训练用夹板
  - 夹板A：允许远侧指间关节25°屈曲，近侧指间关节30°屈曲
  - 夹板B：近侧指间关节伸直阻挡夹板，以便使远侧指间关节能主动屈曲
- 静态渐进性或动态近侧指间关节屈曲夹板
  - 第4周之前不得使用
  - 间断使用以降低关节僵硬

运动

- 早期主动短弧活动
  - 0~1周
    - 夹板A：主动屈曲到夹板限定的范围，然后主动伸直到0°
    - 夹板B：如果侧束未受累及，远侧指间关节全范围主动屈曲
    - 夹板C：如果侧束经修复，远侧指间关节主动屈曲限定在30°~35°
    - 每项练习重复20遍，每遍保持3s
  - 2~3周
    - 夹板A：增加屈曲角度使主动屈曲和伸直达到40°
    - 夹板B：继续进行远侧指间关节的非限制主动屈曲；如果侧束经修复，屈曲角度可增加到45°
  - 4~5周
    - 夹板A：从第4周开始把屈曲角度增加到50°；到第5周末持续增加到80°
    - 夹板B：允许远侧指间关节全范围屈曲
    - 逐个对所有关节进行轻度被动活动范围练习，一个关节活动时，其他关节保持在受保护位置
  - 5周后
    - 去除训练夹板
    - 近侧指间关节和远侧指间关节进行单独和联合主动（活动）（掌指关节保持在0°伸直位）
    - 开始进行肌腱滑动（第5周握勾拳、手拳；第6周握直拳和复合拳）
    - 用手活动以增加近侧指间关节屈曲
    - 先等长后等张抓握肌力训练

Ⅲ区，Ⅳ区：早期主动活动（短弧活动）（续）

- 掌指关节和腕关节的主动活动范围
  - 在静态伸直夹板装好后立即开始

功能性活动

- 0~6周：在夹板制动下从事轻度日常生活活动
- 6~8周：
  - 去除夹板从事轻度日常生活活动（除非伸肌受限）
  - 在治疗中加入静态抓握和协调性活动（用木棍捣橡皮泥，BTE工作模拟机，MULE）
- 8~12周：
  - 去除夹板从事中度日常生活运动（除非伸肌受限）
  - 在治疗中加入动态抓握和协调性活动
- 12周：恢复全部日常生活活动
- 16周：允许进行繁重劳动和运动

家庭训练计划

- 0~6周：如果患者胜任可增加模板夹训练（每次做10遍，每天做3次）
- 6周后：进行肌腱滑动、精细动作协调性训练、静态抓握肌力训练

外侧束会移向掌侧。当中央束伸展近侧指间关节时，外侧束滑向背侧，使张力增大以协助近侧指间关节背伸[1]。横行支持带连接外侧束，也协助近侧指间关节背伸[1]。掌板和指浅屈肌（FDS）肌腱可防止近侧指间关节过伸[1]。

损伤与治疗

Ⅲ区和Ⅳ区的损伤可因闭合性创伤、撕裂伤、烧伤、风湿性滑膜炎或过紧的石膏管型或夹板造成[1]。中央束和支持带的断裂会影响近侧指间关节的肌力平衡。假定损伤后近侧指间关节呈屈曲位，那么主动背伸只能通过完好的侧束将作用力传到远侧指间关节。中央束和三角韧带的断裂在急性期容易矫正，但长时间过后由于伸肌结构向近端滑动、韧带缩短、屈肌腱收缩以及侧束向掌侧滑移会使近侧指关节不受阻力屈曲，从而会抵制这种矫正[1]。如果不进行治疗，手指会发生钮孔状手指畸形，出现近侧指间关节屈曲而远侧指间关节过伸，这会影响治疗的预后（图15–5）。外侧束可能会在损伤中受到累及，但是由于它们位于尺侧或桡侧，因此常不受损伤[1,32,33]。损伤拇指的T-Ⅲ和T-Ⅳ区可能会累及拇长伸肌和（或）拇短伸肌。拇长伸肌损伤会导致拇指指间关节伸直功能丧失，拇短伸肌损伤会导致拇指掌指关节伸直功能丧失[1]。

依据中央束和（或）外侧束损伤程度，可能需要进行手术修复使近侧指间关节获得背伸功能。对于轻度背伸受限（主动伸直丧失但能被动全范围伸直），建议将近侧指间关节制动固定在0°。在1周以后重新评估近侧指间关节活动情况；如果近侧指间关节可以主动伸直，继续用夹板固定2周[1]。但是，如果存在背伸受限，则继续在伸直位再制动6周。当手指存在有主动和被动背伸丧失、关节不稳定和（或）骨折时建议手术治疗[1]。严重的肌腱和软组织损伤合并骨折时，可能需要分期进行肌腱重建[1]。一种改良的屈肌腱缝合术可用于伸肌腱修复。

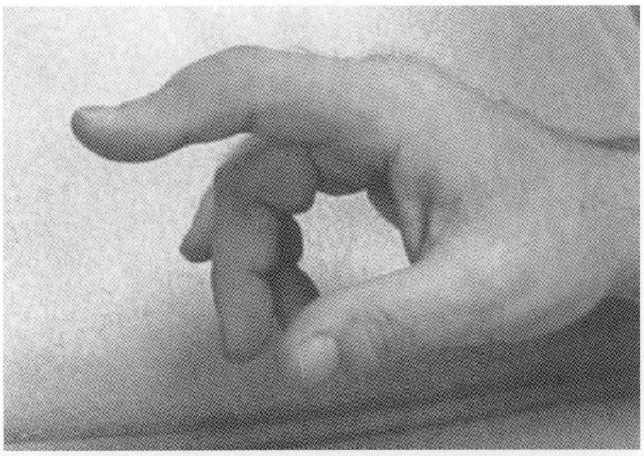

图15–5 钮孔状手指畸形。（*Courtesy of Aviva Wolff, OTR/L, CHT, New York.*）

术后治疗

活动

Ⅲ区和Ⅳ区伸肌腱损伤术后可进行制动或早期主动活动。手术修复后的伸肌腱可采用早期主动活动方案进行治疗。制动治疗方案适用于保守治疗的Ⅲ区和Ⅳ区伸肌腱。本指南描述的早期主动活动方法应在术后最初的3天内开始。

Ⅲ区和Ⅳ区早期主动活动方案是以针对经修复的中央束的Evans[7]短弧活动为基础的。为了避免应力作用于修复部位，腕关节和掌指关节的定位十分重要。在前6周主动运动时，腕关节应位于 屈曲30°，掌指关节应位于0°。这种体位利用腱固定效应使受累的伸肌腱受到轻度张力，因而可辅助主动伸直并减少屈肌的对抗性阻力[7]。远侧指间关节和近侧指间关节可在模板夹限定的受控范围内活动。掌指关节和腕关节可在手指夹板固定就位后立即进行主动活动。

在术后第1周，需要制作两个模板夹（图15-6和图15-7）。在模板夹A内，近侧指间关节可主动屈曲和背伸30°，远侧指间关节可主动屈曲和背伸25°（见图15-6）。模板夹B将近侧指间关节固定在背伸0°位，只允许远侧指间关节屈曲和背伸（图15-7）。如果外侧束未受累及，使用模板夹B时允许远侧指间关节全范围主动屈曲和背伸。如果外侧束经过修复，在使用改良型模板夹B时远侧指间关节的屈曲限定在30°~35°[1]（图15-8）。这两种夹板要由患者用于保持在相应的位置。每项训练均应缓慢进行，

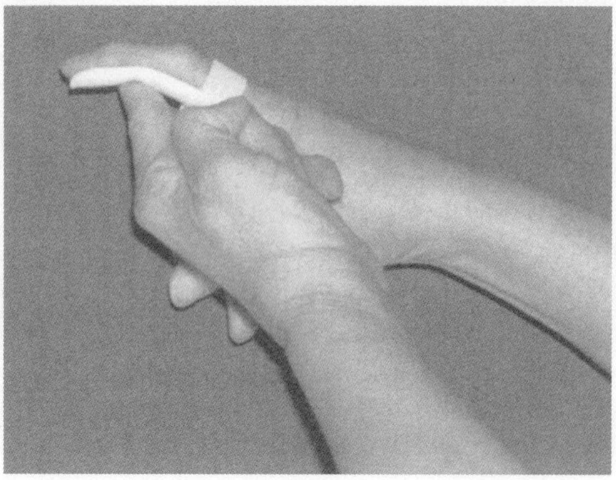

图15-6 用于Ⅲ区和Ⅳ区的短弧活动方案：模板夹A把PIP固定在30°屈曲位，把DIP固定在25°屈曲位。

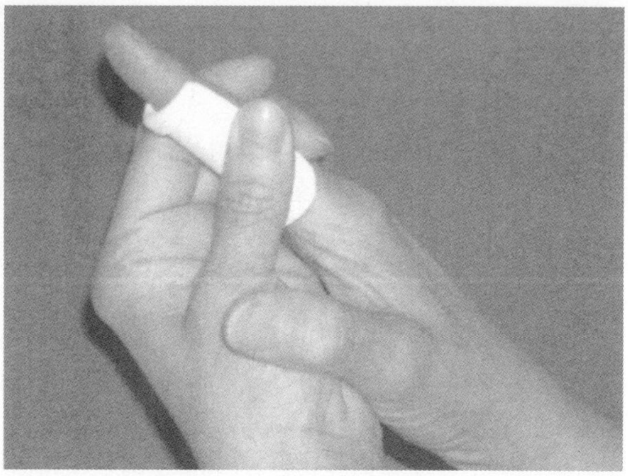

图15-7 用于Ⅲ区和Ⅳ区的短弧活动方案：模板夹B把PIP固定在0°伸直位，允许DIP全范围屈曲。

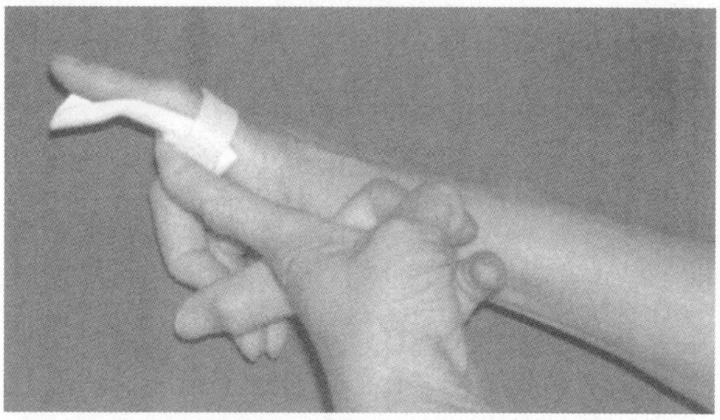

图15-8 用于Ⅲ区和Ⅳ区的短弧活动方案：改良型模板夹B把PIP固定在0°伸直位，把DIP固定在30°~35°屈曲位，因为外侧束受累。

在完全背伸位要保持一小段时间。建议每项训练重复20次。

在术后第2周，只要伸肌受限没有进展，应增大近侧指间关节模板夹的屈曲角度以允许PIP的活动达到40°[7]。只要不发生伸肌受限，近侧指间关节屈曲角度应每周增加10°[7]。在术后第5周，可去除模板夹，并在掌指关节位于伸直位下增加远侧指间关节和近侧指间关节单独进行的屈曲和伸直训练。此后在掌指关节固定在屈曲和伸直位下进行指间关节联合屈曲和伸直。在此期间还应当增加被动活动范围（PROM）练习，以提高近侧指间关节的屈曲和背伸。在活动期间，掌指关节和腕关节应保持在伸直位上，以避免修复后的伸肌腱受到牵拉。在第6周应依据以下顺序增加肌腱滑动训练：握平拳，握直拳，握复合拳，握勾拳，以促进总伸肌的滑动（图15-9A，B）。术后第8～10周，只要

近侧指间关节能够主动伸直到0°,即可开始肌力训练。

夹板

Ⅲ区和Ⅳ区的早期主动活动计划,要求除了在训练期间以外所有时间都要对修复后的结构进行制动。术后要用静态夹板制动 5~6 周。制作一副定制的掌侧或环状夹板以便将近侧指间关节和远侧指间关节固定在伸直位(图15-10)。

如果患者在术后第 4 周出现近侧指间关节僵直和屈曲受限，可间断使用近侧指间关节屈曲夹板(图 15-11)。到第 6 周白天才开始去除夹板，在此之前的其他时间以及训练期之间应继续使用这种静态伸直夹板。晚上应持续佩戴到第 8 周。

功能性运动

在术后头6周期间,患者可在佩戴夹板的情

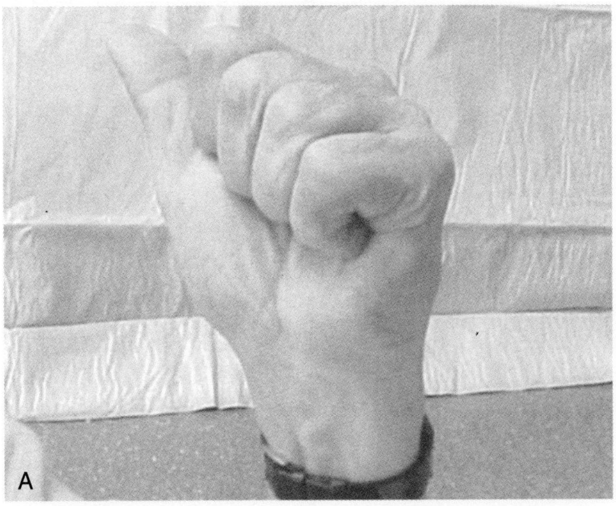

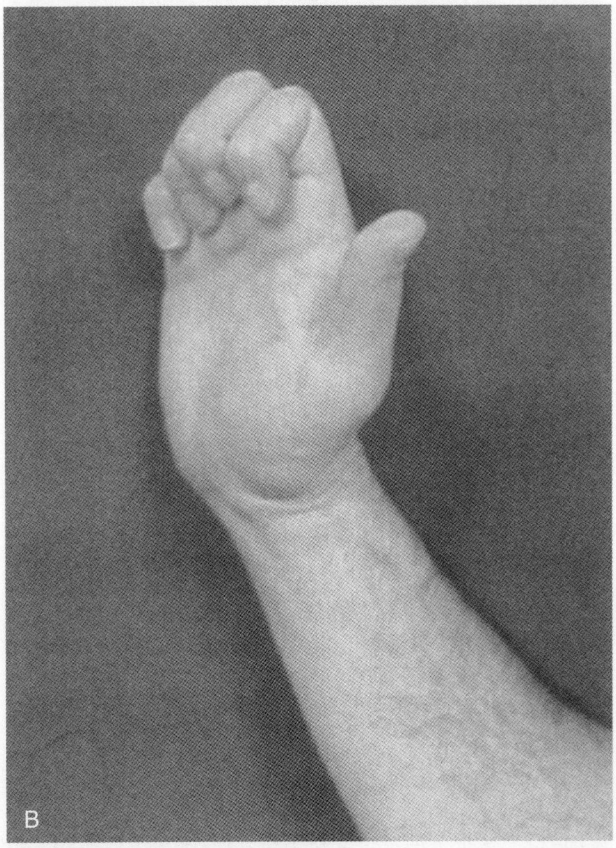

图15-9 指总伸肌滑动:从握复合拳到握勾拳的主动背伸活动。**A**,握复合拳。**B**,握勾拳。

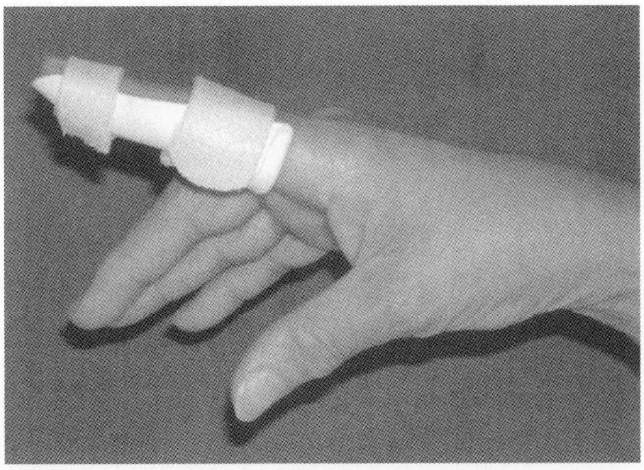

图15-10 定制的掌侧手指夹板，将PIP和DIP关节保持在0°伸直位。

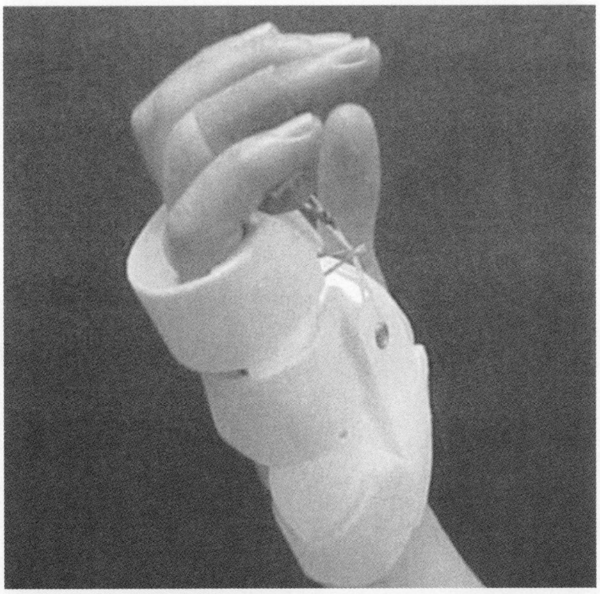

图15-11 静态渐进性近侧指间关节屈曲夹板。(*Courtesy of Amy Barenholtz.OTR/L,CHT,New Yark.*)

况下用手进行轻中度活动。在这6周内避免做繁重的职业训练或运动。到第7周，白天开始去除夹板，治疗训练中可逐步加入抓握和协调性训练以补充活动范围练习。到第8周白天去除夹板之后，伤侧手可逐步参与功能活动。到第12周预计可用伤侧手无限制进行日常生活活动和轻度职业活动。术后第16周允许重返运动和繁重劳动。

注意事项

需要每周评估一次伸肌受限情况以便决定什么时候可进入下一步训练。如果伸仉受限大于10°，应改变夹板的角度（增加背伸）以使患者用最小的力量能完全伸直手指。在不同的背伸角度下进行定位保持训练可以提供一种克服屈曲进行背伸的训练方法。相反，如果近侧指间关节或远侧指间关节屈曲受限，则必须用静态渐进性夹板固定，以增加关节活动度和肌腱的伸展性。

Ⅴ区和Ⅵ区

解剖

Ⅴ区包括掌指关节背侧面、伸肌背侧冠和来自外在伸肌系统的矢状束。矢状束对位于掌指关节中央的指总伸肌起到稳定作用。拇指Ⅴ区是拇指最后一个区域，包括腕掌关节（CMC），拇短伸肌和拇长展肌均跨越CMC[1,7]。Ⅵ区邻近手的背侧，从掌指关节延伸到腕关节，包括指总伸肌、示指固有伸肌、小指伸肌的肌腱以及腱结合。腱结合是掌指关节近端肌腱间的宽结合体，从环指伸肌腱向外延伸，与中指和小指（有时还包括示指）的指总伸肌腱相连接[4]。这些束可通过把力传导至相关手指来协助伸直[4]。由于完好腱结合的作用，Ⅵ区近端的伸肌腱损伤容易被漏诊[4]。

损伤和治疗

Ⅴ区的损伤常伴有开放性伤口以及伸肌腱和（或）掌指关节矢状束的继发断裂。损伤到矢状束可导致指总伸肌腱在掌指关节上发生桡侧或尺侧半脱位[4]。在Ⅴ区矢状束的开放性撕裂需行手术修复以稳定通过掌指关节中央的伸肌腱[1]。如果矢状束没有进行修复，伸肌腱可能会脱位，因此会减弱伤指的背伸，导致在掌指关节水平偏移和屈曲[1,4]。矢状束和伸肌冠斜行纤维的闭合性撕裂是掌指关节强行屈曲所致，应当用夹板制动6周进行治疗[1]。闭合性撕裂延误治疗（超过两周）需要行手术修复才能使伸肌腱回位[1]。

术后处理

Ⅴ区和Ⅵ区的术后护理包括制动、早期被动活动和早期主动活动。方案的选择取决于治疗方法（手术修复或制动）、肌腱质量、修复强度、伴发损伤和患者的顺应性。如果可能，早期主动活动是这个区域手术修复后的首选治疗方案。以下描述了术后的早期主动活动的治疗方案。

活动

第一阶段：0~21天。治疗从被动腕腱固定练习开始，以改善修复部位的受控运动[7,34,35]。腕关节被动活动到完全伸直，掌指关节被动屈曲40°。接下来在掌指关节和指间关节被动伸直到0°位时，使腕关节被动屈曲20°。被动腱固定练习之后，在腕关节被动保持在屈曲20°位时进行定位和主动保持训练，可以减少屈肌的对抗牵拉力。掌指关节和指间关节应被动放置于伸直位，患者主动保持这个体位以便在修复部位两端产生最小的主动牵拉力（图15-12）。最后进行主动活动，包括主动从放置的屈曲位变换到伸直。在腕

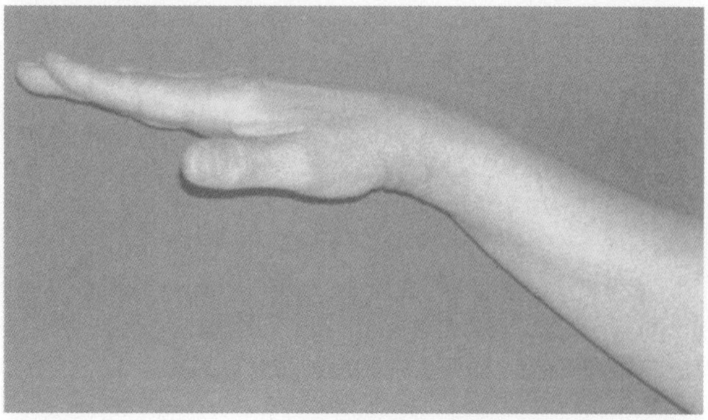

图15-12 保护下的定位保持手指背伸；腕关节屈曲20°，MP和IP关节伸直到0°位，然后主动保持这一体位。

Ⅴ区和Ⅵ区：早期主动活动

目标

- 远侧指间关节和近侧指间关节能全范围主动伸直和屈曲
- 损伤手指能参与日常生活活动
- 独立完成损伤前的日常生活活动

注意事项

- 受累肌腱未经手术修复不得使用此治疗方案
- 避免在伸直练习的同时增大屈曲度
- 如果掌指关节在任何时刻出现背伸受限，治疗要放慢进行

治疗措施

夹板

- 静态掌侧前臂夹板，包括腕关节和掌指关节
  - 腕关节位于40°~45°伸直位；掌指关节位于15°~20°屈曲位；指间关节和拇指自由活动
  - 0~6周内全时间佩戴；6~8周夜间佩戴；8周后停止使用
- 夜间用的可拆卸掌侧指间关节伸直夹板，指间关节位于0°伸直位
- 静态渐进性掌指关节屈曲夹板
  - 术后第4周，如果掌指关节和(或)近侧指间关节主动屈曲被限定在30°~40°且有难以终止感
    - 注意：掌指关节和指间关节分别用夹板固定，在这个时期不可以复合性屈曲
  - 术后6周，如果掌指关节和(或)近侧指间关节主动屈曲被限定在50°~60°且有难以终止感
    - 注意：使用一个夹板可治疗掌指关节和近侧指间关节的屈曲紧张；允许进行复合性屈曲

活动

- 第一阶段：术后0~21天
  - 由治疗师进行被动腕关节腱固定
    - 掌指关节被动屈曲40°腕关节完全被动伸直
    - 掌指关节被动伸直0°腕关节被动屈曲20°
  - 腕关节屈曲20°，掌指关节和指间关节主动保持在0°伸直位
  - 保护下的掌指关节主动伸直
    - 腕关节置于屈曲20°
    - 掌指关节置于屈曲30°
    - 掌指关节主动从开始位置伸直到0°
  - 用夹板支撑掌指关节和腕关节进行主动握勾拳
- 第二阶段：术后3周
  - 如果患者可以从60°屈曲位伸直到0°，可以停止定位保持训练
  - 继续进行腕关节被动腱固定
  - 继续进行保护下主动伸直，但要增加运动弧度10°~20°
- 4周
  - 转变为主动腱固定
  - 加入腕关节中立位的掌指关节和指间关节联合分级屈曲
  - 加入腕关节伸直位的肌腱滑动
  - 加入腕关节中立位的指总伸肌滑动和手指外展/内收
- 5周

  加入被动屈曲各个手指关节和腕关节

Ⅴ区和Ⅵ区：早期主动活动（续）

第三阶段：术后6周后

加入掌指关节、指间关节和腕关节的分级联合屈曲

加入腕关节屈曲/伸直和前臂旋前/旋后的分级肌力训练

功能活动

术后0~6周

在夹板保护下进行轻度日常生活活动

术后6~8周

进行静态抓握训练

不用夹板保护的轻度日常生活活动，除非掌指关节伸肌受限；如有受限夹板要使用到第8周

术后8~12周

进行动态抓握训练

不用夹板进行中度日常生活活动

术后12周：恢复无限制参与全部日常生活活动

术后16周：允许进行繁重劳动和运动

家庭训练计划

0~4周

在夹板下主动握勾拳

主动掌指关节伸直保持训练

4周：加入主动腱固定，腕关节伸直位的肌腱滑动，以及腕关节中立位的指总伸肌滑动

8周：加入手指伸展、腕关节伸直/屈曲以及前臂旋前/旋后的肌力训练

关节被动保持屈曲20°时，使掌指关节被动置于30°屈曲位，患者主动把关节伸直到0°（图15-13A，B）。在夹板限定的范围内主动屈曲/伸直近侧指间关节和远侧指间关节（握勾拳），每小时进行10次。

第二阶段：术后3周。在第3周，如果没有背伸受限，将掌指关节被动屈曲角度增加到40°~60°。然后主动或主动辅助使掌指关节伸直到0°。在训练时腕关节应保持在中立位。继续主动屈曲指间关节呈勾拳位，并在腕关节于中立位和掌指关节于0°位时进行指间关节的主动伸直。

在术后第4周，用腕关节主动腱固定练习代替被动腱固定练习。把腕关节中立位的掌指关节和指间关节的分级联合屈曲加入到腕关节背伸位的练习中。可用分级木棍来完成这项活动[7]。将指总伸肌滑动加入到计划中。掌指关节从复合拳位主动伸直而指间关节仍维持在屈曲位（见图15-9A，B）。为了增强内在肌的背伸功能，把掌指关节置于屈曲位，主动使指间关节从握直拳位和完全握拳位背伸（图15-14）。在第5周，开始做腕关节和各个

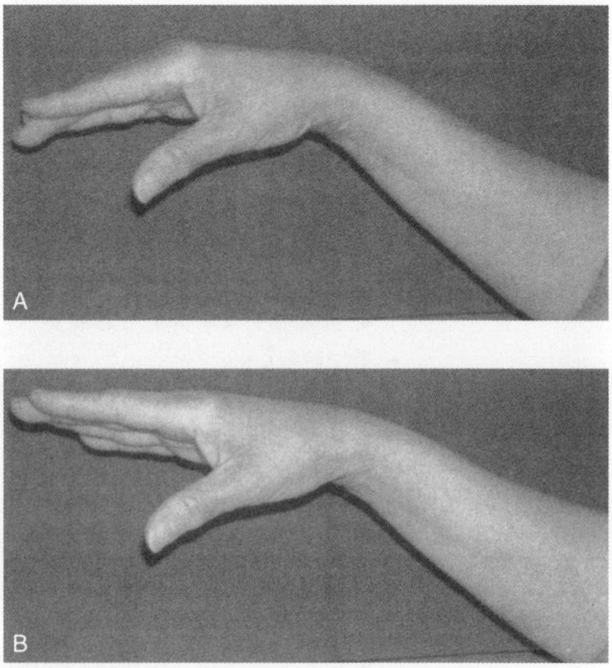

图15-13 保护下的MP关节主动背伸。**A**，腕关节屈曲20°，MP关节屈曲30°。**B**，MP从屈曲30°位主动背伸到0°（腕关节保持屈曲20°）。

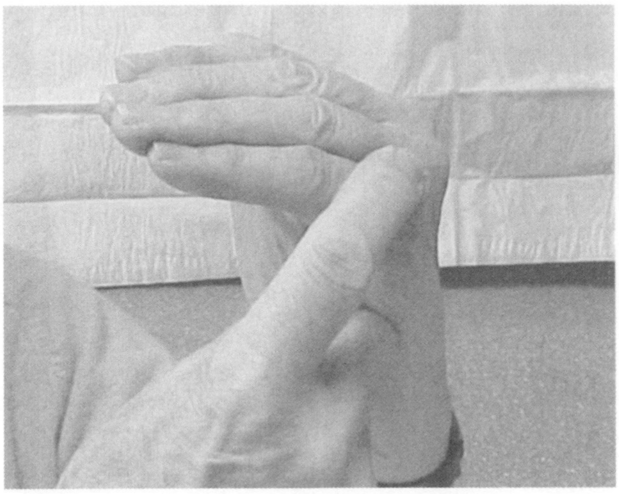

图15–14　内在肌主动背伸：MP关节固定在屈曲位，然后让IP从握直拳或复合拳位主动背伸。

手指关节的被动屈曲。一旦开始被动活动范围练习就必须严密监控伸肌受限情况。如果存在伸肌受限，应延迟进行被动屈曲，以免使伸肌腱变弱。

第三阶段：6～12周。在第6周开始手指主动和被动复合屈曲和腕关节屈曲训练。在第7周应开始进行分级抓捏动作。在第8周开始伸肌的力量训练。Evans建议用500克重量训练腕关节的伸直/屈曲和前臂的旋前/旋后。在第8周加入抓力训练。

夹板

Ⅴ区和Ⅵ区行手术修复后5~6周需要用掌侧静态夹板进行保护。夹板把腕关节固定于伸直40°~45°，掌指关节固定于屈曲15°~20°，而使指间关节和拇指自由活动（图15–15）。晚间加上指间关节掌侧可拆卸伸直固定件，以防止近侧指间关节掌侧板紧缩、伸肌受限和手指屈肌紧缩。在头5~6周，夹板要昼夜佩戴，仅在治疗和家庭训练时去除。在第7周，夹板逐步改为白天去除，晚上佩戴。到第8周可将夹板去除。如果断裂面在腱结合远端或包括腱结合，则夹板内应包括两个相邻的手指。如果掌指关节或近侧指间关节被动屈曲被限定在30°~40°且有难以终止感，在术后第4周可开始使用矫形夹板，例如静态渐进性屈曲夹板。由于在术后6周内不允许掌指关节和近侧指间关节复合屈曲，所以掌指关节或近侧指间关节僵硬将需用个性化夹板。如果术后6周时掌指关节和近侧指间关节被动屈曲限定在50°~60°，那么在这个时候开始使用复合性屈曲夹板。

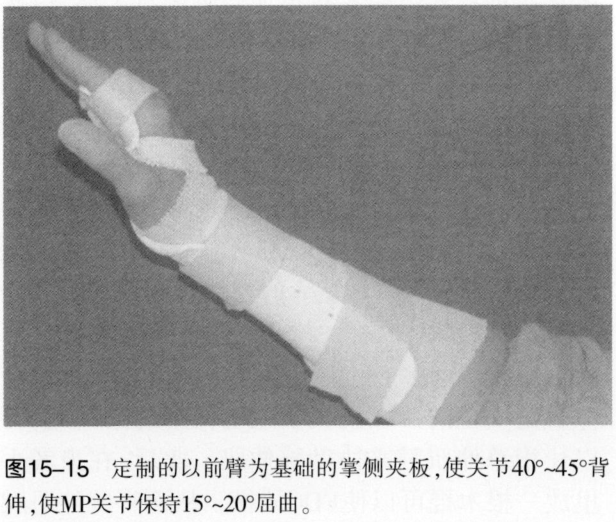

图15–15　定制的以前臂为基础的掌侧夹板，使关节40°~45°背伸，使MP关节保持15°~20°屈曲。

在消除掌指关节和腕伸肌紧张的同时，僵硬的近侧指间关节和远侧指间关节可用近侧指间关节/远侧指间关节屈曲带来治疗（图15–16）。静态渐进性夹板用于治疗外在伸肌紧张，可以在腕处于中立位时开始使用（图15–17）。一旦达到复合性手指屈曲，则可以加入腕关节屈曲进行复合伸展。

功能性活动

在术后头6周内，患侧手可以在夹板固定就位下进行轻中度活动。在这个时期应避免繁重的职业活动和运动。在第7周，应逐步加入抓握和协调性训练，以补充活动范围训练，此时白天可去除夹板。在术后第8周，去除夹板之后，患侧手可逐步参与功能性活动。到第12周便可自由地轻度使用患侧手，在术后16周便允许参加繁重劳动和（或）运动。

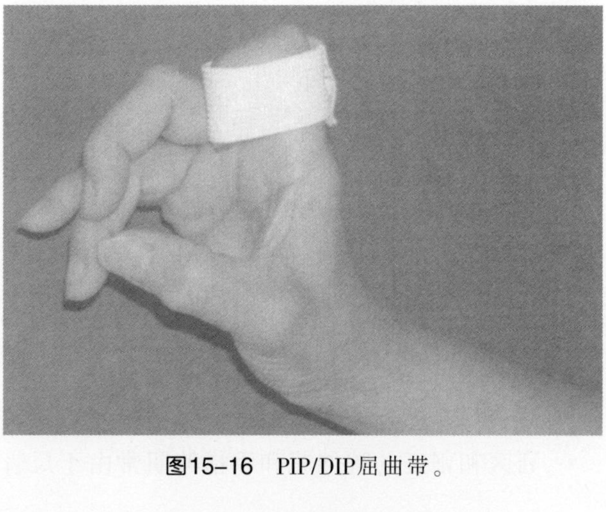

图15–16　PIP/DIP屈曲带。

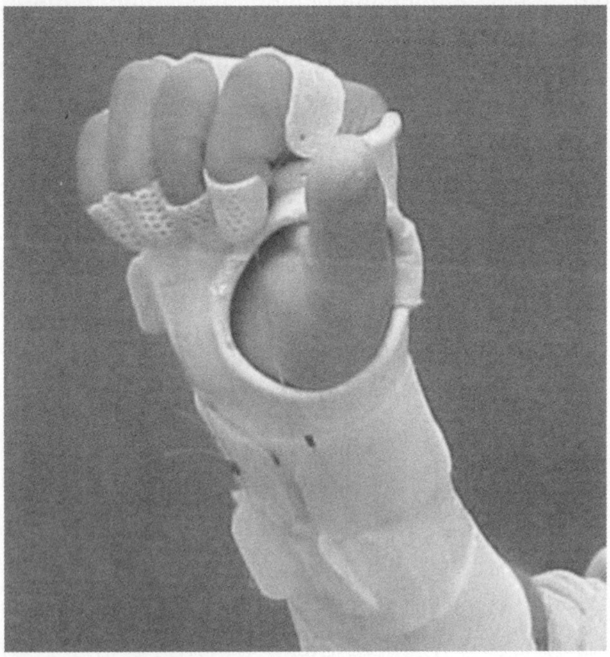

图15-17　静态渐进性MP和IP复合屈曲夹板。(*Courtesy of Aviva wolff, OTR/L, CHT, New York.*)

注意事项

应每周评估一次伸肌受限情况，以决定什么时候可进入下一步治疗。如果伸肌受限大于10°，治疗应暂停，并在屈曲练习的同时强调主动背伸。减少掌指关节屈曲角度可以使患者背伸用最小的努力来完全伸直手指。在掌指关节背伸不同角度下进行定位保持练习，以促进伸肌结构的滑动。当近侧指间关节、远侧指间关节或掌指关节屈曲受限时，则开始应用静态渐进性夹板，以增加关节活动度和伸肌腱的背伸力。

Ⅶ区和Ⅷ区

解剖

Ⅶ区和Ⅷ区包括腕部进入背侧前臂近端的手指和腕部的伸肌腱和肌肉组织。Ⅶ区位于腕的背侧，在这里手指和腕的伸肌腱在背侧支持带下方通过。Ⅷ区包括前臂远端的腕部和手指伸肌的肌腱移行部。

损伤和治疗

Ⅶ区和Ⅷ区的腕伸肌和手指伸肌常由于尺骨和桡骨远端的骨折和脱位而造成撕裂或断裂。此外，肌腱磨损伴迟发性断裂还曾见于：使用螺钉固定的病例[4,36]，以及类风湿性肌腱滑膜炎[4,37]、过度手术切除后所致的远端尺骨不稳定[4,38]、舟骨骨不连[4,37]和腕半月骨慢性进行性骨软化病[4,36]。

术后治疗

Ⅶ区和Ⅷ区伸肌腱损伤手术修复后，可以通过制动或早期主动活动进行术后治疗。决定使用某种方案而不使用另一个方案要由手术医生决定，其依据与Ⅴ区和Ⅵ区肌腱损伤治疗中所述的因素类似。在HSS中，只要可能作者更喜欢采用早期主动活动方案来治疗Ⅶ区和Ⅷ区伸肌腱损伤。无论采用哪一种方案都允许立即进行指间关节的主动和被动活动。制动计划要在术后3周内限制掌指关节和腕水平的主动活动，而早期主动活动计划都允许在掌指关节和腕关节进行主动定位保持伸直动作。本指南描述了早期活动计划。

活动

应遵循Ⅴ区和Ⅵ区的推荐顺序(被动腕关节腱固定，定位保持掌指关节背伸和保护下的掌指关节主动背伸)进行练习。腕关节在早期主动练习中的位置取决于修复的肌腱是指伸肌还是腕伸肌[7]。增加腕关节背伸会增大来自屈肌腱的阻力，因此伸肌腱进行主动背伸时需要用更大的力。这会导致肌腱吻合口上的张力增加。腕关节定位正确可以保护肌腱吻合口并允许受累肌腱进行安全的早期活动。

在术后0～21天做定位保持训练时腕关节的位置非常重要。如果对指伸肌腱进行了修复，腕关节应被动屈曲20°，同时掌指关节和指间关节应位于0°伸直位[7]，并主动保持3秒钟(图15-12)。如果腕伸肌腱进行了修复，腕关节应定位在0°~20°伸直位，并且尽力轻柔地主动保持3秒钟。针对Ⅴ区和Ⅵ区进行保护下掌指关节和指间关节主动伸直练习和腕关节被动腱固定所述的规则也适用于Ⅶ区和Ⅷ区。修复后的腕伸肌腱到术后第3~4周可获得其25%~30%的抗拉强度[7,21]。因此在术后第3周开始进行腕关节不抗重力的从0°到完全伸直是安全的。在腕关节主动伸直的第一周，可以让指总伸肌腱来协助腕伸肌。此后，在患者手里放一根木棍可以使EDC放松，从而将腕伸肌腱

Ⅶ区和Ⅷ区:早期主动活动

目标

- 远侧指间关节和近侧指间关节能完全主动伸直和屈曲
- 患手指能参与日常生活活动
- 独立完成受伤前的日常生活活动

注意事项

- 受伤的肌腱未进行手术修复之前不得使用此计划
- 腕伸肌腱修复后3~4周内不能让腕关节屈曲超过中立位
- 避免在伸直练习时强调屈曲度增加
- 如果在任一时刻出现掌指关节或腕背伸受限,应缓慢放治疗进度
- 术后0~21天掌指关节主动运动时的腕关节的位置取决于指伸肌腱或腕伸肌腱是否被修复

治疗措施

夹板

- 静态掌侧前臂支持夹板,包括掌指关节
  - 腕关节伸直40°
  - 掌指关节屈曲30°
  - 除了训练时以外,应持续佩戴
    - 指伸肌腱修复:5~6周
    - 腕伸肌修复:8周

活动

- 0~21天
  - 腕关节被动腱固定
    - 掌指关节被动屈曲40°时腕关节被动完全伸直
    - 掌指关节被动伸直0°时腕关节被动屈曲20°
  - 指伸肌腱修复后的掌指关节主动定位保持伸直
    - *腕关节置于20°屈曲位
    - 掌指关节和指间关节置于0°伸直位,主动保持
  - 腕伸肌腱修复后的掌指关节主动定位保持伸直
    - *腕关节置于并保持在0°~20°伸直位
    - 掌指关节和指间关节置于0°伸直位,主动保持
  - 指伸肌腱修复后的掌指关节保持下主动伸直
    - *腕关节置于并保持在20°屈曲位
    - 掌指关节置于30°屈曲位
    - 从开始位置主动伸直到0°
- 腕伸肌腱修复后的掌指关节保持下主动伸直
    - *腕关节置于并保持在20°伸直位
    - 掌指关节置于30°屈曲位
    - 从开始位置主动伸直到0°

Ⅶ区和Ⅷ区：早期主动活动（续）

- 3周
  - 增加掌指关节定位屈曲到40°~60°，随后主动辅助伸直掌指关节到0°（腕关节保持在完全伸直位）
  - 增加在无重力下腕关节主动伸直和尺偏（0°到最终范围）
  - 增加指总伸肌滑动和手指内收/外展
  - 停止主动定位保持训练
- 5~8周后
  - 开始腕关节主动屈曲，最多15°
  - 增加腕关节屈曲角度，每周增加10°~15°
  - 开始腕关节主动伸直和抗重力尺偏/桡偏

功能性活动

- 与Ⅴ区和Ⅵ区的建议相同

家庭训练计划

- 与Ⅴ区和Ⅵ区的建议相同

***注：掌指关节主动定位保持伸直时，腕关节的位置取决于指伸或腕伸肌腱是否被修复**

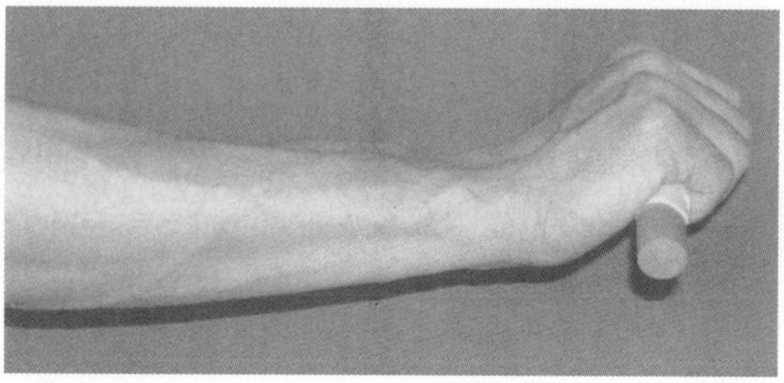

图15-18 腕关节单独背伸，用一根圆木棍来安抚指伸肌。

从中分离开（图15-18）。在术后第5~8周，腕关节主动屈曲可以每周增加10°~15°。同时联合进行尺偏和桡偏训练，以使尺侧腕伸肌腱的滑动达到最大范围。

夹板

修复后的手指和（或）腕伸肌腱需要用以前臂为基底的掌侧静态夹板加以保护，使腕关节背伸40°，掌指关节屈曲30°，而使指间关节自由活动（见图15-15）。在指伸肌腱（EDC、EIP、EDQ）修复后的5~6周内，训练间期通常需要进行保护性制动。由于在功能活动时对腕伸肌的动作要求和力量要求都很高，因此建议在桡侧腕伸长肌（ECRL）、桡侧腕伸短肌（ECRB）或尺侧腕伸肌（ECU）的肌腱修复后，要用保护性夹板固定8周[7,24]。

功能性活动

在术后的头6周内，可以在夹板固定下用伤侧手进行中度功能活动。在这6周内应避免进行繁重的职业训练和运动。到第7周时治疗中可加入抓握和协调性训练以补充活动范围练习，此时开始白天可去除夹板。到术后第8周去掉夹板之后，伤侧手便可参与一些功能性活动。到第12周，可允许伤侧手不受限制地进行日常生活活动和轻度功能性活动，建议在术后第16周重返繁重的劳动和（或）运动。

家庭训练计划

家庭训练计划包括水肿和瘢痕护理技术，从第一周开始持续到第12周。近侧指间关节和远侧指间关节主动屈曲和伸直练习需要在夹板固定下进行，每小时做10次。一旦患者有能力完成，便可将康复治疗中进行的练习加入到家庭训练计划中。未受累关节的主动活动范围练习每天应进行3次。在训练中应去除Coban缚裹带，因为它会增加训练的阻力。可逐步去除支具夹板。

注意事项

每周定期评估一次伸肌受限情况，以决定何时能进入下一步治疗。如果掌指关节或腕水平的伸肌受限大于 10°，应调整夹板，加大掌指关节和腕关节的背伸角度，使患者能用最小的力完全背伸。还要进行掌指关节和腕关节不同背伸角度下的定位保持练习，以便加强屈曲时的背伸。如果手指和(或)腕屈曲受限，则应用静态渐进性夹板来增加关节的活动度和伸肌腱的伸展性。如果由于关节僵硬而使屈曲受限，则应在僵硬关节装上静态渐进性夹板来解决受限问题。当屈曲受伸肌腱软组织紧张度限制时，首先应使用静态渐进性夹板，以恢复掌指关节的屈曲，然后恢复指间关节屈曲。一种复合性静态渐进性屈曲夹板可以达到这个目的(见图15-17)。

拇　指

拇指伸肌腱损伤的术后治疗方案所遵循的原则和手指的相同。适当的方案选择取决于损伤的平面。T-Ⅰ区不管是手术治疗还是保守治疗都要采用制动治疗方案；T-Ⅲ区和T-Ⅳ区应采用控制下的被动活动进行治疗；T-Ⅱ区和T-Ⅴ区如果肌腱经手术修复，应采用早期主动活动计划。所有各区均应在术后第6周开始各关节的被动活动范围练习。

所有的拇指伸肌腱损伤都应用夹板固定，使指间关节和掌指关节位于0°伸直位，腕掌关节位于掌侧和桡侧外展之间，腕关节位于30°~45°背伸位。制动时间长短每个区是不同的。如果指间关节或掌指关节水平存在伸肌受限，夹板固定应再延续两周。

拇指T-Ⅰ区和T-Ⅱ区

解剖，损伤和治疗

拇指T-Ⅰ区包括指间关节和伸拇长肌腱附着点。T-Ⅱ区范围从指间关节到近节指骨，包括拇长伸肌腱。T-Ⅰ区拇指锤状指损伤可手术治疗也可保守治疗。闭合性拇指锤状指应保守治疗，将指间关节固定于伸直位制动8周[7]。由撕裂或压榨性损伤造成的开放性拇指锤状指损伤，一般需要手术修复并要制动5~6周[1,7]。T-Ⅱ区损伤到拇长伸肌应采用手术治疗并完全制动2周。早期主动活动开始于术后第3周[1,7]。

活动

T-Ⅰ区损伤，一般在术后5~6周开始活动。单独的拇指指间关节和掌指关节主动屈曲开始时要缓慢进行，每周最多增加20°。每周继续进行一次系统屈曲练习。如果指间关节伸肌受限，则要降低屈曲弧度，增加夹板固定时间。应立即开始腕关节和掌指关节的主动背伸和屈曲练习。在术后第6周应开始指间关节和掌指关节联合的屈曲练习。在术后第8周可以进行轻度的被动屈曲，但要格外小心以免发生肌腱弱化和伸肌受限。如果没发生伸肌受限，在术后第10周即可开始轻度抓握训练。在练习和治疗活动间隔期间应继续使用保护性夹板，直到术后第8周。

对于T-Ⅱ区手术修复，建议做早期主动活动。在早期主动活动方案中，拇指在术后2周内应制动，到术后第3周开始执行短弧活动计划[7]。在训练间隔期应持续佩戴保护性夹板6周。拇指指间关节主动屈曲和背伸从30°短弧活动开始，经过此后3周的训练可增加到60°[7]。如有必要可应用模板夹来控制活动量。在术后3周时，要对夹板进行改进，以便主动屈曲和伸直指间关节。在术后第4周，可以单独进行掌指关节、腕掌关节和腕部的主动活动。到术后第4~6周，开始进行复合性主动屈曲、对指和桡侧/掌侧外展，在第6周开始各个关节的被动活动和复合性屈曲活动。在术后第6周开始轻度的抓握和协调性活动，如果没有伸肌受限可去除夹板。

拇指T-Ⅲ区和T-Ⅳ区

解剖，损伤和治疗

T-Ⅲ区包括拇长伸肌和拇短伸肌的肌腱。T-Ⅲ区和T-Ⅳ区的肌腱撕裂，由于肌腱比较厚，可采用4股线缝合术进行修复，如Bunnell、Kleinert或Kessler修复术。T-Ⅲ区和T-Ⅳ区损伤的治疗方法类似于指

拇指T-Ⅰ区和T-Ⅱ区：制动

目标

- 拇指指间关节的完全主动伸直和屈曲
- 伤指能参与日常生活活动
- 能独立完成伤前的日常生活活动

注意事项

- 不能进行早期主动活动
- 避免过分强调屈曲度增加而忽视伸直
- 如果在某一时刻拇指指间关节发生背伸受限，则应放慢治疗进度

治疗措施

夹板

- 拇指置于0°位
- 夹板要持续使用6周
- 第6周时如果没有受限可去除夹板

活动

- 0~6周
  - 主动活动范围：掌指关节伸直/屈曲0°~70°
  - 主动活动范围：腕关节伸直/屈曲
- 6周
  - 主动活动范围：指间关节伸直/屈曲
  - 主动活动范围：指间关节和掌指关节复合性屈曲
- 8周
  - 被动活动范围：每个拇指关节和拇指复合性屈曲
  - 分级进行抓握动作

功能性活动

- 0~6周
  - 佩戴夹板进行轻度日常生活活动
- 6~8周
  - 治疗时不用夹板进行轻度抓握训练
  - 佩戴夹板进行轻度日常生活活动
- 8~12周
  - 不用夹板进行中度日常生活活动
- 12周
  - 可不用夹板完全参与所有的日常生活活动；运动和繁重劳动在第16周开始

家庭训练计划

- 0~6周：指导患者安全佩戴和去除夹板，并进行治疗性锻炼
- 6周以后：进行治疗性锻炼，每项做10遍，每天做3次

拇指T-Ⅲ区和T-Ⅳ区:控制下的被动活动

目标

- 拇指指间关节和掌指关节能完全主动伸直和屈曲
- 能在日常生活活动中使用受伤手指
- 能独立进行伤前的日常生活活动

注意事项

- 避免过分强调屈曲度增加而忽视伸直
- 如果在某一时刻出现拇指掌指关节背伸受限,应放慢治疗进度

治疗措施

夹板

- 拇指指间关节和掌指关节伸直到0°，腕掌关节位于掌侧外展和桡侧外展之间腕伸直30°~45°
  - 0~6周:除了训练以外全时间佩戴
  - 3周:改进夹板以便允许指间关节主动屈曲和伸直
  - 6周:只要没有伸肌受限应去除夹板
- 静态渐进性掌指关节屈曲夹板
  - 如果掌指关节屈曲难以恢复从第7周开始佩戴
  - 白天间断佩戴

活动

- 0~4周
  - 被动腕关节腱固定治疗(20次)
    - 在拇指放松下,腕关节被动移动到完全伸直
    - 拇指保持完全伸直下腕关节被动屈曲到中立位
  - 使在治疗中进行控制下的拇指掌指关节被动伸直/屈曲
    - 在30°弧度内掌指关节被动伸直/屈曲(20次)
    - 在被动活动中,拇指指间关节和腕关节保持在最大伸直位
- 4周
  - 开始掌指关节主动伸直和屈曲
  - 可以使用关节松动来增加伸直/屈曲角度
- 6周
  - 被动活动范围:单个和复合性关节屈曲
  - 抓握练习
- 8周
  - 肌力训练:抓捏训练和腕部训练

功能性活动

- 0~4周:佩戴夹板进行轻度日常生活活动
- 4~8周:去除夹板进行轻度日常生活活动
- 8~12周:去除夹板进行中度日常生活活动
- 12周:可全部参与日常生活活动
- 16周:允许进行繁重劳动和运动

家庭训练计划

- 在日常生活计划中增加以上的功能性活动和练习,每天3次,每次做10遍

伸肌Ⅲ区和Ⅳ区损伤的治疗。拇指伸肌腱比指伸肌腱厚得多，因此能承受标准的核心缝合和十字缝合术[1]。术后必须用保护性夹板，至少固定6周。

活动

T-Ⅲ区和T-Ⅳ区可采用制动方案或控制下被动活动方案。我们偏爱在术后24小时内开始的控制下被动活动方案。在拇指固定于伸直位时进行被动腕腱固定练习。被动腱固定之后可以在治疗师控制下进行拇指掌指关节30°弧的被动屈曲和背伸，指间关节和腕关节应保持在最大伸直位上。腕关节的被动活动范围是：拇指放松时完全伸直，拇指列保持安全背伸时在中立位；然后拇指放松腕关节被动返回到完全伸直位。在第3周，应改进夹板以便指间关节屈曲和伸直。在第4周可进行掌指关节主动屈曲和伸直。在第6周开始进行被动活动以便单个和复合性关节屈曲。在第7周，如果掌指关节主动屈曲难以恢复，应加用静态渐进性夹板固定和掌指关节的手法关节松动。

拇指T-Ⅴ区

解剖，损伤和治疗

拇指T-Ⅴ区损伤会累及拇短伸肌或拇长展肌，可使用改良Kessler和十字缝合术进行手术治疗[1]。术后给患者装上掌侧静态腕和拇指伸直夹板，如前所述[7]。在训练间歇期持续使用保护性夹板6周。

活动

手术后第1周开始早期主动活动，上文已进行了专门描述[7]。正如Evans所建议[7]，拇指应做好准备，以便完成上文针对T-Ⅳ区所描述的主动定位保持训练以及控制下的拇指掌指关节被动活动和腕关节腱固定训练。这有助减小水肿和关节僵硬所引起的阻力[7]。被动训练之后进行主动定位保持训练：腕关节置于20°屈曲位，腕掌关节、掌指关节和指间关节置于0°伸直位。保持这个姿势3秒钟，并重复20次。

在术后第3~4周，对每个关节分别进行主动屈曲训练，并逐渐增大。当拇指的一个关节主动屈曲时，拇指动态链上的其他关节保持在完全伸直位。例如，当患者主动屈曲拇指指间关节时，掌指关节、腕掌关节和腕关节都应保持在完全伸直位，以确保肌腱吻合口的张力最小。此时应当对夹板进行改进，以允许指间关节自由屈曲和背伸。在术后第5周开始进行复合性拇指主动屈曲、外展和对指[7]。在术后第6周开始各关节的被动活动和复合性屈曲，在第6~8周开始进行由拇指参与的轻度功能性活动。

预期疗效

美国手外科协会（ASSH）根据所达到的总体主动活动（TAM）百分比来评定结果[39]。ASSH还要将TAM与对侧手指进行比较求出占患者正常值的百分数。100%的TAM为优，75%~99%为良，50%~74%为可，不足50%为差。预期患者的TAM至少为良，目标是优。最重要的是，患者应能够重返损伤前的角色和日常生活活动。

出院标准

所有伸肌腱损伤的出院标准由功能性主动活动和肌力的实际结果以及重返职业角色（例如工人、家庭主妇、运动员）的能力来决定。功能性主动活动可定义在完全屈曲时背伸受限小于5°。握力达到健侧手的75%视为功能合格。

拇指T-V区：早期主动活动

目标

- 拇指指间关节和掌指关节能全范围主动伸直和屈曲
- 伤指能参与日常生活活动
- 独立完成损伤前的日常生活活动

注意事项

- 避免过分强调屈曲度增加而忽视伸直
- 如果在某一时刻出现拇指掌指关节背伸受限，应放慢治疗进度

治疗措施

夹板

- 拇指指间关节和掌指关节固定于0°伸直位，腕掌关节位于掌侧外展和桡侧外展之间，腕关节伸直30°~45°时
  - 0~6周：除了训练全时间佩戴
  - 3周：改进夹板以便指间关节主动屈曲和伸直
  - 6周：只要没有伸直受限就应去除夹板
- 静态渐进性掌指关节屈曲夹板
  - 如果掌指关节屈曲难以恢复在第7周开始佩戴
  - 白天间断佩戴

活动

- 0~3周
  - 腕关节被动腱固定（20次）
  - 拇指MP关节控制下的被动伸直/屈曲（20次）
  - 拇指掌指关节主动定位保持伸直（20次）
  - 在动态指间关节伸直夹板固定下拇指指间关节主动屈曲/伸直（10次/小时）
- 3周
  - 拇指指间关节和掌指关节分级主动屈曲
  - 拇指腕掌关节的分级主动活动（掌侧外展，桡侧外展，伸直）
  - 腕关节分级主动屈曲/伸直
  - 注意：完成以上所有训练时拇指动态链的其余关节均应保持在完全伸直位
- 5周（仅主动活动范围）
  - 分级进行对指
  - 复合性拇指跨手掌屈曲
  - 桡侧和掌侧外展
- 6周
  - 被动活动范围：单个和复合性关节屈曲

功能性活动

- 0~3周：佩戴夹板从事轻度日常生活活动
- 3~6周：淋浴/沐浴和训练时不佩戴夹板，其余时间全部佩戴夹板
- 6~12周：去除夹板，无夹板进行轻度日常生活活动
- 12周：恢复全部日常生活活动

家庭训练计划

- 在日常生活计划中加入以上功能性活动和练习，每天3次，每次重复10遍。

（詹海华 陆芸 译 李世民 校）

参考文献

1. Doyle, J. Extensor Tendons—Acute Injuries. In Green, D.P., Hotchkiss, R.N., Pederson, W.C. (Eds). *Green's Operative Hand Surgery,* 4th ed. Churchill Livingstone, New York, 1999, pp. 1950–1986.
2. Kaplan, E. *Anatomy, Injuries, and Treatment of the Extensor Apparatus of the Hand and Fingers.* Clin Orthop 1959;13:24–41.
3. McFarlane, R.M., Hampole, M.K. *Treatment of Extensor Tendon Injuries of the Hand.* Can J Surg 1973;16:366–375.
4. Rosenthal, E. The Extensor Tendons: Anatomy and Management. In Callahan, A., Mackin, E.J., Skirven, T.M., Shcneider, L.H., Osterman, A.L., Hunter, J.M. (Eds). *Rehabilitation of the Hand and Upper Extremity,* 5th ed. Mosby, Philadelphia, 2002, pp. 498–540.
5. Evans, R. *Early Active Short Arc Motion for the Repaired Central Slip.* J Hand Surg 1994;19A(6):991–997.
6. Saldana, M.J., Choban, S., Westerbeck, P., Schacherer, T.G. *Results of Acute Zone III Extensor Tendon Injuries Treated with Dynamic Extension Splinting.* J Hand Surg 1991;16A(6): 1145–1150.
7. Evans, R. Clinical Management of Extensor Tendon Injuries. In Callahan, A., Mackin, E.J., Skirven, T.M., Schneider, L.H., Osterman, A.L., Hunter, J.M. (Eds). *Rehabilitation of the Hand and Upper Extremity,* 5th ed. Mosby, Philadelphia, 2002, pp. 542–579.
8. Chang, J. *Molecular Studies in Flexor Tendon Wound Healing: The Role of Basic Fibroblastic Growth Factor Gene Expression.* J Hand Surg 1998;23A(6):1052–1058.
9. Khan, U., Occleston, N.L., Khaw, P.T., McGrouther, D.A. *Differences in Proliferative Rate and Collagen Lattice Contraction Between Endotenon and Synovial Fibroblasts.* J Hand Surg 1998; 23A:266.
10. Hitchcock, T.F., Light, T.R., Bunch, W.H., Knight, G.W., Sartori, M.J., Patwardhan, A.G., Hollyfield, R.L. *The Effect of Immediate Constrained Digital Motion on the Strength of Flexor Tendon Repairs in Chickens.* J Hand Surg 1987;12A(4):590–595.
11. Evans, R.B. *Immediate Short Arc Motion Following Extensor Tendon Repair.* Hand Clin 1995;11(3):483–512.
12. Evans, R.B. *Rehabilitation Techniques for Applying Immediate Active Tension to the Repaired Extensor System.* Tech Hand Up Extrem Surg 1999;3:139.
13. Evans, R.B., Thompson, D.E. *An Analysis of Factors that Support Early Active Short Arc Motion of the Repaired Central Slip.* J Hand Ther 1992;5:187–201.
14. Evans, R.B., Thompson, D.E. *The Application of Stress to the Healing Tendon.* J Hand Ther 1993;6(4):262–284.
15. Gelberman, R.H., Gonsawes, M., Woo, S., Akeson, W.H. *The Influence of Protected Passive Mobilization on the Healing Flexor Tendons: A Biomechanical and Microangiographic Study.* Hand 1981;13(2):120.
16. Gelberman, R.H., Woo, S.L., Lothringer, K., Akeson, W.H., Amiel, D. *Effects of Early Intermittent Passive Mobilization on Healing Canine Flexor Tendons.* J Hand Surg 1982;7(2):170.
17. Gelberman, R.H., Nunley, J.A. II, Osterman, A.L., Breen, T.F., Dimick, M.P., Woo, S.L. *Influences of the Protected Passive Mobilization Interval on Flexor Tendon Healing.* Clin Orthop 1991; 264:189–196.
18. Gelberman, R.H., Botte, M.J., Spiegelman, J.J., Akeson, W.H. *The Excursion and Deformation of Repaired Flexor Tendons Treated with Protected Early Motion.* J Hand Surg 1986;11A: 106–110.
19. Gratton, P. *Early Active Mobilization after Flexor Tendon Repairs.* J Hand Ther 1993;6(4):285–289.
20. Crosby, C.A., Wehbe, M.A. *Early Protected Motion after Extensor Tendon Repair.* J Hand Surg 1999;24A(5):1061–1070.
21. Mason, M.L., Allen, H.S. *The Rate of Healing Tendons: An Experimental Study of Tensile Strength.* Ann Surg 1941;113:424.
22. Evans, R.B., Buckhalter, W.E. *A Study of the Dynamic Anatomy of Extensor Tendons and Implications for Treatment.* J Hand Surg 1986;11A(5):774–779.
23. Brand, P.W. *Biomechanics of the Hand.* Mosby, St. Louis, 1985.
24. Brand, P.W., Hollister, A. *Clinical Mechanics of the Hand,* 2nd ed. Mosby, St. Louis, 1993.
25. Abouna, J.M., Brown, H. *The Treatment of Mallet Finger: The Results of a Series of 148 Consecutive Cases and a Review of the Literature.* Br J Hand Surg 1968;55B:653–667.
26. Stark, H.H., Boyes, J.H., Wilson, J.N. *Mallet Finger.* J Bone Joint Surg 1962;44A:1061–1068.
27. Evans, D., Weightman, B. *The Pipflex Splint for Treatment of Mallet Finger.* J Hand Surg 1988;13B:156–158.
28. Cullen, K.W., Tolhurst, P., Lang, D., Page, R.E. *Flexor Tendon Repair Zone 2 Followed by Controlled Active Mobilisation.* J Hand Surg 1989;14B:392.
29. Burkhalter, W.E. Wound Classification and Management. In Mackin, E., Hunter, J.M. (Eds). *Rehabilitation of the Hand.* Mosby, St. Louis, 1990.
30. Rayan, G.M., Mullin, P.T. *Skin Necrosis Complicating Mallet Finger Splinting and Vascularity of the Distal Interphalangeal Joint Overlying Skin.* J Hand Surg 1987;12A(4):548–552.
31. Iselin, F., Lerame, J., Godoy, J. *A Simplified Method for Treating Mallet Fingers: Tenodermodesis.* J Hand Surg 1977;2(2):118–121.
32. Nichols, H. *Manual of Hand Injuries.* Year Book Medical Publishers, Chicago, 1960, pp. 180–181.
33. Verdan, C.E. Primary and Secondary Repair of Flexor and Extensor Tendon Injuries. In Flynn, J.E. (Ed). *Hand Surgery.* Williams & Wilkins, Baltimore, 1975, p. 149.
34. Horii, E., Lin, G.T., Cooney, W.P., Linscheid, R.L., Chao, E.Y. *Comparative Flexor Tendon Excursions after Passive Mobilization: An In Vitro Study.* J Hand Surg 1992;17A(2):559–566.
35. Cooney, W.P., Lin, G.T., An, K.N. *Improved Tendon Excursion Following Flexor Tendon Repair.* J Hand Ther 1989;2:102.
36. Miki, T., Yamamuro, T., Kotoura, Y., Tsuji, T., Shimizu, K., Itakura, H. *Rupture of the Extensor Tendons of the Fingers: A Report of Three Unusual Cases.* J Bone Joint Surg 1986;68A(4): 610–614.
37. Harvey, F.J., Harvey, P.M. *Three Rare Causes of Extensor Tendon Rupture.* J Hand Surg 1989;14(6):957–962.
38. Newmeyer, W.L., Green, D.P. *Rupture of Digital Extensor Tendons Following Distal Ulnar Resection.* J Bone Joint Surg 1982;64A(2):178–182.
39. American Society for Surgery of the Hand, *Clinical Assessment Committee Report.* American Society for Surgery of the Hand, 1976.

第16章

屈肌腱松解术

Amy Barenholtz-Marshall, OTR, CHT

肌腱松解术用于手术松解在肌腱受损或修复后沿肌腱表面形成的不可滑动性粘连[1-3]。肌腱松解术是一种选择性手术方法，在其他所有治疗方法都失败后能够对肌腱功能进行有效补救。如果患者经受了不少于3~6个月的连续治疗而肌腱主动活动范围（AROM）没有明显改善，则可以考虑肌腱松解术[1,3]。这种方法的先决条件包括：骨折和创面已完全愈合，关节挛缩已消除且被动活动范围（PROM）已正常或接近正常[1,4]。为了提高手术成功的可能性，患者必须积极而坚定地配合术后治疗措施。此外，理疗师、外科医生和患者之间的密切交流也是必不可少的。强烈建议在术前查房时对患者进行宣教，以增强患者对术后阶段的信心和希望。术后不服从治疗将会带来不好的结果[2]。

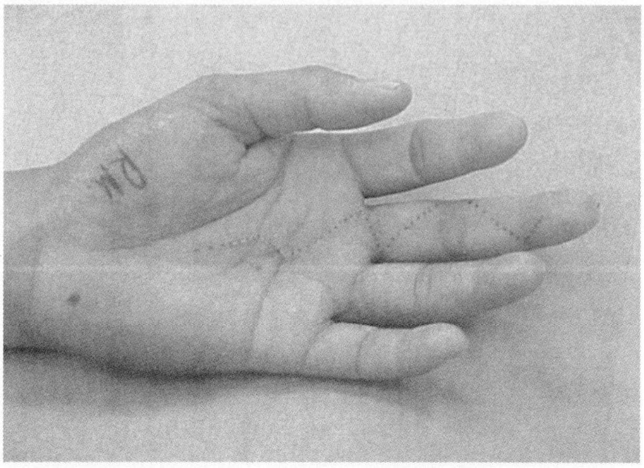

图 16–1 沿中指的屈肌表面做"Z"形切口。

解剖学和外科学概述

肌腱松解术在局麻下进行，并辅以静脉内镇静剂[2,3,5]。这将有助于术中准确评估患者的肌腱主动活动范围。受累屈肌系统通过足够长的"Z"形切口来显露，以暴露粘连的肌腱。切去粘连的同时，尽可能保留滑车系统，尤其是A2和A4滑车[1,4]。这些滑车对保证肌腱正确的力矩臂十分关键，使其能够最有效地发挥其功能并能防止肌腱呈弓弦状。没有滑车，就需要用更大的力来完成手指的完全屈曲。当无法保留滑车时，就需要进行滑车重建。如果存在关节挛缩，可以通过关节囊切除来松解。在这个过程中，应反复评估主动活动以便确定组织松解是否充分。对肌腱进行评估，以便确定修复部位是否有裂隙。大裂隙已被瘢痕组织填满的肌腱往往过长，不能充分发挥其功效，且容易断裂。如果有效的滑车系统不能被保留和（或）屈肌结构功能不能被挽救，则需要进行分期屈肌腱重建[2]（图16–1至图16–4）。

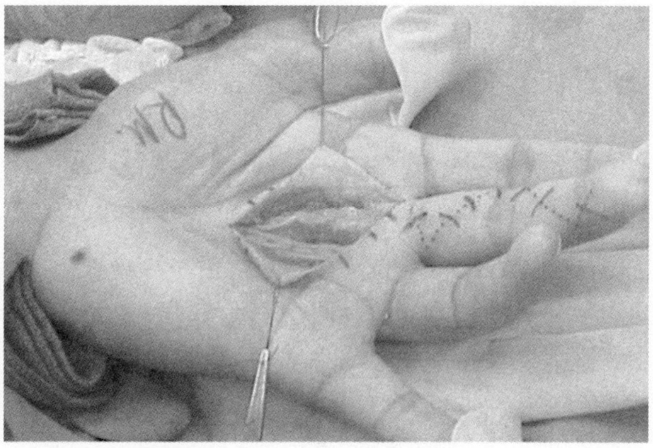

图16–2 肌腱周围的瘢痕组织。

康 复 概 述

及时开始手部治疗程序是肌腱松解术成功的关键。早期开始经常的康复治疗可减少瘢痕再形成的机会。转疹信息应包括松解后肌腱的完整性、

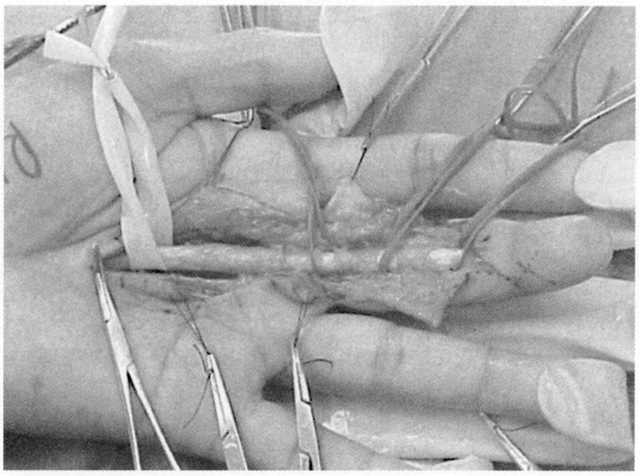

图16–3 切除和松解粘连组织，同时保护环状滑车。

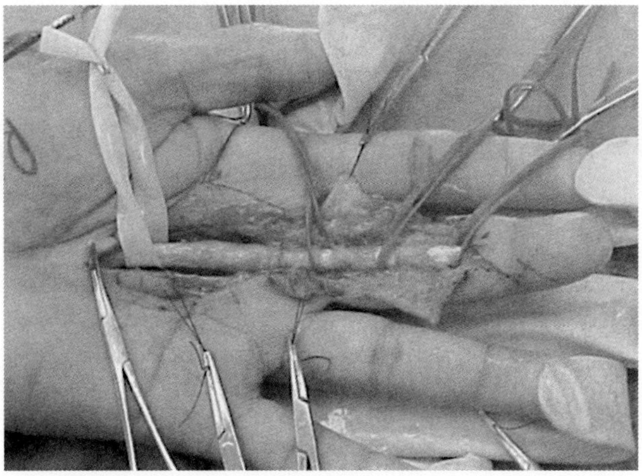

图16-4 评估肌腱滑动以确定松解是否充分。

术中AROM和PROM的测量结果、手指血运、活动预后以及任何伴随的手术（如囊切除术和滑车重建术）。额外的矫正手术会使患者的恢复更加困难。

质量高、滑车完好的肌腱，需要采取更积极的术后治疗措施。如果肌腱质量差（也称之为受损肌腱）和（或）存在滑车重建，则需要采用低创性手术，以降低对受累结构的要求并降低肌腱断裂的风险[5]。其治疗方案与肌腱修复相似（见第14章）。

康复总目标是：达到并保持术中达到的AROM/PROM，阻止粘连形成，最大化肌腱滑动范围，以及最大化肌腱强度以恢复手的正常功能。

术后第一阶段：炎症期（第1周）

术后第一阶段持续1周，相当于早期的炎症期。早期活动范围（ROM）程序的开始实施对取得成功的预后必不可少。恢复部位的活动范围锻炼应在术后立即开始。第一周对术后康复治疗至关

术后第一阶段：炎症期（第1周）

目标

- 控制水肿
- 达到或维持手术中获得的AROM/PROM
- 减轻疼痛
- 促进伤口愈合
- 患者教育
- 维持未累及关节的ROM

注意事项

- 避免疼痛和炎症的恶化
- 阻止屈曲挛缩
- 避免神经血管损害

治疗措施

- 手术当天开始术后治疗
- 夜间伸直位夹板固定
- 伤口护理：小块无菌保护性敷料，不妨碍运动
- 伤肢要全天抬高
- 加压包裹：Coban包裹、Ace包裹或Isotoner手套，使伤口上张力小或无
- 受累关节进行轻度被动活动范围练习（所有平面）
- 肌腱主动滑动练习
  - 如果肌腱质量差，腱固定保持练习可能是唯一适合的练习方法
- 主动单独/联合伸展练习
- 冷疗法
- 日常治疗，同时把重点放在家庭训练计划上

晋级标准

- 证实伤口已愈合
- 水肿减轻
- 炎症反应轻微

重要,而且应每天进行治疗。

第一次术后查房应包括夹板的制备以及伤口、水肿、感觉、活动范围和疼痛程度的评估。装上前臂掌侧夹板,使腕关节伸展15°,所有手指位于可能的最大背伸位,以防止屈曲挛收缩。夹板仅在晚上使用,并鼓励患者主动活动患手。如果患者疼痛和(或)肿胀明显,夹板可在两次练习之间使用,以使"受侵犯"组织得到休息。保护伤口的敷料根据手术医生的喜好而异。避免使用限制性敷料,提倡使用轻便个性化的小块料来包扎各个手指。第一次查房中,应教会患者怎样护理伤口和更换敷料。治疗包括控制水肿、活动范围练习、夹板管理和家庭练习计划。减轻水肿值得强调。对水肿进行早期控制可以避免瘢痕形成、纤维化和增加肌腱的要求。执行标准的水肿控制技术。在使用任何形式的加压外包扎时要格外注意保护微血管循环而且不能限制活动。必要时外包扎可以一直使用,只在练习和伤口护理时摘掉。AROM包括:单独的肌腱滑动练习,在不同范围内的定位保持组合屈肌,以及单独的肌腱伸展练习。肌腱滑动练习可使不同滑动最大化,因此在肌腱质量不佳时不推荐采用。如果在术前存在屈曲挛缩,则应加强伸展练习。被动屈曲和伸展可采用多关节和单关节方式进行。其目的是达到或保持手术中获得的AROM/PROM。如果不能达到,与术中活动范围相差10°以内是可以接受的。为了降低僵直和炎症加重的风险,这项练习应每小时进行一次。要强调的是练习的强度和重复次数全天要保持一致。在每个阶段每项练习应重复进行5~10次。根据组织的耐受性和反应性重复次数可增加或减少。

注意事项

过早给损伤肌腱施加太大的应力会加重疼痛和炎症,并会增加肌腱断裂的危险性。应尽量避免阻碍肌腱滑动和粘连性瘢痕再形成的危险因素。这些因素包括严重疼痛、水肿、出血、感染以及无法忍受的术后治疗。对疼痛程度要进行连续监控以衡量患者对治疗的反应。这是控制治疗进度以及何时该进行下一步治疗的指标。

当肌腱质量较差,腱固定保持握拳练习是唯一可进行的主动练习。在腕关节处于伸直位时,各手指应位于完全握拳位。这个姿势要主动保持5秒钟。这项家庭训练计划侵犯性较小,每2小时(而不是每小时)重复进行10~15次。

术后第二阶段:纤维形成期(第2、3周)

第二阶段开始于术后一周以后。在这个阶段胶原合成有所增加,从而使伤口强化和瘢痕组织形成。应尽量使瘢痕按期望的方向塑型并防止限制性粘连形成[2]。这可以通过AROM练习和夹板固定来实现。AROM练习要加以改进,增加一项指浅屈肌和指深屈肌阻挡练习以便在稳定关节部位进行局部滑动。晚上继续用夹板外固定。如果伸指受限,应调整夹板来延长软组织。定期检查夹板情况以保证手指处于完全伸直位。关节僵直和软组织过紧的病例,白天应使用夹板,以改善屈指或伸指。一旦伤口闭合,便可开始瘢痕护理了。应指导患者进行瘢痕深层摩擦按摩、压迫和使用硅酮胶贴片。其他方法还有使用压迫性手指套和弹性铸模。在练习之前进行湿热敷可以增加组织延展性,减轻疼痛,增加关节活动性[2]。

尽管门诊治疗就诊次数可减少到每周3次,但家庭训练计划仍是关键,而且要增加每天4~5次的瘢痕按摩。鼓励患者坚持常规练习并要功能性使用双手进行轻度日常生活活动(ADL)。对于受到磨损的肌腱,全项AROM练习应在术后3周开始。

注意事项

妨碍治疗进度的因素包括持续水肿、瘢痕形成过多、软组织短缩、活动范围过小和活动失能。在这个阶段内肌腱断裂的风险依然存在。应遵照医嘱,根据个体情况并在仔细监控下继续进行练习。主动练习有困难的患者,可以使用手部连续被动活动(CPM)装置。CPM装置不能代替AROM练习,它极少作为治疗的辅助措施使用。应重点强调的是,患者应保证继续努力进行AROM练习。应监测近指间关节是否出现屈肌曲挛缩的早期征象。"反向阻断[2]"练习可促进单纯近指间关节伸展。练习的方法是用来将掌指(MP)关节阻断在过屈位,以便使近指间(PIP)关节单纯伸展。断夹板有助于分离关节活动和促进不同的肌腱滑动。对夜间用夹板应密切观察,以确保最终活动范围的定位。如果肌腱质量好且过度瘢痕持续形成会限制活动,无论有差别的肌腱滑动练习是否进行,都要进入下一级的治疗。应增加抗阻力屈曲练习以增加肌

术后第二阶段：纤维形成期（第2～3周）

目标

- 促进伤口愈合
- 促进瘢痕活动，并把粘连降低到最低程度
- 减轻水肿
- 使主动活动范围达到最大程度
- 保持全部被动活动范围
- 促进伤侧手在轻度日常生活活动中发挥功能

注意事项

- 同第一阶段
- 监测软组织对治疗的反应，相应地改进治疗方法
- 观察有无粘连的征象（即，活动范围存在差异，被动活动范围明显大于主动范围）；如果粘连明显，应改进主动活动范围/阻挡练习

治疗措施

- 白天停止使用夹板，晚上继续使用
  - 如果没有达到伸展范围，可能需要调整夹板以增大伸展范围
- 逆向按摩
- 拆去缝合线而且切口完全闭合后开始进行瘢痕护理
  - 瘢痕按摩
  - 硅酮胶贴片
  - 白天使用加压外包裹，如果能耐受晚上亦使用
- 肌腱滑动练习
- 分离FDS和FDP的阻挡练习
  - 需要时可使用辅助性阻挡夹板
- PROM
- 软组织轻度伸展
- 关节僵直或软组织过紧时白天用夹板固定（静态渐进性夹板）
- 灵巧性练习
- 功能活动
- 必要时做感觉测试
- 家庭训练计划

晋级标准

- 有软组织愈合的表现
- 伤口完全关闭
- AROM等于或接近PROM
- AROM在正常范围内

腱的滑动性（参见下一阶段）。

术后第三阶段：瘢痕成熟期（第4~10周）

随着增生期的结束，瘢痕开始成熟（重塑）且胶原纤维强度增强[2,5]。需要尽最大努力去重塑瘢痕，促使其沿肌腱走形方向（期待的方向）进行重塑。这可以通过增加治疗性训练强度和教会患者瘢痕处理方法来完成。深层摩擦按摩包括松解技术，此时应开始实施。增加练习的频度和强度，并应包括等长抓握练习，然后再缓慢进展到抗阻力抓握练习。夜间用夹板持续使用6~8周。对于受到

术后第三阶段：瘢痕成熟期(第4~10周)

目标

- 最大限度增大主动活动范围，力争达到术中水平
- 消除任何残留水肿
- 瘢痕护理
- 提高耐受力
- 提高抓捏肌力
- 完全恢复伤手功能

注意事项

- 应分级进行渐进性抗阻练习

治疗措施

- 继续使用夜间夹板4~6周(受磨损的肌腱要用10~12周)
- 如果需要继续减轻水肿
- 瘢痕护理
  - 瘢痕松动术
  - 深层摩擦按摩
- 改进AROM练习
- 肌腱滑动
- 被动伸展
- 若存在关节僵直，进行关节松动
- 如果需要继续使用日用夹板(静态或静态渐进性夹板)
- 灵巧性练习
- 功能活动
- 如果肌腱完整性良好，术后3~4周可开始持久抓握练习
  - 等长练习
  - 挤捏橡胶棒
  - 用木棍捣硬灰泥
- 术后8周可开始抗重阻力活动(受磨损的肌腱在术后12月开始)，如果发现有严重粘连，应提早开始抗阻力活动

出院标准

- 水肿已消除
- AROM/PROM已稳定4周
- 患者已重新开始在日常生活活动/工作和消遣中正常使用伤侧手

磨损的肌腱，夹板应该延长到大约10~12周，取决于软组织的紧张度或关节挛缩程度。当达到完全活动范围时，目标就成了尽量增大肌力、增加耐受力和伤手功能最大化。家庭训练计划应升级到包括渐进性抗阻力练习和抓捏肌力练习。

注意事项

如果存在关节挛缩，治疗目标就是解决关节僵直问题。治疗训练包括被动活动范围、关节松解、低负荷长时间伸展和静态渐进性夹板固定，这些内容将在本书其他章节中详细介绍。

(周强 陆芸 译　李世民 李迎国 校)

参考文献

1. Strickland, J.W. (Ed). Flexor Tenolysis. In *Hand Clinics,* vol 1, no 1. WB Saunders, Philadelphia, 1985.
2. Feldshcer, S.B., Schneider, L.H. *Flexor Tenolysis.* Hand Surg 2002;7(1):61–74.
3. Schneider, L.H. Flexor Tendons—Late Reconstruction. In Green, D.P., Hotchkiss, R.N., Pederson, W.C. (Eds). *Green's Operative Hand Surgery,* 4th ed. Churchill Livingstone, New York, 1999, pp. 1921–1925.
4. Wehbe, M.A. *Flexor Tendon Injury—Late Solution.* Hand Clin 1986;1:133–137.
5. Schneider, L.H., Feldscher, S.B. Tenolysis: Dynamic Approach to Surgery and Therapy. In Mackin, E.J., Callahan, A.D., Skirven, T.M., Schneider, L.H., Hunter, J.M. (Eds). *Rehabilitation of the Hand,* 5th ed. Mosby, St. Louis, 2002, pp. 457–467.

第 17 章

脑瘫患者上肢的外科手术治疗：相关肌腱手术

Kara Gaffney Gallagher, MS, OTR/L, CHT
Jennifer P. Lewin, OTR / L

脑瘫是一个通用术语，用于描述发育期儿童以不可逆脑损害，合并有神经运动功能障碍为特征的疾病[1]。脑瘫由小儿出生前、出生中以及出生后2~3年内脑损伤所导致[1,2]。运动功能、感觉和智力的受累程度个体之间有很大差异[3-5]。脑瘫在活婴中的估计发病率为0.6/1000~2.5/1000。美国的发生率大约为5.2/1000，大约占全世界患儿的1/7[6,7]。病例数难以确定，因为美国没有脑瘫发病率的监控机构[8]。

有多种分类系统用于脑瘫的分类。最常用的分类系统使用病变累及的肢体数目和肌肉紧张类型进行分类[9]。用于描述受累肢体范围的主要术语有单瘫（一个肢体）、偏瘫（一个上肢，一个下肢）、四肢瘫（所有肢体）和双侧瘫（上肢受累轻于下肢的四肢瘫）。用来描述肌肉紧张性的术语有痉挛状态（高紧张性）、肌肉松弛（明显低紧张）、手足徐动（混合紧张性）和共济失调。共济失调伴有原始运动模式和协调性降低，如辩距困难、轮替动作困难、休息时震颤和平衡失调[9]。肌肉（主动肌）痉挛性受累通常合并有拮抗肌虚弱从而导致主动肌定位障碍。

脑瘫是一种静止的、非进展性疾病，不过异常的运动形式和肌肉紧张性不平衡再加上重力和正常生长的影响，会使患儿发生挛缩和畸形。其结果是功能日益受损。脑瘫患者行上肢重建手术可改进功能，并防止进一步畸形。手术的目的是矫正畸形，使肌肉重新平衡以增强功能应用[3,10-14]，并在外观和形态上有所改善。术后功能恢复对主动使用肌肉和使伤侧上肢参与功能活动是必不可少的。下面将描述手术重建的方法以及术前和术后的治疗措施。

解剖学和外科学概述

上肢挛缩畸形的典型表现是肩内收和内旋、肘屈曲、前臂旋前、腕屈、指屈和拇指屈曲[3,10-12]。这种畸形出现于患儿到3岁时[11]。上肢重建手术的目的是矫正畸形和防止发生进一步损害。应强调的是，康复治疗师、患者和护理人员都应认识到手术虽然能增进功能，但手术几乎不可能使其恢复成一条正常手臂[3]。

手术医生应依据彻底的查体、磁带录像运动分析[3,16]和偶尔的动态肌电图分析[3,12,17,18]制定一个现实可行的手术计划，以便实现患者的功能恢复目标。为使主动肌和拮抗肌重新达到平衡，应通过肌肉转移来松解主动肌而增强拮抗肌。肌肉松解可采用多种形式，包括松解肌肉的起始点、松解肌肉的止点和肌肉延长[3]。将痉挛的肌肉转移到较弱的肌肉是一种较好的选择[3]。表17-1综述了脑瘫患者矫正上肢畸形常用的手术方法。

肩

肩关节常呈内收和内旋位[3,11]。这个体位是因肩胛下肌和胸大肌的挛缩或痉挛所致。内收和内旋的肩关节使患者手臂难以举过头及外展。这种体位使患者难以进行洗澡、穿衣等活动。在许多严重病例中保持腋部清洁也会成为严重问题。延长和松解肩胛下肌可矫正内收和内旋畸形[3]。患者肩部偶尔会呈现外展和外旋体位。这种体位使患者难以进行中线部位的活动。松解冈上肌、冈下肌和小圆肌可使肩关节处于比较有功能的体位，从而能进行中线部位的活动[3]。在手足徐动型脑瘫患者中可能发生盂肱关节脱位，其治疗方法是盂肱关节固定术[3]。

肘

肘关节通常呈休息位带某种程度的屈曲。屈曲程度随着任何一块或所有肘部肌肉（二头肌，肱肌，肱挠肌）痉挛性挛缩所引起的伴发反应程度而增加[3,11]。长期的畸形会导致肘前窝软组织挛缩和皮肤破溃。肘的屈曲挛缩限制了患者向前够物以及双手有效进行协调动作（例如用双手将物体放在桌子上）的能力。对于有功能的上肢，休息、活动或行走时大于45°的肘关节屈曲畸形可从手术矫正中获益[3]。对于无功能的上肢，大于100°的肘关节屈曲畸形可通过外科手术提高功能性转移能力并可进行个人卫生。只有在关注美观问题时才考虑对无功能肘部的45°~100°之间的屈曲畸形进行手术治疗[3]。

矫正肘关节屈曲畸形的手术包括肌皮神经切除术、屈肌旋前肌滑移术或肘屈肌延长术。处理肘关节屈曲畸形的最直接方法是部分延长二头肌、肱肌、肱挠肌[3]。患者预期可以在屈曲或功能肌力损失最小的情况下获得肘关节40°的伸展[3]。肌皮神经切除术的禁忌证是上肢有功能，因为肘关节屈曲需要主动控制二头肌和肱肌。存在肌肉挛缩也是禁忌证。

表17-1　脑瘫患者的上肢手术重建术综述

- 肩内旋
  - 松解肩胛下肌
- 肩外旋
  - 松解岗上肌、岗下肌和小圆肌
- 肘屈曲
  - 松解二头肌、肱肌和肱桡肌
  - 屈肌-旋前肌滑移
- 前臂旋前
  - 松解旋前方肌和屈肌腱膜
  - 旋前圆肌移位
  - 屈肌-旋前肌滑移
- 腕关节屈曲
  - 腕关节固定术
  - 伸腕和伸指的肌肉移位
    - 腕关节尺侧伸肌移到桡侧腕短伸肌
    - 腕关节尺侧屈肌移到桡侧腕短伸肌
    - 旋前圆肌移到腕桡侧短伸肌
    - 肱桡肌移到腕桡侧短伸肌
    - 腕关节尺侧屈肌移到指总伸肌
  - 腕屈肌腱紧张
    - 腕桡侧屈肌腱延长
    - 腕尺侧屈肌腱延长
  - 腕掌侧关节囊挛缩
    - 近排腕骨切除术
    - 楔形切除关节固定术
- 手指屈曲紧张
  - 屈肌-旋前肌滑移
  - 部分延长指浅屈肌和/或指深屈肌
  - Z形延长指浅屈肌和指深屈肌
  - 转移指浅屈肌到指深屈肌
- 内在肌痉挛
  - 骨间肌起点滑移
  - 尺侧运动神经切除术
  - 中央腱束切断术(用于鹅颈畸形)
  - 指浅屈肌腱固定术(用于鹅颈畸形)
- 拇指内收畸形
  - 指蹼间松解
  - 松解或延长拇指背侧骨间肌、拇短屈肌和/或拇长屈肌
  - 拇长伸肌移位
  - 肱桡肌转移到拇短伸肌
  - 拇指掌指关节囊固定术

前臂

旋前圆肌和旋前方肌痉挛会造成前臂旋前畸形[3]。这会妨碍患者掌对掌完成双手操控物体的功能。另外，旋前的前臂也不能有效地携带大型物体，因为伤手保持在手掌向下的位置。矫正旋前畸形的手术方法包括：屈肌旋前肌滑移术，旋前方肌、旋前圆肌和屈肌腱膜松解术，以及旋前肌移位术。屈肌旋前肌滑移术需松解旋前圆肌的起始点，而旋前肌腱切断术或移位术需松解旋前圆肌的止点[3]。如果旋前功能存在而旋后功能缺失，旋前圆肌移位术可提供旋后功能。若旋前旋后均不缺失，则旋前圆肌移位，利用腱固定的作用可使前臂悬在中立位[3]。

腕和指：外在肌肉系统

腕关节通常呈腕屈曲位伴手指握成拳，这是由于腕和手指伸肌较弱、腕和手指屈肌腱痉挛或挛缩或者腕掌侧滑囊挛缩的结果[3]。屈曲位影响腕和指的屈肌和伸肌的正常腱固定平衡，因此会影响抓取和放置日常物体的功能。指屈肌在屈腕时力学性能差，因此会影响抓握力量。伸肌弱和(或)屈肌挛缩会限制物体的释放。

尺偏是腕关节的另一种常见体位，是由于尺侧腕屈肌(FCU)或尺侧腕伸肌(ECU)挛缩或痉挛所致。尺侧腕屈肌使屈腕时尺偏，尺侧腕伸肌使伸腕时尺偏。导致畸形的屈肌通常用作转移肌肉移到较弱的伸肌群[3]。例如，如果在屈腕时尺侧腕屈肌被牵拉至尺偏位，可将尺侧腕屈肌转移到桡侧腕短伸肌(ECRB)以增强伸展功能。尺侧腕屈肌向桡侧腕短伸肌转移可增强伸腕功能同时可消除屈腕时的尺偏力。

因屈肌挛缩或痉挛导致的腕/指伸展受损，需要松解或延长受累的屈肌。当腕或指伸展受损而没有屈肌挛缩或痉挛时，应采取肌肉转移术来增强伸展。合并有屈肌腱挛缩(或痉挛)和伸肌衰弱时，需要同时行屈肌松解和延长以及向伸肌腱转移来增强肌力。

腕和指伸肌无力

根据供体肌的强度可采取以下一种或多种术式来增加腕和指的伸展功能：尺侧腕伸肌移到桡侧腕短伸肌，尺侧腕屈肌移到桡侧腕短伸肌，旋前圆肌移到桡侧腕短伸肌，肱桡肌移到桡侧腕短伸肌，或尺侧腕屈肌移到指总肌伸[3]。当腕关节屈曲畸形严重且关节挛缩已经形成时，近排腕骨切除术或许是使腕关节位于中立位的唯一术式[3]。

腕和指屈肌紧张

在脑瘫患者中尺侧腕屈肌痉挛或挛缩是造成腕关节屈曲畸形的主要因素[3]。桡侧腕屈肌(FCR)、掌长肌、指浅屈机(FDS)、指深屈肌(FDP)和拇长屈肌(FPL)的痉挛或挛缩对腕关节屈曲畸形也有一定作用[3]。延长屈肌腱的术式包括:屈肌-旋前肌滑移、部分延长、Z形延长,浅肌到深肌的转移,以及腕关节骨性短缩[3]。指屈肌延长可减弱屈肌的力量,然而增强伸展力量有利于腕背伸[3]。

手:内在肌肉系统

手部内在肌(蚓状肌和骨间肌)的痉挛或挛缩导致掌指关节屈曲和近侧指间关节伸展(图17-1)。指总伸肌通常可阻止内在肌痉挛,使掌指关节伸展并使手展开[3]。当指总伸肌不能对抗内在肌挛缩而使手展开时就会出现功能问题,从而就不可能有效地抓取和释放[3]。内在肌痉挛和屈肌无力所造成的不平衡可导致鹅颈畸形(图17-2)。在鹅颈畸形中,近侧指间关节被卡在过伸位,使该关节的屈曲非常困难。

内在肌挛缩的手术矫正包括骨间肌起始点的滑移术或尺神经运动支切断术[3]。肌肉起点滑移术可调节肌肉的痉挛状态,减轻挛缩,并使内在肌能有一定功能。尺神经运动支切断术可减轻内在肌痉挛但不改善关节挛缩。鹅颈畸形可通过中央束肌腱切断术或指浅屈肌腱固定来矫正。

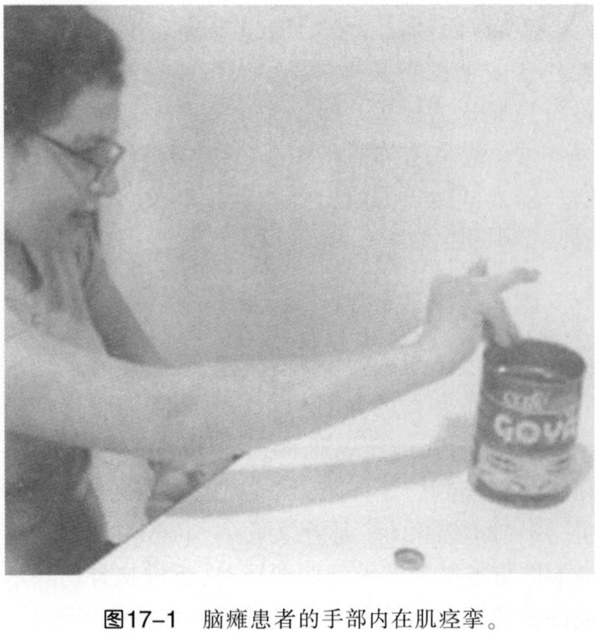

图17-1 脑瘫患者的手部内在肌痉挛。

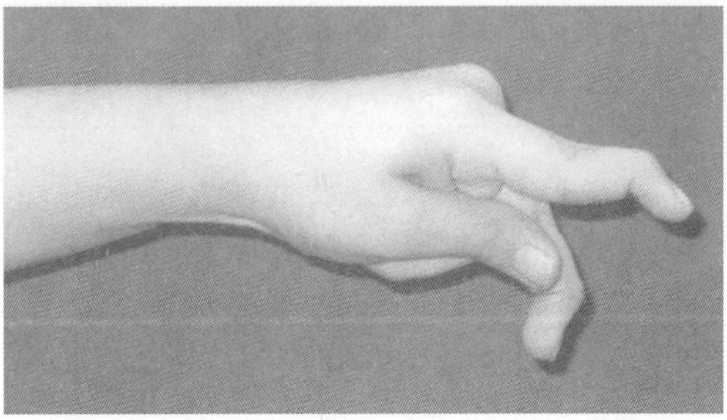
图17-2 脑瘫患者的鹅颈畸形和拇指内收畸形。

拇指

拇指向掌侧屈曲严重损害了手的功能,使手不能对掌和抓握(见图17-2)。造成这种畸形的原因是:指蹼间隙挛缩,拇收肌(AP)、拇短屈肌(FPB)和第一背侧骨间肌的痉挛或挛缩,伸腕和屈腕时拇长屈肌痉挛,或拇长展肌、拇长伸肌(EPL)或拇短伸肌(EPB)无力[3]。拇指掌指关节过伸超过20°也应引起关注,并需进行处理[3]。

应根据畸形的原因来决定手术方案。常用的拇指重建术包括松解痉挛肌肉、增强受损的伸肌和外展肌、稳定拇指掌指关节和松解指蹼间隙挛缩。拇指外展和背伸可通过各种肌腱转移术来改善,包括肱桡肌、掌长肌、桡侧腕屈肌、尺侧腕屈肌、桡侧腕短伸肌、桡侧腕长伸肌和指浅屈肌[3]。拇长屈肌移位和外展肌成形术也可以改善背伸和外展[3]。如果拇指掌指关节主动背伸超过零位点20°以上,可采取拇指掌指关节固定术或关节囊固定术以阻止过伸[3]。

康复概述

术前护理

术前阶段是给手术医生提供所需信息来设计和制定手术计划的关键阶段。这个阶段主要完成全面的上肢评估,包括录像运动分析[3,16]、功能表现测试,有时还需要做动态肌电图检查[3,17,18]。术前评估应由专业治疗师或手部治疗师来完成,并由手外科医生进行复查。术前评估复查完毕后,治疗师、手术医生和患者应一起制定术前治疗目标。术

术前治疗

目标

- 完成上肢的评估、视频运动分析和功能表现测试
- 需要时让患者做肌电图检查
- 使 AROM/PROM 最大化

注意事项

- 无

治疗措施

- 把肉毒素 A 注射入痉挛的肌肉
- 注射后 3 天内使用石膏管型或夹板进行固定,一直到 PROM 稳定(6 周)
- 针对痉挛和/或挛缩肌肉的 AROM/PROM 家庭练习计划

晋级标准

- PROM 已稳定
- 肉毒素 A 对上肢功能显示有积极的效果
- 考虑手术以达到肉毒素 A 的永久恢复效果

前治疗并一定非必要,依患者的需要来决定。术前要使活动范围最大化。例如可在术前注射肉毒素A(BTX-A)以暂时放松痉挛的肌肉[12,19-21]。然后装上系列石膏管型或夹板来延长痉挛的肌肉,为手术做准备[3,11]。肉毒素A还可以用来确定某种特定的手术是否能改善手的功能[22,23]。外科医生把肉毒素A注射到特定肌肉以便确定该肌肉的松解是否能改善功能。然后治疗师指导患者进行练习以测定肉毒素A的效果和拮抗肌的功能。

术后护理概述

康复应关注以下目标:保护术后结构重新平衡后的长度-张力关系,被转移肌肉的神经肌肉再训练;使伤侧手臂参与功能性应用。脑瘫患者上肢在术后容易发生肌肉痉挛和术后痉挛状态。所以,尽管康复治疗倾向于早期活动,但该患者在术后第一阶段应制动4周。尽管术后存在不可预见的痉挛和紧张度增加,制动依然是使重新平衡的肌肉保持在静息长度所必需的。

第二阶段开始于术后4周,即制动期刚结束之后。这个阶段包括保护性夹板固定和紧张度治疗,以协助患者增强对重新平衡肢体的控制。在第二阶段中,患者应根据手术方式和手术医生的要求进行夹板固定。除了进行康复治疗、家庭练习计划(HEP)和洗澡以外,夹板在任何时间都要固定在位。临床医生应使用传统的治疗方法来增加活动范围和肌力,并采用神经恢复技术使运动协调性优于术前的水平。

第三阶段开始于术后8周。临床医生应帮助患者通过活动练习使伤侧手臂参与功能性应用。治疗性活动项目包括使伤侧上肢参与功能活动的单侧和双侧动作。在白天进行日常生活活动时拆除夹板。晚上应继续使用夹板,有时要直到术后16周,以防止术前的畸形再次发生。

本指南详述了脑瘫患者重建术后要求达到的目标、注意事项以及能增进伤侧上肢活动、肌力、运动控制和功能的治疗措施。对每个阶段还规定了晋级标准。另外,本指南还规定了适用于第二、三阶段的夹板结构设计。

术后第一阶段(第0~4周)

第一阶段包括伤口愈合的炎症期和纤维形成期。在这个阶段中,患者的术后上肢容易出现肌肉痉挛和紧张度增加。伤侧手臂应放在术后敷料中制动,由大块石膏半管型通过包裹将其保持就位。尽管术后可能出现肌肉痉挛和紧张度增加,但制动可以使伤口的胶原纤维保持连续并可增加抗拉强度[24]。术后石膏管型应持续使用4周。没有受手术累及的肌肉影响的关节应不受管型的约束。家庭练习计划包括指导患者进行水肿控制和不受累关节的活动范围练习。下表列出了术后第一阶段治疗的目标、注意事项、治疗措施、晋级标准和特殊情况处理。

术后第一阶段(第0～4周)

目标

- 手术区制动
- 独立完成家庭练习计划
- 独立进行水肿控制
- 为第二阶段治疗做准备

注意事项

- 术后大块敷料不要去除
- 松的包扎敷料必须固定牢固并要与手术医生保持联系
- 不要做用力抓捏动作;可以进行轻微的自我护理

治疗措施

- 家庭练习计划
  - 未受累关节的AROM/PROM
  - 每天3次,每次重复10遍,每遍保持5秒钟
- 水肿控制
  - 冰敷,压迫,抬高伤侧
  - 睡觉时手臂抬高

晋级标准

- 4周时制动期结束,石膏管型由手术医生去除
- 手术医生同意进入第二阶段

特殊情况处理

- 如果石膏管型出现问题,外科医生可将其去除,并在术后4周之前使用夹板

术后第二阶段(第4~8周)

第二阶段标志着从纤维形成期到瘢痕形成期或重塑期的转变,最多可持续两年。伤口随着胶原纤维的结构增强而变得坚固[24]。去除术后石膏管型和敷料,专门设计制作适合患者的热塑性夹板。表17-2描述了第二阶段最常用的夹板。夹板依手术重建要求进行设计。有些患者只满足术后需要可能要用不止一块夹板(图17-3至图17-6)。

手法治疗是一种治疗性实用方法,对促进屈肌动作协调性(即伸肘、前臂旋后、伸腕、拇指外展/背伸和伸指)至关重要。用于稳定术后关节近端的各关节有助于其单独活动。由上肢专业治疗师开始对患者进行强化治疗,每周进行2~3次。治疗的重点是活动、神经肌肉再训练、功能动作、瘢痕护理和家庭训练计划的指导。要求患者每天进行一次家庭训练计划的项目,包括瘢痕护理。下面的表格规定了术后第二阶段的治疗目标、注意事项、治疗措施、晋级标准和特殊情况处理。例如,将肩关节稳定在中立位以防止主动伸展肘部时肩关节伸

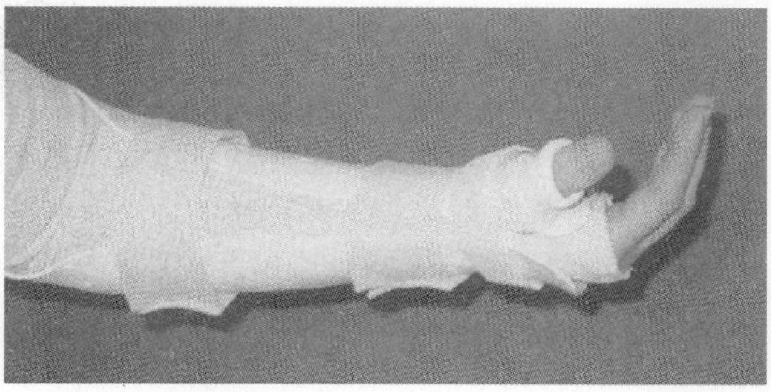

图17-3 改良的方糖夹形夹板。

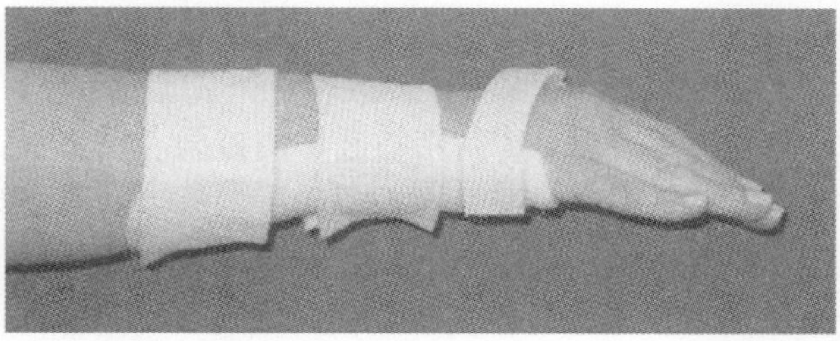

图17-4 腕关节尺侧阻挡或用拇指人字形夹板来防止尺偏。

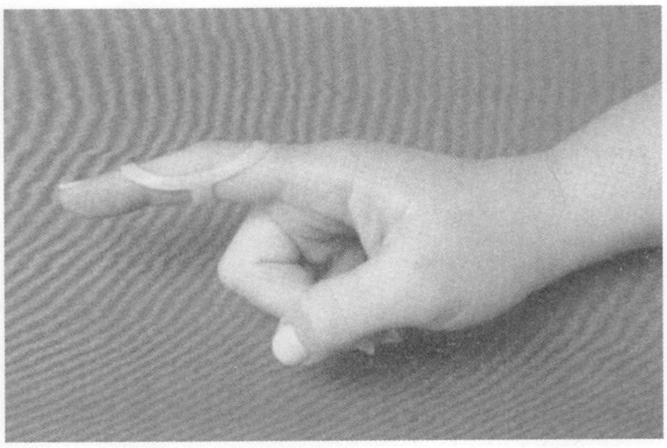

图17-5　“8”字形(改良的扁圆8字形)指骨夹板，手指屈曲10°。

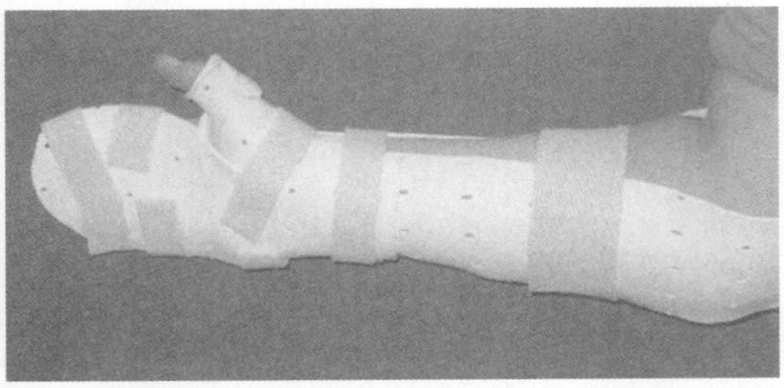

图17-6　改良的方糖夹形夹板上附加一盘状止动件，使长屈肌伸展。

直和内旋，可以运用神经肌肉促进技术来增强转移的肌肉使其发挥作用。应阻止肌肉的原始活动以促进转移的肌肉的主动收缩。在肱桡肌到拇短伸肌的转移中，在拇背伸和外展时应阻止屈肘。在镜子前做这些练习可在尝试新动作时提供有关正确体位的直观反馈信息。体位的建议如下所述：

肘　取仰卧位关使肩胛骨和肩关节稳定不动更容易做到伸展(图17-7)。腋下放置一条毛巾卷，以防止肘关节伸展时肩关节同时伸展和内旋。在仰卧位和坐位能控制动作之后，肘伸展练习应进展到在过头位然后是站立位进行。

前臂　患者取坐位进行前臂旋后练习(图17-8)。将一条毛巾放在腋下可以提醒患者使肩关节保持

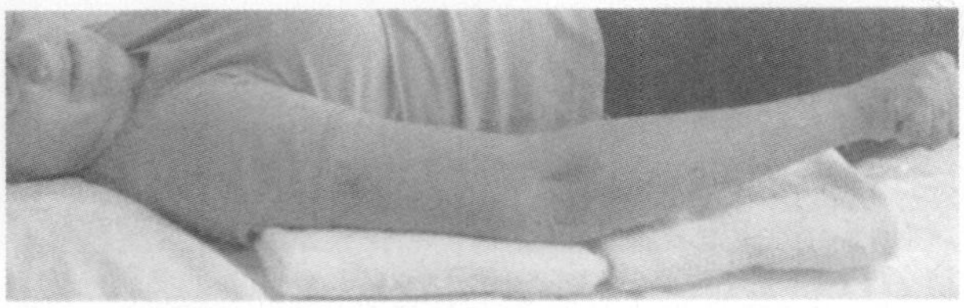

图17-7　仰卧位肘部主动伸展。

表17-2　术后第二阶段用的夹板

- **改良的方糖夹**：前臂手术(见图17-3)
  注：前臂的位置取决于手术类型
  - 屈肌-旋前肌滑移
    - 前臂完全旋后
    - 腕背伸10°~30°
    - 拇桡侧外展45°
    - 不固定手指
  - 旋前圆肌松解
    - 前臂中立位
    - 腕/拇指/前臂的位置同上
  - 旋前圆肌移位
    - 前臂旋后45°
- **尺侧阻挡的拇指人字形夹板**：腕和前臂手术法(见图17-4)
  - 根据医生的要求腕伸展0°~30°
  - 拇指桡侧外展45°
- **尺侧阻挡的腕部夹板**：仅腕部手术(见图17-4)
  - 根据医生的要求腕伸展0°~30°
- **定制的8字形指骨夹板**：矫正鹅颈畸形(见图17-5)
  - PIP关节屈曲10°
- **附加盘状止动件**：拉长指屈肌(见图17-6)
  - MP/PIP/DIP关节伸展至0°

DIP，远侧指间关节；MP，掌指关节；PIP，近侧指间关节。

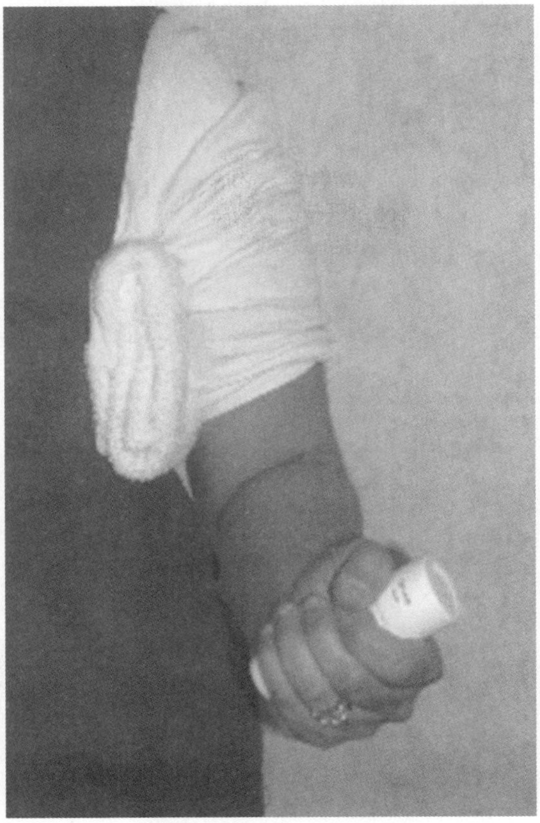

图17-8　坐位主动旋后：腋下放置毛巾卷以限制代偿性运动，患侧手握木棍。

在中立位防止其代偿性运动。坐位时成功控制旋后之后，再在站位重复同样的练习。鼓励进行有利于旋后功能的功能活动。

腕和指 在坐位对前臂加以支撑的情况下进行腕和指的伸展。将圆棒放在患者手中以便隔离腕伸肌并防止手指伸展进行代偿(图17-9)。进行单纯手指伸展时，应用手将腕关节固定在中立位(图17-10)。

拇指 患者取坐位手掌向下放在桌面上，进行拇指的桡侧外展和伸展练习(图17-11)。在桌面上撒一些爽身粉有助于减小拇指活动造成的摩擦。患者可以尝试从拇指末端开始外展和伸展，这会使拇指指间关节伸展和内收。用阻挡指间关节背伸的拇指背侧夹板使指间关节位于10°~15°屈曲位置，以阻止其代偿性活动(图17-12)。

神经肌肉电刺激 (NMES) 神经肌肉电刺激可用于转移的肌肉，以帮助患者识别并学会控制

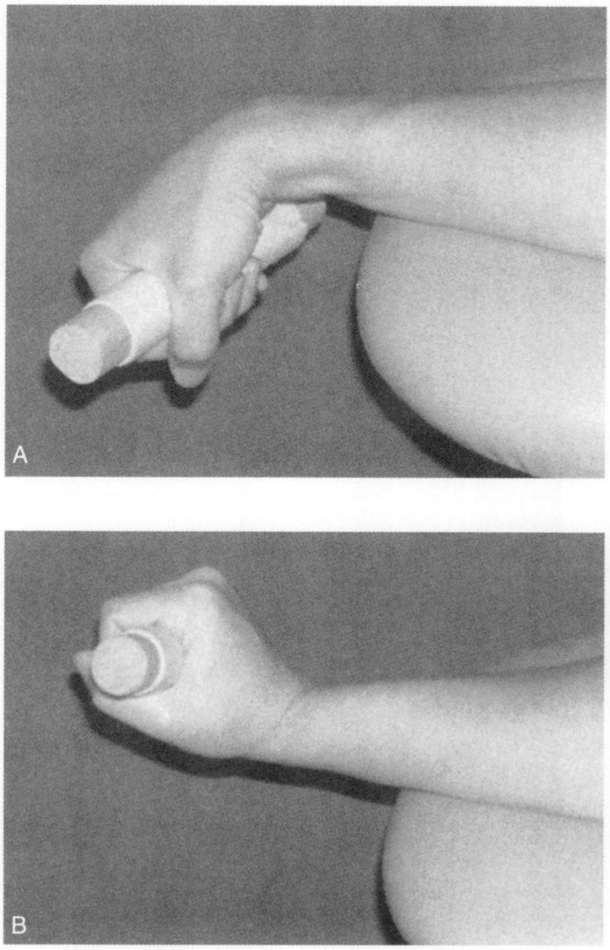

图17-9 **A**，在将前臂置于平面上的情况下开始腕部屈曲练习。**B**，手握木棍隔离腕伸肌，从这个位置单独练习伸腕。

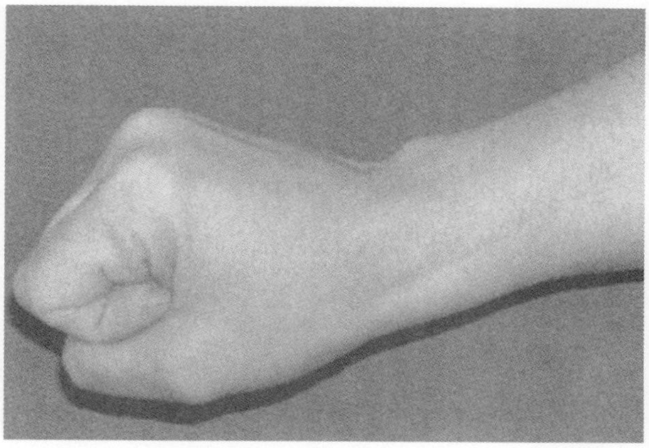

图17-10 主动屈曲手指。

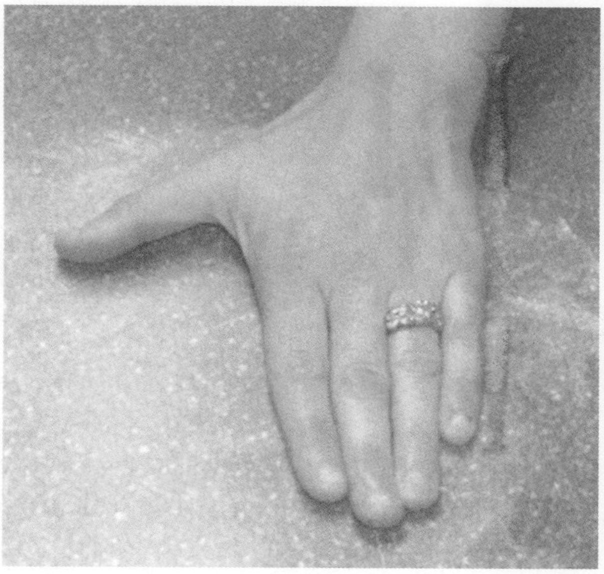

图17-11 手掌朝下静止放在桌面上进行拇指主动桡侧外展和伸直。

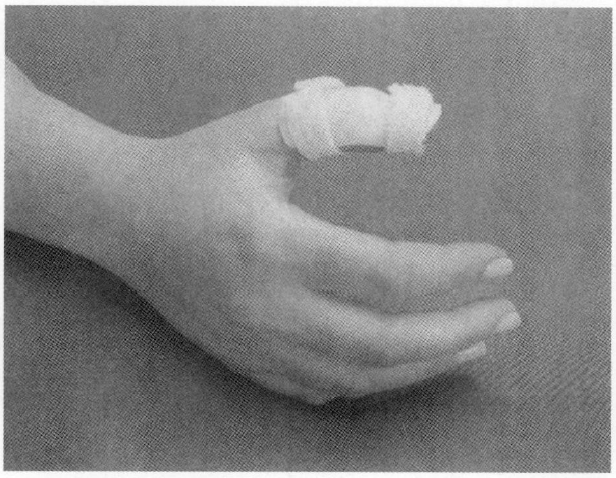

图17-12 阻挡拇指指间关节伸展的夹板，拇指位于10°~15°屈曲位。

术后第二阶段（第4～8周）

目标

- 用定做的夹板进行保护性制动
- 主动活动转移和延长的肌肉
- 患者宣教

注意事项

- 持续使用夹板，仅在洗澡、练习和瘢痕护理时去除
- 上宣教课和休息时必须装上保护性夹板
- 不要做被动前臂旋前、腕部屈曲或用力抓/捏动作

治疗措施

- 按外科医生要求定制夹板
- 单独运动：AA/AROM/PROM从无重力位进展到对抗重力位
  - 肘部伸展/屈曲：先仰卧位再站立位
  - 前臂旋后/旋前：坐位，肘靠在体侧
  - 腕部伸展/屈曲：坐位，支撑前臂
  - 手指伸展/屈曲：张开/握紧拳头
  - 拇指外展和伸展：手放于桌面，掌心向下，拇指与其余四指分开
- 神经肌肉再训练
  - 转移肌肉的增强
  - 轻扣、冷敷或振动来刺激转移的肌肉
  - 用神经发育疗法（NDT）和本体感受神经肌肉强化技术提高运动协调性
- 功能活动（6周）
  - 抓握练习，以促进抓握球形或圆柱形物体的能力
  - 捏取轻物体练习，以促进指尖对指尖或3指尖抓捏
  - 进行一些对肌肉要求低的学习、画画、运动和自理活动
    - 如：翻书页，手指画画，抓/滚轻便球，用手吃饭
- 瘢痕护理
  - 每处瘢痕（摩擦）按摩5分钟
  - 瘢痕加压：硅酮胶贴片只在夜间用
- 家庭练习计划
  - 受累关节的定位保持和AROM/PROM练习
  - 只做简单练习：一个关节做一种练习

晋级标准

- 能主动控制转移的肌肉
- 开始使用伤侧手进行轻微活动
- 经手术医生许可

特殊情况处理

- 如果转移的肌肉主动启动功能差，可考虑行电刺激
- 治疗重点放在通过神经肌肉再训练和功能练习实现新的肌肉动作模式
- 最好坚持进行拇指内收和从指尖开始动作；用夹板将拇指指间关节定位在屈曲10°~15°，以促进向桡侧外展

想做的动作。NMES可作为辅助疗法来激活转移的肌肉，并辅助神经活动再训练。研究表明，在偏瘫和脑瘫患儿中无论使用功能训练还是NMES，ROM以及握、抓、放功能都取得了明显改善[22,25-27]。护理人员应经过培训才能为这些患儿提供NMES治疗，使其成为家庭训练计划的一部分。典型的进度安

排为每天两次，每次15分钟。NMES的建议参数在表17-3中列出。

当被转移的肌肉主动活动时可以通过NMES进行功能活动。例如，当为了拇指外展和背伸时刺激BR时，断开循环期间可拾起小物件，接通循环期间可将物体放下。

术后第三阶段(第8周~6个月)

瘢痕在第三阶段逐渐成熟，在这个阶段手术部位已很好愈合。术后8~12周的治疗目的是增强新的运动方式，并使患侧上肢参与活动。强化治疗(2~3次/周)持续到第12周。夜间使用夹板持续到第12周，最长可能持续6个月。从第16周到6个月持续进行间断治疗(每周一次或两个月一次)，以监检测技能学习情况和运动协调性。功能恢复要持续到术后1年。下面的表格列出了术后第三阶段治疗的目标、注意事项、治疗措施、晋级标准和特殊情况处理。

表17-3 神经肌肉电刺激(NMES)的参数

设备 • 刺激器，输出电流可设定为在0~100mA • 有两个电极 • 连接线	**刺激幅度** • 产生耐受性刺激 • 30~40mA
波形 • 双相性 • 对称的垂直脉波 • 宽度为200μs	**斜率** • 两秒接通 • 两秒断开
脉率 • 产生有节律的肌肉收缩 • 每秒40~60个脉冲	**工作循环** • 有节律的肌肉收缩，接通/断开比为1:1 • 10秒接通期 • 10秒断开期

预期疗效

到术后12~16周，患者的运动控制应有明显改进而且能以协同作用方式自主移动上肢。这时，预期外观、手臂休息位和功能独立性都会有所改善。患者应该能使用伤侧手在自我照顾、工作、上学和休闲活动时主动协助进行双手的日常生活活动。

出院标准

患者一旦达到如下度数的主动活动范围即可决定结束治疗：肘关节伸展0°~10°，前臂旋后至中立位(主动或被动)，腕伸展至中立位，掌指关节伸展至中立位，拇指向桡侧外展和掌侧外展至45°，受累肌肉的力量改进+3/5级。独立活动的功能水平应达到或超过术前水平。患者一旦重新开始参与有意义的活动治疗便可停止。术后治疗后可接着进行培训式的治疗计划，继续关注患者术后前臂对功能活动的参与。除了职业和物理疗法以外，应鼓励患者参与以社区为基础的需要用双上肢的健身活动，如空手道、瑜伽、骑马或划皮艇。

术后第三阶段（第8周～6个月）

目标

- 加强家庭练习计划和瘢痕护理
- 开始力量练习
- 重新开始参与所有的日常生活活动和工作单位或学校里的功能性活动
- 仅在夜间使用夹板固定

注意事项

- 需有医嘱才能开始力量练习
- 不要做前臂旋前力量练习
- 需经医生允许才能在无夹板保护下参加体育活动和休息

治疗措施

- 活动：AROM抗重力进展到以下各项抗阻力活动：
  - 肘伸展，前臂旋后，腕伸/屈，手指伸直，拇指伸直和外展，抓物，抓握
- 神经肌肉再训练
  - 采用NDT或PNF方式进行功能活动练习，以促进新的活动方式
- 功能练习
  - 鼓励抓持球形或圆柱形物体
  - 捏持轻物体，以促进指尖对指尖或3指夹抓捏
  - 在学校的活动、艺术活动、体育运动和自我护理中进行一些对肌肉要求低的学习、画画、运动和自理活动
  - 例如：拿书，泥塑，推墙，穿鞋袜
- 家庭练习计划
  - 修改方案以便能抵抗重力进行所有活动
  - 继续处理瘢痕，直到第12周
  - 根据需要可增加抓和捏肌力练习

晋级标准

- 阻力增大时能保持正确形态
- 能够在极小辅助到无辅助下完成分级活动
- 在医生指导下进展入下一阶段

特殊情况处理

- 让伤侧上肢参与单侧和双侧活动
- 前臂手术可使前臂保持在中立位而不会让主动旋后肌处于中立位；主动性旋后不会有进展
- 主动伸展腕部往往出现尺偏，当患者加强腕伸展练习时应阻止这种倾向

（周强 李世民 杨嫒蓉 译　　陆芸 校）

参 考 文 献

1. Bobath, K. *A Neurophysiological Basis for the Treatment of Cerebral Palsy*. Lippincott, Philadelphia, 1980.
2. Wong, D.L. *Whaley and Wongs Essentials of Pediatric Nursing*, 4th ed. Mosby, St. Louis, 1993.
3. Carlson, M.G. Cerebral Palsy. In Hotchkiss, R. (Ed). *Green's Operative Hand Surgery*. Elsevier, New York, 1999.
4. Samilson, R.L., Morris, J.M. *Surgical Improvement of the Cerebral-palsied Upper Limb: Electromyographic Studies and Results of 128 Operations*. J Bone Joint Surg 1964;46A:1203–1216.
5. Tachdjian, M.O., Minear, A.L. *Sensory Disturbances in the Hands of Children with Cerebral Palsy*. J Bone Joint Surg 1958;40A:85–90.
6. Renshaw, T.S. Cerebral Palsy. In Morrissy, R.T., Weinstein, S.L. (Eds). *Lovell and Winter's Pediatric Orthopedics*, 5th ed., vol. 1. Lippincott Williams & Wilkins, New York, 2001, pp. 563–599.
7. Stranger, M. Orthopedic Management. In Tecklin, J.S. (Ed). *Pediatric Physical Therapy*, 3rd ed. Lippincott Williams & Wilkins, New York, 1999, pp. 394–396.
8. Statistic from "How common is cerebral palsy?" Centers for Disease Control and Prevention (CDC). Available online at

http://www.cdc.gov.

9. Gordon, K.Y., Schanzenbacher, K.E., Case-Smith, J., Carrasco, R.C. Diagnostic Problems in Pediatrics. In Case-Smith (Ed). *Occupational Therapy for Children*. Mosby, St. Louis, 1996.
10. Goldner, J.L. *Upper Extremity Tendon Transfers in Cerebral Palsy.* Orthop Clin North Am 1974;5(2):389–414.
11. Goldner, J.L. Surgical Reconstruction of the Upper Extremity in Cerebral Palsy. Hand Clin 1988;4(2):223–265.
12. Skoff, H., Woodbury, D.F. *Management of the Upper Extremity in Cerebral Palsy.* J Bone Joint Surg 1985;67A(3):500–503.
13. Van Heest, A.E., House, J.H., Cariello, C. *Upper Extremity Surgical Treatment of Cerebral Palsy.* J Hand Surg 1999;24A(2): 323–330.
14. Cooper, W. *Surgery of Upper Extremity in Spastic Paralysis.* Q Rev Pediatr 1952;7:139–144.
15. Mital, M.A., Sakellarides, H.T. *Surgery of the Upper Extremity in the Retarded Individual with Spastic Cerebral Palsy.* Orthop Clin North Am 1981;12:127–141.
16. Waters, P.M., Zurakowski, D., Patterson, P., Bae, D.S., Nimec, D. *Interobserver and Intraobserver Reliability of Therapist-assisted Videotaped Evaluations of Upper-limb Hemiplegia.* J Hand Surg 2004;29A:328–334.
17. Leclercq, C. *General Assessment of the Upper Limb.* Hand Clin 2003;19:557–564.
18. Mowery, C.A., Gelberman, R.H., Rhoades, C.E. *Upper Extremity Tendon Transfers in Cerebral Palsy: Electromyographic and Functional Analysis.* J Pediatr Orthop 1985;5:69–72.
19. Chin, T.Y., Graham, H.K. *Botulinum Toxin A in the Management of Upper Limb Spasticity in Cerebral Palsy.* Hand Clin 2003;19(4):591–600.
20. Koman, L.A., Smith, B.P., Goodman, A. *Botulinum Toxin Type A in the Management of Cerebral Palsy*. Wake Forest University Press, Winston-Salem, NC, 2002.
21. Wall, S.A., Chait, L.A., Temlett, J.A., Perkins, B., Hillen, G., Becker, P. *Botulinum A Chemodenervation: A New Modality in Cerebral Palsied Hands.* Br J Plast Surg 1993;46:703–706.
22. Boyd, R.N., Morris, M.E., Graham, H.K. *Management of Upper Limb Dysfunction in Children with Cerebral Palsy: A Systematic View.* Eur J Neurol 2001;8(Suppl 5):150–166.
23. Autti-Ramo, I., Larsen, A., Taimo, A., von Wendt, L. *Management of the Upper Limb with Botulinum Toxin Type A in Children with Spastic Type Cerebral Palsy and Acquired Brain Injury: Clinical Implications.* Eur J Neurol 2001;8(Suppl 5):136–144.
24. Smith, K.L. Wound Healing. In Stanley, B.G., Tribuzi, S.M. (Eds). *Concepts in Hand Rehabilitation*. FA Davis, Philadelphia, 1992.
25. Scheker, L.R., Ozer, K. *Electrical Stimulation in the Management of Spastic Deformity.* Hand Clin 2003;19:601–606.
26. Wright, P.A., Granat, M.H. *Therapeutic Effects of Functional Electrical Stimulation of the Upper Limb of Eight Children with Cerebral Palsy.* Dev Med Child Neurol 2000;42:724–727.
27. Carmick, J. *Clinical Use of Neuromuscular Electrical Stimulation for Children with Cerebral Palsy, Part II: Upper Extremity.* Phys Ther 1993;73(8):514–522.

第 18 章

尺神经移位术

Amy Barenholtz-Marshall, OTR, CHT

在肘部，尺神经在内上髁后方的狭小通道(即肘管)内穿过。由于尺神经的解剖学特点和位置表浅，尺神经在此部位容易发生压迫性损伤，被称做肘管综合征[1,2]。在此平面尺神经支配第4、5指深屈肌(FDP)肌腱、尺侧腕屈肌(FCU)、手的内在肌以及第5指和第4指尺侧的感觉。肘部的钝性创伤(如骨折或骨折脱位)、压迫、牵拉、摩擦或半脱位可引起尺神经损伤[1]。神经压迫可源于内因或外因。外部持续的长时间压迫肘部内侧或重复动作可导致尺神经受压。内源性压迫包括筋膜带紧张、关节骨刺、类风湿性滑膜炎和软组织肿物[1,3]。可使神经阈值降低导致神经压迫的其他一些疾病包括糖尿病、慢性酗酒和肾脏疾病[1]。尺神经压迫症状可与其他疾病相混淆。必须进行鉴别诊断以排除胸腔出口综合征(TOS)、颈椎间盘损害伴神经根压迫以及尺神经在Guyon管处受压。

尺神经压迫的早期症状包括前臂近端内侧刺痛或持续疼痛,其可放射到近端或远端[1]。它伴有第4、5指的间歇性感觉异常。症状在屈肘时加重,患者常因此在夜间疼醒。后期症状包括:手内在肌萎缩，第4、5指轻微的爪形变伴随感觉改变(图18-1A),手无力和灵活性受损。最后的改变是FDP和FCU无力。

早期发现的神经压迫，如果是外因造成的，可通过消炎药、夜用夹板固定(避免肘关节长时间屈曲)、体位指导和改变活动进行保守治疗。如果4~6周保守治疗尝试失败，可以考虑行手术治疗[4]。术前应进行肌电图检查以证实神经受压。

神经减压的手术方法从简单的韧带松解(原位减压)到神经前方移位,以及肱骨内上髁切除术。功能恢复结果因神经受压的严重程度和持续时间、临床症状以及手术方法的不同而不同。持续时间短于6个月以及仅限于感觉异常的症状可以完全恢复[4]。

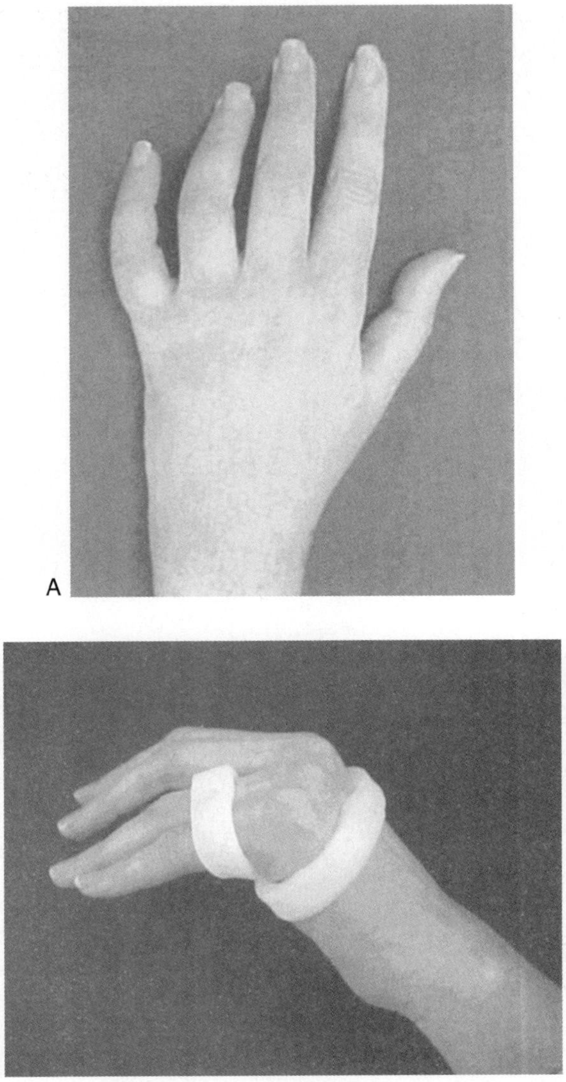

A

B

图18-1 **A**,爪形指畸形。环指和小指的掌指关节过伸位和指间关节屈曲位，是由FDP和蚓状肌的力量减弱或瘫痪所致。**B**,“8”字形夹板。掌指关节维持屈曲位,取代无活动功能的蚓状肌。这个位置能够再分配伸肌力量,使患者能主动伸展指间关节。

解剖学概述

尺神经起于臂丛神经内侧束。尺神经在经过肘内侧时,穿过内侧肌间隔通过Struthers弓[5]。这是一条位于离内上髁近端大约8cm的筋膜带,横过肱三头肌内侧头到内侧肌间隔[4]。尺神经从肱三头肌内侧面表浅的位置下降,转到较后方(图18-2)。

在尺神经进入前臂之前，它从内上髁后方穿过肘管。肘管起始于肱骨内侧髁与尺骨鹰嘴之间

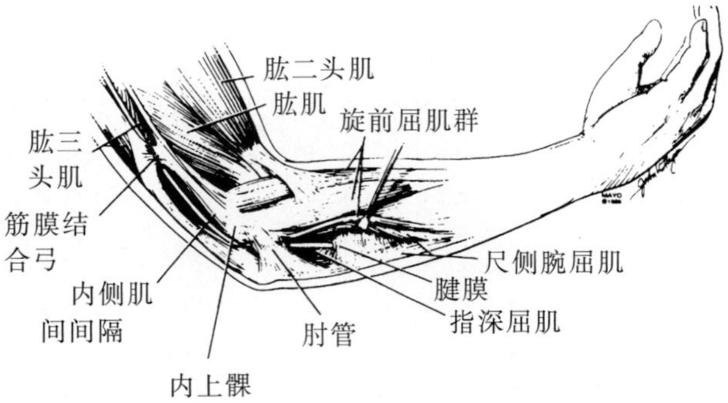

图18-2 尺神经沿臂部向下走行。(*From Mackin,E.J.,Callahan,A.D.,Skirven,T.M.,Schneider,L.H.,Hunter,J.M.[Eds].* Reha- bilitation of the Hand and Upper Extremity,*5th ed. Mosby,St. Louis,2002,p.680,with permission.*)

的髁沟。肘管底包括有肘关节的内侧副韧带，尺侧腕屈肌的两个头构成肘管的两侧。肘管顶由横跨肱骨内侧髁和尺骨鹰嘴之间的三角形弓状韧带构成（图18-3）。然后尺神经在FCU的尺侧头和肱骨头之间通过。肘管容量在伸肘时最大，因为这个位置使弓状韧带松弛[1,3]。肘部受压可以发生在尺神经通过的各个部位，包括Struthers弓、内侧肌间隔、内侧髁、肘管或尺侧腕屈肌的两个头之间。

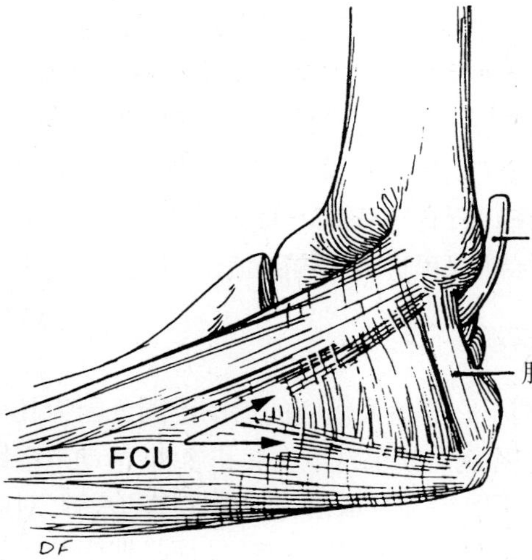

图18-3 肘管的解剖。尺神经位于内侧髁后面，在FCU的两头之间穿行。三角形弓状韧带构成肘管顶。(*From Green, D. P., Hotchkiss, R.N., Pederson, W.C.* Green's Operative Hand Surgery, *4th ed. Churchill Livingstone, New York, 1998, p. 1424, with permission.*)

外科学概述

手术治疗的目的是对尺神经减压，同时恢复足够的血供。如果原位减压不足以缓解压迫，可把尺神经从肘管中移出向前移到皮下或肌下。移位尺神经使其位于肘关节屈曲/伸展轴的前方，以免在肘关节屈曲时尺神经受到压迫和牵拉。手术方法是沿肘后内侧纵向做8~10cm长的切口，近端暴露内侧肌间隔和Struthers弓，远端暴露尺侧腕屈肌两头之间的神经。松解Struthers弓，并移除肌间隔。然后识别尺神经，并使其在尺侧腕屈肌起始处的深度于前臂近端内游离。提起尺神经，将其放置在内上髁的前面。在这个位置，将尺神经放在肌间、

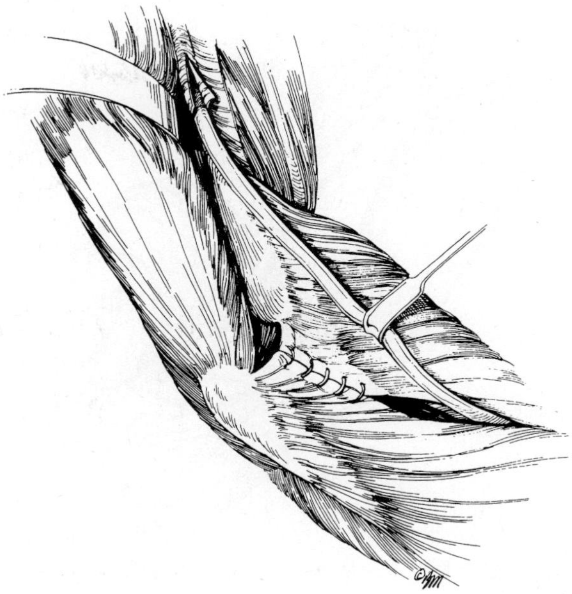

图18-4 皮下移位术。从近端内侧肌间隔和Struthers弓开始暴露。然后松解Struthers弓并去除肌间隙。再把尺神经移向肘前方。由旋前肌屈肌群上的筋膜形成一条筋膜悬带。(*From Green, D.P., Hotchkiss, R.N., Pederson, W.C.* Green's Operative Hand Surgery, *4th ed. Churchill Livingstone, New York, 1998, P. 1426, with permission.*)

筋膜下、皮下或肌下[5]。

皮下移位

尺神经及其神经血管束向前方移位至掀起的皮瓣下。形成一个由屈肌群或肌间隔形成的疏松的筋膜悬带，以便使尺神经维持在新的位置。这种方法适用于轻度压迫的病例。会有一些临床症状但肌电图检查结果正常（图18-4）[3,5]。

肌下移位（Learmonth 方法）

这种手术将尺神经置于受保护的位置[4]，适用于中重度神经病变、皮肤菲薄者或对肘关节要求高者（如投掷运动员）[3]。除此之外，这种方法还可作为先前皮下移位失败病例的二期手术。使屈曲旋前肌群与内上髁远端分开1cm。尺神经移到屈肌群下方，定位在正中神经附近。在前臂旋前位时修复屈曲旋前肌群，使其与髁再结合[3]（图18-5）。

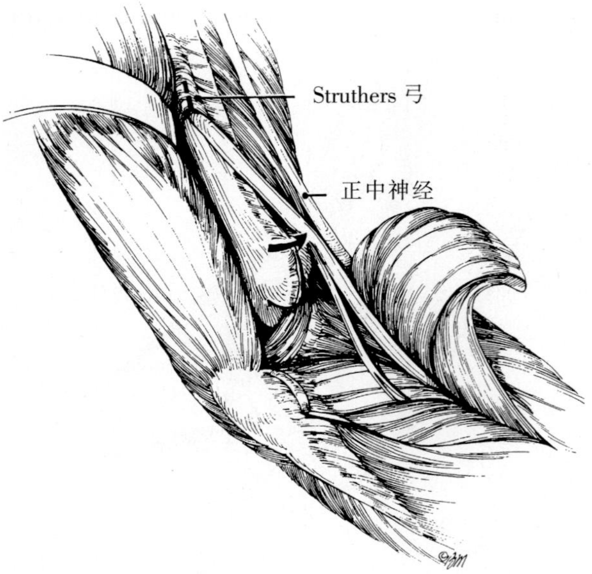

图18-5 肌下移位术。从内上髁掀起屈肌旋前肌，将神经向前固定到正中神经附近。然后再将屈肌旋前肌缝回原位。(*From Green, D.P., Hotchkiss, R.N., Pederson, W.C.* Green's Operative Hand Surgery, *4th ed.Churchill Livingstone, New York, 1998, P. 1427, with permission.*)

康复概述

康复目标是：减轻疼痛，减轻感觉异常，使神经滑动最佳，增加肘关节活动范围，防止畸形，增加肌肉力量，完全恢复手部功能，如果必要，应教给患者一些保护性措施。

早期开始保护下活动范围练习，以防止神经粘连和关节僵直。肘关节全范围主动活动预期在术后3周开始。根据软组织愈合情况开始抗阻力练习，其目的是恢复上肢功能，以便进行日常生活、工作和休闲的各项活动。

术后第一阶段：炎症期（第0~2周）

术后立即将肘关节用大量敷料包扎并用肘后夹板固定。此后7~10天进行术后第一次复查，指导患者进行康复治疗。初期康复治疗包括伤口护理、活动范围指导、水肿控制、家庭练习计划指导和夹板装配。如果患者感觉丧失还要考虑感觉保护。通常肘关节用悬吊巾固定而不需要夹板固定。如果屈曲内旋肌群进行了复置，在用热塑性肘后托把肘关节固定在屈曲90°，前臂和腕保持在中立位。塑托应全天使用，仅在每天3~4次练习和伤口护理时摘除。如果患者的手部运动受累及导致肌肉不平衡，则需要装配防爪形手矫形夹板（图18-1B）。避免使用限制性固定敷料，最好使用轻便、体积小的敷料，以便能自由活动和使夹板更合适。指导患者进行日常伤口护理，强调进行单独的肘和前臂练习。练习时患者靠墙站立，手臂内收，肱骨下放一毛巾卷以保持正确对位并阻止代偿性活动（见第10章的图）。进行肘关节主动屈曲/伸展练习，必要时可辅助患者练习。肘关节伸展限制在90°以内。如果肘关节屈曲受限，应进行轻微被动活动。如果旋前屈曲肌起点进行过复置，肘关节练习时要使前臂旋前和腕关节屈曲。前臂主动旋前、屈腕和手握持练习应延期进行。所有未受累关节的主动活动范围均应进行检查。所有这些练习每天要进行4次。水肿控制应按标准规程进行，在前面已经讨论过。

注意事项

应特别小心避免大幅度的活动范围，因为其可导致炎症和疼痛。如果发生炎症和疼痛，活动范围练习应暂停1~2天，并应采取措施减轻疼痛和水肿。对肘关节活动应进行严密监视，以便发现早期挛缩的征象，并相应调整治疗。任何异常情况（如炎症征象或过度疼痛）提示有断裂的可能，应报告给医生进行评估。

术后第二阶段：纤维形成期（第3~7周）

这时开始逐渐停止使用夹板或悬吊巾。睡觉时悬吊巾应继续使用起保护作用。如果需要，可继续进行减轻水肿治疗。已拆线且切口完全闭合，即可开始瘢痕护理。指导患者进行瘢痕按摩和使用硅酮胶贴片。如果证实存在肥大，应压迫瘢痕。所有的主动活动范围练习可进展到轻度被动练习。逐渐增强肘部的主动屈曲/伸展活动范围。为使屈肌和旋前肌附着，可逐渐进行主动性前臂旋转和腕部屈伸练习。只要未发生炎症，练习之前就能使用热疗。进行尺神经滑动练习以预防神经与瘢痕粘连[6]。术后4周时，开始进行中度等长练习，再用油灰或绷带进行握和捏练习。如果屈肌群进行过重置，则需要再推迟2周开始。家庭练习计划应继续进行，并升级到包括被动伸展练习。避免肘关节反复屈伸活动。

注意事项

偶尔会发生屈曲挛缩。如果6周后未达到肘关

术后第一阶段：炎症期（第0~2周）

目标

- 控制水肿和疼痛
- 在安全范围内进行肘关节和前臂最大AROM
- 促进伤口愈合
- 了解注意事项
- 未受累关节的全范围ROM
- 独立进行家庭训练计划

注意事项

- 避免炎症和疼痛加重
- 避免损伤神经血管
- 避免肘关节伸展超过90°
- 如果旋前肌屈肌群进行过重置，则不能进行腕关节主动屈伸或前臂旋前
- 预防感觉变化

治疗措施

夹板固定

- 肘关节可全天置于吊带内或夹板内（肘后夹板：肘屈曲90°，腕关节和前臂取中立位），每天进行锻炼时去除3~4次
- 用夹板固定防止发生畸形
- 如果运动无力和肌肉不平衡（第4、5指呈爪形），可用“8”字形夹板

伤口护理

- 伤口护理：无菌、保护性敷料，应尽可能薄一些，以不妨碍运动为限

水肿控制

- 患侧肢体随时置于抬高位
- 加压包缠：Coban 或Ace包裹
- 冷冻疗法

运动疗法

- 肘关节AROM屈曲和分级伸展至疼痛能耐受程度
- 前臂AROM旋前和旋后至疼痛能耐受程度
- 肘关节轻度PROM屈曲
- 未累及关节AROM：肩关节，腕关节和手，肌腱滑动练习
    - 如果伤及手的运动单元，应进行内在肌锻炼
- 执行家庭训练计划

晋级标准

- 伤口已愈合
- 水肿减轻
- 炎症反应轻微

节全范围主动ROM，则考虑使用矫正夹板。必须进行仔细评价以便鉴别可能的原因，例如持续水肿、关节挛缩或移位骨化[7]（肘关节挛缩松解见第9章）。仔细监测疼痛的症状和性质。持续性疼痛和触痛点位于切口上则可能是神经瘤的征象。肘部屈曲时疼痛和感觉异常提示神经半脱位或神经粘连。任何的

术后第二阶段:纤维形成期(第3~7周)

目标

- 瘢痕护理
- 促进瘢痕活动并尽量减少粘连
- 促进神经滑动
- 减轻水肿
- 使AROM/PROM最大化
- 修改练习方案
- 鼓励伤侧手参与轻度ADL

注意事项

- 同第一阶段
- 监测软组织对治疗的反应并相应提高治疗方法
- 注意有无神经粘连迹象
- 预防感觉变化
- 避免处于引发症状的位置
- 避免肘关节反复屈伸练习

治疗措施

夹板固定
- 白天去除夹板/悬带,仅在保护和睡眠时使用
- 用夹板固定防止畸形

减轻水肿
- 抬高肢体
- 逆行按摩
- 加压包扎

瘢痕处理(拆除缝线和切口完全闭合后开始)
- 瘢痕按摩
- 硅桐胶贴片
- 如果能够耐受白天和夜间都要加压包扎

运动疗法
- 运动前热疗
- 肘/前臂AROM逐渐进展到PROM
- 逐渐进展到分级肘部主动伸展
- 升级前臂ROM
- 轻度软组织伸展
- 尺神经滑动练习
- 经过适当治疗缓解疼痛
- 用灰泥或绷带加强手部力量
  - 蚓状肌
  - 拇收肌
  - 背/掌侧骨间肌
- 加强捏持力
  - 侧向捏持
  - 三点和两点捏持
- 第4周进行肘部中度等长练习
- 6~8周:对皮下移位术的患者第4周开始腕部渐进性抗限练习

功能
- 功能性活动
- 必要时进行敏感性再培养/再训练

晋级标准

- 软组织已愈合且无炎症反应
- 肘关节达到全范围AROW/PROM

异常症状必须告知医生,以便进一步评价。

术后第三阶段:瘢痕成熟期(第8~12周)

继续上一阶段的治疗。第三阶段的重点是加强力量练习以及使伤肢作为完全恢复功能性和文娱性活动的准备。对肩、肘、前臂和腕进行渐进性练习。

注意事项

检查是否出现神经刺激和肌腱炎的征象,并根据情况调整治疗方案。文献曾报道内上髁炎是一种少见并发症[7]。

术后第三阶段:瘢痕成熟期(第8~12周)

目标

- 使AROM/PROM最大化
- 提高上肢的耐受力
- 增强肘/前臂力量
- 增强握/捏力量
- 恢复全部功能活动

注意事项

- 分级引入渐进性抗阻练习

治疗措施

瘢痕处理

- ○ 瘢痕活动技术

运动疗法

- 尺神经滑动练习
- 被动伸展
- 如果关节出现僵硬,应进行关节活动
- 继续加强握和捏肌力练习
- 肘关节渐进性抗阻练习
- 前臂和腕部肌力练习
  - ○ 不负重
  - ○ Thera带
  - ○ 抓捏灰泥
  - ○ 上肢训练
  - ○ BTE

功能

- 功能活动
- 灵活性练习

出院标准

- 无痛或轻微疼痛
- AROM/PROM达平台期已有4周
- 患者已在所有的ADL、休闲和娱乐活动中充分使用伤侧肢体

(周强　李世民　闫富宏　译　陆芸　校)

参 考 文 献

1. Omer, G. Diagnosis and Management of Cubital Tunnel Syndrome. In Mackin, E.J., Callahan, A.D., Skirven, T.M., Schneider, L.H., Hunter, J.M. (Eds). *Rehabilitation of the Hand,* 5th ed. Mosby, St. Louis, 2002, pp. 672–677.
2. Aeillo, B. Ulnar Nerve Compression. In Clark, G.L., Wilgis, E.F., Aiello, B., Eckhaus, D., Eddington, L.V. (Eds). *Hand Rehab, A Practical Guide,* 2nd ed. Churchill Livingstone, New York, 1998, pp. 213–220.
3. Szabo, R.M. Entrapment and Compression Neuropathies. In Green, D.P., Hotchkiss, R.N., Pederson, W.C. (Eds). *Green's Operative Hand Surgery,* 4th ed. Churchill Livingstone, New York, 1999, pp. 1422–1429.
4. Osterman, A.L., Davies, C.A. Subcutaneous Transposition of the Ulnar Nerve for Treatment of Cubital Tunnel Syndrome. In Plancher, K.D. (Ed). *Hand Clinics* 1996;12(2):421–433. WB Saunders, Philadelphia, 1996.
5. Spinner, R.J., Spinner, M. Nerve Entrapment Syndromes. In Morrey, B.F. (Ed). *The Elbow and Its Disorders,* 3rd ed. WB Saunders, Philadelphia, 2000, pp. 847–859.
6. Butler, D.S. *Mobilisation of the Nervous System.* Churchill Livingstone, Melbourne, Australia, 1991.
7. Jackson, L.C., Hotchkiss, R.N. Cubital Tunnel Surgery. In Plancher, K.D. (Ed). *Hand Clinics* 1996;12(2):449–455. WB Saunders, Philadelphia, 1996.

第 19 章

拇指腕掌关节的关节成形术

Carol Page, PT, CHT

骨关节炎是关节炎的最常见类型，常侵犯双手。拇指腕掌(CMC)关节是手受侵犯的第二个最多见关节,仅次于在远端指间(IP)关节。拇指CMC关节骨关节炎女性比男性更常见，而且与衰老有关[1,2]。拇指CMC关节的骨关节炎可为退行性或发生于创伤后。主诉拇指疼痛,晚期出现关节僵硬。症状的严重程度与关节的X线改变程度不一致。最初治疗为非手术治疗措施,例如夹板制动、指导保护关节的原则、口服消炎药和皮质类固醇注射。如果这些非手术治疗措施不能减轻疼痛，且疼痛影响睡眠和手部功能,则是手术指征。

解剖和外科学概述

拇指的腕掌(CMC)关节包括大多角骨和第一掌骨关节。舟大多角关节也可出现退行性改变。对拇指CMC关节骨关节炎最常进行的手术是大多角骨部分或全部切除关节成形术，以韧带重建并作为切除骨的充填物[3]。

在外科专科医院(HSS),两个最常进行的基础关节成形术是韧带重建肌腱补植(LRTI)关节成形术和血肿分离关节成形术(HDA)。如果舟大多角关节情况良好,LRTI关节成形术包括大多角骨远部的切除。倘若舟大多角关节情况不好,应切除大多角骨的全部。切除拇指掌骨的基底,并于桡骨基底打孔。取桡侧腕屈肌的一半,穿过大多角骨窝进入拇指掌骨的髓腔,送入掌侧桡骨基底的孔内。拉紧这条肌腱,缝到掌骨骨膜上,重修骨侧基底。这条肌腱的剩余部分折叠到大多角骨间隙内，起隔离垫的作用。一些骨科手术医师用1枚或多枚纵向克氏针把掌骨固定于外展分离位[2](图19-1)。LRTI关节成形术结果显示,疼痛缓解,拇指稳定,且术后拇指握捏力恢复正常可长达11年[4,5]。

HAD包括全大多角骨切除但不进行韧带重建和肌腱补植。把一枚克氏针穿过第1掌骨基底进入大多角骨或第2掌骨,拇指置于掌侧外展位,稍相对和分离。克氏针保持固定约5周。血肿充填大多角骨空隙发生纤维化,从而支撑第2掌骨的基底[6]。

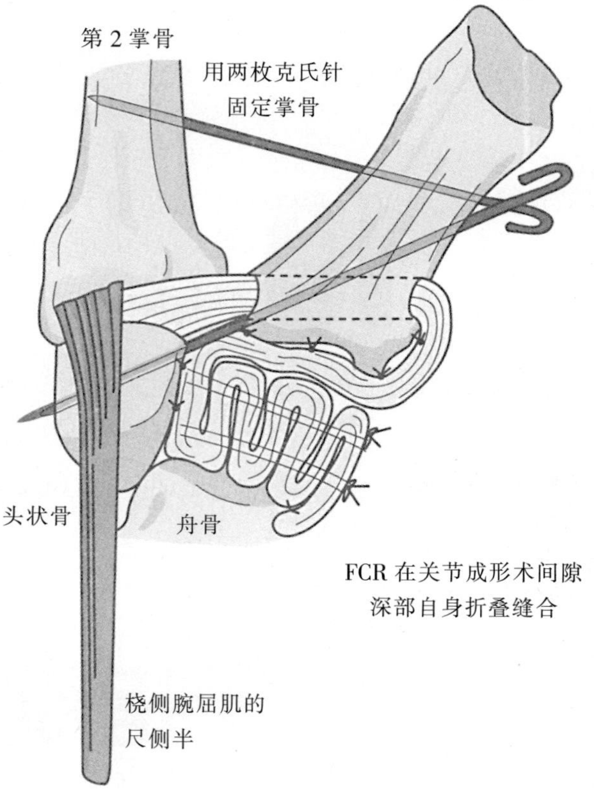

图19-1　韧带重建肌腱补植关节成形术。(*From Berger,R. A.,Weiss,A.P.* (*Eds*). *Hand Surgery. Lippincott Williams & Wilkins,Phiadelphia,2003,P. 1284,with permission; as reprinted in Young,S.D.,Mikola,E.A.* Thumb Carpometacarpal Arthritis. *J Am Soc Surg Hand 2004; 4(2):73.*)

康复概述

针对LRTI关节成形术的术后处理制定了下列治疗原则。不过,这些治疗原则针对特殊应用进行修改,如用于HDA后的康复治疗。拇指CMC关节成形术后的治疗目的是:提供正确的保护性外固定夹板,处理水肿、疼痛、术后伤口和所形成的瘢痕,以及最终促进恢复拇指稳定和腕部活动并增强肌力以满足患者的功能要求。拇指CMC关节成形术后进行术后治疗的患者应非常熟悉关节保护原则,并能在日常活动中始终如一地运用这些原则。过度活动和超强度锻炼,以及太快地恢复手的全部活动,可加重疼痛和炎症,从而延迟恢复。

术后第一阶段:炎症/保护期(第0~3周)

通常在术后7~10天骨科医师去掉笨重的术后夹板并拆除缝线后,才安排患者康复治疗。装配定制的热塑夹板，拇指的指骨间关节不固定(图19-2)。拇指的掌指(MP)和掌腕(CMC)关节置于功能位，以便拇指尖能与示指尖相对。外固定夹板可放在前臂的掌侧或桡侧面，取决于骨科医师和治疗医师的偏好。通常爱用掌侧夹板，因为这种夹板更容易被感受性强的疼痛关节所耐受。腕关节固定于15°~20°伸展位。立即开始给患者讲解关节保护原则，而且在整个治疗过程中要反复强调。患者可在能耐受的限度内用夹板固定的手进行轻度活动（见术后第一阶段的“注意事项”一节）。要始终保持上肢抬高，通过体位摆放（而不是悬吊肢体）使上肢高于心脏，减轻水肿和疼痛。白天间歇使用冷敷并对手背面轻轻地逆向（向心性）按摩（避开手术部位），是有好处的。抬高上肢的情况下主动活动手指，可防止手指僵硬并可减轻水肿。指导患者主动活动上肢的非受累关节，特别是手指、拇指的指间关节、前臂、肘和肩。如果出现活动受限，可嘱其进行特殊的家庭练习。

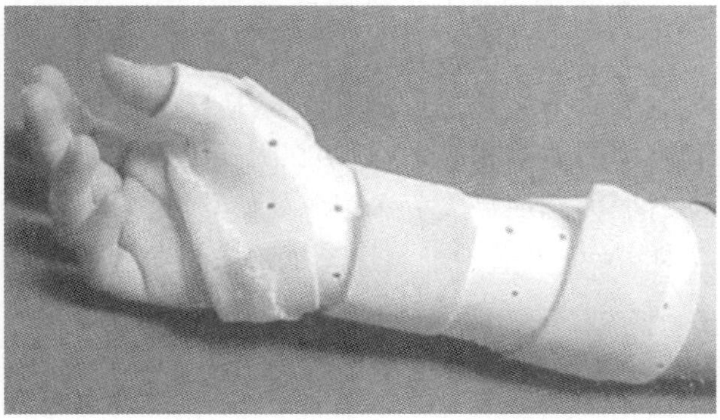

图19–2　拇指掌侧人字形夹板。

注意事项

本阶段出现的极度疼痛，可能是由于过度使用拇指进行功能活动造成的。虽然在拇指人字形夹板的固定下可进行轻度活动，但应避免用力捏捻和任何会加重疼痛的活动。书写时建议使用大把握胶性墨水钢笔，以减少在腕掌（CMC）关节两端产生的力。

术后第一阶段：炎症/保护期（第0～3周）

目标

- 通过夹板固定和活动调整/关节防护对保护关节成形术部位进行保护。
- 减轻水肿和疼痛
- 保持未受累关节的全部主动活动范围

注意事项

- 拇指掌指（MP）关节和腕掌（CMC）关节不要做活动范围练习
- 未经医生专门许可不得进行腕关节的活动范围练习
- 不得用力捏捻或进行其他对抗性活动

治疗措施

- 夹板固定：在医生拆去术后夹板之后装上拇指人字形夹板
- 关节保护：避免用力捏捻和一些较重活动；在可耐受的限度内用手做一些轻度日常活动（ADL）
- 减轻水肿和疼痛：抬高患肢，冷敷疗法，逆向（向心性）按摩（在手术切口完全闭合前应避开切口）
- 未受累关节的活动范围练习：手指，拇指的指间关节，肘，前臂和肩关节

晋级标准

- 水肿和疼痛得到控制（极轻微）
- 经医生允许患者可进行拇指和腕的主动活动范围练习，一般在术后3~4周，由医生决定；有些医生允许腕关节主动活动范围开始得较早
- 注意：如果用克氏针固定，在没去除之前不能进入第二阶段康复治疗，去除克氏针一般在LRTI关节成形术后4周，HDA术后5周

术后第二阶段:纤维形成期(第4~8周)

在术后第二阶段，进行个人卫生和功能练习时可去掉拇指人字形夹板，在其他时间继续戴上拇指人字形夹板。术后第一阶段的水肿控制措施，如果需要可以继续进行。当手术切口愈合后,可加上冷热水交替浴。可轻度压迫但不要过分压缩。手术切口已闭合后,可加上手术瘢痕护理治疗。患者可每天进行几分钟瘢痕按摩，夜间要给瘢痕贴上硅酮贴片。

术后第二阶段拇指的掌指关节和腕掌关节以及腕关节可以开始主动活动练习（单独进行和复合进行均可),并将其加在家庭训练计划中。如果活动受限，则应在辅助下活动。只有当活动范围(ROM)明显受限时,才允许小心地进行轻度被动活动(见术后第二阶段的“注意事项”)。在术后第二阶段禁止进行对抗性练习。虽然应鼓励用伤侧手进行轻度功能活动，但要避免进行用力捏捻和对抗性活动。当患者逐渐恢复手的功能应用时应再次强调关节保护原则。

注意事项

需要时应增加轻度被动活动范围(PROM)练习,以便恢复功能活动。决不应以损失拇指稳定性来增加活动范围。因为术后第二阶段,持续轻微疼痛并非少见，所以要注意把功能练习和活动范围限制在患者能耐受的范围内。过分练习和活动会加重疼痛和炎症,从而延迟恢复过程。

术后第三阶段:瘢痕成熟期(第8~12周)

术后第三阶段治疗的目标是充分恢复拇指和腕部的活动和肌力,以便在无痛下进行日常活动。应深刻理解关节保护原则，并且坚持应用。例如,应尽可能用手掌抬举重物而不要用拇指来抓握。

随着疼痛的消失，逐渐停止使用夹板固定。术后第三阶段有些患者在乘公交车和夜间睡觉时仍要继续用夹板进行保护。继续进行术后第二阶段的活动练习,在不引起拇指和腕关节过度疼痛与应力的情况下重点使其活动范围最大化。随

术后第二阶段:纤维形成期(第4~8周)

目标

- 通过连续夹板固定和改善活动保护关节成形术部位
- 减轻残留的水肿和疼痛
- 使瘢痕形成减至最小
- 在可忍受的范围内恢复拇指的腕掌关节和掌指关节以及腕关节稳定的主动活动范围
- 在保持关节固定保护的同时恢复轻度日常生活活动自理

注意事项

- 不得进行抗阻力活动或功能练习

治疗措施

- 夹板固定:在骨科医师准许出院之前,只有进行治疗性功能练习和做卫生时才可去掉拇指人字形夹板
- 继续进行第一阶段的水肿治疗;冷热水交替浴和轻度加压包扎,加压包扎不要过紧
- 手术切口愈合后开始进行瘢痕处理:瘢痕按摩,硅酮胶贴片
- 拇指的掌指和腕掌关节以及腕关节的主动和辅助主动活动范围练习；恢复功能活动的被动活动范围练习(见术后第二阶段的“注意事项”一节)
- 鼓励用伤手在可耐受范围内进行轻度功能活动,避免用力捏捻和剧烈活动

晋级标准

- 轻度活动和功能活动练习时疼痛轻微
- 经医生(MD)允许患者可进行肌力练习和去掉夹板

术后第三阶段：瘢痕形成期（第8～12周）

目标

- 恢复拇指和腕部无痛性功能活动范围
- 达到捏、握和腕部活动的功能强度
- 在维持关节保护的同时恢复独立的日常生活活动(ADL)

注意事项

- 避免引起疼痛的活动和剧烈的对抗性练习

治疗措施

- 逐渐去掉夹板
- 进行瘢痕护理一直到瘢痕颜色变淡和隆起变平
- 继续进行拇指和腕部活动范围(ROM)练习，着重于功能活动和最大范围活动
- 腕的轻度阻力活动和握力增强练习以恢复独立的日常生活活动(ADL)
- 轻度阻力下捏力练习，以恢复独立的日常生活活动(ADL)

出院标准

- 能独立进行家庭练习计划
- 能掌握和运用关节保护原则
- 拇指和腕部达到功能要求的活动范围(ROM)
- 手和腕的肌力达到功能要求
- 能独立进行日常生活活动(ADL)，仅有轻微不适

着手部功能活动的逐渐恢复，手部肌力开始增加。必要时，治疗和家庭计划中可加上腕关节对抗练习和抓握练习，以恢复功能性活动强度。只有在需要时为了恢复日常功能活动，才增加拇指的肌力练习。术后需持续治疗12周或12周以上并非少见。患者的恢复程度各不相同。对于有些患者，只需要偶尔对其家庭训练计划进展情况进行复查即可。在达到功能活动范围、肌力强度和伤手无痛独立发挥功能时，即可停止治疗出院。

注意事项

完全恢复伤侧手使用功能太快，会引起疼痛并延迟治疗进度。为了避免疼痛和对拇指产生应力，最好逐渐恢复功能。

（李世民 杨嫒蓉 译 陆芸 校）

参考文献

1. Chaisson, C.E., Zhang, Y., McAlindon, T.E., Hannan, M.T., Aliabadi, P., Naimark, A., Levy, D., Felson, D.T. *Radiographic Hand Osteoarthritis: Incidence, Patterns, and Influence of Pre-existing Disease in a Population Based Sample.* J Rheumatol 1997;24: 1337–1343.
2. Burton, R.I., Pellegrini, V.D. *Surgical Management of Basal Joint Arthritis of the Thumb. Part II: Ligament Reconstruction with Tendon Interposition Arthroplasty.* J Hand Surg 1986;11A: 324–332.
3. Berger, R.A., Beckenbaugh, R.D., Linscheid, R.L. Arthroplasty in the Hand and Wrist. In Green, D.P., Hotchkiss, R.N., Pederson, W.C. (Eds). *Green's Operative Hand Surgery,* 4th ed. Churchill Livingstone, New York, 1999, pp. 166–168.
4. Tomaino, M.M. *Ligament Reconstruction Tendon Interposition Arthroplasty for Basal Joint Arthritis.* Hand Clin 2001;17(2): 207–221.
5. Tomaino, M.M., Pellegrini, V.D., Burton, R.I. *Arthroplasty of the Basal Joint of the Thumb.* J Bone Joint Surg 1995;77A(3):346–355.
6. Kuhns, C.A., Emerson, E.T., Meals, R.A. *Hematoma and Distraction Arthroplasty for Thumb Basal Joint Osteoarthritis: A Prospective, Single-Surgeon Study Including Outcome Measures.* J Hand Surg 2003;28A:381–389.

第 20 章

尺侧副韧带修复术

Coleen T. Gately, PT, DPT, MS

尺侧副韧带(UCL)是拇指掌指关节外翻的主要稳定装置。尺侧副韧带比桡侧副韧带损伤更常见。据文献报道,二者损伤之比为10:1[1,2]。过去在猎物看守者中观察到的尺侧副韧带松弛是由于用拇指和示指捏针穿刺猎物时拇指受到反复的外翻应力作用所致,因此后来便将其称为"猎物看守者拇指"[3]。急性尺侧副韧带损伤是由于摔倒时伸展的拇指被迫过度外展着地所致。这是一种常见的滑雪运动损伤,常称为"滑雪者拇指"图20-1)。尺侧副韧带可在起点处断裂或撕脱,可伴有或不伴有拇指近节指骨碎片。尺侧副韧带撕裂后的症状有疼痛、肺胀和抓捏动作时掌指关节不稳定[4-6]。许多患者伤后往往不立即就医。这种损伤如果放任不治可导致该关节长期无力、关节畸形(半脱位)和关节炎[4-7]。

解剖(外科)概述

尺侧副韧带断裂可通过夹板固定6~8周进行保守治疗,采用以手为基底的拇指制动夹板(不包括拇指指间关节)(图20-2)。尺侧副韧带损伤的手术指征包括:保守治疗失败,临床上关节失稳,骨折或移位,以及Stener损伤[8-11]。Stener损伤如果不做手术会妨碍尺侧副韧带愈合,因为此时两韧带撕裂端之间嵌入有拇收肌腱膜[11]。尺侧副韧带撕裂可采用多种术式进行修补[4,12-18]。其中包括单纯韧带修补和肌腱重建。用缝合固定术进行修补尺侧副韧带,较大的撕脱骨折常用克氏针来固定。在某些病例中,需要临时经关节穿针来控制修补部位两端的应力。手术方法取决于关节损伤的范围和损伤后持续的时间。急性损伤常采用单纯修补术治疗,而慢性损伤则可

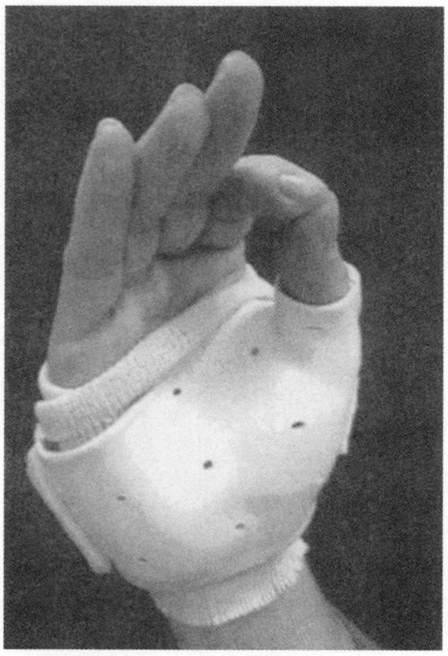

图20-2 短对指夹板,指间关节可活动。

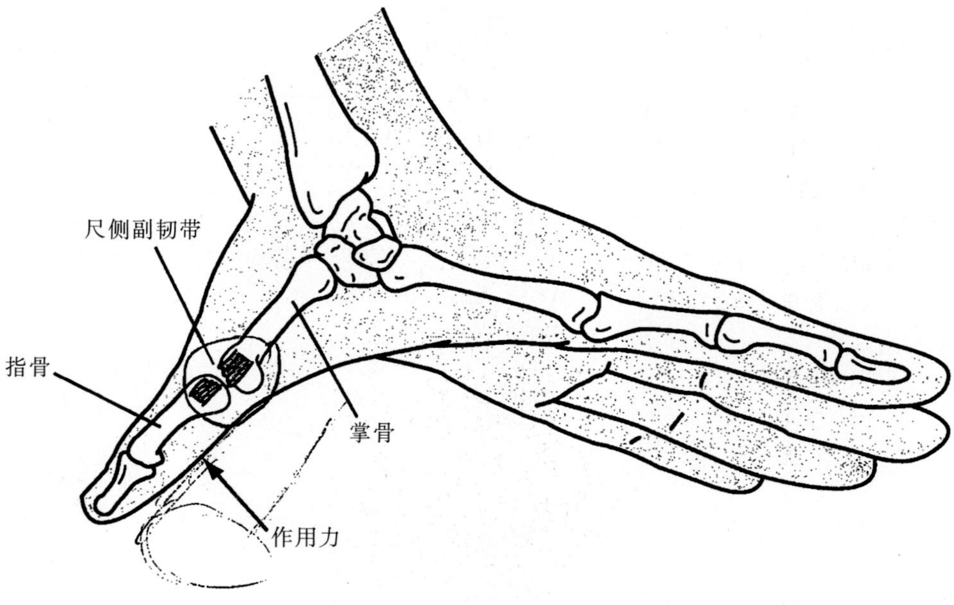

图20-1 急性尺侧副韧带损伤是由于摔倒使伸展的拇指被迫过度外展着地所致。

能需进行复杂手术。

康复概述

在愈合的各个阶段，手术所获得的关节稳定性程度决定着治疗方法的进度。直接与手术医生沟通对确定关节的稳定性是否适合相应的治疗进度极为重要。

术后第一阶段:保护期(第0~4周)

不进行保护性制动的同时，术后第一阶段的康复目标还包括:保护修补区,护理伤口,减轻水肿和疼痛，维持未受累各关节的最大活动范围和恢复损伤拇指的掌指关节活动范围。如果术后一周就早期去除术后包扎敷料，应装上定制的热塑性以手为基底的拇指制动夹板，将拇指固定在功能对指位而让指间关节不受限制。在塑制夹板时，把拇指置于侧向捏物位。该位置加在尺侧副韧带上的应力较小,同时允许功能活动。改进夹板,使其能让克氏针插入,必要时还能经关节穿针。必要时对夹板进行调整和重建，以适应水肿和肿胀的变化。下面是伤口的标准护理方法。穿针道护理方法不同医师之间可有不同。大多数情况下,针道应每天用过氧化氢水溶或盐水清理两次[19]。水肿控制应按标准程序进行,本书其他章节已有介绍。指、肘、前臂和肩部的未受累关节术后应立即开始主动活动范围练习。鼓励在夹板限定的范围内参与轻度功能活动。拇指的掌指关节在术后头4周不得

术后第一阶段:保护期(第0~4周)

目标

- 正确的保护性制动
- 减轻水肿和疼痛
- 未受累关节达到完全活动范围

注意事项

- 禁止进行拇指的掌指关节活动
- 避免各种外翻力

针道和伤口护理

- 针道护理方法可有不同:通常每天要用50%过氧化物和无菌水清理2次
- 切开复位内固定(ORIF)术后按标准方法护理伤口

治疗措施

保护方法

- 以手为基底的拇指制动夹板,拇指指间关节不制动
  - 应适应任何穿针
  - 重塑夹板以适应水肿变化

水肿/疼痛的处理

- 抬高,休息,冰敷/冷敷
- 轻质加压外套或包裹(即Coban™,加压袖套,弹力带)

未受累关节的活动范围

- 肌腱滑动练习
- 拇指指间关节活动
- 肩、肘、腕和前臂的活动

轻度功能活动

- 在夹板保护下恢复正常运动形式和轻度功能活动

晋级标准

- 由医生决定修复部位已能承受应力和活动

进行活动。

注意事项

在术后第一阶段，拇指应制动于以手为基底的拇指制动夹板内。重点是单独进行指间关节活动范围练习，以防伸肌帽和拇长屈肌（FPL）粘连[20]。

术后第二阶段：稳定期（第4~8周）

到术后第4周修复部位的强度足以耐受应力，可开始掌指关节的活动。继续完成前一阶段的康复目标。白天可去掉固定夹板，在睡眠和移动时继续用夹板保护。正如前文所述，可用硅酮胶贴片对手术瘢痕进行护理[21-27]。

注意事项

掌指关节僵硬常见于这类损伤。应用长期伸展或渐进性静力夹板固定来改善掌指关节和指间关节的被动活动范围[28,29]。在夹板固定和其他活动时必须格外小心，以免拇指掌指关节受到过大的外翻应力。

术后第三阶段：修复增强期（第8~12周）

修复部位能耐受肌力练习的应力，通常标志着术后第三阶段的开始。以拇指侧方捏握或捏拧钥匙开始的肌力练习可逐渐进展到指尖捏物动作[20]。经治疗医师许可患者可恢复工作和（或）体育运动。虽然夹板不能完全预防再损伤，但是在繁重劳动和碰撞性运动中会起到保护作用。体育

术后第二阶段：稳定期（第4～8周）

目标

- 使拇指掌指关节和指间关节达到最大活动范围
- 使受累肢体恢复功能活动
- 必须继续完成第一阶段的目标

注意事项

- 避免做过度被动活动范围/伸展练习

治疗措施

夹板固定

- 白天可去掉夹板，睡眠和外出时继续戴上

瘢痕处理

- 一旦伤口完全愈合便可进行瘢痕按摩和硅酮胶贴敷（以避免感染）

水肿/疼痛处理

- 冷敷包裹
- 逆向按摩

运动疗法

掌指关节活动范围

- 拇指掌指关节活动：屈曲，外展和对指

被动活动范围和夹板固定

- 被动活动范围练习，伸展
- 连续静态和静态渐进性夹板固定，以达到最大可能的活动范围
  - 举例：拇指蹼连续静态固定套

功能性活动

- 恢复正常运动形式/日常生活活动
- 进行剧烈活动时可能需要用以手为基底的拇指制动夹板，指间关节不固定

晋级标准

- 由医生决定损伤部位已能经受住的应力

术后第三阶段：修复增强期（第8～12周）

目标

- 恢复重返功能活动和工作所需的肌力
- 必需时继续完成第二阶段的目标

注意事项

- 逐渐推进肌力训练，避免疼痛和代偿活动

肌力训练

- 等长和动态抓捏肌力训练：油灰膏，手辅助器，Baltimore 肌肉渐进性对抗训练治疗仪（BTE PRIMUS），以及上肢功能练习器（ULE）
- 腕和前臂的渐进性抗阻训练（PRE）：哑铃，负重，绷带疗法
- 工作和体育运动适应：规定动作

出院标准

- 已恢复功能性主动活动范围与肌力强度并重返伤前日常生活活动和工作
- 能独立完成家庭训练

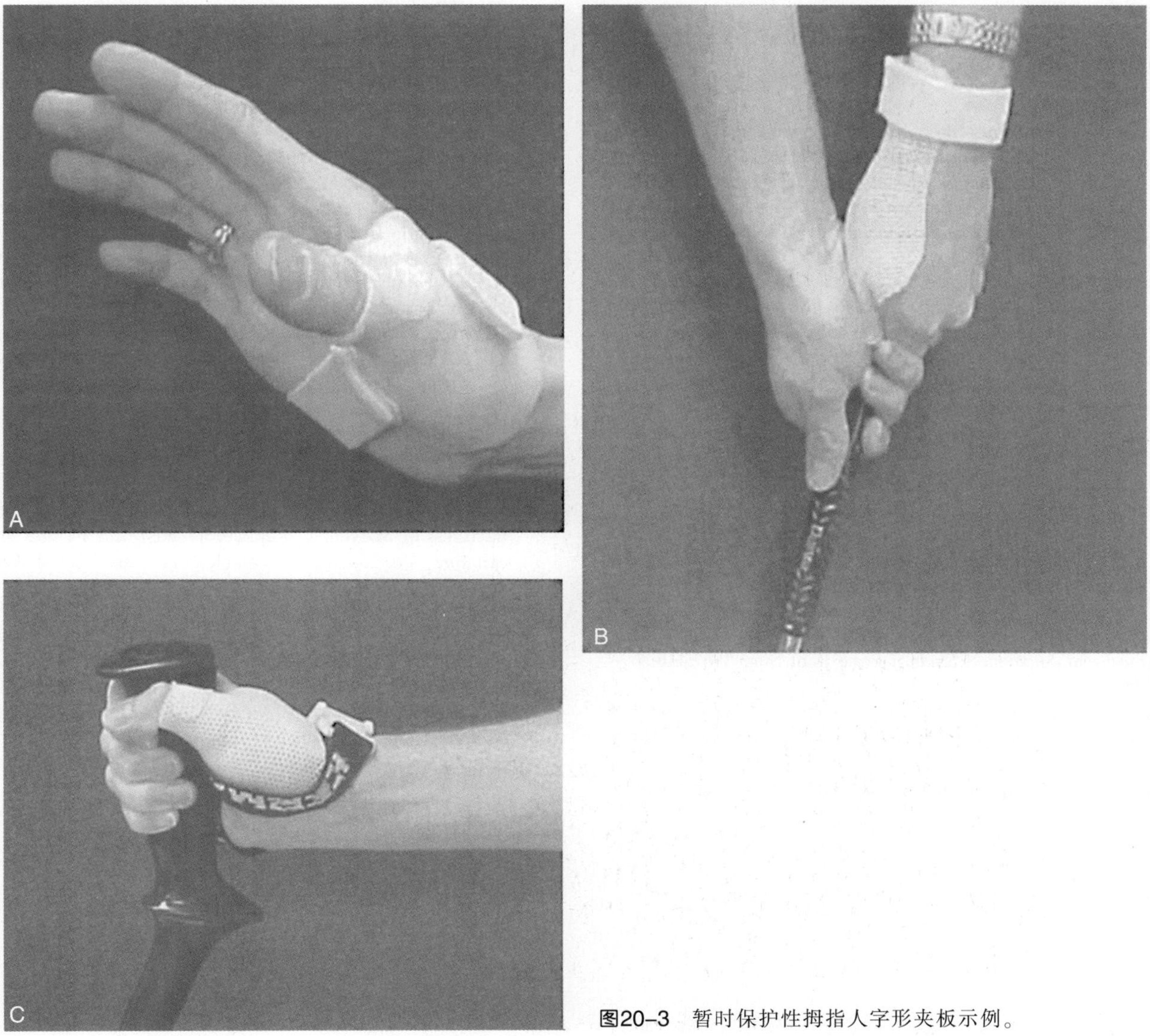

图20–3　暂时保护性拇指人字形夹板示例。

运动时应采用逐渐减弱的暂时性拇指掌指关节保护夹板(图20-3)。这种保护对恢复网球或高尔夫球运动的运动员非常重要，因为球拍和球杆可对修补的韧带产生轻度应力。

注意事项

拇指掌指关节僵硬在尺侧副韧带修复后常见。必须记住,不能在损害关节稳定性的条件下来解决僵硬问题[30]。研究确定了拇指的功能活动范围,掌指关节为21°,指间关节为18°[31]。

(李世民 董立平 译 李世民 胡永成 校)

参考文献

1. Moutet, F. *Les entarse de la metacarpo-phalangienne due pouce a une experience de plus de 1000 cas.* Ann Chir Main Memb Super 1989;8:99.
2. Posner, M.A. *Metacarpophalangeal Joint Injuries of the Thumb.* Hand Clin 1992;8:713.
3. Campbell, C.S. *Gamekeeper's Thumb.* J Bone Joint Surg 1955; 37A:148.
4. Moberg, E., Stener, B. *Injuries to the Ligaments of the Thumb and Fingers.* Acta Chir Scand 1953;106:166–186.
5. Moberg, E. *Fractures and Ligamentous Injuries of the Thumb and Fingers.* Surg Clin North Am 1960;40:297–309.
6. Smith, R.J. *Post-traumatic Instability of the Metacarpophalangeal Joint of the Thumb.* J Bone Joint Surg 1977;59A:14–21.
7. Frykman, G., Johansson, O. *Surgical Repair of Rupture of the Ulnar Collateral Ligament of the Metacarpophalangeal Joint of the Thumb.* Acta Chir Scand 1956;112:58–64.
8. Bowers, W.H., Hurst, L.C. *Gamekeeper's Thumb. Evaluations by Arthrography and Stress Roentgenography.* J Bone Joint Surg 1977;59A(4):519–524.
9. Louis, D.S., Huebner, J.J., Hankin, F.M. *Rupture and Displacement of the Ulnar Collateral Ligament of the Metacarpophalangeal Joint of the Thumb. Preoperative Diagnosis.* J Bone Joint Surg 1986;6A(9):1320–1325.
10. Heyman, P., Gelberman, R.H., Duncan, K., Hipp, J.A. *Injuries of the Ulnar Collateral Ligament of the Thumb Metacarpophalangeal Joint.* Clin Orthop Relat Res 1993;292:165–171.
11. Stener, B. *Displacement of the Ruptured Ulnar Collateral Ligament of the Metacarpophalangeal Joint of the Thumb. A Clinical and Anatomical Study.* J Bone Joint Surg 1962;44B:869–879.
12. Strandell, G. *Total Rupture of the Ulnar Collateral Ligament of the Metacarpophalangeal Joint of the Thumb. Results of Surgery in 35 Cases.* Acta Chir Scand 1959;118:72–80.
13. Osterman, A.L., Hayken, G.D., Bora, W.M. *A Quantitative Evaluation of the Thumb Function after Ulnar Collateral Repair and Reconstruction.* J Trauma 1981;21:854–860.
14. Alldred, A.J. *Rupture of the Collateral Ligament of the Metacarpo-phalangeal Joint of the Thumb.* J Bone Joint Surg 1955;37B:443–445.
15. Frank, W.E., Dobyns, J.H. *Surgical Pathology of Collateral Ligamentous Injury of the Thumb.* Clin Orthop 1972;83:102–114.
16. Green, D. *Dislocations and Ligamentous Injuries of the Hand.* Churchill Livingstone, New York, 1990, pp. 385–448.
17. Kaplan, E.B. *The Pathology and Treatment of Radial Subluxation of the Thumb with Ulnar Displacement of the Head of the First Metacarpal.* J Bone Joint Surg 1961;43A:541–546.
18. Sennwald, G., Segmuller, G., Egli, A. *The Late Reconstruction of the Ligament of the Metacarpophalangeal Joint of the Thumb.* Ann Chir Main 1987;6:15–24.
19. Leibovic, S.J. *Bone and Joint Injury in the Hand: Surgeon's Perspective.* J Hand Ther 1999;12(2):111–120.
20. Campell, P.J., Wilson, R.L. Management of Joint Injuries and Intraarticular Fractures. In Mackin, E.J., Callahan, A.D., Skirven, T.M., Schneider, L.H., Osterman, A.L. (Eds). *Rehabilitation of the Hand and Upper Extremity,* 5th ed., vol. 1. Mosby, St. Louis, 2002, pp. 396–411.
21. Ahn, S.T., Monafo, W.W., Mustoe, T.A. *Topical Silicone Gel for the Prevention and Treatment of Hypertrophic Scars.* Arch Surg 1991;126:499–504.
22. Ahn, S.T., Monafo, W.W., Mustoe, T.A. *Topical Silicone Gel: A New Treatment for Hypertrophic Scars.* Surgery 1989;106: 781–787.
23. Quinn, K.J. *Silicone Gel in Scar Treatment.* Burns 1987;13: S33–S40.
24. Gibbons, M., Zuker, R., Brown, M., Candlish, S., Snider, L., Zimmer, P. *Experience with Silastic Gel Sheeting in Pediatric Scarring.* J Burn Care Rehabil 1994;15(1):69–73.
25. Carney, S.A., Cason, C.G., Gowar, J.P., Stevenson, J.H., McNee, J., Groves, A.R., Thomas, S.S., Hart, N.B., Auclair, P. *Cica-Care Gel Sheeting in the Management of Hypertrophic Scarring.* Burns 1994;20(2):163–167.
26. Sherris, D.A., Larrabee, W.F. Jr., Murakami, C.S. *Management of Scar Contractures, Hypertrophic Scars, and Keloid.* Otolaryngol Clin North Am 1995;28(5):1057–1068.
27. Tilkorn, H., Ernst, K., Osterhaus, A., Schubert, A., Schwipper, V. *The Protruding Scars: Keloids and Hypertrophic. Diagnosis and Treatment with Silicon-gel-sheeting.* Polym Med 1994; 24(1–2):31–44.
28. Lucas, S. Splinting the Stiff Wrist. In Skirven, T., Raphael, J. (Eds). *Contractures and Splinting.* WB Saunders, Philadelphia; Atlas Hand Clin 2001;6(1):77–106.
29. Schindeler-Grasse, P., Paynter, P. Splinting for Thumb Contractures. In Skirven, T., Raphael, J. (Eds). *Contractures and Splinting.* WB Saunders, Philadelphia; Atlas Hand Clin 2001;6(1):165–188.
30. Noyes, F.R., Torvik, P.J., Hyde, W.B. *Mechanics of Ligament Failure: An Analysis of Immobilization, Exercise and Reconditioning Effects in Primates.* J Bone Joint Surg 1974;56A: 1406.
31. Hume, M.C., Gellman, H., McKellop, H., Brumfield, R.H. Jr. *Functional Range of Motion of the Joints of the Hand.* J Hand Surg 1990;15A:240–243.

第 21 章

掌板成形术

Aviva Wolff, OTR/L, CHT

近侧指间关节可以发生向背侧、外侧或掌侧脱位，取决于暴力使关节变形时中节指骨所处的位置。向背侧脱位的损伤机制经常是纵向压力引起的关节过伸。在更严重损伤时，掌板会在近侧发生断裂[1]（图21-1）。

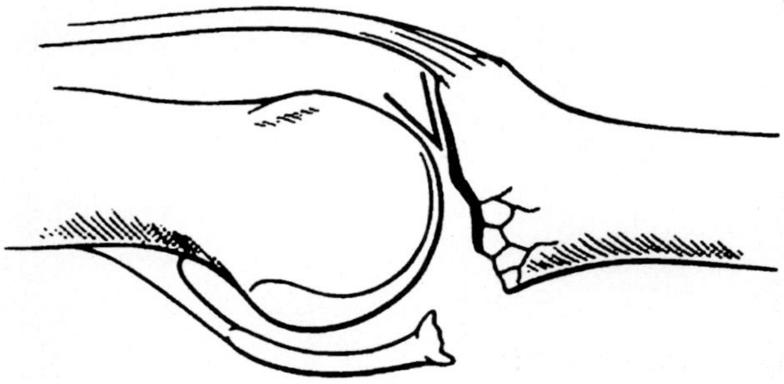

图21-1 背侧脱位伴掌板撕脱。(*From Kang,R.,Stern,P.* Fracture Dislocations of the Proximal Interphalangeal Joint. *J Am Soc Surg Hand 2002;2[2].*)

解剖学概述

掌板成形术是一种手术技术，用于治疗不稳定的近侧指间关节背侧骨折脱位，其合并有掌板复合体、侧副韧带和40%以上中节指骨掌侧关节面的破裂。由于这是一种复合伤需要进行术后保护，所以往往难以恢复满意的近侧指间关节活动范围。在伤口愈合的早期阶段开始由手部治疗师进行术后康复治疗是极其重要的。为避免发生并发症，如瘢痕化掌板及屈肌腱挛缩，应尽早进行保护下的活动练习[2]。因为有多种结构经过该关节，所以近侧指间关节特别容易发生粘连和挛缩。这些结构包括侧副韧带、掌板、中央束、侧束、横向支持韧带、斜支持韧带及指屈肌腱。即使有松弛的粘连也会有明显活动受限[3]。掌板成形术的并发症包括：再脱位，成角，屈曲挛缩，远侧指间关节僵硬，斜支持韧带过紧以及伸屈肌肌腱粘连。

外科学概述

通过近侧指间关节面上的掌侧切口进行手术显露。在A2和A4滑车之间切除屈肌腱鞘，使肌腱回缩。过伸近侧指间关节，切除侧副韧带。大的骨块用克氏针复位，然后清除松散的骨碎片。将掌板前移4~6mm，进入中节指骨缺损处。

利用牵拉线将掌板沿着掌板外侧缘前移，然后通过伸肌腱装置的三角韧带，自中节指骨的背侧穿出。将牵拉线在一枚钮扣上打结固定。掌板的侧缘与残存的侧副韧带缝合。在严重不稳定骨折中，可用纵行克氏针（图21-2）或近侧指间关节张力铰链将复位后的关节固定在30°屈曲位（见近侧指间关节张力铰链一节）[1]。

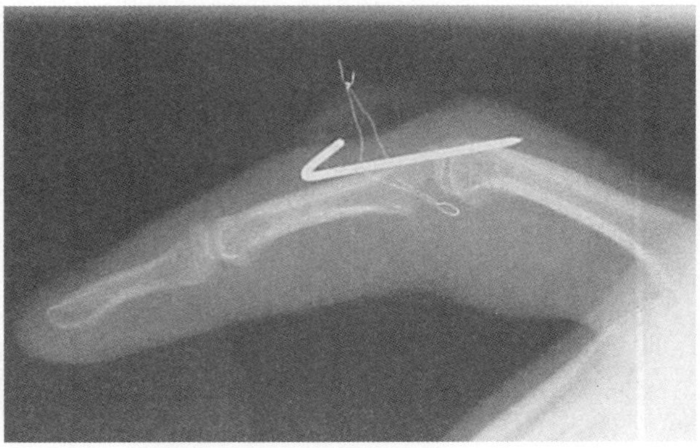

图21-2 掌板撕脱(VPA)：关节复位于30°屈曲位。

康复概述

术后第一阶段：炎症/保护期(第0~3周)

康复治疗的首要目标是减轻水肿。1992年，Agee[4]发现水肿是引起粘连的首要原因。术后第一周指导患者进行冰敷及抬高伤侧手，建议在术后3~10天使用背侧保护夹板。不固定掌指关节，近侧指间关节固定在10°~40°屈曲位，屈曲角度由外科医生决定（图21-3）。远侧指间关节固定在0°。如果需要的话，则装一个以手为基底的夹板来提高稳定性，将掌指关节固定在完全屈曲位（图21-4）。在夹板的保护下即刻开始远侧指间关节的主动活动，以促进侧腱束和指深屈肌腱的滑动。为避免关节僵硬，鼓励进行掌指关节主动屈曲和非受累关节的活动范围练习。多数情况下，用一枚克氏针将复位的关节固定在30°~40°屈曲位。一般在术后3周去除克氏针，即刻进行近侧

术后第一阶段：炎症/保护期(第0~3周)

目 标

- 提供正确的夹板固定以保持稳定性和保护修复的结构
- 控制炎症，减轻水肿
- 保持稳定性和保护修复的结构
- 维持非受累关节的活动范围
- 在夹板限定的范围内开始轻度保护性主动活动

注意事项

- 主动或被动的近侧指间关节背伸不得超过规定的范围

治疗措施

保护性制动

- 用背侧阻挡夹板将近侧指间关节固定在35°~40°屈曲位

水肿控制

- 标准的水肿控制原则
- 轻柔的加压包扎，如Coban
- 避免着装太紧(如Isotoner手套)，以免在穿着时使伤指处于过伸位

保护修复的结构

- 近侧指间关节伸展不得超过规定的范围
- 不要在家中去除夹板

未受累关节的活动范围练习

- 远端指间关节的主动屈曲练习
- 掌指关节主动屈曲和所有未受累关节的活动范围练习

早期保护性活动

- 去除克氏针(3周)后或1周后(无克氏针)进行近侧指间关节的主动屈曲
- 轻微主动的复合屈曲练习
- 主动背伸到夹板限定范围
- 主动的指深屈肌和指浅屈肌腱滑动练习

晋级标准

- 去除克氏针
- 外科医生认定关节已稳定

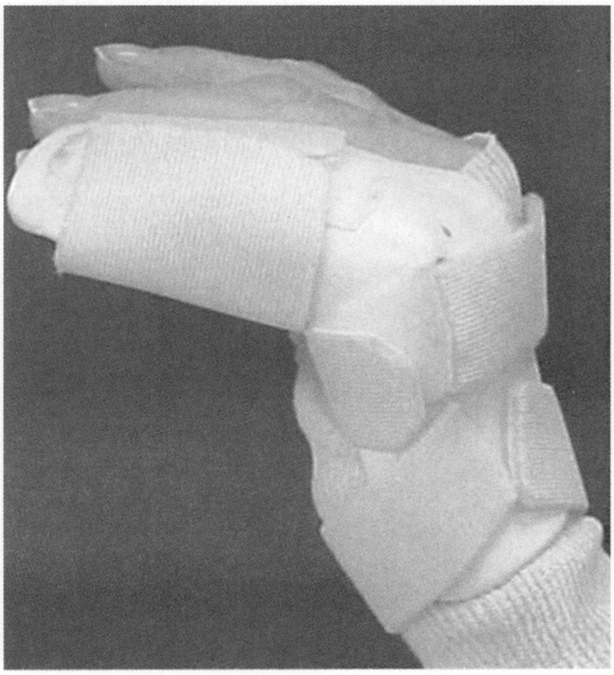

图21-3 背侧阻挡夹板：近侧指间关节屈曲30°。

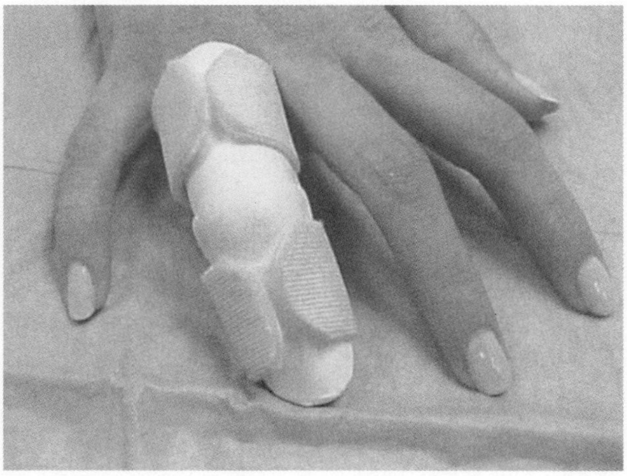

图21-4 以手为基底的保护夹板。

指间关节的屈曲练习。

注意事项

必须非常仔细地将近侧指间关节固定于背侧阻断夹板内,以防止近侧指间关节丧失伸直功能[5](图21-5)。即便有经验的治疗师,在背侧阻挡夹板内进行正确关节定位也是一种挑战。为了在塑形背侧阻挡夹板时获得理想的屈曲位置,最好将关节置于比预定屈曲角度大的屈曲位(10°~15°)。

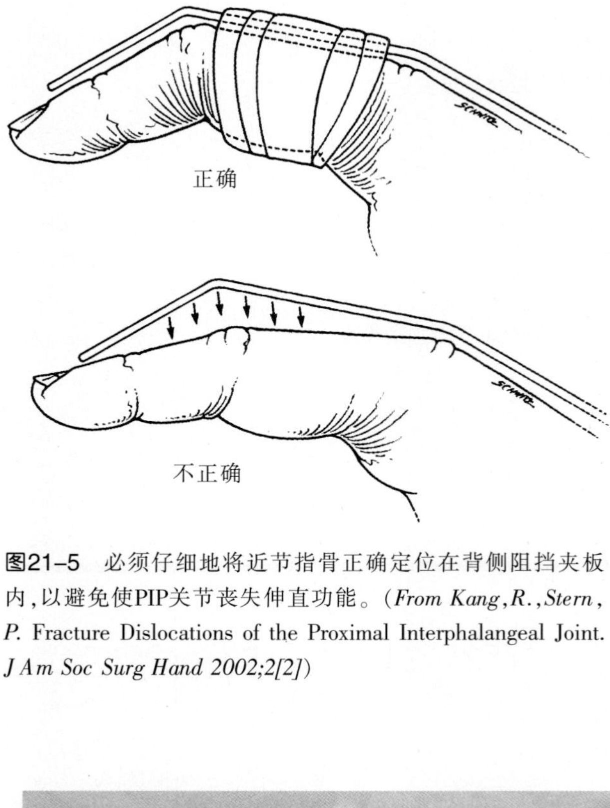

图21-5 必须仔细地将近节指骨正确定位在背侧阻挡夹板内,以避免使PIP关节丧失伸直功能。(*From Kang, R., Stern, P.* Fracture Dislocations of the Proximal Interphalangeal Joint. *J Am Soc Surg Hand 2002;2[2]*)

术后第二阶段:纤维形成/早期重塑期(第3~6周)

一旦拔除克氏针(通常在3周),便可以开始近侧指间关节的主、被动屈曲练习。拔除克氏针后,关节的屈曲没有限制。不可过分强调尽快获得最大屈曲角度的重要性。研究发现3周或更长时间的制动会使近侧指间关节发生僵硬[6]。在背侧阻挡夹板的限定范围内,每天进行主动和被动屈曲练习4~5次。为了预防粘连,在家庭训练计划里应加入独立的指浅屈肌(FDS)和指深屈肌(FDP)的肌腱滑动训练。应在医生指导下重塑背侧阻挡夹板,以便以每周5°的速度逐渐增大近侧指间关节的背伸角度。背侧钮扣通常在术后5~6周去除。此时可允许近侧指间关节完全背伸,同时开始近侧指间关节的主动背伸练习。掌指关节固定在屈曲位,以便进行独立的近侧指间关节屈背伸练习(图21-6)。为了防止外在背伸肌的粘连,要进行指总伸肌(EDC)的滑动练习。治疗措施列在下面的表格。

注意事项

近侧指间关节损伤时,屈肌和伸肌粘连均常见。为促进肌腱滑动应进行阻挡练习。如果活动中收效甚微,应装上阻挡夹板以促进滑动练习。1999年由Oyama[7]所描述的掌指关节背伸阻挡夹板对于防止掌指关节过伸十分有效(图21-7)。

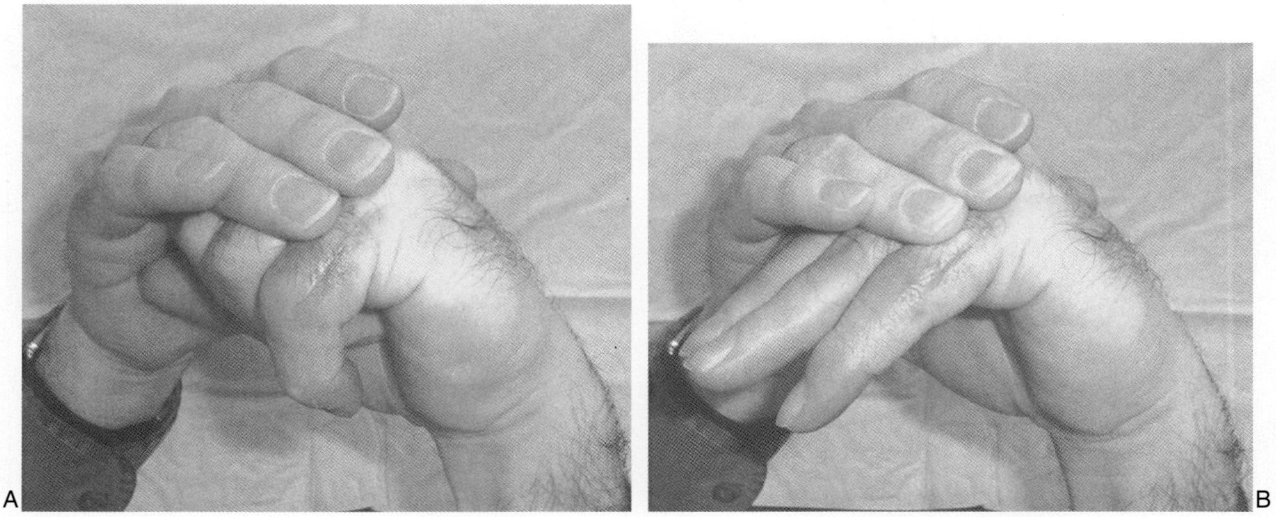

图21-6 独立的PIP伸直。**A**,PIP屈曲。**B**,MP屈曲,PIP伸直。

术后第二阶段：纤维形成/早期重塑期（第3~6周）

目 标

- 获得近侧指间关节最大屈曲
- 开始进行近侧指间关节背伸练习
- 促进瘢痕重塑
- 促进手在保护下的功能应用

注意事项

- 不得超过规定范围进行近侧指间关节主、被动背伸练习

治疗措施

PIP 屈曲练习

- 术后 3~4 周进行轻度被动性由伸展到屈曲练习
- 进行轻度握钩拳和完全握拳练习

PIP 背伸练习

- 背侧阻挡夹板进展为背伸位
- 去除纽扣后进行 PIP 主动背伸练习
- 6 周内，在练习间期和睡眠时，要佩戴背侧阻挡夹板

瘢痕重塑

- 开始进行轻柔的瘢痕按摩
- 夜间使用 Otoform 敷贴或硅树酮胶贴片和弹力带
- 在 3 周时进行背侧腱帽和侧束的按摩

晋级标准

- 去除背侧钮扣
- 骨折处已临床愈合
- 骨科医生断定关节已稳定

术后第三阶段：瘢痕成熟期（第6~12周）

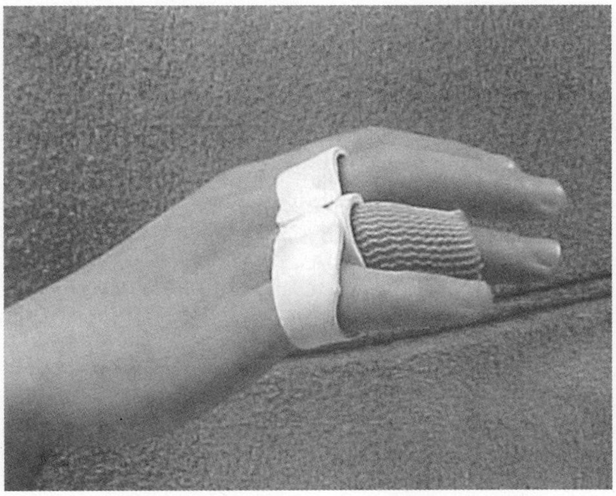

图21-7　MP关节伸直阻挡夹板。

到6周时，关节的稳定性足以承受更大强度的练习。依据关节僵硬程度，理疗师可应用不同技术来增加关节的活动度。

注意事项

如果通过被动伸展和关节活动不能改善关节活动，可考虑应用静态渐进性或静态连续夹板固定。静态渐进性近侧指间关节屈曲夹板每天要应用5~7次，每次持续15~20分钟。对于伸直挛缩小于30°者，静态系列指沟夹板可在晚上应用；另外在白天可间断应用动态伸直夹板（如LMB）。如果挛缩大于30°，应用静态渐进性伸展夹板或系列支具是首选的治疗措施。选择系列支具时必须仔细考虑，使其不影响近侧指间关节的屈曲。

术后第三阶段:瘢痕成熟期(第6~12周)

目 标

- 使近侧指间关节和远侧指间关节达到完全活动范围(主动和被动)
- 防止近侧指间关节背伸受限
- 防止近侧指间关节屈曲挛缩

治疗措施

获得最大活动范围

- 6~8周后去掉夹板
- 开始进行增强活动范围和阻挡练习
- 阻挡夹板
- 经医生认可可在两个方向活动关节
- 静态渐进性屈曲夹板固定,以获得最终范围屈曲(6~8周)
- 进行神经肌肉电刺激,以促进屈肌腱恢复

防止PIP背伸受限

- 晚上应用指沟伸直夹板,以防止关节挛缩
- 内在肌练习和逐渐性伸肌装置肌力训练
- 抗阻练习以减轻伸肌装置的粘连和指浅屈肌/指深屈肌在坎珀尔交叉处的交叉粘连

防治PIP屈曲挛缩

- 对PIP关节使用超声,然后进行用力按摩、练习和夹板固定
- 对PIP进行背伸夹板固定和系列支具

出院标准

- PIP达到最大屈曲和伸直
- 具有功能性抓持肌力
- 已恢复伤前的功能水平

(阚世廉 李瓦里 译 陆芸 蔡昊 校)

参考文献

1. Glickel, S.Z., Baron, O.A., Eaton, R. Dislocations and Injuries in the Digits. In Green, D.P. (Ed). *Operative Hand Surgery*, 4th ed., vol. 1. Churchill Livingstone, Philadelphia, 1999, pp. 772–800.
2. Kiefhaber, T.R., Stern, P. *Fracture Dislocations of the Proximal Interphalangeal Joint.* J Hand Surg 1998;23A:368–380.
3. Lanz, U., H.P. Tendon Adhesions. In G.A. Bruser, P. (Eds). *Finger, Bone and Joint Injuries.* Dunitz, UK, 1999.
4. Agee, J. *Treatment Principles for Proximal and Middle Phalanx Fractures.* Orthop Clin North Am 1992;23(1):35–40.
5. Kang, R., Stern, P. *Fracture Dislocations of the Proximal Interphalangeal Joint.*. J Am Soc Surg Hand 2002;2(2):.
6. Phair, I.C., Quinton, D.N., Allen, M.J. *The Conservative Management of Volar Avulsion Fractures of the PIP Joint.* J Hand Surg 1989;14B:168–170.
7. Oyama, M., Kino, Y., Machida, M., Onishi, M., Yamamoto, S. *Postoperative Management of the Dorsal Fracture-Dislocation of the Proximal Interphalangeal Joint.* Tech Hand Up Extrem Surg 1999;3(1):66–73.

第 22 章

近端指间关节置换术

Emily Altman, PT, CHT

创伤后关节炎及骨关节炎可累及近端指间关节[1]。典型的损伤包括疼痛、功能障碍、关节僵硬及畸形[1]。尽管患者有时仅单指受累，但继发于四联并列效应会明显影响整个手部功能。由于屈指深肌的四个肌腱共用同一个肌腹，故外科手术可能导致近指肌腱滑动受限（这种情况是由于近指指间关节屈曲活动范围受限造成的）[1]。当尺侧手指受累时，则导致握力受损。当示指受累时，则影响抓捏力及灵活性[2]。在此情况下可选择进行关节融合、关节置换（关节成形术）以及截肢手术[1-3]。关节置换术是保留关节活动的唯一可选手术。目前，关节置换可供选择的术式包括纤维介植术、掌板徙前术、金属或金属塑料铰链或一体化聚合塑料铰链装置[1]。手术放置早期假体需要对关节进行广泛切除，包括切除副韧带[1]。这会降低近端指间关节的术后稳定性。在外科专科医院，Avanta近端指间关节假体（Avanta Orthopaedics，San Diego）是最常被选用的假体。它是一种半限制性假体，与其他早期假体相比，其更加酷似近端指间关节的解剖学和动力学特点。该假体近端指骨部件采用金属钴铬（CoCr）合金，中间指骨部件是金属钛并有超高分子量聚乙烯表面[1]。在植入Avanta假体时需要切除的骨质极少，从而可保留副韧带并增加了关节稳定性。

外科解剖概述

Avanta假体可替代近端指骨头和中间指骨基部的关节面。可通过背侧、外侧或掌侧入路实施该手术[1]。背侧入路更为可取，因为该入路可更好地暴露关节且更易置入假体[1]。掌侧入路可能发生屈肌腱粘连并发症。采用背侧入路时，作者建议不要从中央腱束的中间指骨附着点处将其断离。而应在中间指骨背侧缘近端1~2cm处分离中央腱束（在中央腱束任一侧做平行切口），然后沿横向切开并向远端显露，便可暴露出近端指间关节[1]。一旦置入假体，该术式可为中央腱束/伸肌装置提供更大的修复区域，因此更有利。切除近端指骨的远端以及中间指骨的近端，然后将移植物植入并固定。用多重细缝线将伸肌装置修复，缝合皮肤，最后将手指制动于完全伸展位。

如果采用掌侧入路，屈肌腱将松弛回缩，并且掌板也将松弛以暴露近端指间关节掌侧面[1]。切除近端指骨远端和中间指骨近端，然后移入移植假体并固定。修复掌板及腱鞘复合体（环形滑车）[1]。术后立即将手指固定于近端指骨关节15°~20°屈曲位，制动1~3天以保护经过修复的掌板。

康复概述

近端指间关节成形术后的康复目标是使近端指骨关节能进行无痛功能弧活动。无论是背侧入路还是掌侧入路，术后都必须对某些结构采取保护措施。适当的术后夹板固定是必不可少的。一旦度过保护期，逐渐恢复关节的ROM将是治疗目的，而力量恢复则不是优先考虑的部分。

术后第一阶段（第1~14天）

术后初期的康复重点是患者宣教、保护性夹板固定、伤口护理、水肿控制以及家庭训练计划指导。第一次治疗复诊应在拆去术后敷裹之后，即术后4~7天。

患者宣教

指导患者进行标准的伤口护理并演示夹板固定方法。

夹板固定

在拆去术后敷裹之后第一次随访时为患者装配两种夹板。白天使用前臂型动态外展夹板（图22-1和图22-2）。对于背侧手术入路，夹板要延伸过近端指间关节以防止假体过伸。如果采用掌侧入路，设计的夹板应能阻止在屈曲20°时近端指骨关节背伸。将挡块（热塑小珠子）置于外支架线上以限制近端指骨关节屈曲的主动活动范围（AROM）：背侧入路限制在30°以内；掌侧入路限制在40°以内（图22-3）。动态组件用于伸肌辅助，而不用于强烈的被动伸展。装配夜间使用的指沟夹板。对于背侧入路，近端指间关节应固定于全伸位；对于掌侧入路，近端指间关节应固定于20°屈曲位。

水肿控制

应采用控制水肿的标准方法，包括抬高患肢、轻质 Coban 包裹以及冷冻疗法。

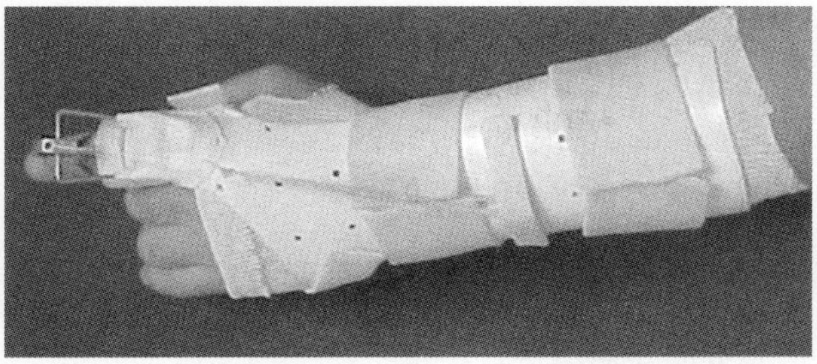

图22-1 近端指间关节术后动态背伸夹板的背面观。

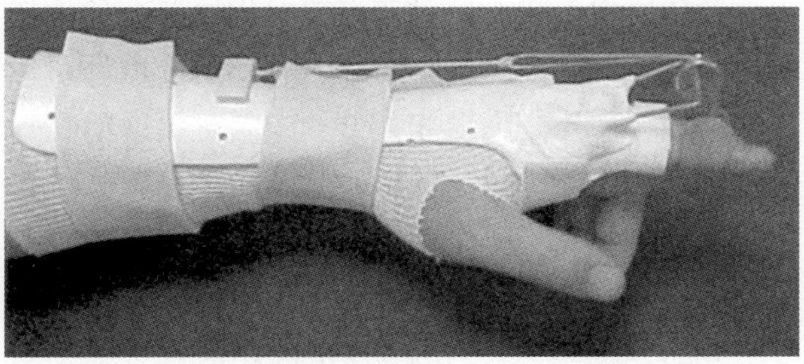

图22-2 近端指间关节术后动态背伸夹板的侧面观。

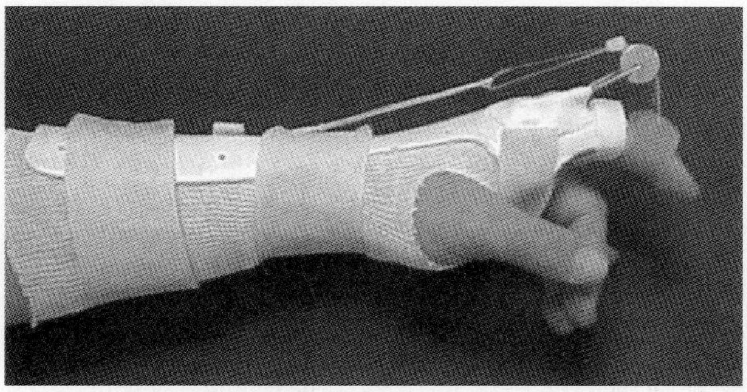

图22-3 位于外支架线上的可热塑挡块,用于限制PIP关节屈曲的主动活动范围。

运动疗法

在首次治疗复诊时开始主动活动范围练习。早期控制下活动有利于在包膜过程中胶原的重建,从而使关节稳定[4]。练习计划包括:(1)未受累关节的主动活动范围;(2)受累手指的远侧指间关节的主动活动范围(DIP 阻挡),其可促进背侧部件的远端滑动及侧带的游走[3];(3)受累的近端指间关节的主动活动范围(PIP 阻挡)。应在动态外展夹板内进行 PIP 关节的主动活动范围练习。用未受累手托住Ⅱ~Ⅴ的掌指关节使其处于 0°屈曲位。对于背侧入路,屈曲限制在 30°;对于掌侧入路,屈曲限制在 40°。位于动态外支架线上的屈曲挡块可防止活动

术后第一阶段(第1~14天)

目标

- 减轻水肿
- 患者宣教
  - 伤口护理
  - 感染征象
- 独立完成家庭训练计划
- 独立完成夹板固定

注意事项

- 不得有过伸力作用于PIP关节
- 禁止PIP关节进行被动活动范围练习
- 不得进行肌力锻炼

治疗措施

- 动态及静态夹板的装配
- 对规定的家庭训练计划进行指导
- 告知患者注意事项
- 教会患者减轻水肿的方法

晋级标准

- 伤口已闭合
- PIP关节已稳定(由骨科医生认定)

超过限制范围。限制屈曲可以保护背侧部件。在每次重复过程之间应回到完全伸直位（或掌侧入路的20°屈曲位），这一点非常重要。在术后前6周，屈曲度应该逐渐增加至70°~80°，每天进行4~6局，每遍做3组，每组重复10次。

如果发现存在有伸展受限，而且在进行动态夹板固定后加重，则最好暂时停用动态夹板，并额外地继续使用全伸位静态夹板固定2~4周[1]。这有助于中央腱束在正确的长度上愈合并恢复其功能[1]。每天可以将静态夹板取下4~6次，以进行如上所述的活动练习。应用动态夹板（或者人工辅助）来辅助PIP关节伸展。

伤口护理

应采用标准的手术伤口护理及包扎手法。

注意事项

需要注意的是，持续存在水肿可导致PIP关节主动活动范围恢复欠佳。疼痛也会抑制主动活动范围的恢复。解决这些问题的方法包括：冷冻疗法，减低一次训练的重复次数而增加一天中的练习次数，以及使用专为屈曲练习设计的掌侧模式夹板。不能维持完全的主动PIP伸直可通过在一段时间内进行静态PIP伸展夹板固定来解决。PIP关节出现伸肌受限则视为不合格。

术后第二阶段（第2~6周）

术后第二阶段的康复治疗包括：继续进行动态伸直位夹板固定直至术后3~4周[3]，逐渐加大PIP关节的主动活动范围弧度，夜间持续进行夹板固定，以及开始对瘢痕进行护理。

瘢痕护理

在切口完全闭合后，便可以对切口缝合处进行重点按摩（小幅度环形按摩）。同时开始使用合适形状的硅酮胶贴片。许多非处方类产品可供选用。

夹板固定

继续应用动态近侧指间关节背伸夹板直至术后3~4周，夜间继续应用静态PIP背伸夹板直至术后6周。经骨科医生允许，可在术后2~3周，停止使用掌侧入路所要求的20°背伸阻挡夹板。

运动疗法

练习方案的重点仍在于使受累关节重新获得主动活动范围同时维持未受累关节的主动活动范围。在治疗开始时进行温热敷是非常有效的。应取下夹板进行练习。在第二阶段后，应逐渐减少练习中用手辅助进行受累PIP关节的伸展。到术后6周

术后第二阶段期（第2~6周）

目标

- 独立进行瘢痕护理
- PIP关节的主动活动范围达到0°~70°

注意事项

- PIP关节不得进行被动活动范围练习
- 不得进行肌力锻炼
- 仔细监测PIP关节的伸展受限
- 防止瘢痕与背侧组织粘连

治疗措施

- 正确开展PIP的主动活动范围练习
- 针对PIP关节主动活动范围的模板练习夹板固定
- 瘢痕松动练习

晋级标准

- PIP关节的活动弧度符合要求

时，受累PIP关节主动活动范围屈曲弧度应逐渐增加到70°~80°。受累关节的伸展练习对中央腱束功能的有效恢复及防止粘连至关重要。其他主动活动范围练习还包括：PIP及DIP的阻挡练习，肌腱滑动练习，以及指总伸肌的滑动练习。

注意事项

在这个阶段首要任务仍是密切监测PIP的背伸受限。使用静态背伸夹板并加强PIP的伸展练习(包括在掌指关节保持屈曲位时重复背伸PIP)对于治疗背伸受限十分有效。早期开始主动活动范围练习可以减低伸肌粘连(背侧入路时)的发生率[2]。掌侧入路可能出现屈肌腱粘连。正确的瘢痕护理和活动以及分别进行肌腱滑动练习可防止瘢痕与其下的腱鞘发生粘连，同时可防止修复后的腱鞘与其下方结构粘连。

术后第三阶段期（第6~14周）

术后第三阶段的重点是使受累手及上肢恢复功能。每天进行的手指活动范围练习应逐渐被用伤侧手进行日常生活活动(ADL)所取代。

瘢痕护理

应继续进行第二阶段开始的瘢痕护理。瘢痕活动及主动活动范围练习可防止瘢痕与背侧部件相粘连。

夹板固定

除非存在需要解决的特殊伸展缺陷，否则术后第6周应完全停止使用夹板固定。

运动疗法

应继续进行第二阶段的主动活动范围练习。在PIP关节置换术后，不建议进行肌力锻炼。鼓励患者在日常生活活动中多应用伤侧手。

注意事项

PIP关节ROM可能发生严重受限。尽管不推荐对该关节进行被动活动范围练习，但是如果骨科医生准许，可在术后第8~10周使用十分轻柔的低负荷静态渐进性夹板固定。屈曲手套是一种很好的选择。必须格外小心，以免增加了PIP关节屈弯曲度而失去其背伸功能。

术后第三阶段(第6~14周)

目标

- 使伤侧手在抓、握、举及操控物体方面恢复全部功能
- 疼痛明显减轻

注意事项

- 不得进行肌力锻炼
- PIP 关节不得进行强烈被动活动范围练习

治疗措施

- 以功能性活动取代肌腱滑动及主动活动范围练习

出院标准

- 无辅助下能进行日常生活活动

（刘林 李鑫鑫 李世民 译 王学谦 校）

参考文献

1. *Proximal Interphalangeal (PIP) Finger Prosthesis—Surgical Technique.* Available online at http://www.avanta.org.
2. Kobayashi. K.Y., Terrono, A. *Proximal Interphalangeal Joint Arthroplasty of the Hand.* J Am Soc Surg Hand 2003;3(4):219–226.
3. Sauerbier, M., Cooney, W.P., Linscheid, R.L. *Operative Technique of Surface Replacement Arthroplasty of the Proximal Interphalangeal Joint.* Tech Hand Up Extrem Surg 2001;5(3):141–147.
4. Kirkpatrick, W.H., Kozin, S.H., Uhl, R. *Early Motion after Arthroplasty.* Hand Clin 1996;12(1):73–86.
5. Berger, R.A., Beckenbaugh, R.D., Linscheid, R.L. Arthroplasty in the Hand and Wrist. In Green, D.P., Hotchkiss, R.N., Pederson, W.C. (Eds). *Green's Operative Hand Surgery,* 4th ed. Churchill Livingstone, New York, 1999, pp. 147–191.
6. Uchiyama, S., Cooney, W.P., Linscheid, R.L., Neibur, G. *Kinematics of the Proximal Interphalangeal Joint of the Finger after Surface Replacement.* J Hand Surg 2000;25A:305–312.

第 23 章

近端指间关节的动力性外固定

Emily Altman, PT, CHT

跌倒或者运动过程中常会伤及近端指间关节[1]。多数损伤可通过闭合复位、切开复位内固定或夹板固定来治疗。但是不稳定的复合性骨折脱位很难获得良好的效果。后遗症包括关节活动范围严重受限、慢性关节疼痛、创伤后关节炎及慢性关节失稳。关节活动范围降低会影响患者抓持物体的能力。严重的近侧指间关节屈曲挛缩将使患者艰难伸手抓取物体、戴手套、从衣服口袋里掏东西或者和人握手等。使用近侧指间关节环形铰链固定架是治疗近侧指间关节复合损伤的有效方法。该支架是一种外固定装置，由固定在关节两边骨质上的单向外固定铰链组成[1]（图23-1和图23-2）。该装置在齿轮啮合时可以允许关节在控制下被动活动，在齿轮不啮合时，可以在保护下做主动活动。使用该装置的适应证包括：急性骨折脱位伴粉碎，掌板成形术，近侧指间关节挛缩松解术，以及慢性钮孔状畸形重建术[1]。

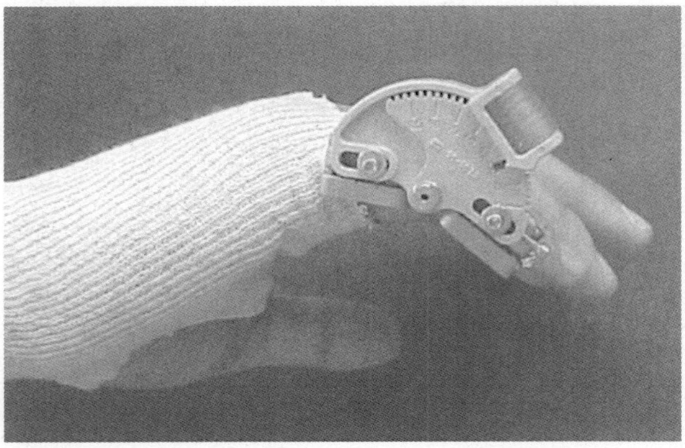

图23-1 第五指的PIP关节环形铰链。可看到活动范围的标记。

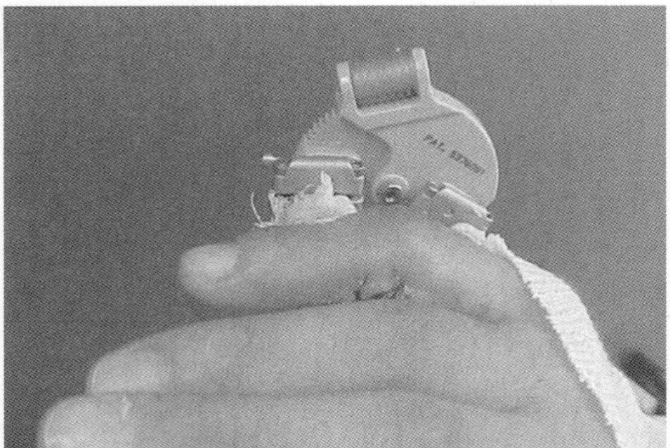

图23-2 第五指的PIP关节环形铰链。可见其齿轮装置。

解剖学概述

近侧指间关节是一个屈戍关节或者说是个铰链关节，当该关节经过其运动弧进行运动时，瞬间旋转中心仅有微小移动[1]。这种动力学特点使其能采用这种旋转轴心被固定的铰链型外固定架。为使这种铰链固定架能有效地发挥作用，它的旋转轴心必须与关节的旋转轴心相一致。

该支架用两枚钢针固定在近节指骨上，再用两枚钢针将其固定在中节指骨上。为了满足外固定的各项力学要求确实要用4枚钢针：两枚用来保持关节稳定性，另一枚用于施加牵拉力，第4枚用来控制关节旋转。牵拉在韧带和关节囊上产生的张力，用以维持复位（这是韧带整复的治疗原则）[2]。

该支架常与其他外科手术联合应用，如掌板成形术、骨折内固定术、伸肌腱重建或肌腱松解术。一般在5~6周后拆去该支架[3]。根据损伤和手术的特殊性，也可提早在3周时拆去。

康复概述

因为铰链支架可用于多种不同病情的外科治疗（如骨折脱位、掌板成形术、挛缩松解术），所以术后的康复指导范围很广。其中包括术后即刻制动的持续时间、铰链的最佳固定位置、关节活动范围的增加速度、主动活动范围练习的开始时间以及特殊的预防措施。理疗师必须与外科医生取得联系并获得原发损伤和手术过程的详细资料，以便制定相应的康复计划。

术后第一阶段（第1~14天）

术后康复初期的重点是患者宣教、保护性夹板固定、伤口和针道护理、水肿控制、开始进行近侧指间关节的被动活动范围练习（利用铰链支架）以及未受累手部关节的主被动活动范围练习，尤其要关注受累手指的远侧指间关节和掌指关节。在术后第5~7天（即术后敷料去除后）进行首次康复检查。在急性炎症初期过后再开始活动可降低感染的发生率[2]。

夹板固定

装配一个以手部为基底的保护性夹板，将受累手指固定在内在阳性位(图23–3和图23–4)。这个位置可以防止掌指关节被置于过伸位，同时可以保护铰链支架。夹板一般在户外及夜间佩戴。如果有必要的话，也可装配一个简单的远侧指间关节静态伸直位夹板(锤状夹板)(图23–5)。用它来防止将远侧指间关节长时间固定在屈曲位，并在进行近侧指间关节阻挡练习时，将指浅屈肌功能分离出来。

应按标准规程控制水肿。用Coban绷带包裹患指，注意避开钢针(图23–6)。

未受累关节的主动活动范围

屈肌和伸肌装置离近侧指间关节都很近，因此容易发生粘连[4]。在首次康复检查时开始进行受累手指掌指关节的主动伸屈及远侧指间关节的阻挡练习。这些功能练习有助于滑动侧腱束，减少瘢痕形成及粘连[4]。如果可能的话，可以进行掌指关节及远侧指间关节的轻度被动活动范围练习。2~5指掌指关节的主动外展、内收有助于滑动内在肌。

伤口及针道护理

不同外科医生的针道清理间隔时间可有不同，但通常每天应进行一次，用蘸有50%的过氧化氢和50%的无菌水或生理盐水溶液的棉签擦洗。切口的敷裹与其他外科伤口相同。

铰链的使用规范

1.骨折脱位　在术后头2~3周，使用此铰链支架只能进行被动活动范围练习。据Salter[5]报道，被动活动组的软骨愈合比制动组好。软骨的修复需

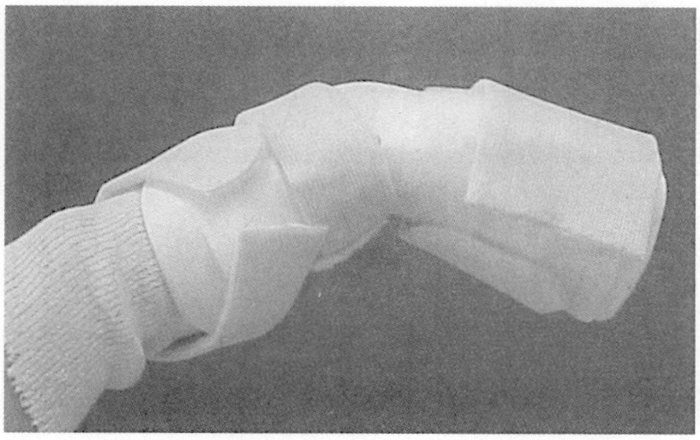

图23–3　保护性热塑夹板。

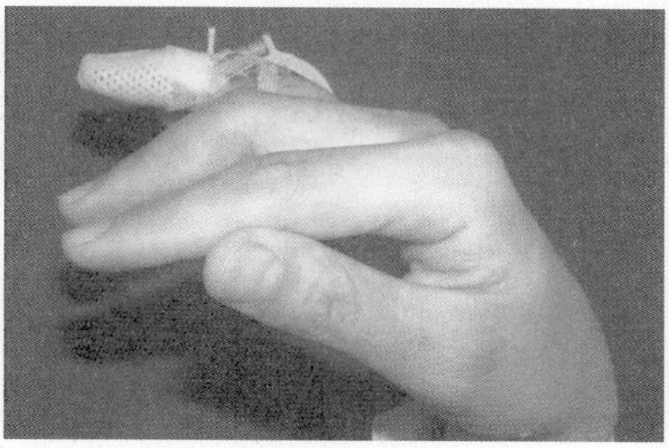

图23–5　PIP关节的锤状夹板。

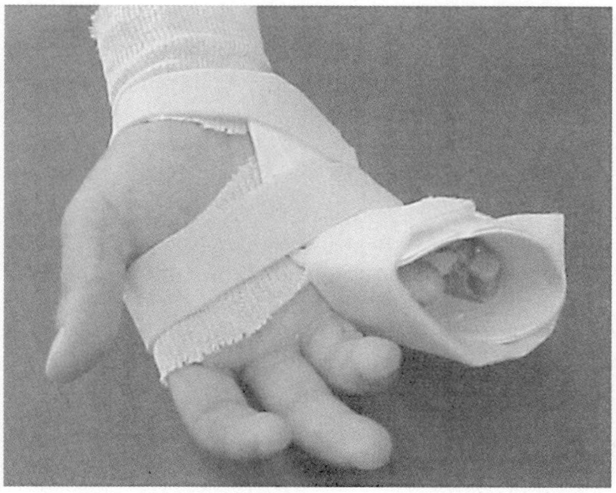

图23–4　保护性热塑夹板。

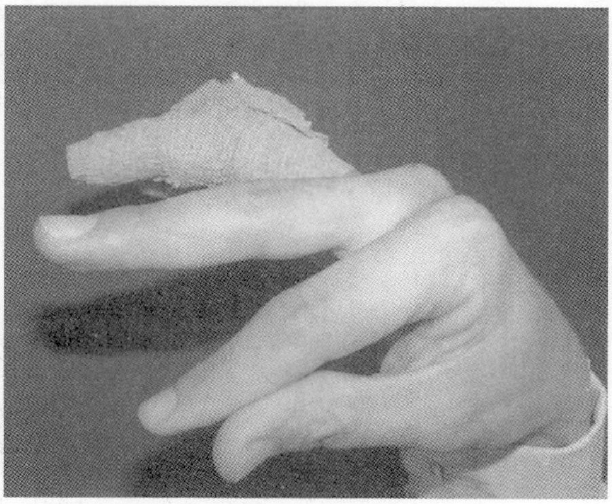

图23–6　治疗水肿的弹力绷带敷裹。

要营养及活动。每天进行4次练习，将铰链调至30°屈曲位然后再恢复到最大伸直位，通常为0°（不需要保护）或15°（需要保护以维持稳定性）。这些范围限制由手术医师来设定。这项操作要重复10次。然后再将铰链支架调至30°，在此位置维持15~30分钟，以提供持续的最终范围伸展。在此期间，患者要轻柔地等长屈曲近侧指间关节，并坚持10秒钟。这样的收缩要重复10次。再将铰链支架恢复到患者可耐受的最大伸直位。在这个位置上，患者轻柔地等长伸直近侧指间关节，并坚持10秒钟。这样的收缩要重复10次。被动屈曲角度从初始的30°开始，每周增大5°~10°。在不进行锻炼时，铰链支架应维持在该最大伸直位置。

2.*掌板成形术*　按照前面针对骨折脱位所述的方法进行被动活动范围练习，但是为了保护掌板成形术4周内禁止完全伸直[2]（详见“掌板成形术”一章）。伸直挡块设定在15°~20°[2]。

3.*屈曲挛缩松解术*　（1）关节囊松解术：按照前面针对骨折脱位所述的方法进行被动活动范围练习。但是由于不涉及急性骨折以及骨和软组织的手术修复，所以屈曲活动范围的每周增大角度可大一些（每周增加10°），并且近侧指间关节主动活动范围练习要在第一次康复检查时开始进行。主动活动范围练习的详细步骤将在第二阶段内容中详述。如果手术前近侧指间关节挛缩时间较长，那么神经血管束有可能不适应练习间期长时间处于完全伸直位[6]。因此应指导患者监测该手指有无局部缺血及感觉变化。（2）肌腱松解术：与关节囊松解术的练习方法相同。但是，要向手术医师了解肌腱组织质量的详细情况。主被动活动范围练习可能要做适当调整，以保护伸屈肌腱。（3）慢性钮孔状畸形重建术：练习方法同上。但重要的是在练习间期要使铰链支架保持在0°伸直位。如果屈曲角度的每周增长量达不到的话，建议更经常地进行最终范围的持续屈曲伸展。患者将铰链锁定在最终范围屈曲位，并在该屈曲位保持30分钟。

注意事项

在近侧指间关节被动活动范围练习中，经常

术后第一阶段（第1～14天）

目标

- 有效减轻水肿
- 对患者进行全面宣教
    - 铰链的使用
    - 感染征兆
    - 针道及伤口护理
- 未受累关节能独立进行家庭训练计划
- 能独立进行按照PIP关节的被动活动范围调整铰链设定

注意事项

- 密切监测针道的感染情况
- 密切监测针的松动情况

治疗措施

- 指导进行特殊的HEP练习
- 指导进行冷冻疗法
- 减轻水肿的方法指导
- 铰链上标记用于控制治疗进展和（或）明确PIP关节活动范围的安全界限

晋级标准

- 切口已闭合
- 已拆线
- 能独立调整铰链，独立完成HEP
- 骨与软组织能承受PIP关节早期主动活动范围练习

难以达到每周的增长目标。减轻水肿对于使关节活动范围最大化至关重要。多进行几次被动最终范围摆位维持会有帮助。将家庭被动训练频度从每天4回增加到8回，而将每回的重复次数从10次减小到5次，有些病例对此效果很好。

术后第二阶段(第2~6周)

第二阶段的康复治疗包括：继续进行近侧指间关节被动活动范围练习、夹板调整和未受累关节的主被动活动范围练习，以及开始进行瘢痕护理及不锁定铰链下的近侧指间关节主动活动范围练习。

瘢痕护理

在切口完全闭合后，开始对切口线进行重复性按摩（小范围环形按摩）。并开始用合适形状的硅酮胶贴片贴敷。有多种非处方制品可在药店买到。

铰链的使用规范

1.骨折脱位　术后第2~3周开始对行近侧指间关节的主动活动范围练习[3]。通过拉出圆柱形杆松开涡轮装置。当涡轮装置完全松开时可听到“咔嗒”声。下面介绍主动活动范围练习，每天需进行4次，每次重复10遍[7]。(1)将掌指关节固定在屈曲位，患者主动伸屈近侧指间关节。掌指关节位于屈曲位时可通过指总伸肌腱拉紧背侧装置，从而有助于近侧指间关节伸直。(2)在掌指关节保持完全伸直(而非过伸)时，嘱患者伸屈近侧指间关节。掌指关节处在这个位置可通过内在肌在背伸装置侧腱束上的附着点加强内在肌对近侧指间关节伸直的作用。(3)患者屈曲2~5手指至握拳位，特别要注意正常手指屈曲的串联效应，即当远侧指间关节应开始进行手指屈曲且2~5手指屈曲至钩拳位时，掌指关节应保持伸直。然后让掌指关节屈曲，各手指处于握拳位。手指从全握拳位回到钩拳位，再完全伸直手指。

2.掌板成形术　开始进行前文所述的主动活动范围锻炼计划。伸直阻挡持续至术后第4周。

3.屈曲挛缩松解术　关节囊松解、肌腱松解及慢性钮孔状畸形重建术：首次康复检查时开始进行前文所述的主动活动范围锻炼。

注意事项

在第二阶段同样也会遇到难以达到PIP关节屈曲主被动活动范围每周增长目标的困难。第一阶段的“注意事项”在此期同样有效。

掌指关节置于过伸位来代偿近侧指间关节伸直缺失的现象较常见。掌指关节处于过伸位置会

术后第二阶段(第2~6周)

目标

- 能独立进行瘢痕护理
- 能独立进行下一步HEP
- PIP关节达到15°~70°的主动活动范围

注意事项

- 持续的水肿
- 活动范围进展不佳
- 针道感染
- 针松动
- 禁止肌力强化训练

治疗措施

- 正确指导主动活动范围训练使手指屈曲正常化
- 瘢痕护理的训练

晋级标准

- 关节可随时去除铰链支具，即骨折已充分愈合且关节稳定
- 受累的PIP关节已达到最大的主被动活动范围

使指总伸肌松弛，限制了它对背侧装置拉紧能力，从而降低了指总伸肌力学功能。这会导致近侧指间关节伸直受限。应提示患者在进行功能锻炼时要避免掌指关节过伸。

近侧指间关节骨折后的伸直功能障碍（伸肌受限、屈曲挛缩）要比屈曲功能障碍更为常见，也更难以治疗[8]。因此不能过分强调在训练间期和夜间铰链支架要保持在最大伸直位以及最大限度滑动背侧装置。

近侧指间关节骨折脱位时，可以假定侧副韧带及掌板均有损伤。这些受损的韧带往往会发生纤维化并增厚，而且掌板会变短[4]。据报道，被动活动范围练习对预防纤维变性有效[5]。

术后第三阶段：去除铰链支架(第6~14周)

此阶段重复是恢复患手及手指的功能性应用。此时的关节及骨折部位已稳定，完全能承受更进一步的治疗干预。此阶段通常在第6周开始，也有提早到第3周即开始，主要取决于外科医生去除铰链的时间。

瘢痕护理

继续按上文所述方法进行。

主动/被动活动范围练习

患者继续按前面所述的方法，在掌指关节保持在屈曲和伸直位置时，进行近侧指间关节的主动伸屈练习。继续进行指总伸肌滑动和肌腱滑动练习，包括全握拳、握钩拳及手指分开握拳。患者要单独进行远侧指间关节及近侧指间关节的阻挡练习。所有关节的被动活动范围练习均要由理疗师及患者本人进行。

夹板固定

夹板固定与铰链支架的功能类似，可以解决任何力学缺陷。如果外科医生要求固定的话，需要定制静态渐进性近侧指间关节屈曲夹板，而且在白天要间断佩戴15~45分钟。为了提高或维持近侧指间关节的伸直角度，需要在夜间佩戴静态手指伸直位的夹板。在主动活动范围练习过程中佩戴掌指关节阻挡夹板（掌指关节位于全伸位）有助于提高患者的主动握钩拳能力，并能增加蚓状肌和骨间肌的紧张度。近侧指间关节阻挡夹板主要用于分离和改善远侧指间关节的主动屈曲功能，从而改善指深屈肌腱移动和背伸装置的远端滑动。动力近侧指间关节伸直位夹板主要用于近侧指间关节30°~50°屈曲挛缩。将掌指关节固

术后第三阶段：去除支具（第6～14周）

目标

- 多使用患手和手指进行日常生活活动
- 继续增加PIP的主被动活动范围

注意事项

- 不能保持手术中获得的PIP伸直位（回到屈曲挛缩状态）
- 活动范围进展不佳

治疗措施

- 治疗性胶泥活动/练习
- 练习夹板（MP阻挡夹板，PIP阻挡夹板）
- 动力PIP伸直夹板

出院标准

- 功能性全握拳
- PIP主动伸展角度符合要求（25°）
- 能独立进行下一步HEP
- 能完全使用患手进行日常生活活动

定在屈曲位，动力外侧支架装在近节指骨背侧，以便最大限度地被动牵拉近侧指间关节上的背侧装置。

运动疗法

开始用治疗胶泥进行抗阻练习。通过胶泥挤握动作可提高抓持力。鼓励患者最大限度地使用患手进行日常生活活动。

注意事项

可能会发生近侧指间关节持续性伸直受限。利用胶泥或者尼龙板进行抗阻力伸直练习，并要用伸直位夹板固定。

尤其是在慢性钮孔状畸形重建术后，近侧指间关节屈曲挛缩常会复发。系列管型固定是理想的方法。但是以减少屈曲角度为代价来增加伸展的系列管型石膏却不是理想的选择。轻微的（15°~20°）近侧指间关节屈曲挛缩要比不能满意握拳好得多。

（阚世廉 李瓦里 译 陆芸 校）

参考文献

1. Hotchkiss, R. *Surgical Technique: Compass Proximal Interphalangeal (PIP) Joint Hinge.* Available online at http://www.ortho.smith-nephew.com.
2. Bain, G.I., Mehta, J.A., Heptinstall, R.J., Bria, M. *Dynamic External Fixation for Injuries of the Proximal Interphalangeal Joint.* J Bone Joint Surg Br 1998;80B:1014–1019.
3. Meals, R.A., Foulkes, G.D. *Hinged Device for Fractures Involving the Proximal Interphalangeal Joint.* Clin Orthop 1996;327:29–37.
4. Hastings, H., Ernst, M.J. *Dynamic External Fixation for Fractures of the Proximal Interphalangeal Joint.* Hand Clin 1993;9(12):659–674.
5. Salter, R.B. *The Physiologic Basis of Continuous Passive Motion for Articular Cartilage Healing and Regeneration.* Hand Clin 1994;10:211–219.
6. Innis, P.C. Surgical Management of the Stiff Hand. In Hunter, J.M., Mackin, E.J., Callahan, A.D. (Eds). *Rehabilitation of the Hand and Upper Extremity,* 5th ed. Mosby, St. Louis, 2002, pp. 1057, 1058.
7. Feldscher, S.B., Blank, J.E. *Management of a Proximal Interphalangeal Joint Fracture Dislocation with Compass Proximal Interphalangeal Joint Hinge and Therapy: A Case Report.* J Hand Ther 2002;15:266–273.
8. Hastings, H., Carroll, C. *Treatment of Closed Articular Fractures of the Metacarpophalangeal and Proximal Interphalangeal Joints.* Hand Clin 1988;4(3):503–527.

第 24 章

掌挛缩病的筋膜切除术

Carol Page, PT, CHT

掌挛缩病是手掌部纤维组织以结节和条索形成为特征的增生性疾病[1]。手掌和手指筋膜的改变导致近侧指间关节和掌指关节屈曲挛缩畸形。远侧指间关节也可发生屈曲挛缩。虽然任何一个手指都可能受累,但是第4、5指最常受累[2]。随着屈曲挛缩的进程,手的功能渐进受到侵害。

虽然掌挛缩病被认为是特发性的[1],但有证据表明它有遗传因素。该种疾病大都发生在欧洲南部,尤其是男性和高龄人群。此外它还和糖尿病、癫痫、饮酒、吸烟等有关[3]。

解剖和外科学概述

掌挛缩病通常在手掌部会出现结节。这种疾病在某些人的发病进程比其他人要快。正常的纤维组织变成纤维条索，条索沿着手部活动和使用时加在组织上的张力的力线方向形成。条索的形成引起掌指关节和近侧指间关节屈曲挛缩[1]。

手术适应证包括由于手指屈曲挛缩引起的手功能障碍以及该疾病在不断进展。手指的伸直功能障碍会影响完成各种功能的能力,例如手伸入口袋、钱包和公文包内取物,以及张手洗脸和握手[1]。

手术的目的是恢复手指的伸直能力以提高手的功能。治疗由掌挛缩病引起的挛缩的手术入路包括现在很少使用的单纯筋膜切除术、挛缩组织松解术以及各种类型的筋膜切除术。在局限性筋膜切除术中,只切除手指的病变组织。在广泛性筋膜切除术中,还要切除病变的掌部筋膜。为了降低复发率,可行皮肤筋膜切除术,将病变的皮肤和筋膜一起切除。关闭手术切口有多种方式。手指上的切口通常一期闭合，手掌上的切口可一期闭合植皮或不植皮，也可保持开放通过延期闭合实现愈合[1]。

康 复 概 述

研究表明，掌挛缩病的术前功能训练是无效的,因此不建议进行术前功能训练[4]。然而普遍认为,康复练习是获得良好手术结果的关键因素[5-8]。

术后治疗的目的是通过治疗干预（例如瘢痕和水肿的护理、夹板固定以及运动疗法)来改善活动、力量及功能。瘢痕护理对于防止由于手术造成伸直丧失及屈肌腱粘连至关重要。在整个治疗过程中使用的伸直位夹板，在晚上一直要用到瘢痕组织成熟后才可停用，以防止由于瘢痕挛缩而引起屈曲挛缩的复发。虽然被动活动有助于恢复活动,但是它不能代替肌腱的主动滑动,否则在瘢痕区会发生肌腱粘连,从而影响手部功能。

连续被动活动机对这类病变没有价值，所以也不建议使用[9]。

对掌挛缩病筋膜切除术后患者进行治疗的理疗师,必须留心并发症的发生,一旦出现有关征象,应及时和手术医师联系。最常见的并发症就是血肿、皮肤缺损、手指屈曲功能丧失以及复杂性局部疼痛综合征(以前称之为反射交感性营养不良)[10]。其他并发症还包括感染、广泛水肿以及持续性或复发性近侧指间关节屈曲挛缩[7,8,10-12]。并发症应早期发现、早期处理。这些内容将在随后章节中进一步详细讨论。

术后第一阶段：炎症/保护期(第0~2周)

在术后初期水肿开始消退后应开始进行康复治疗,理想的时间段是术后3～7天。如果采用游离植皮,治疗应当在移植组织形成良好血运后开始,最早也得在术后7～10天。在移植组织尚未血管化之前，还要用10天的时间对其加以保护以避免受到剪切力,并要避免加压敷裹[13]。

首先要进行检查和评估。检查手术伤口有无感染或血肿的征象，检查手指是否有血循环不良的征象,如发凉和苍白。要记录下水肿的程度、类型和位置。记录下患者的感觉变化,必要的话,将来要进行正规的感觉评估。测量并记录患指的活动范围,并检查对侧上肢各关节有无活动受限。

将患指固定在定制的热塑静态伸直位夹板上(图24-1)。受累指的掌指关节和指间关节被置于一个舒适的伸直位,要避免处于过伸直,以免影响末梢循环及增加并发症发生的危险性[14]。腕关节通常包括在夹板内大约置于15°背伸位。如果手术为局限性,也可让腕关节自由活动。在专科外科医院,常优先选择手掌夹板,因为它有硅酮插入件在治疗后期可对瘢痕施加压迫。在初期除了更换敷料及练习活动以外,其余时间都要佩戴夹板。拆线之后,除非为改善患指伸直角度需要在白天间断地佩戴夹板，否则夹板只在晚

术后第一阶段：炎症/保护期(第0～2周)

目标

- 让患指正确定位在夹板内，以减轻炎症并维持组织长度
- 促进伤口愈合
- 减轻水肿和疼痛
- 防止肌腱粘连和受累关节僵硬
- 使非受累关节保持完全的主动活动范围

注意事项

- 将患指置于过伸位会影响其血运并且延长炎症反应期
- 采用游离植皮的病例，要等到植皮良好血管化后再进行活动范围，并避免其承受剪切力
- 医生要注意有无血肿或感染的征象

治疗措施

- 夹板：患指和腕部要用掌侧伸直夹板固定
- 伤口护理：更换敷料，向患者做宣教和监测伤口状况
- 减轻水肿和疼痛：抬高患肢，局部冷敷，手背及腕部逆向按摩(避开手术伤口)
- 非受累关节活动范围练习：非受累手指、腕、肘、前臂、肩
- 在术后急性水肿消退后开始进行患指主动/主动辅助/被动活动范围练习(如有植皮，要等植皮区完全血管化后再开始)：肌腱滑动，阻挡练习，伸直练习

晋级标准

- 已拆线，如果有植皮，植皮区已完全血管化
- 水肿及疼痛得到控制(最小化)

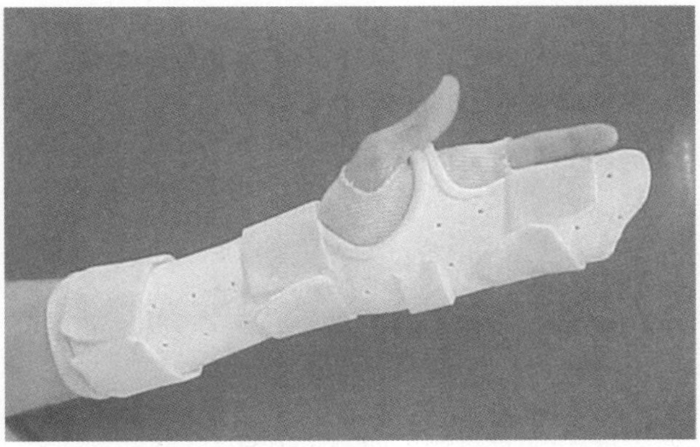

图24-1　定制的热塑静态伸直夹板。

上佩戴。

在第一次治疗复查时，指导患者进行手术伤口包扎。去除笨重的术后夹板，并对有渗出的伤口用不粘敷料覆盖。所有伤口都要用无菌纱布敷料覆盖。患者和治疗师应继续定期观察伤口情况和循环情况。

在治疗第一阶段通过将患侧上肢尽可能经常抬高过心脏水平来减轻水肿。在日间可间断使用冰袋进行冷敷。沿手背及腕部背侧进行轻度逆向按摩，并避免触碰伤口，有助于水肿消退。

在第一阶段，即术后3～7天应开始进行健侧上肢关节(包括健侧手指、腕、前臂、肘及肩关节)和患侧手指的主动功能练习。有少许渗出的开放伤口也不禁忌对伤指进行主动功能练习。开放伤口在练习时要用非限制性敷料进行覆盖，以防止污染。主动的肌腱滑动练习(握钩拳、直拳和复合拳）以及单独的近侧指间关节和远侧指间关节练习可以分别使手指和手掌的指深屈肌腱和指浅屈肌腱产生滑动[15]。进行手指主动伸直练习，包括手指复合伸直和在掌指关节屈曲下伸直指间关节。指导患者每天进行4次，将每项练习重复做10遍，并提供练习的文字说明和图示。对于主动活动受限的患者需要进行辅助下的轻柔被动活动。过度的被动活动会加重疼痛和水肿，从而会延长炎症反应期。

注意事项

出现感染征象，如强烈疼痛、水肿、渗出或发热，应该立即向手术医师汇报。血肿形成是一种

常见的伤口并发症，很少发生在手掌开放手术技术中[11]。如果出现血肿征象，如手术部位局限性肿胀和肤色变化，应与医生联系是否需行引流。没有感染或血肿的过度水肿可能有别的原因。伤指过度的被动活动练习会增加水肿，而抬高肢体的情况下主动活动手指可减轻水肿。应确保敷料和夹板不能太紧，否则会影响末梢血运。经常使用吊带会导致颈部和肩部的疼痛和僵直，因此建议通过将上肢放置在枕头上而不用吊带来抬高上肢。

术后第二阶段：纤维形成期（第2~6周）

术后10~14天拆线。在纤维形成期（瘢痕形成期）应重塑伸直位夹板，至能承受的最大伸直位。而且仅在夜间睡觉时佩戴，如果手指伸直功能逐渐恶化，在白天也要佩戴。为保持手指的伸直角度，可在白天间断佩戴夹板，但鼓励进行主动活动和患手的轻度功能应用。

手术伤口可能需要6周才能安全愈合。部分伤口可能愈合得快一些。一期闭合的手指切口比手掌部开放伤口愈合得快。伤口检查和伤口护理要一直延续到所有的伤口完全愈合为止。瘢痕护理先从已经愈合的伤口开始。用油或浓的洗液进行瘢痕按摩，注意避免开放部位的污染，每天进行几分钟，以便最大限度地减小瘢痕粘连。当各部位伤口全愈合之后，夜间给瘢痕贴上硅酮胶贴片或塑模，有助于瘢痕重塑。这可能需要重塑夹板以适应硅酮插入件。掌侧夹板有助于保持插入件的位置以及对瘢痕部位提供轻微压力。

必要时应继续进行水肿控制。一旦伤口完全闭合，就可增加冷热水交替浴。轻微的加压包扎会有帮助，但是如果过紧，可能会出现前面提到问题。

继续进行主动和被动功能活动练习。要强调的是屈曲和伸直练习之间的平衡，这要依据再评估结果做个性化处理。改进家庭训练计划，纳入力量训练，以提高被动活动度。还要注意，过度伸展会加重疼痛和炎症。被动练习不能替代主动活动练习。对通过瘢痕区域的肌腱进行主动滑动

术后第二阶段：纤维形成期（第2~6周）

目标

- 减轻残余水肿和疼痛
- 把瘢痕粘连减少到最低程度
- 使受累关节的主被动活动范围最大化
- 恢复轻度日常生活活动的自理

注意事项

- 过度伸展和抗阻练习会加重炎症
- 包扎过紧反倒会加重水肿

治疗措施

- 夹板：如有必要应重塑背伸夹板以便获得掌指关节和指间关节最大伸直或者适应硅酮插入件，仅在夜间佩戴夹板
- 水肿控制：继续使用第一阶段的治疗，如有必要加上轻微施压，冷热水交替浴（伤口完全愈合后）
- 伤口完全愈合后的瘢痕护理：瘢痕按摩，硅酮瘢痕贴片或塑模
- 进行热敷使软组织做好活动范围练习前的准备
- 主动活动，范围和辅助活动范围练习，以促进肌腱滑动，平衡屈伸肌的活动度
- 被动活动范围练习，轻微伸展练习
- 轻度功能活动，以提高患手使用的耐受性

晋级标准

- 伤口已完全闭合
- 轻度功能活动和活动练习时水肿和疼痛轻微

练习对于预防肌腱粘连极为重要。如果水肿不严重并且伤口已愈合,热敷疗法,如湿板包裹、液体石蜡和超声,有助于软组织做好活动练习及瘢痕按摩准备。

鼓励用患手做轻度功能活动，这将会加速康复进程。如果手部没有自发性活动,则在康复治疗中应包括主动功能活动。

注意事项

患手的被动屈曲度超过了主动屈曲度，表明由于瘢痕粘连使屈肌腱滑动受限。如果瘢痕粘连限制了指深屈肌的滑动，未受累手指就会发生屈曲受限,称之为手指联动效应。主动活动练习及瘢痕护理技术（如瘢痕按摩、硅酮插入物及施压包扎)可减少粘连的形成。对指深屈肌进行神经肌肉电刺激可促进该肌肉的主动功能恢复。在进行主动握钩拳活动时，利用夹板使掌指关节保持在伸直位，并允许指间关节进行全范围活动也能促进屈指深肌腱滑动。

过度水肿、持续疼痛、血管舒缩改变和手功能受损可能是复杂性局阻性疼痛综合征的预兆。这时就要和相关的医生取得联系，以便进行可能的处理,如用药或进行星状神经节封闭。据McFarlane和McGrouther[10]报道,超过4%的患者在掌挛缩病行筋膜切除术后出现了反射交感性营养不良,(即复杂性局限性疼痛综合征)。在这种情况下,应该避免采用增加疼痛的治疗方法(例如牵伸),鼓励患者主动使用患侧手和上肢。

术后第三阶段:瘢痕成熟期(第6~12周)

继续进行从第二阶段开始的夜晚背伸夹板固定和瘢痕护理,直到瘢痕组织成熟,即术后6个月到一年,以防止由于瘢痕挛缩而导致屈曲挛缩的复发。水肿控制要一直延续到水肿完全消失。

继续进行主动和被动活动练习，重点是使屈伸均达到最大范围。热疗有助于组织做好练前准备。如果手指的被动伸展比术中达到的活动度还要受限，可考虑再应用夹板固定或系列管型以提高伸直度。

术后第三阶段:瘢痕成熟期(第6～12周)

目标

- 获得无粘连的扁平瘢痕
- 获得患手指的最大的主被动活动范围,而没有屈曲挛缩
- 获得功能所需的力量
- 达到日常生活活动自理

注意事项

- 为避免手指屈曲挛缩,带有硅酮插入件的夜间背伸夹板一直要佩戴到瘢痕成熟(至术后一年)

治疗措施

- 瘢痕成熟之前一直要在夜间佩戴背伸夹板并进行瘢痕护理
- 必要时进行热源性治疗(包括超声)使软组织做好活动范围练习和瘢痕护理准备
- 必要时进行水肿控制
- 主被动活动范围及伸展练习,重点是获得最大范围屈伸功能
- 抗阻练习以提高肌腱滑动,增加手指屈伸和腕关节的肌力
- 功能性活动以促进独立日常生活活动的恢复

出院标准

- 家庭训练计划中能独立完成夜间夹板固定、瘢痕护理及治疗性练习
- 达到完全或最大的手指主动活动范围且肌腱滑动自如
- 手达到功能所需的力量
- 日常生活活动能自理

在此阶段的治疗和家庭训练计划中可增加轻度抗阻性屈伸练习。抗阻练习项目包括：蚓状肌和复合肌群抓握胶泥练习，手握木棍压入胶泥练习，对抗胶泥阻力伸展手指练习，以及抗阻力转木棍练习。抗阻练习可促进肌腱滑动并可改善手部力量。为了预防伸展功能丧失，屈伸练习要与伸展练习相平衡。如果在第三阶段水肿仍存在，要减少或暂不进行抗阻练习。提醒患者不要过度进行重复性抗阻屈曲练习，否则会加重屈肌腱的炎性反应。

鼓励在第三阶段结束时逐渐恢复所有的主动功能活动。能独立进行夹板固定、瘢痕护理和家庭练习计划，且手指活动范围已达到最大并有足够力量进行日常生活活动的患者，可以考虑不再住院治疗了。有些患者为达到这些目标常需要在术后连续治疗12周甚至12周以上。

注意事项

由于术前长时间置于屈曲位而导致伸肌结构力量减弱，会引起近侧指间关节发生伸肌受限（即近侧指间关节主动伸指能力降低）。治疗这种并发症一般强调要进行主动和抗阻伸直练习。

如果近侧指间关节被动伸直受限或进一步恶化，那么瘢痕挛缩或关节僵硬可能会导致近侧指间关节屈曲挛缩的复发。如果持续使用夜间伸直位夹板、活动练习及瘢痕护理未能解决挛缩问题，则建议在白天间断使用系列静态手指背伸夹板。如果挛缩有所改善，治疗师应定期重塑夹板，使近侧指间关节伸直度更大。用夹板固定和其他治疗方法难以缓解的近侧指间关节挛缩，对使用全天佩戴的系列管型进行重塑有反应[16]。随着近侧指间关节伸直度的增长，每周要对手指背伸管型进行多次调整。去除管型后，应进行伸屈活动练习。在佩戴背伸管型期间，应密切注意患者的手指屈曲功能，确保其不受损害。

（阚世廉 李瓦里 译 李世民 校）

参考文献

1. McGrouther, D.A. Dupuytren's Contracture. In Green, D.P., Hotchkiss, R.N., Pederson, W.C. (Eds). *Green's Operative Hand Surgery,* 4th ed. Churchill Livingstone, New York, 1999, pp. 563–591.
2. McFarlane, R.M., MacDermid, J.C. Dupuytren's Disease. In Hunter, J.M., Mackin, E.J., Callahan, A.D. (Eds). *Rehabilitation of the Hand: Surgery and Therapy,* 5th ed. Mosby, St. Louis, 2002, pp. 971–988.
3. Ross, D.C. *Epidemiology of Dupuytren's Disease.* Hand Clin 1999;15(1):53–62.
4. Abbott, K., Denney, J., Burke, F.D., McGrouther, D.A. *A Review of Attitudes to Splintage in Dupuytren's Contracture.* J Hand Surg Br 1987;12:326–328.
5. Fietti, V.G. Jr., Mackin, E.J. Open-palm Technique in Dupuytren's Disease. In Hunter, J.M., Mackin, E.J., Callahan, A.D. (Eds). *Rehabilitation of the Hand: Surgery and Therapy,* 4th ed. Mosby, St. Louis, 1995, pp. 995–1006.
6. Gosset, J. Dupuytren's Disease and the Anatomy of the Palmodigital Aponeuroses. In Hueston, J., Tubiana, R. (Eds). *Dupuytren's Disease,* 2nd ed. Churchill Livingstone, London, 1985, pp. 13–26.
7. Mullins, P.A. *Postsurgical Rehabilitation of Dupuytren's Disease.* Hand Clin 1999;15(1):167–174.
8. Prosser, R., Conolly, W.B. *Complications Following Surgical Treatment for Dupuytren's Contracture.* J Hand Ther 1996;9: 344–348.
9. Sampson, S.P., Badalamente, M.A., Hurst, L.C., Dowd, A., Sewell, C.S., Lehmann-Torres, J., Ferraro, M., Semon, B. *The Use of a Passive Motion Machine in the Postoperative Rehabilitation of Dupuytren's Disease.* J Hand Surg Am 1992;17:333–338.
10. McFarlane, R.M., McGrouther, D.A. Complications and Their Management. In McFarlane, R.M., McGrouther, D.A., Flint, M.H. (Eds). *Dupuytren's Disease: Biology and Treatment.* Churchill Livingstone, Edinburgh, Scotland, 1990, pp. 377–382.
11. Boyer, M.I., Gelberman, R.H. *Complications of the Operative Treatment of Dupuytren's Disease.* Hand Clin 1999;15:161–166.
12. Watson, H.K., Fong, D. *Dystrophy, Recurrence, and Salvage Procedures in Dupuytren's Contracture.* Hand Clin 1991;7:745–755.
13. Singer, D.I., Moore, J.H. Jr., Bryon, P.M. Management of Skin Grafts and Flaps. In Hunter, J.M., Mackin, E.J., Callahan, A.D. (Eds). *Rehabilitation of the Hand: Surgery and Therapy,* 4th ed. Mosby, St. Louis, 1995, pp. 277–290.
14. Evans, R.B., Dell, P.C., Fiolkowski, P. *A Clinical Report of the Effect of Mechanical Stress on Functional Results after Fasciectomy for Dupuytren's Contracture.* J Hand Ther 2002;15: 331–339.
15. Wehbe, M.A., Hunter, J.M. *Flexor Tendon Gliding in the Hand. Part II: Differential Gliding.* J Hand Surg 1985;10A:575–579.
16. Bell-Krotoski, J.A. Plaster Cylinder Casting for Contractures of the Interphalangeal Joints. In Hunter, J.M., Mackin, E.J., Callahan, A.D. (Eds). *Rehabilitation of the Hand: Surgery and Therapy,* 5th ed. Mosby, St. Louis, 2002, pp. 1839–1845.

第 3 部分

儿科骨科术后康复

Deborah Corradi-Scalise , PT , DPT

第 25 章

脑瘫患儿下肢畸形的手术治疗：骨与肌腱手术

Deborah Corradi-Scalise, PT, DPT
Cathi Wagner, PT, MBA
Amanda R. Sparrow, PT

脑瘫及相关手术治疗

脑瘫(CP)是一种早发性疾病,以慢性、非进展性运动功能障碍或姿势障碍为特征[1]。由于有一处或多处特殊部位脑损伤,故脑瘫表现为运动功能协调性控制异常[2]。脑组织损害可发生在出生前、围产期、出生后以及婴儿期[2]。原发病变是静止的,但其临床表现可发生变化,尤其在肌肉骨骼系统可因肌肉不平衡、生长、发育以及重力作用而发生变化[3,4]。脑瘫在世界范围内的发病率为每1000儿童1~7例,在美国每1000名儿童中有5.2例被诊断为脑瘫[4,5]。脑瘫的原因很多;但大多数病例只能找到高危因素,并不能确定特异性病因。高危因素包括早产、低出生体重、感染、低氧、缺氧、创伤、胎盘并发症、基因异常、致畸因素以及影响了胎儿发育的母亲危险因素(如毒血症、滥用药物或酗酒)[2,4]。

脑瘫可依据受累的解剖部位和神经运动功能分类[4]。脑瘫中最常见的运动功能障碍为痉挛。痉挛的特征为肌张力增加和牵拉反射亢进。此外痉挛还常同时伴发无力、不能主动控制肌肉、协调障碍、平衡障碍、精细动作障碍以及运动丧失。在此类脑瘫中常见拮抗肌同时收缩以及关节挛缩[4]。此类人群中采用矫形治疗通常效果满意。其他类型的脑瘫患儿,如手足徐动(以扭转样运动为特征)、共济失调型(以运动不协调、震颤、平衡障碍为特征)和混合型脑瘫(表现为同时存在痉挛、手足徐动、共济失调),矫形治疗往往效果不确定[4]。按解剖部位分类主要分为四肢瘫(全身受累,四肢均匀受累)、截瘫(全身受累,下肢受累重,上肢受累轻)、偏瘫(一侧肢体受累,通常上肢受累重于下肢)[4,5]以及单肢瘫(仅一处肢体受累)。通常联合应用解剖分类以及神经功能分类以进一步描述脑瘫(图25-1至图25-3)。虽然可依据解剖部位和神经功能分类,但脑瘫是一种复杂的疾患,在不同患者中其临床表现、严重程度和功能状况存在很大变异。

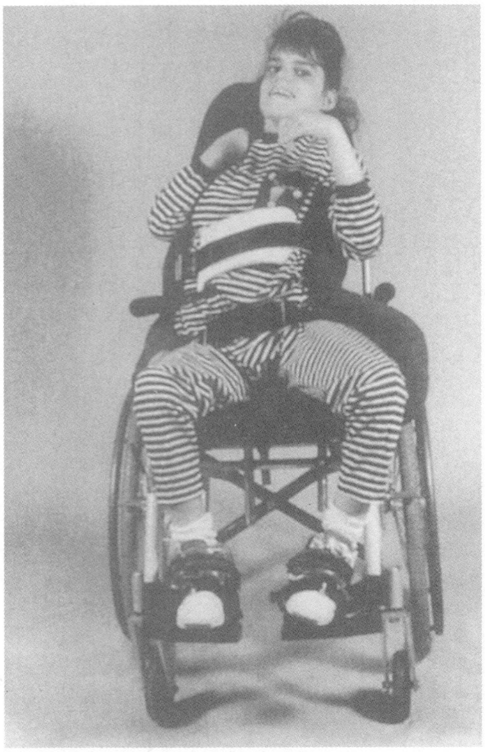

图25-1 15岁女孩患痉挛型四肢瘫。(*From Herring, J.A.* Tachdjian's Pediatric Orthopaedics, *3rd ed. WB Saunders, Philadelphia, 2002, p.1125, with permission.*)

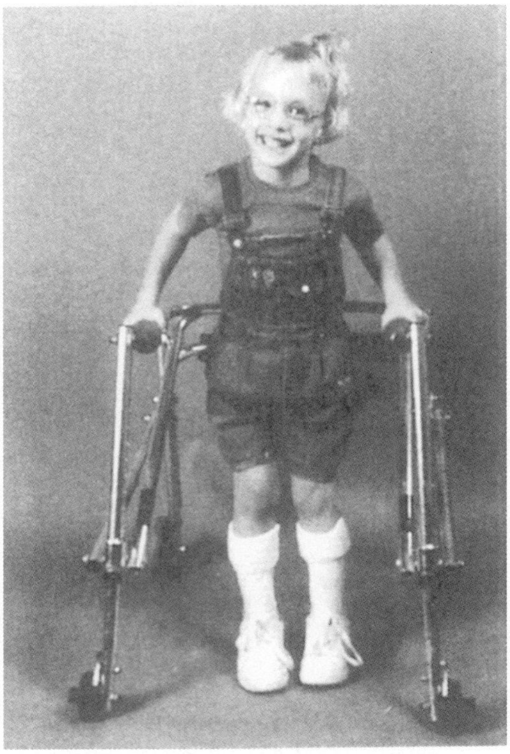

图25-2 5岁女孩患痉挛型截瘫。(*From Herring, J.A.* Tachdjian's Pediatric Orthopaedics, *3rd ed. WB Saunders, Philadelphia, 2002, p.1125, with permission.*)

康复治疗概论

术前

脑瘫患儿的矫形治疗最好由多学科治疗团队

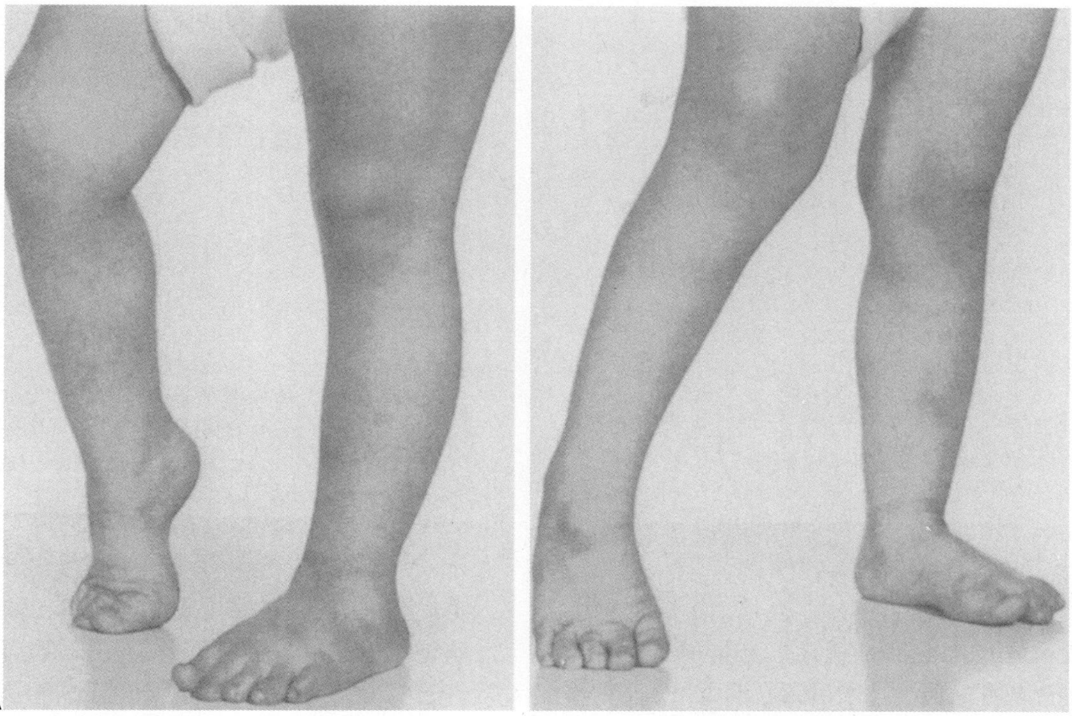
A　B

图25-3　患右侧痉挛型偏瘫患儿。(*From Herring, J.A.* Tachdjian's Pediatric Orthopaedics, *3rd ed. WB Saunders, Philadelphia, 2002, p.1125, with permission.*)

进行。在评估脑瘫患儿是否要采用手术治疗时，由外科医生、内科医生和康复师对患儿进行整体评估至关重要[6]。熟知非典型的发育和运动功能代偿对于判断手术将如何影响患儿的功能至关重要[6]。任何一处关节的肌肉紧张和活动受限都将会影响邻近肌肉和关节的排列与功能。单纯手术治疗一处病变而不考虑脑瘫患儿的其他部位，其效果往往比较差[3]。此外，还必须牢记，延长肌肉的同时会降低肌肉力量[4]。在考虑对有行走功能的患儿行手术治疗时，牢记这一点非常重要。目前矫形手术的潮流是术前制定好手术计划，一次手术解决患儿所有的问题[7]。

为了更好地治疗脑瘫，还要鉴别是原发性功能障碍还是继发性代偿。通常脑瘫患儿缺乏主动收缩某一肌肉以单独或协同运动某一关节的能力。患儿随后会形成各种代偿功能，试图以最小的能量消耗来获得最大的功能。若原发病变先被手术解决，可能就不再需要继发性代偿。但是若先解决代偿性问题而未解决初始问题，患儿的情况可能会变得更坏[3]。术前治疗团队的仔细充分评估通常会制定出一期多平面手术方案，同时矫正骨和软组织畸形[3]。一次手术解决患儿的所有问题可以避免患儿反复入院手术治疗[7]。

因为脑瘫患儿通常因为某一功能障碍在接受物理治疗，一般在术前没有特定的理疗规范。对每一个准备接受手术治疗的患儿都应进行全面的体格检查，并将结果与小组成员讨论。另一个术前评估中可用的工具为量化的步态分析[4,7]。采用三维运动分析实验室的步态分析可为临床医师提供重要的客观数据。通过此种方式收集的运动学、动力学、肌电图数据有助于从三维角度同时确定多平面的多发畸形（骨和软组织）。步态分析提供的数据有助于鉴别原发性步态异常与继发性代偿[3]。在术前计划和制订方案时应与外科医生讨论骨科和体格检查结果、录像带观察步态以及量化步态分析数据至关重要（图25-4）。团队协作以及外科医生、理疗师、患者、家属间的交流会帮助医生制定手术计划以及形成术后康复目标。

术后

脑瘫患儿的术后早期处理包括疼痛和痉挛的处理以及降低患儿和家属的紧张焦虑[4]。克服术后早期的无力、僵硬与不适至关重要。术后早期的活动对克服术后早期僵硬和无力很关键；但受到损伤的肌肉需要足够的时间来恢复，而且在开始理

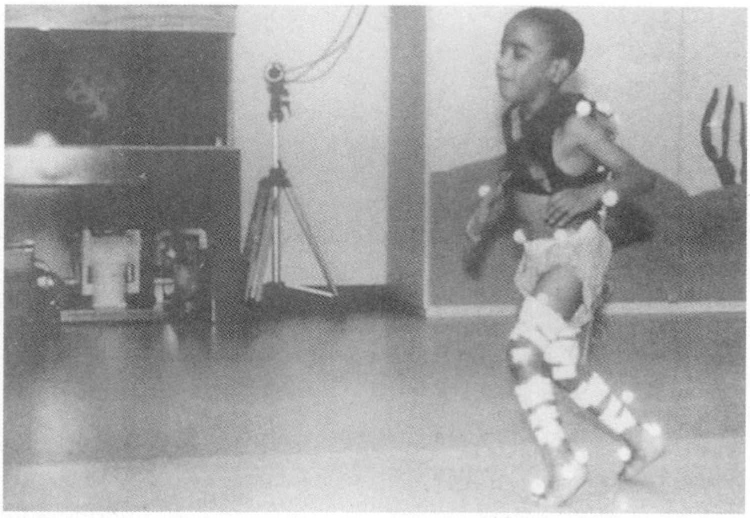

图25-4 患痉挛型截瘫的男孩在进行术前步态分析。(*From Herring,J.A.* Tachdjian's Pediatric Orthopaedics,*3rd ed. WB Saunders,Philadelphia,2002,p.1126,with permission.*)

疗时应使患儿尽可能舒适[8]。术后早期应用止痛和肌肉松弛剂(控制或降低肌肉痉挛)。精神支持和援助在帮助患儿和家属度过术后康复期也很重要[4]。

术后康复治疗的重点是恢复关节活动范围、恢复肌肉力量、改善运动和功能[4,9]。所有的目标都与患儿的功能状况有关并且依赖于后者。在术后康复的早期，使用支具会使患儿舒适并避免关节处于容易复发挛缩的位置[4]。若仅行软组织手术,则术后第一天即可开始行走。若行骨性手术,则在开始负重前需拍X线片证实骨愈合并经医生同意[4,10]。若下肢行多处手术，则需要更长的时间才能恢复到术前的力量和功能[4]。

在术后第一天以及以后的康复过程中，理疗师应该严密注意患儿的神经肌肉功能及其改善的能力。治疗和目标需要因人而异,提高治疗要求应以全面体格检查结果为依据。需要不断修订康复计划,以便安全地逐步提高治疗强度、改善患儿的功能。在外科专科医院特别强调家庭训练计划。家庭训练计划会有效帮助患儿渡过恢复和康复期。患儿的家庭训练计划应依据评估结果不断升级。对家庭训练计划的依从性很重要，这一点需要同患儿和家属再三强调。在对患神经功能损害为主的患儿进行康复时，需要将运动学习的原则结合到治疗计划中。患儿通过所有的感觉系统获得反馈,除此之外直接的治疗传入也很重要。学习一项运动功能需要重复，重点强调功能性任务将使患者了解动作的意义。

矫形治疗的目的是：帮助每一个患儿达到其自身最佳功能状态,预防畸形和结构改变(后者可能会导致功能障碍),减轻疼痛和不适[5]。对于能够行走的患儿,治疗的目标是改善功能、步态质量、效率和外观。对于不能行走的患儿,治疗目标是维持坐的能力、便于移动以及改善日常活动的能力和(或)降低可能会影响姿势的畸形应力。需要注意的是，严重受累的脑瘫患儿的功能恢复优先顺序(从高到低)是:交流,日常生活能力,在环境中移动,最后才是行走能力[4,6]。治疗小组在决定手术治疗前需要确定并解决患儿和家属的目标。通常，为解决手术延长、骨性手术和制动所导致的术后早期无力和功能受限/障碍，需要在一段时间内加强康复理疗。在急性和亚急性康复期之后,患儿通常可改为术前即已进行的治疗计划。

下文阐述了在外科专科医院脑瘫患儿行骨和软组织术后的康复指南。为便于清楚阐述,一次只讲述一处解剖畸形/手术。读者需要明确,脑瘫患儿往往存在多处畸形,因而常需同时行多处手术。整个的康复过程需要依据每个患儿所接受的手术而进行修订。所以，理疗师应当同外科医生保持沟通,以便决定如何改善个体患儿。

在外科专科医院，小儿康复治疗科将参与术前评估(包括步态分析),并与医生协作共同为脑瘫患儿制定手术决策。

内翻旋转截骨术

脑瘫患儿通常存在髋外翻和股骨过度前倾,X线片上可以看到[6,11]。这两者都可导致髋关节半脱位或脱位[3,11-13]。髋外翻是指股骨颈干角增大[6](图25-5和图25-6)。在出生时颈干角为150°~160°[14]。

此角度到成人时降低到120°~135°[14]。据Bobroff等[13]报道，脑瘫患儿与正常儿童相比其颈干角明显增大。股骨前倾角是指股骨颈向前投照的角度，可通过测量股骨颈轴线和膝关节髁间线间的角度获得(图25-7)[14,15]。在正常人群，股骨前倾角在出生时最大，约30°~40°，此后随年龄增长而减少[12,13]。到成人时，股骨前倾角平均角度男性为8°，女性为14°[16]。据Bobroff等[13]报道，在年幼时正常发育儿童与脑瘫患儿的前倾角相似。但随着年龄的增长，脑瘫患儿的股骨前倾角变化不明显，而正常发育儿童随着年龄的增长前倾角会逐渐减小。据其他作者报道，脑瘫患者的股骨前倾角通常较大[11,17]。据Novacheck报道，脑瘫患者的股骨前倾角多为50°~65°[3]。脑瘫患儿降低先天性前倾的能力有所下降。部分原因可能是由于持续的异常姿势和运动、下肢负重晚和痉挛所致的肌肉不平衡所致

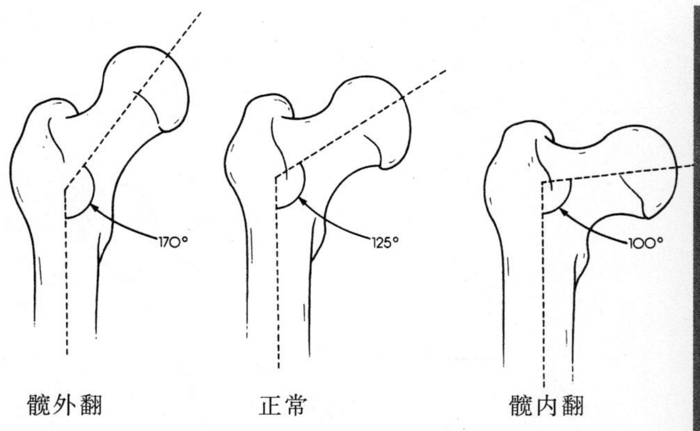

图25-5 成人颈干角：正常和髋外翻。(*Modified from Magee, D.J.* Orthopedic Physical Assessment, *3rd ed. WB Saunders, Philadelphia, 1997, p.481, with permission.*)

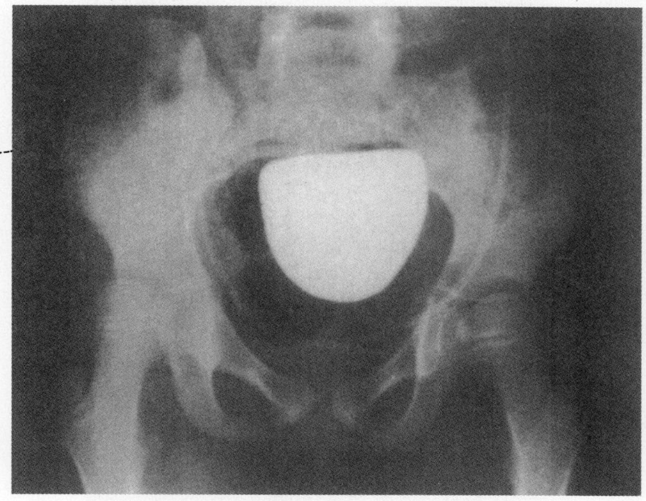

图25-6 5岁女孩患痉挛性四肢瘫，前后位骨盆X线片。右髋半脱位，可见明显髋外翻。(*From Herring, J.A.* Tachdjian's Pediatric Orthopaedics, *3rd ed. WB Saunders, Philadelphia, 2002, p.1188, with permission.*)

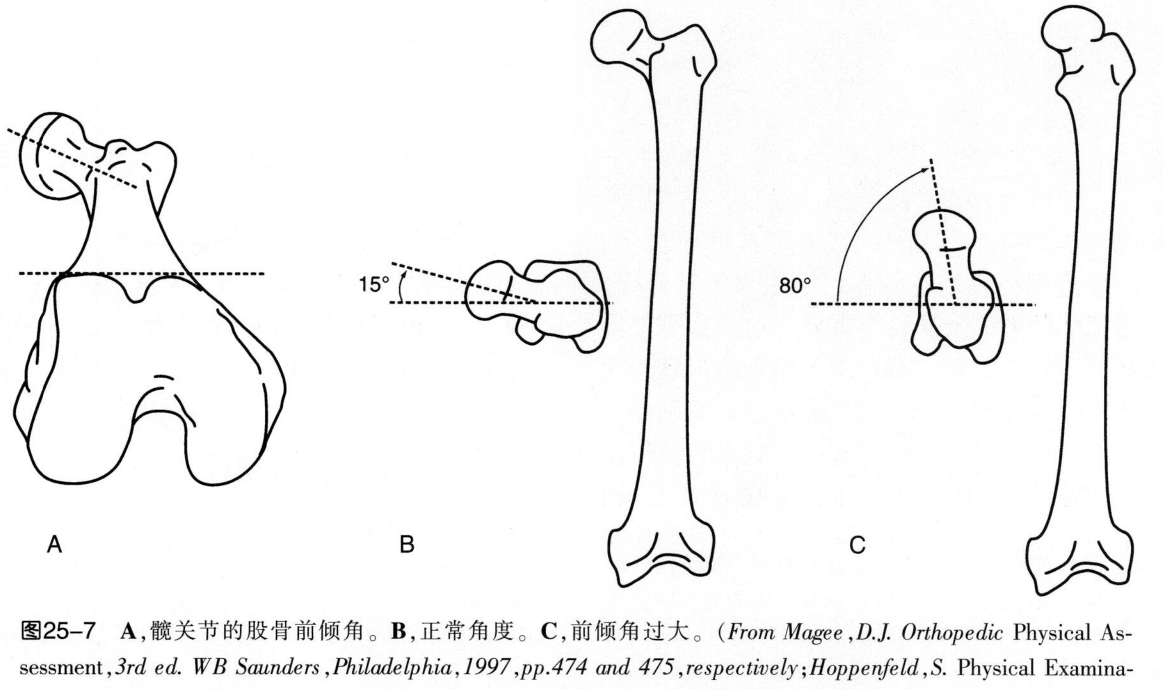

图25-7 **A**，髋关节的股骨前倾角。**B**，正常角度。**C**，前倾角过大。(*From Magee, D.J. Orthopedic* Physical Assessment, *3rd ed. WB Saunders, Philadelphia, 1997, pp.474 and 475, respectively; Hoppenfeld, S.* Physical Examination of the Spine and Extremities. *Appleton-Century-Crofts, New York, 1976, p 158, with permission.*)

(图25-8)[6,10,13]。

从功能上讲，股骨前倾角增大通常呈内八字步态(图25-9)。步态中髋关节过度内旋导致外观难看和功能障碍[18]。过度股骨前倾导致髋关节屈曲和内旋伴腰肌短缩。这可导致髋关节不稳定以及髋关节半脱位或脱位[3,11,12]。

临床上检查股骨前倾时，让患儿取俯卧位并固定骨盆，以手触诊大转子，并测量髋关节内旋和外旋的角度(图25-10)[14,19]。髋关节过度内旋和外旋受限提示股骨前倾[10,16]。X线片、CAT(计算机轴线断层)扫描、X线透视均有助于医生测量股骨前倾角和颈干角[3]。

使用三维步态系统进行量化步态分析有助于确认旋转畸形的表现和部位。内八字步态可以由

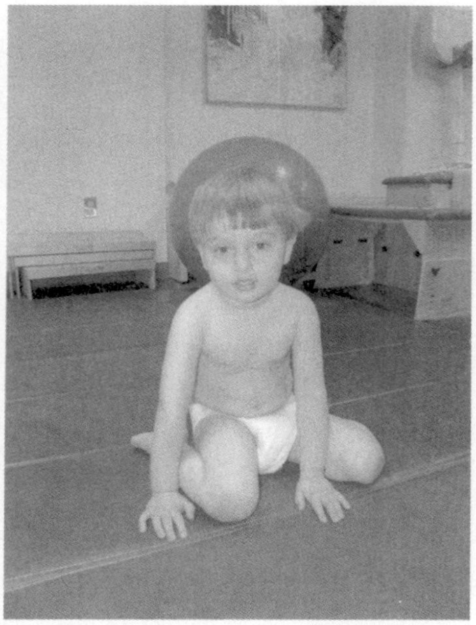

图25-8 W形坐姿使髋关节屈曲、内收和内旋。

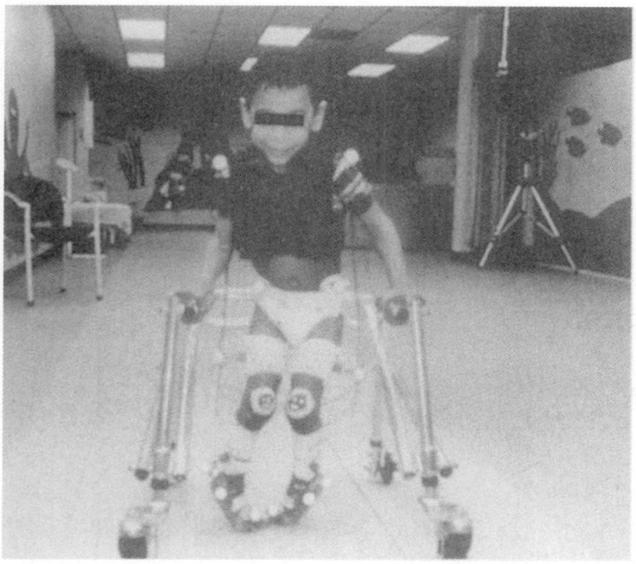

图25-9 男性脑瘫患儿，双侧股骨过度前倾。胶带标记髌骨位置。因为股骨前倾以及髋关节内收所致的内八字使其摆动相时足向前移动困难。(*From Herring,J.A.* Tachdjian's Pediatric Orthopaedics,*3rd ed. WB Saunders,Philadelphia, 2002,p.1178,with permission.*)

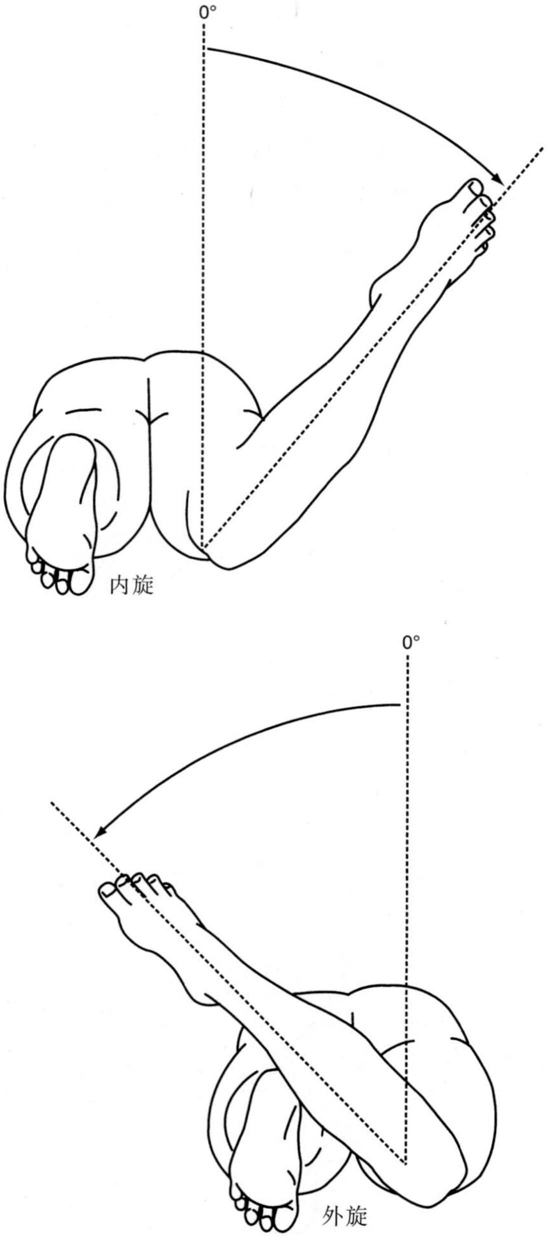

图25-10 俯卧位评估髋关节旋转。(*From Bleck,E.E. Orthopaedic Management in Cerebral Palsy.JB Lippincott, Philadelphia,1987,p.51;Herring,J.A.* Tachdjian's Pediatric Orthopaedics,*3rd ed. WB Saunders,Philadelphia,2002,p.66; Magee,D.J. Orthopedic Physical Assessment,3rd ed.WB Saunders,Philadelphia,1997,p. 464,with permission.*)

股骨、胫骨和(或)足的旋转畸形所致。三维步态分析可以帮助医生判断旋转畸形的主要部位(图25-11)[18]。

可采用股骨内翻旋转截骨术治疗股骨前倾、髋外翻和髋关节半脱位[11]。对脑瘫患儿采用此术式的目的是改善外观、步态以及稳定髋关节[16,18]。在脑瘫患者，文献报道的内翻旋转截骨术结果包括髋关节外旋角度和伸直角度增大、骨盆前倾降低以及伸膝力量增加[16,18]。

手术适应证取决于临床检查、步态分析和X线片结果。内翻旋转截骨术的适应证如下：

- 内八字步态，股骨前倾角大于40°~45°[3,4,10]；
- 临床体检可见髋关节被动内旋大于45°，而外旋小于30°[10]；
- 髋关节半脱位。

手术概述

内翻旋转截骨术采用Dr. Leon Root描述的俯卧位[10,16]。在转子间区靠近小转子上缘进行截骨。截骨时需要注意避免伸直或屈曲。将手术刀刃从大转子插入股骨颈。将截骨远端贴附在钢板上。将股骨远端外旋，并将股骨头颈部置于减小的外翻位。将股骨头同心圆复位于髋臼，矫正股骨前倾[16]。旋入近端螺钉，检查髋关节活动范围[10,20]。目标是使髋关节外旋与内旋之比为2∶1(60°∶30°)[20,21]。若取得了想要的角度，将其余螺钉旋入固定。若旋转角度不适宜，取出近端螺钉，重新调整角度（图25-12和图25-13）[10,16,20,21]。术中除行内翻旋转截骨术，医生可能需要同时行软组织手术，如屈肌和(或)内收肌延长，以解决存在的肌肉挛缩或痉挛，它们有可能影响髋关节的被动和主动活动[4,6,9]。

康复概述

内翻旋转截骨术后的康复是为了逐步增加关节活动范围、肌肉力量以及使患儿恢复下肢的负重能力。理疗师与外科医生间的交流至关重要。外科医生通过X线片评估截骨是否愈合，从而在愈合

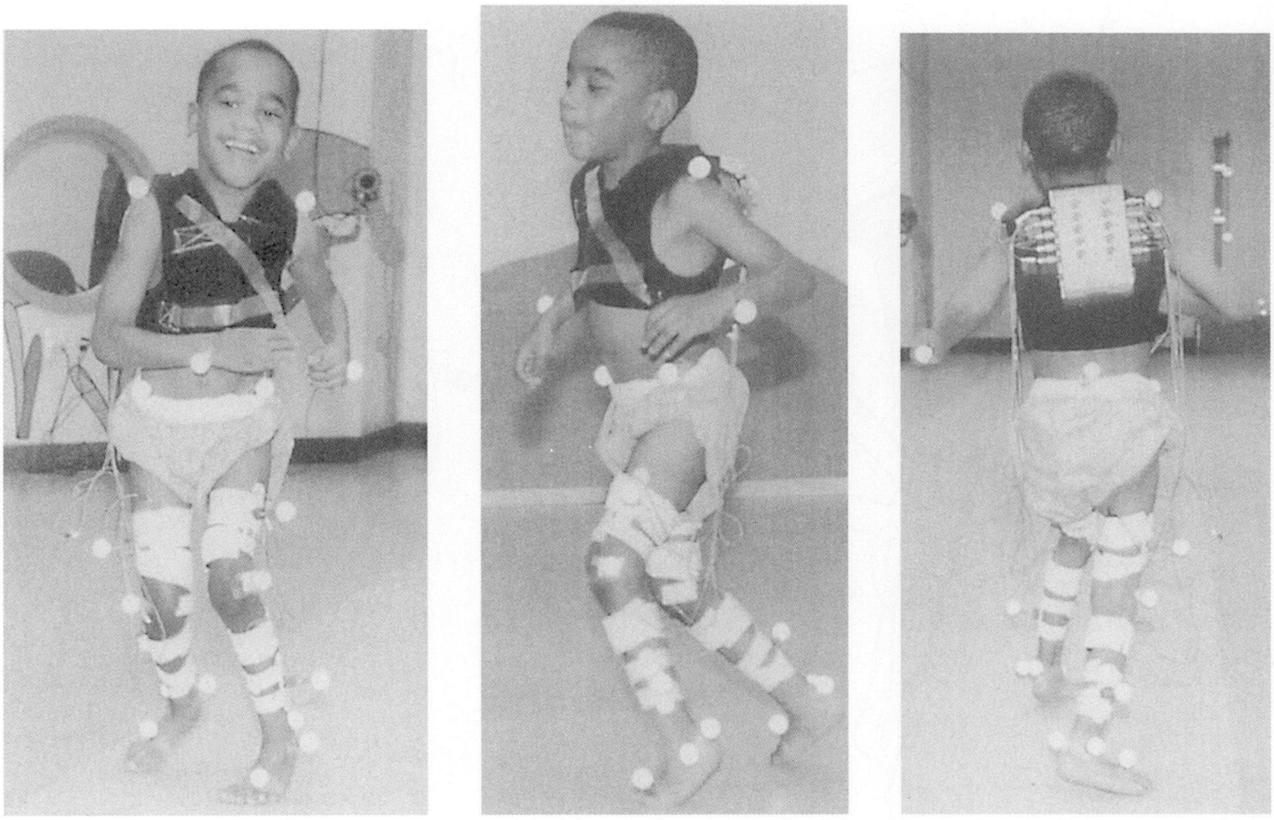

图25-11 患痉挛型截瘫的6岁男孩在进行步态分析。标记用来收集运动学数据；同时也在收集肌电图数据。(*From Herring, J.A.* Tachdjian's Pediatric Orthopaedics, *3rd ed. WB Saunders, Philadelphia, 2002, p. 81, with permission.*)

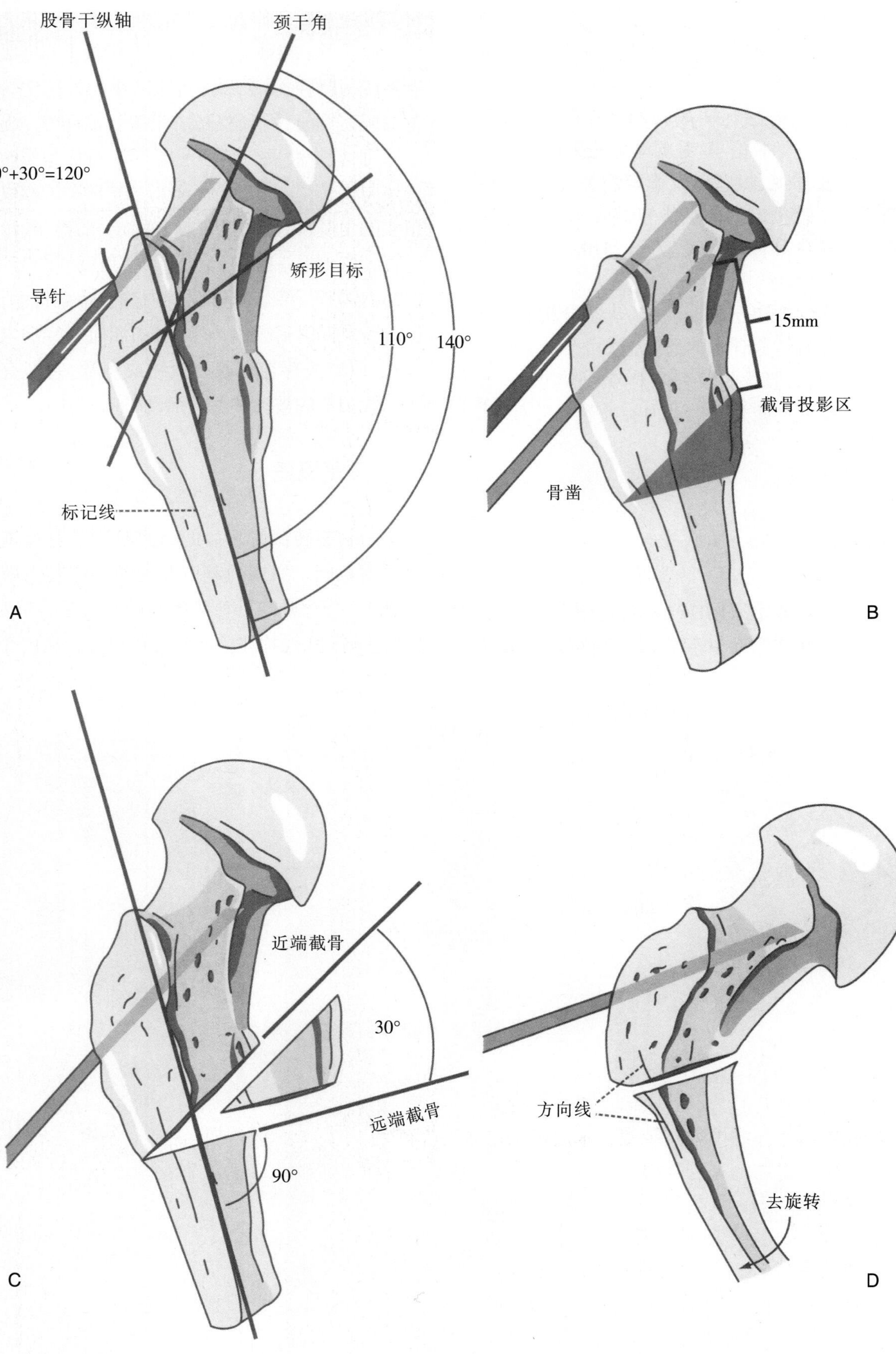

图25–12 内翻旋转截骨术。**A**,标记需要矫正前倾角的参考点。**B**,确定需要截骨的投影区。**C**,去除楔形骨块。**D**,截骨远端外旋至预定位置。(待续)

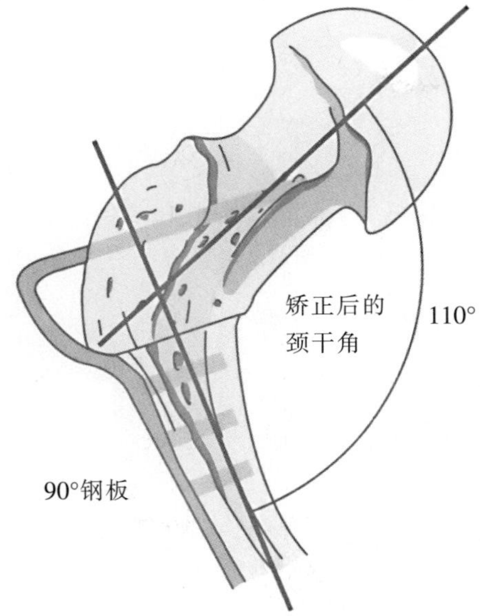

图25-12(续)　**E**，颈干角获得矫正，接骨板与股骨固定。(*Courtesy of Dr. Leon Root, New York.*)

足够坚强时建议理疗师开始负重训练。每一个脑瘫患儿都彼此不同，因为术前的功能水平不同和机体的愈合能力不同，康复时间也将因人而异。患儿和监护人也要参与康复过程，以保证获得成功的结果。

术前

在内翻旋转截骨术前无特殊的治疗计划。但脑瘫患儿在术前需要行步态分析，从运动分析中获得客观的数据以证实临床和X线片所显示的髋关节过度内旋和股骨前倾。

内翻旋转截骨术后康复第一阶段(第2~4天)

术后第一天患儿通常应卧床休息。从术后第二天开始康复治疗。在内翻旋转截骨术后可采用两种不同的康复模式。术后采用何种康复模式由外科医生决定。患儿术后可采用石膏裤固定(图25-14)或采用可拆卸的长腿支具进行制动(Jordan 支具)(图25-15)。影响固定方式的因素包括患儿年龄、脑瘫的严重程度、患儿大小和(或)术中使用的钢板类型。患儿小于8岁以及受累严重或有认知障碍者一般采用石膏裤固定。这可保证制动牢靠，为截骨愈合提供一个安全的环境。内翻旋转截骨术后注意不要使髋内收或内旋超过中线，

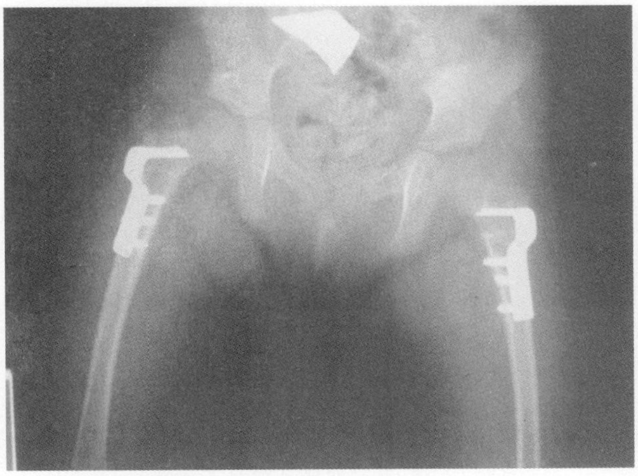

图25-13　4岁脑瘫患儿，行双侧内翻旋转截骨术。(*Courtesy of Dr. Leon Root, New York.*)

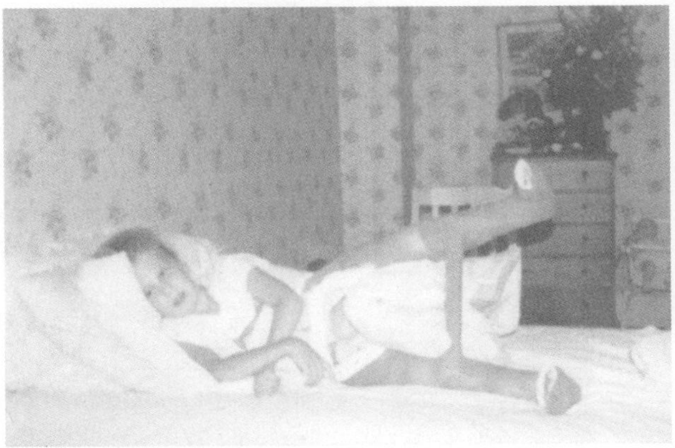

图25-14　7岁女性脑瘫患儿，行双侧内翻旋转截骨术。术后石膏裤固定。注意患儿石膏裤固定后可以侧卧。

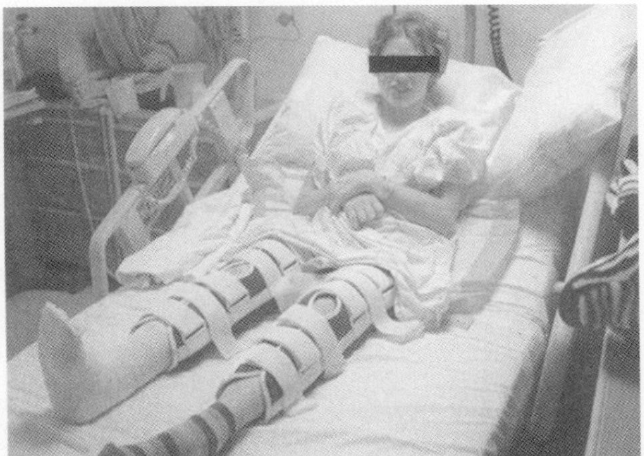

图25-15　青少年女性脑瘫患者，行双下肢多处手术，包括双侧内翻旋转截骨术。术后双侧用固定支具固定。

内翻旋转截骨术后康复第一阶段(第2~4天),用石膏裤固定者

目标

- 控制术后疼痛/痉挛
- 经常变换体位:侧卧/俯卧,在斜的轮椅内坐起(通常于术后2~3天)
- 保证石膏裤固定适宜,不阻碍循环或导致皮肤刺激
- 保持患儿不负重
- 监护人可独立搬运患儿

注意事项

- 避免长时间仰卧
- 监测有无因石膏裤和姿势引起的皮肤刺激/破溃
- 监测肢体远端有无水肿

治疗措施

- 指导监护人如何监测石膏是否合适以及皮肤刺激
- 教育监护人变换体位的重要性
  - 俯卧(图25-16A)
  - 侧卧(图25-14)
  - 仰卧(图25-16B)
  - 坐姿(图25-16C)
- 指导监护人如何搬运患儿

晋级标准

- 取决于X线片显示的截骨愈合情况,由外科医生决定

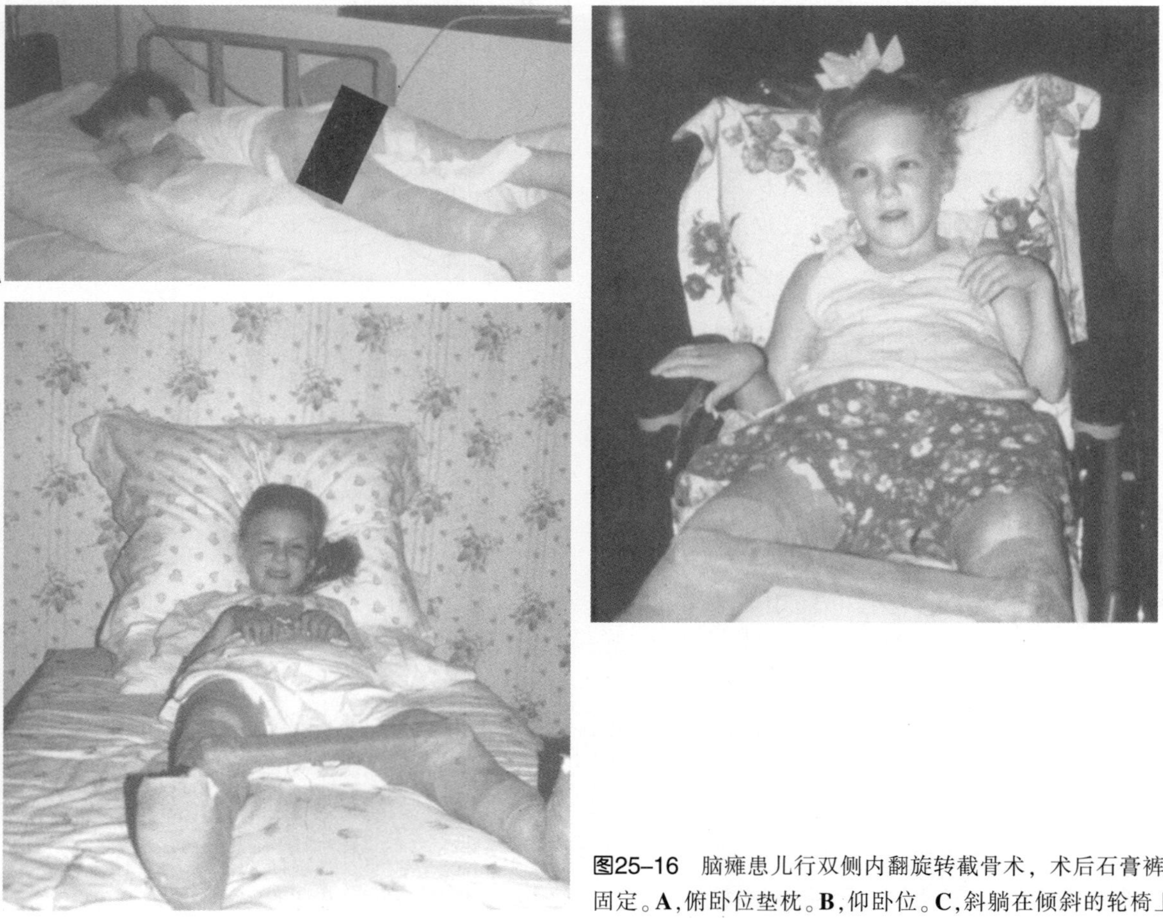

A B C

图25-16 脑瘫患儿行双侧内翻旋转截骨术,术后石膏裤外固定。**A**,俯卧位垫枕。**B**,仰卧位。**C**,斜躺在倾斜的轮椅上。

内翻旋转截骨术后康复第一阶段(第2~4天),用固定支具固定,不用石膏型

目标

- 控制术后疼痛/痉挛
- 教育患儿和监护人如何保护髋部
- 经常变换体位(保持髋部预防措施)以预防褥疮,降低对活动的恐惧
- 训练在倾斜的轮椅内坐起(图25-17)
- 在保持髋部预防措施的情况下,增大并保持下肢的被动活动范围
- 教育监护人如何搬运以及保持患肢不负重的重要性

注意事项

- 避免长时间仰卧
- 保持髋部预防措施,内收或内旋不能超过中线;屈曲不能超过90°
- 在可耐受范围内外旋、伸直和外展髋关节
- 患儿一般至少要3周不负重,但这取决于骨愈合情况以及医生的决定

治疗措施

- 经常变换体位
  - 使用垫枕,从仰卧位变为侧卧位,以保持髋关节外展和旋转中立位
  - 若能够忍受可斜躺在轮椅上,膝关节屈曲(通常在术后2~3天)
- 轻柔地被动活动髋关节,屈髋不超过90°,髋关节内旋至中立位,髋关节内收至中立位;在可耐受范围内使髋关节外旋、伸直、外展
- 术后第二天开始膝关节和踝关节的轻柔被动活动
- 踝关节主动往复练习
- 教育患儿和监护人明白髋部预防措施以及变换体位的重要性

晋级标准

- 取决于X线片显示骨愈合情况,由外科医生决定

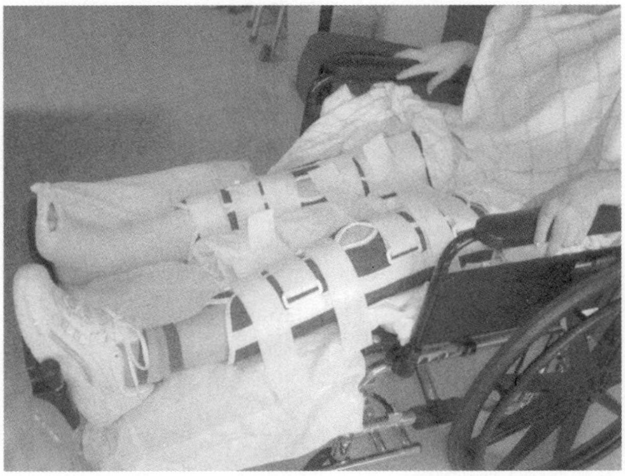

图25-17 青年女性脑瘫患者行下肢多处手术,包括双侧内翻旋转截骨术。术后双侧用固定支具固定。

屈髋不要超过90°。与石膏裤相比,使用固定支具的优点是术后早期可以在允许的范围内进行活动。为便于描述,术后康复治疗分为两种方式:用石膏裤固定患儿的康复和用固定支具固定患儿的康复。

注意事项

所有的患儿无论术后采用何种固定方式,都需要制定家庭适应性训练计划。因为患儿需要避免屈髋超过90°,以及内收或内旋不能超过中线,因此需要轮椅倾斜。因为石膏裤的宽度增加,采用石膏裤固定的患儿不能使用原先使用的轮椅。腿部垫高、倾斜的轮椅是容纳戴石膏裤的患儿的最佳方式。用固定支具固定的患儿也可在短期内使用腿部垫高、倾斜的轮椅。一般在术后第二周,带固定支具的患儿可以改为直立坐位,膝关节适当屈曲。对于术前能够行走的患儿,需要教会监护人并强调搬运时不可负重的重要性。在术后非负重训练期,搬运训练和指导非常重要。在康复过程中,教育如何正确使用机体力学将对整个家庭非常有利。

内翻旋转截骨术后康复第二阶段(第5~21天)

对于石膏裤固定的患儿，第二阶段的康复治疗同第一阶段。有时，外科医生会允许在监护和支撑保护下使患儿直立(图25-18)。

采用固定支具固定的患儿在此期中活动多一些。教会监护人开始在白天去除固定支具，以便早期活动下肢。鼓励患儿经常变换体位以预防褥疮，

内翻旋转截骨术后康复第二阶段(第5~21天)，用石膏裤固定者

目标

- 控制术后疼痛/痉挛
- 确保石膏裤适宜，不会导致循环障碍或刺激
- 经常变换体位：侧卧，俯卧，斜躺在倾斜的轮椅上
- 除非外科医生要求，患儿维持不负重

注意事项

- 避免长时间仰卧
- 若允许患儿在家中戴石膏裤直立，应全时间监护和支撑

治疗措施

- 教育监护人/患者，强调变换体位的重要性
- 指导监护人如何搬运患儿
- 外科医生可能会允许患儿在家中戴石膏裤直立

晋级标准

- 取决于X线片显示的骨愈合情况，由外科医生决定

内翻旋转截骨术后康复第二阶段(第5~21天)，戴固定支具者

目标

- 控制疼痛/痉挛
- 降低对活动的恐惧
- 更长时间地坐在轮椅内
- 主动和主动辅助活动下肢

注意事项

- 避免长时间仰卧
- 维持髋部保护，内收或内旋不能超过中线，髋关节屈曲不能超过90°
- 在可耐受范围内使髋关节外旋、伸直、外展
- 一般至少在3周内患儿不负重，但这取决于骨愈合情况和外科医生的决定

治疗措施

- 控制术后疼痛和肿胀
- 经常变换体位
  - 侧卧时，两腿间垫枕，以维持髋关节外展和旋转中立位
  - 坐倾斜的轮椅时，屈曲膝关节，向前推躯干逐渐坐直
- 在能忍受的情况下，被动、主动辅助或主动活动髋关节、膝关节和踝关节，包括足跟滑动、旋转中立下髋关节外展、股四头肌收缩和踝泵
- 对监护人和患儿反复强调变换体位以及坐轮椅时屈膝的重要性

晋级标准

- 取决于X线片显示的骨愈合情况，由外科医生决定

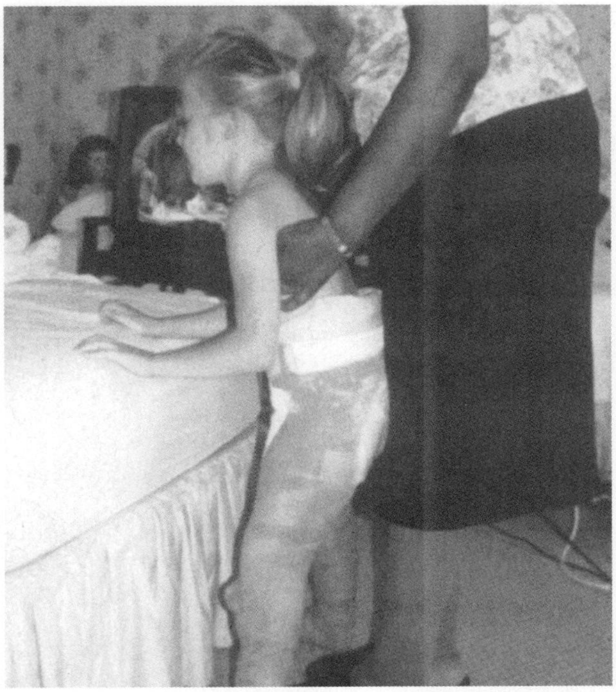

图25-18 7岁患儿,行双侧内翻旋转截骨术。术后用石膏裤固定。图示在辅助下患儿直立。

鼓励患儿主动进行康复练习。夜间使用支具以维持睡眠时髋关节和膝关节伸直。接受这些建议,患儿的被动关节活动范围会逐步改善。在第二阶段中,患儿开始主动辅助和主动练习。主动运动将帮助患儿恢复下肢肌肉控制和肌力,为第三阶段中开始负重做准备。

注意事项

有些患者/监护人因为害怕干扰手术效果和(或)导致患儿疼痛而不愿意行髋关节和膝关节主动辅助活动范围训练。患儿也因为疼痛和无力而惧怕活动。需要强调的是早期活动对于预防关节僵硬和挛缩以及便于从非负重位转换为负重状态至关重要。在变化位置和搬运时仍需强调运动保护。

内翻旋转截骨术后康复治疗第三阶段(术后第3~6周)

依据X线片显示的截骨愈合情况以及外科医生的决定,一般在此期开始负重。理疗师一定要考虑到术后的固定会导致肌肉无力和萎缩,尤其是石膏裤固定的患儿。为决定采取何种适宜的治疗方法以及治疗计划,需要进行详细的体格检查。负重训练应逐步进行,采用合适的治疗措施并使用辅助器械。开始时,患儿软弱无力并惧怕站立。可从坐逐步到站进行渐进负重。重点在于逐步减少理疗师/器械对上肢的支撑,以使患者下肢逐步承担更多的重量。此外,从俯卧位趴在球上过渡到在理疗师帮助下站立也是逐步增加下肢负重能力的好方法。理疗师应提供足够的支撑,直到患者有足够的力量可在辅助器械(如行走器)的帮助下维持直立。此期的重点是加强下肢力量,减少恐惧以便逐步站立和行走。

注意事项

有时因为截骨愈合不良,外科医生不去除石膏裤。此种情况下,患者应继续执行第二阶段的治疗指导,直到外科医生修订治疗计划为止。一旦去除石膏裤,患者会因为长时间关节被固定而感到僵硬与不适。

此期患儿初次认识到下肢无力,趋于恐惧并拒绝开始负重训练。当获得足够力量时,理疗师应当鼓励患儿逐步负重,并在适宜的辅助器械帮助下开始步态训练。在安全的提高治疗过程中,解决运动范围受限问题以及继续保护髋关节在恰当位置至关重要。

内翻旋转截骨术后康复第四阶段(第6周~9个月或完全康复)

在此期的开始阶段,患者使用辅助器械行走。第四阶段的治疗目标是逐步减少行走时所需要的外在支持,逐步改善步态参数。在此期中,重点训练患者的正常步态,锻炼肌肉力量以改善平衡和稳定性。

注意事项

患者能否达到第四阶段康复,主要取决于患者的功能水平以及其神经肌肉的能力。理疗应当重点强调下肢力量和步态训练以及功能锻炼。尤其是改善摆动相时足离地功能以及站立相时耦合动作。现在下肢位于旋转中立位,理疗师需要训练患儿足跟—足趾步态,改善站立相中期的髋关节伸直和膝关节控制。同时也要强调功能训练,如爬楼梯和跨越障碍。应当注意的是下肢的排列已经改变,所以理疗应当帮助患者重新建立下肢的本体感觉。Stasikelis等发现,脑瘫患儿行股骨截骨术后平均需

内翻旋转截骨术康复第三阶段（第3~6周），石膏裤固定——去除石膏后

若3周时X线片显示截骨充分愈合，外科医生会选择去除石膏裤。去除石膏后，若医生同意则可开始理疗。

目标

- 控制疼痛和痉挛
- 降低对运动的恐惧
- 在轮椅内直立坐位
- 维持髋部保护，增加髋、膝、踝关节的活动范围
- 开始负重
- 开始下肢主动运动以及力量练习

注意事项

- 继续避免长时间处于一种静态姿势
- 维持髋部保护
- 在理疗师和辅助器械帮助下根据患儿忍受程度负重

治疗措施

- 经常变换体位：俯卧/仰卧/坐/侧卧，双腿间垫枕维持髋关节外展和旋转中立位
- 根据患儿忍受程度，从被动锻炼逐步过渡到主动辅助活动范围和主动活动范围练习，锻炼髋、膝、踝关节，维持髋部保护
- 臀肌训练
- 股四头肌训练
- 主动/主动辅助活动髋、膝、踝关节
  - 仰卧位髋关节外展、内收至中立位
  - 跟骨滑动帮助髋、膝关节屈曲
  - 踝关节背屈与跖屈
- 在能忍受的限度内轻柔牵拉/延长屈髋肌、腘绳肌、股四头肌、小腿三头肌
- 使用训练球，从俯卧位在支撑下变为站立位，开始负重。随患儿康复，逐渐增加站立的时间，减少支撑的力量
- 依据外科医生的医嘱开始在适宜器械的保护下负重
- 利用坐/站过程中重心转移，训练躯干适应重新排列的下肢
- 家庭训练计划——在活动范围训练时，温水浴有助于患儿放松

晋级标准

- 取决于下肢肌力和关节活动范围以及患儿耐受性

要9个月的时间才能恢复到或超过术前的功能水平[22]。在外科专科医院，一般术后1年患儿回医院取髋部钢板。患儿住院1天，并在出院前行理疗，以帮助患儿起床。

屈髋肌松解术

髋关节过度屈曲为脑瘫常见的畸形（图25-19）。大部分屈曲挛缩畸形为髂腰肌紧张所致。体格检查可以发现髋关节屈曲痉挛或屈曲

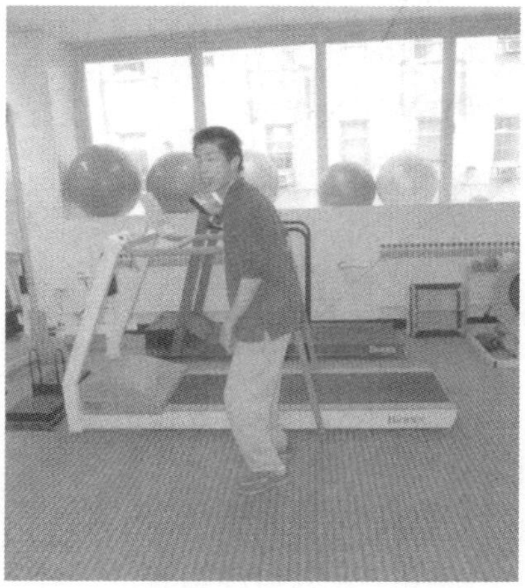

图25-19 脑瘫患儿由于髋、膝、踝关节屈曲挛缩而表现为蹲伏步态。

内翻旋转截骨术后康复第三阶段(第3~6周)，应用固定支具固定者

若术后3周X线片显示截骨愈合满意，骨科医生可能允许患儿开始负重。

目标

- 控制疼痛和痉挛
- 降低对运动的恐惧
- 开始负重
- 改善下肢的关节活动范围

注意事项

- 保持髋关节内收或内旋不超过中线；髋关节屈曲不超过90°
- 根据患儿耐受程度负重

治疗措施

- 如前所述，经常变换体位
- 在耐受范围内从关节被动活动过渡到主动辅助活动，最后到主动活动；足跟滑动以利于髋、膝屈曲，仰卧位旋转中立位下髋关节外展、内收至中立位
- 如果可能的话，开始下肢主动辅助/主动抗重力运动
- 踝泵
- 臀肌锻炼
- 股四头肌锻炼
- 踝关节背屈和跖屈
- 在能耐受的范围内轻柔地牵拉/延长屈髋肌、腘绳肌、股四头肌和小腿三头肌
- 坐位时使中心前移过足，以帮助躯干适应重新排列的下肢并开始通过下肢受重
- 依据骨科医生医嘱利用适宜的器械增加负重训练

晋级标准

- 取决于下肢的肌力和关节活动范围

挛缩[3,4]。髋关节过度屈曲导致的障碍包括：步态中步幅变小，骨盆过度前倾，腰椎过度前凸，以及髋关节发育不良、半脱位和脱位[23]。髋关节屈曲挛缩超过20°有临床意义，因为这可导致髋关节的不稳定[21]。可通过Thomas试验(图25-20)和(或)Staheli试验(图25-21)来评估髋关节屈曲挛缩[3,19]。在X线片可通过测量骶股角来评估屈髋挛缩[9]。骶股角为骶骨顶端与股骨干延长轴线的交角(图25-22)。骶股角正常值为40°~60°。屈髋挛缩时骶股角变小[9]。

屈髋肌松解术的目的是：减少静态挛缩，重建髋关节周围肌力的平衡以稳定髋关节，对能行走的患儿允许步态中的髋关节功能性伸直，同时保留腰肌向心性收缩的功能[6]。文献中屡见报道，在小转子处行髂腰肌腱切断会导致屈髋肌无力。此方法导致屈髋肌力明显下降，以至于患儿抬腿上楼梯或跨越台阶的能力受损[4,6,23,25]。因而，对于能行走的患儿，应仅在骨盆边缘行腰肌腱切断(保留髂肌)[4,23]。在外科专科医院最常用的治疗髋关节屈曲挛缩或痉挛的方法为在骨盆边缘切断腰肌腱[10]。正如Sutherland等所报道，此种前侧入路在骨盆边缘切断腰肌腱的方法，增加了站立相髋关节伸直

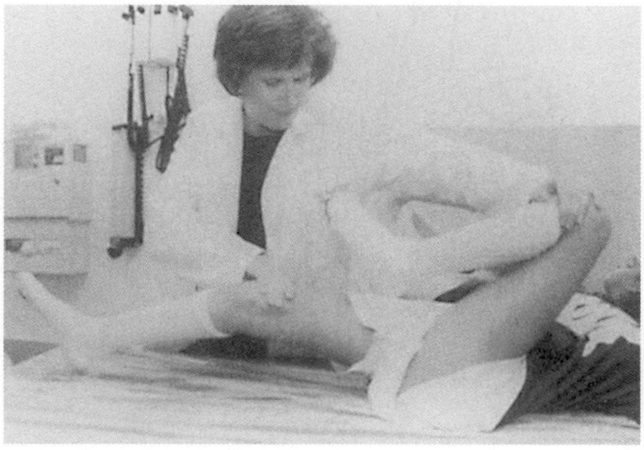

图25-20 Thomas试验提示髋关节20°屈曲挛缩。检查时对侧髋关节完全屈曲以消除腰椎前凸。(*From Herring, J.A.* Tachdjian's Pediatric Orthopaedics, *3rd ed. WB Saunders, Philadelphia, 2002, p.1178, with permission.*)

内翻旋转截骨术后康复第四阶段(第6周~9个月或完全康复)

目标

- 训练/增加下肢关节活动范围
- 增强下肢肌力
- 改善器械辅助或无器械辅助下的行走质量,提高行走能力和耐受力
- 恢复到或超过术前功能水平

注意事项

- 在理疗训练和功能活动中避免疼痛
- 避免跳跃/弹跳或高能量撞击动作

治疗措施

- 肌肉力量训练
- 在辅助下由坐改为站立;根据需要减少支撑
- 步态质量训练;逐步使步态正常
- 步态耐力训练
- 全身体育锻炼(增加负重和力量)
- 固定自行车练习
- 在踏车上行走——前进,侧行,后退
- 上楼梯
- 站立位髋关节外展
- 单腿站立
- 侧向跨越台阶,维持旋转中立位
- 恢复至常规理疗计划

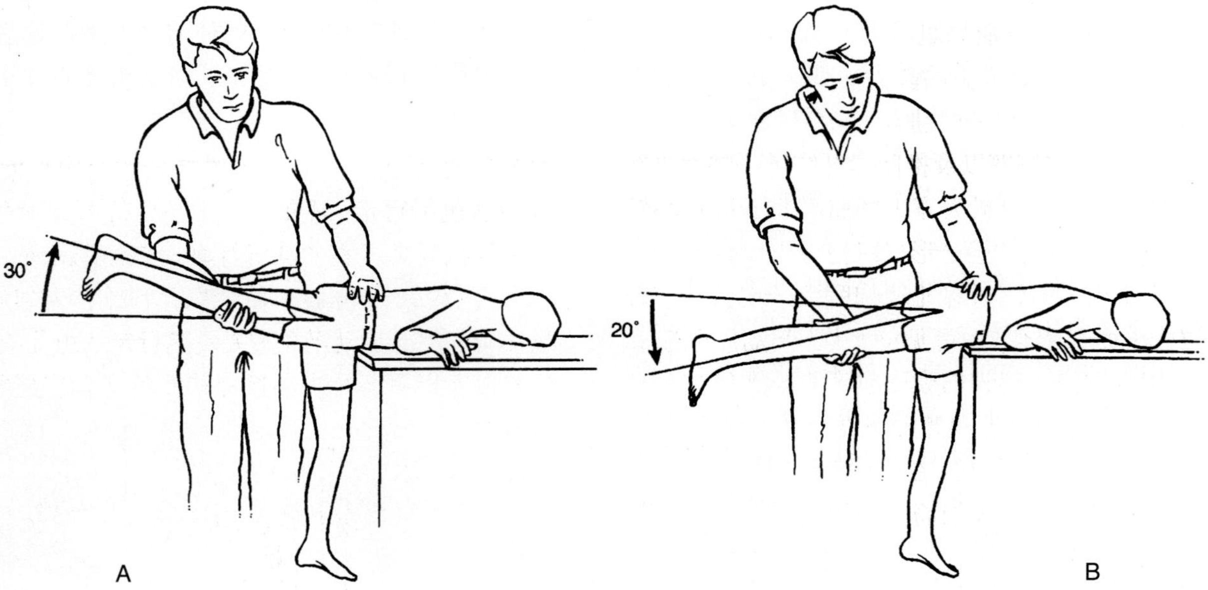

图25-21 Staheli试验检查时患儿俯卧位,判断髋关节屈曲挛缩。固定骨盆,抬高患儿的大腿,伸直髋关节。髋关节不能达到中线的角度即为屈曲畸形的角度。**A**,正常髋关节可伸直。**B**,髋关节屈曲挛缩20°。(*From Herring, J.A.* Tachdjian's Pediatric Orthopaedics, *3rd ed. WB Saunders, Philadelphia, 2002, p.1179, with permission.*)

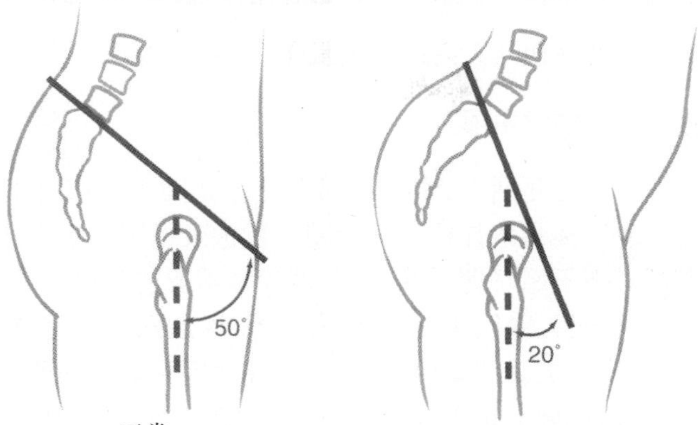

图25-22　骶股角为骶骨上端线与股骨干轴线的交角,髋关节屈曲挛缩时此角变小。髋关节屈曲挛缩增加,骨盆前倾,骶骨变得垂直。(*From Herring, J.A.* Tachdjian's Pediatric Orthopaedics, *3rd ed. WB Saunders, Philadelphia, 2002, p.1179, with permission.*)

角度,增加步幅,同时保留了屈髋肌力[23]。此方法保留所有的髂肌纤维,延长腰肌,后者主要与腰椎前凸姿势以及骨盆倾斜有关[23]。

屈髋肌松解术的指征为:

- 屈髋挛缩超过15°~20°[4,6,10,21];
- X线片显示骶股角小于正常值(40°~60°)[9];
- 髋关节屈曲挛缩伴髋关节不稳定(半脱位)[10]。

手术概述

导致髋关节屈曲的肌肉主要为腰大肌和髂肌。髂腰肌为主要和最有力的髋关节屈曲肌。髂腰肌由髂肌(起于髂骨内壁)和腰肌构成,腰肌起自 T12–L5 椎体横突、椎体侧壁以及椎间盘纤维环。腰大肌在骨盆缘下方终止,成为宽大的肌腱止于股骨小转子,髂肌的纤维与之会合形成肌腱(图25–23)[6,26,27]。

手术松解腰肌时患儿取仰卧位。在髂前上棘下方2cm做一斜切口,可见缝匠肌、阔筋膜张肌和股外侧皮神经。将阔筋膜张肌牵开显露髂前下棘和股直肌。牵开髂肌显露腰肌腱,此处腰肌腱位于髂肌下方。切断腰肌腱。在有些病例,若可行的话,可在同一切口内切开阔筋膜张肌腱膜以延长阔筋膜张肌(图25–24)[10,23]。

康复概述

屈髋肌松解术后康复治疗的重点在于:早期关节活动,使患儿体位能够维持新的肌肉长度,下床活动包括行走(只要功能水平允许),以及使患儿尽早恢复到术前的训练计划。屈髋肌松解术后无需石膏或支具固定。教会患儿和监护人如何摆放体位和关节活动至关重要。能行走的患儿,在术后第一天即可开始在器械保护下行走。在屈髋肌松解术前无特殊的治疗计划。

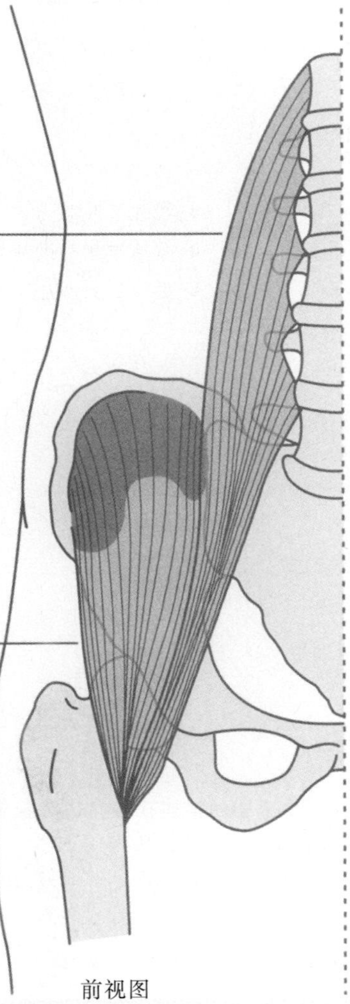

图25–23　腰大肌和髂肌的解剖。(*From Daniels, L., Worthingham, C.* Muscle Testing: Techniques of Manual Examination, *4th ed. WB Saunders, Philadelphia, 1980, p.169, with permission.*)

髋关节屈肌松解术后康复:第一阶段(第1~2天)

术后第一天即开始康复训练。向患儿和监护人宣教一天中俯卧位3~5次以维持新的屈髋肌长度的重要性。若患儿未同时行骨性手术,在术后第

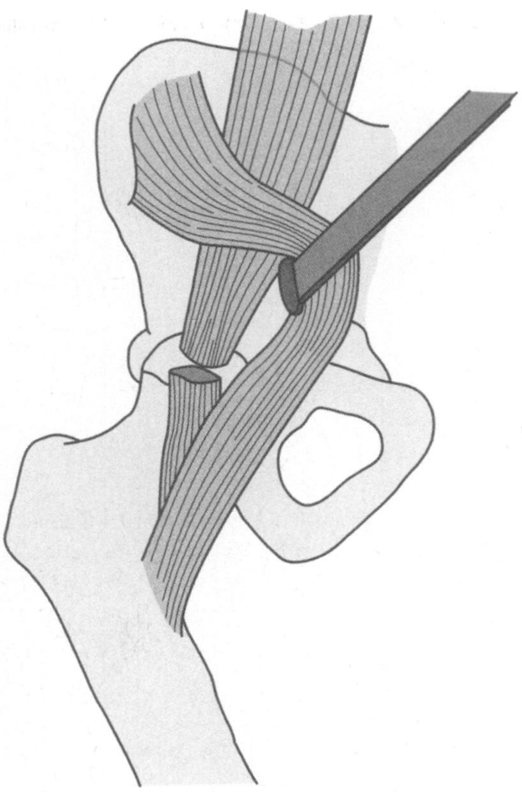

图25-24 手术图示描述在骨盆边缘松解腰肌腱。(*Courtesy of Dr. Leon Root, New York.*)

一天即可在能忍受的限度内开始负重。髋关节术后的最初几天内疼痛性肌肉痉挛很常见[4]。

注意事项

在此期中,常见的问题是患儿因为疼痛/不适或肌肉痉挛往往不愿活动。监护人也因为患儿疼痛而不愿督促患儿锻炼。理疗师需要能提供支持,且坚持、鼓励患儿/监护人训练,以达到维持完全、轻柔、被动伸直髋关节。若患儿疼痛和痉挛妨碍训练,应同监护人和医生讨论,修订方案,控制疼痛/痉挛。

髋关节屈肌松解术后康复:第二阶段(第3天~6周)

在此期中,重点训练站立和行走,鼓励主动伸直髋关节,锻炼臀肌力量,此时的长度-张力关系已经改善。家庭康复计划包括在俯卧位或侧卧位行被动、主动和主动辅助伸直髋关节,建议每天俯卧位3~5次。

屈髋肌松解术后康复:第一阶段(第1~2天)

目标

- 控制术后疼痛/肿胀/痉挛
- 髋关节被动完全伸直
- 监护人能够在患儿俯卧时行轻柔被动髋关节伸直
- 早期负重——在忍受程度内及适宜器械保护下站立和行走
- 独立开展家庭训练计划

注意事项

- 避免髋关节长期屈曲(坐位)

治疗措施

- 教育患儿/监护人能促进髋关节伸直的姿势,如俯卧位
- 指导监护人俯卧位下行轻柔被动和主动辅助髋关节伸直训练
- 在适宜器械保护下行步态训练。向患儿/监护人讲明良好姿势的重要性,在站立和行走时伸直躯干和髋关节

晋级标准

- 术后1~2天出院
- 取决于术前的功能水平

屈髋肌松解术后康复：第二阶段（第3天~6周）

目标

- 改善/维持俯卧位和侧卧位髋关节被动与主动完全伸直
- 锻炼臀肌力量
- 改善步态站立相时髋关节伸直角度
- 能独立进行家庭训练计划

注意事项

- 理疗练习和功能活动时避免增加疼痛
- 避免髋关节长时间屈曲（坐位）

治疗措施

- 臀肌训练
- 在俯卧和侧卧位行被动/主动/主动辅助髋关节伸直训练（图25-25）
- 拱桥锻炼
- 在协助下由坐至站（图25-26）
- 站立动作以促进臀肌和腹肌的协调
- 核心肌肉锻炼
- 上楼梯/抬高腿训练
- 可能时在踏车上行走（前进和后退）
- 家庭训练计划

晋级标准

- 取决于术前功能水平
- 恢复至术前理疗计划

注意事项

在屈髋肌松解术后的康复治疗过程中，理疗师需要特别注意患儿单独主动屈髋的能力。患儿可能试图以髋关节外旋或内旋来代偿髋关节屈曲或通过抬高骨盆来抬高下肢。此外，应通过核心肌肉动作锻炼

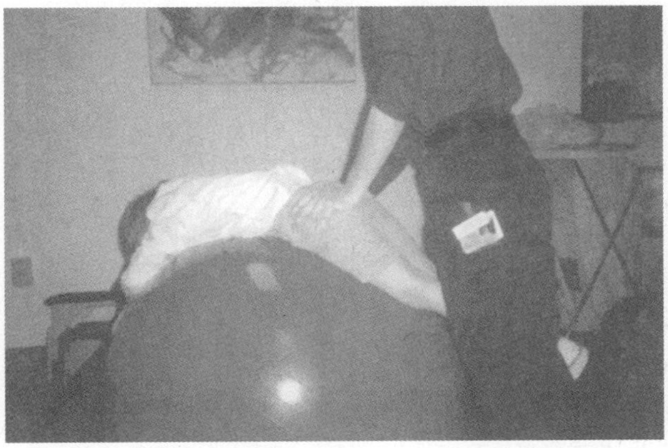

图25-25　7岁女孩，屈髋肌松解术后，在治疗球上俯卧下练习被动伸直髋关节。

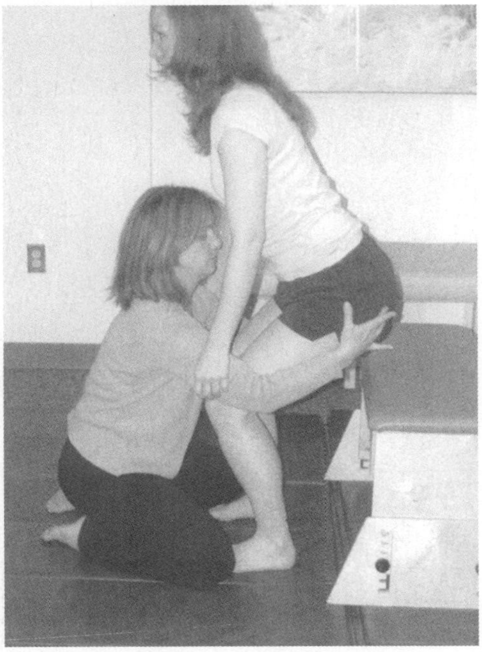

图25-26　保护下从坐位改为站立，鼓励伸髋肌收缩。

和力量练习，训练腹肌和伸髋肌间的耦合。对于能行走的患儿，强调躯干和髋关节伸直以提高步态质量。

髋内收肌腱切断术

许多脑瘫患儿常见内收肌痉挛，无论他们的行走状态如何。体格检查可发现真正的内收肌挛缩[3,9]。内收肌痉挛或挛缩导致剪刀步态、步幅变小、支撑变窄（图25–27），易患髋臼发育不良或半脱位，在受累严重的患儿，监护人清理会阴部困难[6,9,10]。被动髋关节外展小于30°有临床意义[10]。患儿仰卧位，膝关节和髋关节屈曲或伸直状态下检查有无内收肌挛缩（图25–28）[4,6]。X线片检查可判断有无髋关节不稳定，如髋臼发育不良或半脱位[4,6]。改善髋关节的完整性和稳定性是对可行走和不可行走的脑瘫患儿行内收肌腱切断术的主要目的之一。

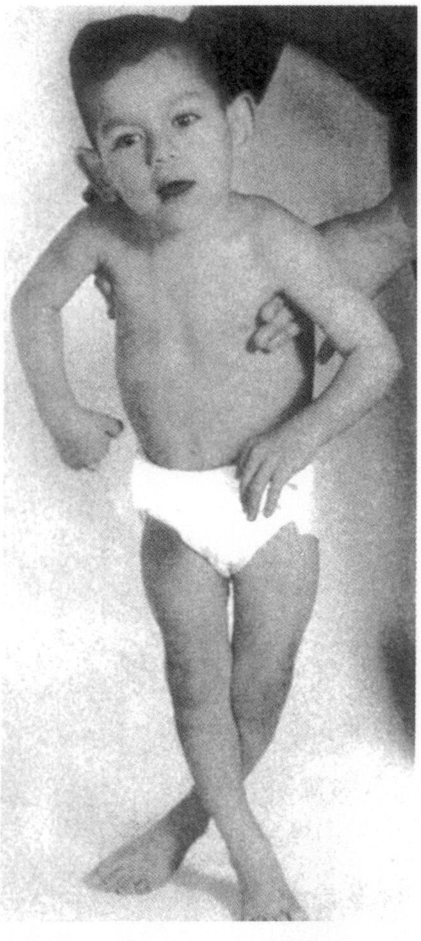

图25–27　3岁脑瘫男孩，下肢剪刀步态。（*From Herring, J. A.* Tachdjian's Pediatric Orthopaedics, 3rd ed. WB Saunders, Philadelphia, 2002, p.1179, with permission.）

在能行走的患儿，手术的目的是在步态中获得稳定的支撑，接近正常步态：足跟间距5~10cm[6]。在不能行走的患儿，手术的目的是平衡髋关节周围的肌肉，以改善或维持髋关节的完整和稳定、骨盆水平及下肢中立位，从而改善坐姿，使监护人容易行会阴部护理[6,10]。

内收肌腱切断术的指征：

- 在髋关节、膝关节屈曲[10]或伸直时[4,6]被动外

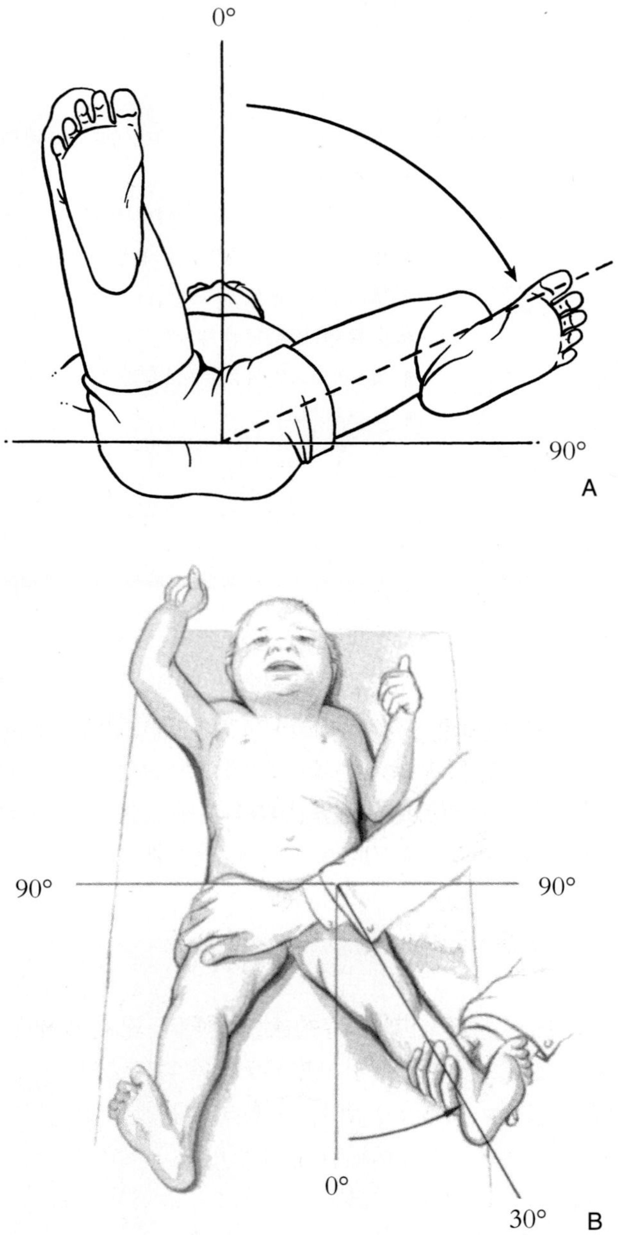

图25–28　**A**，患儿膝关节和髋关节屈曲90°，检查髋关节外展活动。**B**，患儿仰卧，髋关节和膝关节伸直时检查髋关节外展活动，检查者以手稳定骨盆。（*From Herring, J. A.* Tachdjian's Pediatric Orthopaedics, *3rd ed. WB Saunders, Philadelphia, 2002, p.40, with permission.*）

展髋关节小于30°;

- 剪刀步态,影响患儿的行走功能[9];
- X线片见髋关节半脱位(或潜在半脱位)[9];
- 全身受累患儿,为便于会阴部护理[6,9]。

除吹风样畸形外,对于截瘫和四肢瘫患儿一般均行双侧内收肌松解或延长术。吹风样畸形为一侧下肢髋关节内收、内旋畸形,而另一侧下肢的髋关节外展、外旋畸形[6]。在检查中,若发现一侧髋关节内收小于对侧,则双侧髋关节均需松解,因为若行单侧松解,则未手术侧髋关节容易继发不稳定[28]。

手术概述

髋关节的主要内收肌为大收肌、短收肌、长收肌、耻骨肌和股薄肌[27]。在痉挛型截瘫患儿最常用的内收肌松解为长收肌腱切断术[6]。长收肌起于坐骨结节下面外缘、坐骨下支、耻骨下支前面。它通过宽的腱膜抵止于股骨粗线,并经一肌腱连于股骨内髁的收肌结节(图25-29)[27]。

行内收肌腱切断术时患儿取仰卧位。在内收长肌腱表面做一横行切口。钝性分离显露内收长肌、内收短肌和股薄肌。切断内收长肌。在能行走的患儿,可单纯行经皮内收长肌腱切断术[10]。术中被动外展髋关节,评估活动范围。此手术的目的是至少每侧关节在屈髋、屈膝90°时获得被动外展50°~60°[10]或伸髋、伸膝时至少被动外展45°[4]。过分松解超过此角度会导致骨盆不稳定[10]。若行内收长肌腱切断术后外展活动仍受限,需要继续松解内收短肌和股薄肌(图25-30)[4,10,19]。

康复概述

内收肌腱切断术后的康复类似于屈髋肌松解术后的康复,重点在于早期活动、早期离床活动,包括步态训练、关节活动训练/体位训练,以维持新的肌肉长度,尽可能早地恢复到术前的康复治疗。若仅行了内收肌松解,则术后无需石膏或支具固定。若内收肌腱切断术同时行其他手术,则术后康复需适应该术式。向患者/监护人宣教如何摆放体位和关节活动范围训练至关重要。能行走的患儿,术后第一天即可以开始在器械保护下行走。在内收肌腱切断术前无特殊的治疗计划。

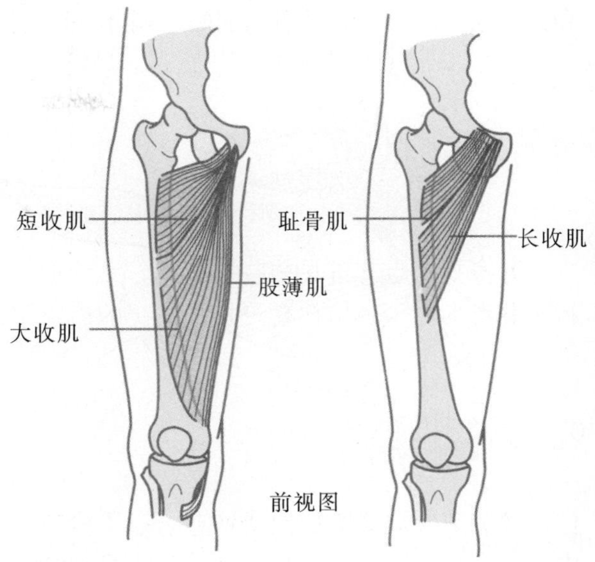

图25-29　髋关节内收肌解剖。(*From Daniels,L.,Worthingham,C.* Muscle Testing: Techniques of Manual Examination,*4th ed. WB Saunders,Philadelphia,1980,p. 190,with permission.*)

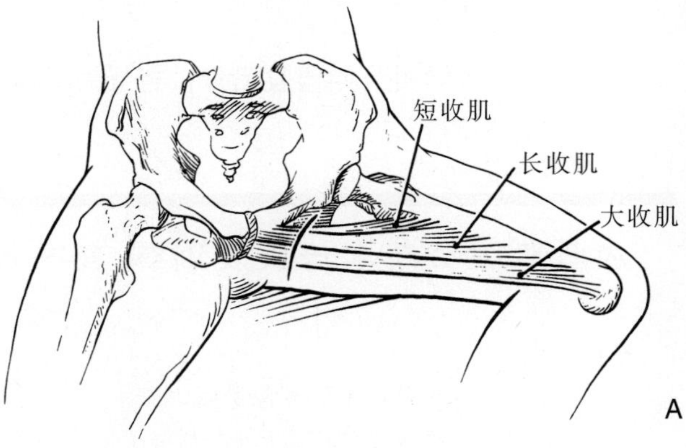

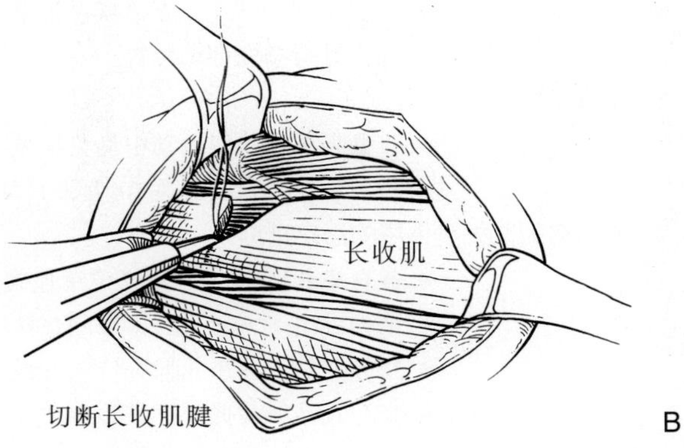

图25-30　内收肌腱切断术手术图示。**A**,在腹股沟以内收长肌腱为中心做横行切口,后者容易触及。**B**,辨认内收长肌,与深层的内收短肌分离后切断。(待续)

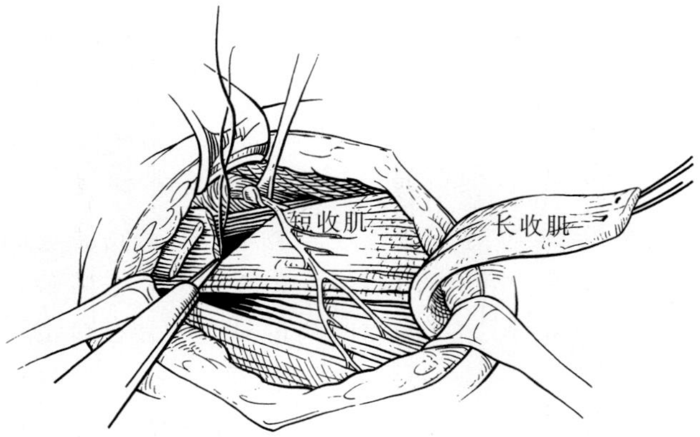

C
- 切断短收肌
- 使闭孔肌分支不受损

图25-30(续) C,需要时切断内收短肌腱。(*From Herring, J. A. Tachdjian's Pediatric Orthopaedics, 3rd ed. WB Saunders, Philadelphia, 2002, p.1181, with permission.*)

内收肌腱切断术后康复：第一阶段（术后第1~2天）

术后第一天即可开始康复治疗。指导患儿/监护人仰卧位时下肢间垫枕以维持髋关节外展（图25-31）。若患儿未同时接受其他骨性手术，则术后第一天即开始负重。一般术后1~2天患儿可出院。

注意事项

术后常见肌肉痉挛和疼痛，应当如本章前面所述进行适当处理。理疗师应当指导患儿/监护人在家庭训练时尽量在仰卧位获得轻柔的被

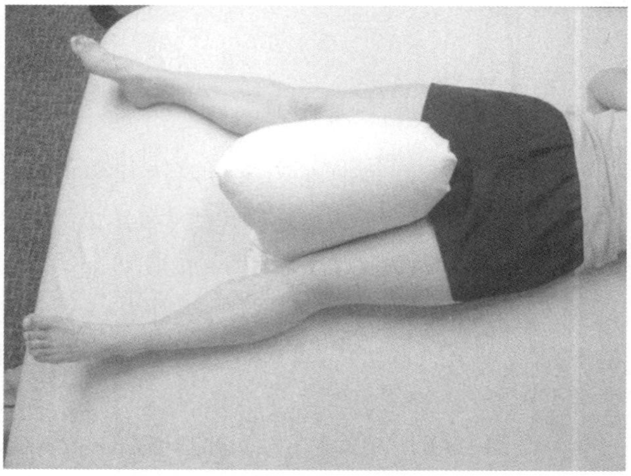

图25-31 仰卧位时下肢间垫枕,以维持髋关节外展。

内收肌腱切断术后康复训练：第一阶段(第1~2天)

目标

- 控制术后疼痛/肿胀/痉挛
- 仰卧位被动完全外展髋关节
- 监护人在患儿仰卧位行轻柔的被动和主动辅助髋关节外展
- 早期负重——在适宜器械保护下尽可能站立和行走
- 独立进行家庭训练计划

注意事项

- 康复训练和功能活动中避免加重疼痛
- 避免长时间内收髋关节(侧卧)以维持肌肉长度

专门增加髋关节外展的治疗措施

- 教育患儿/监护人利用体位增加髋关节外展
- 取仰卧/坐位/侧卧位;下肢间垫枕以维持髋关节外展
- 指导监护人在患儿仰卧位进行轻柔的被动和主动辅助髋关节外展(图25-32)
- 在适宜器械的保护下进行步态训练。指导患儿/监护人在站立时双足分开以获得稳定支撑

晋级标准

- 术后1~2天出院
- 取决于术前功能水平

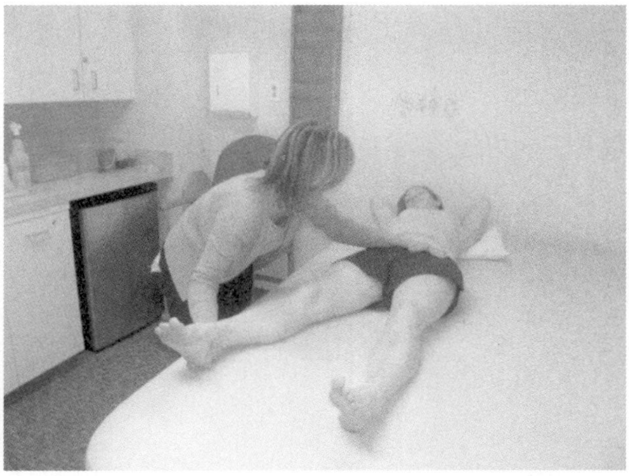

图25-32　仰卧位，固定骨盆后被动练习髋关节外展。

动髋关节安全外展范围。在被动髋关节安全外展活动时，理疗师指导监护人以一手固定骨盆，同时另一手外展对侧髋关节。应当强调对家庭训练计划的依从性以及早期负重/行走。

内收肌腱切断术后康复：第二阶段（第3天~6周）

在此期中，强调站立和行走，以促进髋关节外展活动，使患儿能够在静态站立时保持骨盆的水平位置，在行走时双足可足够支撑。一般脑瘫患儿外展肌无力，内收肌的过分无力会在行走时导致躯干和骨盆侧方摆动[21]。因而需要注意，应该获得髋外展肌和内收肌间肌力的平衡，以增加行走时骨盆的稳定性和对步态的控制。理疗师应当观察患儿是否利用代偿功能来弥补肌肉动员不足和力量软弱。此期的治疗目标是改善整体功能和运动质量。依据评估结果提高家庭训练计划的要求。

注意事项

脑瘫患儿常不能单独运动某一肌肉，导致

内收肌腱切断术后的康复训练：第二阶段（第3天~6周）

目标

- 促进/保持在仰卧位髋关节完全被动和主动外展活动
- 在新的外展角度内锻炼外展肌力
- 在髋内收肌和外展肌间建立平衡
- 在站立/步态站立相/单肢站立时改善外展肌的控制
- 独立进行家庭训练计划

注意事项

- 治疗锻炼和功能活动中避免带来疼痛
- 避免长时间髋关节内收（侧卧，坐位）

增加髋关节外展的治疗措施

- 仰卧位主动外展髋关节
- 侧卧位主动/主动辅助髋关节外展
- 贝壳样运动（图25-33A，B）
- 跨骑垫枕由坐改为站
- 辅助单腿站立
- 站立时主动外展髋关节（图25-34）
- 辅助下侧方迈步/移动
- 如果可能可在踏车上侧身行走
- 侧身上下台阶

晋级标准

- 取决于术前的功能水平
- 恢复到术前康复治疗

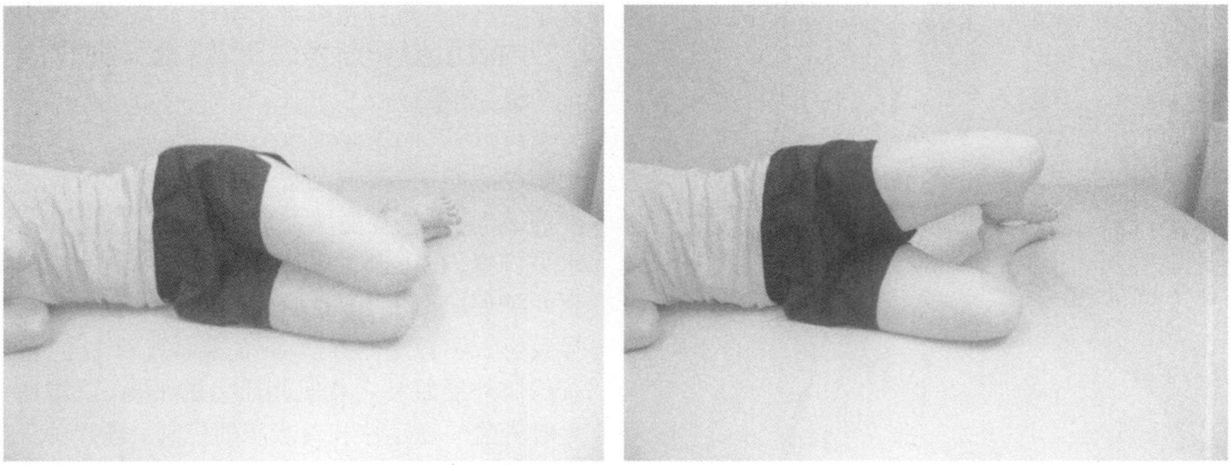
A B
图25-33 贝壳样运动。

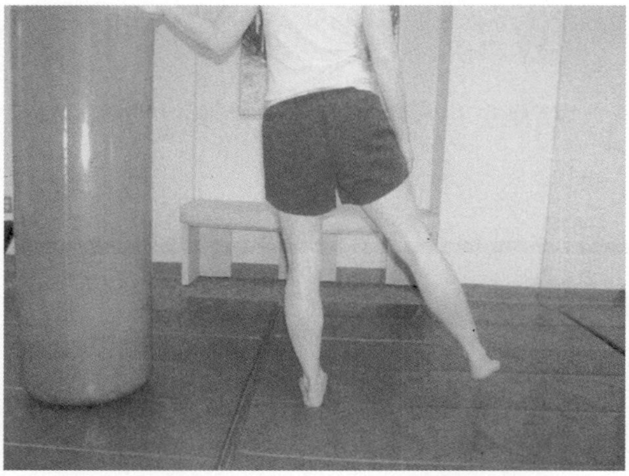
图25-34 站立位主动外展髋关节。

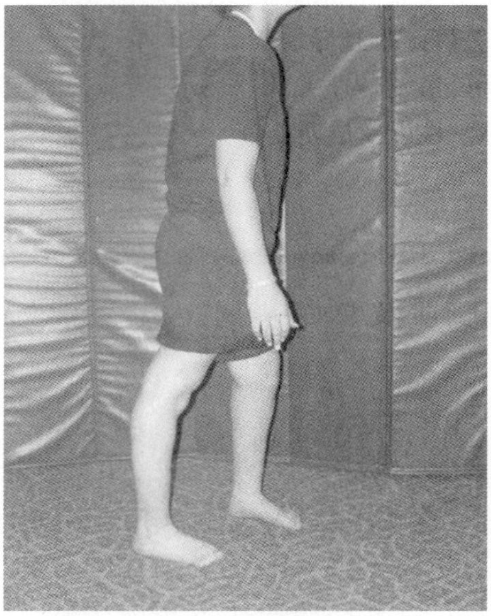
图25-35 13岁女孩，僵硬膝步态。

锻炼和功能活动中代偿性运动模式和协同模式。在内收肌腱切断术后康复时，理疗师应当注意患儿在髋关节外展活动时骨盆和髋关节能否保持中立位，因为在此动作时常出现代偿性髋关节屈曲或提拉骨盆。步态训练重点强调在双足站立和单肢站立时冠状面骨盆保持中立位。内收肌在步态中防止髋关节过度外展，稳定髋关节，使屈髋肌与伸髋肌更有效率[4]。因而需要对内收肌和外展肌均进行锻炼才能整体提高步态和运动质量。

股直肌转移术

在脑瘫患儿，股四头肌痉挛会导致摆动相时股直肌持续活跃（有时整个步态周期均活跃），这限制了摆动相膝关节屈曲以及随后的足离地，使跨台阶困难[29-31]。功能上患儿表现为僵硬膝步态，抬腿跨越路边基石或楼梯能力下降，经常足趾拖地（图25-35）。患儿鞋底通常在足趾部分磨损明显。股直肌远端转移是治疗脑瘫僵硬膝畸形的一种常用的术式。将股直肌远端转移至膝关节轴线后方，缝合至股薄肌或半腱肌可改善摆动相时膝关节屈曲[4,29]。

此外，在脑瘫患儿可能会同时存在股直肌和腘绳肌挛缩，导致膝关节的活动范围小于正常的80%[4]。因而股直肌远端转移常与腘绳肌延长同时进行[30,32,33]。在膝蹲伏步态患儿，若仅延长腘绳肌以改善膝关节伸直，但股直肌仍痉挛（摆动相时活跃），则术后会产生僵硬膝步态[30,31,33]。术前步态分析很重要，可评估股直肌活动方式和摆动相时最大膝关节屈曲角度。正常情况下，股直肌在摆动相末期与其他股四头肌一起收缩以准备负重[30,31]。临床上可以应用Duncan Ely试验检查有无股直肌紧张或挛缩（图25–36）[14]。

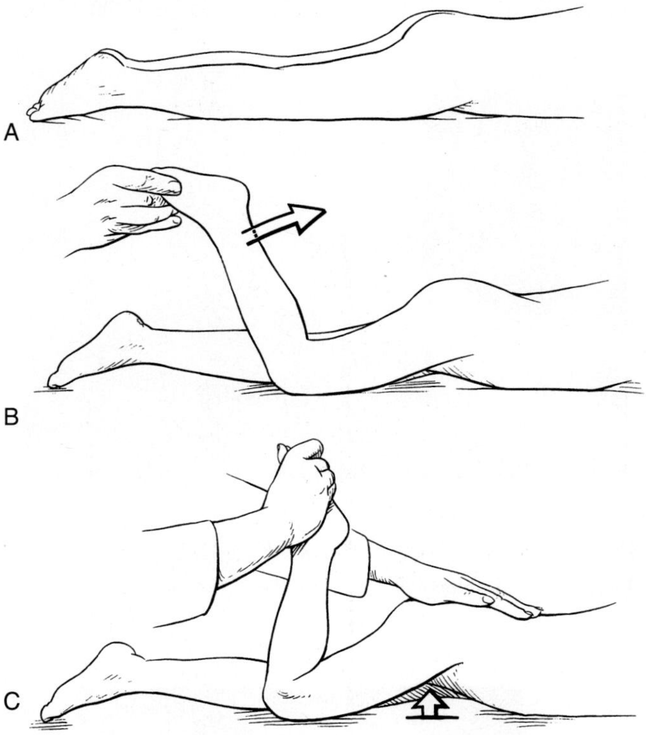

图25–36　Duncan Ely 试验。**A**，患儿俯卧位检查。**B**，被动屈曲膝关节。**C**，若同侧臀部抬起，则试验阳性，提示股直肌痉挛。(*From Herring, J.A.* Tachdjian's Pediatric Orthopaedics, *3rd ed. WB Saunders, Philadelphia, 2002, p.1172, with permission.*)

股直肌转移的手术指征是：

- 僵硬膝步态（摆动相膝关节屈曲减小）且Dun-can Ely试验阳性[3,32]；
- 三维步态分析和肌电图证实足离地障碍以及股直肌在摆动相收缩[32]。

手术概述

股直肌是股四头肌的一部分，为主要的伸膝肌。股直肌起于两头：直头起于髂前下棘，返折头起于髋臼上缘[26]。肌纤维交会于髌骨经股四头肌腱，抵止于胫骨结节（图25–37）[27]。因而股直肌为一跨越两关节的肌肉，既作用于髋关节也作用于膝关节。在屈曲膝关节时，股直肌为有效的屈髋肌，因为此范围适宜肌肉收缩。反过来，伸髋时，股直肌为有效的伸膝肌[26]。

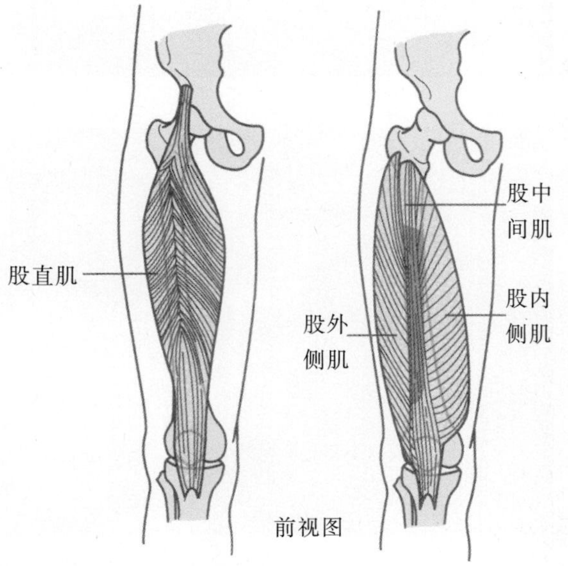

图25–37　股四头肌解剖。(*From Daniels, L., Worthingham, C.* Muscle Testing: Techniques of Manual Examination, *4th ed. WB Saunders, Philadelphia, 1980, p. 207, with permission.*)

股直肌转移术采用仰卧位。大腿中和远1/3前缘做纵向切口，切口向远端延长。辨认股四头肌腱，将股直肌腱与股内侧肌腱和股外侧肌腱分离。同时将股直肌腱与股中间肌分离。其后，将股直肌腱从髌骨抵止处分离，注意不要进入关节。此时将扁平的肌腱缝合为圆形，形如典型的肌腱。将肌腱经皮下隧道从前面引至后方，缝合于半腱肌或股薄肌，通过改变肌腱的抵止点使股直肌成为屈膝肌[10,19,34]。术后屈膝15°~20°固定（图25–38）[10]。

康复概述

股直肌转移术后康复治疗是为了术后早期被动和主动增加膝关节的活动范围。在术后早期，患儿可能存在明显的肌肉痉挛。在行走时使用固定支具，因为股四头肌无力以及站立相时维

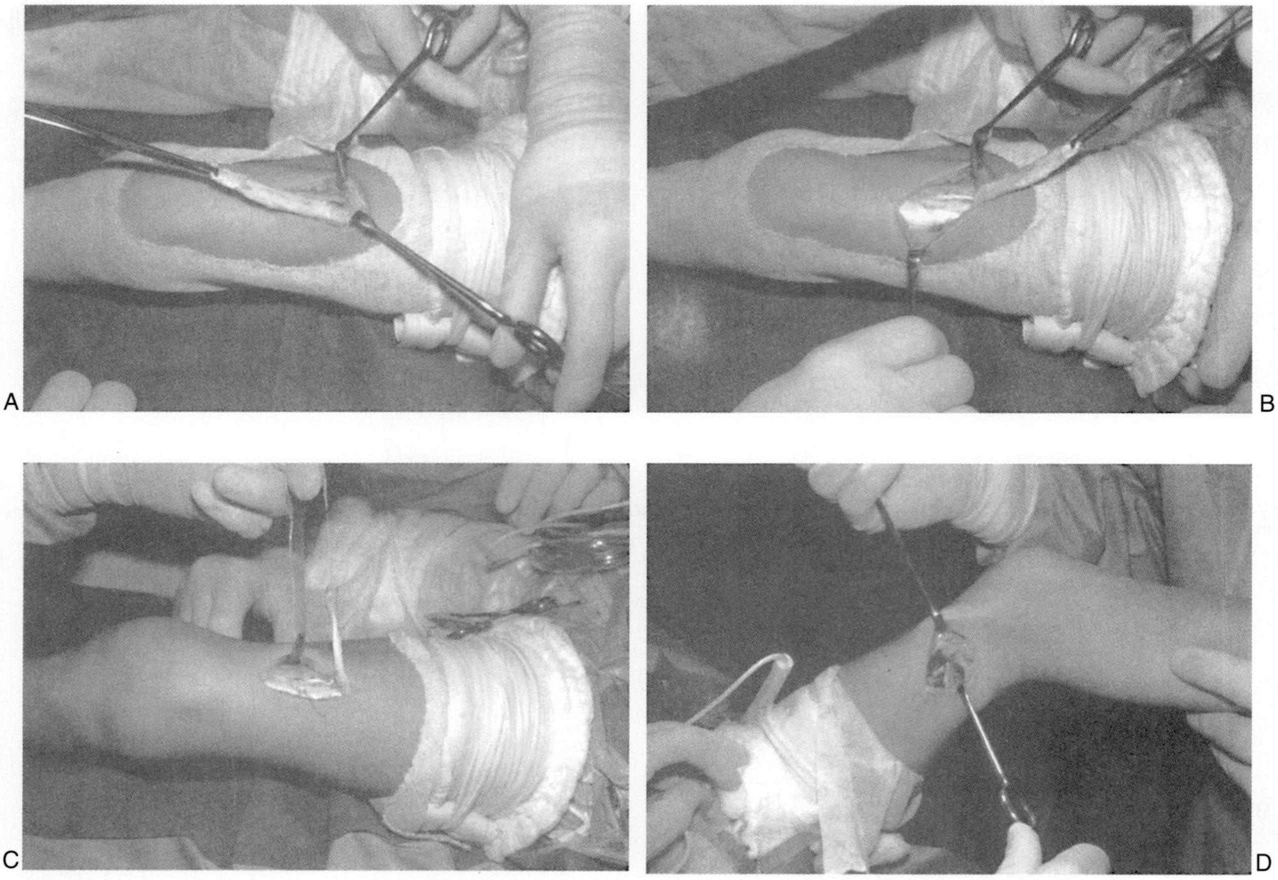

图25-38 股直肌转移术。**A**和**B**,将股直肌从髌骨抵止处松解,并与其他股四头肌腱分离。**C**,将肌腱缝合为圆形,准备转移。**D**,肌腱经皮下隧道转移缝合于半腱肌或股薄肌。(*Courtesy of Dr. Leon Root, New York.*)

持膝关节伸直能力下降(图25-39)。根据患儿在步态中伸直膝关节的能力,理疗师将会在行走时去掉固定支具。理疗师应当重点强调对转移后的肌肉的神经肌肉再训练,利用其新的功能辅助平地行走时膝关节屈曲以及跨越台阶。康复中应当结合传统的理疗和促进神经发育的训练,以改进关节活动范围和肌力。在功能活动中逐步增加肌力锻炼。在股直肌转移术后康复中患儿及其家庭一定要积极参与,以优化通过手术获得的膝关节运动。

术前注意

术前期对于决定是否行股直肌转移术至关重要。应该向外科医生提供足够的信息,包括全面的体格检查结果、患儿在步态中屈曲膝关节能力的客观数据以及其爬楼梯或迈台阶的能力。患儿需

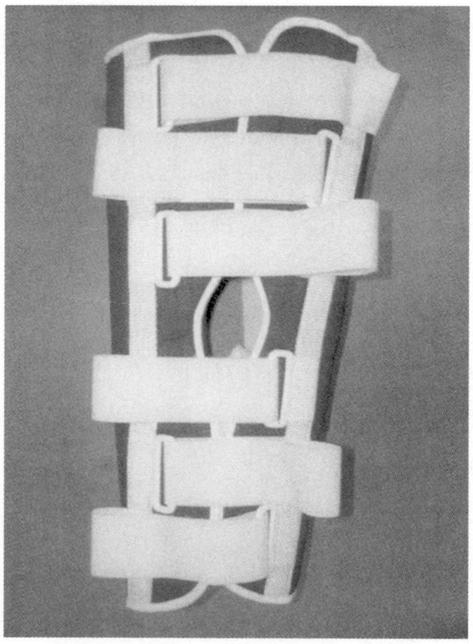

图25-39 在髋关节和踝关节之间围绕固定支具以维持膝关节伸直位置。

要做三维步态分析以及肌电图检查，以便判断膝关节活动范围以及在摆动相时股直肌活跃情况。临床检查以及步态分析结果对于帮助外科医生决定是否行股直肌转移术有重大价值。在股直肌转移术前无特殊的治疗计划。

术后康复

术后第一天患儿卧床休息，从第二天开始康复训练。股直肌转移术后，肌肉痉挛非常常见。患儿和监护人应该认识到这一点，医生将会给予适当的止痛解痉药物。早期开始膝关节活动范围训练很重要，包括屈曲和伸直。如前所述，股直肌转移术时常同时行腘绳肌延长。因为术后站立相时膝关节屈曲，患儿在行走时需要固定支具以维持站立相膝关节伸直。坐位时鼓励患儿去除支具以允许膝关节屈曲。

股直肌转移术后康复：第一阶段(第2~3天)

股直肌术后康复：第一阶段(第2~3天)

目标

- 控制术后痉挛，这在股直肌转移术后很常见
- 控制术后疼痛和肿胀
- 改善膝关节被动伸直范围和主动辅助屈曲范围
- 坐位时逐步将膝关节屈曲至45°
- 利用固定支具和适宜器械早期负重和行走
- 指导监护人开展独立的家庭训练计划
  - 坐位时膝关节活动范围练习(被动伸直膝关节、主动辅助屈曲膝关节)
  - 轻柔地被动直腿抬高
  - 姿势——不要长期处于屈曲位或伸直位
  - 踝泵
  - 在适宜的器械和固定支具保护下尽可能行走

注意事项

- 避免长时间膝关节屈曲(坐)或伸直
- 康复训练和功能活动中避免加重疼痛
- 观察固定支具的使用情况：是否正确使用，是否合适，能否耐受，有无刺激
- 观察手术切口有无颜色变化/肿胀/裂开/引流
- 夜间使用固定支具持续6周

治疗措施

- 姿势，如前所述
- 训练患儿行走时在站立相膝关节伸直
- 在仰卧和坐位时被动伸直膝关节
- 坐在床边，主动辅助膝关节屈曲，目标是膝关节屈曲45°
- 踝泵
- 在能耐受的程度内，带固定支具和适宜器械练习行走，重点训练步态质量、摆动相膝关节屈曲和站立相膝关节伸直

晋级标准

- 根据患儿术后疼痛和痉挛的恢复情况，一般术后第三天出院
- 主动辅助膝关节屈曲至45°
- 仰卧位能被动伸直膝关节
- 取决于术前的功能水平

在康复的第一阶段鼓励患儿和监护人主动辅助屈曲膝关节、被动伸直膝关节。患儿行主动辅助膝关节活动训练很重要，这可练习股直肌在新的位置的屈曲功能(图25-40)。若患儿未同时行骨性手术，术后第二天在固定支具和器械保护下开始行走、负重。

注意事项

在股直肌转移术后第一阶段康复中，理疗师需要注意患儿术后痉挛是否明显，尤其在屈曲膝关节时。理疗师和监护人在膝关节功能锻炼时需要小心操作，避免运动带来疼痛。冰袋可能使患儿感到舒适。被动关节活动需要轻柔、缓慢。深呼吸有助于患儿放松。坐位是最适宜缓慢屈曲膝关节的姿势。若患儿坐轮椅，另一种可行的方法为逐步降低小腿支持垫，以逐步增加膝关节屈曲范围。术后早期主动辅助膝关节屈曲训练非常重要，这样才能获得良好的效果。

股直肌转移术后康复：第二阶段(第4~14天)

患儿术后会出现站立和行走时膝关节屈曲延滞。使用固定支具，直到患儿在站立和行走时能维持足够的膝关节伸直为止。康复治疗重点强调主动辅助膝关节屈曲和被动膝关节伸直练习，以及在站立和行走时膝关节伸直的能力及股四头肌和腘绳肌协同收缩稳定膝关节的能力。在下一个康复期中还需强调核心肌肉的控制以及躯干/腹肌力量的练习。

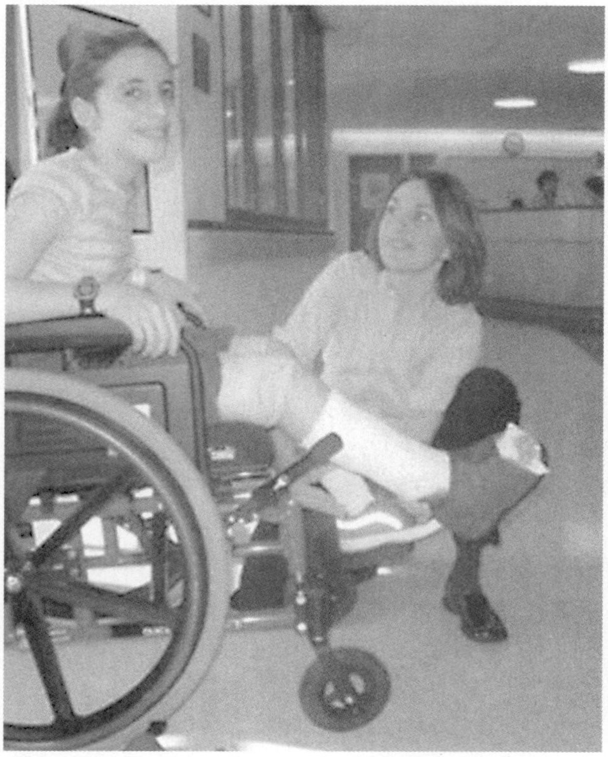

图25-40　12岁患儿，脑瘫，行下肢多处手术，包括双侧股直肌转移术。理疗师和患儿正在行膝关节活动范围训练。

注意事项

股直肌转移术后的一个常见问题是步态中膝关节活动不完全和不平滑。因为脑瘫患儿的关节趋于中间位置，因而改善步态中膝关节屈曲和伸直范围至关重要。此期的治疗方法和目标需要个体化，并依据患儿的改善情况和功能水平不断更新。

股直肌转移术后的康复：第三阶段(第2~6周)

在此期中仍需练习膝关节活动范围。在第三阶段末，患儿应该能被动地完全屈曲和伸直膝关节，理疗师要继续训练，使膝关节能主动单独或在行走时伸屈膝关节。同时还需要利用开放或闭合的铰链训练锻炼下肢肌力以提高功能水平。训练患儿在摆动相时膝关节屈曲以及站立相时膝关节伸直很重要，以使步态接近正常。

注意事项

股直肌转移术后的常见问题为站立相时膝关节不能完全伸直(或)摆动相时膝关节屈曲减少。在前一种情况，重点训练股四头肌力。对于摆动相屈曲减少的患儿，康复时重点训练屈膝力量和时

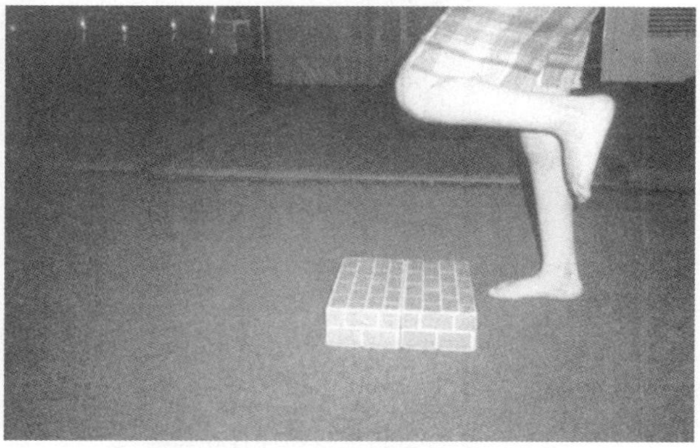

图25-41　脑瘫患儿，行双侧股直肌转移术。患儿在进行跨越方块练习，以增加膝关节屈曲功能。

股直肌转移术后康复：第二阶段（第4~14天）

目标

- 控制术后痉挛，股直肌转移术后肌肉痉挛常见
- 控制术后疼痛和肿胀
- 术后1~2周在清醒时去除固定支具
- 强调膝关节被动伸直与主动辅助屈曲
- 坐位时膝关节屈曲至90°
- 在适宜器械保护下逐渐行走，并开始去除固定支具
- 可能的话，在行走时去除固定支具，主动伸直膝关节
- 独立进行家庭训练计划
  - 避免膝关节长期屈曲或伸直的姿势
  - 膝关节活动范围练习——主动辅助屈曲，被动伸直
  - 轻柔地被动直腿抬高
  - 股四头肌练习
  - 仰卧位时辅助跟骨滑动
  - 在适宜器械保护下尽可能行走

注意事项

- 避免膝关节长期屈曲（坐位）或伸直
- 康复训练或功能活动中避免导致疼痛
- 观察固定支具的使用情况，是否正确使用，是否合适，能否耐受，有无刺激
- 观察手术切口有无颜色变化/肿胀/裂开/引流
- 夜间使用固定支具持续6周

治疗措施

- 步态训练：改善站立相膝关节伸直、摆动相膝关节屈曲，改善腘绳肌和股四头肌协同收缩，稳定膝关节的能力
- 主动辅助膝关节屈曲练习，以期获得主动膝关节屈曲功能
- 坐位时被动伸直膝关节
- 踝泵，股四头肌训练，被动直腿抬高
- 在固定支具和适宜器械保护下增加行走，锻炼耐力

晋级标准

- 能主动屈曲膝关节达90°
- 在站立时主动伸直膝关节的能力很重要。患儿能够在站立时完全伸直膝关节后可去除固定支具。若站立时仍有屈曲，则需继续使用支具
- 取决于术前功能水平

间，以使下肢可抬起前迈或跨越障碍（图25-41）。

股直肌转移术后康复：Ⅳ期（术后6~14周）

此期的康复治疗依据评估结果而采用相应的治疗。

由理疗师判断哪些患儿能够进展到此期。因为脑瘫患儿的功能水平各不相同，一部分患儿可能永远达不到此期。

注意事项

重点训练步态质量。此时应进行步态分析，以评估术后获得了哪些功能改善。理疗师需要评估

股直肌转移术后康复：第三阶段（第2~6周）

目标

- 在术后2周患儿清醒时停用固定支具
- 术后6周时夜间停用固定支具
- 增加膝关节被动与主动屈曲范围
- 促进并维持膝关节被动伸直与主动伸直
- 增加下肢肌力
- 改善摆动相时足离地功能
- 功能允许时恢复爬楼梯和跨越障碍训练

注意事项

- 康复训练和功能活动中避免导致疼痛
- 观察固定支具的使用情况，是否正确使用，是否合适，能否耐受，有无刺激
- 观察手术切口有无颜色变化/肿胀/裂开/引流
- 夜间带固定支具6周以维持膝关节伸直

治疗措施

- 坐位时主动屈曲膝关节
- 俯卧位时主动/主动辅助膝关节屈曲
- 在保护下练习站立，锻炼股四头肌和腘绳肌的协同收缩
- 练习站立时膝关节屈曲（如抬腿、跨越小障碍物）
- 锻炼股四头肌向心性收缩和等长收缩
- 在康复协助下练习由坐至站以及由站至坐的体位变换
- 练习蹲伏
- 上楼梯训练并逐渐开始下楼梯训练
- 踏车/步态训练
- 站立时体重转移，练习单腿负重——强调控制膝关节
- 根据评估结果继续进行家庭训练计划

晋级标准

- 取决于术前功能水平
- 步态中站立相时伸直膝关节的能力
- 摆动相时屈曲膝关节的能力
- 术后6周开始夜间停用固定支具

膝关节活动范围以及在特定周期中的肌肉活动情况，并依据这些结果修订康复治疗计划。

腘绳肌延长术

因为腘绳肌痉挛或紧张，许多脑瘫患儿表现为膝关节屈曲畸形。膝关节屈曲畸形可以是固定性关节囊挛缩，但临床所见多为单纯的腘绳肌痉挛或紧张[4]。在正常的步态中，在摆动相末期，腘绳肌离心性收缩以对前屈的下肢减速[35]。在能行走的患儿，腘绳肌在整个站立相均活跃，因而导致站立相膝关节屈曲以及摆动相时步幅减小[35]。此外，膝关节屈曲畸形常伴有髋关节屈曲挛缩，因而呈现蹲伏步态（图25-19）[4]。若脑瘫患儿在站立相中期膝关节屈曲，则股四头肌需要做更多的功以防止膝关节支撑不住。表现此类蹲伏步态的患儿行走耐力下降，能量消耗增加[35]。蹲伏步态行走还会增加膝关节应力，这可导致疼痛和晚期退行性改变。在大多数痉挛型截瘫患儿，一旦步态中出现膝关节屈曲畸形，畸形将会随时间推移加重，并最终影响行走功能[35]。

股直肌转移术后康复：第四阶段（6~14周）

目标

- 促进单肢站立相股四头肌和腘绳肌的协同收缩
- 改善腘绳肌离心收缩以利于摆动相减速
- 改善股四头肌的离心收缩功能，以利于功能活动（下楼梯，坐下）
- 增加肌力
- 继续改善步态质量
- 恢复到或超过术前功能水平

注意事项

- 康复锻炼和功能活动中避免导致疼痛

治疗措施

- 爬楼梯增加膝关节屈曲，单肢站立改善协同收缩
- 摆动相活动
- 由站立位坐下训练股四头肌的离心性收缩
- 增加整体体育活动
- 扶墙蹲伏
- 抬腿/跨越
- 跨越楼梯，训练离心收缩
- 踏车行走
- 固定的自行车训练
- 步态训练
- 家庭训练计划：依据评估结果

晋级标准

- 取决于术前功能水平
- 步态摆动相时屈曲膝关节的能力以及初始触地时足跟着地的能力
- 回复到术前康复治疗

临床上，可通过直腿抬高（图25-42）或测量腘角（图25-43）来检查腘绳肌是否紧张。直腿抬高时膝关节活动范围为90°，屈髋90°时，正常腘角应该

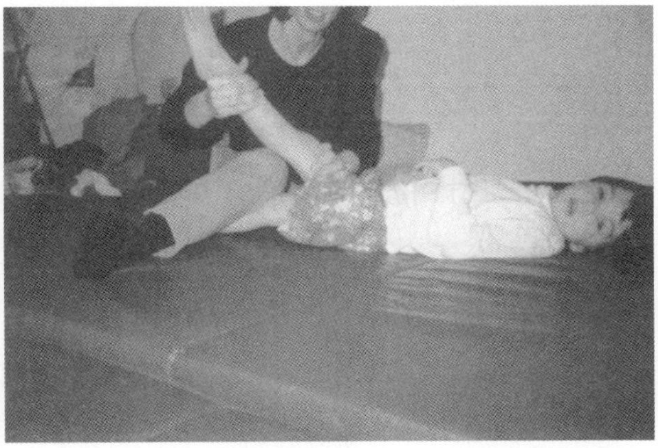

图25-42　行直腿抬高以检查腘绳肌紧张情况。

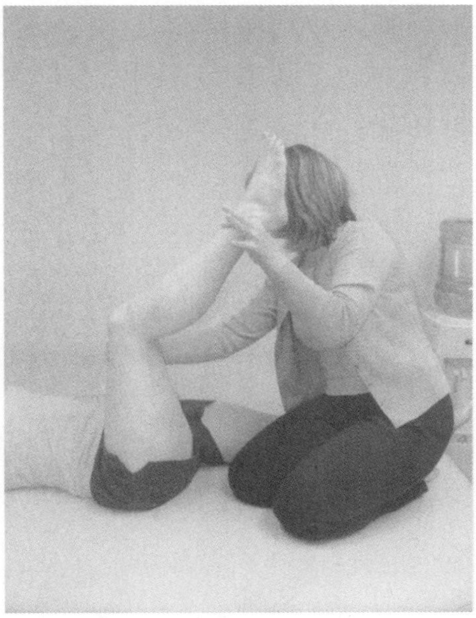

图25-43　测量腘角以评估腘绳肌紧张情况。

为伸膝180°[14,21]。术前步态分析有助于决定是否手术，因为它可帮助判断不同步态周期中腘绳肌的活跃情况。它还提供了步态中膝关节的活动范围。

腘绳肌延长的手术指征是：

- 行走时站立相膝关节屈曲超过15°[6,21]；
- 步幅减小[10]；
- 直腿抬高小于70°或腘角小于135°[4]；
- 不能行走患儿或行走功能受限患儿搬运膝关节疼痛[9]；
- 骨盆后倾增加，导致姿态排列异常和(或)不能坐直[6,10]。

手术概述

膝关节的主要屈肌为腘绳肌。腘绳肌由股二头肌、半腱肌和半膜肌构成。辅助屈膝的肌肉为腘肌、缝匠肌、股薄肌和腓肠肌[27]。股二头肌长头起于坐骨结节的远端内侧面以及骶结节韧带的下方。股二头肌短头起于股骨粗线外唇以及股骨外髁。两头的肌腱均抵止于腓骨头以及胫骨外髁[27]。半腱肌起于坐骨结节，抵止于胫骨前内面近端。半膜肌起于坐骨结节，抵止于胫骨内髁后内侧水平沟以及股骨外髁后方(图25-44)[27]。

内侧腘绳肌为最紧张的肌群，所以一般先松

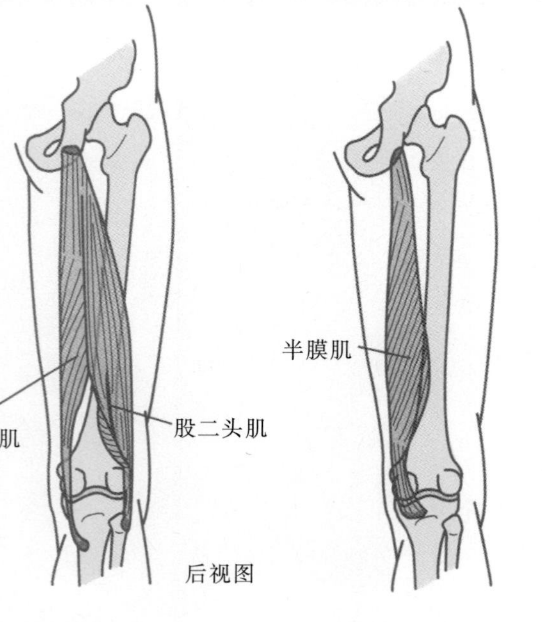

图25-44 腘绳肌的解剖。(*From Daniels, L., Worthingham, C.* Muscle Testing: Techniques of Manual Examination, *4th ed. WB Saunders, Philadelphia, 1980, p.202, with permission.*)

解内侧腘绳肌[4]。可在仰卧位或俯卧位下行腘绳肌延长术[10]。内侧腘绳肌松解时单平面或双平面切断半膜肌腱膜，切断或腱性延长半腱肌和股薄肌。若内侧松解后不能获得足够的活动范围，则行外侧

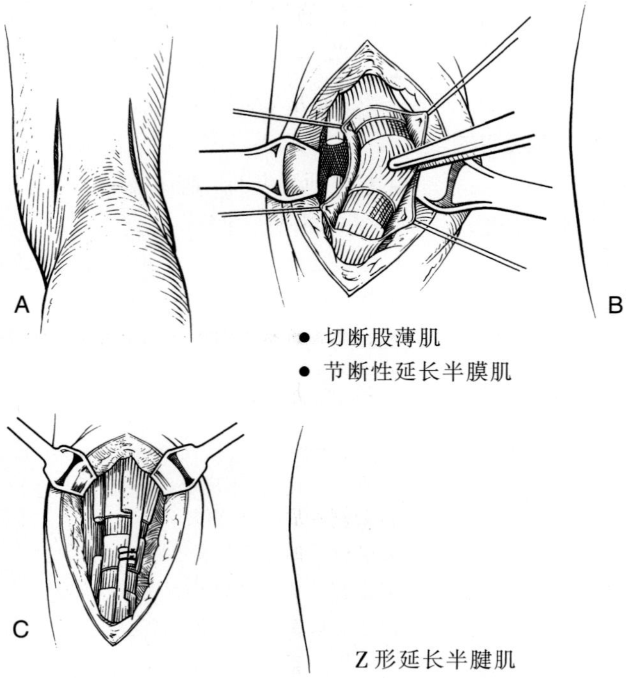

图25-45 腘绳肌延长手术图示。**A**，采用两纵行切口显露腘绳肌。**B**，切断股薄肌，切断半膜肌腱膜。**C**，半腱肌可单纯切断或Z形延长。(*From Herring, J.A.* Tachdjian's Pediatric Orthopaedics, *3rd ed. WB Saunders, Philadelphia, 2002, p.1171, with permission.*)

松解、腱膜切断延长股二头肌(图25-45)[4,10,19]。

有时行腘绳肌近端延长。但结果显示行此手术后因屈髋肌相对活跃导致腰椎前凸增加，而腘绳肌远端仍紧张[4]。

康复概述

腘绳肌延长术后康复是为了在各个位置下能维持并使用延长后的腘绳肌。在术后初期，患儿在行走和睡眠时需要固定支具以维持膝关节伸直。根据患儿在站立相伸直膝关节的能力，逐步在行走时减少应用固定支具。此外，康复训练还应强调训练坐位时骨盆竖直以及行走时增加步幅。术后早期开始膝关节活动范围训练和在器械保护下行

走，随着肌力增加，逐步提高各种活动。

术前注意

手术前要判断脑瘫患儿最适宜哪种治疗，医生必须首先判断出患儿的主要功能障碍以及障碍的原因。但对于大多数脑瘫患儿，此判断很困难，因为患儿的畸形不是单一畸形而是多种问题的混合，要改进这种动态的畸形，需要对各个畸形进行辨认并加以解决[35]。在下肢的生物力学中，膝关节为枢纽。在考虑行腘绳肌延长时，需要对髋关节和膝关节进行仔细检查并评估它们在蹲伏步态中的作用。关节活动范围测量应包括腘角、直腿抬高以及Thomas试验。其他体格检查应包括对运动的功能性和量化评估、步态观察，可能的话行三维步态分析以及肌电图检查。鉴别初始障碍以及继发代偿畸形有助于保证手术结果良好。

在腘绳肌延长术前无特殊的术前治疗计划。

腘绳肌延长术后康复：第一阶段(第1~2天)

术后第一天即开始康复训练。指导患儿和监护人正确摆放姿势以维持腘绳肌长度。一般使用固定支具维持膝关节伸直。术后1~2周内在清醒

腘绳肌延长术后康复：第一阶段(第1~2天)

目标

- 控制术后疼痛/肿胀/痉挛
- 仰卧位时强调姿势，以增加膝关节伸直
- 改善膝关节伸直范围，强调在髋关节屈曲下伸直膝关节
- 维持膝关节屈曲活动(坐和步态)
- 早期负重——在固定支具和适宜器械保护下站立和行走
- 独立开展家庭训练计划
  - 利用姿势维持腘绳肌长度
  - 髋关节和膝关节活动范围训练
  - 轻柔地被动直腿抬高
  - 步态训练

注意事项

- 避免膝关节长时间屈曲(坐)或伸直
- 康复训练和功能活动中避免增加疼痛
- 避免任何姿势下过度牵拉延长的肌腱
- 观察固定支具的使用情况，是否正确使用，是否合适，能否耐受，有无刺激
- 观察手术切口有无颜色变化/肿胀/裂开或引流
- 夜间睡眠时带固定支具持续6周

治疗措施

- 指导患儿/监护人正确姿势，以维持新的肌肉长度
- 仰卧位/坐位时被动伸直膝关节
- 仰卧位/坐位时被动屈曲膝关节
- 踝泵
- 在仰卧位，足跟下垫毛巾卷，以便被动牵伸膝关节
- 对能行走的患儿，指导行走时站立相膝关节伸直

晋级标准

- 一般在术后1~2天患儿即可出院
- 取决于术前功能水平
- 出院后，患儿可恢复术前上肢的康复训练以及近端核心肌力训练

时穿戴固定支具。在轻柔地被动活动膝关节、髋关节以及白天短期坐位时去除固定支具。若未同时行骨性手术，则术后第一天即可在固定支具和适宜器械保护下开始负重。行走时使用支具，直到站立相时有维持膝关节伸直的能力（图25-46）为止。

患儿一般术后1或2天出院。根据外科医生的建议，患儿术后1～6周夜间应穿戴固定支具。

注意事项

在第一阶段，理疗师应该注意患儿坐位时的骨盆位置。因为术后1~2周内清醒时患儿需要带固定支具，需要向患儿和监护人强调坐位时要保持骨盆竖直。腘绳肌为跨越两个关节的肌肉，患儿趋于后倾骨盆，以致腘绳肌变短。带固定支具膝关节伸直时保持骨盆中立位有助于腘绳肌在两个关节均延长。在行走时使用固定支具，直到有足够的能力在站立相可维持膝关节伸直。

腘绳肌延长术后的康复：第二阶段（第2天~2周）

在此期中，理疗重点在于改善髋关节和膝关节的活动范围，改善软组织弹性以及延长腘绳肌，增加肌力，优化步态与功能。此期中患儿清醒时可停用固定支具。但在步态训练和夜间仍需支

腘绳肌延长术后康复：第二阶段（第2天~2周）

目标

- 控制术后疼痛/肿胀/痉挛
- 改善膝关节伸直范围，尤其在髋关节屈曲时伸膝
- 改善/维持髋关节伸直，可能需牵拉放松屈髋肌
- 仰卧位时强调处于增加膝关节伸直的姿势
- 维持膝关节屈曲功能（坐和步态）
- 站立相锻炼股四头肌伸膝力量，以便去除固定支具
- 在固定支具和器械保护下负重，改善站立和行走
- 独立开展家庭训练计划
    - 如第一阶段，增加仰卧位时足跟滑动

注意事项

- 同第一阶段

治疗措施

- 指导患儿和监护人处于促进膝关节伸直的姿势
- 仰卧位时足跟下垫毛巾卷以被动牵拉膝关节
- 若能行走，训练患儿站立相膝关节伸直状态下行走
- 轻柔地直腿抬高
- 在仰卧位/坐位被动/主动辅助膝关节伸直
- 在仰卧位/坐位被动屈曲膝关节
- 仰卧位足跟滑动下主动辅助髋、膝屈曲
- 若患儿能忍受，开始俯卧位主动辅助膝关节屈曲
- 若需要，被动伸直髋关节，牵拉屈髋肌
- 股四头肌锻炼
- 踝泵
- 恢复术前上肢的康复锻炼以及近端/核心肌肉肌力训练
- 在能忍受的程度内，在固定支具和器械的保护下行走。尤其强调训练步态，在站立相更好地控制伸膝

晋级标准

- 取决于术前功能
- 在步态站立相能伸直膝关节时，提示在行走时可停用固定支具

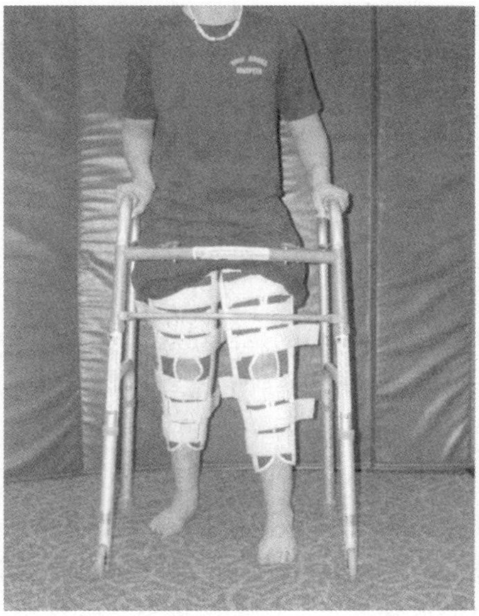

图25-46　患儿行腘绳肌延长术后，在器械辅助下行走时使用固定支具维持膝关节伸直。

具保护。

注意事项

若患儿恢复到旧习惯蹲伏步态,则会发生并发症以及代偿机制。理疗师应该检查有无屈髋肌紧张,如果有应进行牵张锻炼,以防止复发蹲伏步态。因为腘绳肌无力,术后还会发生膝关节反张。第二阶段是锻炼新延长的肌肉力量的适宜时期。

腘绳肌延长术后康复:第三阶段(第2~6周)

此期的治疗根据评估结果因人而异。

注意事项

此期常见的问题为患儿在步态站立相时主动伸膝困难。在行走时需要使用固定支具,直到患儿

腘绳肌延长术后康复:第三阶段(第2~6周)

目标

- 改善/维持膝关节被动与主动伸直功能
- 改善/维持髋关节被动与主动伸直功能
- 清醒时停用固定支具
- 根据患儿在站立相伸直膝关节的能力,行走时逐渐去除固定支具
- 在新的最终活动范围内锻炼股四头肌肌力
- 在活动范围内锻炼腘绳肌肌力
- 恢复到术前的行走状态
- 若功能允许,恢复爬楼梯和跨越障碍训练

注意事项

- 同第一阶段

治疗措施

- 膝关节屈/伸锻炼以及直腿抬高训练
- 股四头肌锻炼
- 俯卧位主动屈膝(图25-47)
- 保护下站立,锻炼股四头肌和腘绳肌的协同收缩
- 在最大活动范围内,股四头肌向心性收缩和等长收缩锻炼肌力
- 在整个活动范围内,腘绳肌向心性收缩和等长收缩,锻炼其肌力
- 强调训练核心肌肉力量和控制力
- 由坐至站立
- 抬腿和爬楼梯
- 继续开展家庭训练计划:根据评估结果调整进度

晋级标准

- 取决于术前功能水平
- 步态中站立相伸直膝关节的能力
- 术后6周夜间停用固定支具

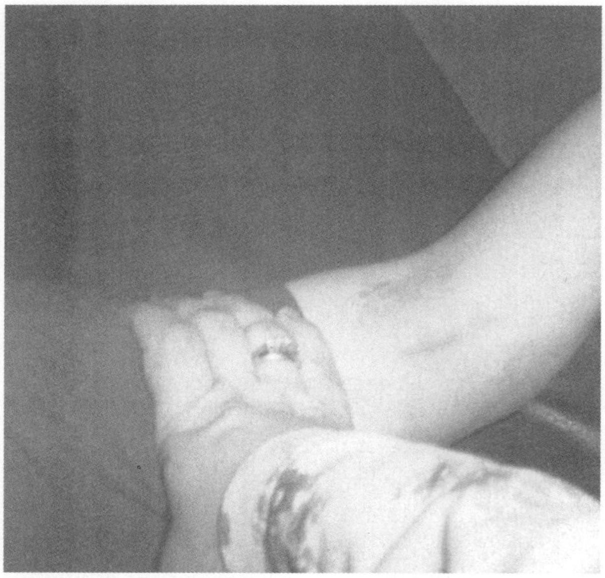
图25-47 患儿行腘绳肌延长术后俯卧位膝关节屈曲训练。

能在站立相主动伸直膝关节为止。

腘绳肌延长术后康复：第四阶段（第6~8周）

不能行走的患儿，术后6周一般不会继续进入第四阶段康复，而是恢复到术前的康复治疗计划，但对于能行走的患儿，将继续进入第四阶段康复。此阶段的康复治疗根据评估结果逐步开展。

注意事项

腘绳肌延长的并发症包括由于腘绳肌无力导致的膝关节反张，或由于腓肠肌紧张，患儿为在站立相中期达到平足而过伸膝关节。仔细全面的体格检查是发现问题所在以及调整适宜治疗方案的

腘绳肌延长术后康复：第四阶段（第6~8周）

对能行走的患儿的目标

- 加强股四头肌和腘绳肌的协同收缩
- 锻炼腘绳肌和股四头肌的向心性和离心性收缩肌力
- 保持或增加膝关节的被动和主动伸直范围
- 保持膝关节被动屈曲范围
- 增加下肢功能性肌力
- 继续改善行走质量
- 恢复到术前康复治疗
- 完全停止使用固定支具

注意事项

- 康复锻炼和功能活动中避免导致疼痛

治疗措施

- 膝关节屈曲/伸直活动训练，直腿抬高训练
- 单腿站立以促进协同收缩
- 摆动相训练改善步幅
- 由坐位改为站立
- 强调核心肌肉力量和控制的练习
- 整体活动锻炼下肢肌力（图25-48A，B）
- 抬腿
- 爬楼梯（图25-49A，B）
- 踏车行走（图25-50）
- 固定的自行车训练
- 家庭训练计划：依据评估结果调整进度

晋级标准

- 取决于术前的功能水平
- 步态中站立相能伸直膝关节

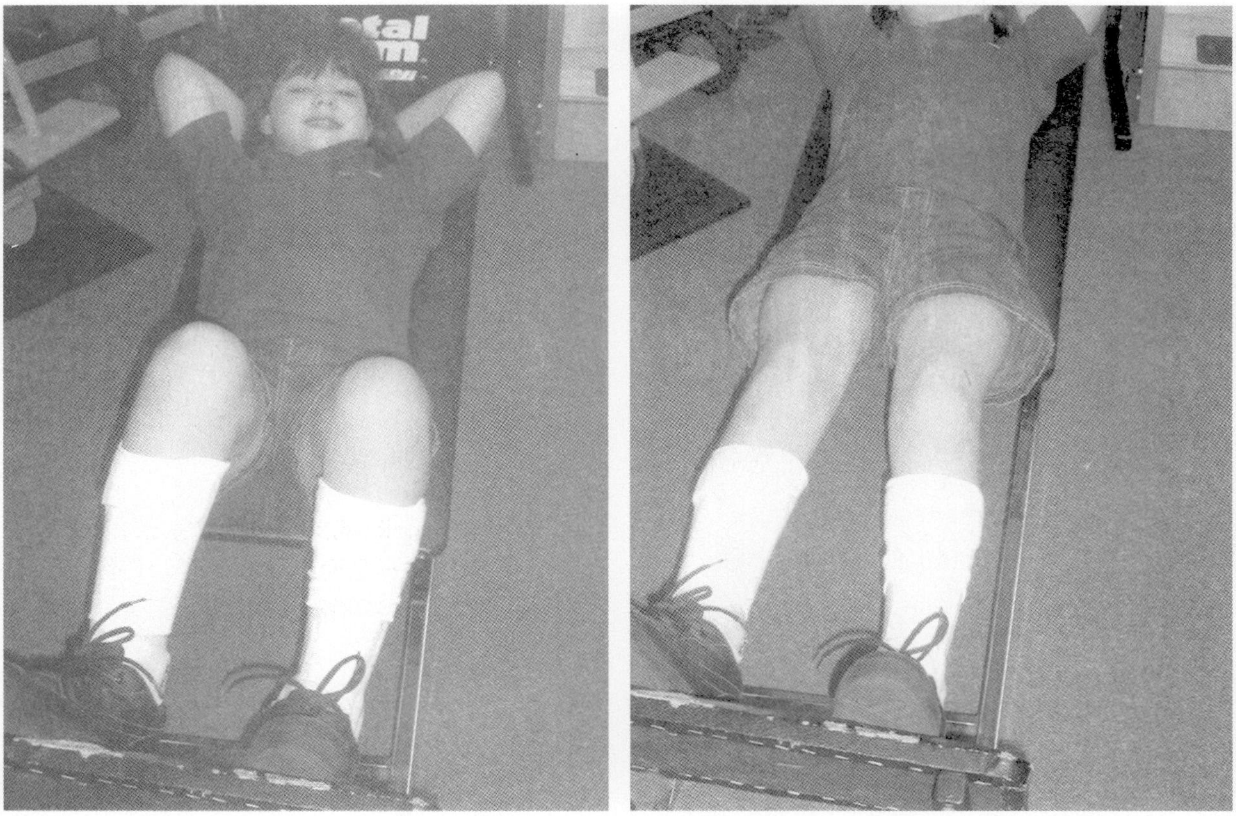

A　B

图25–48　体育锻炼增加下肢肌力。**A**，从膝关节屈曲位伸直，锻炼股四头肌肌力。**B**，从膝关节伸直位屈曲锻炼股四头肌的离心收缩。

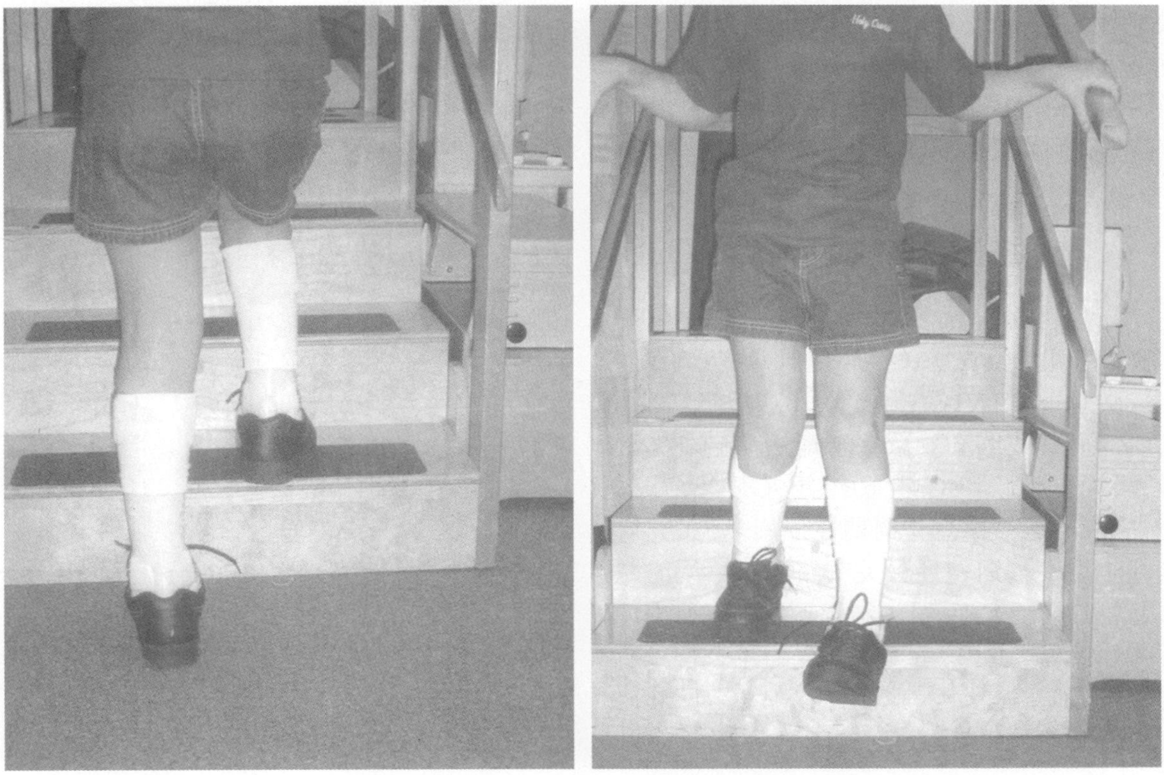

A　B

图25–49　爬楼梯。**A**，患儿上楼梯锻炼下肢肌力。**B**，患儿下楼梯锻炼下肢肌肉的离心收缩。

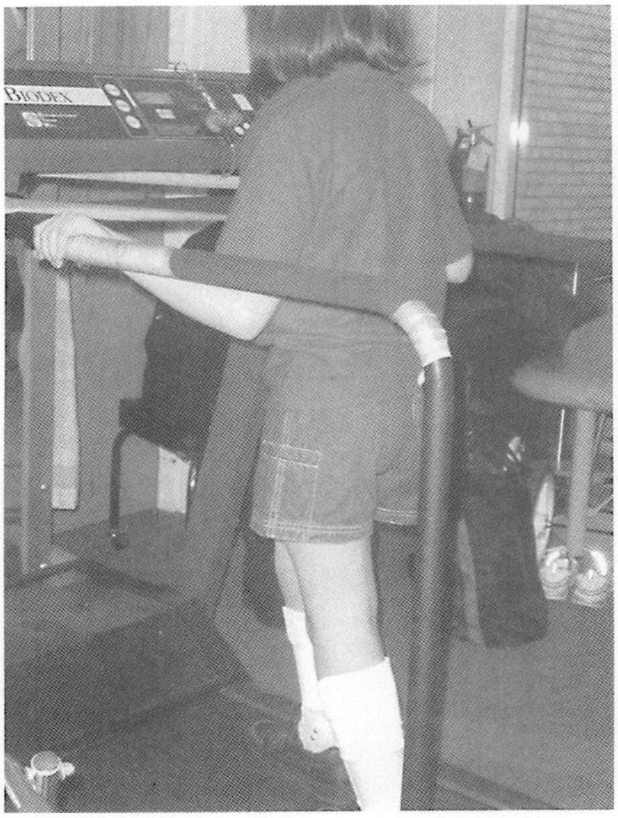

图25-50 踏车为辅助步态的有效器械。理疗师可在步态的特定周期内训练下肢肌肉的时相和顺序。

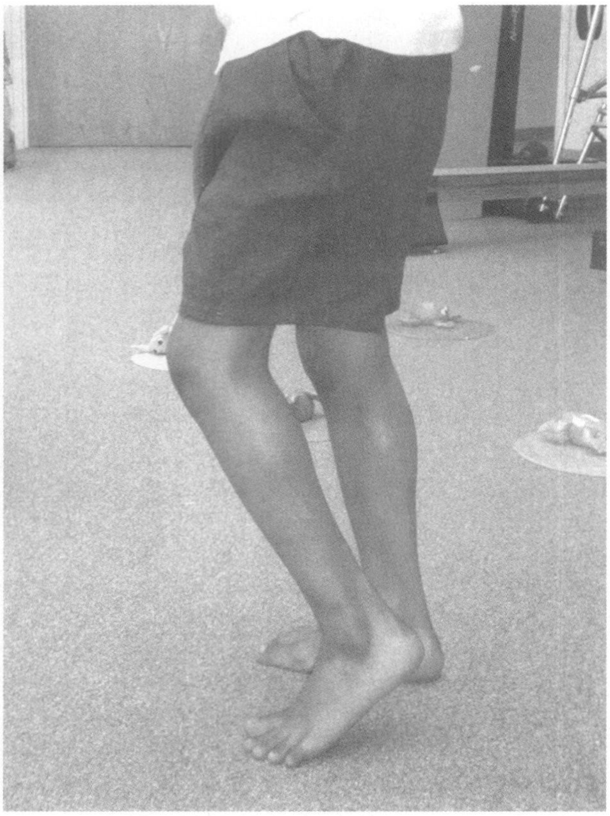

图25-51 患儿马蹄步态。

关键。若出现膝关节反张，在小活动范围内锻炼腘绳肌肌力（如在步态摆动相时或腘绳肌卷曲锻炼时）很有帮助。若腹肌肌力不足或屈髋肌紧张，行腘绳肌近端松解后会导致腰椎前凸增加。理疗师还应监测有无蹲伏步态复发。

跟腱延长术

脑瘫患儿常存在踝关节跖屈肌的痉挛，导致小腿三头肌短缩和马蹄步态（图25-51）[36]。小腿三头肌的异常收缩会导致在功能活动中（如行走时）踝关节不能背屈。步态中，患儿不能足跟先着地，因而不能在站立相周期性伸展[6]。患儿既不能在步态中被动伸展踝关节跖屈肌，同时踝关节背屈肌力量下降，二者结合导致小腿肌肉的正常弹性下降。此外，脑瘫患儿骨骼生长快于肌肉的生长，加重了肌肉的挛缩[6]。踝关节跖屈肌痉挛的患儿以足趾着地行走或表现为足趾-足跟步态。

虽然踝关节马蹄畸形是足趾步态或足趾-跟骨步态的最常见原因，但膝关节过度屈曲也可以是这种步态[35]。若真正的问题为膝关节屈曲痉挛或挛缩而采用跟腱延长术来治疗，则结果必将导致小腿三头肌无力和跟骨步态（图25-52A，B）[35]。已

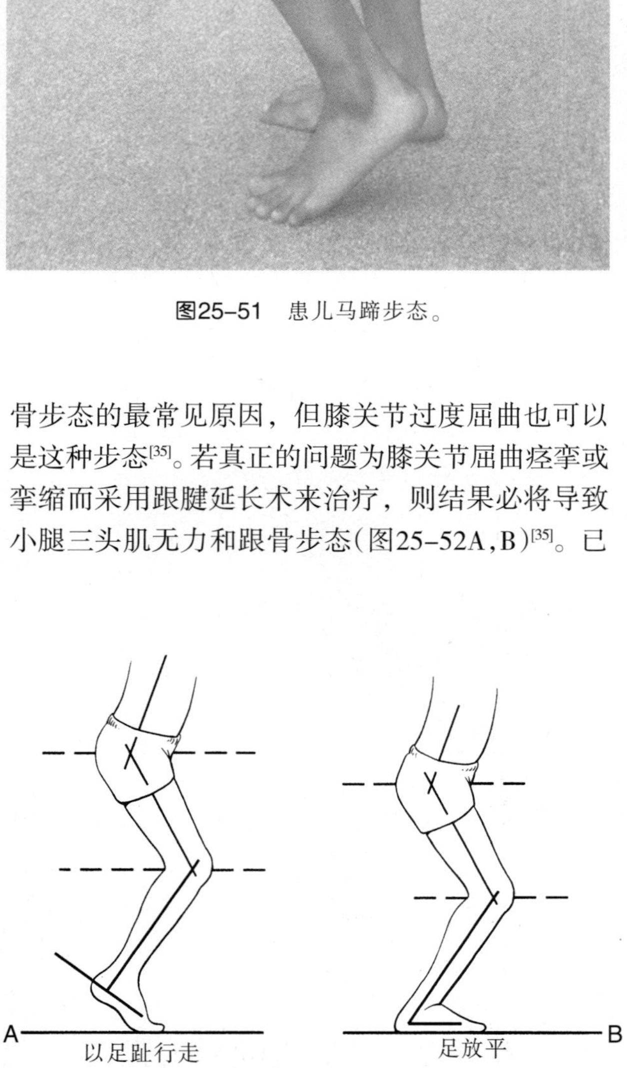

图25-52 **A**，患儿为膝关节蹲伏和足趾-足趾步态。患儿踝关节处于中立位，但为代偿膝关节屈曲以足趾着地行走。**B**，不恰当地行跟腱延长术后，膝关节屈曲未改变，踝关节过度背屈，导致跟骨步态。（*From Herring, J.A.* Tachdjian's Pediatric Orthopaedics, *3rd ed. WB Saunders, Philadelphia, 2002, p.1142, with permission.*）

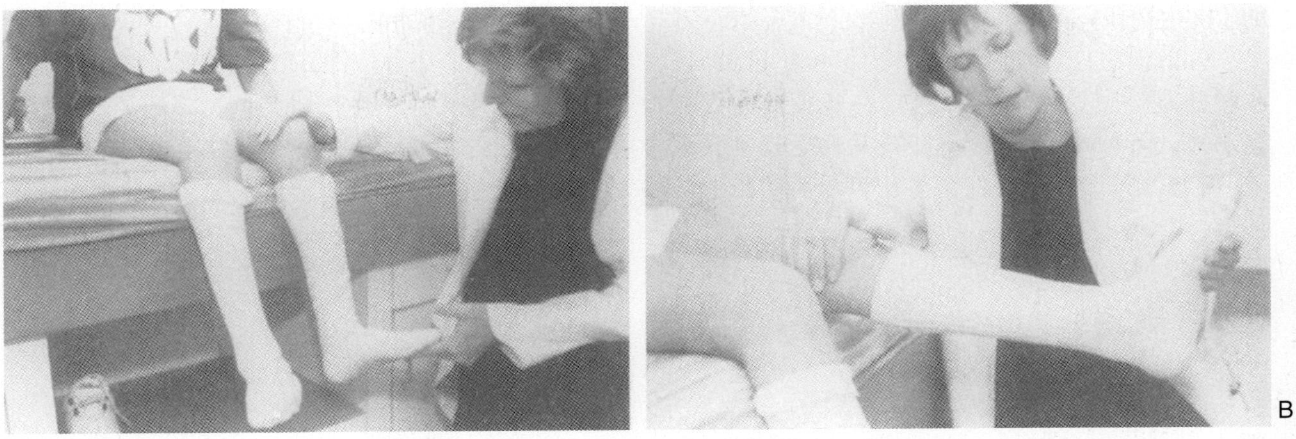

图25-53　Silverskiold 试验。**A**，膝关节屈曲时腓肠肌放松，此时踝关节跖屈为比目鱼肌紧张所致。**B**，膝关节伸直时，可检查腓肠肌是否紧张。（From Herring，J.A. *Tachdjian's Pediatric Orthopaedics*，3rd ed. WB Saunders，Philadelphia，2002，p.1135，with permission.）

有众多文献报道，跟骨步态比中度马蹄畸形更限制功能[6,9,35]。

下肢主要负责踝关节跖屈的肌肉为腓肠肌。此为主要动作肌，在临床检查中常发现比其他肌肉紧张[4]。可采用Silverskiold试验来判断肌肉紧张来自腓肠肌还是比目鱼肌。分别在膝关节屈曲和伸直状态下检查踝关节的活动范围。若膝关节伸直时，踝关节跖屈加重则为Silverskiold试验阳性，提示腓肠肌为主要的痉挛肌（图25-53）[1,9]。在马蹄步态，比目鱼肌通常不是主要问题[4]。

跟腱延长的指征是：

- 被动背屈踝关节不能达到0°[6,10]；
- 在能行走的患儿，固定性马蹄畸形，踝关节不能背屈至中立位，后足内翻畸形[6]。

手术概述

下肢主要负责踝关节跖屈的肌肉为腓肠肌和比目鱼肌。腓肠肌起于两头——内侧头起于股骨内髁和腘面，外侧头起于股骨外髁。腓肠肌经跟腱抵止于跟骨[27,37]。比目鱼肌起于腓骨和胫骨近端经跟腱抵止于跟骨。腓肠肌的两头的肌纤维融合为宽大的肌腱－腱膜后与比目鱼肌腱膜会合构成跟腱（图25-54）[37]。比目鱼肌和腓肠肌共同构成小腿三头肌[37]。

跟腱延长术的目的是矫正马蹄畸形、缓解挛缩并避免肌肉过度无力。过度延长腓肠肌会导致蹲伏步态，随时间推移反而降低了行走功能，因为患儿在站立相末期缺乏蹬地的能力[6,35]。虽然有许多术式延长踝关节跖屈肌，本文仅描述两种术式：Vulpius和Hoke法[6,9,10]。Silverskiold试验能区别单独腓肠肌挛缩以便腓肠肌和比目鱼肌混合挛缩，有

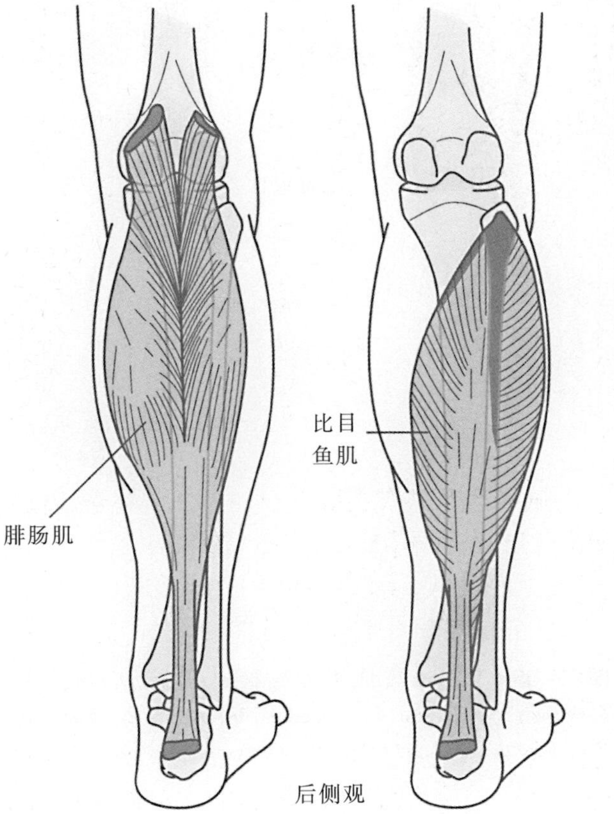

图25-54　腓肠肌和比目鱼肌解剖。（*From Daniels，L.，Worthingham，C.* Muscle Testing：Techniques of Manual Examination，*4th ed.WB Saunders，Philadelphia，1980，p.211，with permission.*）

助于医生选择何种术式[6,19]。

Vulpius法仅延长腓肠肌[6]，保留比目鱼肌。在腓肠肌腱膜处做倒V形切口，在膝关节伸直状态下被动背伸踝关节。腱膜分离从而延长了腓肠肌（图25-55）[6,10]。此法保留了比目鱼肌的蹬地功能[4]。

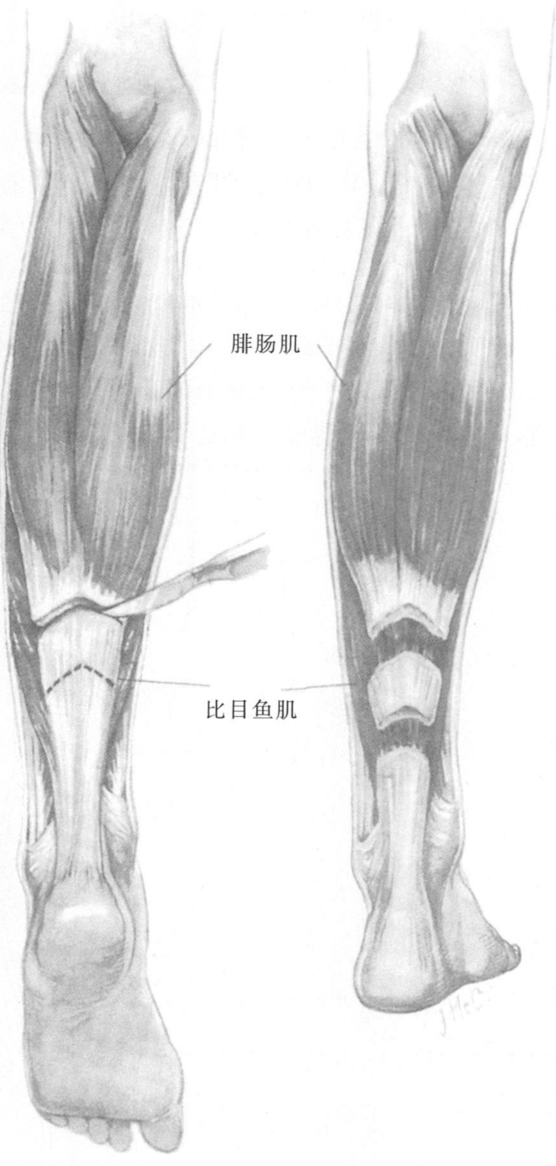

图25-55　Vulpius法延长腓肠肌。(*From Herring,J.A. Tachdjian's Pediatric Orthopaedics,3rd ed. WB Saunders, Philadelphia,2002,p.1137,with permission.*)

Hoke法采用三处切口延长跟腱，每一处仅切断一半跟腱。两处切口位于跟腱内侧，分别位于近端和远端，一处外侧切口位于二者之间。然后术者背屈踝关节至中立位，滑动延长跟腱。Hoke法无需缝合跟腱（图25-56）[9,10]。此法同时降低了比目鱼肌和腓肠肌的肌力。

无论采用何种术式延长跟腱，术后都需要用短腿石膏托固定3~6周[10]。石膏的使用时间基于术者个人经验。

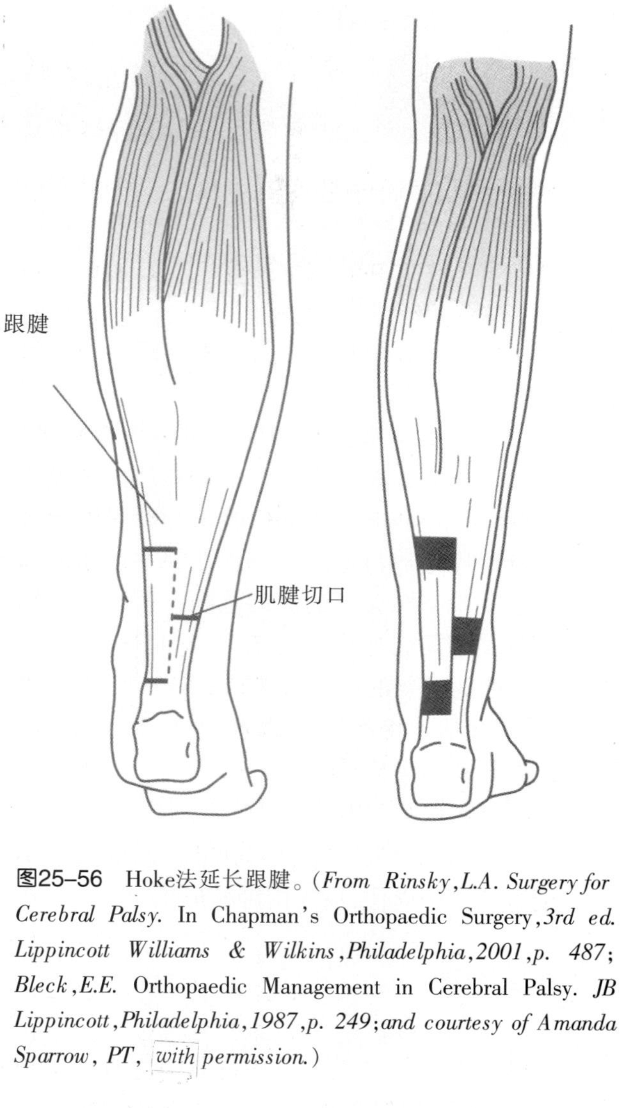

图25-56　Hoke法延长跟腱。(*From Rinsky,L.A. Surgery for Cerebral Palsy.* In Chapman's Orthopaedic Surgery,*3rd ed. Lippincott Williams & Wilkins,Philadelphia,2001,p. 487;* *Bleck,E.E.* Orthopaedic Management in Cerebral Palsy. *JB Lippincott,Philadelphia,1987,p. 249;and courtesy of Amanda Sparrow, PT, with permission.*)

康复概述

允许患儿术后用短腿石膏固定，在石膏靴和器械保护下早期下地行走。因为是用短腿石膏固定，所以正确放置和维持膝关节伸直很关键。一旦去除石膏，理疗师需要解决踝关节活动范围受限问题，同时锻炼踝、足的肌肉力量，以便更好地进行功能活动和控制。跟腱延长术的目标是患儿可恢复足跟–足趾步态。

术前期

理疗医师需要进行详细的体格检查，包括关节活动范围、功能水平、运动的质量以及步态分析。这些结果将交给外科医生，帮助医生决定采用何种治疗。在跟腱延长术前无特殊的康复治疗计划。

跟腱延长术后康复：第一阶段（第1~2天）

术后第一天即开始康复治疗。一般术后用短腿石膏托固定3~6周。如文献报道，固定时间越短，恢复至正常功能越快[38]。因为腓肠肌为跨越两关节的肌肉，一定要指导监护人在放置患儿时鼓励膝关节伸直，以保持腓肠肌在踝和膝关节均位于牵伸状态。此外，应告知家属关于腘绳肌的解剖以及其对膝关节位置的影响。踝关节处于背屈位时，进行被动、轻柔的直腿抬高锻炼很重要，此项锻炼可保证髋、膝、踝关节有足够的活动范围，以备将来功能需要。术后第一天即可开始在石膏靴固定下站立和行走，在器械保护下负重。鼓励患儿在行走时完全伸直膝关节。在此期中，若患儿能够忍受，可以进行膝关节的被动和主动伸直。

注意事项

因为疼痛/痉挛或试图维持腓肠肌的短缩位置，患儿在站立初期会加重膝、髋、躯干的屈曲。在此种情况下，需要教育监护人保持良好的姿势，以便在站立时获得腓肠肌的延长。

家庭康复重点强调仰卧位时膝关节伸直、避免长时间坐位（此时膝关节屈曲）、主动和被动活动

跟腱延长术后康复：第一阶段（第1~2天）

目标

- 控制术后疼痛/肿胀/痉挛
- 强调仰卧位姿势以增加膝关节伸直
- 维持膝关节活动范围
- 鼓励主动足趾活动
- 早期负重：在适宜的器械保护下站立和行走
- 独立开展家庭训练计划

注意事项

- 避免膝关节长时间屈曲（如坐位）
- 监测有无因石膏引起的皮肤刺激和过紧压迫
- 监测露在外面的足/足趾有无水肿

治疗措施

- 教育训练患儿正确的姿势。仰卧位踝关节下方垫枕，以被动牵拉膝关节。刚开始时，抬高患肢以控制术后水肿
- 鼓励足趾活动
- 指导患儿/监护人膝关节被动伸直
- 轻柔地直腿抬高以延长腘绳肌
- 若能忍受，开始锻炼股四头肌
- 步态训练的重点在于站立时良好的姿势和膝关节伸直（适于能行走者）

晋级标准

- 一般术后1~2天出院
- 远距离移动时需要辅助器械（婴孩车，轮椅）
- 取决于术前功能水平

膝关节、牵张腘绳肌、训练站立和行走时的姿势以及在能忍受的范围内延长行走距离。

跟腱延长术后康复:第二阶段(第3天至去除石膏)

第二阶段的训练类似于第一阶段。患儿一般能恢复到术前的康复治疗。

注意事项

患儿术后有外旋石膏固定患肢的趋向，以避免负重以及向前移动。理疗时重点在于站立和行走时保持下肢旋转中立位。

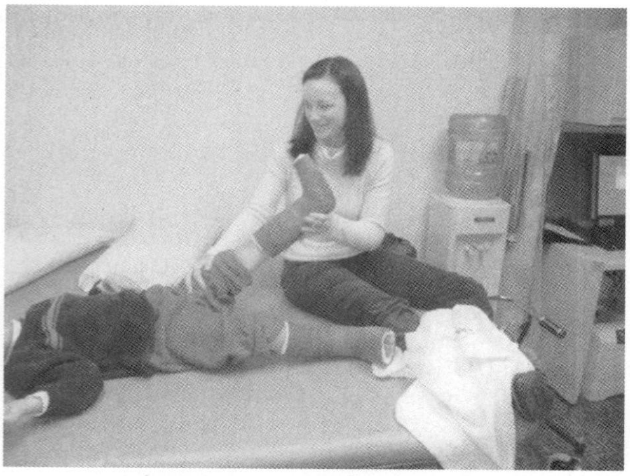

图25-57 理疗师行被动直腿抬高直至患儿耐受范围。

跟腱延长术后康复:第三阶段(去除石膏至去除石膏后3周)

此阶段的康复重点是开始(或)恢复主动踝关节运动,逐步独立行走。训练重点在于主动背伸和跖屈踝关节并锻炼两组肌肉的力量。康复顺序是先练习踝关节背屈肌的主动收缩与肌力，然后在新的延长后位置(膝关节伸直位踝关节背屈位)练习踝跖屈肌的主动收缩与肌力。此期中建议使用踝足支具，以防止在行走时复发踝跖屈畸形以及(或)在负重时导致小腿三头肌过度延长。支具的类型通过详细的康复检查以及与医生讨论决定。

跟腱延长术后康复:第二阶段(第3天至去除石膏)

目标

- 控制术后疼痛/肿胀/痉挛
- 仰卧位时利用姿势伸直膝关节
- 保持膝关节被动和主动活动范围
- 鼓励主动足趾活动
- 保护下负重,增加站立和行走的距离
- 独立开展家庭训练计划
- 恢复术前康复治疗

注意事项

- 同第一阶段

治疗措施

- 继续第一阶段的治疗方法
- 可以开始主动膝关节伸直训练
- 恢复术前的康复治疗
- 轻柔地被动直腿抬高(图25-57)
- 股四头肌锻炼
- 步态训练强调姿势以及站立相膝关节伸直(适用于能行走者)

晋级标准

- 远距离搬运时可能需要器械辅助(婴儿车,轮椅)
- 取决于术前的功能水平

跟腱延长术后康复：第三阶段（去除石膏至去除石膏后3周）

目标

- 在膝关节被动和主动伸直状态下，促进/维持踝关节的背屈功能
- 锻炼背屈肌力
- 在延长的位置（膝关节伸直位背屈踝关节）锻炼跖屈肌力
- 教育患儿/监护人在白天正确使用踝足支具，以维持踝关节活动范围
- 促进行走的耐力和独立程度

注意事项

- 康复锻炼和功能活动中避免导致疼痛
- 避免过度牵伸至背屈
- 监测切口/瘢痕有无刺激，是否按期愈合

治疗措施

- 距下关节中立位轻柔背屈踝关节，不要超过正常范围
- 必要时手术松解跖腱膜
- 被动伸直踇趾以利足离地
- 踝泵（重点训练背屈）
- 站立位在延长位置训练踝跖屈肌等长收缩
- 由坐至站，重点训练距下关节中立位，胫骨在足上前移
- 逐步练习台阶站立相稳定性，改善胫骨在足上前移的控制能力（图25-60）
- 开始练习步态中蹬地动作
- 继续开展家庭训练计划：根据评估结果调整进度

晋级标准

- 远距离移动时可能需要辅助（婴儿车，轮椅）
- 取决于术前功能水平

刚开始时，患儿可穿戴定制的坚硬踝足支具以适应新的肌肉长度（图25-58）。也可使用其他类型的支具，如铰链式踝足支具，后者可控制踝关节的背屈范围（图25-59）。

注意事项

此期的潜在并发症为延长的肌肉被过度牵伸，这可能为未能正确穿戴踝足支具所致或者为过度牵伸跖屈肌所致。主要通过教育患儿/监护人来避免此问题。此外，需仔细监测踝足支具是否合适，有无压力增高部位，尤其是瘢痕附近。带后侧带的铰链式踝足支具有助于术后康复。此支具允许理疗师将患儿控制在不同踝关节背屈范围内，以建立在功能活动中主动背屈和离心性跖屈的能力。扣带可固定踝关节于90°位，尤其当需要使用僵硬踝足支具时。理疗师应重点训练患儿在关节活动范围内主动背屈和跖屈踝关节的能力。在某些病例，可能需要重点训练主动踝关节背屈，而在另外一些病例可能需要重点训练踝关节跖屈肌。良好的踝关节功能以及稳定性需要两组肌肉的单独收

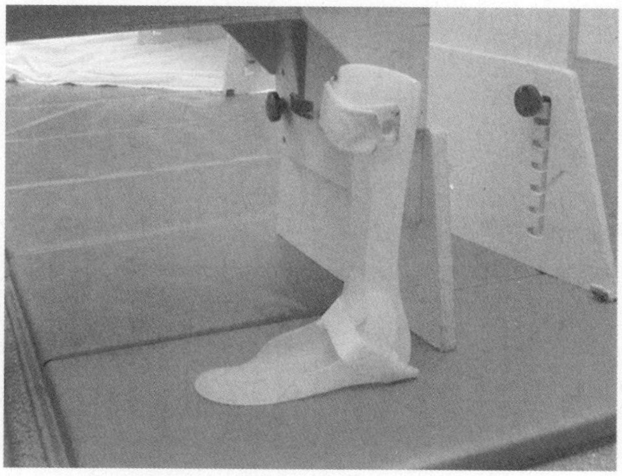

图25-58　僵硬踝足支具。

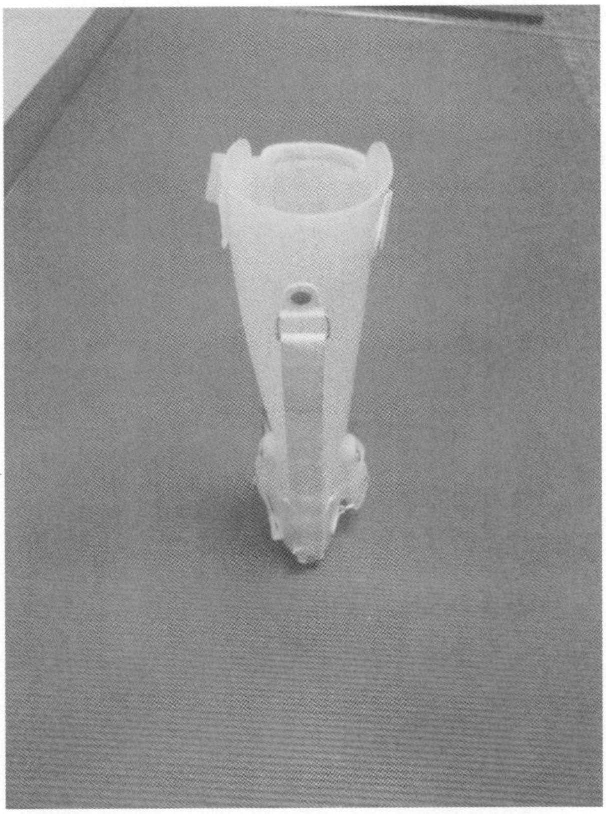

图25-59 铰链式踝足支具通过带子控制踝关节背屈的范围。

缩以及协同收缩。

跟腱延长术后康复：第四阶段（石膏去除后第3~6周）

进展到此期，需要不断评估对支具的需要并做出相应处理。

注意事项

虽然患儿可单独主动背屈踝关节，但在此期中获得步态中的功能性背屈仍很困难。肌肉痉挛以及同时收缩会影响运动的时限与顺序，从而影响患儿足触地时足跟先着地的能力。此外，还需检查足的动态反应以及踝/足的本体感觉，因为这些区域的缺陷会影响对踝的控制和稳定性。在治疗脑瘫患儿时，需要在康复期中注意患儿的代偿功能，以促进正确的肌肉活动。有时需要支具维持矫形。对于表现出复发紧张的患儿，夜间应使用支具[4]。

总之，本章中介绍了脑瘫患儿行骨和肌肉肌腱手术后的康复以及指导原则。脑瘫是复杂、多方面的疾患。其临床表现、严重程度、功能状态和神

跟腱延长术后康复：第四阶段（石膏去除后第3~6周）

目标

- 提高跖屈肌与背屈肌的协调收缩
- 改善步态中踝关节的运动学表现
- 改善行走耐力和独立性至(或)超过术前水平

注意事项

- 同第三阶段

治疗措施

- 继续第二阶段的治疗措施
- 单腿站立以改善协同收缩
- 锻炼胫前肌以及背屈肌，以改善步态中足跟着地(足跟行走)
- 离心性跖屈动作(倒退行走，上下台阶，由蹲伏至站立)
- 动态足反应
- 平衡木行走，前后排队行走
- 家庭训练计划：依据评估结果调整进度

晋级标准

- 远距离移动时可能需要器械辅助(婴儿车，轮椅)
- 取决于术前功能水平
- 在耐受范围内提高行走耐力/距离

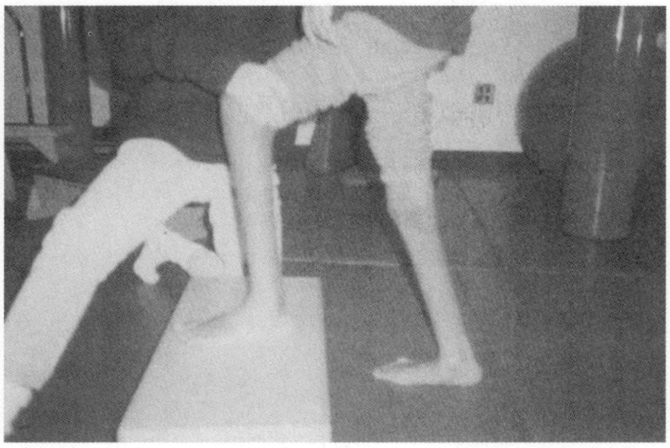

图25-60　在台阶站立相锻炼胫骨在足上前移。

经肌肉功能差异巨大。对脑瘫患儿矫形治疗时需要采用团队的方式，在术前计划以及术后康复均需团队协作。治疗和目标因人而异，每一个患儿根据自己的速度和能力不断改善。要取得理想的手术结果，需要与患儿/家庭和外科医生进行直接、开放的交流。在整个恢复过程中要将科学知识与护理艺术结合起来。一旦急性期和亚急性期康复结束，患儿即恢复到术前原先的康复治疗。

（任秀智 译　叶伟胜 李世民 校）

参考文献

1. Nelson, K. *What Proportion of Cerebral Palsy is Related to Birth Asphyxia?* J Pediatr 1988;113:572–574.
2. Press Room/Facts and Figures, January 2005. Available online at http://www.ucp.org.
3. Novacheck, T.F. Surgical Intervention in Ambulatory Cerebral Palsy. In Harris, G.F., Smith, P.A. (Eds). *Human Motion Analysis.* IEEE Press, Piscataway, NJ, 1996, pp. 231–254.
4. Renshaw, T.S. Cerebral Palsy. In Morrissy, R.T., Weinstein, S.L. (Eds). *Lovell and Winter's Pediatric Orthopaedics,* 5th ed., vol. 1. Lippincott Williams & Wilkins, New York, 2001, pp. 563–599.
5. Stanger, M. Orthopedic Management. In Tecklin, J.S. (Ed). *Pediatric Physical Therapy,* 3rd ed. Lippincott Williams & Wilkins, New York, 1999, pp. 394–396.
6. Bleck, E.E. *Orthopaedic Management in Cerebral Palsy.* JB Lippincott, Philadelphia, 1987.
7. Sutherland, D.H., Kaufman, K.R. Human Motion Analysis and Pediatric Orthopaedics. In Harris, G.F., Smith, P.A. (Eds). *Human Motion Analysis.* IEEE Press, Piscataway, NJ, 1996, pp. 219–230.
8. Sussman, M.D., Aiona, M.D. Treatment of Spastic Diplegia in Patients with Cerebral Palsy. J Pediatr Orthop B 2004;13(2): S1–S128.
9. Rinsky, L.A. Surgery for Cerebral Palsy. In *Chapman's Orthopaedic Surgery,* 3rd ed. Lippincott Williams & Wilkins, New York, 2001, pp. 4485–4506.
10. Personal communication, Dr. Leon Root, Medical Director of Rehabilitation, Hospital for Special Surgery, November 2004; May 2005.
11. Laplaza, F.J., Root, L. *Femoral Anteversion and Neck-shaft Angles in Hip Instability in Cerebral Palsy.* J Pediatr Orthop 1994;14:719–723.
12. Staheli, L.T. *Medial Femoral Torsion.* Orthop Clin North Am 1980;11:39–50.
13. Bobroff, E.D., Chambers, H.G., Sartoris, D.J., Wyatt, M.P., Sutherland, D.H. *Femoral Anteversion and Neck-shaft Angle in Children with Cerebral Palsy [Section II: Original Articles: Knee].* Clin Orthop Relat Res 1999;1(364):194–204.
14. Magee, D.J. *Orthopedic Physical Assessment,* 3rd ed. WB Saunders, Philadelphia, 1997.
15. Wheeless' Textbook of Orthopaedics. Available online at http://www.wheelessonline.com.
16. Murray-Weir, M., Root, L., Peterson, M., Lenhoff, M., Daly, L., Wagner, C., Marcus, P. *Proximal Femoral Varus Rotation Osteotomy in Cerebral Palsy: A Prospective Gait Study.* J Pediatr Orthop 2003;23(3):321–329.
17. Fabry, G., MacEwen, G.D., Shands, J.R. *Torsion of the Femur.* J Bone Joint Surg Am 1973;55:1726–1738.
18. Ounpuu, S.M., DeLuca, P., Davis, R., Romness, M. *Long-term Effects of Femoral Derotation Osteotomies: An Evaluation Using Three-dimensional Gait Analysis.* J Pediatr Orthop 2002;22(2): 139–145.
19. Herring, J.A. *Tachdjian's Pediatric Orthopaedics,* 3rd ed. WB Saunders, Philadelphia, 2002.
20. Root, L., Siegal, T. *Osteotomy of the Hip in Children: Posterior Approach.* J Bone Joint Surg Am 1980;62:571–575.
21. Renshaw, T., Green, N.E., Griffin, P.P., Root, L. *Cerebral Palsy: Orthopaedic Management—Instructional Course Lectures.* J Bone Joint Surg Am 1995;77A(10):1590–1606.
22. Stasikelis, P.J., Davids, J.R., Johnson, B.H., Jacobs, J.M. *Rehabilitation after Femoral Osteotomy in Cerebral Palsy.* J Pediatr Orthop B 2003;12:311–314.
23. Sutherland, D.H., Zilberfarb, J.L., Kaufman, K.R., Wyatt, M.P., Chambers, H.G. *Psoas Release at the Pelvic Brim in Ambulatory Patients with Cerebral Palsy: Operative Technique and Functional Outcome.* J Pediatr Orthop 1997;17(5):563–570.
24. Novacheck, T.F., Trost, J.P., Schwartz, M.H. *Intramuscular Psoas Lengthening Improves Dynamic Hip Function in Children with Cerebral Palsy.* J Pediatr Orthop 2002;22(2):158–164.
25. Matsuo, T., Hara, H., Tada, S. *Selective Lengthening of the Psoas and Rectus Femoris and Preservation of the Iliacus for Flexion Deformity of the Hip in Cerebral Palsy Patients.* J Pediatr Orthop 1987;7:690–698.
26. Brunnstrom, S. *Clinical Kinesiology,* 3rd ed. FA Davis, Philadelphia, 1972.
27. Daniels, L., Worthingham, C. *Muscle Testing: Techniques of Manual Examination,* 4th ed. WB Saunders, Philadelphia, 1980.
28. Carr, C., Gage, G.R. *The Fate of the Nonoperated Hip in Cerebral Palsy.* J Pediatr Orthop 1987;7:262.
29. Perry, J. *Distal Rectus Femoris Transfer.* Dev Med Child Neurol 1987;29:153–158.
30. Ounpuu, M.S., Davis, R.B., Gage, J.R., DeLuca, P.A. *Rectus Femoris Surgery in Children with Cerebral Palsy. Part I: The Effect of the Rectus Femoris Transfer Location on Knee Motion.* J Pediatr Orthop 1993;13:325–330.
31. Sutherland, D.H., Santi, M.D., Abel, M.F. *Treatment of Stiff Knee Gait in Cerebral Palsy: A Comparison by Gait Analysis of Distal Rectus Femoris Transfer vs Proximal Rectus Release.* J Pediatr Orthop 1990;10:433–441.
32. Delp, S.L. Computer Modeling and Analysis of Movement Disabilities and Their Surgical Corrections. In Harris, G.F., Smith, P.A. (Eds). *Human Motion Analysis.* IEEE Press, Piscataway, NJ, 1996, pp. 114–132.
33. Yngve, D.A., Scarborough, N., Goode, B., Haynes, R. *Rectus and Hamstring Surgery in Cerebral Palsy: A Gait Analysis Study*

of Results by Functional Ambulation Level. J Pediatr Orthop 2002;22:672–676.
34. Morrissy, R.T., Weinstein, S.L. *Atlas of Pediatric Orthopedic Surgery,* 3rd ed. Lippincott Williams & Wilkins, Philadelphia, 2001.
35. Aiona, M.D., Sussman, M.D. *Treatment of Spastic Diplegia in Patients with Cerebral Palsy: Part II.* J Pediatr Orthop 2004; 13(3):S13–S38.
36. Grant, A.D., Feldman, R., Lehman, W.B. *Equinus Deformity in Cerebral Palsy: A Retrospective Analysis of Treatment and Function in 39 Cases.* J Pediatr Orthop 1985;5(6):678–681.
37. Kendall, F.P., McCreary, E.K., Provance, P.G. *Muscles Testing and Function,* 4th ed. Lippincott Williams & Wilkins, New York, 1993.
38. Rattey, T.E., Leahey, L., Hyndman, J., Brown, D.C., Gross, M. *Recurrence after Achilles Tendon Lengthening in Cerebral Palsy.* J Pediatr Orthop 1993;13(2):184–187.

第 26 章

青少年特发性脊柱侧凸脊柱融合术

Loretta Amoroso, DPT
Kelly Sindle, PT

美国脊柱侧凸研究协会将特发性脊柱侧凸定义为：不明原因的脊柱向侧方弯曲，伴有旋转的Cobb角，角度不小于10°[1]。青少年特发性脊柱侧凸（AIS）发生于青春期来临和骨骼发育成熟以前这段时间[1]，约占儿童人口的2%~3%，其中的10%需要医学干预，即给予保守或手术治疗[2,3]。男女患病比例与侧凸弧度有关，30°以内的患病人群性别比例相当[3-5]，而在侧凸弧度大于30°的患病群体中，女性发病明显高于男性，根据Weinstein的报道[3]为4∶1，Lovell和Winter[4]的报道为8∶1。研究表明AIS与遗传有关，Risenborough和Wynne-Davies[6]的一项研究显示一级亲属的发病率达11.1%；对双胞胎的调查也证实了这一发现，同卵双胞胎同时发病的概率为73%，而异卵双胞胎为36%[6]。

AIS的诊断以及随后的相应治疗由患儿的侧凸弧度和骨骼发育成熟水平所决定。AIS一经诊断，医生必须明确其进展风险，主要通过以下两个因素来决定：即弧度要素和生长要素。弧度要素主要指侧凸弧度的大小和弧度类型。侧凸弧度的大小通过测量Cobb角度来确定，Cobb角是指同一侧凸弧内两侧最倾斜椎体终板延长线的垂线交角[7]（图26-1）。Cobb角必须大于或等于10°方能定义为脊柱侧凸[1]，正常脊柱正位X线片上Cobb角为0°。一般来说，侧凸角度越大，进展的风险也越大（图26-2）。弧度类型是指弧度所在的部位和同一脊柱存在的弧度数量。弧度类型可分为单弧、双弧、主弧和次弧。主弧一般指结构性的、畸形更明显的弧度，而次弧在大多数情况下为代偿弧（图26-3）。在明确诊断时，弧度越大或存在双弧者，其进展风险也越大。

生长要素是指在明确诊断时患儿骨骼成熟水平和残余生长潜能。骨骼成熟水平可用诊断时的X线片来决定，即Risser征。Risser征（分为0~5级）是指髂嵴二次骨化中心的显现和融合水平（图26-4）。骨骼发育未成熟者（Risser征0~2级）要比骨骼发育成熟者（Risser征达5级）侧凸进展风险大[3]。研究表明，AIS患儿在发现畸形到脊柱发育成熟这段时间内侧凸进展最快[1,9]。初诊时患儿年龄越小、Risser征分级越低，侧凸进展越快[3,4,10-14]。

侧凸严重程度和进展风险决定了究竟应该采取保守治疗还是手术治疗方式。AIS的保守治疗包括观察和支具两种方式。侧凸角度低于20°的骨骼发育未成熟儿童一般被认为畸形并不严重，通常

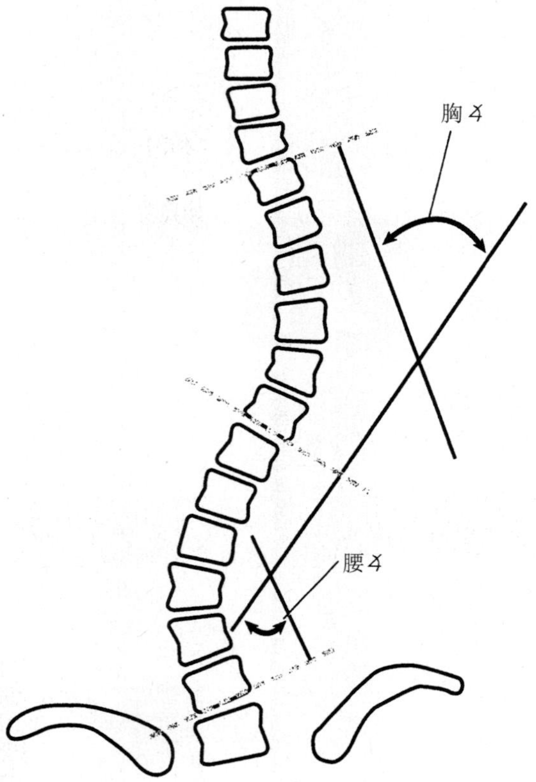

图26-1 Cobb测量法。选择弧度内两端最倾斜的椎体作为终椎，分别做上终椎上终板的延长线和下终椎下终板的延长线的垂线，两条垂线的交角即为Cobb角。如果在原发弧下方存在另一个弧度，则原发弧下终椎作为此弧度的上终椎测量该弧度的Cobb角，应用同一终板延长线的垂线进行测量。(*From Herring, J.A.* Tachdjian's Pediatric Orthopaedics, *3rd ed., vol. 1. WB Saunders, New York, 2002, p. 255; fig. 11-17, with permission.*)

每6个月复查一次，评估其进展程度[15]。对于每6个月侧凸进展达5°~10°者，或弧度达25°~45°的骨骼发育未成熟者，应给予支具治疗[15]。

研究证实支具是限制或矫正侧凸弧度的最有效的保守治疗手段[15,16]。根据Nachemson和Peterson的一项研究[16]，支具维持或矫正侧凸的成功率达74%。有学者假设支具的有效性可能与支具对处于生长阶段的脊柱不断的矫正塑形有关[4]。因此，要想支具有效矫正畸形，骨骼必须仍具有生长潜能。选择何种支具与患儿侧凸类型、角度大小，甚至与就诊的医生有关。在纽约专业外科医院（HSS），经常应用定型的胸腰骶支具（TLSO）和颈胸腰骶支具（CTSLO），后者又称为米尔沃基支具，每天佩戴23小时[4,24]（图26-5和图26-6），成功率可达93%，相对于每天佩戴8小时或16小时的60%和62%的成功

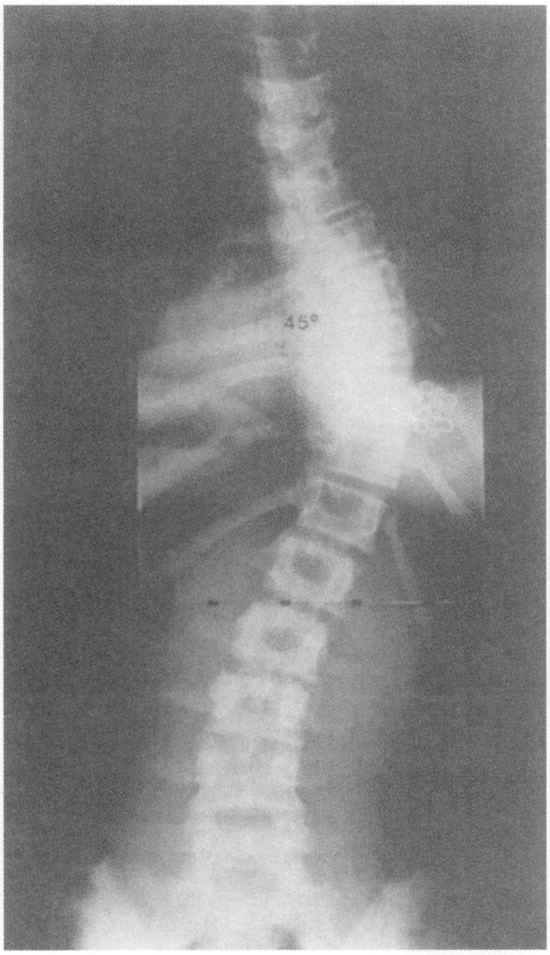

图26-2　13岁女孩胸腰段脊柱后前位X线片显示胸段脊柱右侧凸45°。(*From Herring*, *J.A*. Tachdjian's Pediatric Orthopaedics, *3rd ed.*, *vol. 1. WB Saunders*, *New York*, *2002*, *p. 214; fig. 11-1*, *with permission.*)

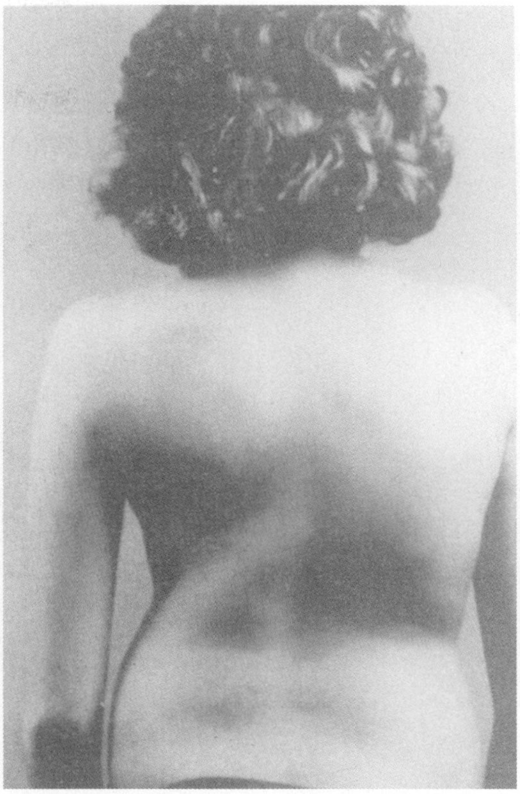

图26-3　13岁女孩外观像示右胸侧凸合并左腰侧凸。(*From Herring*, *J.A*. Tachdjian's Pediatric Orthopaedics, *3rd ed.*, *vol. 1. WB Saunders*, *New York*, *2002*, *p.222; fig. 11-11*, *with permission.*)

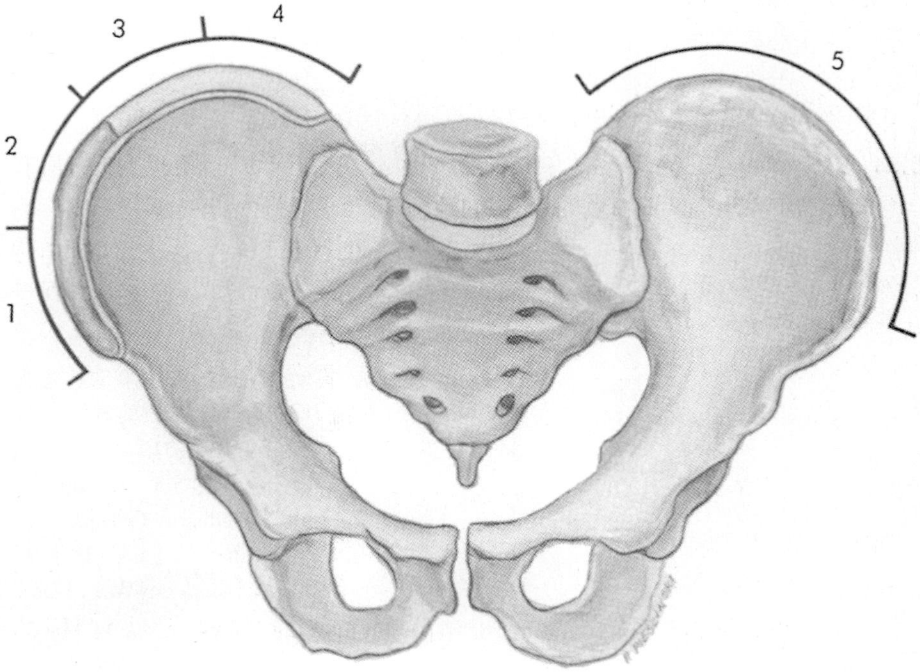

图26-4　Risser征指髂嵴骨突从未骨化的0级到从后向前四等份的完全骨化4级，直至完全骨化的骨突与髂骨完全融合的5级。5级意味着骨骼发育成熟。(*From Herring*, *J.A*. Tachdjian's Pediatric Orthopaedics, *3rd ed.*, *vol. 1. WB Saunders*, *New York*, *2002*, *p. 222; fig. 11-2*, *with permission.*)

率，这种治疗方案显然更为合理[15]。必须严格执行这种治疗方案方能达到最佳效果(图26-7)。

近几年HSS越来越多地应用一种张力性侧凸矫正支具治疗AIS，其是通过一系列弹性皮带对脊

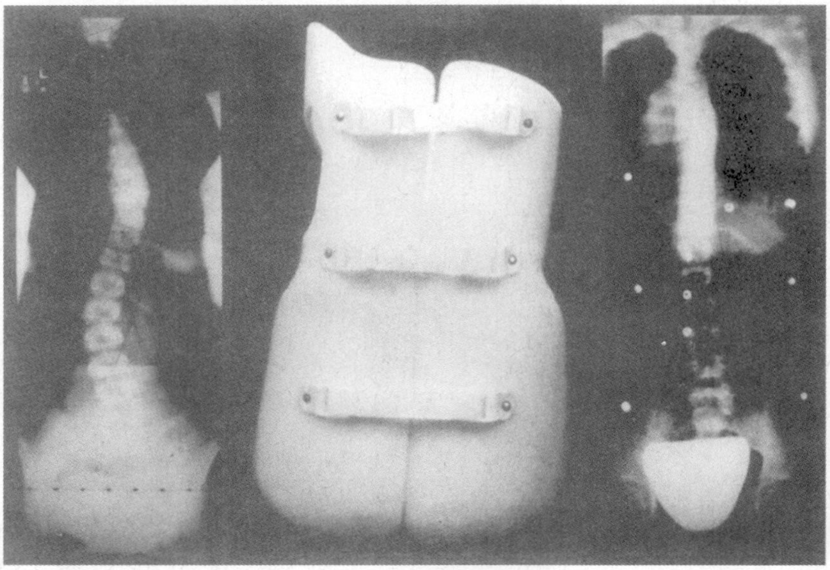

图26-5 定制的胸腰骶支具(TLSO)。(*From Herring, J.A.* Tachdjian's Pediatric Orthopaedics, *3rd ed., vol. 1. WB Saunders, New York, 2002, p.231; fig. 11-23, with permission.*)

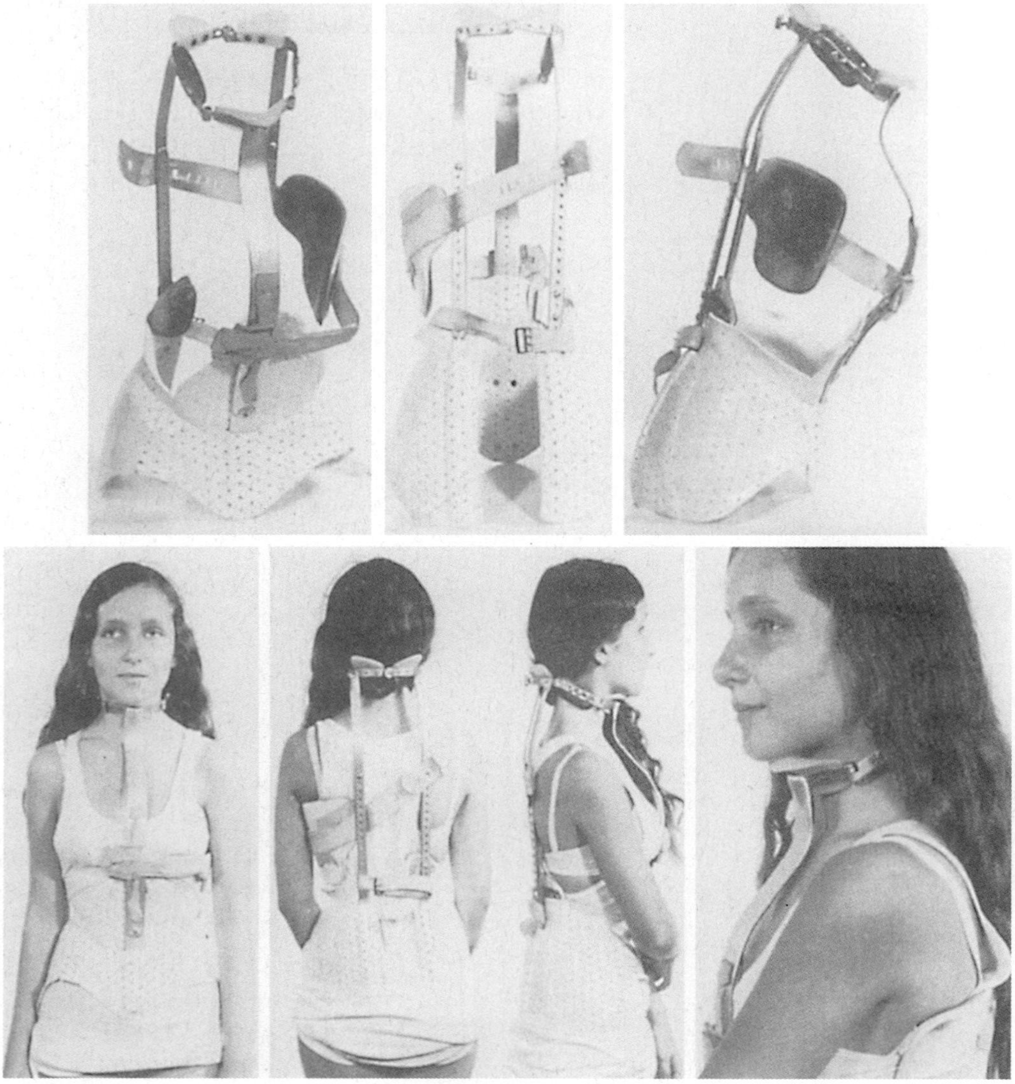

图26-6 米尔沃基支具，即颈胸腰骶支具(CTLSO)。(*From Herring, J.A.* Tachdjian's Pediatric Orthopaedics, *3rd ed., vol. 1. WB Saunders, New York, 2002, p.230; fig. 11-22, with permission.*)

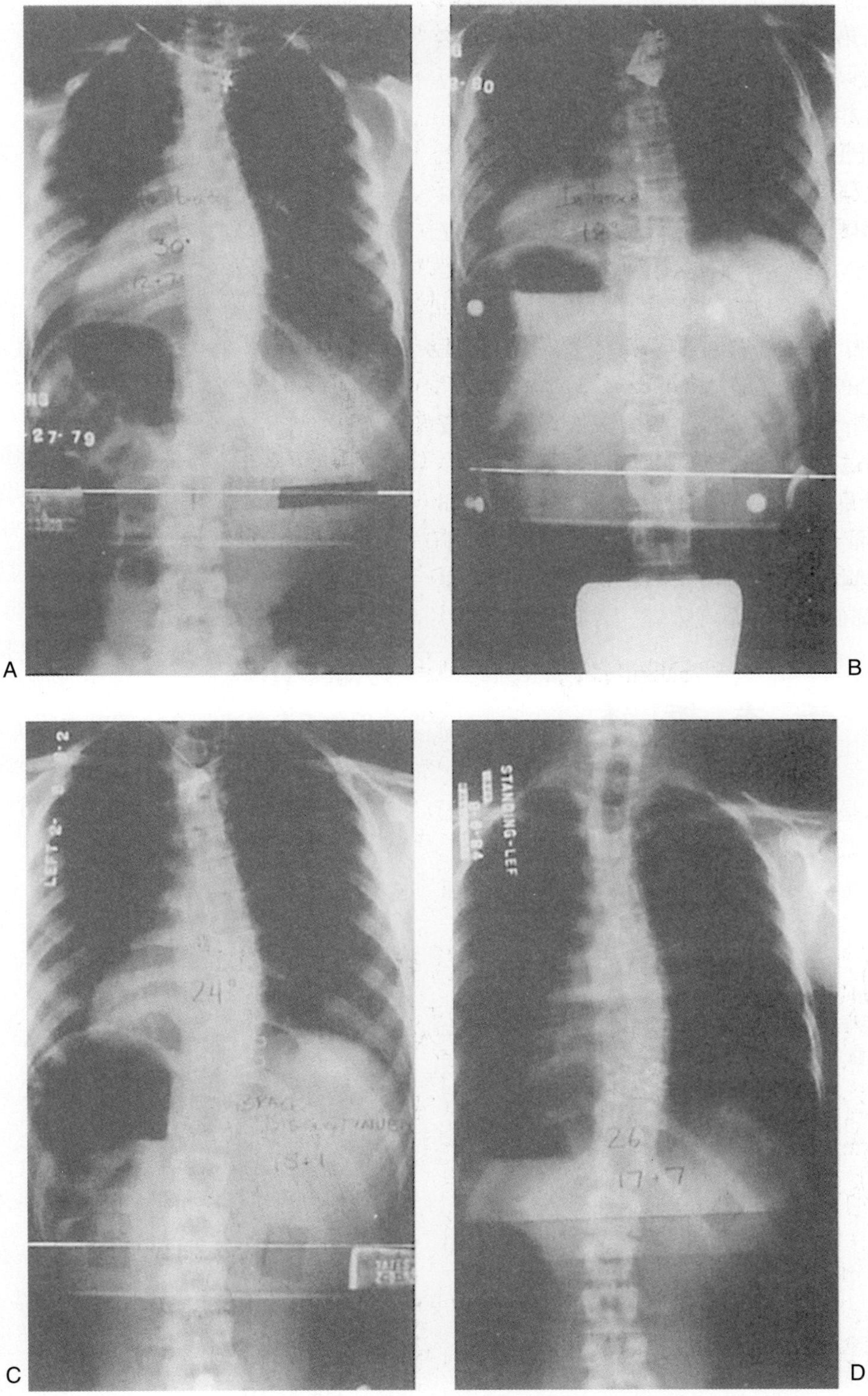

图26–7　12岁7个月女孩，未来月经，佩戴支具的X线片所见。**A**，初诊时胸弯30°，Risser征0级。**B**，开始佩戴胸腰骶支具治疗，侧弯纠正至18°。**C**，支具治疗至女孩月经后2年，Risser征达4级。**D**，去掉支具2年半后侧弯稳定在26°。(*From Herring, J.A.* Tachdjian's Pediatric Orthopaedics, *3rd ed., vol. 1. WB Saunders, New York, 2002, p. 233; fig. 11-25, with permission.*)

柱施以动态的矫正力，改变姿势并纠正旋转，以达到矫正脊柱侧凸畸形的目的。在HSS使用该支具的指征是侧凸角度小于35°，且Risser征在2级以下。这种支具每天佩戴20小时，上下午各休息2小时。与僵硬性支具相比，由于佩戴这种支具使脊柱具有一定的柔韧性，因此提高了患者的依从性，同时更具美感。欧洲的一些研究表明，这种张力性支具效果等同于僵硬性支具[25]。目前，尚无证据表明其他疗法，如物理疗法[1-3,15,20]、电刺激等[21-23]，对侧凸治疗有效。

手术治疗指征取决于侧凸弧度的大小、进展风险、脊柱侧凸的合并症、保守治疗的效果等因素。一般情况下，侧凸角度超过50°的骨龄未成熟患儿以及侧凸角度超过60°的骨龄成熟患者应考虑手术干预。如果由于严重的脊柱侧凸而导致支具治疗无效和（或）患者不能耐受支具，也应考虑手术矫形[15]。对于进展性脊柱侧凸，不治疗的结果将残留明显畸形、疼痛、肺功能降低和（或）心理障碍[3,17-19]（图26-8）。

治疗	Cobb角(°)	骨骼成熟度(Risser征)
观察	0~20	0~1
	0~30	2~3
支具	20~40	0~1
	30~40	2~3
	40~50	0~3
手术	40~50	0~3
	>50	0~4

Adapted from information in *Scoliosis Research Society* Web site http://www.SRS.org.

图26-8　治疗指征。

手 术 概 述

当手术是矫形的最佳选择时，医生应考虑：(1)需要融合的弧度。(2)脊柱融合节段的位置和数量。(3)内固定器械类型。(4)手术入路[3]。所需融合的弧度和节段要考虑是否为原发弧还是为继发弧，以及侧凸的严重程度；同时必须明确主弧的上下端椎，其间的椎骨均需加以融合。为获得脊柱旋转中立，一般融合节段必须向上越过弧度延长一个节段，向下同时延长一个节段以获得稳定状态[24]。

脊柱侧凸矫形手术入路包括脊柱后路融合（PSF）、脊柱前路融合（ASF）和前后联合入路。最常用的手术方法是脊柱后路内固定器械矫形与融合术。对于PSF，一般常规骨膜下显露，切除上下关节突关节并取自体髂骨或肋骨融合（图26-9）[24]。融合

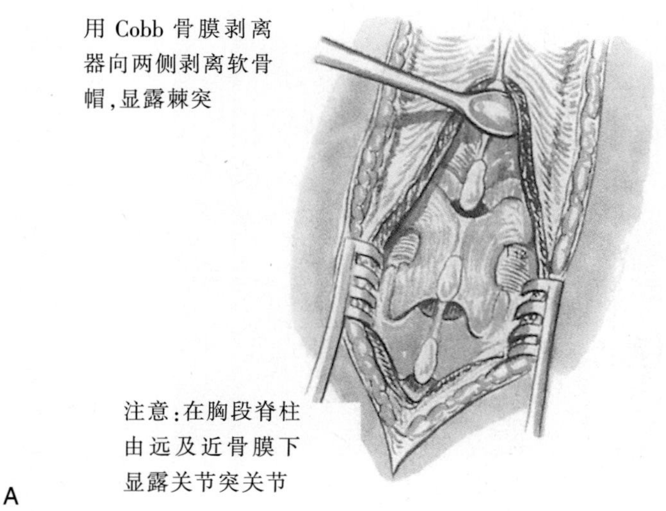

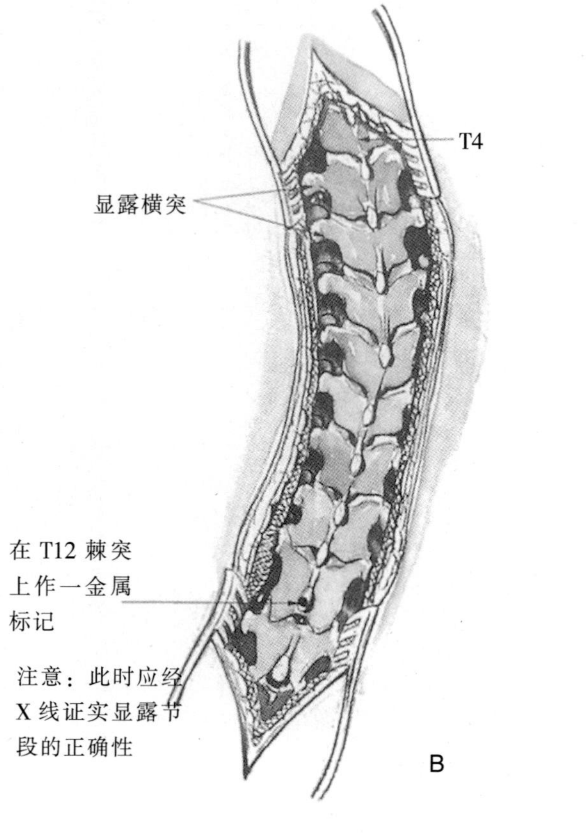

图26-9　脊柱后路融合术。(*From Herring, JA.* Tachdjian's Pediatric Orthopaedics, *3rd ed., vol. 1. WB Saunders, New York, 2002, p.251; plate 11-2, figs. I and K, with permission.*)

区应用内固定器械获得并维持矫形(图26–10)。对于单纯腰弯或胸腰弯患者，一般采用前入路手术(图26–11和图26–12)。前入路手术的融合节段一般是端椎至端椎的融合，一般从弧度凸侧暴露手术视野，切除融合节段内的椎间盘，取自体肋骨植入椎间隙，并且用前路内固定器械加压矫形[24]。对于侧凸角度太大、弧度比较僵硬的脊柱侧凸，和(或)仍处于生长发育阶段的、伴旋转畸形的进展性脊柱侧凸的患儿应考虑前后入路联合手术[24]。

植骨融合联合内固定器械的应用，有助于矫正脊柱畸形，提高脊柱的稳定性，且在允许早期活动的同时降低假关节的形成[24]。最早的内固定器械是Harrington器械[24]，由双棒组成，分别是凸侧的加压棒和凹侧的撑开棒。此后有许多改进的内固定器械不断问世，使得医生可选择的品种越来越多。在HSS，第三代或现代的内固定系统的应用成为主

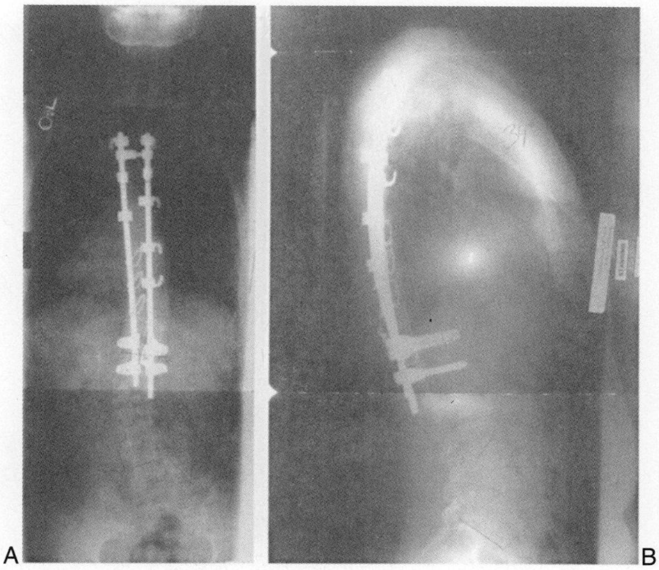

图26–10　15岁男孩应用第三代脊柱内固定器械后路矫形的X线片。

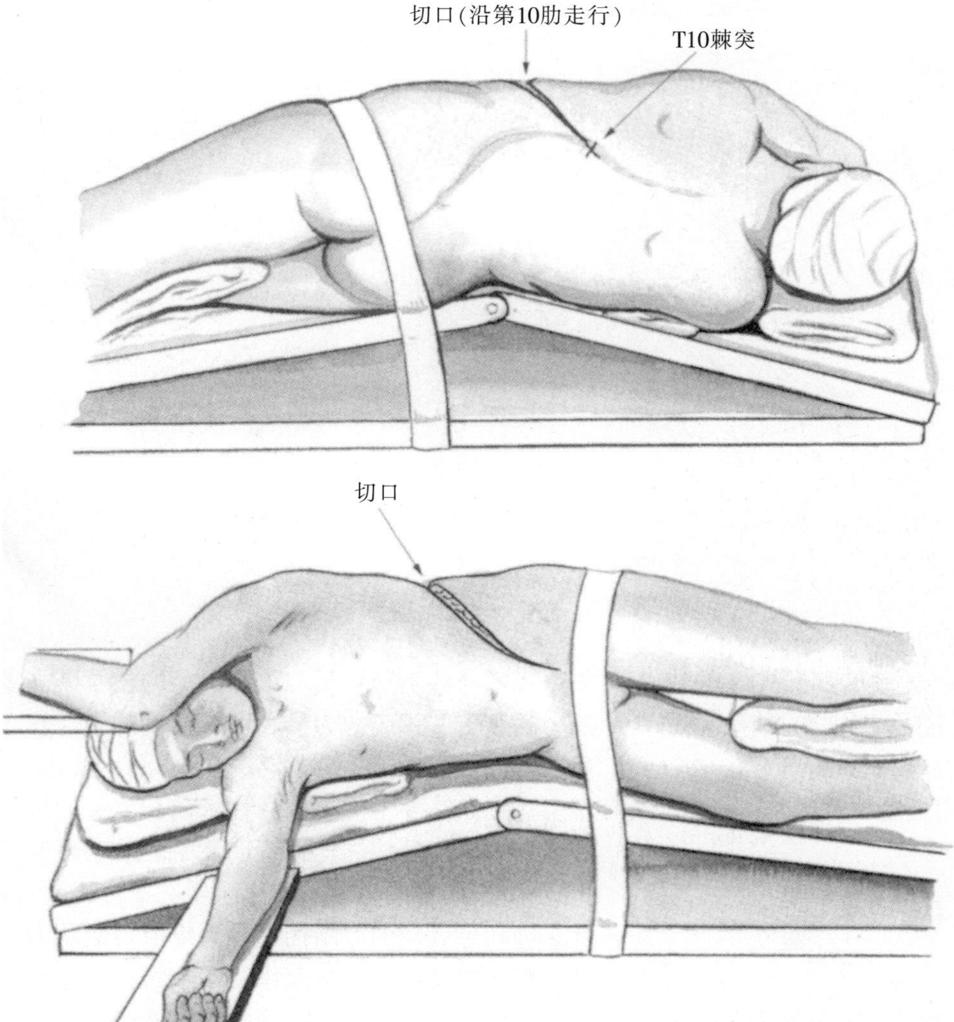

图26–11　前路脊柱融合术。(*From Herring, J.A.* Tachdjian's Pediatric Orthopaedics, *3rd ed., vol. 1. WB Saunders, New York, 2002, p.263; plate 11-3; fig. A, with permission.*)

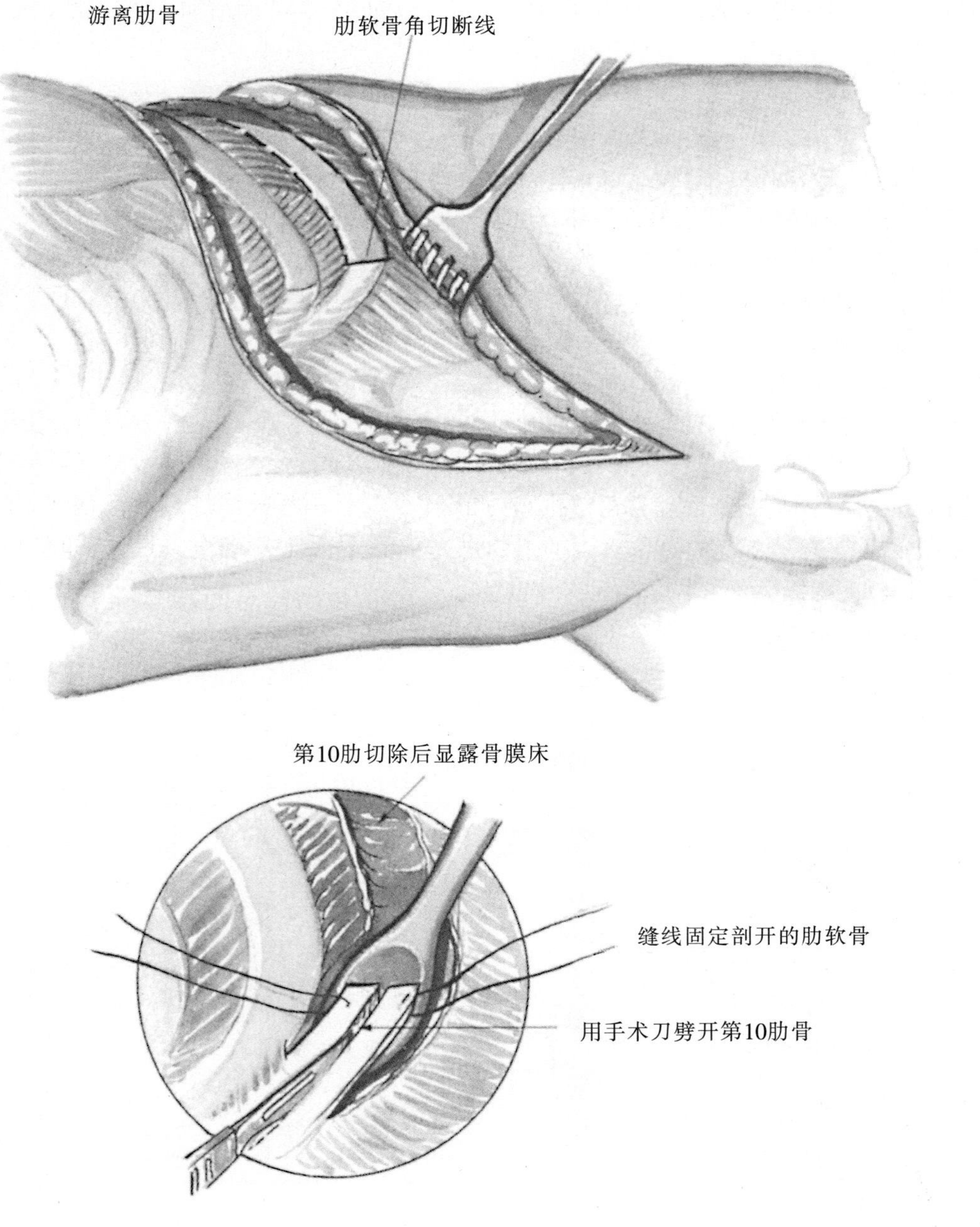

图26-12 前路脊柱融合术。(*From Herring, J.A.* Tachdjian's Pediatric Orthopaedics, *3rd ed., vol. 1. WB Saunders, New York, 2002, p.265; plate 11-3, fig. B, with permission.*)

流,主要包括不锈钢和(或)钛制的相互连接的双棒,还有用于节段性融合的各种固定钩、钢丝和螺钉[24]。辅以内固定支撑的脊柱融合一般于术后6~12个月完全愈合[3]。绝大多数患者无需取出内固定器械。

康复概述

HSS认为理疗在AIS患者术后的康复治疗中至关重要。前路和(或)后路手术后的康复目标是恢复患者术前的功能水平。康复治疗的核心是恢复患者的躯干和腹肌的力量，四肢活动的灵活性和肌力,训练患者端正姿势和保持正常的力线水平。整个过程始终要考虑患者脊柱术前和术后的解剖和生物力学情况。一般情况下,术后融合节段及其上、下节段的生物力学均发生改变。手术医生、康复医师和患者间的不断沟通是治疗取得成功的关键。患者主观上积极配合康复治疗将使治疗过程事半功倍。在整个愈合过程中患者必须对一些注意事项采取配合的态度，并应坚持完成家庭训练计划(HEP),从而确保整个康复计划的顺利完成。

术前康复

患儿术前进行物理治疗的目的主要是提高患儿的总体条件,提高其耐受力,增加柔韧性,提高其躯干、腹部和下肢的肌力,为手术做好准备。重点是训练腘绳肌和屈髋肌的柔韧性,提高躯干伸肌和下腹肌的肌力,同时训练正确的呼吸技巧。

另外,术前计划要重视对患者的教育,指导患儿及其护理者明确术后脊柱的注意事项,包括在进行功能活动中维持正确的姿势并与机体生物力学相符。这些术后脊柱注意事项和禁忌的活动在术后一般维持6个月。这些要求包括:胸段与腰段脊柱不能屈曲和旋转,不能提过重物体(<3.6~4.5kg)。6个月的期限具有普遍性,但不绝对,对于不同的患者甚至不同的医生之间会有轻微的差别。为遵守这些规则,要指导患者离床和卧床时采取滚动的方式;对比错误的方式,指导正确的坐立转换方式;反复强调所有练习及日常活动(ADL)中正确的下肢和机体生物力学机制。

术后第一阶段急性/住院康复(第1周)

术后第一天即开始进行康复,每天指导患者进行2次功能活动。术后第一天,首先要对所有患者进行评估,对患者及其护理者进行教育,使其明确术后脊柱注意事项和有关的正确的生物力学机制,训练患者的股四头肌的活动以加强患者下肢的肌力,活动踝关节以帮助消除水肿、改善血液循环以及预防血凝块的出现。术后第一天鼓励患者在床边做悬摆动作,每次尽量坚持1~2分钟,指导患者通过滚动方式从仰卧位坐起,并帮助患者坐在床边进行悬垂摆动下肢,坚持的时间越长越好(图26-13)。术后第一天是患者进行此项训练最为困难的一天,需要得到最大的帮助。在悬摆过程中,要求患者进行刺激性呼吸量测定,并进行深呼吸锻炼。治疗期间,要监测疼痛以及体位性低血压的有关指征,如恶心、头晕加重等。在术后第二天,滚动动作进一步加强,指导患者由坐立转为站立。如果能够耐受,患者应试行行走,一般是在康复师指导下首先借助滚动助步器行走。术后第三天和第四天,康复的重点仍是对一些禁忌的预防,患者此时应训练独立改变体位(经滚动方式起、卧床),借助助步器行走,使患者耐力得以增强。此时,应鼓励患者每天在椅子上度过部分时间,借以提高患者的抵抗力,改善耐力,为离床活动做好准备。在术后第五天和第六天,患者开始借助手扶物体行走,同时训练爬楼梯。每一位患者出院前应掌握脊柱康复注意事项,以滚动方式起、卧床时应能很少或不借助外

术前康复

目标

- 对患者/护理者的教育
- 加强躯干伸肌肌力
- 加强中轴腹肌力量
- 独立进行滚木样动作
- 理解所有术后脊柱注意事项

治疗措施

- 对患儿及家长进行脊柱注意事项、人体力学、正确的姿势力线方面的教育
- 训练呼吸:刺激性呼吸量测定
- 圆木样滚动训练
- 加强腘绳肌/屈髋肌肌力
- 加强躯干伸肌肌力
- 中轴腹肌训练:脊柱中立位稳定训练,借助理疗球的康复
- 下肢肌力训练:股四头肌训练,倚墙蹲立,各种体育活动
- 耐力训练/增强体质:原地自行车,踏车,跑步机

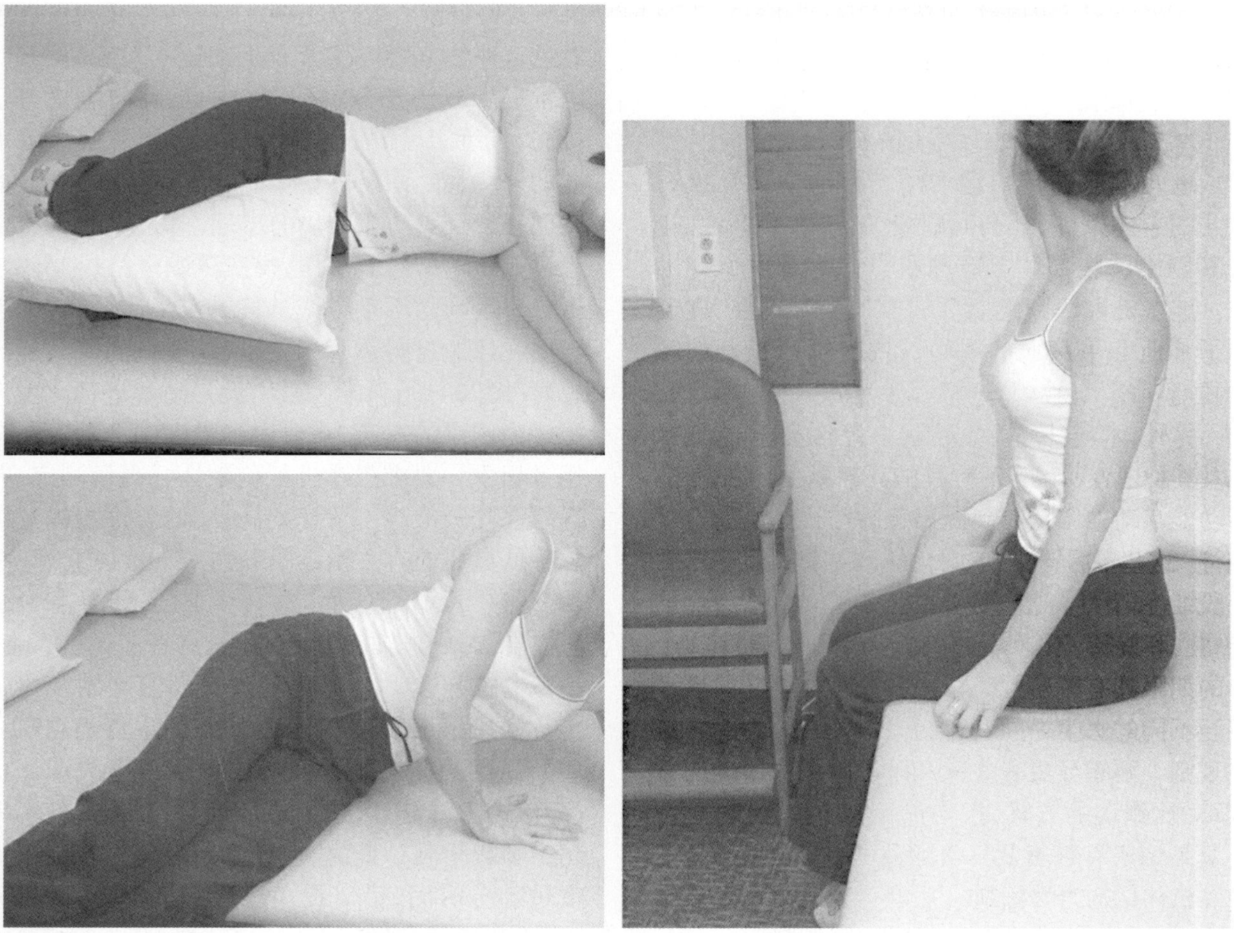

A B C

图26-13 指导患者采用圆木滚动方式运动，以及在此过程中如何保持脊柱处于中立住。在滚动过程中要遵守术后脊柱注意事项，以保护脊柱融合的愈合。**A**，患者于脊柱中立位由仰卧滚动到左侧卧位。**B**，患者维持脊柱中立位，由侧卧转至坐位。**C**，患者于床边悬垂摆动下肢。

力完成，在行走时无需助步器，借助楼梯扶手可独立上楼。一般情况下患者术后六七天出院时仍要遵循这些脊柱康复要求，直至医生调整计划鼓励患者逐步增加行走距离，从而进一步改善患者的耐力。上述康复计划适用于作者所遇到的绝大多数患者，在完成该康复计划前一般不建议患者出院。

注意事项

大多数术后康复过程所遇到的障碍与患者的治疗有关。患者术后可能出现恶心、呕吐、头晕、体位性低血压和疼痛。一些患者的上述症状甚至持续数天不缓解，因此康复计划及所要达到的功能目标就会推迟。对于严重恶心和呕吐的患者，医生可能会给予药物治疗并有可能调整用药，这取决于不同患者的治疗需要。患者可能需要加大镇痛药物剂量或更换药物，体位性低血压的患者一天中缓慢而多次的活动有益于使症状尽快消失。其他一些医疗团队的参与也是经常需要的，如在适当运动的过程中护理人员和康复师的参与。

深呼吸运动有助于头晕、疼痛、肌肉痉挛和肺不张的改善。不论是仰卧位还是站立位，深呼吸训练均很重要，深呼吸训练应在家庭护理人员督促下进行。深呼吸不仅可以缓解术后的并发症，而且可以预防这些并发症的发生。

另一个导致康复延迟的情况是一些特殊患者需要定制外用支具，只有借助外用支具方能悬摆和行走，这种情况使一些康复训练必须后延直至定制的支具可用。

术后第一阶段急性/住院康复期(第1周)

目标

- 能使患者自我依从术后脊柱的注意事项
- 可独立或借助很小的帮助下移动身体
- 可独立行走
- 借助楼梯扶手攀登楼梯
- 独立保持正确姿势和维持身体正确的力学关系
- 如需支具,则可独立佩戴或脱掉

注意事项

- 不能进行腰部或胸部的屈曲活动
- 不能进行腰部或胸部的旋转活动
- 不能提过重物体(<3.6~4.5kg)

治疗措施

第一天

- 对患者进行脊柱保护方面的教育以利脊柱融合的愈合
- 刺激性呼吸量测定
- 帮助患者圆木样滚动回床或离床
- 帮助患者进行床边悬摆样坐立
- 每小时进行10次踝部和股四头肌活动

第二天

- 复习术后脊柱的注意事项
- 刺激性呼吸量测定
- 患者圆木样滚动回床或离床
- 借助助行器或他人搀扶在床边站立或行走
- 每小时进行10次踝部和股四头肌活动

第三四天

- 复习术后脊柱的注意事项
- 刺激性呼吸量测定
- 患者圆木样滚动回床或离床
- 继续借助助行器行走,强调逐步减少对上肢的依赖——评估手扶帮助器下的行走能力
- 患者可很好耐受坐在椅子上20分钟
- 每小时进行10次踝部和股四头肌活动

第五六天

- 复习术后脊柱的注意事项
- 深呼吸训练
- 患者圆木样滚动回床或离床
- 在监护下进行手扶帮助器下的行走
- 在监护下患者借助扶手攀登楼梯

第七天——出院

- 复习术后脊柱的注意事项和出院指导
- 如果需要支具,可独立或在护理者的帮助下佩戴或脱掉支具
- 可独立或借助很小的帮助采用滚动方式回床和离床
- 独立行走
- 借助扶手独立攀登楼梯
- 每餐可坐于椅子上,无不适
- 可独立进行家庭训练计划(股四头肌训练和踝训练,行走以增强耐力)

术后第一阶段门诊康复(第1~6周)

HSS的出院患者在术后1~6个月内进行康复治疗,起始时间取决于术者。近期行脊柱融合术的患者开始进行康复治疗必须严格注意相关的禁忌事项,直至医生同意终止或更改这些注意事项。这些注意事项为脊柱融合的顺利愈合提供了相对安全的环境。在开始进行康复前,必须清楚所融合的节段,因为在融合节段的上方和下方很容易出现过度活动的危险。接下来的康复计划采用Shirley Sahrmann的轴心稳定法进行。该方法是指导患者在进行下肢活动时学会利用腹肌收缩来防止脊柱的活动(图26-14至图26-16)[26]。

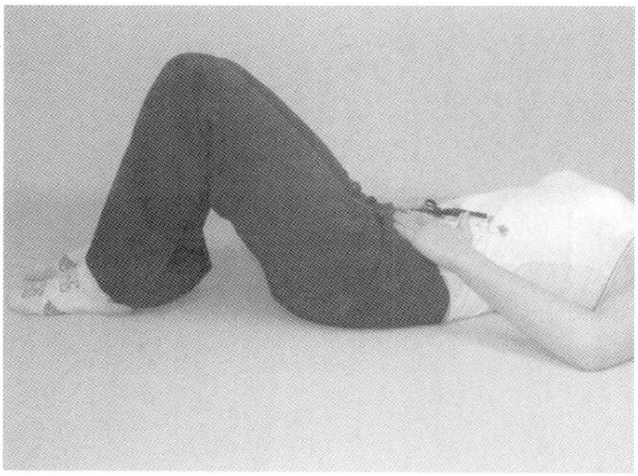

图26-14 腹部练习。

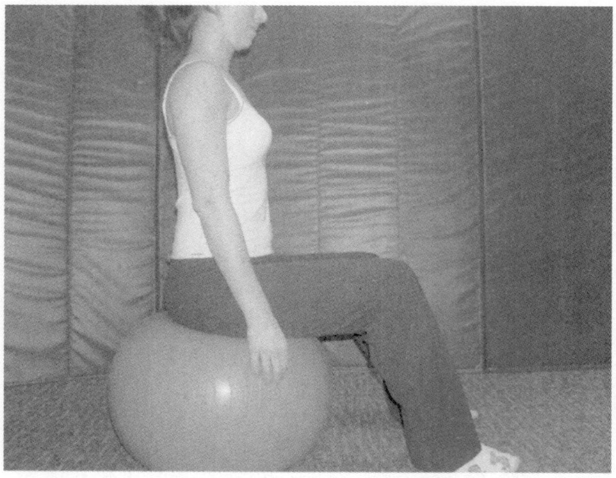

图26-15 反复指导患者在理疗球上坐的姿势,强调收拢下颏和腹部练习。患者可借助镜子利用视觉反馈来保持脊柱挺直和双肩等高。

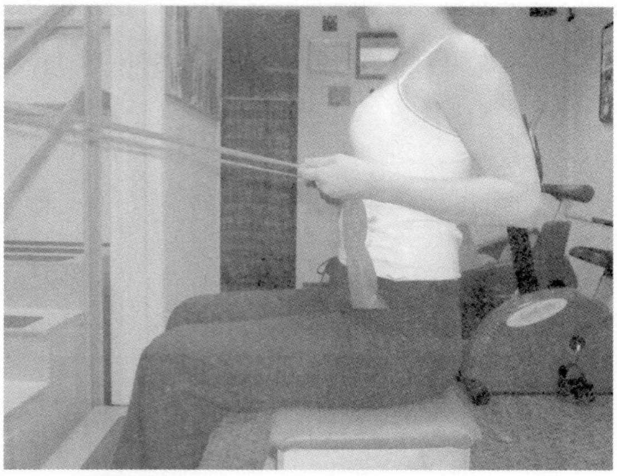

图26-16 坐位利用Thera带练习肩胛骨回缩。

注意事项

在脊柱融合术后患儿出院后的第一期康复中,强调脊柱保护的相关注意事项仍然是至关重要的。这一阶段的大多数患者疼痛开始减轻,不适开始缓解,日常活动的限制逐渐排除;但此时的患者随着疼痛的缓解,易将尚需遵守的脊柱保护事项抛掷脑后。因此,必须在康复过程中加强监护,包括床上活动和自我照料的过程,尤其是恢复娱乐活动时更应注意那些事项。

一些患者术后骨盆倾斜或双肩不等高持续存在(图26-17)。这可能与习惯性的姿势、强迫姿势、

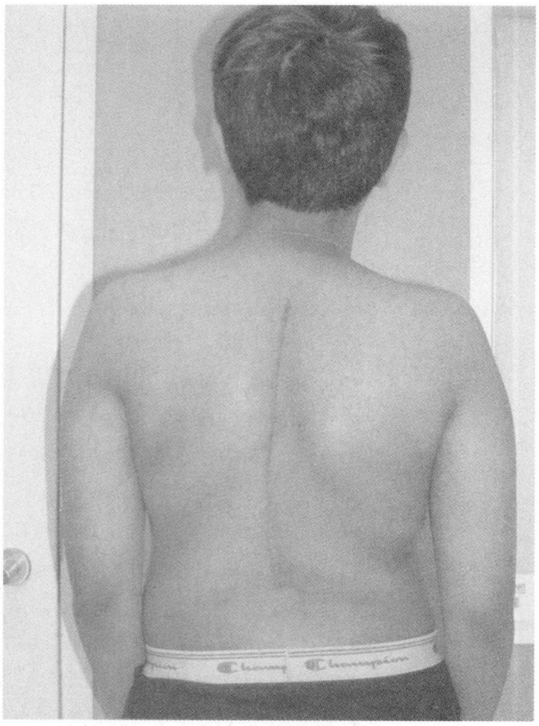

图26-17 15岁男孩PSF术后12周后面观,显示双肩和骨盆不对称,右侧肩翼上移变短。

术后第一阶段门诊康复（第1～6周）**

目标

- 患者可描述和演示术后脊柱的注意事项、正确身体力学关系、体位和姿势
- 加强中轴力量
- 加强维持姿势的力量
- 增加四肢的柔韧性
- 增加四肢的力量
- 增加耐力
- 独立进行家庭训练计划

注意事项

- 不能进行腰部或胸部的屈曲活动
- 不能进行腰部或胸部的旋转活动
- 不能提过重物体(3.6~4.5kg)
- 经术者同意从事合适的运动
- 禁止进行负重和对抗训练
- 腘绳肌牵伸训练需经术者同意(练习时使腹部稳定，以减少对腰椎的牵拉)

治疗措施

- 复习圆木样滚动动作、床上移动动作、休息和睡眠体位
- 复习和强化正确的坐姿和立姿
- 中轴稳定训练(Sahrmann法)达标：利用腹肌收缩使脊柱保持中立
- 经医生同意适度训练下肢柔韧性(轻柔牵伸)
- 肩带骨的活动——耸肩、前后旋转活动、肩胛骨回缩活动
- 加强姿势维持力量——逐步训练肩胛骨回缩活动，在肩胛平面练习肩部前屈，利用视觉反馈练习正确坐姿，收拢下颏，利用上、中斜方肌做旋前位的肩胛骨回缩练习，肩关节伸展，肩胛骨保持稳定
- 躯干和肩带骨软组织/肌筋膜的康复
- 耐力/身体整体训练：踏车，原地自行车练习

晋级标准

- 患者的双肩和骨盆保持对称，长达观察时间的一半
- 通过上肢交互摆动平稳移动
- 中轴力量得到提高(Sahrmann Ⅱ级)
- 独立完成圆木样滚动动作及床上移动动作

**术后1~6个月进行康复治疗。

肌力不平衡、躯干部的筋膜紧张/抵抗或严重的脊柱侧凸有关，而残留的不对称畸形是无法用手术来纠正的。术后在患者建立新的习惯性姿势以前，弄清楚躯干不对称的病因并进行相应的治疗是非常重要的。纠正躯干不对称的一些有效的方法包括通过主动和被动牵拉肌筋膜及肌筋膜松解术来延长缩短的组织结构；同时加强肌力训练，重点是重建正确的姿势。用镜子进行自我对照是一个不错的办法，特别是在家中进行锻炼时。

肩胛部肌力明显减弱会导致双侧肩胛骨不对称。加强该部位肌力并使肩胛骨相对于胸壁保持稳定，这对维持正确的肩肱节奏、预防疼痛和将来可能的肩部问题非常重要。

在这一时段出院患者的康复过程中，如果患者出现持续强烈的剧痛，康复师应提醒患者去为之手术的医生那里复查。正如前面所强调的那样，整

个康复过程中术者和康复师之间的相互交流非常重要，这将使康复师在面对每一个康复患者时有一个坚强的后盾，并且在康复过程中不断获得有关脊柱的融合进程的信息。整个康复过程中，不断提醒患者有关的脊柱注意事项以及强调家庭康复计划的重要性是非常重要的。

术后第二阶段门诊康复(第6~12周)

此期康复的中心是改善姿势和提高肌力水平。重点是维持中轴稳定和提高下肢肌力，这主要是因为经医生同意患者在接下来的几个月内会参加一些小型娱乐活动和无身体接触的体育活动。提高患者的力量和耐力、保持正确的姿势对改善和保护脊柱的融合很重要。对于一个将要重返娱乐活动和体育运动的患者来说，康复师要对其进行一些特殊活动的评估，要特别注意脊柱力量的不足和其生物力学环境。身体活动的分配要均匀而不要使活动集中在脊柱融合节段的上下方（图26-18至图26-20）。

注意事项

此期患者的康复遇到的许多问题与第一阶段相似，与术者保持紧密联系对康复会有很多帮助。康复计划必须加强对身体柔韧性和力量的训练。疼痛已不再是此期患者的主诉。在此期的康复过程中患者如果出现任何罕见的不良主诉都应该立刻向术者报告。在第二阶段康复过程中，不论患者进行任何较高水平的功能活动、娱乐活动或者体育运动时，都要强调对脊柱的保护事项。此期患者疼痛进一步减轻并开始从事一些正常活动，因而对脊柱的保护事项开始放松警惕，指导患者如何进行这些活动并坚持对脊柱的保护是十分必要的，从而可确保康复的持续进行。最后，要强调坚持家庭训练计划的重要性，这是使身体柔韧性和体力得以保持和加强，从而重返运动和功能活动的重要途径。在HSS，每一个脊柱侧凸患者的康复均遵循个体化的原则，目的是使每一个患者发挥最大的潜能，达到其最佳的康复目标。

术后第二阶段门诊康复(第6~12周)

目标

- 患者在进行高级功能活动中可独立保持正确的身体力学关系和姿势
- 中轴力量达Sahrmann Ⅲ级
- 最大限度增强维持姿势的力量
- 最大限度增强体位的持久能力
- 最大限度增强上下肢的灵活性
- 最大限度增强下肢的力量，增强髋周肌力(5/5)
- 最大限度增强耐力并提高身体整体素质

注意事项

- 同第一阶段注意事项
- 腘绳肌牵伸训练需经术者同意(练习时使腹部稳定以减少对腰椎的牵拉)

治疗措施

- 与蹲伏拾物有关的身体力学，通过屈髋而不是腰椎活动来实现
- 加强姿势维持力量——肩胛骨保持稳定，训练肩胛骨回缩活动，肩部前屈活动
- 更高级中轴稳定训练——利用理疗球训练，四肢着地而脊柱保持中立位
- 提高下肢柔韧性——通过腹部活动轻柔牵拉
- 继续进行肩带骨的活动
- 软组织/筋膜的松解
- 继续和提高耐力

出院标准

- 患者的双肩和骨盆保持对称(观察时间内100%)
- 正确的姿势和身体力学关系(观察时间内100%)
- 达术前耐力水平
- Sahrmann Ⅲ级

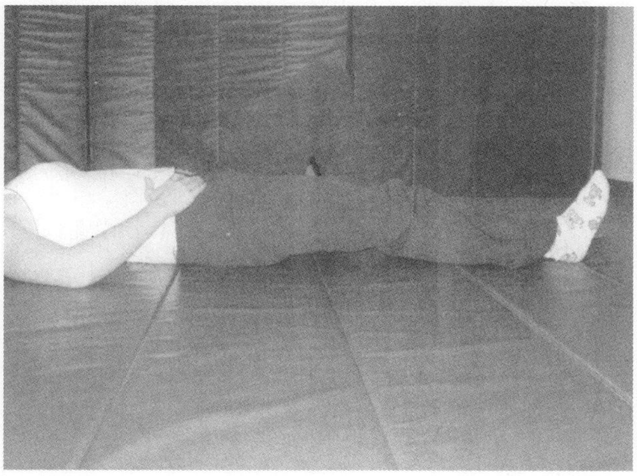

图26-18　屏住腹部，足跟滑动，保持脊柱中立位。

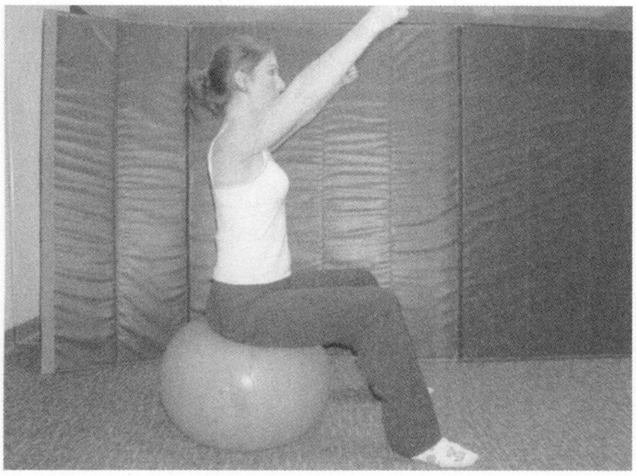

图26-19　坐在理疗球上，肩关节做肩胛平面的前屈运动，以达到姿态肌肉的再训练。

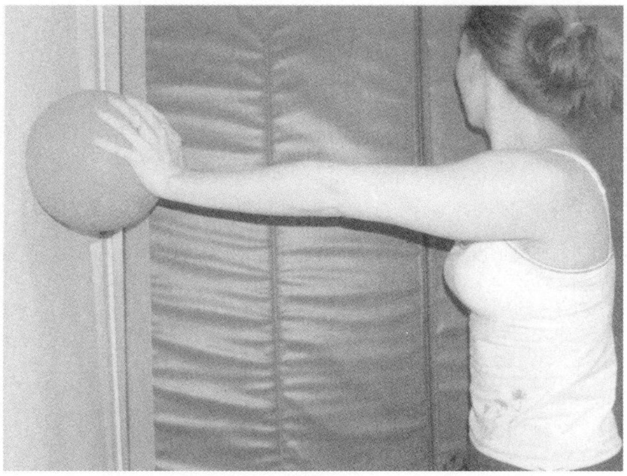

图26-20　肩胛骨稳定训练，加强肩带肌的力量。

（杨红军　李世民　译　　叶伟胜　李世民　校）

参考文献

1. *SRS Terminology and Working Group on Spinal Classification* (Chair Larry Lenke, MD). Revised Glossary of Terms, 2000. Available online at http://www.SRS.org.
2. Tecklin, J. *Pediatric Physical Therapy,* 3rd ed. Lippincott Williams & Wilkins, New York, 1999.
3. Weinstein, S.L. *The Pediatric Spine, Principles and Practice,* 2nd ed. Lippincott Williams & Wilkins, Philadelphia, 2001.
4. Lovell, W.W., Winter, R.B. *Pediatric Orthopaedics,* 4th ed., vol. 2. Lippincott and Raven, New York, 1996.
5. Rogala, E.J., Drummond, D.S., Gurr, J. *Scoliosis Incidence and Natural History. A Prospective Epidemiological Study.* J Bone Joint Surg Am 1978;60(2):173–176.
6. Risenborough, E.J., Wynne-Davies, R. *A Genetic Survey of Idiopathic Scoliosis in Boston, Massachusetts.* J Bone Joint Surg Am 1973;55(5):974–982.
7. Benzel, E. *Spine Surgery: Techniques, Complication Avoidance, and Management,* vol. 1. Churchill Livingstone, New York, 1999.
8. Herring, J.A. *Tachdjian's Pediatric Orthopaedics,* 3rd ed., vol. 1. WB Saunders, New York, 2002, pp. 215, fig. 11-2.
9. Weinstein, S.L. Idiopathic scoliosis. *Natural History.* Spine 1986;11(8):780–783.
10. Lonstein, J., Carlson, J. *The Prediction of Curve Progression in Untreated Idiopathic Scoliosis During Growth.* J Bone Joint Surg 1984;66:1061–1071.
11. Peterson, L.E., Nachemson, A.L. *Prediction of Progression of the Curve in Girls Who Have Adolescent Idiopathic Scoliosis of Moderate Severity. Logistic Regression Analysis Based on Data from The Brace Study of the Scoliosis Research Society.* J Bone Joint Surg Am 1995;77(6):823–827.
12. Duval-Beaupere, G., Lamireau, T. *Scoliosis at Less than 30 Degrees. Properties of the Evolutivity (Risk of Progression).* Spine 1985;10(5):421–424.
13. Perdriolle, R., Vidal, J. *Thoracic Idiopathic Scoliosis Curve Evolution and Prognosis.* Spine 1985;10(9):785–791.
14. Weinstein, S.L., Ponseti, I.V. *Curve Progression in Idiopathic Scoliosis.* J Bone Joint Surg Am 1983;65(4):447–455.
15. Rowe, D.E., Bernstein, S.M., Riddick, M.F., Adler, F., Emans, J.B., Gardner-Bonneau, D. *A Meta-analysis of the Efficacy of Nonoperative Treatments for Idiopathic Scoliosis.* J Bone Joint Surg 1997;79:664–674.
16. Nachemson, A.L., Peterson, L.E. *Effectiveness of Treatment with a Brace in Girls Who Have Adolescent Idiopathic Scoliosis. A Prospective, Controlled Study Based on Data from The Brace Study of the Scoliosis Research Society.* J Bone Joint Surg Am 1995;77(6):815–822.
17. Clayson, D., Luz-Alterman, S., Cataletto, M.M., Levine, D.B. *Long-term Psychological Sequelae of Surgically Versus Nonsurgically Treated Scoliosis.* Spine 1987;12:983–986.
18. Payne, W., Ogilvie, J. *Does Scoliosis Have a Psychological Impact and Does Gender Make a Difference?* Spine 1997;22(12):1380–1394.
19. Winter, R.B., Lovell, W.W., Moe, J.H. *Excessive Thoracic Lordosis and Loss of Pulmonary Function I Patients with Idiopathic Scoliosis.* J Bone Joint Surg Am 1975;57(7):972–977.
20. Stone, B., Beekman, C., Hall, V., Guess, V., Brooks, L. *The Effect of an Exercise Program on Change in Curve in Adolescents with Minimal Idiopathic Scoliosis.* Phys Ther 1979;59:759–763.
21. Bertrand, S.L., Drvaric, D.M., Lange, N., Lucas, P.R., Deutsch, S.D., Herndon, J.H., Roberts, J.M. *Electrical Stimulation*

for Idiopathic Scoliosis. Clin Orthop Relat Res 1992;276:176–181.
22. Durham, J.W., Moskowitz, A., Whitney, J. *Surface Electrical Stimulation Versus Brace Treatment of Idiopathic Scoliosis.* Spine 1990;15(9):888–892.
23. O'Donnell, C.S., Bunnell, W.P., Betz, R.R., Bowen, J.R., Tipping, C.R. *Electrical Stimulation in the Treatment of Idiopathic Scoliosis.* Clin Orthop Relat Res 1988;229:107–113.
24. Lonstein, J., Bradford, D., Winter, R., Ogilvie, J. *Moe's Textbook of Scoliosis and Other Spinal Deformities,* 3rd ed. WB Saunders, Philadelphia, 1995.
25. Coillard, C., Leroux, M., Zabjek, K., Rivard, C. *SpineCor—A Non-rigid Brace for the Treatment of Idiopathic Scoliosis: Post-treatment Results.* Eur Spine J 2003;12(2):141–148.
26. Sahrmann, S. *Diagnosis and Treatment of Movement Impairment Syndromes.* Mosby, Philadelphia, 2002.

第 27 章

先天性肌性斜颈

Deborah Corradi-Scalise, PT, DPT
Amanda R. Sparrow, PT
Loretta Amoroso, DPT

先天性肌性斜颈(CMT)为出生时即出现的一侧胸锁乳突肌短缩或挛缩,表现为持续的头向患侧倾斜和下颏转向对侧肩关节(图27-1)[1]。斜颈也称为"歪脖"[2]。报道的出生发生率为0.4%~1.9%[3]。先天性肌性斜颈出生后2~3周即可诊断[4],3/4的病例为右侧发病[1]。伴发髋关节发育不良的比率是0%~20%[5,6]。此外,先天性肌性斜颈的患儿臀位产的发生率高,且合并有先天性肌肉骨骼系统疾病和足部畸形[4]。该病的确切病因不明,但提出过多种病因学说,如宫内错位、产伤、子宫受压、局部缺血产生胸锁乳突肌间室综合征、胸锁乳突肌细胞分化不良以及副神经纤维变性所致神经缺陷[1,4]。右侧先天性肌性斜颈的婴儿表现为颈部向右侧侧屈并向左肩旋转(图27-2)。常伴有面部不对称和偏头(对侧枕部变平)(图27-3)。偶尔可触及胸锁乳突肌腹包块,但会逐渐消失(图27-4)[4]。

1岁以内的先天性肌性斜颈患儿宜选择保守治疗方法[1,4],包括理疗和家庭训练计划(HEP)。大量文献证明,90%以上的患儿经保守治疗能治愈[7-9]。1岁以后通过保守治疗不能治愈的病例需要外科矫形治疗[10]。如果畸形不治疗,CMT将导致严重的面部和头颅不对称,耳的形态畸形伴驼背的颈椎侧凸,眼和前庭的损害,以及类似于偏瘫的功能不对称不伴神经缺陷[4,11]。

解 剖 概 述

左、右各一块胸锁乳突肌(SCM),是颈前最表

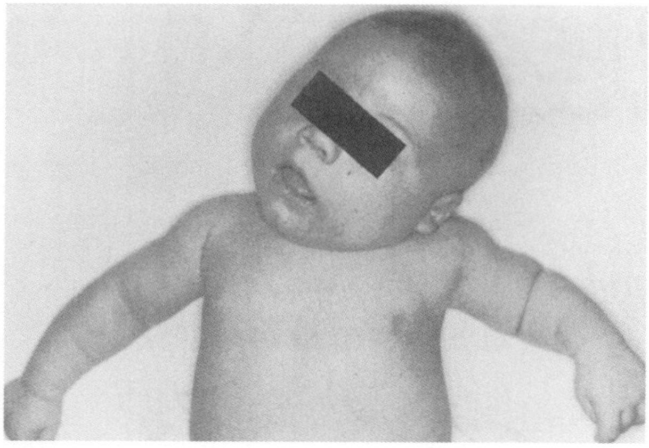

图27-1 左侧胸锁乳突肌挛缩所致的先天性肌性斜颈。(*From Herring, J.A.* Tachdjian's Pediatric Orthopaedics, *3rd ed. WB Saunders Co, Philadelphia, 2002, p. 173.*)

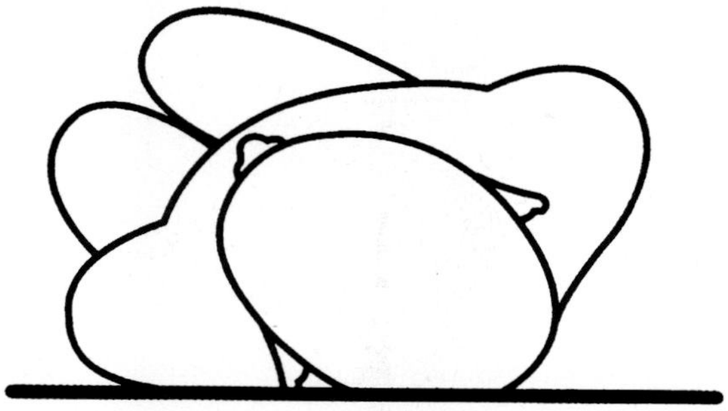

图27-3 右侧肌性斜颈患儿仰卧位所致左枕部变平以及左耳畸形。(*From Herring, J.A.* Tachdjian's Pediatric Orthopaedics, *3rd ed. WB Saunders Co Philadelphia, 2002, p. 173.*)

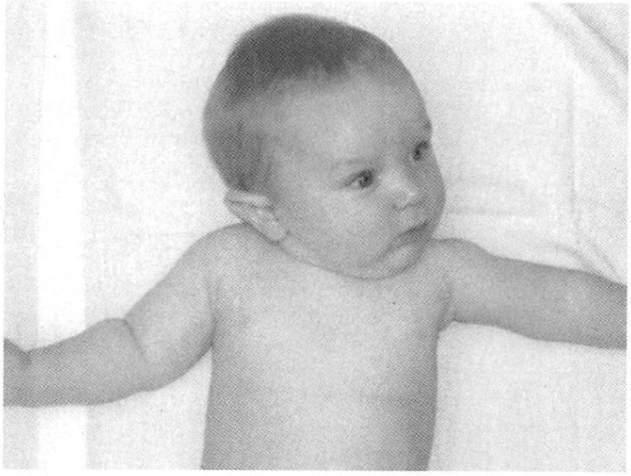

图27-2 7个月的右侧肌性斜颈患儿。可见颈部向右侧侧屈且向左旋转。

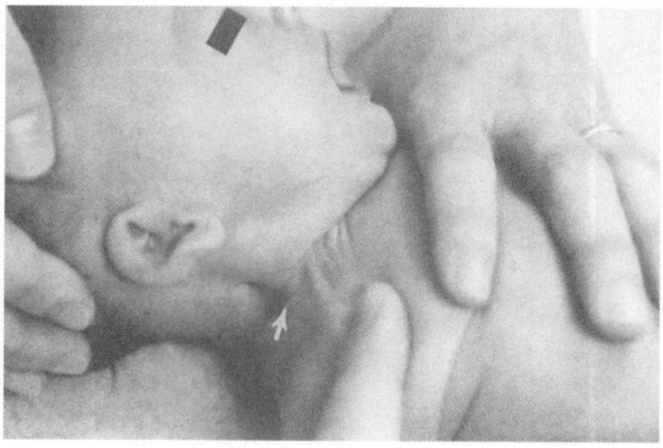

图27-4 一新生儿,右侧胸锁乳突肌可触及包块(箭头)。(*From Herring, J.A.* Tachdjian's Pediatric Orthopaedics, *3rd ed. WB Saunders Co Philadelphia, 2002, p. 173.*)

浅的肌肉[12]。它源于两个头：胸骨头源于胸骨柄的腹侧，部分覆盖胸锁关节；锁骨头源于锁骨内1/3的上缘和前缘。SCM以薄腱膜的形式抵止于颅骨上项背线的外侧1/2（图27-5）。胸锁乳突肌受副神经和颅2、3神经的腹侧部分支配。两侧胸锁乳突肌协同作用时产生屈颈，而单侧肌肉收缩将产生同侧侧屈，和向对侧旋转以及轻微的伸颈[13]。

虽然胸锁乳突肌挛缩是先天性肌性斜颈的主要因素，但其他颈部、肩带、胸、躯干周围的肌肉也可紧张短缩。在治疗中必须进行广泛的检查以确定挛缩和短缩的组织。

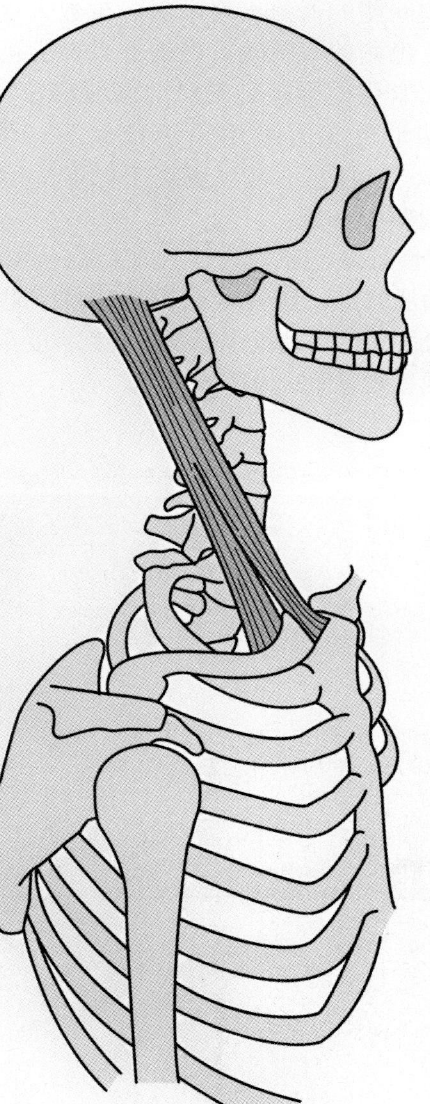

图27-5 胸锁乳突肌的解剖。(*From Daniels, L., Worthingham, C.* Muscle Testing: Techniques of Manual Examination, *4th ed. WB Saunders Co, Philadelphia, 1980, p. 16.*)

鉴别诊断

先天性肌性斜颈生后即可出现。如前所述早至2~3周即可诊断，但也有直到4、5个月时婴儿的头不能立于中线才被诊断。排除其他原因所致头、颈不对称很重要。如:病毒感染，肌肉扭伤，产伤（锁骨骨折），先天性颅底异常，先天性上颈椎畸形，眼疾患，眼外肌肉不平衡，寰枢椎旋转半脱位（上呼吸道感染后），后颅凹、脑干和颈髓肿物，只要出现颈部不对称，就需要对上述原因进行鉴别[1]。有时应做神经学检查以除外神经性病因，特别是婴儿突然发生的斜颈[1]。

另外，一些综合征也可表现有斜颈，在鉴别诊断时也应考虑到（图27-6）。常规的X线检查可以除外先天性颈椎畸形和寰枢椎旋转性半脱位。CT和MRI检查可以进一步验证诊断以及排除新生物或肿瘤的可能[1]。

大量的资料表明，广泛而全面的临床查体对于先天性肌性斜颈的鉴别诊断是很必要的。如前所述，眼疾患、脊柱肋骨畸形、神经病损、一些综合征以及先天畸形均可出现斜颈。在脑瘫之类的疾

综合征	典型的表现
Klippel Feil 综合征（克-费综合征）	先天性颈椎融合、后发际低、短颈和颈椎活动范围受限三联征[1]
Sandifer 综合征（桑迪费综合征）	胃食管反流，以斜颈为典型表现的颈和躯干姿态异常，与中枢神经系统相似的角弓反张或神经性抽搐的表现
婴儿期阵发性斜颈	特发的短暂的斜颈，持续几分钟或几天，发作发生在早晨，每月发作 1~4 次，随躯干活动、眼活动改变斜颈方向[1]
Arnold Chairi畸形	后脑尾侧移位，通常合并脑干和小脑的其他先天畸形，表现为斜颈、头疼和颈旁肌肉痉挛[1]

图27-6 需与先天性肌性斜颈进行鉴别诊断的一些综合征，因为这些综合征都有与斜颈相关的临床表现。(*Adapted from Loder, R.T. The Cervical Spine. In Morrissy, R.T., Weinstein, S.L. [Eds].* Lovell and Winter's Pediatric Orthopaedics, *5th ed., vol. 2. Lippincott Williams & Wilkins, New York, 2001, pp. 811–815.*)

病中也可表现为头歪和颈部肌肉控制不对称。但脑瘫患儿颈部侧屈和旋转的被动活动范围是对称的，这一点与先天性肌性斜颈不同。重力和肌肉力量弱的影响，合并头扶正反应减弱，以及不对称紧张颈反射的持续影响，可以导致先天性肌性斜颈的早期误诊。依据临床表现，理疗师可能需要求助于其他相应的医疗专业，来进行进一步的评估和必要的治疗。当对一个诊断为先天性肌性斜颈的婴儿进行体检时，对儿科理疗师很重要的一点就是进行标准的儿科发育评估，包括骨科。对婴儿的评估需要有更高级的评价技术。特殊的评价程序超出了本章的范围。如果先天性肌性斜颈已被确诊或被怀疑，需要特别关注用通用的侧角计评定颈部的被动和主动活动范围。颈部侧屈和旋转的测量要在仰卧位进行（图27-7A，B）。另外，在专业外科医院（HSS），对所有在小儿骨科病房进行物理治疗的先天性肌性斜颈的患儿均需进行发育性髋关节发育不良的评价。

康复概述

原发损伤

- 婴儿的姿态是朝患侧倾斜并且（头部）向胸锁乳突肌紧张的对侧旋转。
- 朝向健侧侧屈的被动活动范围受限，并且向患侧旋转活动减少。
- 主动的头部矫正能力降低（即肌力减低伴重量移向已缩短的胸锁乳突肌）。
- 在所有发育部位，朝向患侧的主动旋转活动减少（图27-8A，B）。

继发损伤

- 偏头和面部畸形：由于患儿仰卧位的姿态使健侧后侧部分颅骨变得扁平，与此相关的面部畸形引起与患侧胸锁乳突肌同侧的耳出现向后的移位，同侧的眼眉和前额向后退缩，而且患侧同侧的嘴角出现倾斜。少数人可以注意到，患侧的眼睛较对侧低并且鼻尖可能出现朝向紧张的胸锁乳突肌的倾斜移位[14,16]。骨科塑形的头盔可用于治疗偏头，然而，在HSS，它们并不常规应用于标准的治疗过程（图27-9A~C）。
- 继发性肌肉短缩：继发性肌肉紧张（例如颈阔肌、斜角肌肌群、斜方肌、颈伸肌和胸肌），以及肩胛肱骨关节的活动范围和躯干柔韧性受限，也可出现患侧肩部的抬高和前伸。

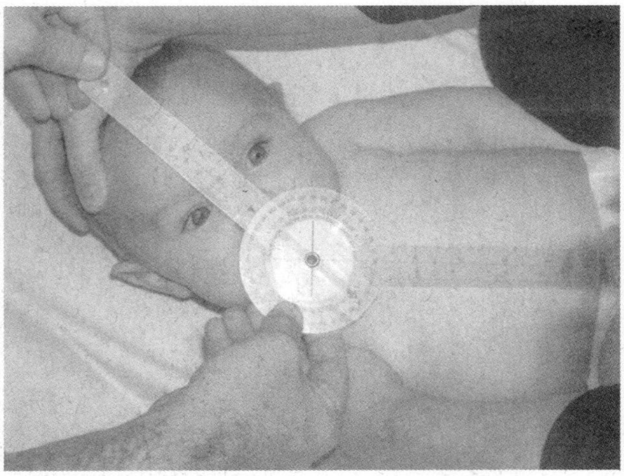

A

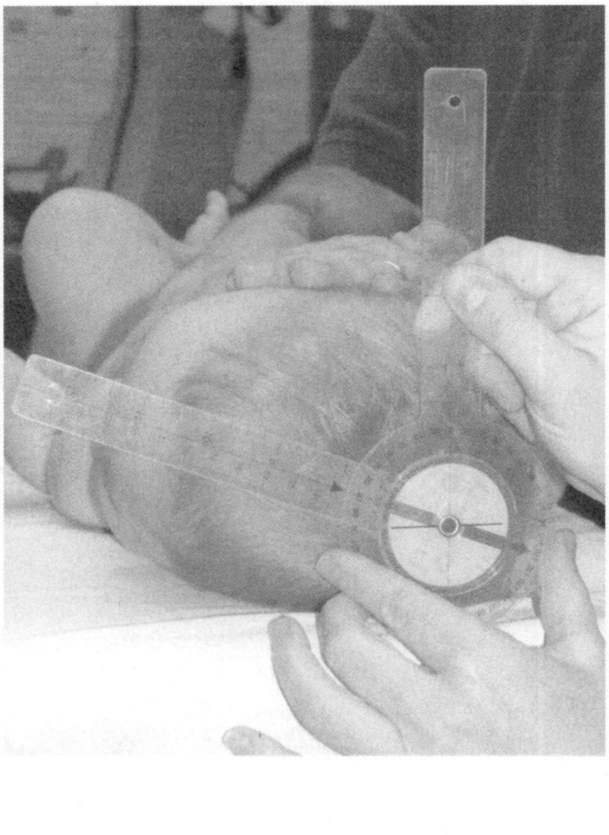

B

图27-7 **A**，用通用测角计在仰卧位测量颈椎侧屈时的被动活动范围。**B**，用通用测角计在仰卧位测量颈部旋转时的被动活动范围。

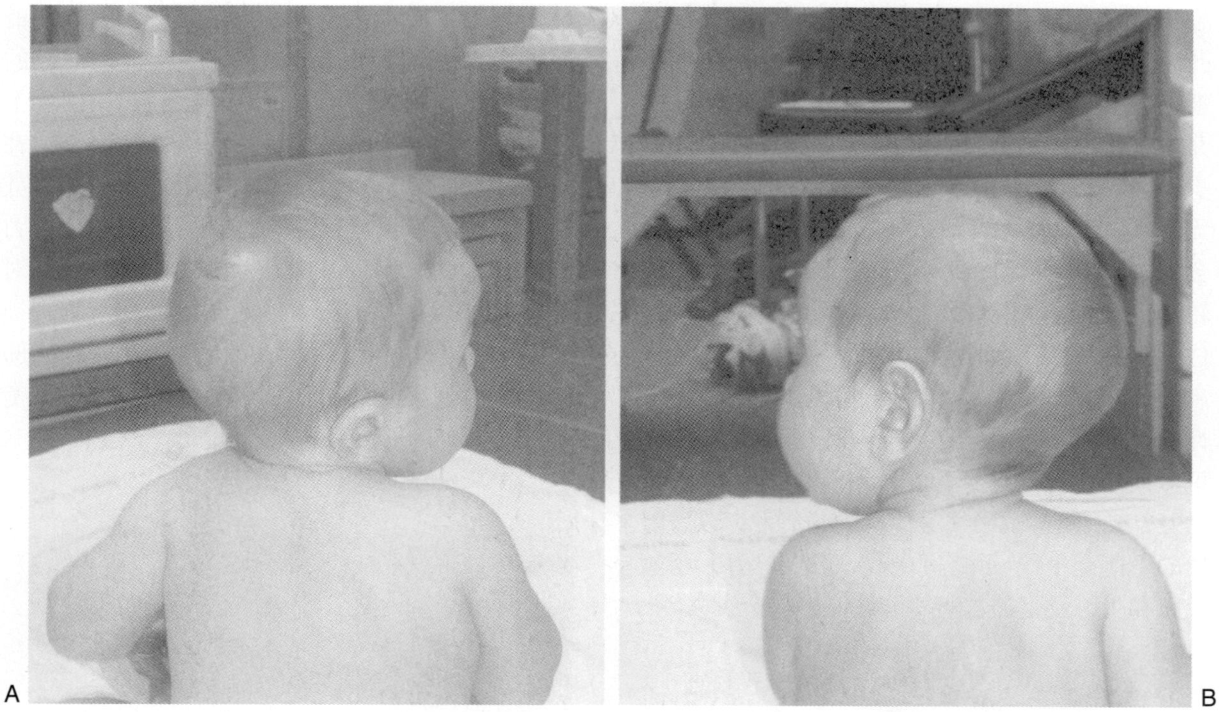

图27-8　右侧先天性肌性斜颈——颈部主动活动范围。**A**,颈部主动向右旋转。**B**,颈部主动向左旋转。可见颈部主动向右旋转时比主动向左旋转时活动范围减少。在患儿向右旋转时躯干也旋转,这是一种对颈椎向右旋转能力减小的代偿方式。

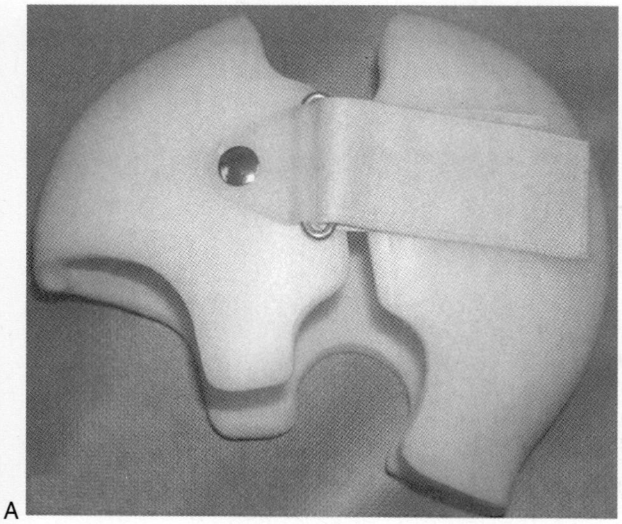

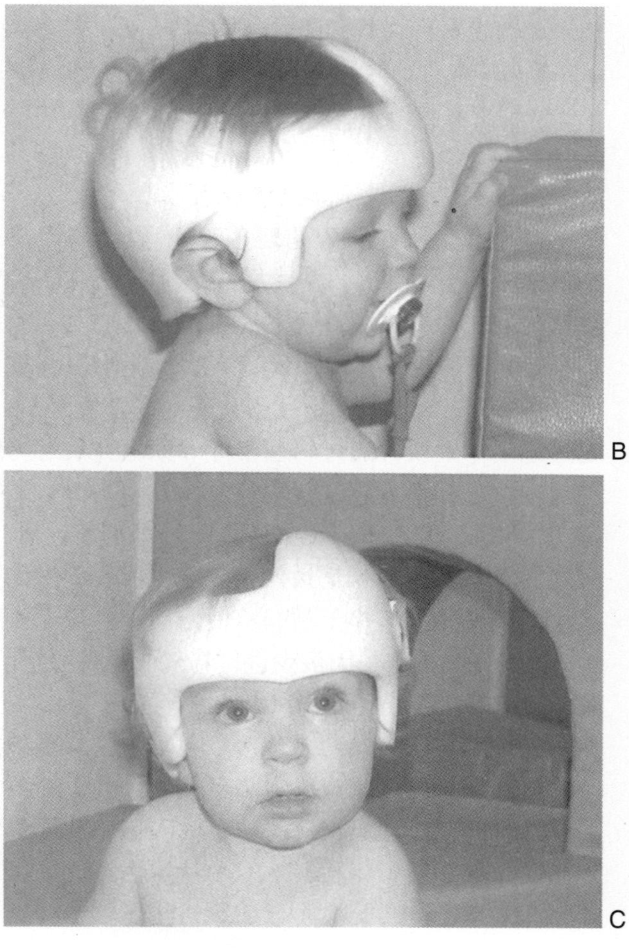

图27-9　**A**,治疗斜偏头所用的矫形塑料头盔——左侧观。**B**,右侧先天性肌性斜颈和偏头婴儿佩戴矫形塑料头盔——矢状观。**C**,前面观。

- 发育延迟：如前所述，先天性肌性斜颈的确诊婴儿表现为患侧胸锁乳突肌的缩短姿势。这种习惯性的姿态导致双侧力量不平衡，这是因为患儿更喜欢用未受影响侧承重。由于患侧活动减少和负重受控还会导致同侧躯干和肩胛肌肉无力（图27-10）。迟发或不平衡的运动方式将会进一步发展，包括：迟发转动或只能向健侧转动，减少患侧上肢的负重和（或）利用（俯卧位支撑和伸手），坐位时承重不平衡使患儿向患侧侧屈，爬行、扶立和行走延迟。另外，先天性肌性斜颈的婴儿会有中线方位意识的缺乏，可以表现为健侧持续存在不对称性颈强直反射（图27-11）。因此，中线方位感的延迟发育以及随后的手达到中线、手跨过中线、双上肢运用、手触及膝和手触及足的这些功能性能力将会失去。

康 复

最初诊断时先天性肌性斜颈的严重性将影响物理治疗的时间长短。在随后的段落中提出的指导方针是以2~4个月时被最初诊断为先天性肌性斜颈的典型病例为基础的。

治疗原则

对先天性肌性斜颈的婴儿和儿童的治疗，早期的诊断和干预和家长对家庭训练计划（HEP）的依从性是获得成功的关键。在12个月以前，如果得到早期诊断并且婴儿接受物理治疗，包括HEP将有大于90%的先天性肌性斜颈患儿得到完全康复[8,9]。超过这个年龄段，通过物理治疗和家庭伸展练习的保守治疗将不再有效，大部分患儿需要外科干预[14]。在HSS，患儿将在陪护下进行物理治疗干预，每周2~3次，每次30~45分钟，依先天性肌性斜颈的严重性和患儿对治疗干预的承受力而定。家庭训练计划（HEP）推荐每天最少进行4~5次或每次更换尿布时进行。

先天性肌性斜颈的物理治疗包括：轻柔地被动和主动牵拉患侧肌肉，增强对侧胸锁乳突肌的力量，定位和促进主动中线处头部控制，患儿向健侧侧屈定位和向患侧旋转。一种特定的家庭训练计划（HEP）可供家属/看护者施行。用于治疗先天性肌性斜颈的一些治疗技巧包括：对已鉴别的缩短的颈部、肩部、肩胛部、上胸部和躯干缩短的肌肉进行传统的被动伸展；胸锁乳突肌、胸部和上方斜方肌肌筋膜松解；患侧肩胛肱骨肌的分离；在负重活动时主动肩胛内收以保持肩胛带的稳定性；运用体位调节反应提高头位置矫正和对抗重力的颈部力量（图27-12）；仰卧位姿态以促进颈部对称性伸展（图27-13）；功能性活动以提高对侧胸锁乳突肌力量，例如促进转动（图27-14）；患侧从仰卧到侧卧再到坐卧的转换和在治疗球上促进平衡反应（图27-15）。

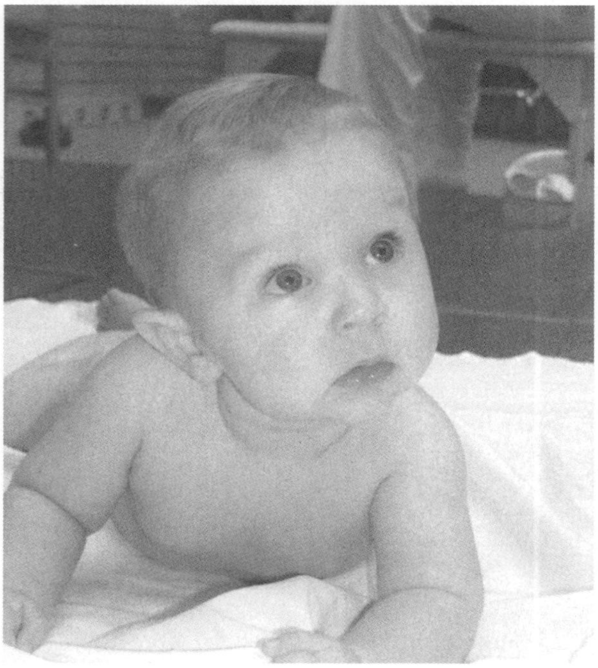

图27-10 右侧先天性肌性斜颈的 7 个月婴儿。可见右侧肩和上肢承重减少。

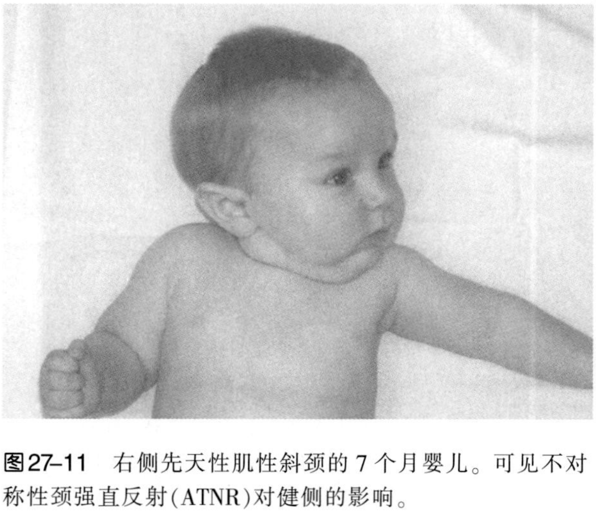

图27-11 右侧先天性肌性斜颈的 7 个月婴儿。可见不对称性颈强直反射（ATNR）对健侧的影响。

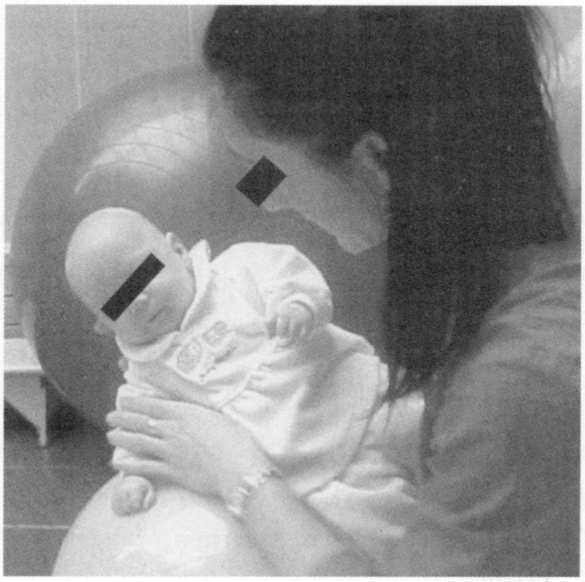

图27–12 在负重活动时，肩胛主动内收以使肩胛带稳定。对右侧先天性肌性斜颈的患儿运用姿态调节反射可促进头位矫正并提高颈部对抗重力的力量。

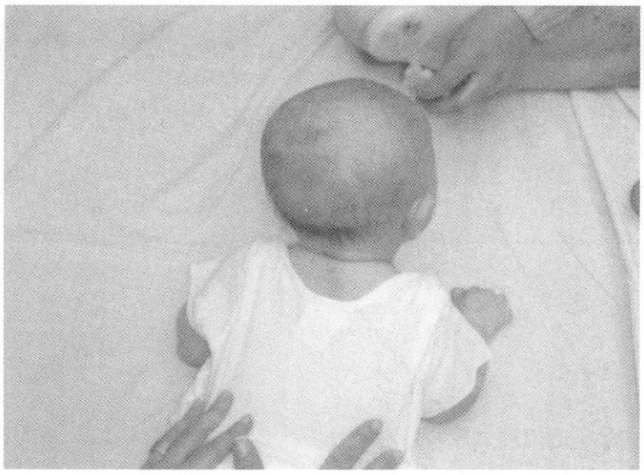

图27–13 取俯卧位可促进颈部对称性伸展。

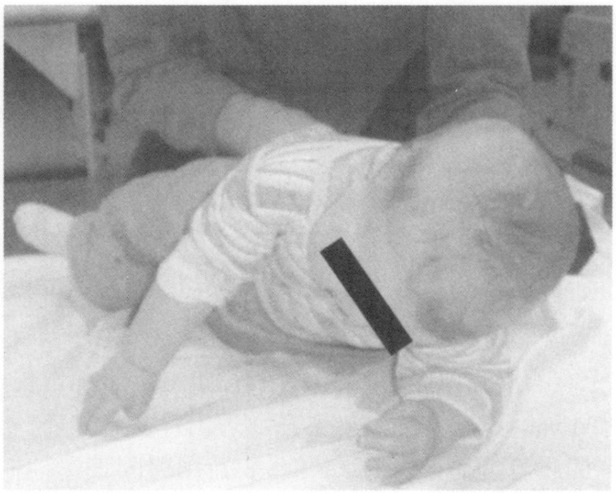

图27–14 从俯卧位到左侧卧位至坐位的姿态转换可促进侧头矫正反应和相适的发育技能。

最初评价时，应指导父母和(或)看护者进行向健侧侧屈(图27–16)和向患侧旋转(图27–17)的家庭伸展计划，每天至少进行4~5次。在能够承受的情况下每次伸展练习至少持续30秒钟。应向家长展示

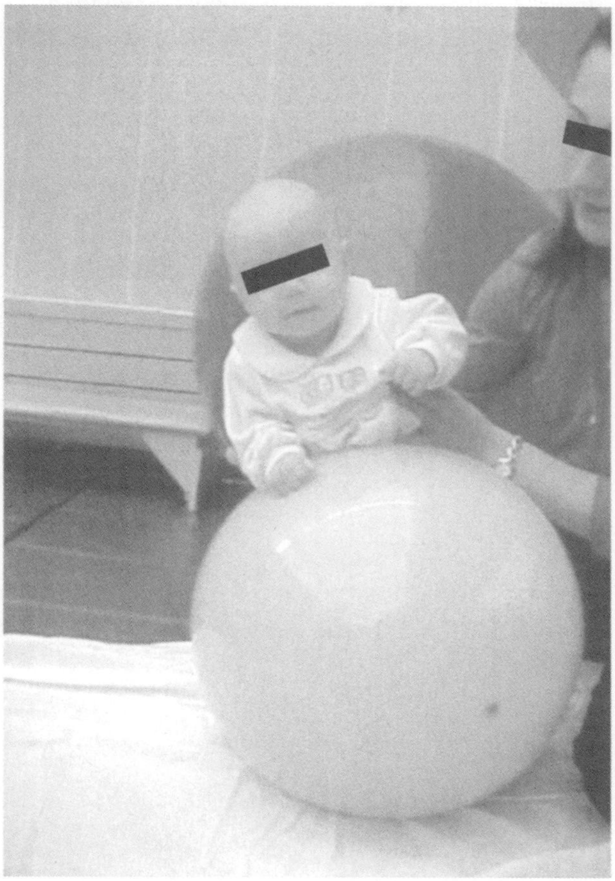

图27–15 治疗球上促进平衡反应的练习。

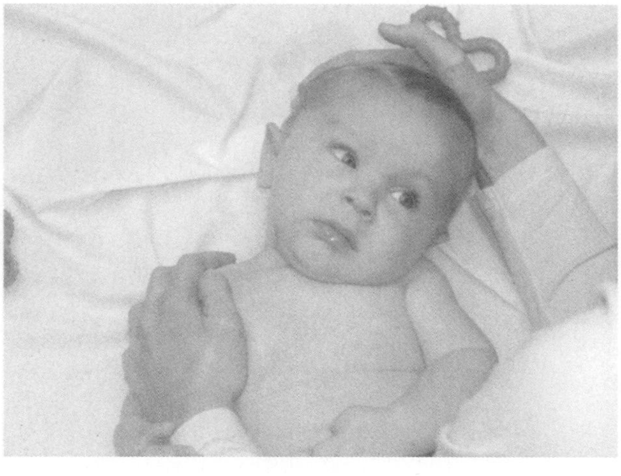

图27–16 右侧先天性肌性斜颈的 7 个月婴儿。在物理治疗时进行伸展练习并作为 HEP 的一部分教会看护者。颈部向健侧侧屈以伸展右侧紧张的胸锁乳突肌。

实施伸展活动时患儿的各种姿态，家长应该能够在治疗师面前独立完成所有的练习，然后再开始HEP。定位也是一项重要的附加治疗，家长和看护者需学会婴儿定位（图27–18）、抱和携带患儿的姿态（图27–19）以及嬉戏/刺激婴儿的方式，以促进向患侧旋转和向健侧侧屈，以及中线定位（图27–20）。

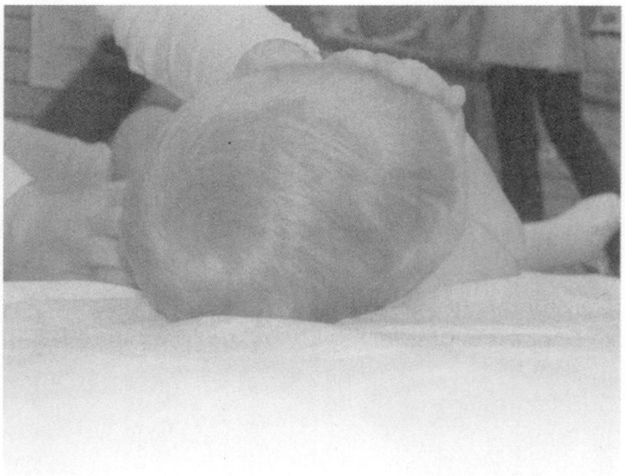

图27–17 右侧先天性肌性斜颈 7 个月婴儿。在物理治疗时实施伸展练习并作为 HEP 的一部分教会看护者。颈部向患侧旋转。

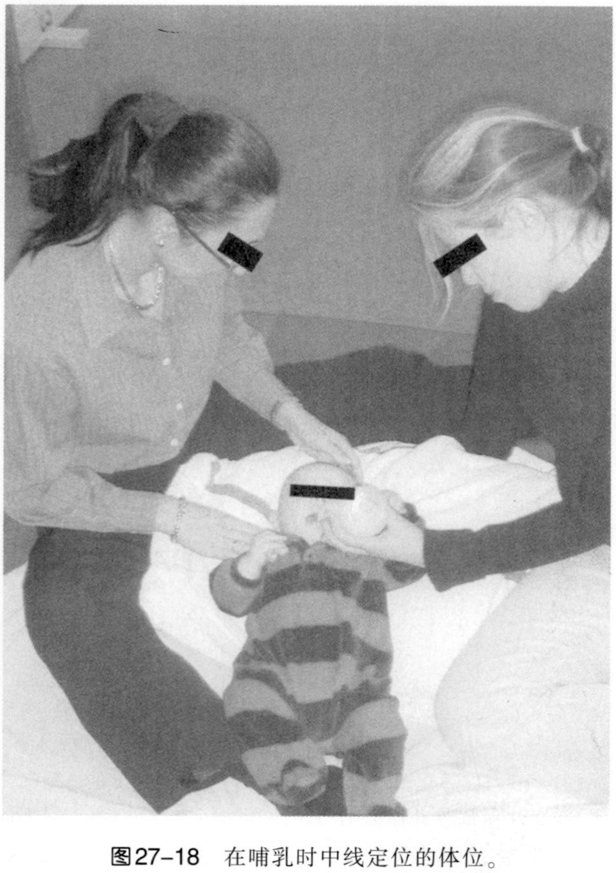

图27–18 在哺乳时中线定位的体位。

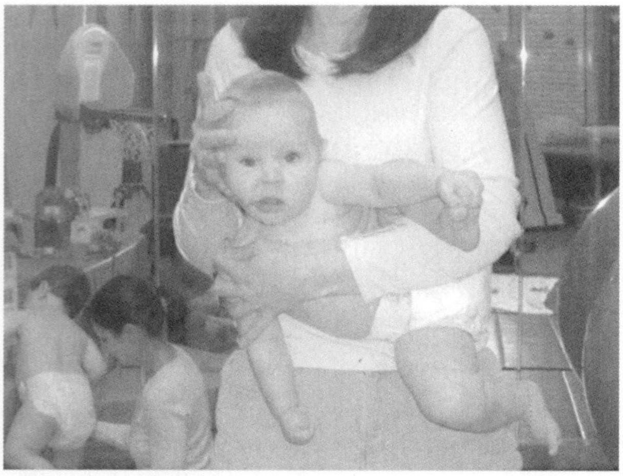

图27–19 右侧先天性肌性斜颈 7 个月婴儿。在物理治疗中进行侧方携带定位，并作为 HEP 的一部分教会看护者，携带患儿时采用这种体位可以伸展紧张的右侧胸锁乳突肌。

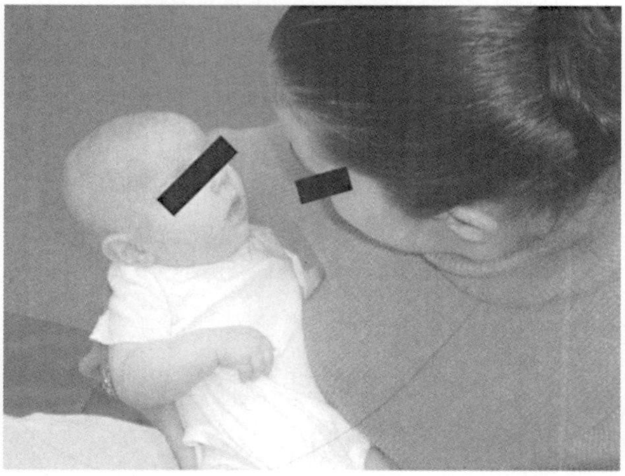

图27–20 视觉接触/刺激婴儿朝中线定位。

监护下俯卧位待续的时间长短对于促进对称的颈部伸展和上肢负重十分重要。颈部主动活动范围也可通过玩具的定位、哺乳时定位和各种携带患儿时的定位来提高。这项HEP要在出院后执行3~6个月，频度可逐渐降低。

注 意 事 项

在开始任何斜颈的治疗和评价之前必须记住，你处理的是患儿的颈椎。在物理治疗实施之前，所有的患者均需经医生许可。婴儿用哭闹表达他们自己的感受，如果他们体验了与牵引有关的负面症状，例如疼痛、麻木或者灼痛，他们会哭闹，当他们害怕、疲惫或饥饿时他们也会哭闹。治疗师需要发现患儿个性的感觉和他们对牵引和练习的忍耐性。实施轻柔的牵引并不断地监测婴儿在整个治疗过程中有无不适或痛苦的征象是十分重要的。不适的征象可能包括磨牙或做鬼脸、音调升高或降低、心率和(或)呼吸频率增加以及(或)不和谐的哭闹[17]。

在被动牵引胸锁乳突肌至侧屈位的同时，颈部必须在矢状面和水平面均保持于中立位。促进肌力增强的功能性肌力训练或姿势练习（抗重力控制能力）应与年龄相适应，而且在婴儿开始形成独立的头部控制能力之前不得纳入康复治疗。

建　议

对婴儿进行治疗的最佳时间是在他们安静地哺乳和休息时。治疗师需要花费时间与婴儿建立和谐的关系，并在最初的牵引之前通过相互交流和玩耍获得婴儿的信任。如果治疗师温柔，并且能够通过一些策略分散患儿的注意力，例如用歌声和（或）感觉刺激以及在治疗中使用与年龄相适应的玩具，通常不会引起哭闹而能顺利完成牵引。

康复第一阶段(第1～8周)

目标

- 使颈部向健侧侧屈的被动活动范围增加10°~15°
- 使颈部向患侧旋转的被动活动范围增加10°~15°
- 在仰卧位时主动使头部达到中线并保持此姿态达一半时间
- 仰卧位能主动向侧方转头以便在有效活动范围内以视线跟踪玩具
- 在侧卧和支撑坐位能主动自患侧开始对抗重力将头部置于中线位
- 在俯卧位时(如果患儿有头部控制)能保持头部在颈部伸展位达10秒
- 俯卧位能靠双前臂支撑抬头，而且患侧上肢能良好负重
- 在协助滚动时显示头部矫正反应达活动范围的50%
- 看护者能独立实施并遵从HEP

注意事项

- 婴儿颈部保持于中立位，不得在屈曲和过伸位进行牵拉
- 牵拉一定要轻柔
- 在整个治疗过程中要注意有无不适或疼痛的征象

治疗措施

- 针对定位、轻柔手法牵张和HEP对家长进行教育
- 颈部向健侧侧屈时用被动手法牵张胸锁乳突肌
- 颈部向患侧旋转时用被动手法牵张胸锁乳突肌
- 对胸锁乳突肌、上胸部、肩胸带和肩胛肱骨肌采用肌筋膜/软组织操作法。保持颈和肩之间的距离/可动性
- 安置音乐或视觉上有吸引力的玩具，以促进向患侧的主动旋转
- 在开始自主头部控制时开始进行健侧的力量训练，以使头部通过手的辅助和利用矫正反应(如果存在)达到中线
- 进行轻度前庭功能活动，以促进双眼的空间水平定位
- 促进与年龄相适应的所有发育技能，例如翻身、前臂和伸肘俯卧支撑、俯卧位够物、适当时仰卧位中线定位

晋级标准

- 颈部朝向健侧侧屈和朝向患侧旋转的被动活动范围有所增加
- 颈部主动活动范围有所增加并能进行中线头部控制观察

康复第一阶段(第1~8周)

在第一阶段中,物理治疗的重点是提高颈部的被动活动范围并确保看护者能胜任HEP。每个疗程的2/3时间应集中在对颈、肩、肩胛、躯干周围已确认紧张的肌肉进行轻柔的手法牵引,尤其是胸锁乳突肌。在剩余的1/3时间主要集中在激活肌肉的主动活动范围。治疗师应协助进行头部中线主动控制、各平面上的视觉跟踪(尤其注意朝向患侧的水平跟踪)、尽力引发分级对抗重力的头部控制和矫正反应、中线定位、颈部朝向健侧的侧屈以及与年龄相适应的发育技能。

注意事项

看护者和父母也许对给他们的婴儿实施颈部牵张练习有所担心。在家长出现担心时,需要给予鼓励和支持。看护者必须不断地温习HEP以保证正确的理解和执行。理疗师需要花费时间给看护者解释预防措施(本章前面所提及),并且就他们实施练习的能力给予适当的帮助。一旦看护者能胜任HEP,还要消除他们的忧虑,以减少其在实施训练时可能产生的任何恐惧和焦虑。通过HEP进行物理治疗的延续性是十分重要

康复第二阶段(第8~16周)

目标

- 使颈部侧屈和颈部旋转均达到全部被动活动范围(与健侧的活动范围相同)
- 仰卧位能全部时间保持头部于中线位
- 头位于中线在50%~75%的时间内能达到与年龄相适应的最高发育姿态
- 在俯卧位能主动进行头部双侧旋转达最大活动范围
- 在侧卧位和双侧支撑坐位能对抗重力主动保持头于中线位置10~15秒
- 在俯卧位能较长时间保持头在颈部伸展位玩玩具
- 俯卧位能靠双前臂或伸展的双肘支撑抬头,且患侧上肢能良好负重
- 在支撑坐位能保持头部在中线位置并保持这个姿势玩玩具20秒
- 仰卧位时在水平面上观察物体的视觉跟踪达180°,若进一步在坐位也能完成
- 在协助转向另一侧时表现出头部矫正反应
- 在扶坐时头保持在中线并且下巴明显回缩
- 坐位时能双手向前够取玩具且头部不倾斜
- 看护者能独立实施并遵从HEP

注意事项

- 同第一阶段

治疗措施

- 被动手法伸展胸锁乳突肌使颈部向健侧侧屈并向患侧旋转
- 采用筋膜/软组织操作法以保持上胸部和肩带肌肉组织的可动性
- 通过玩具摆放和手法协助促进颈部在与年龄相适应的所有发育,体位向患侧主动旋转
- 人为促使或通过玩具摆放使头在仰卧位或支撑/不支撑坐位保持在中线
- 前庭输入和手法协助以便在所有平面引发适当的头部矫正反应
- 通过在治疗球上活动逐步提高头部对抗重力的控制能力
- 促进所有与年龄相适应的发育技能,例如滚动、俯卧位前臂和伸肘支撑抬头、俯卧位够物、仰卧时中线定位、手触手、手触口、手触足、足触口,集中进行主动头部控制和无代偿中线定位。可能的话应在头位于中线姿态下进行坐和爬行练习

晋级标准

- 颈部向健侧侧屈和向患侧旋转的被动活动范围均有所提高
- 颈部主动活动范围有所提高且能进行中线头部控制观察

的，这点必须向看护者强调。建议每天进行4~5次HEP。

康复第二阶段(第8~16周)

除了提高颈部的活动范围，在第二阶段还要将注意力集中在儿童的发育技能水平上。疗程的近一半时间应集中在颈部的被动活动范围，另一半时间用于颈部主动活动范围的肌肉激活和所有与年龄相适应发育姿态的对抗重力控制上。治疗师需和看护者不断地审查HEP并在必要时加以更新，以便与儿童的发育进展同步。

注意事项

理疗师应注意到颈部主动和被动活动范围的明显进步，以及与年龄相适应的大体运动技能的获得。否则就是对HEP缺乏依从性，有必要向看护者反复强调HEP的重要性。除了获得颈部完全的被动活动范围以外，还必须注意儿童的发育技能水平。全范围的颈部活动范围和不能主动保持头部控制之间的不一致，可能表明有发育问题或者与先天性肌性斜颈不同的问题。另外，如果没有得到预期的收获，应该劝告患儿回到指定的医师那里进行随访检查。

治疗师需密切关注患儿表现出的替代薄弱肌肉或被动活动范围不足的代偿运动。应再次强调HEP是一种重要的辅助治疗手段，因此应继续每天进行4~5次。如果对HEP的依从性不足且患儿的被动活动范围未取得进展，需增加直接物理治疗接触的频度。

康复第三阶段：出院(第16~24周)

通常情况下，婴儿会变得更加主动。最初可能存在轻微的不对称，但是在第Ⅲ阶段结束时将得到解决。此时需提出的目标是达到全面对称的被动和主动颈部活动范围以及良好的颈部力量，而且婴儿需展示出与年龄相适应的发育技能方可结束治疗。

注意事项

患儿通常已获得全部被动活动范围，因此重点应集中在功能活动时保持头部的中立位。偶尔，可观察到在紧张活动中或在获得新发育技能时头部可能有轻微倾斜，但这不会持续下去。如果在康复训练的这个阶段，颈部的被动活动仍然受限，最好带患儿返回指定的医师处进行随访检查。和其他阶段相同，看护者经常复习HEP对保证其正确执行是必要的。HEP在终止物理治疗后仍要继续执行，而且在出院后仍需持续3~6个月，每天进行3次。

康复第三阶段：出院(第16～24周)

目标

- 颈部侧屈和旋转均要达到完全的被动和主动活动范围
- 在所有与年龄相适应的发育姿态中，头保持在中线位的时间达95%
- 在所有与年龄相适应的发育姿态中，能使头保持在中线位玩玩具
- 在最高发育姿态能完全主动旋转颈部而无代偿运动
- 在进行功能性活动时，例如滚动、够物和上肢承重时未表现有侧利偏好
- 具有与年龄相适应的对抗重力颈部力量
- 家长能独立进行HEP并理解持续HEP的重要性

注意事项

- 同第一阶段

治疗措施

- 同第二阶段

晋级标准

- 如果患儿能达到第三阶段的目标，可停止物理治疗

外科治疗

伸展和保守干预对90%以上的先天性肌性斜颈病例是有效的，但保守治疗在12个月以后通常失败[1,8,9]。当保守治疗失败后，即需要行外科手术。外科干预的适应证包括面部畸形或颈部活动范围受限30°或更多[1,10,16]。对1~4岁的患儿进行手术，可获得最佳的手术结果[1,10]。

通常在胸锁乳突肌远侧或锁骨端进行单极松解。如果肌肉仍然紧张，应进行双极松解，并在胸锁乳突肌近端或乳突端进行二期延长（图27-21）[18]。

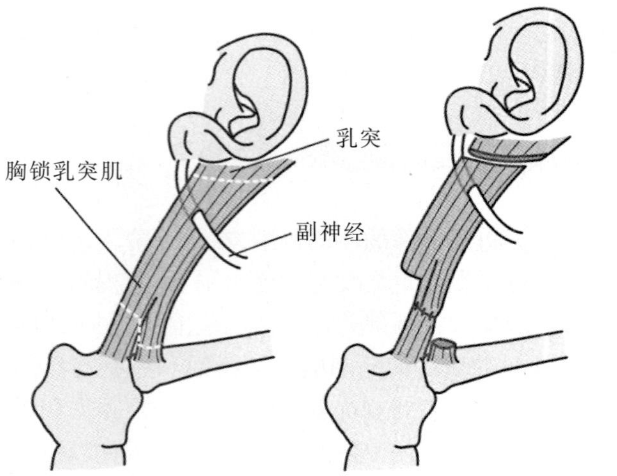

图27-21 手术延长胸锁乳突肌的示意图。(*From Herring, J.A.* Tachdjian's Pediatric Orthopaedics, *3rd ed. WB Saunders Co, Philadelphia, 2002, p. 173.*)

根据医生的建议，物理治疗可在术后即刻或术后头2周内进行[18]。为了舒适，手术后的患儿通常佩带一个柔软的围领，在进行物理治疗时可取下围领（图27-22）。在患者的颈部力量和耐受性足够保持中线位头部控制时，白天可将围领去除。需向外科医生进行咨询，以便使患儿安全而恰当地完成术后康复治疗全过程。

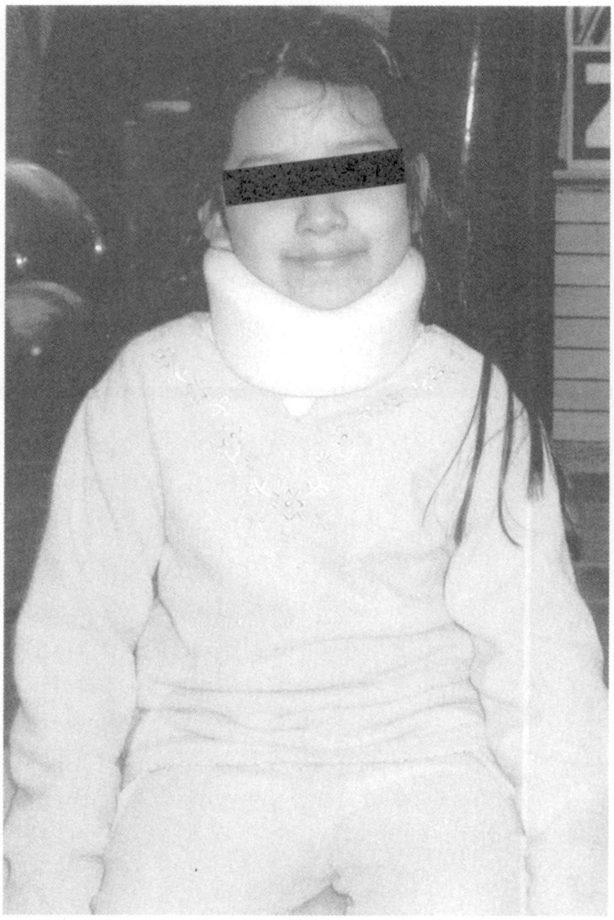

图27-22 右侧胸锁乳突肌延长术后患者佩戴软质围领的状态。

术后疼痛控制和早期被动活动范围练习是康复治疗成功的关键。术后初始阶段的治疗措施和目标重点是保持术后的长度、获得颈部被动和主动活动范围、头部中线定位的本体感觉意识和肌肉平衡的形成以及颈部肌肉力量的增强（图27-23 A~C）。用镜子进行反馈的姿势训练有助于患者将头部定位在中线。由于患者要进行新的头部对准，在保持中线头部姿态的同时需进行视觉训练以便辅助协调眼球运动和视觉功能。另外，在胸锁乳突肌松解后还必须考虑瘢痕的护理。一旦切口完全愈合，就应贴敷硅酮胶贴片，以辅助瘢痕变平及软化。应进行物理治疗直至中线头部定位功能完善而且患者表现出颈部活动范围和肌力对称为止。

HEP在物理治疗结束后仍要继续进行，而且出院后4~8周，每天仍要进行1次。

注意事项

术后的患者需细心照顾，注意切口情况和愈合过程。不需太激进地进行牵拉，否则会刺激切口部位。不能忽视手术后患者产生中线头部控制的本体感觉。在物理治疗中可结合前庭和视觉刺激，以提高中线头部定位的自主能力。

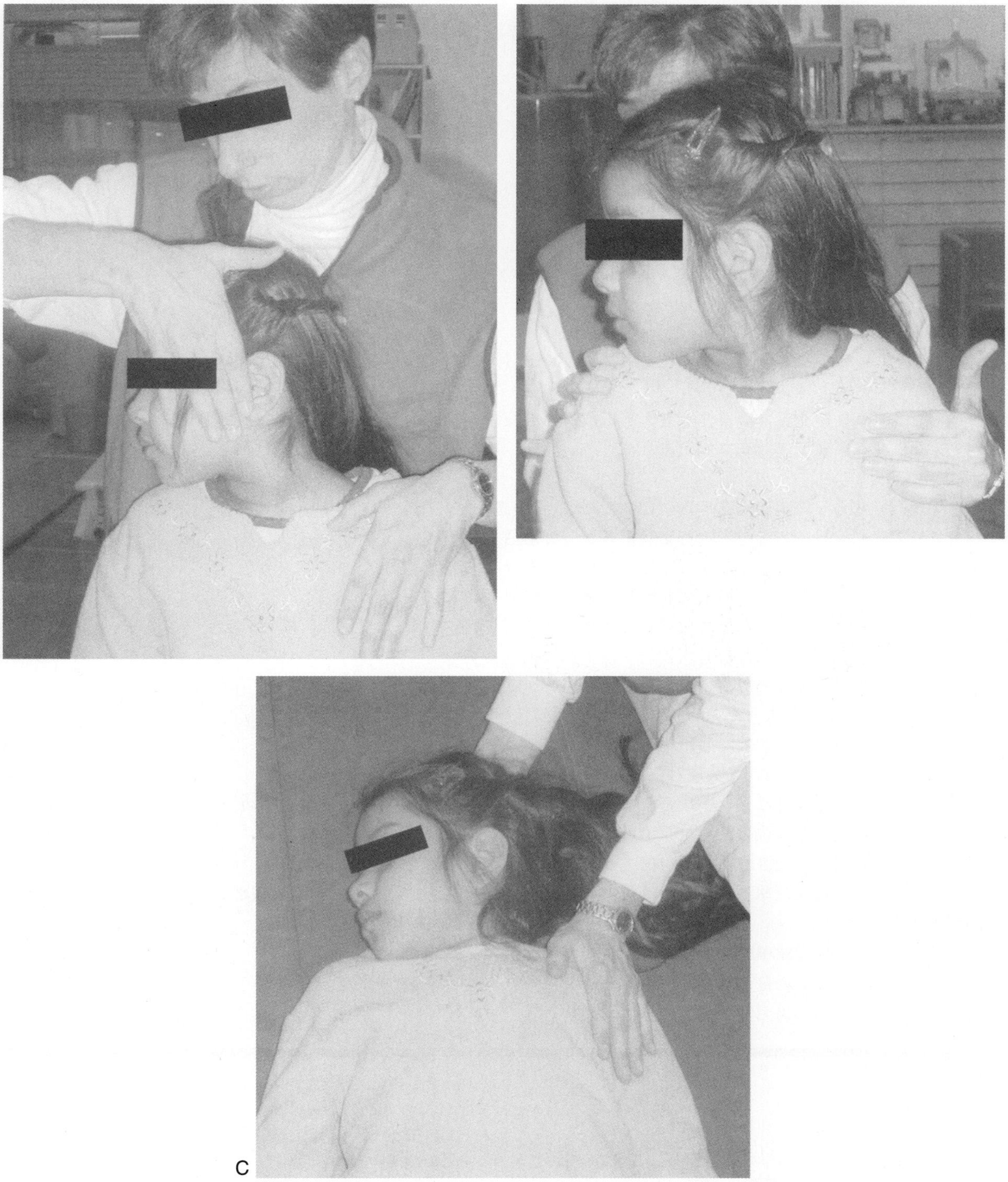

图27-23 **A,** 颈椎向患侧的被动旋转范围。**B,** 颈椎向患侧的主动旋转范围。**C**,颈椎向患侧辅助下主动旋转范围。

术后第一阶段(第1~8周)

目标

- 患者和看护者教育
- 按照医嘱控制术后疼痛
- 监测手术切口的愈合情况
- 保持/增加颈椎的最大被动活动范围
- 形成头颈中线姿态的意识及控制
- 在不同平面形成头部主动矫正反应
- 最大限度地增强颈部肌肉力量
- 瘢痕治疗
- 患者/看护者能独立完成HEP

注意事项

- 同保守治疗第一阶段
- 保持患儿颈部于中立位,不得在屈曲或过伸位进行牵拉
- 轻柔地进行牵拉
- 在整个治疗阶段注意有无不适或疼痛的征象
- 不要引起对切口的刺激

治疗措施

- 为了轻柔地实施手法牵拉,对家长进行姿态教育和HEP实施说明
- 对看护者和患者进行柔软围领佩戴方法的教育
- 对看护者和患者进行监测切口愈合的教育
- 经医师许可贴敷硅酮胶贴片以辅助瘢痕变平和软化
- 颈部向健侧侧屈时用被动手法牵拉胸锁乳突肌
- 颈部向患侧旋转时用被动手法牵拉胸锁乳突肌
- 对胸锁乳突肌、上胸部、肩胛带和肩胛肱骨肌进行肌筋膜/软组织操作法。保持颈和肩之间的距离/可动性
- 通过视觉和前庭暗示/反馈促进头部中线定位
- 在所有平面(尤其是对抗重力体位)形成头部纠正反应
- 提高扶坐或头在中线坐位时的收颏能力,尤其强调屈曲时肌肉的对称活动
- 提高中线位颈椎对抗重力的伸展能力,尤其强调伸展时肌肉的对称活动
- 通过在侧卧位对抗重力的主动颈椎侧屈增加健侧的力量
- 通过治疗球上活动评价抗重力头部控制并提高在所有平面上的功能性头部矫正技能

出院标准

- 不用柔软围领时中线头部定位功能完善
- 颈部活动范围对称
- 颈部肌肉力量对称

要点总结

- 物理治疗是先天性肌性斜颈早期治疗的“金标准”。
- 鉴别诊断对确定治疗方式十分重要。
- 先天性肌性斜颈的早期诊断和应用物理治疗是保守治疗成功的关键。
- HEP和家长的依从/参与对获得最佳结果具有决定性作用。
- 婴儿不能完全表达自己的感觉,因此需时刻记住预防措施。
- 保守方法失败后,大于1岁的患儿应行外科手术干预。

(蔡迎 李世民 译 李世民 徐红英 校)

参考文献

1. Loder, R.T. The Cervical Spine. In Morrissy, R.T., Weinstein, S.L. (Eds). *Lovell and Winter's Pediatric Orthopaedics,* 5th ed., vol. 2. Lippincott Williams & Wilkins, New York, 2001, pp. 811–815.
2. Cailliet, R. *Neck and Arm Pain,* 2nd ed. FA Davis Co, Philadelphia, 1981, p. 46.
3. Cheng, J.C., Au, A.W. *Infantile Torticollis: A Review of 624 Cases.* J Pediatr Orthop 1994;14:802–808.
4. Stanger, M. Orthopedic Management. In Tecklin, J.S. (Ed). *Pediatric Physical Therapy,* 3rd ed. Lippincott Williams & Wilkins, New York, 1999, pp. 394–396.
5. Tein, Y.C., Su, J.Y. *Ultrasonographic Study of the Coexistence of Muscular Torticollis and Dysplasia of the Hip.* J Pediatr Orthop 2001;21(3):343–347.
6. Weiner, D.S. *Congenital Dislocations of the Hip Associated with Congenital Muscular Torticollis.* Clin Orthop 1976;121:163.
7. Cheng, J.C., Wong, M.W. *Clinical Determinants of the Outcome of Manual Stretching in the Treatment of Congenital Muscular Torticollis in Infants. A Prospective Study of 821 Cases.* J Bone Joint Surg 2001;83A(5):679–687.
8. Taylor, J.L., Stamos, N.E. *Developmental Muscular Torticollis: Outcomes in Young Children Treated by Physical Therapy.* Pediatr Phys Ther 1997;9:173–178.
9. Emery, C. *The Determinants of Treatment Duration for Congenital Muscular Torticollis.* Phys Ther 1994;74:921–929.
10. Cheng, J.C., Tang, S.P. *Outcome of Surgical Treatment of Congenital Muscular Torticollis.* Clin Orthop Relat Res 1999;1(362):190–200.
11. Binder, H., Eng, G.D., Gaiser, J.F., Koch, B. *Congenital Muscular Torticollis: Results of Conservative Management with Long-term Follow-up in 85 Cases.* Arch Phys Med Rehabil 1987;68:222–225.
12. Brunnstrom, S. *Clinical Kinesiology,* 2nd ed. FA Davis Co, Philadelphia, 1972, p. 269.
13. Daniels, L., Worthingham, C. *Muscle Testing: Techniques of Manual Examination,* 4th ed. WB Saunders Co, Philadelphia, 1980, p. 16.
14. Hollier, L., Kim, J.D. *Congenital Muscular Torticollis and the Associated Craniofacial Changes.* Plast Reconstr Surg 2000;105(3):827–835.
15. Gupinar, A., Kiristioglu, I. *Surgical Correction of Muscular Torticollis in Older Children with Peter G. Jones Technique.* J Pediatr Orthop 1998;18(5):598–601.
16. Yu, C., Wong, F.H., Lo, L.J., Chen, Y.R. *Craniofacial Deformity in Patients with Uncorrected Congenital Muscular Torticollis: An Assessment from Three-dimensional Computed Tomography Imaging.* Plast Reconstr Surg 2004;113(1):24–33.
17. Byers, J.F., Thornely, K. *Cueing into Infant Pain.* Am J Matern Child Nurs 2004;29(2):84–89.
18. Verbal Conversation with Dr. Daniel Green, Attending Pediatric Orthopedic Surgeon, Hospital for Special Surgery, May 2005.

第 4 部分

脊柱康复

Holly Rudnick, PT, Cert MDT

第 28 章

微创腰椎间盘切除术

Todd Gage, PT, CSCS

腰椎间盘突出

腰椎间盘突出(LDH)是最常见的腰椎损伤之一,常发病于30~50岁,约95%的椎间盘突出发生于L4/L5和L5/S1水平。腰椎间盘突出分为包容型和游离型两大类型。椎间盘膨出和突出时髓核尚未突破纤维环,脱出时髓核已经突破纤维环但未突破后纵韧带(PLL)者,均属于包容型;游离型椎间盘突出是指椎间盘突破后纵韧带进入硬膜外间隙。

有研究表明,腰椎的前屈、旋转活动引起椎间盘内压力增高,导致椎间盘突出[1]。L4/L5和L5/S1节段的腰椎屈曲/伸展活动范围最大(ROM),因而发生腰椎间盘突出的风险较高。随着日常生活(ADL)中腰部的活动,椎间盘纤维环可能出现破裂,导致髓核的移动超出椎间盘及其周围韧带的限制,因而对神经根或脊髓产生机械性或化学性刺激。

许多椎间盘突出在随后的几个月中会逐渐自行消失或缩小[2]。不到2%的椎间盘突出需要手术,不到15%的椎间盘突出患者会出现潜在的神经根压迫[3,4]。微创腰椎间盘切除术的指征包括马尾综合征、明显的肌力减弱或难以控制的疼痛。另外,对于这类患者保守治疗均无效,包括使用非类固醇抗炎药(NSAID)、理疗8~12周以及硬膜外类固醇注射。

手术概述

微创腰椎间盘切除术(LMD)采用反Trendelenburg体位(图28-1)。在突出节段腰椎后正中做3~6cm的小切口,跨越受累平面的间隙。于骨膜下剥离椎旁肌肉,将带有2.3kg重物的拉钩置于关节突关节上以撑开椎间隙。保持棘间韧带的完整性。这时安装椎间盘镜,通过椎间盘镜去除黄韧带的外侧部分,同时做椎间孔减压术(图28-2)。向内侧牵开神经根。在神经根外侧切除后纵韧带和突出的髓核(图28-3)。通常不用修复损伤的黄韧带和椎旁肌肉,但是需要用可吸收缝线缝合腰部筋膜[5]。

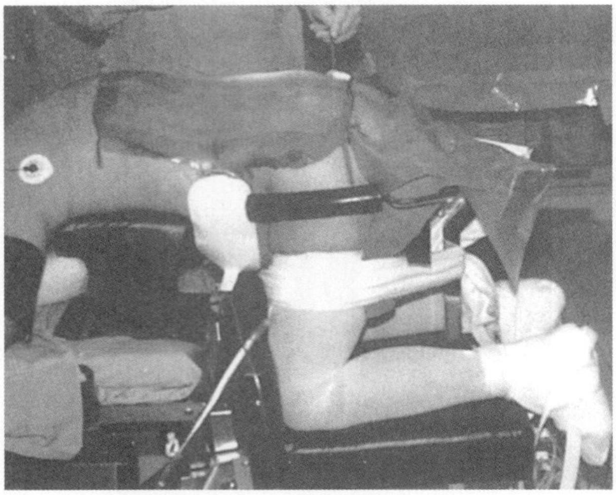

图28-1 用于微创腰椎间盘切除术的反Trendelenburg即跪姿体位。

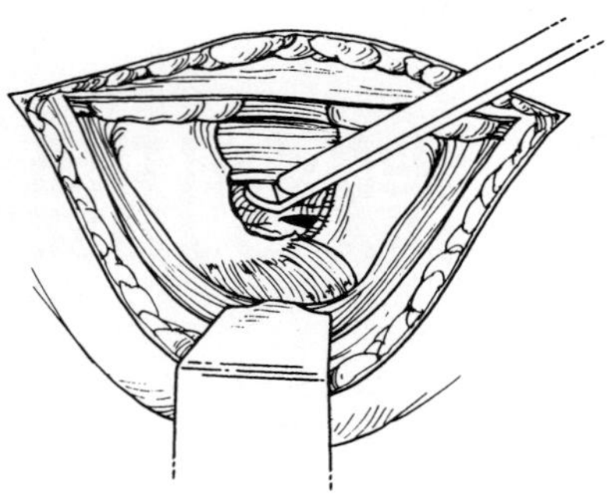

图28-2 切除黄韧带。

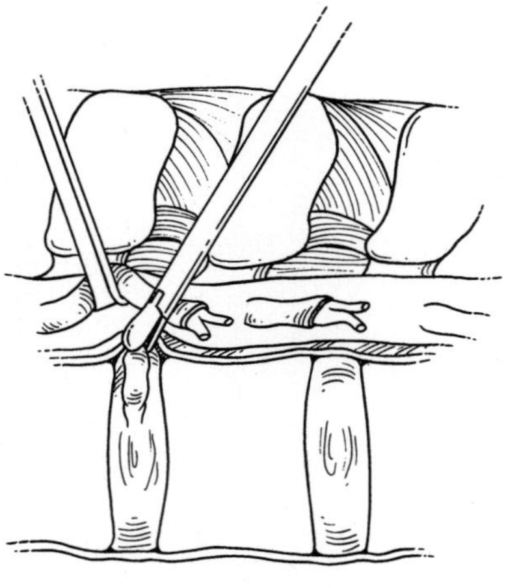

图28-3 向内牵开神经根,实施髓核切除术。

康复概述

微创腰椎间盘切除术后康复计划从术后当天

开始。患者需要住院1～2天。

腰椎间盘突出症急性期的处理是宣教的首要内容。患者首先要基本了解椎间盘突出的损伤机理，避免术后再突出的风险。据报道，椎间盘切除术后再突出的发生率在3%~19%之间[6-10]。Morgan-Hough等[11]回顾性分析了16年期间531例微创椎间盘切除术后患者，发现翻修手术率为7.9%，包容型椎间盘突出的翻修率比挤压型或游离型的高出将近3倍。76%的椎间盘再突出发生于术后3~48个月内[11]。

理疗师在向患者宣教身体力学原理、姿势和锻炼的过程中必须遵循Nachemson[12]提出的关于椎间盘内压力和负荷的理论。在纽约外科专科医院，理疗师应于出院前教会患者滚圆木转移方法（由仰卧位坐起时），以及一项基本的家庭训练计划，包括腹肌锻炼、臀肌锻炼和足踝泵的应用。

患者于术后第一天或第二天出院。出院标准包括：患者能够完成仰卧位起坐，了解身体力学原理以及日常生活中如何避免腰椎前屈，可以或不用借助辅助装置独立行走，并且能够独立穿戴并脱下腰围。出院时发给患者一份活动指导，在正式康复计划开始之前指导患者进行基础活动以便恢复日常活动。

术后4周内鼓励患者步行并继续上述基础训练计划。在此时期内，患者务必避免负重、弯腰、扭转以及长时间端坐，以利恢复并减轻术后疼痛。

患者术后4~6周开始正规门诊理疗，每周进行2~3次，持续8~14周。这一阶段的组织愈合情况以及症状改善、运动缺陷恢复和肌肉失衡恢复情况决定着LMD术后康复计划的进展。Ahlgren等[13]将羊的椎间盘纤维环部分切除后，观察纤维环修复后椎间盘的强度变化。他们发现，椎间盘切除后6周，椎间盘强度为对照组的60%~75%。因此，患者术后6周内应尽量减轻椎间盘内的压力。

Ostelo等[14]回顾了一系列随机对照实验来评估腰椎间盘切除术后积极治疗的效果。研究了13个符合纳入标准的实验结果后，发现术后4~6周开展运动训练能够有效地增强患者的功能状态，使他们更早地恢复工作。

术前阶段：保守治疗

在决定手术之前，腰椎间盘突出的患者应接受一系列的保守治疗，包括抗炎药物、调整活动以及硬膜外类固醇注射和理疗等。患者在做理疗之前应当接受详细的评估，包括姿势和身体力学、活动范围和运动（静态和重复的）、力量/肌力控制、感觉以及反射。初期评估的目的是确定患者的损伤表现。损伤表现是指患者的症状和体征的外在表现形式（运动和姿势）。在做初期评估时理疗师希望找到引起患者症状的活动方式和姿势，并提出指导性建议以减轻或消除患者症状。另外理疗师还应关注和腰椎间盘突出密切相关的向心化和离心化现象。使用McKenzie的评估及治疗方法时[15,16]，向心化往往提示保守治疗效果好。理疗师还需评估患者对活动的方向敏感性（DSM），根据患者的运动损害综合征采用Shirley Sahrmann[17]的方法评估并实施治疗。不管采用何种方法评估或治疗，在椎间盘突出的急性期都应避免引起椎间盘内压力增高的姿势，这点对于减轻症状至关重要，也是在此阶段需要反复强调的。

如果出现以下情况视为理疗无效：任何方向的活动都不能减轻症状，甚至症状加重者；患者不能忍受负荷体位；难以控制的疼痛；神经症状持续加重；或马尾综合征。当所有保守干预措施均失败时，认为该患者保守治疗无效。

术后第一阶段：保护性活动（第4~6周）

保护性活动阶段从术后4~6周开始。所有患者开始理疗前都应接受详细的评估，包括在可耐受的范围内腰椎主动活动范围（AROM）评估、神经功能评估、力量评估和下肢柔韧性评估。

这一阶段的目标是向患者宣教脊柱的基础解剖、身体活动的正确姿势和身体力学原理，为腰椎稳定性训练做准备工作。

Nachemson[12]发现，腰后垫卷或向后靠在座椅靠背上能够保持腰椎生理前凸，使椎间盘内压力降低300%。因此，告诉患者每次坐不超过20分钟，建议患者在术后2~4周内使用腰后卷或将座椅靠背调至100°~130°。

在日常生活及移动身体过程中，患者一定要充分了解避免腰椎反复弯曲和扭转的正确身体力学的重要性。患者还要知道避免抬举或搬运超过4.5kg的重物。

Hodges和Richardson[18]的研究表明，慢性腰痛患者常存在晚期腹横肌姿势性挛缩。据Yoshihara等人[19]报道，L4/L5椎间盘突出压迫神经根时会出现多裂肌的萎缩[20]。因此应该开展腹肌锻炼和腰椎稳定性训练，在日常生活和移动身体过程中增强躯

术前阶段:保守治疗

目标

- 宣教
  - 腰椎间盘的解剖和生物力学
  - 教会患者正确移动身体的方法
  - 损伤机制
  - 预防腰椎前凸消失的正确坐姿
  - 减轻疼痛的坐姿
  - 向心化的基本原理
- 减轻疼痛/向心化/消除症状
- 在脊柱稳定性训练中通过运动腹横肌进行腹肌功能锻炼
- 独立完成家庭训练计划

注意事项

- 避免长时间坐姿、开车(>20分钟)或屈曲体位
- 避免抬举或搬运重物
- 避免乘飞机
- 避免对脊柱反复增加负荷的运动(即慢跑)

治疗措施

- 相对休息
- 软组织活动/关节活动
- 止痛措施(超声,经皮电神经刺激,冰敷)
- 通过评估决定腰椎反复活动方案,用于减轻、消除症状或使症状向心化
- 腰椎稳定性训练,先从不负重体位开始,在能够忍受的范围内逐渐向负重体位过渡
- 神经活动

手术指征

- 保守治疗无效
- 难以控制的疼痛
- 经保守治疗神经体征无改善或加重
- 马尾神经综合征

干的力量,减少受损节段的活动度。开始腹肌及腰椎稳定性训练时应当保持脊柱不负重(如仰卧位、俯卧位)。如果患者主诉行走时疼痛,建议进行腹肌锻炼,以达到控制、去除疼痛的目的。

在此阶段还可以应用超声波、经皮电神经刺激、冰敷及湿热疗等手段来减轻疼痛、水肿和肌肉痉挛。这些治疗仅是理疗训练和宣教的辅助措施,不是治疗的核心内容。最重要的是让患者知道避免导致症状加重的姿势或运动,而不是单纯依赖于止痛药等临时缓解症状的治疗手段。

为了避免神经根粘连,在此阶段应开始神经活动训练。开始神经活动训练时应保持脊柱处于保护姿势,逐渐对神经根施加力量,患者的反应十分重要。是否进行腘绳肌牵拉训练应慎重考虑。

在进入下一个训练阶段(中立稳定性训练)之前,患者应当达到以下标准:掌握正确的坐姿及移动身体的方法,了解椎间盘突出的基本知识,具有腹肌功能锻炼的能力。这些标准为患者提供了良好的愈合条件。

注意事项

第一阶段遇到的最大制约因素是疼痛和恐惧。患者术后疼痛的程度和部位在很大程度上取决于术前症状。大部分腰椎间盘突出患者术后疼痛较术前减轻,也有一部分患者主诉疼痛没有改善或加重。术后疼痛的原因很可能是手术时软组织损伤带

术后第一阶段：保护性活动（第4~6周）

目标

- 宣教
  - 腰椎间盘的解剖和生物力学
  - 教会患者正确移动身体的方法
  - 损伤机制
  - 预防腰椎前凸消失的正确坐姿
  - 减轻疼痛的坐姿
  - 手术过程的宣教
- 减轻疼痛/向心化症状
- 通过运动腹横肌进行腹肌功能锻炼
- 改善神经活动度
- 独立完成家庭训练计划

注意事项

- 避免长时间坐姿、开车（>20分钟）或屈曲体位
- 避免抬举或搬运重物（>4.5kg）
- 避免乘飞机
- 避免对脊柱反复增加负荷的运动（即慢跑），和（或）腰椎负荷下反复屈曲
- 在此阶段避免任何体育运动

治疗措施

- 相对休息——步行，不负重自行车
- 软组织活动/关节活动
- 指导坐姿，避免长时间弯腰
- 止痛措施（超声，经皮电神经刺激，冰敷）
- 腰椎稳定性训练，先从不负重体位开始（仰卧位或俯卧位）（图28-4和图28-5）
- 神经活动［坐骨神经和（或）股神经］（图28-6和图28-7）

晋级标准

- 患者已掌握正确的坐姿、移动身体的方法及减轻疼痛的体位
- 患者了解腰椎间盘突出的损伤机制
- 患者已掌握在脊柱非负重体位进行腹肌稳定训练的基本原理

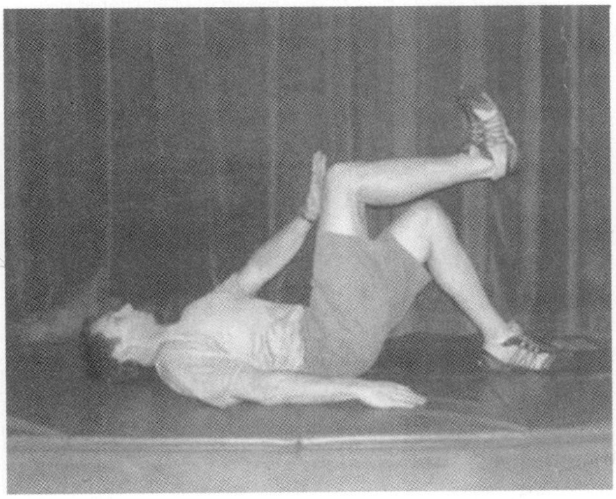

图28-4 仰卧位屈髋腹肌等张训练。

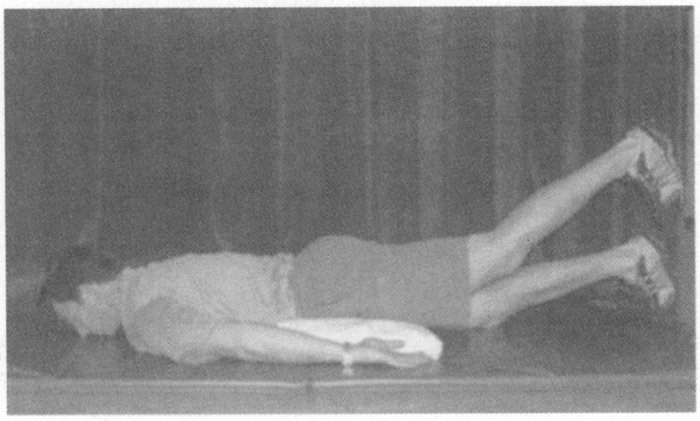

图28-5 俯卧位伸髋腹肌训练。

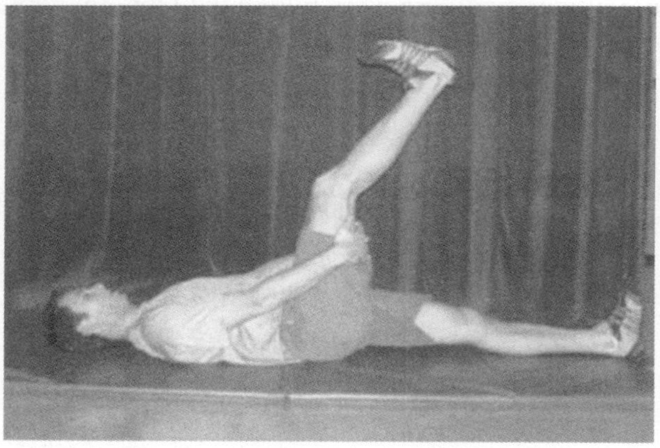

图28-6　仰卧位伸膝，背屈踝关节，牵拉坐骨神经运动（脊柱支持体位）。

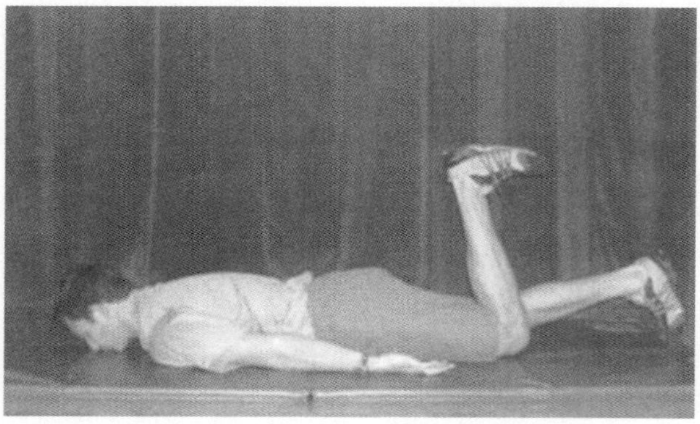

图28-7　俯卧位屈膝，牵拉股神经活动。

来的炎症反应。神经根周围的炎症可能导致或加重神经根症状。通常，大多数术后疼痛均会随着时间、抗炎药物的应用以及缓慢恢复正常活动而缓解。有些症状严重或持续不缓解的患者需要接受超声波、经皮电神经刺激等治疗。疼痛症状仍然不缓解的患者应转回手术医生处进一步检查。

在此阶段遇到的另一个障碍就是患者的恐惧。患者在腰椎间盘切除术后开始康复训练时可能对活动非常恐惧。一些患者术前可能长时间都不能正常活动。因此，这些患者不愿意再做之前可引起疼痛的动作。应当让患者知道这些运动在安全的范围内开展，对患者的愈合过程非常有益。因此，关于姿势矫正和身体活动方法的宣教十分重要。

术后第二阶段：中立稳定性训练（第6~10周）

中立稳定阶段主要通过避免引起症状的体位和一些理疗方法来改善症状，而且还尝试着解决引起椎间盘突出的因素。Sahrmann[17]指出，腰椎间盘突出的患者往往有马背凹陷或平背姿势、腰椎屈曲活动度较髋关节相对增大、椎旁肌拉长以及臀大肌或腘绳肌可能缩短。此时要了解肌肉平衡状况，必须重新评估，注意患者肌肉不平衡可能与椎间盘突出的病史有关。站立位腰椎活动度、手膝支撑摇摆及坐位伸膝这些项目可以用来检查患者髋、腰部的相对柔韧性和运动模式。

Woolsey和Norton[20]指出，弯腰过程中在屈髋开始前腰椎的屈曲活动度不应超过50%。有一篇报道指出，腰痛患者在前屈30°~60°期间腰部活动多于髋部[20]。因此，必须教会患者掌握正确的腰椎前屈姿势来减少日常生活中反复的弯腰动作[15]。最后，如果患者弯腰活动过多或者无保护性的蹲坐，椎间盘再突出的风险会增大。

首先让患者保持手膝支撑位置，以利于增加本体感觉和髋、腰的相对灵活性（图28-8和图28-9）。随着患者取得进展，渐进到正确的向前弯腰、靠墙

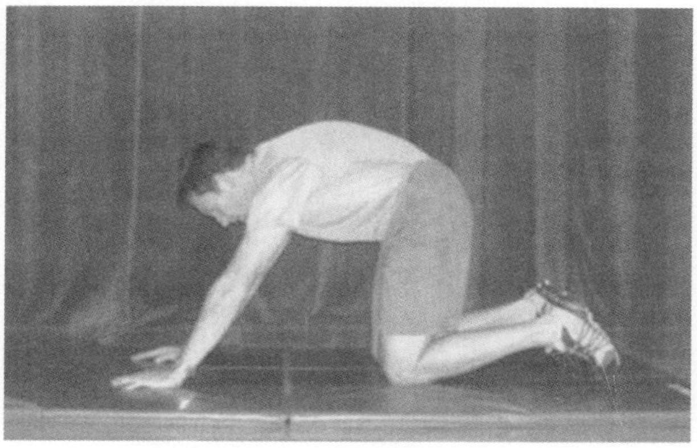

图28-8　手膝支撑摇摆，腰部屈曲过度且过早。

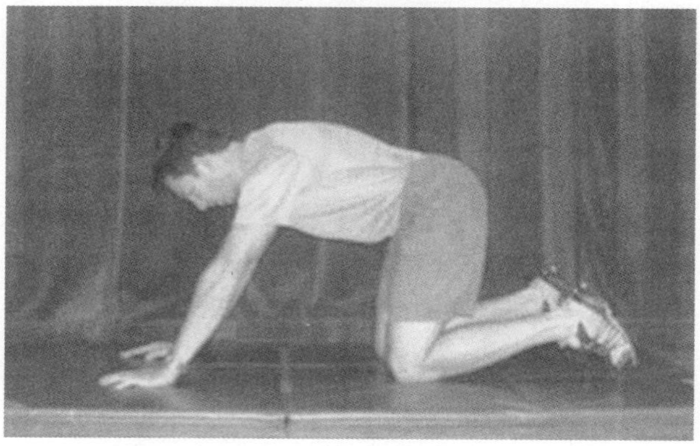

图28-9　手膝支撑摇摆，脊柱保持中立，髋部活动良好。

术后第二阶段：中立稳定性训练（第6~10周）

目标

- 增强患者对负荷体位（坐位、站立和行走）的耐受力
- 延长症状外周化的间歇期和（或）降低疼痛的频度和程度
- 提高肌力（如果存在肌无力）
- 掌握正确的蹲坐姿势
- 在非负荷腰椎稳定训练中达到很好的腰椎节段控制和本体感觉
- 改善引起症状的肌力失衡状况
- 恢复腰椎活动范围

注意事项

- 避免长时间坐位/驾驶或弯腰姿势
- 避免反复增加脊柱负荷的运动（慢跑）

治疗措施

- 继续进行使症状向心化的反复运动
- 指导患者掌握正确的蹲坐姿势（从手膝支撑开始逐渐过渡到站立）
- 非辅助性脊柱稳定性训练（即手膝支撑）过程中用语言和手势提示
- 确定引起症状的肌肉失衡（Sahrmann介绍的运动失衡原则）（图28–8至图28–17）
- 用于改善腰椎受限节段活动范围的手法
- 开始非负荷腰椎主动活动范围练习（每次均以伸展腰部结束练习）
- 继续进行仰卧、俯卧及手膝支撑中立位稳定性练习
- 站立位冠状面上、下肢等张力量训练，维持腰椎中立位（图28–18和图28–19）
- 止痛措施（超声，经皮电神经刺激，冰敷）
- 有氧运动

晋级标准

- 腰椎主动活动范围正常
- 已掌握正确的蹲坐姿势
- 下肢肌力恢复>4/5
- 手膝支撑和站立位稳定性练习时能够维持腰椎中立位

蹲坐，最终达到自由站立蹲坐姿势（图28–10和图28–11）。在靠墙蹲坐和自由站立蹲坐时，患者经常转移重心，减轻患侧的负荷。这种重心转移和多种因素相关，包括疼痛、髋外展肌和（或）髋伸肌无力以及由于腰骨盆本体感觉削弱导致的不良的习惯性运动模式。如果主要原因是肌力减弱，在矫正蹲坐技巧前应当加强臀肌力量（图28–12）。如果患者蹲坐时从患侧转移重心，而没有髋外展肌和伸肌的不对称性无力，这时可以开始使用视觉和人工反馈来改善腰骨盆本体感觉。

Sahrmann[17]介绍了用来评估腘绳肌和脊柱伸肌相对灵活性的坐位伸膝运动，此项运动也可以纳入到此时期的运动计划中（图28–13）。患者在腘绳肌允许的活动范围内做坐位伸膝运动。此时，患者已经开始神经滑动运动2～3周了，此项运动应该能够减低神经根症状加重的风险。

在不加重患者症状并能够维持良好的腰椎节

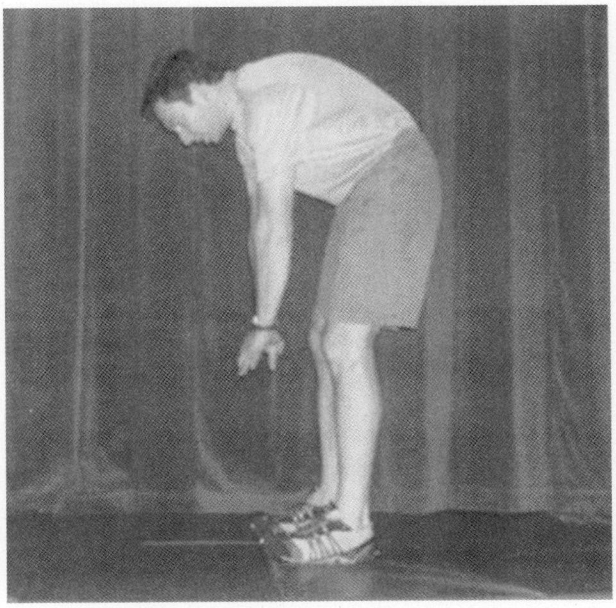

图28–10 异常弯腰姿势，腰椎过度前屈同时伸展背长伸肌，收缩髋伸肌[臀肌和（或）腘绳肌]。

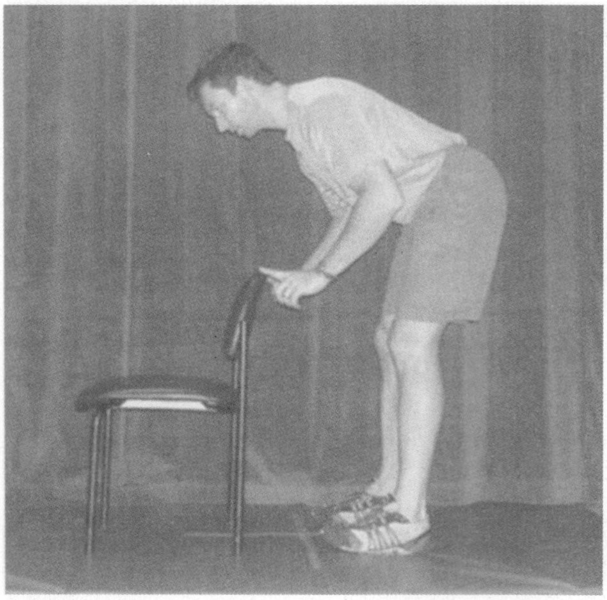

图28-11 正确的腰椎前屈姿势,在维持腰椎中立位时便于屈髋。

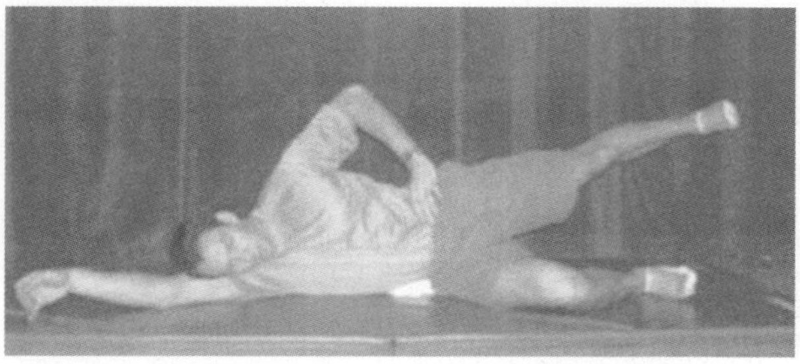

图28-12 侧卧位髋外展,保持腹部肌紧张,锻炼臀中肌。

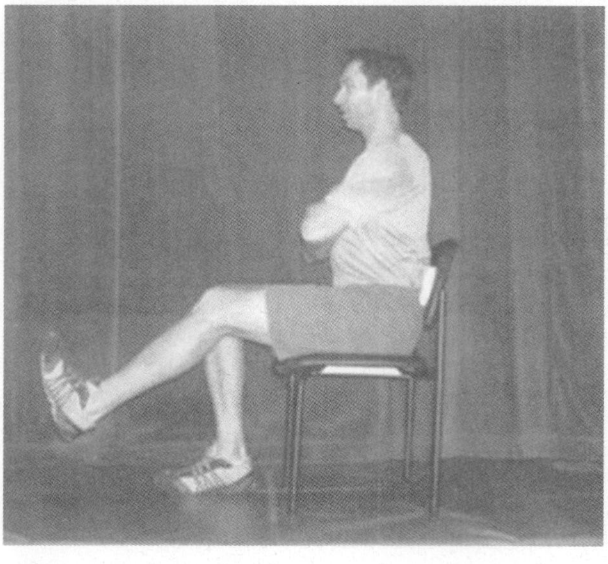

图28-13 坐位伸膝锻炼腘绳肌伸展性和坐骨神经活动度,保持腰椎伸展和腹部张力。

段稳定性的前提下,在第二阶段患者可以进展到腹部和腰椎稳定性训练。指导患者在进行上下肢活动的同时,锻炼腹部肌肉、稳定腰椎。在俯卧位或手膝支撑位时用手触摸腰椎棘突能够粗略地评估腰椎节段稳定性。鼓励患者在俯卧伸髋时触摸腰椎棘突来培养触觉反馈以限制腰椎伸展和旋转。Sahrmann[17]介绍的仰卧位腹肌锻炼方法能够很好地增强下腹部张力,保护腰椎(图28-14至图28-17)。鼓励患者在进行腹部稳定性训练时触摸前上髂棘,培养触觉反馈来限制腰椎活动。

由于腰椎间盘突出导致的恐惧和腰椎保护性模式影响,在此期开始腰椎各方向活动度训练非常重要。很多患者在进行微创腰椎间盘切除术之前很长时间就主动避免一些腰部活动。患者手术前症状的时间、程度及部位通常和术后腰椎活动受限的严重程度相关。术后站立位腰椎主动活动范围能够为医生提供一些信息,如:腰椎某方向活动的意愿和可能存在的某些腰椎活动度受限。存在腰椎活动度受限的患者应首先在活动受限的方向上开始不负重的练习,然后在能忍受的范围内逐渐增加力量。例如,腰椎前屈受限的患者先开始单侧膝抱胸练习,进展到仰卧位双侧膝抱胸练习,最终应达到坐位和站立位前弯腰。鼓励患者在反复腰椎前屈动作后进行俯卧位腰椎伸展运动以抵消前者带来的潜在风险。在第二阶段结束时,如果患者不存在某方向功能障碍的话,应达到相对正常的腰椎活动度。那些由于长时间腰椎活动保护导致已经存在功能障碍的患者(正如Mckenzie等所描述的那样[15]),应延长训练数周以达到正常活动范围。

在第二阶段,应从不负重的训练逐渐过渡到功能性姿势。可以开始站立位肩胛骨回缩、肩关节伸展、肩关节屈曲等抵抗性训练,以提高推、拉功能(图28-18和图28-19)。如果患者症状消失且运动机能良好,可从矢状面活动进展到对角线面活动。提醒患者在做训练过程中保持腹部紧张能够增强腰椎稳定性。指导患者训练时保持部分蹲坐位,便于在日常生活中正确使用下肢。应鼓励那些有兴趣恢复抵抗性训练的患者回顾并演示他们的习惯性动作,这样在恢复独立训练程序之前能够完成姿势的矫正。

在此阶段还应开始有氧运动,增加组织渗透性,以利组织愈合。有氧运动的益处不仅表现在生理上而且还有心理上的,尤其是对于那些爱好运

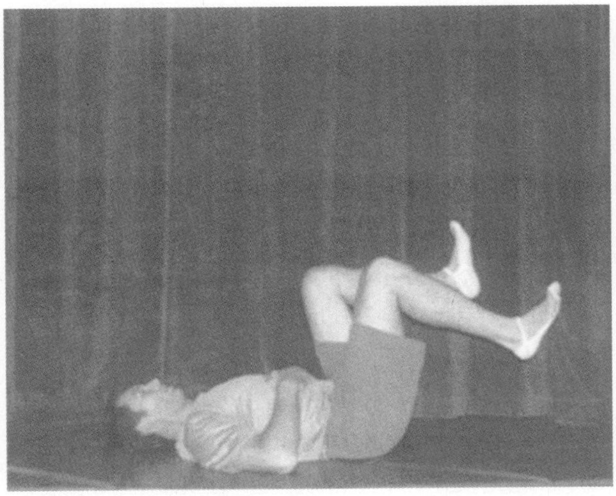

图28–14 由Sahrmann[17]提出的锻炼方法：进展至下腹部S1A水平。

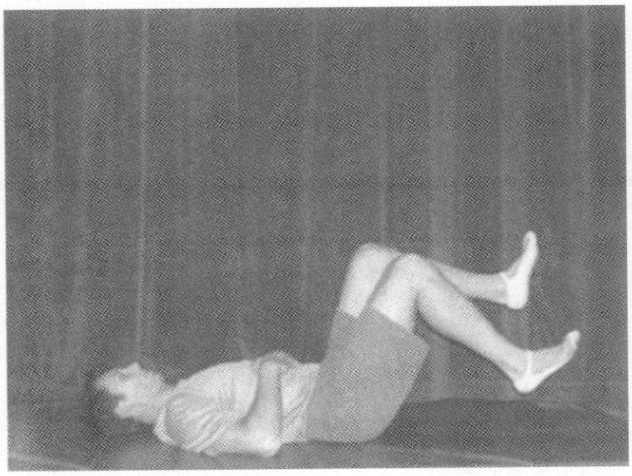

图28–15 由Sahrmann[17]提出的锻炼方法：进展至下腹部S1B水平。

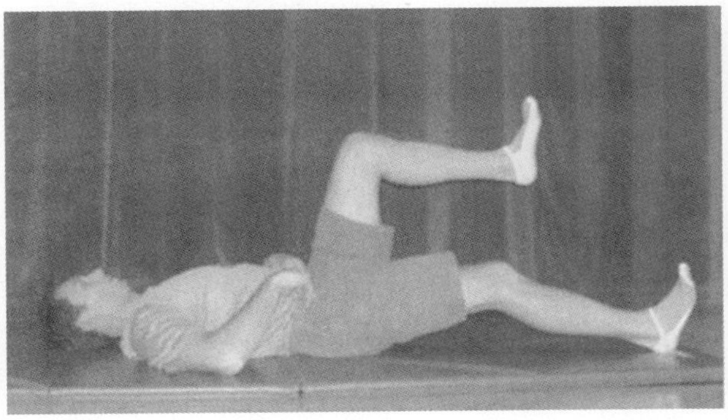

图28–16 由Sahrmann[17]提出的锻炼方法:下腹部进展水平2。

动的患者。通常，鼓励患者进行不需前屈腰椎的有氧运动。如果患者能够保持脊柱直立位置，可以考虑采用固定脚踏车进行练习。

如果患者腰椎达到完全无痛主动活动范围，

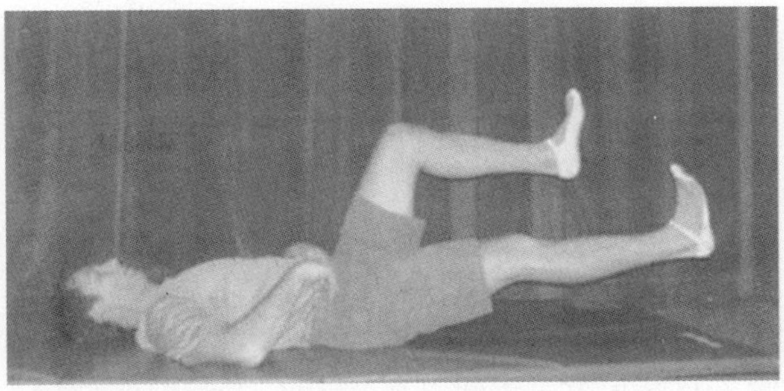

图28–17 由Sahrmann[17]提出的锻炼方法：下腹部进展水平3。

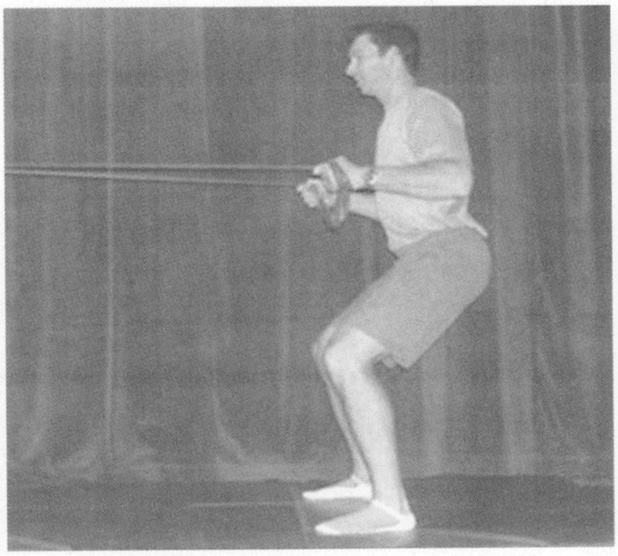

图28–18 应用Thera带开展站立位肩胛骨回缩锻炼，保持腹肌紧张以增强拉力。

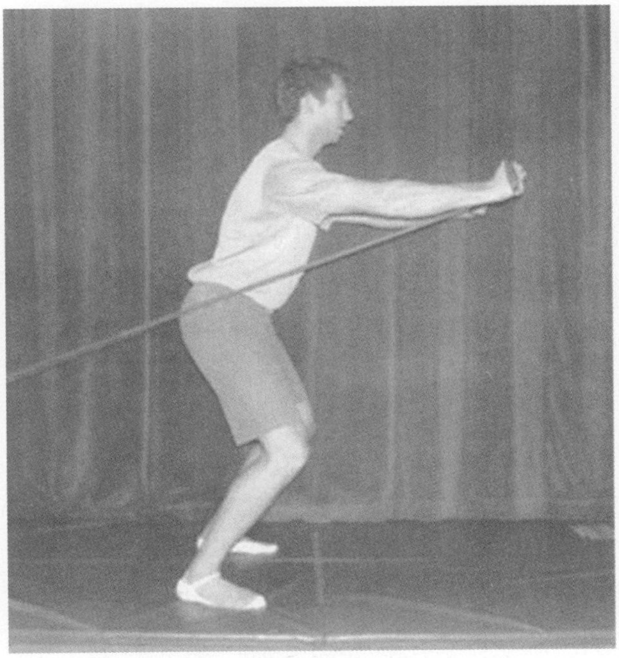

图28–19 应用Thera带开展站立位肩关节屈曲，保持腰椎稳定性。

蹲坐活动自如，下肢肌力恢复满意(>4/5)，在手膝支撑和站立位腰椎稳定性锻炼时能够维持脊柱中立位，则可以进入到动态稳定阶段。

注意事项

第二阶段的标志是疼痛消失、畏惧感减轻、腰椎活动范围增加以及腰椎节段控制增强。随着患者在日常生活中不断增强信心，对身体运动控制不当可能带来更多腰痛。因此本阶段务必反复强调正确的控制身体运动，避免在家庭或体育馆内运动进展过激。

由于软组织紧张和术后瘢痕形成，在此期开始腰椎活动范围练习时也可能导致腰痛。在开始腰椎活动范围练习前，湿热敷和(或)超声波可用于增加软组织的延展性。另一个可能的刺激因素是神经牵拉。如果此期内神经根症状占优势或加重，应该减少神经牵拉锻炼的频度和(或)每次锻炼的重复次数。

患者可能因为诸多原因不能完成正确的蹲坐活动，包括下肢肌无力、本体感觉不良、髋关节活动范围受限和(或)髋关节相对灵活性降低。在进展到更高级别稳定性锻炼之前，理疗师必须让患者恢复正确的蹲坐姿势。

术后第三阶段：动态稳定(第10~14周)

动态稳定阶段的目的是恢复下肢正常力量和灵活性，在矢状面、对角线面和水平面上很好的活动，以避免发生再损伤的危险。在此阶段内患者从静态活动过渡到动态活动，包括负荷和非负荷两种活动。例如，在第二阶段患者保持部分蹲坐位置，脊柱处于中立位，上身在矢状面上做伐木动作，伴有一定阻力。而在第三阶段患者做伐木动作的同时，从蹲坐位置上做上升、下降动作。动态稳

术后第三阶段：动态稳定(第10~14周)

目标

- 患者无痛地完成站立位各个平面上的腰椎活动
- 患者能无痛完成动态稳定训练
- 患者下肢肌力完全恢复(5/5)
- 患者很好地完成弯腰、举重和其他腰椎对角线平面的活动
- 导致患者症状的肌力失衡得到改善

注意事项

- 避免加重症状

治疗措施

- 继续进行使症状向心化的反复运动
- 开展动态稳定训练
- 确定引起症状的肌肉失衡(Sahrmann介绍的运动失衡原则)
- 用于改善腰椎受限节段活动范围的手法
- 开始腰椎负重主动活动范围练习(每次均以引起症状向心化的动作结束练习)
- 继续进行仰卧、俯卧及手膝支撑中立位稳定性练习
- 站立位冠状面上、下肢等张力量训练，维持腰椎中立位，从稳定面上运动开始，进展到不稳定面上运动
- 进一步开展有氧运动

晋级标准

- 站立位腰椎无痛性主动活动范围正常
- 患者能无痛完成动态稳定训练(身体力学机制正确)
- 下肢肌力恢复正常(5/5)
- 患者没有下肢神经牵拉体征
- 双下肢灵活性正常

定锻炼的目的是在可控的形式下激发日常生活和体育运动中所需的运动模式。

在做动态稳定训练时，脊柱处于中立位，为了促进双下肢运动，从矢状面活动开始逐渐过渡到水平面和对角线平面。

只要患者能够在非负荷情况下很好地完成动态稳定训练，就可以开始负荷情况下的训练了。训练负荷量的增加取决于患者的忍耐力和治疗的目的。相对于那些只需重新开始日常生活的患者，那些需要重返体育运动的患者应接受更多的动态稳定训练。由于动态稳定训练需要较高的活动水平，在开始这一阶段之前务必恢复正常的下肢肌力。动态稳定训练应在缓慢、可控条件下进行。为了达到患者恢复体育运动的目的，训练的速度、速率和进度可做一定修改。

此阶段的训练对躯干肌肉的要求也在提高，因此患者需要进展到仰卧、俯卧和手膝支撑位的动态稳定训练。进展应体现在增加重复次数、延长坚持时间、在不稳定平面上运动以及增加负荷。

基于患者的不同目标，在动态稳定训练中可以进一步开展有氧运动。在进行有氧运动时，患者应遵循交叉训练的概念，尽量减少再损伤的发生。

希望恢复跑步运动的患者在运动力学恢复良好时可以开始应用椭圆形训练器。在使用椭圆形训练器时，患者应保持腹肌紧张，以限制腰椎活动。椭圆形训练器为患者在恢复真正跑步之前提供了一种可控的、非撞击性的有氧运动方式。从康复的角度看，在恢复跑步之前，患者应该恢复到双下肢肌力正常，没有神经牵拉症状，灵活性恢复正常，以避免损伤和代偿的发生。

下一节列出了恢复专项体育运动的具体标准。并不是所有的患者都需要进入到第四阶段；但是，应向患者强调达到第三阶段目标的重要性。

注意事项

第三阶段的目的是确保进行动态稳定训练时躯干保持中立位稳定。动态稳定训练时躯干也随着活动是对动态稳定概念的错误理解。在此过程中理疗师的工作是帮助患者尽量锻炼下肢力量，增强躯干的强度。在进入到第四阶段之前，应反复用视觉和手势性反馈确保正确地完成运动。在第三阶段，应强调继续在家开展手膝支撑和仰卧位中立稳定训练的重要性。理疗师应注意，在患者能够于诊所内完成训练目标之前，不应在家庭训练中增加动态稳定练习。

术后第四阶段：专项运动训练(第14~18周)

通常，从事娱乐或竞技体育运动的患者恢复正常运动之前应该完成第四阶段的训练。运动员

术后第四阶段：专项运动训练(第14~18周)

目标

- 使患者能无痛重返之前的体育运动
- 使患者能正确完成功能性或体育活动，以便尽量减少腰椎活动
- 使患者知道如何正确地过渡到重返体育运动

注意事项

- 避免引起症状加重的体育运动

治疗措施

- 进行专项体育训练
- 继续进行动态稳定训练
- 进一步开展心血管功能训练
- 进一步开展四肢力量训练

恢复体育运动的标准

- 能无痛进行专项体育运动
- 在进行专项体育运动时，患者表现出良好的身体力学机制

微创腰椎间盘切除术后复出时需要考虑其从事运动的类型和强度。从事需要大量脊柱屈曲轴向压力的运动（如足球）或脊柱反复屈曲旋转的运动（如网球、高尔夫球）的运动员复出前必须完成第四阶段所有项目。而游泳运动时脊柱轴向负荷相对较低，可在第二阶段开始。

跑步可以在第三或第四阶段开始，取决于患者个体情况和跑步方式及水平。通常，患者开始在椭圆形训练器上跑步，逐渐过渡到慢速跑步机、沙土地跑步，最终恢复在硬地上跑步。最终恢复跑步的时间通常在术后12~16周，但需要由医生决定。

微创腰椎间盘切除术后开展体育专项训练是一个循序渐进的过程，开始时需要模拟平时从事的体育运动，并纠正错误的运动方式。需要躯干高速旋转和屈曲的体育运动的恢复锻炼，如高尔夫、网球等，应被分解为多个循序渐进的阶段，且在进行多平面运动之前，要评估患者对每个单一平面活动的耐受力，否则容易导致再损伤。Mundt等[21]对比287名椎间盘突出的运动员和相应年龄配对的非运动员患者，研究了腰椎间盘突出的相对危险因素。研究表明，每周参加2次以上高尔夫或网球运动发生腰椎间盘突出的相对危险分别为0.19和0.56。应该对每一项体育运动进行生物力学评估，在患者安全的恢复运动前明确该运动的相对风险。

康复计划中应纳入专项体育Plyometric训练，模拟患者参加竞赛需要的不同程度的速度、速率和方向变化。除此之外患者还应接受功能性姿势下的负重训练。开展这项训练之前应充分考虑不同体育运动对力量和强度的需要量。负重训练的目标是尽量增加四肢的等张力量，通过等长收缩躯干肌肉尽量减少脊柱的活动度。

注意事项

如果患者恢复运动遇到困难，理疗师必须充分考虑其体育运动的特殊需求和患者是否充分达到了这些要求。需要脊柱承担大量应力的运动需要较长时间来恢复。任何引起症状的运动应该彻底被停止，但这种情况发生率较低，而且也应具体问题具体分析。

以下是指导理疗师帮助患者恢复专项体育运动的一系列原则（表28–1）。

1. 高尔夫
   A.全范围旋转，大约90°
      a）肩关节水平位内收，大约30°
      b）胸椎，大约35°
      c）腰椎，大约5°
      d）髋关节，大约45°内旋并45°外旋
      e）俯卧位，仰卧位
   B.瞄球姿势
      a）瞄球时躯干屈曲大约40°，大多数情况从髋关节的屈曲开始
   C.灵活性
      a）腘绳肌
      b）单关节屈髋肌
      c）髋内收肌
      d）腓肠肌，比目鱼肌，跟腱
   d.恢复高尔夫运动（由医生决定，大约术后14~18周）[22]
2. 游泳
   A.躯干的活动范围，取决于运动形式
   B.灵活性
      a）良好的胸肌和背阔肌灵活性
         - 评估和治疗相对灵活性降低，如Sahrmann所述
   C.力量
      a）下腹肌锻炼
      b）胸肌
      c）背阔肌
      d）斜方肌下部
      e）伸、屈髋肌
3. 跑步
   A.恢复跑步（跑步速度取决于患者以前跑步水平）
      a）第一周：在跑步机上慢跑1分钟，速度为5~5.5km/h，然后行走1分钟，速度为3.7km/h。以上程序每日重复4次，2天/周。
      b）第二周：在跑步机上慢跑1分钟，速度为5.5~6.0km/h，然后行走1分钟，速度为3.7km/h。以上程序每日重复6次，2天/周。
      c）第三周：在跑步机上慢跑2分钟，速度为6.0~6.5km/h，然后行走1分钟，速度为3.7km/h。以上程序每日重复5次，2天/周。
      d）第四周：在跑步机上慢跑5分钟，速度6.0~7.0km/h，然后行走1分钟，速度为3.7km/h。以上程序每日重复2次，2天/周。室外慢跑10分钟，1天/周。

B.灵活性
a)腘绳肌
b)股直肌
c)腓肠肌
d)阔筋膜张肌/髂胫束

C.力量
a)站立位等长练习躯干旋转肌
b)功能位练习髋外展肌
c)单侧桥体位练习臀大肌
d)功能往复训练促进下肢运动链控制

表28-1 恢复高尔夫运动程序

周	星期一	星期三	星期五
1	10次轻击球 10次近洞切削击球 休息5分钟 15次近洞切削击球	15 次轻击球 15 次近洞切削击球 休息 5 分钟 25 次轻击球	20 次轻击球 20 次近洞切削击球 休息 5 分钟 20 次轻击球 20 次近洞切削击球 休息 5 分钟 10 次轻击球 10 次短杆击球
2	20次近洞切削击球 10次短杆击球 休息5分钟 15次中杆击球	20 次近洞切削击球 15 次短杆击球 休息 10 分钟 15 次短杆击球 15 次近洞切削击球 15 次中杆击球	15 次短杆击球 20 次中杆击球 休息 10 分钟 20 次短杆击球 15 次近洞切削击球
3	15 次短杆击球 20 次短杆击球 休息 10 分钟 15 次短杆击球 15 次中杆击球 5 次长杆击球 休息 10 分钟 20 次近洞切削击球	15 次短杆击球 15 次中杆击球 10 次长杆击球 休息 10 分钟 10 次短杆击球 10 次中杆击球 5 次长杆击球 5 次木棒击球	15 次短杆击球 15 次中杆击球 10 次长杆击球 休息 10 分钟 10 次短杆击球 10 次中杆击球 10 次长杆击球 10 次木棒击球
4	15 次短杆击球 15 次中杆击球 15 次长杆击球 10 次大力击球 休息 15 分钟 重复	打 9 洞	打 9 洞
5	打 9 洞	打 9 洞	打 18 洞

短杆:9 号、8 号楔形铁头球棒,中杆:7 号、6 号、5 号楔形铁头球棒,长杆:4 号、3 号、2 号楔形铁头球棒,木棒:3 号、5 号木棒。
(From Reinold, M., Wilk, K., Reed, J., Crenshaw, K., Andres, J. Interval Sports Programs: Guidelines for Baseball, Tennis and Golf. J Orthop Sports Phys Ther 2002; 32(6):293–298, with permission.)

(张继东 刘林 董立平 译 叶伟胜 李世民 校)

参考文献

1. Nachemson, A. *The Load on Lumbar Disks in Different Positions of the Body.* Clin Orthop 1966;45:107–122.
2. Komori, H., Shinomiya, K., Nakai, O., Yamaura, I., Takeda, S., Furuya. *The Natural History of Herniated Nucleus Pulposus with Radiculopathy.* Spine 1996;21(2):225–229.
3. Deyo, R.A., Tsui-Wu, Y.J. *Descriptive Epidemiology of Low-back Pain and Its Related Medical Care in the United States.* Spine 1987;12(3):264–268.
4. Mooney, V. *Where Is the Pain Coming From?* Spine 1987;12: 754–759.
5. Javedan, S., Sonntag, V. *Lumbar Disc Herniation: Microsurgical Approach.* Neurosurgery 2003;52(1):160–164.
6. Keskimaki, L., Seitsalo, S., Osterman, H., Rissanen, P. *Reoperations after Lumbar Disc Surgery.* Spine 2000;25:1500–1508.
7. Daneyemez, M., Sali, A., Kahraman, S., Beduk, A., Seber, N. *Outcome Analyses in 1072 Surgically Treated Lumbar Disc Herniations.* Minim Invas Neurosurg 1999;42:63–68.
8. Ito, T., Takano, Y., Yuasa, N. *Types of Lumbar Herniated Disc and Clinical Course.* Spine 2001;26:548–551.
9. Lewis, P.J., Weir, B.K., Broad, R.W., Grace, M.G. *Long Term Prospective Study of Lumbosacral Discectomy.* J Neurosurg 1987;67:49–53.
10. Weir, B.K., Jacobs, G.A. *Reoperation Rate Following Lumbar Discectomy: An Analysis of 662 Lumbar Discectomies.* Spine 1980;5: 366–370.
11. Morgan-Hough, C.V., Jones, P.W., Eisenstein, S.M. *Primary and Revision Lumbar Discectomy: A 16-year Review from One Centre.* J Bone Joint Surg Br 2003;85B(6):871–874.
12. Nachemson, A. *Disc Pressure Measurements.* Spine 1981;6:93–96.
13. Ahlgren, B.D., Lui, W., Herkowitz, H.N., Panjabi, M.M., Guiboux, J.P. *Effect of Annular Repair on the Healing Strength of the Intervertebral Disc: A Sheep Model.* Spine 2000;25(17): 2165–2170.
14. Ostelo, R.W., de Vet, H.C., Waddell, G., Kerckhoffs, M.R., Leffers, P., van Tulder, M. *Rehabilitation Following First-time Lumbar Disc Surgery: A Systematic Review Within the Framework of the Cochrane Collaboration.* Spine 2003;28(3):209–218.
15. Mckenzie, R.A. *The Lumbar Spine: Mechanical Diagnosis and Therapy.* Wright and Carmen Ltd., New Zealand, 1981, pp. 24–26.
16. Donelson, R., Murphy, K., Silva, G. *Centralisation Phenomenon: Its Usefulness in Evaluating and Treating Referred Pain.* Spine 1990;15(3):211–213.
17. Sahrmann, S.A. Diagnosis and Treatment of Movement Impairment Syndromes. In White, K. (Ed). *Movement Impairment Syndromes of the Low Back.* Mosby, St. Louis, 2002, pp. 58, 74–118, 310, 311, 403, 411, 412.
18. Hodges, P.W., Richardson, C.A. *Inefficient Muscular Stabilization of the Lumbar Spine Associated with Low Back Pain.* Spine 1996;21(22):2640–2650.
19. Yoshihara, K., Shirai, Y., Nakayama, Y., Uesaka, S. *Histochemical Changes in the Multifidus Muscle in Patients with Intervertebral Disc Herniation.* Spine 2001;26(6):622–626.
20. McClure, P.W., Esola, M., Schreier, R., Siegler, S. *Kinematic Analysis of Lumbar and Hip Motion While Rising from a Forward, Flexed Position in Patients With and Without a History of Low Back Pain.* Spine 1997;22(5):552–558.
21. Mundt, D.J., Kelsey, J.L., Golden, A.L., Panjabi, M.M., Pastides, H., Berg, A.T., Sklar, J., Hosea, T. *An Epidemiologic Study of Sports and Weight Lifting as Possible Risk Factors for Herniated Lumbar and Cervical Discs. The Northeast Collaborative Group on Low Back Pain.* Am J Sports Med 1993;21(6): 854–860.
22. Reinold, M., Wilk, K., Reed, J., Crenshaw, K., Andres, J. *Interval Sports Programs: Guidelines for Baseball, Tennis and Golf.* J Orthop Sports Phys Ther 2002;32(6):293–298.

第 29 章

骨质疏松症(附椎体后凸成形术)

Holly Rudnick, PT, Cert MDT
Kataliya Palmieri, MPT

尽管骨质疏松症早已存在，但该病是一项相对新的诊断。1994年前曾有人报道了一种老年人中的轻微创伤骨折综合征，但并没有确定病因。在1994年世界卫生组织（WHO）确定了骨质疏松症的诊断标准为骨矿物质密度（BMD）比正常25～30岁白种女人的平均值低2.5个标准差以上[1]。有文献指出：有时骨质疏松症被比作无声无息的窃贼，它是一种盗取骨骼资源且引起骨骼微结构恶化的疾病，尤其常见于绝经后女性和老年人[2]。减弱的骨强度常造成骨质疏松患者骨折风险的增加。每年发生约150万例与骨质疏松相关的骨折[3]。目前在美国超过4 400万的50岁或更老的男女性患者存在低骨量或骨质疏松，在骨质疏松相关骨折的治疗上一天要花费超过4 700万美元[2]。骨质疏松患者的主要治疗目标是预防骨折。在纽约外科专科医院（HSS），骨质疏松的治疗手段是多学科和多因素的。本章将概述保守治疗准则/HSS制定的5点原则，来教育和指导治疗骨质疏松患者，并且指导椎体压缩骨折后行椎体后凸成形术的患者的术后康复。

解剖概述

身体里存在两种类型的骨：皮质骨和小梁骨。皮质骨占骨质量的80%，主要负责骨的强度。皮质骨有较慢的更新率，对弯曲和扭转有高抵抗力。小梁骨只占骨质量的20%，却占骨表面积的80%。它有高更新率而且是内部支架，能在压缩力下保持骨骼形状[2,4]。骨细胞有3种基本类型，成骨细胞合成新骨，破骨细胞在骨的吸收过程中活跃，骨细胞在最需要的地方指导骨的形成。骨的塑形是一种不断的骨吸收和骨形成的过程。骨质疏松可由正常塑形过程的失平衡引起。

同包括平衡力差和摔倒在内的多种非骨骼因素一样，骨骼因素，例如低骨密度和受损的骨质量，在骨质疏松及其引起的骨折发生中起重要作用。骨密度是迄今为止衡量骨折风险最好的指标[2]，它承担了70%的骨强度。骨密度在18岁时几乎达到峰值，到40岁时完全达到峰值[4]。骨丢失每年发生率为0.5%，在围绝经期期间到绝经后7年内可增长到3%，然后减慢稳定在每年0.5%~1%[5]。骨强度受骨质量改变（矿化受损、骨更新加快和小梁微结构减少）的影响。因为小梁骨有高代谢活性，它更加受骨更新影响，从而导致更多的吸收、骨微结构的削弱和骨折易感性的增加[2,6]。

鉴别诊断

骨质疏松分成两类：原发性和继发性。原发性骨质疏松与年龄相关，主要由雌激素缺乏引起。雌激素缺乏可导致较高的骨周转丢失，结果使富含小梁骨的区域更易受累。在这类人群中，椎体、桡骨远端及转子间骨折更加常见。继发性骨质疏松是与慢性病、药物疗法或生活方式相关的骨丢失。数目众多的疾病与骨质疏松有联系，包括类风湿关节炎、多发性骨髓瘤、甲旁亢、甲亢、炎性肠病、慢性肾病和移植[7]。口服糖皮质激素是迄今为止最常见的与药物诱导的骨质疏松相联系的药学因素。另外，已经知道吸入糖皮质激素、抗惊厥药、抑制神经药物、甲氨蝶呤和锂也对骨有害[8,9]。继发性骨质疏松影响皮质骨和小梁骨。因此，除了椎体、桡骨远端和转子间骨折，股骨颈、肱骨近端、胫骨和骨盆骨折也可能发生。

通过实验室检查和体格检查可做出骨质疏松的诊断。出现骨痛、后突畸形、身高减小和X线表现时应做进一步检测，以确定或否定骨质疏松的诊断。最广泛使用的独立的骨质疏松诊断性检查是骨密度测量。几种技术对BMD的测量均有用，然而中央双重能量X线吸收测量学检查（DXA）是金标准。一般来说，髋部是BMD测量的首选位置，是骨折风险的最佳预报位置[10,11]。

从骨密度测量报告可得到3条关键的信息：实际BMD、T评分和Z评分。BMD可用来确定药物治疗的效果。T评分是患者测量到的BMD与健康青年（25～30岁）、性别匹配的参照人群的平均BMD的比值。使用青年、匹配人群的目的是为了把BMD与处于骨质量峰值的人群作比较。这个数值是以平均值的标准差值来报告的[12]。WHO使用T评分得出诊断骨质减少和骨质疏松的界值。T评分也被美国骨质疏松学会（NOF）用来决定治疗的阈值。Z评分是患者BMD与健康、年龄和性别均匹配人群的BMD对比，其有助于确定骨质疏松的继发性病因。

康复

患者评价/患者概况

对骨质疏松患者的评估应是全面的，且应包

括详细的病史，如骨折和跌倒外伤的既往史、BMD评分及其他有助于骨质疏松诊断的危险因素(表29-1)。获取详细的运动史也是重要的，特别要注意患者日常基础上参与负重的活动量。客观检查应包括5项主要的评估：患者体位和身体力学，柔韧性，力量，平衡，负重(表29-2)。在评估和随后的康复期间，这五个关键方面是HSS治疗骨质疏松五点康复计划的基础。

表29-1 骨质疏松相关危险因素

性别：女>男
年龄：随着年龄增加危险增加
身材：小身材，少于 58kg
种族：白种人，亚洲人
家族病史
个人病史：骨折或跌倒
痴呆
健康条件差/脆弱
吸烟
酗酒：超过一天两次
雌激素/睾酮缺乏
钙摄入不足
坐式生活习惯或卧床时间长
高危药物的使用

表29-2 骨质疏松症评估的关键点

体位/身体力学
脊柱后凸的屈度测量
柔韧性
腘绳肌(°SLR)
股四头肌(°PKF)
腰大肌(Thomas 实验)
腓肠肌(°DFKE)
胸小肌(距离桌子的厘米数)
脊柱活动范围
力量
通过 MMT 测量上肢/下肢力量
下腹(Sahrmann 水平 1~5)
躯体伸展(维持时间，以秒计时)
平衡性
单足站立时间(睁眼/闭眼，以秒计时)
功能性伸手(3 次实验的平均厘米值)
"起立—行走"计时测试(3 次实验平均值，以秒为单位)

胸椎后凸畸形的严重程度与椎体骨折的发生有联系，很可能是椎体高度丢失的结果[13]。胸椎后凸的测量可以通过使用FlexiCurve尺来进行，并予以记录。

力量和柔韧性的测量在此人群中是相当简单的，但特别要注意的是后背伸肌的力量。后背的伸肌力量与后凸和椎体骨折成反比[13,14]。

髋部伸肌、肩胛和下腹稳定肌的力量评价也是重要的。前胸肌肉、髋部屈肌和踝跖屈肌的屈伸弹性对维持正确的体位和身体力学是必需的，应被评估。

平衡性的评估是至关重要的，因为在此人群中预防跌倒是一个主要的目标。睁眼和闭眼的单侧站立时间、功能性伸手检查(图29-1和图29-2)及"起立—行走"计时测试是HSS测量平衡的工具，因为其结果很容易与跌倒的风险相关联[15-18]。平衡性和跌倒风险也能用来决定哪些患者适于小组练

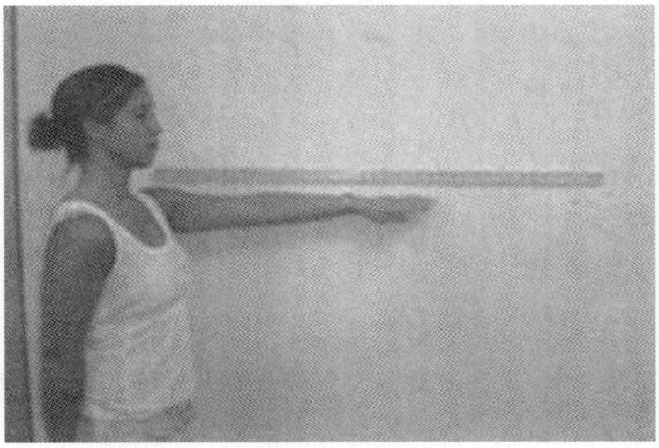

图29-1 功能性伸手检查起始位置的评估。

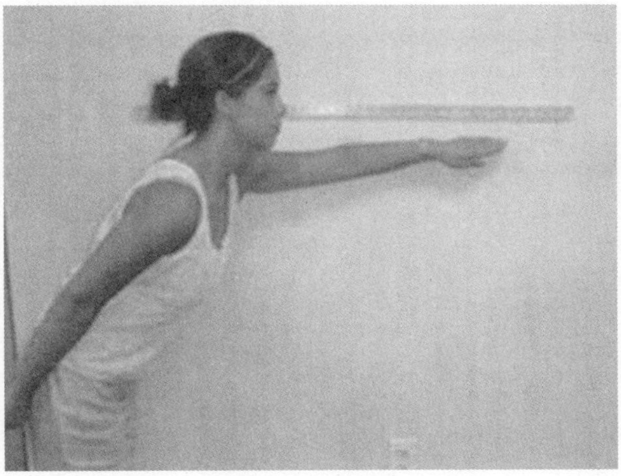

图29-2 功能性伸手检查结束位置的评估。

习，哪些需要个体指导和平衡训练。在HSS，相对不痛的患者有良好的平衡性和低跌倒风险，他们被归到以力量、柔韧性、平衡性、体位和负重锻炼以及风险因素和骨折预防教育为重点的小组练习班。因为跌倒风险增大，任何有疼痛或平衡性障碍的患者均应以更传统的理疗来治疗，并应为患者提供个体指导、平衡训练并治疗疼痛。

五点康复计划

体位和人体力学

体位在脊柱畸形和骨折风险上起重要作用。错误的体位对脊柱产生高的压缩负荷。拥有正常脊柱生理弯曲的年轻健康的成年人能抵抗这些压缩力量。骨质疏松的脊柱很难抵抗这些体位力量，导致脊柱的改变，最明显的是后凸畸形[19,20]。严重的前屈体位导致步态放慢、支撑面积增大，同时不稳定性增加[21]。为了消除这些力，康复的首要重点应放在体位和身体力学上。

教导患者坐、站和睡的体位来帮助得到正确的力线。在坐位，教导患者将两脚平放在地板上，保持髋和膝在90/90位。如果患者是小身材或不能调整椅子的高度，可在脚下放置踏板或凳子来支撑。偶尔在患者腰部用毛巾卷来帮助得到正常的前凸或得以舒适。在站位时，指导患者两腿分开与肩同宽，肩在额状面保持直立，头保持中立位。一些患者可能在这个体位感觉不舒服，因此还可选择双脚错开（前后）以便需要的时候可以移动负重。睡觉时，建议患者如果可能只在头/颈下放一个枕头。有时，为了舒适建议使用颈部卷或功效枕头。如果患者愿意侧卧位睡觉，应在两腿之间放置一个枕头以保持正确的力线；如果需要的话，胸前放一个枕头，双臂放在枕前以免睡觉时肩部向前弯曲（图29-3）。

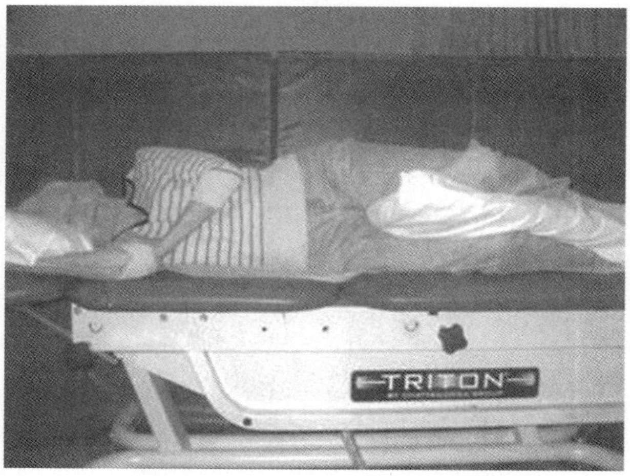

图29-3 侧卧时正确的睡姿。

体位和人体力学

目标

- 维持中立的脊柱体位
- 防止椎体骨折
- 教育
- 提物时维持正确的力线

注意事项

- 当前的骨折

治疗措施(关注重点)

- 站立体位
- 坐位姿势
- 髋关节铰链
- 睡姿
- 抬重物(盒子或箱子)
- 高尔夫提物(只对于平衡不协调的患者)
- 起床动作(滚圆木样)

骨质疏松患者最广为人知的注意事项或禁忌是脊柱屈曲。脊柱屈曲连同旋转一起被认为是脊柱压缩性骨折的潜在危险[22]。有关此注意事项的文献尚未发表，而且脊柱屈曲和骨折之间的相关性尚不清楚。近来,脊柱屈曲和脊柱被迫屈曲之间的鉴别诊断已被人们所注意。然而,很明显这个领域需要更多的研究来确定其潜在的危险。在这个问题上，应及时教育患者关于屈曲可能带来的骨折风险,特别是被迫屈曲活动。

评估和指导身体力学的时候，应特别注意起身离床和弯腰/提物。在这些活动时,患者很可能使自己处于被迫屈曲状态。许多人倾向屈曲腰椎和胸椎坐在床上,这会增加脊柱的负荷。应教导患者在床上掌握使用原木滚动技术来维持良好的脊柱力线。当用此方法离床时,患者能避免全身前屈。提取物体时,如开窗或提重物,患者应给自己提供广泛的支持基础,屈髋和膝,且用下腹的肌肉来稳定脊柱。骨质疏松患者必须懂得如何正确运用髋部铰链(相对脊柱移动髋部)。髋部铰链容许更有效率地使用大而强壮的大腿肌肉，而且避免弯腰和提物时对脊柱潜在的破坏力。

柔韧性

柔韧性是在权衡考虑软组织(肌肉、韧带、结缔组织)、骨性结构和疼痛的前提下关节的相对活动范围(ROM)。软组织障碍(例如在韧带和肌腱中发现有胶原改变)会影响柔韧性。随着人的变老，胶原伸展性减少,因此关节的柔韧性亦减弱[23]。柔韧性是骨质疏松治疗中的一个焦点，可以辅助改善体位和增强正确的身体力学。

重点放在脊柱的伸展上。骨质疏松患者可能因为胸椎后凸而表现为前胸部肌肉的紧张。治疗期间胸大、小肌的伸展练习是重点。诸如门框胸肌伸展、墙角伸展和(或)使用沿着脊柱垂直方向放置的毛巾卷或半泡沫卷的仰卧位伸展（图29-4和

柔韧性

目标

- 维持ROM
- 预防体位性畸形
- 脊柱伸展
- 维持软组织伸展性

注意事项

- 椎管狭窄
- 椎体滑脱
- 椎体前移
- 肩部病理学
- 髋部病理学

治疗措施

- 仰卧位及坐位胸肌伸展
- 门框伸展
- 墙角伸展
- 俯卧撑
- 手膝支撑前后摇摆
- 颈椎AROM
- 胸锁乳突肌、上方绳圈伸展
- 背屈伸展
- 腰椎STM

图29–5）这类的练习，均可纳入锻炼计划中。当上肢运动范围缩小的时候，需要修改一些伸展练习。腹直肌的缩短也促进胸椎后凸。伸长腹直肌联合加强腹横机和斜肌能潜在减少后凸畸形的演进且减少肋骨向外扩展。颈胸椎柔韧性也是治疗的重要部分。许多患者表现有颈脊柱前移，头向前，这导致上斜方肌、枕骨下和胸锁乳突肌变紧。颈部脊柱的前移与后凸和骨折风险增大相关[19]。帮助重获伸展和正常力线的颈椎收缩锻炼和颈胸椎区轻微的伸展活动将有助于改善体位和减少潜在的骨折[19]。如果患者适应，可以开始俯卧撑来改善脊柱伸展。若骨质疏松患者同时也患有脊柱狭窄症、脊椎滑脱或脊椎前移，必须多加小心。如果需要把俯卧位俯卧撑纳入治疗计划中，脊柱狭窄患者必须没有症状。

髋和踝的活动范围对下部脊柱的活动和提物、弯腰的身体力学有直接的影响，其同样影响平衡。后髋关节囊和髋屈肌的柔韧性降低会促使骨盆向后倾斜且减少腰椎前凸。例如保持正确的腰椎力线的手膝支掌后摇摆和保持正确的腹部和骨盆稳定性的髋屈曲肌伸展等练习，可纳入治疗计划以解决这些问题。由于腰椎伸肌缩短和下腹肌变弱，一些胸椎后凸畸形的骨质疏松患者还将更多地出现腰椎前凸。这些畸形中有些是不可逆的，然而许多患者受益于腰椎脊柱旁软组织的锻炼，这些锻炼可以改善组织的伸展性，提高柔韧性锻炼的效果。

踝部活动范围受限改变了患者平衡和进行提物运动的能力。随着年龄增长，腓肠肌/比目鱼肌复合体弹性减小[20]。一般来说，背屈伸展不仅对于骨质疏松患者，而且对于年老人群都是重要的。靠墙或离开高台面的背屈伸展练习应纳入到伸展计划中。

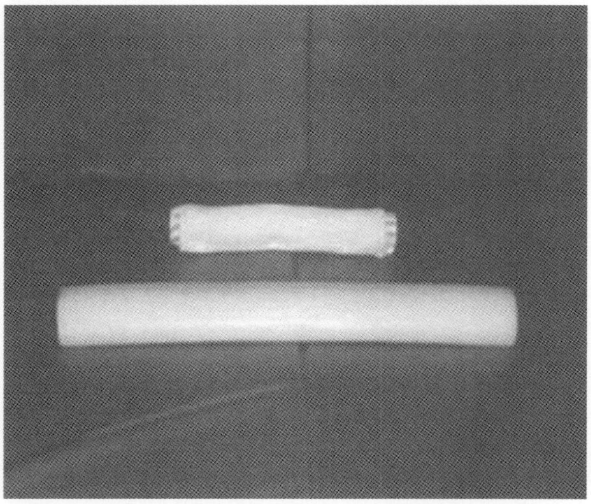

图29–4 图29–7中用于前胸伸展的泡沫卷。

力量强化

50岁之后每10年肌肉力量减少15%，70岁后减少30%[24]。肌减少症，即肌肉质量丢失，女性比男性更常发生，导致肌肉力量的丧失。骨质疏松女性患者中背部伸肌力量的减少与胸椎后凸之间存在有直接相关性[13]。加强背部伸肌和腹部稳定肌力量会改善体位和平衡。在HSS，骨质疏松患者的力量强化训练根据BMD被细分成不同的特定水平。

水平Ⅰ包含BMD结果正常的患者。通常，这些患者不出现姿势畸形或疼痛。他们可能有骨质疏松的家族史或几个危险因素而被建议进行预防性治疗。力量强化练习应着重于垫上练习，包括俯卧位伸展（图29–6）和下腹稳定练习。包括非负重下蹲和弓箭步闭合链练习是计划的重要补充。适当

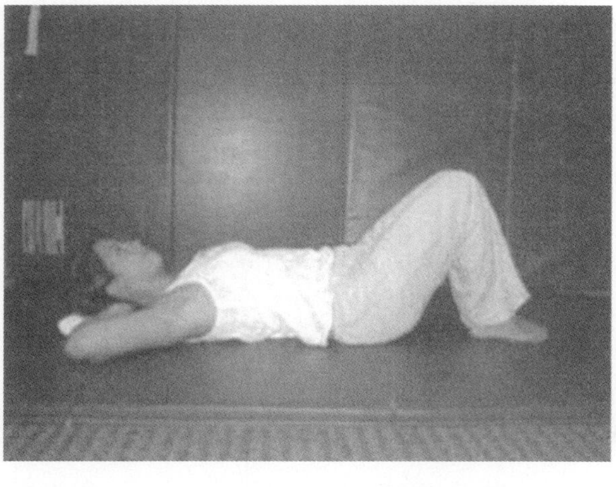

图29–5 在泡沫或毛巾卷上仰卧位胸肌伸展。

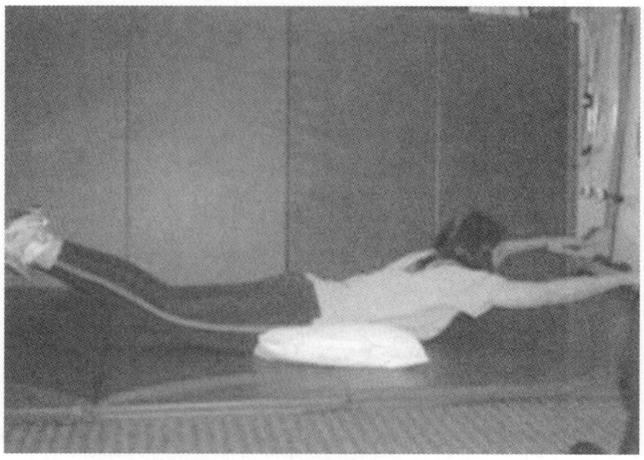

图29–6 俯卧位垫枕腰部伸展。

力量强化

目标

- 维持力量
- 改善维持体位的肌肉
- 稳定腹肌
- 改善平衡

注意事项

- 当前的骨折

治疗措施

水平Ⅰ:正常BMD

- 垫上练习,包括俯卧位伸展和下腹稳定练习
- 包括非负重下蹲和弓箭步闭合链练习
- 渐进性抗阻练习(PRE):适当时做哑铃练习
- 器械锻炼:举重(肩胛肌、肱三头肌、肱二头肌、背阔肌),全身体操,踏车,上肢测力计(UBE),骑自行车

水平Ⅱ:骨量减少(低于正常1.0SD)

- 水平Ⅰ练习
- 姿势性锻炼
  - 使用Thera训练带进行肩胛收缩练习
  - 俯卧位肩胛收缩
  - 俯卧位下斜方肌
  - 背阔肌
  - 颈椎收缩
  - 站立位下斜方肌

水平Ⅲ:骨质疏松(低于正常1.0~2.0SD)

- 体位锻炼
  - 肩部收缩
  - 坐位上肢本体感受神经肌肉强化(PNF)
  - 0~70°弓状滑墙运动
  - 坐位或站位收腹上肢上提
- 垫上锻炼
  - 下腹部稳定性练习
  - 屈肘俯卧
  - 抗阻力大腿抬高
  - 上肢抬高四足活动
- 低阻力有氧锻炼
  - 自行车(阻力下)
  - 踏车

水平Ⅳ:伴有骨折的骨质疏松

- 引入轻柔的锻炼
  - 收腹/提臀
  - 肩胛部收缩
  - 坐位上肢本体感受神经肌肉强化(PNF)
  - 弯膝沉降
  - 脚后跟滑动

的时候应使用哑铃和(或)其他器械进行循序渐进的抗阻力练习。鼓励参与连贯性以负重为基础的适应性锻炼。

水平Ⅱ包括诊断为骨质减少的患者（低于正常值1.0SD)。这些患者无疼痛且可能没有畸形。然而，他们很可能有会在将来导致畸形发生的姿势性习惯。他们可能有头前伸和圆肩,但不是真正的后凸畸形。这个水平的锻炼包括前面在水平Ⅰ中提到的练习，除此之外还有改善身材的特殊姿势性锻炼(Sahrmann[25])(图29–7至图29–10)。站位或俯卧位抗阻力肩部收缩和俯卧位下斜方肌锻炼应是治疗的重点。

水平Ⅲ定义为诊断为骨质疏松的患者（低于正常值1.0～2.0SD)。这些患者有畸形和畸形相关的疼痛。这个水平的锻炼计划包括水平Ⅰ、Ⅱ的练习加上垫上锻炼和低阻力有氧锻炼。坐位上肢本体感受神经肌肉强化（PNF)、0°～70°弓状滑墙运动和坐位或站位收腹上肢上提，可补充到姿势性

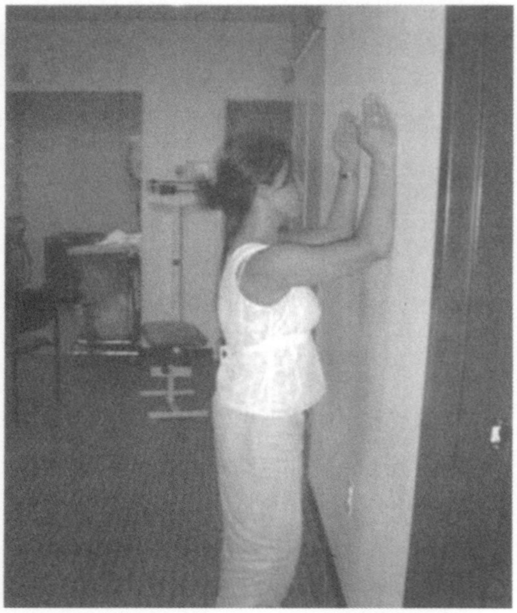

图29–7 面对墙屈肩来改善下斜方肌练习的起始位置。

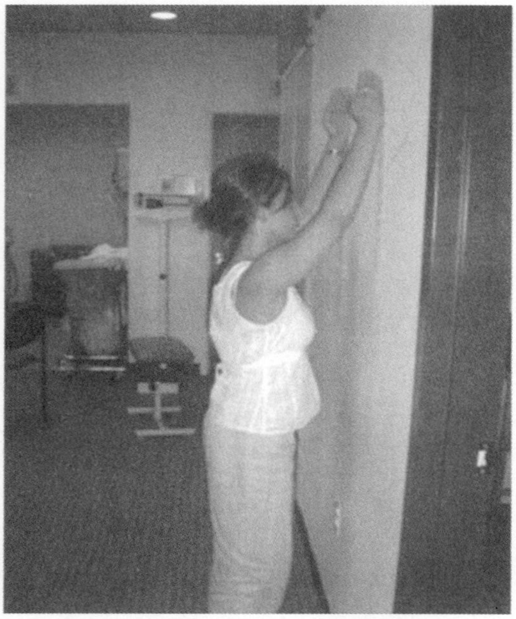

图29–8 面对墙屈肩来改善下斜方肌的抬臂功能。

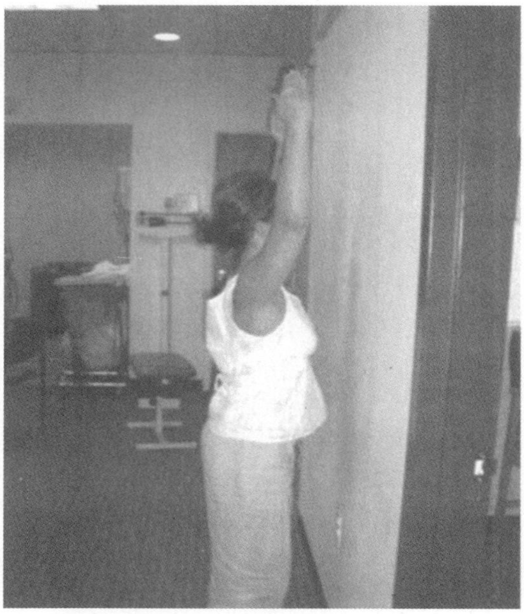

图29–9 面对墙屈肩来改善下斜方肌提臂离墙,直至肩胛骨面弯曲体位的能力。

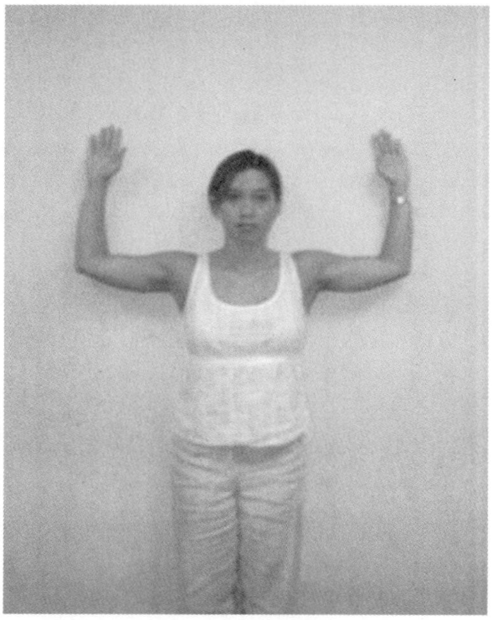

图29–10 背靠墙的体位练习。

锻炼中。垫上锻炼应包括：从低水平开始、渐进的下腹部稳定性锻炼(图29-11)，屈肘俯卧，抗阻力大腿抬高和例如上肢抬高在内的四足活动。

水平Ⅳ为伴有骨折的骨质疏松患者。这些患者几乎都有畸形且经常疼痛。这个水平的患者也可能做过一个或多个节段椎体后凸成形手术（参阅“椎体后凸成形术”部分）。根据患者的耐受情况，可引入轻柔的锻炼，然而，治疗首要的重点是缓解疼痛和预防进一步骨折的发生。

负重

NOF指南建议进行规律的负重活动来减少跌倒和骨折的风险[26]。负重和抗阻力训练被证明对BMD有正面作用[28]。骨对施于其上的力有反应和调整，所以负重练习是骨质疏松治疗的决定性部分。使用哑铃和机械的渐进性抗阻训练对提供足够的负重不是必需的。闭合链活动中体重可提供足够的阻力来达到健康的负重。最常见的负重锻炼形式是走路。研究发现，每周走一小时路(匀速)，髋部骨折的风险可降低6%[29]。其他负重活动的例子是慢跑、爬楼梯、远足和跳舞。游泳因为有浮力作用不被认为是负重活动。骑自行车不能提供与走路活动一样的阻力。然而，因共存疾患(如椎管狭窄）而使得真正的负重活动遇到阻碍时，抗阻力骑车则是个好的选择。闭合链负重活动也可通过上肢来进行，如抵墙俯卧撑和坐位俯卧撑。锻炼计划应包括每天30分钟到一小时的连续负重活动[26]。

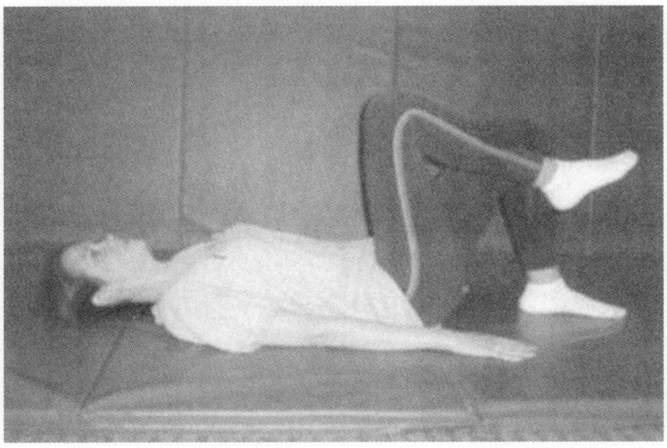

图29-11　由Sahrmann[25]提出的下腹部稳定性练习水平1。

平衡能力

在跌倒危险高的患者中骨折风险更高[29]。Aitken等[30]发现，老年人中髋部骨折的主要风险是跌倒危险性增加而不是骨量减少。平衡性需要有足够的肌肉骨骼力量、柔韧性、前庭知觉、视觉和本体感受/运动觉。上述系统会随人变老发生不同程度衰退。平衡性锻炼能减少跌倒的风险。平衡性训练也包括预防跌倒。患者必须意识到他们的环境，如果

负重

目标

- 增加BMD
- 促进骨生长
- 力量强化

注意事项

- 艰难或疼痛性行走
- 负重状态

治疗措施

- 行走计划/踏车
- 下蹲
- 坐位移动体重
- 上楼
- 对墙坐位俯卧撑
- 使用Thera带进行对侧髋伸展/外展练习，从有支撑到无支撑

平衡能力

目标

- 减低跌倒风险
- 减低骨折风险

注意事项

- 环境问题
  - 鞋
  - 地毯
  - 夜灯
  - 险恶天气
- 身体残疾/功能性运动能力减低
- 视觉障碍
- 感觉障碍
- 前庭障碍
- 精神障碍/判断力

治疗措施

- 单腿平衡
- 脚后跟行走
- 编辫
- 纵列行走
- 伸手
- “起立—行走”计时测试
- 快步
- 平衡板
- 障碍课程(封闭及开放空间)
- 跌倒的教育

必要的话，应改变家里潜在的危险因素。单肢站立、方向改变和地面变化这类活动应纳入功能性平衡计划中。必须教会患者在受限和开放环境中如何采取平衡措施。还应教会患者如何倒地和跌倒时怎么办。

注意事项

必须牢记，除了严重畸形和椎体压缩骨折的患者，骨质疏松是不引起疼痛的。因此很难让患者明白为什么必须进行连贯的锻炼而且要避免进行有潜在的运动。总的来说，诊断为原发性骨质疏松的患者治疗时间为4周。而伴有压缩性骨折的患者可能需要更多时间，通常不超过6~8周。复查一般不超过每周1～2次。

其他需要考虑的还包括患有合并疾病的骨质疏松患者。迄今为止，最难以治疗的是同时患骨质疏松和椎管狭窄的患者。这两种疾病是矛盾的。椎管狭窄的传统治疗是试图打开后部空间来减少压迫的屈曲偏倚计划[31]。正如作者前面所述，脊柱屈曲长期以来被认为是骨质疏松的禁忌。同时治疗这两种病时，考虑多种因素是至关重要的，其中包括：骨质量丢失的节段、位置和严重程度，骨折的既往史，椎管狭窄症状的严重程度，后凸突畸形的表现和严重程度，以及患者总体的躯体力学和知觉。

具有相对低至中度且稳定水平的骨质疏松、没有骨折病史以及很少或没有畸形的椎管狭窄患者适合不负重屈曲，如单或双膝抱胸。据文献记载，椎体压缩骨折主要发生在中下段胸段脊柱[16,32]。使用较大的髋部屈曲而不是脊柱运动进行正确的不负重腰段屈曲，可能表现低的骨折风险且可能显著缓解由狭窄压迫造成的疼痛。然而，更加严重水平的骨质疏松(大于水平Ⅲ)及既往骨折病史将使患者在治疗中减少任何屈曲的使用。这些患者最好采取中立位稳定训练计划治疗。

选择最有效且伤害最小的锻炼来治疗骨质疏松患者是一项挑战。必须清楚地了解每项练习中所涉及的生物力学。例如,理疗中常用来加强髋和下背部伸肌力量的练习(即桥形练习),对这种人群往往是欠佳的选择。当患者提起髋部离开地面时,对胸段脊柱可能潜在存在一个巨大的屈曲力,它会提高椎体压缩骨折发生的潜在风险，尤其在Ⅲ、Ⅳ水平患者中。加强髋和后背伸肌力量更好的选择是俯卧位大腿垫枕抬高练习。腹肌力量锻炼应限制于等长稳定练习，这时脊柱是相对固定的(图29-12)。应避免腹部挤压或卷曲,因为它们会对下胸段和上腰段脊柱产生大的屈曲负荷。

椎体后凸成形术后康复

椎体压缩骨折(VCF)的治疗在传统上限于卧床休息、支具、止痛药物、麻醉药和活动方式改进。这些方法成功程度变化不一且常需要延长制动。1984年，在法国研发了治疗VCF的一种创新技术，叫做经皮椎体成形术。此技术包括经椎弓根、经皮向塌陷椎体里注射骨水泥。此项技术可使患者的疼痛得到缓解,可预防进一步的塌陷,促进功能的恢复并减少卧床时的并发症。

作为椎体成形术的进展，椎体后凸成形术在几年后产生。椎体后凸成形术合并了椎体成形术和为血管成形术发展的球囊导管技术。它包括X线下向塌陷椎体放置套管和可充气的骨填塞物。然后球囊充气,腔内注满骨水泥[33]。与椎体成形术不同，椎体后凸成形术可恢复椎体高度且矫正脊柱畸形，同时减少疼痛且使患者恢复到正常的功能水平。椎体后凸成形术是相对安全的手术,然而,也可能发生并发症。椎体后凸成形术最严重的并发症包括骨水泥栓塞形成和骨水泥外渗，这可能是由骨水泥漏到神经系统或椎管内所致。

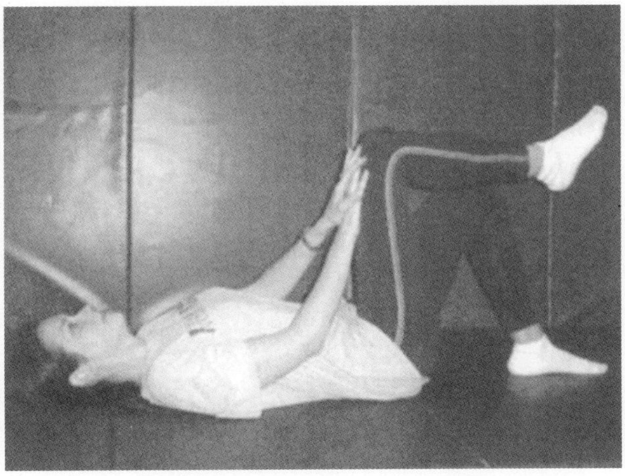

图29-12　收腹髋关节等长屈曲。

不是所有椎体压缩骨折都适合后凸成形术。无痛性且很小的畸形的骨折几乎不需要活动矫正以外的治疗。如果椎体压缩骨折是疼痛的、有相关的畸形或传统保守治疗失败，可行椎体后凸成形术。椎体压缩骨折的节段和数量在决定是否适合行后凸成形术上也起一定作用。

椎体后凸成形术后康复治疗不是独特唯一的。它的预防措施与任何严重骨质疏松无论是否伴有未治疗的椎体压缩骨折的患者相同。通常,康复治疗不应在术后几天到一周内开始。椎体后凸成形术后患者可有术后疼痛，可用不同的方法加以解决;然而总的来说,大多数患者的疼痛应比术前疼痛减轻。如前文所述,锻炼应以五点康复计划的水平Ⅳ为基础，并根据患者的功能和平衡能力损伤程度加以调整。

(宁尚龙 译　叶伟胜 李世民 校)

参 考 文 献

1. Kanis, J.A., Gluer, C.C. *International Osteoporosis Foundation: An Update on the Diagnosis and Assessment of Osteoporosis with Densitometry.* Osteoporos Int 2000;11:192–202.
2. Follin, S.L., Hansen, L.B. *Current Approaches to the Prevention and Treatment of Post Menopausal Osteoporosis.* Am J Health Sys Pharm 2003;60(9):883–901.
3. Star, V., Hochberg, M. *Osteoporosis: Treat Current Injury, Retard Future Loss.* Intern Med 1993;113(14):32–42.
4. Woolf, A.D., Dixon, A.S. *Osteoporosis: A Clinical Guide,* 2nd ed. Livery House, London, 1998.
5. Pouilles, J.M., Tremollieres, F., Ribot, C. *Effect of Menopause on Femoral and Vertebral Bone Loss.* J Bone Miner Res 1995;10: 1534–1536.
6. Delmas, P.D., Eastell, R., Garnero, P., Seibel, M.J., Stepan, J. (Committee of Scientific Advisors of the International Osteoporosis Foundation). *The Use of Biochemical Markers of Bone Turnover in Osteoporosis.* Osteoporos Int 2000;11(Suppl 6): S2–S17.
7. Fitzpatrick, L.A. *Secondary Causes of Osteoporosis.* Mayo Clin Proc 2002;77:453–468.
8. North American Menopause Society. *Management of Postmenopausal Osteoporosis: Position Statement of the North American Menopause Society.* Menopause 2002;9:84–101.
9. Tannirandorn, P., Epstein, S. *Drug-Induced Bone Loss.* Osteoporosis Int 2000;11:637–659.
10. Lipworth, B.J. *Systemic Adverse Effects of Inhaled Corticosteroid Therapy: A Systemic Review and Meta-analysis.* Arch Intern Med 1999;159:941–955.

11. Cummings, S.R., Black, D.M., Nevitt, M.C., Browner, W., Cauley, J., Ensrud, K., Genant, H.K., Palermo, L., Scott, J., Vogt, T.M. *Bone Density at Various Sites for Prediction of Hip Fractures.* Lancet 2000;341:72–75.
12. Marshall, D., Johnell, O., Wedel, H. *Meta Analysis of How Well Measures of Bone Mineral Density Predict Occurrences of Osteoporotic Fractures.* Br Med J 1996;312:1254–1259.
13. Sinaki, M., Itoi, E., Rogers, J.W., Bergstralh, E.J., Wahner, H.W. *Correlation of Back Extensor Strength with Thoracic Kyphosis and Lumbar Lordosis in Estrogen Deficient Women.* Am J Phys Med Rehabil 1996;75:370–374.
14. Sinaki, M., Wollan, P.C., Scott, R.W., Gelczer, R.K. *Can Strong Back Extensors Prevent Vertebral Fractures in Women with Osteoporosis?* Mayo Clin Proc 1996;71(10):951–956.
15. Vellas, B.J., Wayne, S.J., Romero, L., Baumgartner, R.N., Rubenstein, L.Z., Garry, P.J. *One-leg Balance is an Important Predictor of Injurious Falls in Older Persons.* J Am Geriatr Soc 1997;45:735–738.
16. Bohannon, R.W., Larken, P.A., Cook, A.C., Gear, J., Singer, J. *Decrease in Timed Balance Test Scores with Aging.* Phys Ther 1984;64:1067–1070.
17. Duncan, P.W., Weiner, D.K., Chandler, J., Studenski, S. *Functional Reach: A Clinical Measuring of Balance.* J Gerentol Soc 1990;45:194–197.
18. Posadillo, D., Richardson, S. *The Tmied Up and Go: A Test of Basic Functional Mobility for Frail Elderly Persons.* J Am Geriatr Soc 1991;39:142–148.
19. Keller, T., Harrison, D.E., Colloca, C., Harrison, D.D., Janik, T. *Prediction of Osteoporotic Spinal Deformity.* Spine 2003;28(5): 455–462.
20. Guzick, D., Keller, T., Szpalski, M., Park, J., Spengler, D. *A Biomechanical Model of the Lumbar Spine During Upright Isometric Flexion, Extension, and Lateral Bending.* Spine 1996; 21(4):427–433.
21. Balzini, L., Vannucchi, L., Benvenuti, F., Benucci, M., Monni, M., Cappozzo, A., Stanhope, S. *Clinical Characteristics of Flexed Posture in Elderly Women.* J Am Geriatr Soc 2003;51(10):1419–1426.
22. Sinaki, M., Mikkelsen, B.A. *Postmenopausal Spinal Osteoporosis: Flexion Versus Extension Exercises.* Arch Phys Med Rehabil 1984;65:593–596.
23. Robert, M., Cavanagh, P., Evans, W., Fiatorone, M., Hagberg, J., McAuley, E., Startzell, J. *ACSM Position Stand: Exercise and Physical Activity for Older Adults.* Med Sci Sports Exerc 1998;30(6):992–1008.
24. Nied, R., Franklin, B. *Promoting and Prescribing Exercise for the Elderly.* Am Fam Phys 2002;65(3):419–426.
25. Sahrmann, S.A. *Diagnosis and Treatment of Movement Impairment Syndromes.* Mosby, St. Louis, 2002.
26. National Osteoporosis Foundation. *Physician's Guide to Prevention and Treatment of Osteoporosis.* www.nof.org. Accessed May 2004.
27. Kelly, G., Kelly, K., Vu Tran, Z. *Resistance Training and Bone Mineral Density in Women: A Meta-Analysis of Controlled Trials.* Amer J Phys Med & Rehab 2001;80:65–77.
28. Feskanich, D., Willet, W., Colditz, G. *Walking and Leisure-Time Activity and Risk of Hip Fracture in Postmenopausal Women.* Obstet Gynecol Surv 2003;58(5):327–328.
29. Kerschan, K., Alacamlioglu, Y., Kollmitzer, J., Wober, C., Kaider, A., Hartard, M. Ghanem, A., Preisinger, E. *Funcitonal Impact of Unvarying Exercise Program in Women after Menopause.* Amer J Phys Med & Rehab 1998;July/Aug: 326–332.
30. Aitken, J.M. *Relevance of Osteoporosis in Woman with Fracture of the Femoral Neck.* Br Med J 1984;288:597–601.
31. Fritz, J.M., Erhard, R.E., Vignovic, M. *A Nonsurgical Treatment Approach to Patients with Lumbar Spinal Stenosis.* Phys Ther 1997;77:962–973.
32. Schmorl, G., Junghanns H. *The Human Spine in Health and Disease.* Grune & Stratton, New York, 1957.
33. Lieberman, I., Reinhardt, M. *Vertebroplasty and Kyphoplasty for Osteolytic Vertebral Collapse.* Clin Orthop 2003;1(415S): S176–S186.

第 30 章

成人腰椎融合术

Charlene Hannon, PT, MBA

在美国,每年大约有20多万例脊柱融合术[1]。

就各种不同类型的腰背痛患者来说，是否选择脊柱融合术的治疗方法仍存在争议[2]。这种争议存在的部分原因为脊柱融合术有10%~40%的假关节形成(融合术失败)率[1];不是每一位患者都能达到功能改善,特别是重返工作岗位的目的;许多患者都曾经历术后的持续疼痛[2]。而且,在某些情况下,必须进行额外的手术治疗,从而增加了康复护理的费用。仅仅在美国,据估计患背痛的患者在整体健康护理上的花费就达到了约907亿美元,并且在平均花费水平上，患有背痛的人要比未患背痛的人高60%[3]。认真选择患者并选择适当的手术治疗术式也许能获得最佳的外科治疗效果[2]。可以将融合术分两种类型：器械性融合和非器械性融合。非器械性融合术不使用任何的金属内固定器械。这种术式没有得到普遍应用,而且通常只用于单节段融合。最常见的两种器械性腰椎融合术为经后路腰椎间融合术(PLIF)和环行融合术。两种术式都有非常好的融合率。Bono 和 Lee[4]研究表明,PLIF 的融合率为85%，环行融合术的融合率为91%[4] 。就本指南而言,我们将只描述PLIF。然而重要的是，理疗师必须意识到脊柱融合术有许多种;不管采用哪种术式,腰椎融合术后的康复原则是相同的。

对于理疗师来说,必须理解的一个最重要概念是,在生物性愈合之前金属内植物仅仅是一个暂时性的支架。生物性融合受许多因素的影响。其中的一些因素是吸烟[5]、手术技巧欠佳和融合阶段两端承受着机械应力(愈合期的运动)。在进行康复训练时,理疗师最关心的就是这种机械应力。必须认真考虑杠杆臂产生的作用力,例如上下肢及其对腰椎产生的作用力。虽然有关活体内测试在愈合中融合部位两端产生的作用力方面缺乏研究,但Rohlmann等的研究表明,与大多数其他腰椎稳定训练相比,仰卧位抬起双腿对内固定物产生的负荷最大[6]。要注意预防骨质疏松症,但它有妨碍完全愈合的可能[7]。对于骨质疏松症患者来说,可能需要采取其他的预防措施,例如佩戴支具。

总的来说，下述各项是被普遍认可的椎体融合术指征：

- 因为患有椎管狭窄、脊柱滑脱或退行性间盘疾病，而且切除一半以上椎板会造成节段性失稳,因此认为需要行减压术(椎板切除术);
- 未进行椎管减压术来稳定不稳定的活动节段(在屈身位X线片上偏移大于4mm定义为不稳定);
- 为了稳定前移的活动节段进而防止进一步滑脱或者矫正椎体滑脱;
- 手术切除各种类型的骨肉瘤之后(这一项在本指南中未讨论);
- 顽固性疼痛;
- 伴有神经症状;
- 保守治疗失败。

外科概述

如前所述,PLIF描述的是一种用于治疗各种脊柱疾病的技术。这项技术的首要目的是通过稳定的体内融合术以减轻对周围神经组织的压迫并恢复脊柱的生理曲线。另外,通过该手术还能达到脊柱的整体平衡以保护邻近的正常节段[8]。脊柱的整体平衡是一种手术理念，即对特定的椎间节段矫正生理曲线时要保护脊柱的整体排列。换句话说，不要产生新的椎体移位。PLIF是一种四期术式,具体如下：

第一步:暴露和减压;

第二步:使用脊柱内固定器械初步固定;

第三步:前路椎体重建及椎体内融合;

第四步:稳定伤口内部,完成手术。

第一步:对手术后减压,注意保护相邻水平的正常组织和结构,尤其是后棘突和椎间韧带,还要保护关节面以防止后期产生相邻节段的失稳。此外要特别谨慎以防止椎旁肌肉失去神经支配。

第二步:内固定器械也称为“硬件”,是脊柱内固定必不可少的。这些固定件包括固定棒、固定板、固定钩、固定钢丝和(或)螺钉组成,其材质可为不锈钢和钛（钛的主要优点是它有MRI兼容性)。将器械放在椎弓根处为手术第三步做准备。

第三步：可应用多种分离术来整复正常的间盘高度。手术时要小心操作以防神经结果受到过大张力。达到理想的高度后,拧紧钢板上的螺钉以维持此状态。接着整复椎间盘间隙。完成椎间盘切除术，刮擦其终板以引起出血。如果出现广泛出血,一定要控制出血。最终目的是确保脊柱骨和移植骨良好接触、出血骨的表面积要大而且没有软组织嵌插。然后放置移植骨。移植材料可以是减压术中凿下的骨质、髂嵴移植骨或同种异体移植物(图 30–1)。

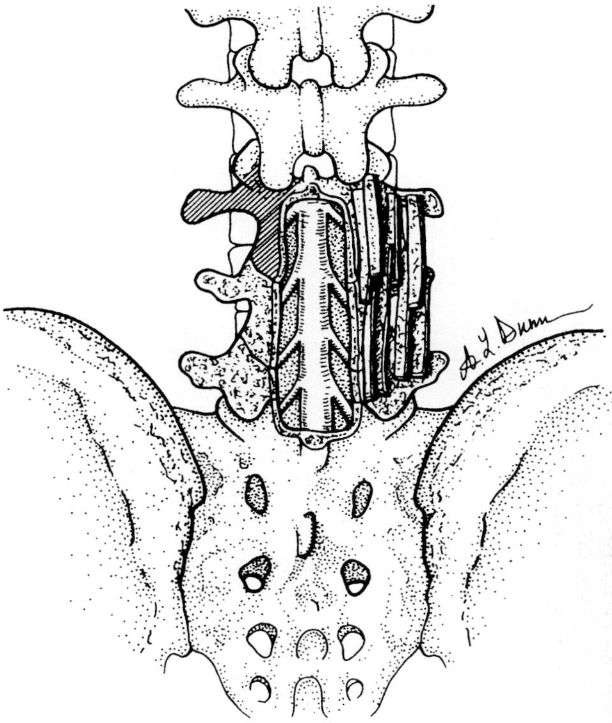

图30–1　腰椎减压区域后面观。

第四步:用最终移植物替代操作性硬件,并关闭切口。需要时,可对多个节段重复进行以上描述的手术过程(图 30–2 和图 30–3)。

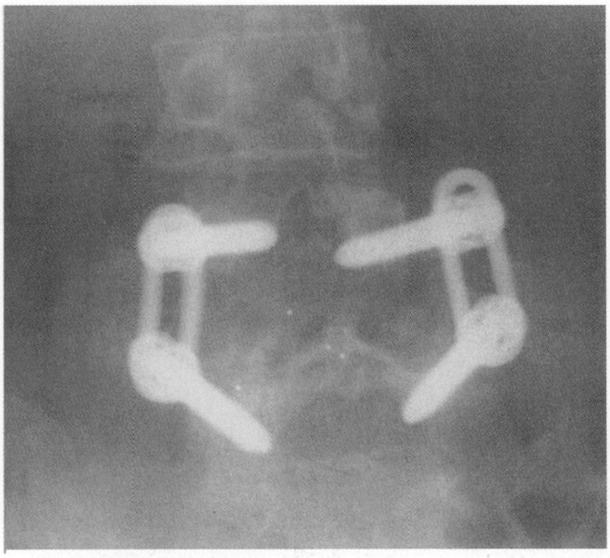

图30–2　内固定融合术的后位 X 线片。

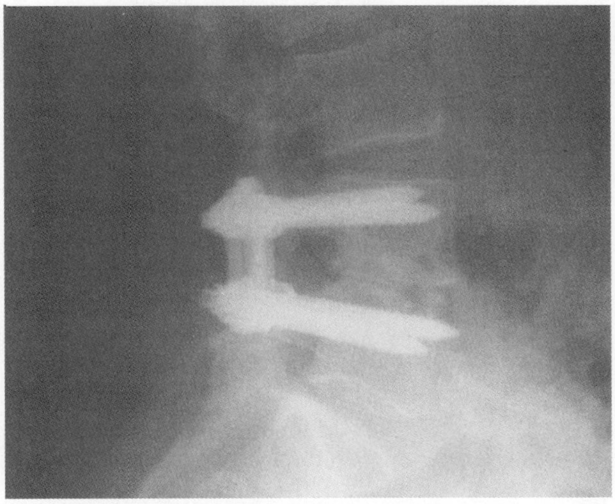

图30–3　内固定融合术的侧位 X 线片。

康 复 概 述

术后在床边就开始进行康复治疗，并持续进行下去直至达到患者出院回家的短期目标。在最初的 4 ~ 6 周内患者要继续进行基本的家庭训练计划，然后开始接受门诊治疗。要进行周密的考虑，以便为愈合中的融合部位提供一个保护性环境。根据患者个体和外科医生的要求,门诊治疗期通常为 6 周到 6 个月不等。一般来说，单节段手术,椎体融合发生在术后 4 个月内。对于复杂的后节段脊柱融合术，融合部位的生物学愈合在 1 年时达到峰值,但要达到成熟阶段需要 1 ~ 2 年。要为每个患者分别制定康复目标，并要以功能训练为基础，以使患者完全恢复日常生活活动并重返全职工作岗位。

术前康复训练

在建议患者行腰椎融合术之前，最好让患者接受全面的理疗训练,包括稳定、伸展和常规适应性练习。另外在保守治疗阶段对患者进行宣教也是非常重要的,宣教内容包括疼痛护理、家庭疗法的应用、正确的姿势和躯体力学。外科专科医院(HSS)用的是一种多学科术前宣教规程,我们称之为“您的康复之路”。在这个规程里,理疗师和护士都是指导者,并采用教室样的形式进行宣教。这种宣教方式不但解答了康复中最常提出的一些问

术前阶段

目标

- 患者宣教:疼痛护理,滚木训练,从髋部开始弯腰的理念,避免腰部运动的重要性
- 最大限度增强力量/功能:在没有神经紧张体征的情况下,上肢力量对床上活动性和腘绳肌腱灵活性练习非常重要
- 常规适应性练习:术前耐力的提高有利于患者在术后阶段的康复

注意事项

- 避免加重疼痛的运动(患者可能处于屈曲位、中立位和偏斜伸展位)
- 如果不易负重,避免负重姿势
- 在存在神经紧张体征的情况下,要避免做侵犯神经组织的训练

治疗措施

- 中立-偏斜位腰椎稳定性练习
- 功能测试——蹲坐,前冲,地面起身/落下
- 步伐训练(指导患者从助行器行走逐渐过渡到扶杖行走)
- 家庭训练:
  - 术前适应性练习
  - 耐力训练:固定的自行车练习,踏车练习,椭圆形器械练习
  - 力量训练:靠墙蹲坐,推墙俯卧撑
- 术后治疗性训练指导:
  - 四头肌训练
  - 臀部肌训练
  - 腹部肌训练
  - 踝关节上下反复运动
- 减轻疼痛疗法:电刺激
- 手术指征:
  - 保守治疗失败
  - 难治性疼痛
  - 有神经病学体征

题,而且缓解了患者术前的紧张情绪。患者也有机会和即将经历同样或相似手术的其他患者进行相互交流。

术后第一阶段(第1~14天)

在住院期间,要指导患者进行滚木转移、离床活动和爬楼梯训练。出院时,预期应达到以下目标:

- 无协助下能通过滚木动作上下床;
- 借助或不借助适当的协助装置(通常为手杖)能离床活动;
- 如果医生允许,不用协助能穿戴和脱下支具;
- 能坐着就餐(大约20分钟);
- 能上下带有栏杆的楼梯。

指导患者进行家庭训练计划,每天进行2~3次下列训练项目:四头肌和臀肌训练以及上下反复运动踝关节。

注意事项

第一阶段最大的困难是控制疼痛。因为术后第1天到第14天大多数患者将在家里独立进行训练或者接收家庭护理,因此随着患者活动的改善,冷冻疗法和经皮电神经刺激(TENS)也许是合适的治疗选择。此时与外科医师及时沟通是非常有必要的。原来有神经根症状的患者也许不会很快缓解。对于有新发神经根症状的患者,告知相关

术后第一阶段(第1～14天)

- 使用滚木法进行移动
- 从借助助行器移动到扶拐移动再到不用协助装置移动
- 休息时进行平衡训练活动

目标

- 患者宣教
- 为愈合中的融合部位提供最佳保护性环境
- 使功能活动最大化
- 控制术后疼痛
- 独立进行治疗性家庭训练计划
- 提高对日常活动的耐力和耐受性

注意事项

- 避免所有的腰部活动(严禁腰部俯屈、伸展、侧弯或旋转)
- 坐位不得超过 20~30 分钟
- 根据外科医生的意见,决定可否穿戴支具
- 不要举起超过 2.3kg 的重量
- 不要旋前或手足同时着地

治疗措施

- 移动训练
- 臀肌练习,四头肌练习,背屈神经滑动练习
- 在家里或社区慢步行走
- 用药物缓解疼痛,改进活动来控制疼痛,就活动和疼痛缓解事项与医生进行交流
- 和以前一样进行治疗性家庭训练计划
- 强调患者对治疗性家庭训练计划和保护性环境、躯体力学、应用辅助装置(如把手、弹性鞋带、长柄鞋拔)的依从性

晋级标准

- 疼痛得到有效控制
- 坐位能坚持 30 分钟
- 已进展到扶拐移动
- 能独立进行滚木移动

医师并继续观察症状的变化非常重要。

患者也许会对可触及的内固定、肿胀、感觉迟钝和感觉异常有许多疑问。理疗师就术后的预期结果对患者进行宣教是非常重要的。

术后第二阶段(第2~6周)

大多数患者在第二阶段不需要进行家庭或门诊治疗。尽管患者已回家,但预计他们的直立活动和行走的耐受性也会有所提高。在这个阶段的患者一般都缺乏耐力,就连往返治疗途中也不能长时间保持坐位。出院后一部分患者也许还需要家庭康复治疗。家庭康复治疗的指征为:

- 患者离开医院时使用助行器,而在术前一直未使用助行器;
- 患者回家后依靠兼职或全职家庭保健助理独自生活,需要行康复治疗来解决功能性活动和安全问题。

在第 2~6 周期间,患者有时选择到门诊治疗。门诊治疗的指征为:

- 患者能在 2 个小时内保持清醒并耐受活动(穿衣服,离开家,送往治疗,参与治疗,返回家);
- 患者在坐位能保持 30 分钟;

术后第二阶段(第2～6周)

- 使用滚木法移动
- 逐步从借助助行器移动到扶拐移动再到不用协助装置移动
- 逐步开展户外活动

目标

- 患者宣教
- 为愈合中的融合部位提供最佳保护性环境
- 使功能活动最大化:患者通常到第6周时就能独立进行日常生活活动
- 控制术后疼痛
- 独立进行治疗性家庭训练计划
- 提高对日常活动的耐力和耐受性

注意事项

- 避免所有的腰部活动(严禁腰部俯屈、伸展、侧弯或旋转)
- 逐步使坐位时间到达30~45分钟
- 根据外科医生的意见,决定可否穿戴支具
- 不要举起超过2.3kg的重量
- 不要旋前或手足同时着地
- 不要进行渐进性抗阻练习,不要使用重的踝带或上肢负重

治疗措施

- 移动训练
- 轻柔的次强腹肌练习,腹肌练习加足跟滑动,腹肌练习加屈膝外展,全身伸展等长练习,背屈神经滑动练习
- 使用固定自行车、踏车练习
- 用药物缓解疼痛,改进活动以控制疼痛,就活动和疼痛缓解事项与医生进行交流
- 和以前一样进行治疗性家庭训练计划
- 强调患者对治疗性家庭训练计划和保护性环境躯身力学,应用辅助装置(如把手、弹性鞋带、长柄鞋拔)的依顺性

晋级标准

- 疼痛得到有效控制
- 坐位能坚持45分钟
- 已进展到不需协助装置移动
- 日常生活活动自理能力提高

- 患者没有家庭保健助理,也没有需要在家庭环境里通过康复治疗来解决的功能问题。

对于参加门诊治疗的患者,可以逐步开展各项练习,包括腹肌练习、腹肌练习加足跟滑动练习、腹肌练习加屈膝外展(图30–4)、全身等长练习、使用固定自行车和踏车练习。疼痛护理仍然是个问题,而且患者应在能忍受的限度内逐渐减少药物。对于那些完成较好的患者,医生必须提醒他们不要进展得太快。医生有必要在躯体力学和局限性方面不断提醒患者。

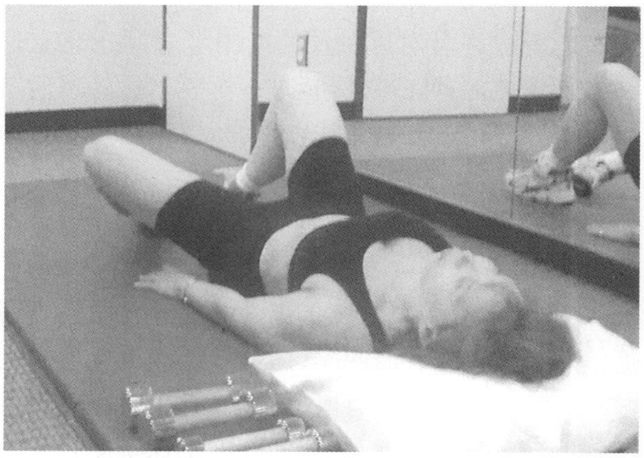

图30–4 仰卧位屈膝外展。

注意事项

无论患者是接受家庭治疗还是接受门诊治疗，在治疗的第二阶段都会发生一些意想不到的情况，即：

- 手术部位发生痉挛；
- 持续或新发的神经根病。

正如第一阶段所提到的，外科医生非常重视这些并发症，他们会通过药物治疗、软组织松解和运动疗法来解决这些并发症。如果瘢痕形成于神经根周围，瘢痕严重的患者经历的术后疼痛比术前疼痛更厉害。患者的症状实际上可能会随着伤口的愈合而恶化而不是有所改善。精细的活动平衡和神经滑动可将这种现象减小到最低程度。

这类患者在治疗方式上经常发生问题（表 30–1）。

术后第三阶段（第6~14周）

到术后第 6~8 周，患者通常在耐力、坐位持久性和疼痛减轻方面都有所改善。此时，大多数患者将开始门诊治疗项目。稳定是第三阶段的首要目标。稳定性练习首先要从仰卧位开始，然后进展到旋前位和手足同时着地体位。当患者能够安全地从仰卧位翻滚到旋前位时，就可以开始旋前位练习了，练习时要在髋部垫上枕头以使脊柱保持中立位。患者一旦能安全地在地板上抬起和落下，就可以开始手足同时着地练习（图 30–5）。这些体位的转换对日常活动也很有用。在手足着地过程中，患者必须有良好的“摇摆”技能。手足着地“摇摆”时，患者要坐在脚后跟上并要尽量向前伸展上肢，

表30–1　实施腰椎融合术患者的治疗方式和器械的使用

	非禁忌证	禁忌证
脉冲超声	√	
连续超声		√
电刺激	√	
热疗	√	
冷冻疗法	√	
牵引术		√

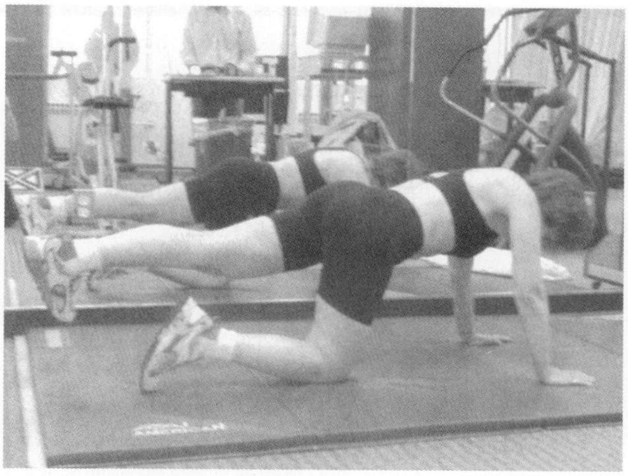

图30–5　手足着地稳定练习：髋部伸展。

脊柱要保持在中立位。患者必须意识到，完成这个练习动作时要从髋部开始屈曲，而不要通过腰椎来屈曲。

在仰卧位支撑好脊柱，患者就可以进行一些使用“治疗带”的抗阻力练习（图 30–6）。在患者完成所有练习动作时，必须通过腹部肌肉保持稳定才能有效控制腰椎。

在第三阶段里，随着四头肌力量的加强，必须继续进行躯体力学训练。在第三阶段即将结束时，如果患者有较强的四头肌力量、协调性和平衡性，可以在训练项目中加入前冲和（或）蹲坐练习。患者要保持脊柱直立非常关键（图 30–7）。当患者具有良好的躯体力学功能时，还可以练习上举和下放较轻的物体（少于 2.3kg）（图 30–8）。

在第三阶段继续进行适应性训练，目标是达

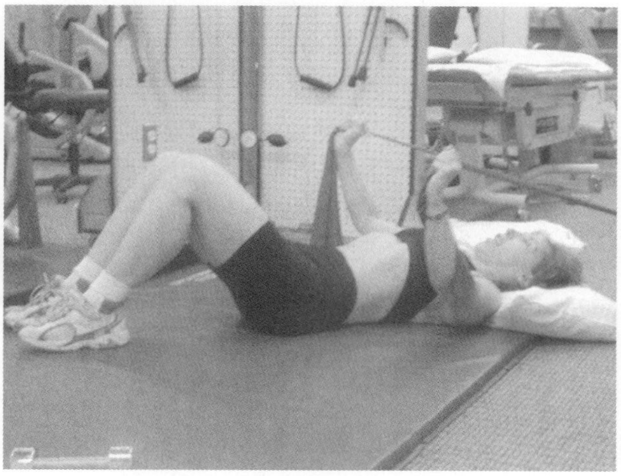

图30–6　利用治疗带阻力进行仰卧位稳定训练。

术后第三阶段(第6~14周)

目标

- 使用滚木法移动
- 逐步从扶拐移动到不用协助装置移动
- 逐步开展户外活动
- 患者总体体质不断增强,腰椎进一步稳定,耐力得到改善,还未痊愈应向返回工作岗位努力

注意事项

- 患者宣教
- 提供最佳保护性环境
- 使功能活动最大化:在这个阶段,患者可以根据自己的职业返回工作岗位。这一阶段的主要任务是向理疗师咨询和解决重返工作岗位问题。如果可能的话,最好能重新开始部分时间工作
- 控制术后疼痛,逐渐减少用药,特别是准备重返工作岗位的患者
- 独立进行治疗性家庭训练计划
- 提高对日常活动的耐力和耐受性

治疗措施

- 避免所有的腰部活动(严禁腰部俯屈、伸展、侧弯或旋转)
- 逐步提高坐姿耐受性,这是今后完成其本职工作所必需的
- 根据外科医生的意见,决定可否穿戴支具
- 不要举起超过2.3kg的重量
- 不要进行渐进性抗阻训练,不要使用重的踝带或上肢负重

晋级标准

- 进展性腰椎稳定练习:轻柔的次强腹肌练习、腹肌练习伴后跟滑动,腹肌练习伴屈膝外展,全身伸展等长练习
- 可以开始垫枕俯伏位练习,以保护处于中立位的腰椎
- 可以开始手足着地练习法
- 如果患者的躯干控制功能正常,可以开始进行脊椎处于安全中立位的直立位负重抗阻练习
- 使用固定自行车、踏车练习
- 疼痛治疗,活动改进以控制疼痛,就活动和疼痛的药物治疗与医生进行交流
- 开始在仰卧位用拉伸带进行腘绳肌腱伸展练习
- 按如前所述进行治疗性家庭训练计划
- 强调患者对治疗性家庭训练计划和保护性环境、躯体力学,使用辅助装置(如把手、弹性鞋带、长柄鞋拔)的依从性

- 疼痛得到有效控制
- 坐位能坚持45分钟
- 需要的话可返回工作岗位
- 在俯卧位、手足掌着地、仰卧位、直立位等多种体位具备耐受训练的能力
- 在腹部得到充分控制的情况下,具备完成抗阻训练的能力

到连续进行30分钟活动的耐力,如固定自行车练习或踏车上行走。此时大多数患者在使用椭圆健身器械时尚不能正确控制躯干。在第三阶段也可开始腘绳肌腱伸展练习。此项练习不要过早纳入练习计划中,因为在进行伸展时,会发生将骨盆置于屈曲状态的危险。必须指导患者如何稳定腹部区,并将关注点只集中在腘绳肌腱的伸展上。不要伸展腰椎区域。如果患者有神经根症状,在开始伸

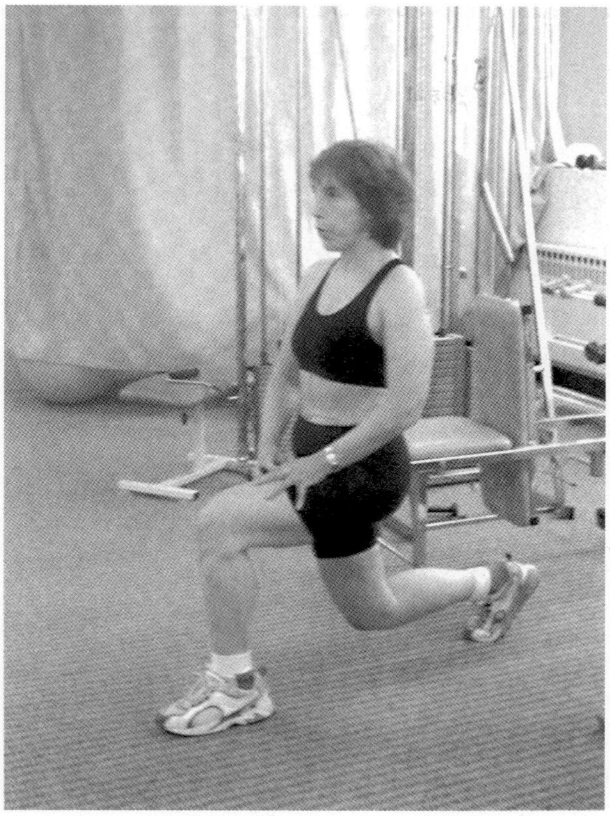

图30-7　脊柱直立位前冲练习。

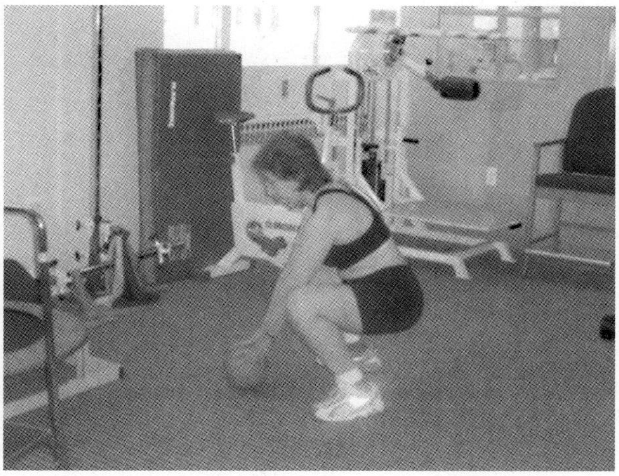

图30-8　提举/下蹲力学训练。

展腘绳肌腱之前必须进行仔细的评估，包括检测有无神经性粘连。

注意事项

部分患者由于与腰椎融合术无关的其他原因而不能位于旋前或手足着地位。对这些患者来说，应选择增强髋部和腰部伸肌群力量的其他练习方法。例如，在直立位时使用“治疗带”进行肩胛回缩和髋部伸展练习可增强此伸肌群。

手足着地摇摆练习有助于改善髋部关节的活动范围。髋关节足够的活动范围对于维持正确的躯体力学以在弯腰、举重物和进行日常生活活动时限制腰椎过度活动至关重要。对于那些伴有髋部病变的患者来说，保持正确的躯体力学所需的活动范围可能不是一个现实的目标，而需要要做一些其他的适应性练习。例如，如果患者髋部不能充分屈曲和外旋，将脚放在凳子上再从髋部开始向前弯曲则可能是系鞋带时最合理的选择。

术后第四阶段(第14~22周)

在第 14~22 周期间，如果患者仍然能够保持脊柱在控制下处于中立位，可以在脊柱位于负重位时进行更强的抗阻训练。在这一阶段里，治疗带是通过增加阻抗来增强力量的最安全和最有效的方式。例如，可以将治疗带加入到手足着地训练、上肢直立位肩关节屈曲练习和直立位本体感受神经肌肉强化(PNF)练习模式中。最后，作为一种进展，这些动作可以在单腿站立姿势下完成(图 30-9 和图 30-10)。为了提高进行日常生活活动的功能可以应用轻便的单件物品。但其重量要有限制，具体限度应由外科医生指定。因此与外科医生的交流是非常有必要的。

无论应用那种阻抗类型，理疗师要向患者不断灌输在进行任何抗阻或举物活动时保持脊柱在中立位的意识。

注意事项

许多患者在腰椎融合术后往往进展不到第四阶段。能否达到这个阶段取决于患者术前的能力和个人的目标。例如，患者因椎管狭窄进行了腰椎减压和 L4-L5 椎体融合术，而其术前的步行能力少于 2 个街区，那么该患者就不可能达到在控制下完成负重、直立和抗阻练习的康复水平。然而，对于一个期望能达到清理房间、照顾小孩儿和打扫庭院这些目标的患者来说，则必须能耐受直立位抗阻训练。再者，对于任何一位患者来说，开始时认真设定目标并与外科医生不断交流均会得到最好的结果。

术后第四阶段(第14～22周)

- 使用滚木法移动。
- 逐步从扶拐移动到不用协助装置移动
- 逐步开展户外活动
- 患者总体体质不断增强,腰椎进一步稳定,大多数患者已重新开始正常的日常生活,但需提醒他们提举重物时要谨慎
- 在治疗进度和负重限制方面要与外科医生进行交流

目标

- 患者宣教
- 为脊椎提供安全的环境
- 使功能活动最大化:患者在充分理解保持腰椎活动安全性的情况下可重新开始部分体育活动
- 独立进行治疗性家庭训练计划
- 提高对日常活动的耐力和耐受性

注意事项

- 避免所有的腰部活动(严禁腰部俯屈、伸展、侧弯或旋转)
- 逐步提高坐位耐受性,这是今后完成其本职工作所必需的
- 如果患者仍装有支具,经外科医生的许可方能脱掉支具
- 根据外科医生的意见增加举起物品的重量
- 利用短杠杆臂(二头肌弯曲)进行上肢轻度渐进性抗阻训练,以提高日常生活功能,不要使用重的踝带

治疗措施

- 进展性腰椎稳定练习:用下肢作为长杠杆臂(无囊套重量)进一步增强下腹部稳定性
- 俯伏在枕头上以保护处于中立位的腰椎
- 使用抗阻带进行手足着地练习
- 使用固定自行车、踏车练习
- 疼痛治疗,活动改进以控制疼痛,就活动和疼痛的药物治疗与医生进行交流
- 开始在仰卧位用拉伸带进行腘绳肌腱伸展练习
- 按如前所述进行治疗性家庭训练计划
- 设定出院目标

晋级标准

- 疼痛得到有效控制
- 坐位能坚持45分钟
- 在躯干得到充分控制的条件下,具备完成抗阻训练和直立负重训练的能力

术后第五阶段:重返运动

在发表的文献上几乎没有关于患者在腰椎融合术后重新恢复运动的信息。因此你在这里阅读到的信息大多是没有描述性的。大部分外科医生建议患者术后至少要3～4个月才能回到高尔夫球场,但通常根本不建议他们从事接触性运动[9]。大多数患者在返回运动之前就已经进入到第五阶段。

应进行一项仔细的评估以便发现在初始评估时被忽略的任何特定运动性缺损。为了重返运动,需要评估活动节段的主动活动范围,以确定是否在任一节段有广泛的活动度以及特殊的运动会怎样影响脊柱。例如,一位即将重返乒坛或高尔夫球场的患者,如果他的所有运动看上去均来自融合术邻近水平,那么促进跨几个节段的运动能使每次“摇摆”产生的作用力更加均匀地分布,因而是有益的。对于一个即将重返滑雪运动的患者来说,能跨所有节段进行正常活动是十分重要的,这样才能在

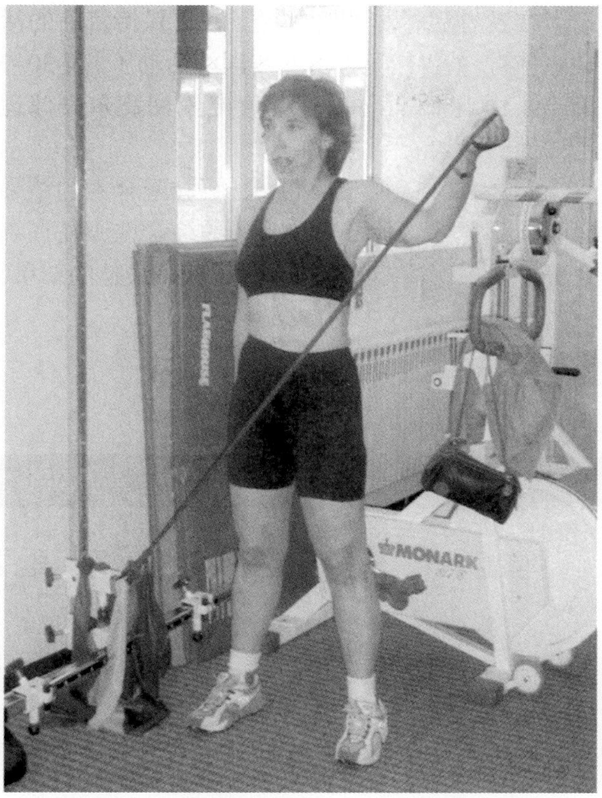

图30-9　站立位稳定性训练：治疗带 PNF D2 型。

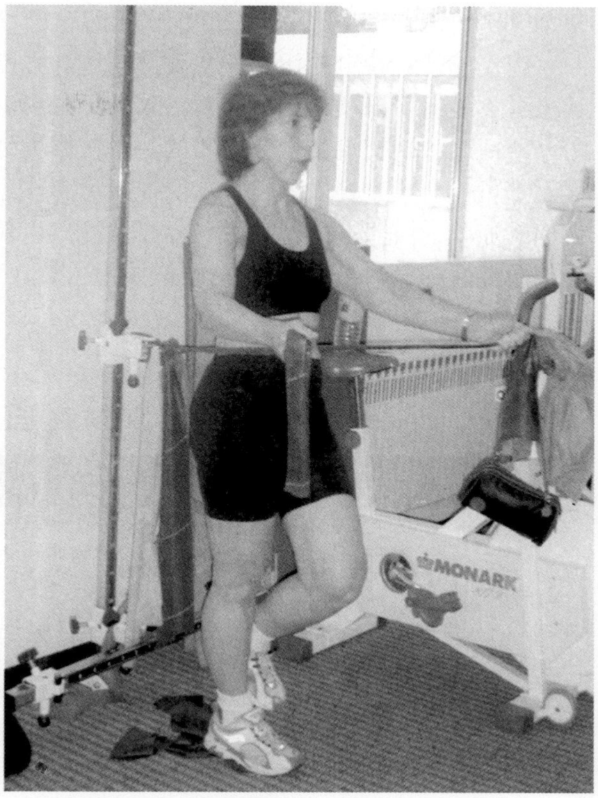

图30-10　站立位稳定性训练：单肢站立姿势下治疗带肩胛屈曲练习。

术后第五阶段：重返运动

- 使用滚木式移动
- 患者总体体质不断增强，腰椎进一步稳定，大多数患者已重新开始正常的日常生活，但需提醒他们提举重物时要谨慎
- 和外科医生交流关于重返运动和治疗进展问题

目标

- 患者宣教：形式可能需要改进(例如打高尔夫球时的摇摆)
- 逐步重返运动
- 独立进行治疗性家庭训练计划
- 最大限度减小作用于融合术邻近节段上的过度作用力

注意事项

- 评估非手术脊柱节段的主动活动范围，必要时加上轻柔的活动范围练习
- 外科医生应提醒患者在进行特定运动时戴上支具
- 根据外科医生的建议增加举起物品的重量
- 利用短杠杆臂(二头肌弯曲)进行上肢轻度渐进性抗阻训练，以提高日常活动功能，不要使用较重的踝带

治疗措施

- 使用设备和阻力来模拟运动
- 如果患者具有良好的躯干控制，可以开始进行直立位负重抗阻训练，脊柱要处于安全中立位并要活动，包括旋转
- 改进出院目标
- 坚持家庭训练计划

整个脊柱更均匀地吸收跌落所产生的冲击。

康复应针对特定的运动，并要逐渐增加强度让患者逐渐返回该项运动。随着活动的增加患者与外科医生保持交流是十分必要的。每次增大强度时都可能会产生轻微的挫折。要提醒患者注意他们的症状,并把发现的症状报告给理疗师,以免形成慢性的疾病。增加活动量时也许要用冰敷。当患者在没有症状加重的情况下一贯保持目前的活动水平时,就可以开始进一步训练活动了。表 30-2 列出了由 Reinold 等描述的间断返回高尔夫球运动的训练计划。

总之,如果患者选的正确,腰椎融合术的结果是令人满意的。理疗师在患者的综合性康复训练进程中发挥着重要的作用。为了获得最佳的结果,

表30-2 间断返回高尔夫球运动的训练计划

周	周一	周三	周五
1	10 次轻击球 10 次近洞切削击球 5 分钟休息 15 次近洞切削击球	15 次轻击球 15 次近洞切削击球 5 分钟休息 25 次近洞切削击球	20 次轻击球 20 次近洞切削击球 5 分钟休息 20 次轻击球 20 次近洞切削击球 5 分钟休息 10 次近洞切削击球 10 次短杆击球
2	20 次近洞切削击球 10 次短杆击球 5 分钟休息 10 次短杆击球 15 次中杆击球	20 次近洞切削击球 15 次短杆击球 10 分钟休息 15 次短杆击球 15 次近洞切削击球 轻击球 15 次中杆击球	15 次短杆击球 20 次中杆击球 10 分钟休息 20 次短杆击球 15 次近洞切削击球
3	15 次短杆击球 20 次中杆击球 10 分钟休息 15 次短杆击球 15 次中杆击球 5 次长杆击球 10 分钟休息 20 次近洞切削击球	15 次短杆击球 15 次中杆击球 10 次长杆击球 10 分钟休息 10 次短杆击球 10 次中杆击球 5 次长杆击球 5 次木棒击球	15 次短杆击球 15 次中杆击球 10 次长杆击球 10 分钟休息 10 次短杆击球 10 次中杆击球 10 次长杆击球 10 次木棒击球
4	15 次短杆击球 15 次中杆击球 10 次长杆击球 10 次发球 15 分钟休息 重复	进 9 洞	进 9 洞
5	进 9 洞	进 9 洞	进 9 洞

1. 短杆:9 号、8 号楔形铁头球棒,中杆:7 号、6 号、5 号楔形铁头球棒,长杆:4 号、3 号、2 号楔形铁头球棒,木棒:3 号、5 号木棒。(Borrowed from Reinold M,Wilk K, Reed J, Crenshaw K, Andres J. Interval sport program: guidelines for baseball, tennis and golf. JOSPT 2002; June: 32(6)293-298).
2. 以上制定的时间进度因人而异。

及时与外科医师交流是十分必要的。保障生物性愈合证明是对椎体活动需要采取预防措施的决定条件。关于机体活动对促进愈合的作用尚需要做进一步研究。

(孙志明　赵双涛　李世民　译　李世民　校)

参考文献

1. Boden, S.D. *Overview of the Biology of Lumbar Spine Fusion and Principles for Selecting a Bone Graft Substitute.* Spine 2002; 27(Suppl 16S):S26–S31.
2. Parker, L.M., Murrell, S., Boden, S., Horton, W. *The Outcome of Posterolateral Fusion in Highly Selected Patients with Discogenic Low Back Pain.* Spine 1996;21(16):1909–1916.
3. Luo, X., Pietrobon, R., Sun, S.X., Liu, G.G., Hey, L. *Estimates and Patterns of Direct Health Care Expenditures Among Individuals with Back Pain in the United States.* Spine 2004;29(1): 79–86.
4. Bono, C.M., Lee, C. *Critical Analysis of Trends in Fusion for Degenerative Disc Disease Over the Past 20 Years: Influence of Technique on Fusion Rate and Clinical Outcome.* Spine 2004; 29(4):455–463.
5. Glassman, S., Anagonost, S.C., Parker, A., Burke, D., Johnson, J., Dimar, J. *The Effect of Cigarette Smoking and Smoking Cessation on Spinal Fusion.* Spine 15 October 2000;25(20):2608–2615.
6. Rohlmann, A., Graichen, F., Bergmann, G. *Loads on an Internal Spinal Fixation Device During Physical Therapy.* 2002;82(1):44–52.
7. Hu, S. *Internal Fixation in the Osteoporotic Spine.* Spine 1997; 22(24S):43S–48S.
8. Keppler, I., Steffee, A.D., Biscup, R.S. Posterior Lumbar Interbody Fusion with Variable Screw Placement and Isola Instrumentation. In Bridwell, K., DeWald, R. (Eds). *The Textbook of Spinal Surgery,* 2nd ed., Lippincott Raven, Philadelphia, 1997.
9. Wright, A., Ferree, B., Tromanhauser, S. *Spinal Fusion in the Athlete.* Clin Sports Med 1993;12(3):599–603.

第 5 部分

运动医学康复

John Cavanaugh, PT, ATC

第 31 章

髋关节镜

Theresa Chiaia, PT

Matthew Rivera, MPT, CSCS

髋关节镜术在过去10年普及率大大提高，然而髋关节镜同膝关节镜、肩关节镜相比发展较慢。膝关节镜术和肩关节镜术都是从切开术发展而来的，而髋关节镜并没有从以前的手术中获益。髋关节镜的出现提高了人们对关节内疾病的认识，从而促进了软组织诊断性影像技术的改进。反过来又促使髋关节镜在治疗关节内疾病方面取得了进展，其中包括切除或修复撕裂的关节盂唇、清除游离体式修复软骨损伤。关节盂唇损伤是关节镜检查中发现的髋关节疼痛的最多见原因[1,2]。髋臼盂唇的损伤主要是由于股骨对髋臼的撞击或关节囊松弛/过度活动造成的[1,3]。在高尔夫球、曲棍球以及足球运动中髋关节的反复运动常导致髋臼盂唇的损伤[4]。虽然由于外伤直接导致髋臼盂唇的撕裂并不多见，但在高水平运动员中比较常见，例如足球和滑雪运动员[5]。以下是HSS的髋臼盂唇撕裂髋关节镜术后康复指南。

手术概述

关节盂唇是环绕于髋臼边缘并延伸到髋臼凹部的一层纤维软骨，它前后与髋臼横韧带相连(图31-1)。关节盂唇有很多功能[6]。它闭合关节因此增加了关节的润滑性，增强髋臼缘因而增加了关节的稳定性，而且在负重分配上也起一定作用。关节盂唇前部薄且脆弱，后部较厚。关节盂唇的撕裂大多发生在前部[7]。关节盂唇除了最外层以外大多数没有血管，因此限制了其内在的愈合能力[8]。关节盂唇内分布有神经末梢及感受器，包括本体感受器和痛觉感受器[9]。

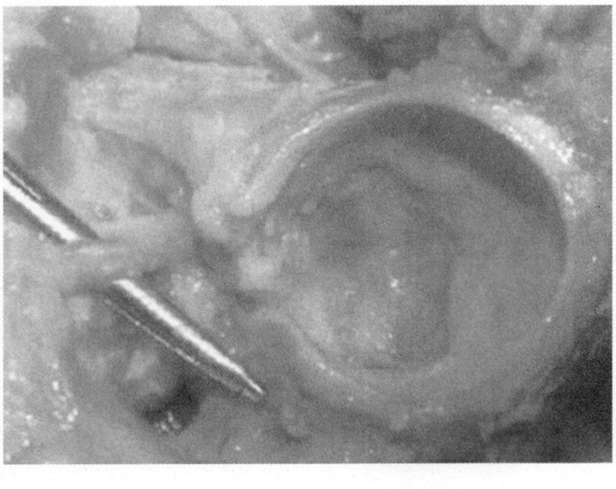

图31-1 髋关节盂唇图像。

对撕裂的盂唇行关节镜清创术，其目的是通过清除引起髋关节不适的不稳定唇瓣并找出潜在的病理原因来减轻疼痛(图31-2)。手术医生应设法只切除撕裂的盂唇组织，尽可能多地保留健康完好的盂唇。如果病因是关节囊松弛，应进行关节囊折叠热缝合术，如果存在股骨与髋臼撞击，应进行骨切除术。

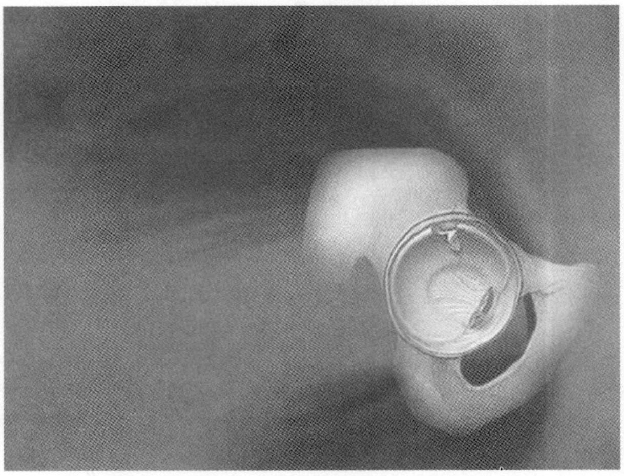

图31-2 单纯前上盂唇撕裂图像。注意盂唇结构如何加深了髋臼，因此维持稳定为其主要功能。(*From Kelly, B.T.* Management of Non-arthritic Hip Pain. *Hospital for Special Surgery Sports Medicine Shoulder Service Core Conference, New York, 2004.*)

由于髋关节的结构限制以及邻近血管神经结构，使得髋关节镜面临的挑战要大于肩关节镜。近年来随着可弯曲关节镜以及专门为髋关节设计的一些仪器的出现，提高了髋关节镜的安全性、可视性及可操作性。观察髋关节面时要用11~22kg牵引力分离股骨头与髋臼。通常采用三入路技术(图31-3)。前外侧入路自大粗隆前上缘穿过臀中肌进入外侧关节囊。前入路穿透缝匠肌和股直肌后进入关节囊，存在有损伤股神经血管束的风险。后外侧入路在大转子顶点的后方，有损伤坐骨神经的危险[10]。用可屈凿切除撕裂的盂唇，然后用刨刀进行清创[1]。如果盂唇从骨上撕脱，将生物可吸收缝合锚两次穿过盂唇固定于髋臼的边缘。对于股骨髋臼撞击损伤，用前方入路以及远端外侧辅助入路进行连续骨赘清除。对于关节囊松弛，在对关节囊进行热矫正之后应对髂股韧带镜下囊内折叠[1]。

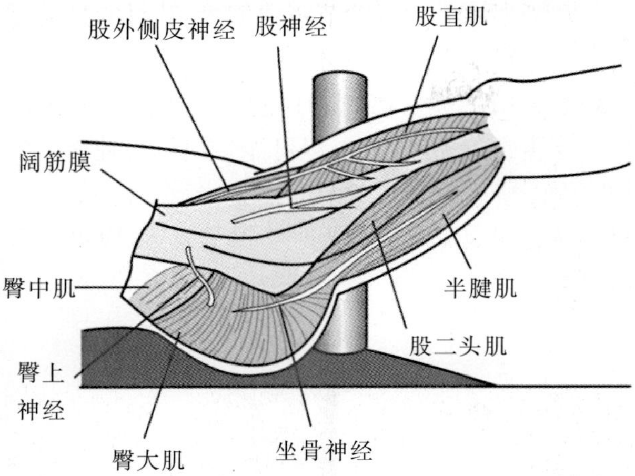

图31-3 关节镜入路及解剖基准示意图。(*From Glick, J. M.* Hip Arthroscopy: The Lateral Approach. *Clin Sports Med 2001; 4:737.*)

康复概述

关节镜治疗髋臼关节盂唇撕裂的康复方案从术后0~2周就开始。手术医生个人的偏好、手术操作和术中发现对术后康复均起着指导作用。康复的进展快慢由关节的潜在疾病及损伤的慢性程度决定。推荐先利用辅助工具有限制的负重,然后在可耐受的情况下渐进性负重,以便使组织愈合、炎症减轻且疼痛有所控制。通过改进活动性来控制炎症及疼痛对于提高功能是非常必要的,尤其是在康复早期。髋关节活动度的增加应在外科医师设定的参数范围内,以便能充分愈合,并应进行监控,以减轻对髋关节的压力及症状刺激。患者的活动功能会逐步提高并且最终会达到出院标准,出院标准主要取决于患者的既定目标。康复的各个阶段是连续的而不是分离的、有明确界限的过程。

术前康复

虽然术前康复对这些患者并非必需,但建议在术前就诊时对患者进行使用合适辅助工具的步态训练,并对患者进行活动改进、冰敷、体位摆放及体位转移(图31-4)方面的宣传教育。因为髋关节镜是作为门诊手术进行的,所以药物治疗、术后疼痛及在麻醉后看护室与医生的接触时间短都可能影响患者对术后指导的理解能力。提供有多种负重方案以便使患者为术后活动做好准备。核心稳定性(如腹部控制)这时也应向患者介绍。

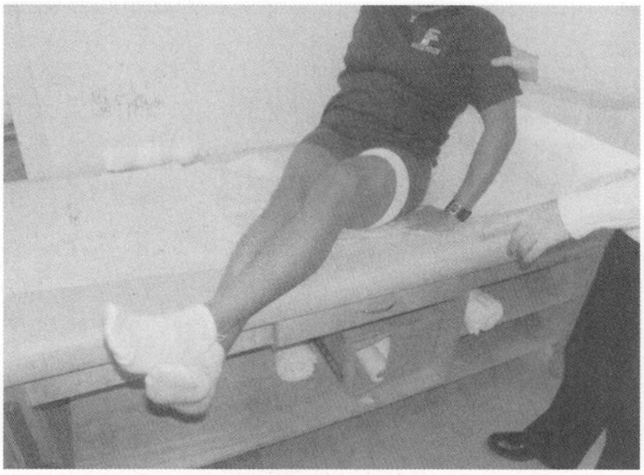

图31-4 体位转移:在对侧肢体辅助下练习。

术后康复第一阶段(第1天~4周)

第一阶段的康复从手术当天就应开始,正规的理疗应在术后前两周开始进行。在此康复早期阶段所介绍的一些关键概念是康复进展的基础。要不断强调渐进性负重、纠正动作、体位摆放、移动,以及医生提出的任何注意事项,以便尽量减轻术后炎症及疼痛。负重要依据手术医生的指示进行,以免在行走时试图悬空患肢而过度使用髋关节周围的肌肉[11]。在局部清创之后应指导患者拄拐或用步行架在可耐受的条件下渐进性进行平路及上下台阶的负重训练。患者的症状是康复进展的指标。对于需要行骨切除的手术,术后4~6周足面的推荐负重量为9kg,并依据X线片情况决定负重进展。进行过累及关节囊的手术的患者建议在术后10~14天部分负重。限制负重一段时间后,鼓励患者用适当的辅助工具在可耐受条件下进行渐进性负重。渐进性负重为促进愈合提供了最佳的负重环境[1]。当恢复正常步态及无痛时,患者可以不使用辅助工具。

在关节囊折叠缝合及热矫正之后,重点是保护愈合中的关节囊。限制髋关节的外旋及过伸。可以用夜间制动系统和(或)指导患者用枕头调整体位来达到这一目的。因为在床上活动时臀部的支撑及撑起作用会导致股骨头前移,所以不主张做这些练习,尤其是前关节囊松弛患者手术之后。应教育患者,使其明白不恰当的体位会带来很多危害,比如患腿外旋、髋关节外旋时跷二郎腿或者骨盆后倾站立时髋关节后伸。

骨切除术后髋关节屈曲活动范围的康复进展位视患者的症状而定。不管采用何种术式髋关节屈曲均

术后第一阶段(第1天~4周)

目标

- 与手术医生交流,以便了解术中关节表现,并弄清潜在的致病因素
- 帮助患者了解病因
- 患者教育
- 让患者遵从自我护理、家庭护理、活动矫正的要求
- 借助适当的辅助装置恢复正常步态
- 休息时疼痛:0/10
- 行走时疼痛:0/10

注意事项

- 避免关节囊刺激
- 避免行走疲劳
- 避免行走中转体
- 避免在行走、日常生活活动、治疗训练中刺激症状
- 关节囊手术后避免做外旋、跨越、臀部练习
- 避免用长杠杆臂屈髋,例如直抬腿
- 遵照手术医生建议开始负重
- 遵照手术医生建议做活动范围练习:关节囊术后

治疗措施

- 按指导进行家庭训练计划:腹肌练习,用弹力带跖屈练习,臀肌练习,股四头肌练习,伸膝练习
- 患者教育
  - 矫正活动
  - 床上移动
  - 体位摆放
- 借助适当的辅助装置在平面和墙梯上进行步态训练
  - 关节囊术后应进行步态指导
- 训练患者在转移时用健侧腿做支撑
- 伤口完全愈合后进行水疗
  - 步态练习
  - 无痛下的节主动辅助活动范围练习
  - 单腿站立练习
- 膝关节屈伸的开链肌力训练;腓肠肌肌力训练
- 开始核心控制练习:足跟滑动,上肢前屈,伸髋至中立位
- 平衡训练:双下肢支撑

晋级标准

- 疼痛得到控制
- 借助适当的辅助装置已恢复正常步态

限制在90°以内,以避免关节囊受到撞击。另外,髋关节的内旋、屈曲和内收也会损伤髋关节周围的软组织。

应避免仰卧直抬腿。随着髋关节屈曲力量的增强会产生腹股沟疼痛,这是由于前路手术时损伤了髋关节前方结构造成的。髋关节主动屈曲时腹股沟区会受到挤压,这是因为在髂腰肌薄弱并被拉长后屈曲会引起关节囊撞击[12]。也可能是股骨头向后滑动不足,使髋关节前方软组织受到挤压所致[12]。

早期开始核心控制以及安全正确的活动模式教育,将使患者为未来几周进行的进一步运动治疗做好准备。可以单独进行下腹部练习,也可结合上肢的前屈以及所有运动治疗一起开始,以补充下腹部的训练(图31-5)。

开始进行双腿支撑下的本体感受及平衡训练,50%部分负重,训练时要在本体感受板、摇动板或市售的平衡训练系统上进行。这项训练先在矢状面上进行,逐渐过渡到在冠状面上进行。

在这一阶段开始髋、膝、踝关节的肌力练习。可

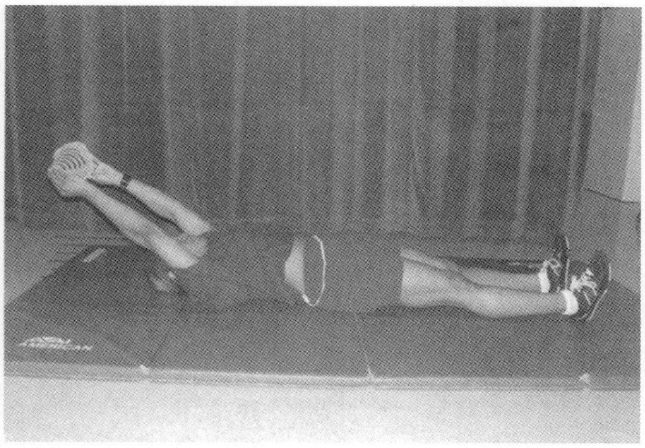

图31-5 利用上肢屈曲开始核心控制练习。

以进行开链活动练习，例如伸膝、站立位屈膝及踝关节弹力带抗阻跖屈练习；但在第二阶段之前禁止进行开链髋关节练习。髋关节肌力练习可以从站立位开始（图31-6）。伤口完全愈合后可以进行水疗。水疗在步态训练时可以利用水的浮力减轻重力，有利于髋部力量练习。练习包括屈膝屈髋、伸屈膝时伸髋至中立位、髋内收及外展。患肢平行于水面移动时浮力较大。患侧单腿水中站立还可以在不增加关节反作用力的情况下提高髋关节的本体感受。

注意事项

要使患者知道，这一阶段的康复治疗将为其今后的康复进展创造条件。加强疼痛护理和炎症控制要考虑到功能活动的增加。随着身体对功能活动中感知能力的提高术后疼痛会得到更好的控制。应该避免软组织撞击所导致的症状。对于关节囊手术，应优先保护愈合中的关节囊；而涉及骨的手术则应优先保护愈合中的骨组织。

术后康复第二阶段（第5~10周）

第二阶段的康复重点是增强肌力、增加活动范围和灵活性以及不借助辅助装置恢复正常行走。继续对患者进行教育和指导是确保功能进步的关键。评估应包括（但不限于）步态、静态对位、动态对位、活动范围、灵活性、力量、功能受限和核心控制。核心控制是指在下肢运动需求增加时下腹部肌肉对脊柱的稳定能力。预期的活动范围受限包括髋关节内旋/外旋、屈曲和/或内收/外展时有落空感或防卫性终末感。关节囊手术后关节活动度训练的开始时间应听从手术医生的建议，但必须根据患者的耐受性逐步进展，因为关节活动对关节囊/软组织有潜在的刺激。用四肢撑地向后移动练习屈髋活动度（图31-7），因为它牵伸伸髋肌群并促进股骨头向后下方滑动[12]。运动治疗应包括侧卧位下肢蚌壳张合运动和功能性肌力练习，比如蹬腿、下蹲、上下台阶练习。臀肌练习、直抬腿和侧卧位主动髋外展的这些运动都可以增加髋臼的接触压力，因此若累及关节表面应加以避免[13]。髋关节的力量练习应从消除重力站立位开始进行髋外展、伸膝伸髋（图31-8），以及屈膝中立位抗重力练习（图31-9）。不赞成使用髋关节肌力训练器，因为这样会使关节和软组织结构超负荷。只允许使用伸髋练习器，但使用者必须有稳定骨盆的能力（图31-10）。水中渐进性练习结合了浮力（浮力辅助到浮力阻挡）：杠杆臂长度和利用漂浮的各项作用[14]。在这一阶段水作为阻力介质

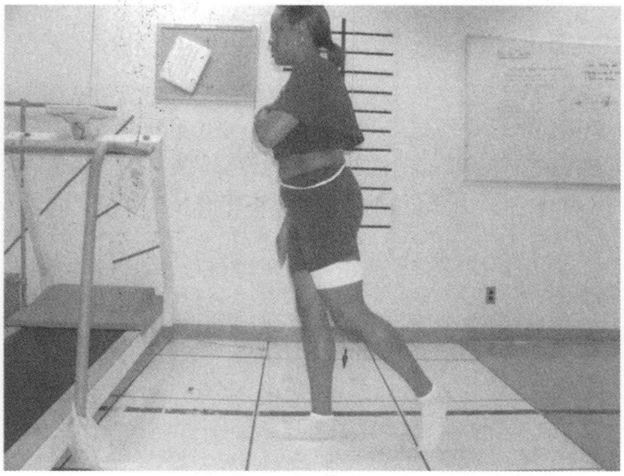

图31-6 肌力练习：核心控制下的站立位伸髋。

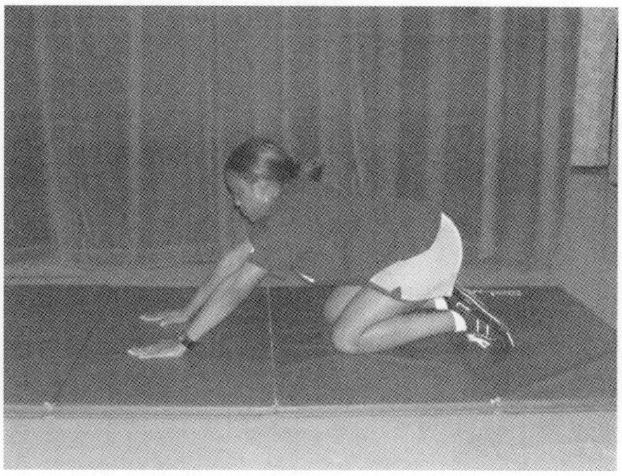

图31-7 四肢撑地位髋关节屈曲活动范围练习。

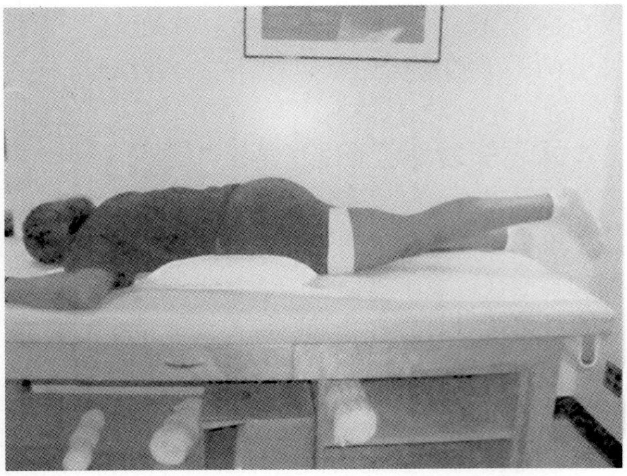

图31-8 力量练习:俯卧位抗重力伸髋。

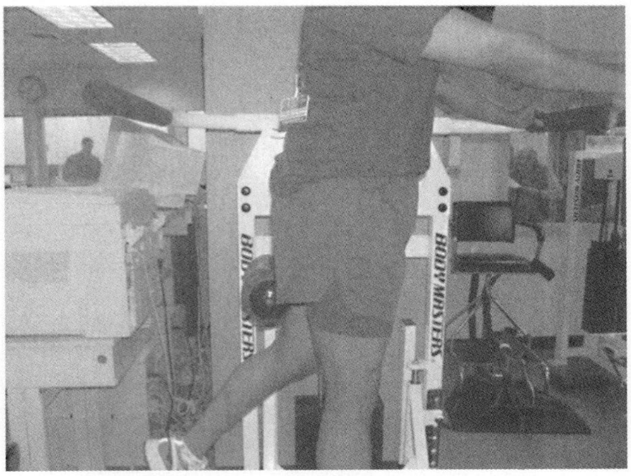

图31-10 髋部肌力练习仪：强调骨盆要处于中立位以便通过膝关节伸屈增强伸髋力量。

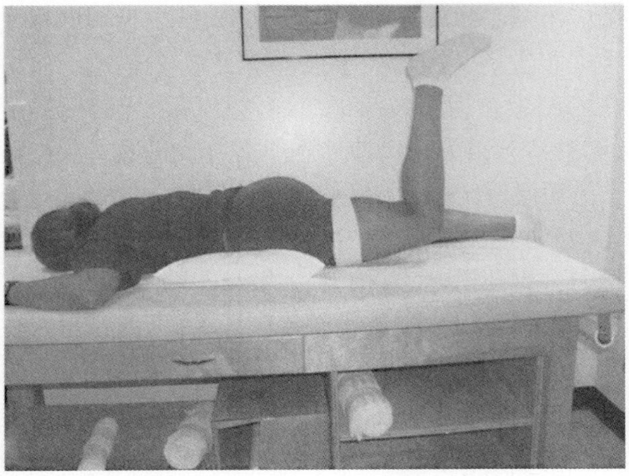

图31-9 臀肌力量练习：膝关节屈曲至中立位的俯卧位伸髋练习。

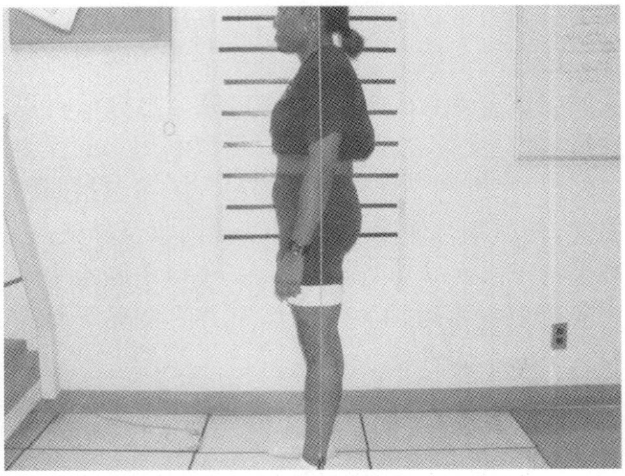

图31-11 姿势训练,强调骨盆要处于中立位。

使用使第一阶段的练习只是单纯增加了强度,因此结合上述原则给患者做某项训练带来了更大的挑战。从矢状面过渡到冠状面进行对侧髋关节练习对保持平衡是一种挑战。

到第二阶段的后期，必须关注肌肉不平衡问题。非创伤性盂唇撕裂是潜在损伤的一种症状。必须明确其会造成盂唇损伤的力学因素。前关节囊松弛的患者在站立时骨盆会后倾使髋关节处于牵伸位。这些患者表现有髂腰肌拉长且变弱、腘绳肌变短及臀部肌肉变弱[12]。通过联合应用视觉和触觉反馈进行姿势再训练,使骨盆处在中立位(图31-11)。这类练习包括牵伸腘绳肌和臀部肌力练习,如屈膝伸髋、撑地抬腿和撑起训练。

核心控制不良而两侧髋关节屈肌占优势会进一步刺激髋关节。可以在仰卧位或(和)站立位骨盆稳定的情况下主动屈膝来牵伸两侧髋关节的屈肌,然后再在患者能正常稳定骨盆的体位进行被动牵伸。提高核心控制练习,使其包括足跟滑动(图31-12)和

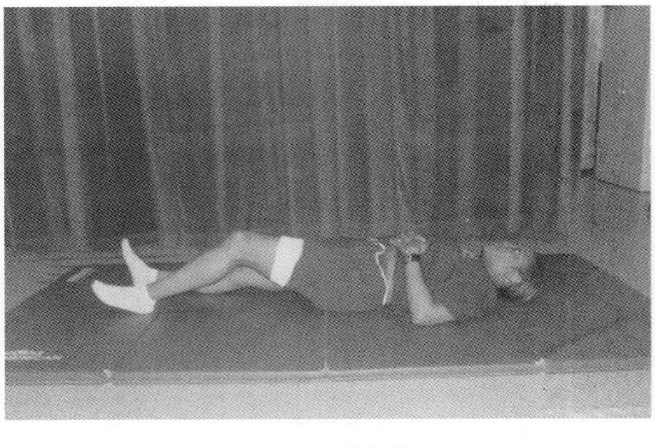

图31-12 足跟滑动。

弯膝着地、伸髋、四肢撑地前后移动以及最终使前髋不受任何应力的治疗性训练项目。核心控制的情况要通过目测腹直肌是否应用过度、触摸骨盆是否前后移动以及可能的话使用生物反馈稳定压力仪(Chat-tanooga Group Inc.,Hixson,TN)来测定。在这个阶段，平衡训练从双肢支撑过渡到单肢支撑，器械改用不稳定的平面，比如泡沫板或平衡板。

注意事项

功能活动能力的改善可能会由于髋关节及其

术后第二阶段(第5~10周)

目标

- 不借助辅助装置恢复正常步态
- ADL期间无痛
- 上下20cm的台阶体位控制良好
- 低要求训练时核心控制良好
- 骨盆的稳定性能满足日常生活活动需要
- 活动范围达到功能限度
- 对患者进行宣教，是其按要求独立完成家庭治疗性练习项目

注意事项

- 不要过早停用辅助装置。应坚持使用到无疼痛步态
- 避免激惹症状
- 避免日常生活活动时出现疼痛
- 避免在治疗练习中出现疼痛:可耐受范围外展和屈曲
- 避免错误的移动方式、姿势
- 疼痛消退后才能主动屈髋
- 避免刺激关节囊和软组织

治疗措施

- 按要求实施家庭训练计划:以评估结果为依据
- 水下踏车练习
- 水疗:浮力的辅助到浮力阻抗练习
- 髋部肌力练习
  - 多功能髋部训练仪:伸膝伸髋，屈膝到中立位
- 功能力量练习:蹬腿，下蹲，上下楼
- 在骨盆稳定的条件下做髋关节活动度练习
  - 四肢撑地后移
  - 弯膝着地
  - 足跟滑动
- 渐进性核心控制练习
- 臀部肌力练习:蛤壳式外展，屈膝伸髋
- 通过姿势再训练控制骨盆在中立位
- 自行车式测力计:根据需要从短曲柄过渡到标准曲柄
- 本体感受和平衡练习:从双腿支撑过渡到单腿支撑
- 灵活性:以评估结果为依据

晋级标准

- 活动范围已达到功能限度
- 上下20cm台阶时骨盆控制良好
- 单腿站立时骨盆控制良好
- 不借助辅助装置已恢复正常的步态

周围软组织的慢性刺激而受到妨碍。屈髋练习例如(直腿抬高)会引起疼痛,因此在本阶段应避免,只有在短臂运动无痛时才能开始。教育患者进行适当的动作矫正仍然是最有效的方法。若不逐渐增加其活动,患者的活动范围、力量、灵活性以及功能仍会继续受损,并会出现疼痛或不适。髋部肌肉在有疼痛和炎症反应时会受到抑制[1],类似于膝关节[15]和肩关节[16]。

术后康复第三阶段(第11~13周)

这个阶段的主要目标是增强肌肉力量、优化活动范围(图 31-13),以及改善肌肉耐力以便恢复正常功能。对个别患者而言,其他目标是中等程度的核心控制,如 Sahrmann 第二级水平(图 31-14),并能够四肢着地抬起腿(图 31-15)。弹性阻力对角式训练可以从仰卧支撑位过渡到站立位活动(比如打高尔夫球)时的负重转移或重心转移。在这个阶段可以安全使用髋关节肌力训练仪。可以在椭圆训练仪、自行车、台阶训练仪和(或)越野滑雪仪上对患者进行交替训练,以改善其耐力并提高其总的有氧输出量。渐进进行平衡训练,应用阻力带,进行更大动力性运动和不稳定表面的运动练习(图 31-16)。功能往复(plyometric)训练可以应用在这个阶段的后半部分,只要活动范围和力量能满足这项活动的需要即可。必须首先获得坚固的肌力基础,包括单侧肢体活动时骨盆的控制,才能引入功能往复训

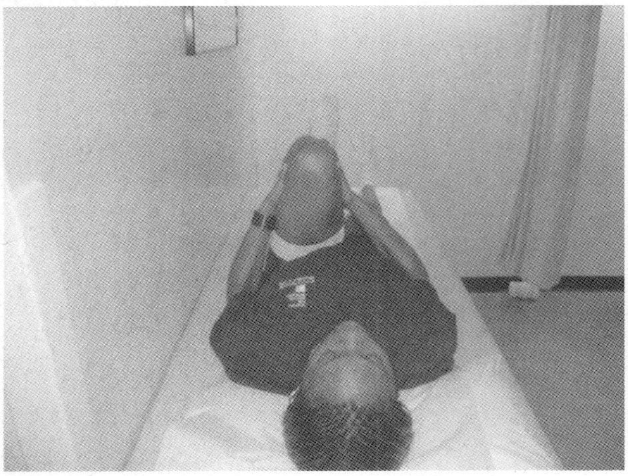

图31-13 主动辅助ROM训练:仰卧位髋关节屈曲。

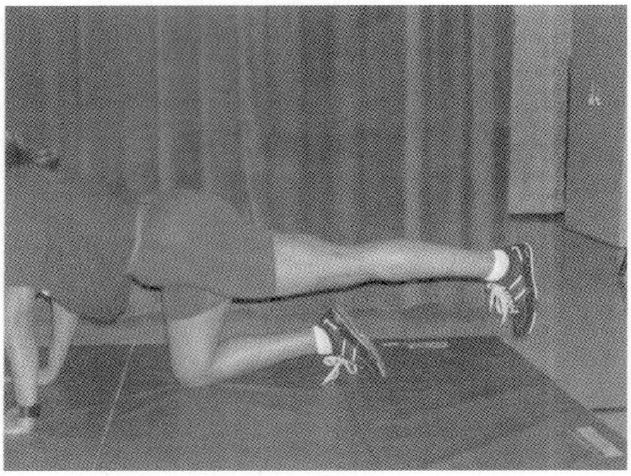

图31-15 用髋关节主动伸展时的核心控制练习。

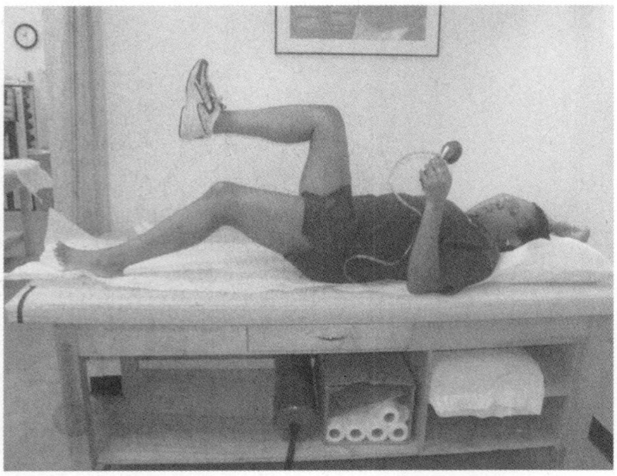

图31-14 核心控制:Sahrmann,第二级,使用生物反馈压力稳定系统。

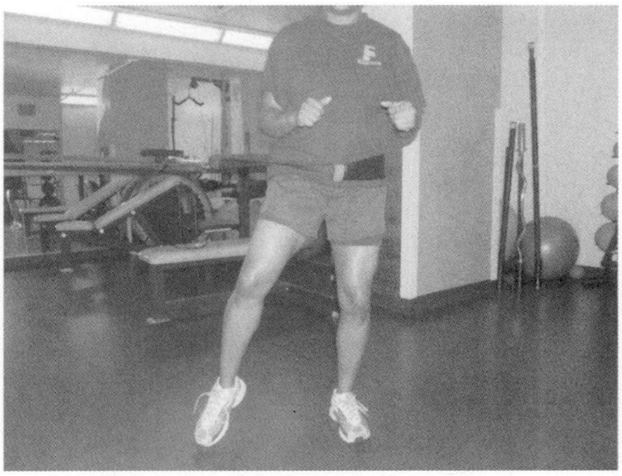

图31-16 抗阻练习需要有髋关节外展力量、本体感受及动态平衡能力。

术后第三阶段（第11~13周）

目标

- 按要求独立进行家庭训练计划
- 优化活动范围
- 核心控制：第二、三/第四级，以Sahrmann标度为基准
- 5/5级下肢肌力
- 良好的动态平衡
- 日常生活活动无疼痛

注意事项

- 避免刺激症状
- 不得忽视功能进展
- 不得只求数量不求质量

治疗措施

- 按要求进行家庭训练计划：治疗措施要依据评估结果来纳入
- 进行活动范围终末限度的指导
- 达到中等程度的核心控制
  - Sahrmann第二级
  - 四肢撑地抬腿
  - 对角模式练习
- 交叉训练：椭圆练习仪，自行车，台阶练习仪，越野滑雪仪
- 健身房常规训练，包括可耐受下的髋周肌力训练仪训练
- 开始功能往复训练

晋级标准

- 良好的动态平衡
- 下肢肌力达到5/5级
- 核心控制达到第二、三/第五级（Sahrmann 标准）
- 活动范围符合运动要求
- 单侧肢体活动时骨盆控制能力也是必要的

练，因为强调的是运动的质量和力量的吸收。功能往复训练先从跳上跳箱开始，逐渐进展到定位跳及立位跳。

注意事项

随着活动范围的完善，以及更具挑战性练习的列入，重点仍放在坚持运动质量而不是数量上，以免激惹症状。尽管可能未达到对称的活动范围，但为满足活动水平要求而使活动最优化仍是十分重要的。因为功能往复训练需要力的方向快速变化或具有最大活动范围，因此除非这些目标已经达到，否则不能开始功能往复训练。

术后第四阶段（第14~16周）

这一阶段是为想要重返更高水平和更高要求运动的患者设计的，例如重返对称性运动以及要求改变方向和（或）加速、减速的运动。在开始这个阶段之前，患者必须获得手术医生允许其参加更高水平运动的准许。功能往复训练在可耐受下从双腿的反复跳逐渐过渡到单腿弹跳，以达到专项运动所要求的关节活动度和力量基础。远距离跳（如跳远）会使关节承受剪切力，这种练习只能在第四阶段采用。跑步可以在单侧肢体运动过程中有较

术后第四阶段(第14~16周)

目标

- 按要求独立进行家庭训练计划
- 尽量减轻训练后的疼痛

注意事项

- 避免激发症状
- 不得忽视功能进步
- 维持足够的力量基础

治疗措施

- 家庭训练计划(若有要求):力量和灵活性训练
- 强化功能往复训练
- 开始跑步训练:间歇练习
- 动态平衡训练
- 剪切步/灵活性训练
- 强化核心控制训练
- 关注肌肉不平衡
- 耐力

重返运动标准

- 臀肌力量能维持骨盆控制
- 强化运动的疼痛评分为 0/10
- 最佳关节活动度

好骨盆控制能力时开始。在恢复运动之前应做以下客观检查和临床评定:最佳活动范围,剪切步对称性练习,臀肌力量足以保持骨盆控制,达到等于或超过Sahrmann 第三级(图31-17)腹肌练习要求[12]。对所有即将恢复体育运动的运动员而言,为了使其重返运动的成功率最佳,必须严格评价其专项运动时的耐力和运动质量。

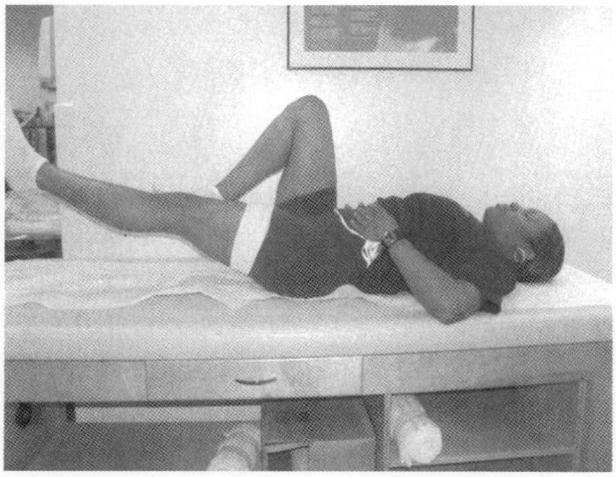

图31-17 核心控制:Sahrmann 第三级。

注意事项

随着功能水平的持续改善挑战也会更大,因此维持足够的力量基础是非常重要的。即使是在最后这个阶段也必须重点关注症状的激发。如果患者在高水平运动中显示有无力的征象,必须重点考虑总有氧耐力或肌力和体能这类因素。运动员应继续力量和灵活性练习,以达到运动要求。

(周谋望 吴同绚 译 李世民 校)

参考文献

1. Kelly, B., Draovitch, P., Enseki, K., Martin, R., Ernhardt, R., Philippon, M. *Hip Arthroscopy and the Management of Non-arthritic Hip Pain.* University of Pittsburgh Medical Center.
2. McCarthy, J., Barsoum, W., Puri, L., Lee, J., Murphy, S., Cooke, P. *The Role of Hip Arthroscopy in the Elite Athlete.* Clin Orthop Relat Res 2003;406:71–74.
3. Lavinge, M., Parvizi, J., Beck, M., Siebenrock, K., Ganz, R., Leunig, M. *Anterior Femoroacetabular Impingement Part I. Tech-*

niques of Joint Preserving Surgery. Clin Orthop 2004;418:61–66.

4. Mason, J.B. *Acetabular Labral Tears in the Athlete.* Clin Sports Med 2001;4:779–790.
5. Byrd, T., Jones, K. *Hip Arthroscopy in Athletes.* Clin Sports Med 2001;4:749–778.
6. Konrath, G.A., Hamel, A.J., Olson, S.A., Bay, B., Sharkey, N.A. *The Role of the Acetabular Labrum and the Transverse Acetabular Ligament in Load Transmission in the Hip.* J Bone Joint Surg 1998;80A(12):1781–1788.
7. Baber, Y.F., Robinson, A.H., Villar, R.N. *Is Diagnostic Arthroscopy of the Hip Worthwhile? A Prospective Review of 328 Adults Investigated for Hip Pain.* J Bone Joint Surg 1999;81:600–603.
8. Kelly, B., Shapiro, G., Digiovanni, C.W., Buly, R., Potter, H., Hannafin, J.A. *Vascularity of the Hip Labrum: A Cadaveric Investigation.* Arthroscopy, 2005;21(1):3–11.
9. Kim, Y., Azusa, H. *The Nerve Endings of the Acetabular Labrum.* Clin Orthop 1995;310:60–68.
10. Byrd, T. *Hip Arthroscopy the Supine Position.* Clin Sports Med 2001;4:703–731.
11. Griffin, K. *Rehabilitation of the Hip.* Clin Sports Med 2001;20:837–850.
12. Sahrmann, S.A. *Diagnosis and Treatment of Movement Impairment Syndromes.* Mosby, St. Louis, 2002, pp. 144–147.
13. Strickland, E.M., Fares, M., Krebs, D.E., Riley, P.O., Givens-Heiss, D.L., Hodge, W.A., Mann, R.W. *In Vivo Acetabular Contact Pressures During Rehabilitation, Part I: Acute Phase.* Phys Ther 1992;10:691–699.
14. Principles of Treatment Part I—Theory. In Skinner, A.T., Thomson, A.M. (Eds). *Duffield's Exercise in Water,* 3rd ed. Bailliere Tindall, East Sussex, 1983, p. 11.
15. Spencer, J.D., Hayes, K.C., Alexander, I.J. *Knee Joint Effusion and Quadriceps Reflex Inhibition in Man.* Arch Phys Med Rehabil 1984;65:171–177.
16. Kibler, B.W. *The Role of the Scapula in Athletic Shoulder Function.* Am J Sports Med 1998;26:325–337.
17. Glick, J. *Hip Arthroscopy.* Clin Sports Med 2001;4:733–747.

第 32 章

膝关节微骨折手术

John Cavanaugh, PT, ATC
Heather Williams, DPT

随着对关节软骨结构和功能的深入了解,关节软骨修复术后的康复得以持续发展。关节软骨的损伤机制包括直接创伤、间接撞击负荷或膝关节扭转负荷。膝关节的软骨损伤会降低活动性,通常会导致运动时疼痛,最终发展为关节畸形和持续疼痛[1]。近年来由于关节镜技术的进步和MRI的应用,对膝关节关节面急性损伤的检出率有所增加。在美国,1995年估计进行了38.5万例关节软骨缺损修复手术[2]。非手术治疗对一些患者可能会有满意的结果,但是因为这些缺损最终将进展为退行性关节炎,使骨科医生对于通过手术修复这些损伤的关注大大提高。其中的一种手术是由 Steadman 等人[3]提出的微骨折软骨成形术。这项手术的目的是通过为组织再生提供富足的环境、运用自身的修复能力来增加软骨的再附面。微骨折手术的适应证通常包括胫骨或股骨负重区的全层关节软骨损伤或者髌股关节髌骨面或股骨滑车面的接触损伤[3-5]。其他适应证还包括覆盖于软骨下骨上的软骨不稳定以及轴向对线正常的退行性膝关节病变。该手术的禁忌证包括轴向对线异常、患者不配合手术、部分软骨缺损、任何系统性免疫介导性疾病、疾病诱发性关节炎或软骨病变[6]。

手术概述

由于关节软骨能使滑膜关节的关节表面之间进行几乎无摩擦的运动,故在肌肉骨骼系统功能中起着决定性的作用[7]。它的独特结构使关节能在一生中自始至终承受较高压力负荷和剪切负荷。关节软骨没有血供,因此损伤后再生潜能极小[8]。多项研究[9-11]证实,股骨内髁关节软骨是全层软骨缺损最常见的部位。这种损伤通常见于膝关节屈曲30°~70°时内髁与胫骨相接触的部位[12]。

“进行微骨折手术时首先要使用关节镜评估关节软骨的缺损情况(图32-1)。然后使用标准的关节镜刨刀或弧形刮匙进行缺损基底部的清创,以便完全显露出软骨下骨。清除不稳定的软骨并确定稳定边界。缺损区周边应垂直于软骨下板,以便随之而来的骨髓成分极好地包含于缺损区域内。”[13]

然后使用关节镜下骨锥在显露的软骨下板上穿凿多个孔,也就是微骨折。与手摇钻或电钻钻孔相比,使用骨锥基本上不会使骨组织发生热坏死。微骨折孔间隔大约为3~4mm,钻孔深度亦为3~4mm[6,13]。这些钻孔用来为网状骨和骨髓腔内的血液和间充质干细胞迁移入缺损区域提供通路(图32-2)。这项手术的最终目的是形成修补性肉芽形成超级凝块,其将增生并分化为马赛克状纤维或纤维软骨修复组织[6,14]。

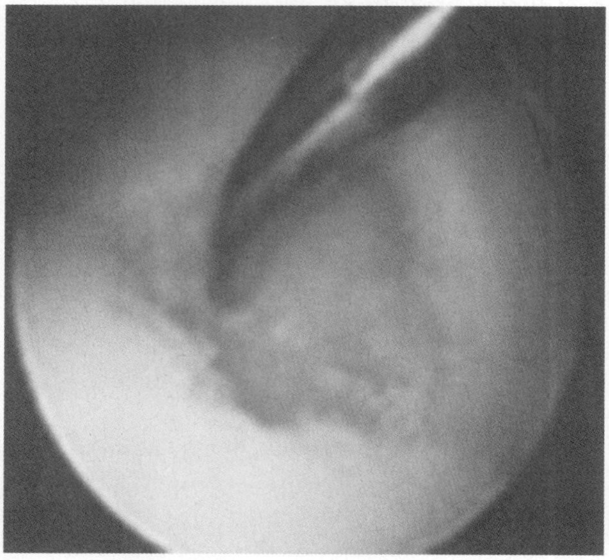

图32-1 股骨内髁2cm×2cm的关节软骨损伤。

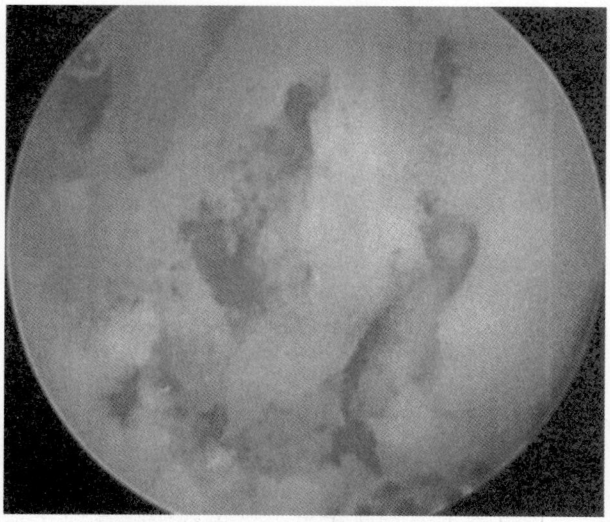

图32-2 微骨折钻孔大约相隔3~4mm,深度为3~4mm。血液和间充质干细胞最终形成修补性肉芽形成超级凝块,其将分化为马赛克状纤维软骨修复组织。

康复概述

任何膝关节软骨手术之后患者的康复治疗,对于治疗师来说都是一项具有挑战性的工作。微骨折术后的康复过程通常需要数月。在康复过程的早期，治疗师就应向患者慢慢灌输遵从医嘱的重要性，因为对负重限制和家庭治疗练习安排的坚持情况将直接影响功能恢复的结果。医生在整个康复过程中正确评估愈合反应，并要不断为关节软骨损伤的愈合提供最佳的环境。应用对关节软骨结构和功能的临床知识，结合对特殊练习活动中在膝关节表面上产生的应力的正确评估，将使医生能对患膝加以保护并促进其达到最佳的康复结果。

在整个康复过程中与手术医生的沟通是非常重要的，因为缺损的面积和部位将直接影响康复计划的实施。针对股骨内髁负重面缺损康复治疗计划与针对股骨非负重面或髌股关节缺损的康复治疗计划是不同的。

术后康复指导对每个患者应遵循个体化原则。康复过程的进展应依据判断标准来进行。康复治疗的最终目的是通过提供适当的应力，在保护软骨愈合的同时恢复关节的活动范围、灵活性、肌肉力量和本体感受，以达到日常生活和(或)体育活动的功能需要。

术后第一阶段(第0~6周)

膝关节微骨折术后的第一阶段为最大限度保护阶段。对于股骨或胫骨局限性病变的患者，愈合环境要求使用拐杖限制患者足尖触地的负重(小于2.27kg)。对于髌股关节缺损经过手术治疗的患者，负重可以由50%开始，然后根据耐受性逐渐增加。无论缺损位于何处，术后都应使用支具。对于股骨或胫骨损伤，使用支具将患肢固定于完全伸直位。对于髌股关节损伤，支具可锁定为0°~20°活动范围。这样做的目的是为了防止对新生的骨髓块产生过度的剪切力，并且防止在髌骨正中嵴与股骨滑车沟结合部位屈曲过度[6]。

鼓励患者在微骨折手术后立即进行早期活动来获得关节活动度，减少粘连形成并减轻疼痛。关节活动度的目标是到微骨折术后6周时膝关节活动度达到0°~120°。有研究支持关节软骨损伤后早期开始控制下的活动[5,15-17]。Suh等人[17]证实关节软骨损伤后的关节活动可以促进愈合，但要将剪切力最小化。因此在膝关节承受压力下进行关节活动度练习时应避免过度的剪切力。用持续被动活动（CPM）和无负荷辅助下主动活动范围(AAROM)练习作为治疗措施。CPM应在术后立即开始(图32-3)。活动范围可以从0°~45°开始，并根据耐受性逐渐加大。Rodrigo 等人[5]的结论是，在膝关节全层软骨缺损微骨折术后采用持续被动活动治疗8周(每天6小时)与相同治疗下不采用持续被动活动相比，在关节镜可视下评估时发现病变愈合有所增强。在采用持续被动活动的同时，应指导患者每天进行数次辅助下主动活动范围(AAROM)练习(图32-4)。第一阶段应达到的早期目标是恢复

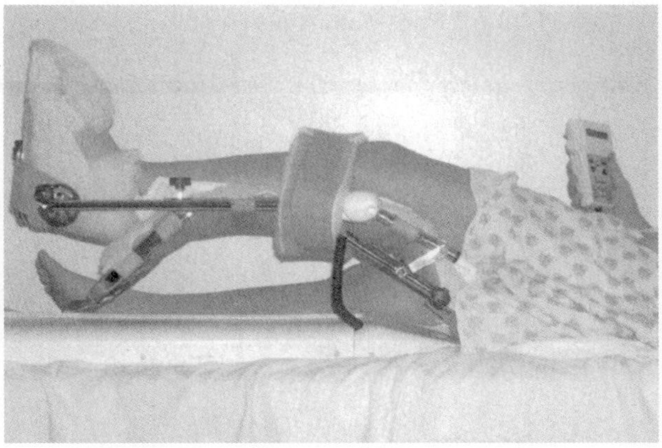

图32-3　术后立即应用持续被动活动仪。

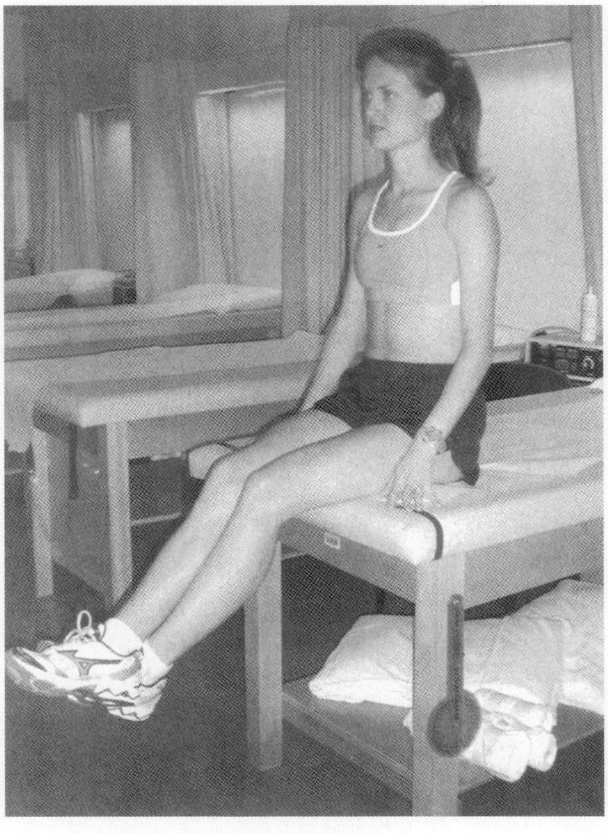

图32-4　患者使用健侧肢体辅助，进行手术侧膝关节的辅助下主动屈曲及伸直。

膝关节的被动完全伸直，因为屈曲挛缩的发展将导致步态异常以及髌股关节症状[18-20]。指导患者在坐位和(或)足跟下垫毛巾的卧位，利用重力产生的低负荷促进伸直。这项练习每日进行数次，一旦达到被动完全伸直可以不再继续。髌骨松动术应由康复治疗师进行，以辅助恢复正常的髌骨活动度。指导患者在家庭训练计划中加上这项活动。

这一阶段的肌力练习可以由股四头肌等长收缩开始。膝关节应置于完全伸直位，因为在这个角度大多数关节软骨病变处不参与活动。使用毛巾卷可提供反馈，并使患者感觉舒适，嘱患者量力而行。如果患者难以进行股四头肌收缩，可以使用生物反馈仪或肌肉电刺激仪来协助进行股四头肌收缩练习，更好地促进股四头肌的再训练。在这一阶段后期，当关节活动度增加时，可以增加多角度股四头肌等长练习。治疗师应该仔细避开可能直接接触关节软骨病变区的角度。这个概念对于进行髌股关节微骨折手术的患者尤为重要。在这一阶

术后第一阶段(第0~6周)

目标

- 控制术后疼痛和肿胀
- 关节活动度0°~120°
- 预防股四头肌抑制
- 近端肌群肌力正常化
- 独立进行家庭治疗训练计划

注意事项

- 坚持负重限制；术后将支具锁定于0°位，髌股关节病变锁定于0°~20°
- 避免忽视关节活动度练习

治疗措施

- 持续被动活动
- 辅助下主动关节活动度练习(无痛活动范围内)
- 垫毛巾卷伸直练习
- 髌骨松动术
- 使用拐杖，将支具锁定于0°位，足尖触地负重
- 髌股关节病变将支具锁定于0°~20°，部分负重，如可以耐受，进展为完全负重
- 股四头肌再训练(使用肌肉电刺激或肌电图)
- 多角度股四头肌等长收缩(双侧，次强程度)
- 短曲柄阻力固定自行车过渡到标准阻力固定自行车
- 直腿抬高练习(各个平面)
- 髋部渐进性抗阻练习
- 水槽练习
- 跖屈治疗带
- 下肢柔韧性练习
- 上肢心血管系统练习，如果能够耐受
- 冰敷
- 依据评价结果进行家庭治疗训练计划
- 在家庭治疗训练计划和负重限制方面强调患者的依从性

晋级标准

- 医生准许渐进性负重(第6周)
- 关节活动度达0°~120°
- 近端肌力达到5级
- 仰卧位直腿抬高不出现伸直迟滞

段可以开始多平面直腿抬高(SLR)练习，并且通过渐进性抗阻练习逐渐恢复正常的近端肌力。近端肌力练习也可以包括渐进性抗阻练习设备的使用。

当膝关节活动角度达到85°时，可以通过使用短曲柄(90mm)阻力固定自行车进行练习[21]。当关节活动度达到110°~115°时，可以使用标准阻力固定自行车进行练习。

水中练习，包括使用踏水板和漂浮背心进行深水跑步，可以从术后2~3周股四头肌控制和关节活动度取得进展后开始。

无论在医院正式治疗还是进行家庭治疗练习期间，均应纳入腓肠肌和腘绳肌柔韧性练习。冰敷和电刺激(TENS)可用来控制疼痛。家庭治疗计划应持续更新，并要着重强调依从性。

注意事项

这一阶段对于患者和治疗师来说是最具有挑战性的阶段，因为对于负重限制的严格依从将决定功能康复结果。医生应该尽一切努力使康复过程有趣，并在适当的时候在康复计划中增加新的运动，使康复过程得以进展。这将帮助患者在这个冗长的保护期内减轻心理上的失意。

术后第二阶段(第6~12周)

这一康复阶段旨在恢复正常的关节活动度和初始步态。当股四头肌控制得到证实(直腿抬高没有疼痛和迟缓)，可以不再使用术后支具，只是在日常生活活动中(ADL)让患者使用护膝。支具对于患者而言更多的是起到提醒的作用，而不是作为提供结构支持的工具。对于髌股关节病变的患者，在停用支具之前应将其逐渐放开。对于过度内翻或外翻畸形的患者，建议其使用免负荷支具(图32-5)。

负重的进程会有所不同，因为病变的大小、位置和性质决定着治疗策略的强度。通常在术后6周，纤维软骨将开始填充关节缺损，因此可开始渐进性负重。使用计算机化压力测定系统(NeuroCom International，Clackamas，OR)来辅助患者逐渐增加受累肢体的负荷(图32-6)。在这项练习中，患者通过得到的视觉反馈逐渐增加受累肢体的负荷，直至达到规定的体重百分比。这一认识将延续到本阶段包括有渐进性负重的步态练习过程。当愈

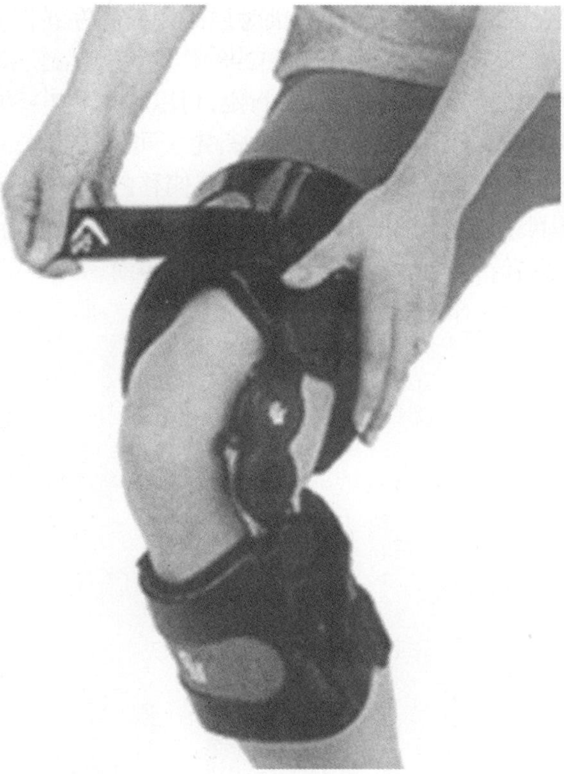

图32-5 第II代免负荷支具。

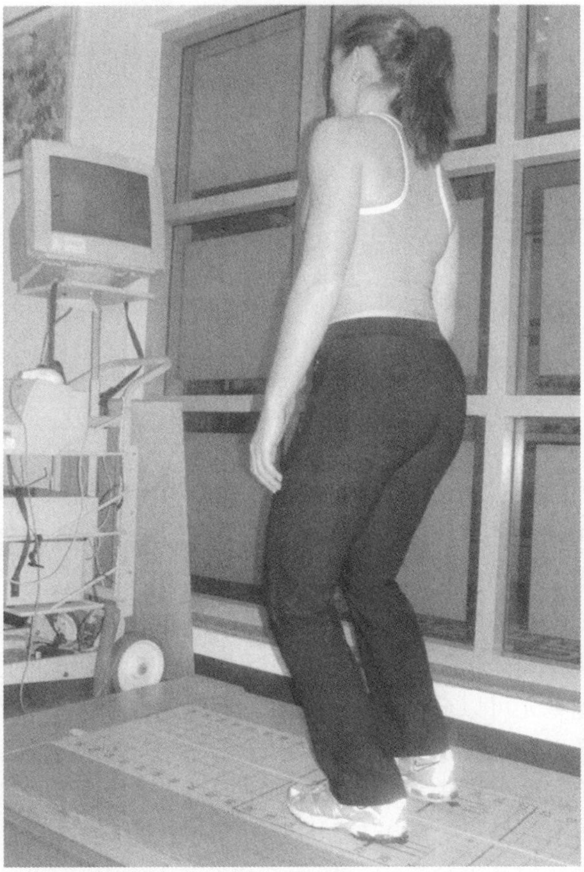

图32-6 患者正在接收来自计算机化压力测定系统的反馈信息。

合中的病变正在逐渐负重时，采用减重系统（图32–7)和(或)水下踏车(图32–8)作为治疗措施会有所帮助。在齐腰深的水中行走,可以减少40%~50%的负重；而在齐胸深的水中行走，可以减少60%~75%的负重[22,23]。一旦达到没有偏移的正常步态，即可不再使用拐杖。进展到正常步态通常需要2~3周的时间。如果可以耐受,可进行辅助下主动关节活动度练习，其目的是在术后12周前后达到全范围关节活动。

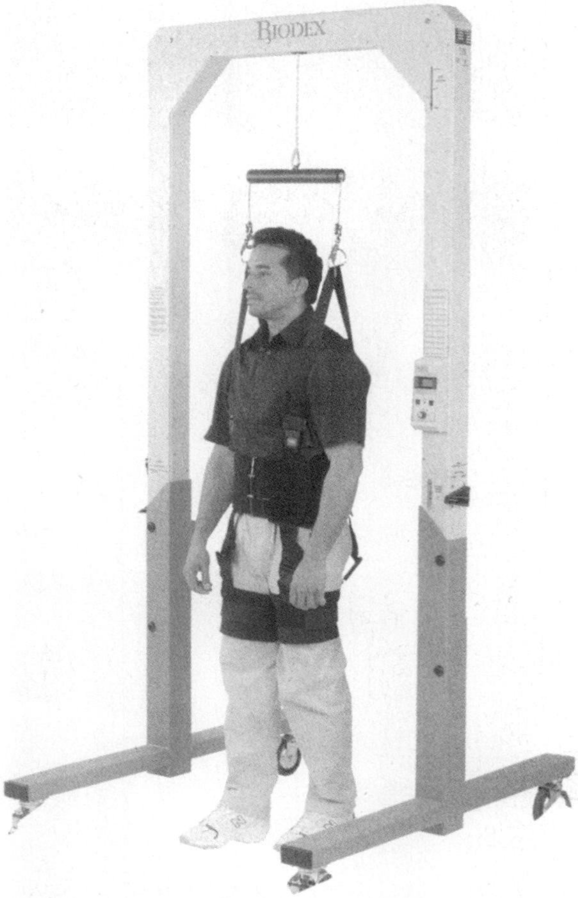

图32–7 Biodex 减重系统(Biodex Inc,Shirley,NY)。

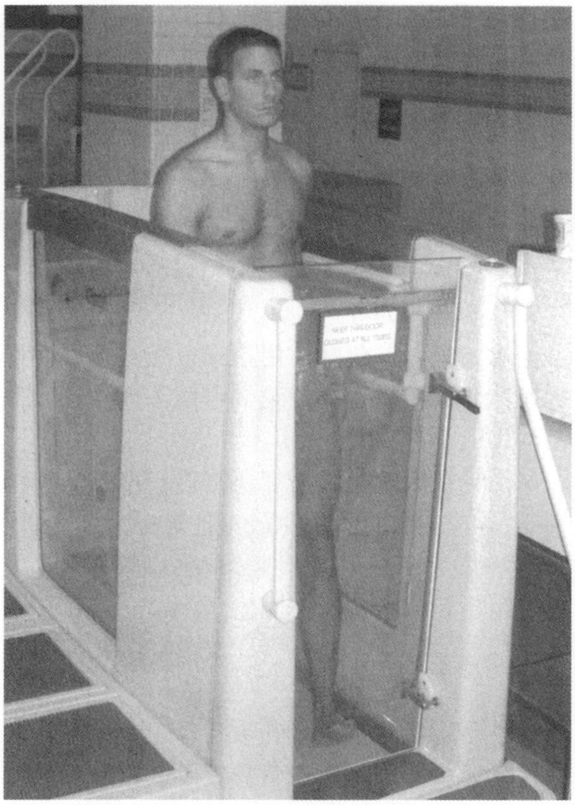

图32–8 水下踏车步态练习。

肌力的增加对于促进康复过程的安全进行和获得最佳功能恢复结果至关重要。强壮的肌肉–肌腱单元可以分散关节表面的压力。治疗师应该指导患者避免进行会在愈合中的缺损与对应关节面相关节处产生剪切力和压力的练习。对于治疗性肌力练习中在关节软骨上所产生的压力和剪切力的认识尚十分有限。然而有研究支持使用开链运动与闭链运动相结合的肌力练习,只要在病变部位不产生高负荷即可[24–28]。在开链伸膝过程中,60°~90°的运动范围给膝关节施加的压力最大，而40°~0°的运动范围给膝关节施加的剪切力最大[28]。在闭链运动练习时,60°~100°的运动范围给膝关节施加的剪切力和压力最大[24,28]。Palmitier等人通过下肢的生物力学模型证实，当压力同时作用于膝关节时,可以降低对髌股关节的剪切力[26]。因此在强调闭链运动练习的情况下,这一阶段可以进行治疗性肌力训练计划。在60°~0°的运动范围内压腿。采用高频度低负荷的方式时，双侧下肢进行这项活动。关节活动度和负重应逐渐增加。可以增加在45°~0°的范围内的小角度静蹲练习，并用理疗球矫正动作,可加上渐进性抗阻练习(PRE)。静蹲练习时要在受累肢体下垫上内侧或外侧楔形物,使膝关节产生一定的内翻或外翻,从而使受累部位不受压力负荷,以此来保护愈合中的缺损(图32–9)。进行带刻度的上台阶练习,先从10cm台阶开始,逐步进展到20cm台阶(图32–10)。

在这一阶段应谨慎进行开链伸膝运动练习，避免触及关节软骨病变处。Escamilla等人证实，在膝关节角度小于57°时,与闭链运动相比,开链伸膝运动练习会明显增加对髌股关节的压力[24]。

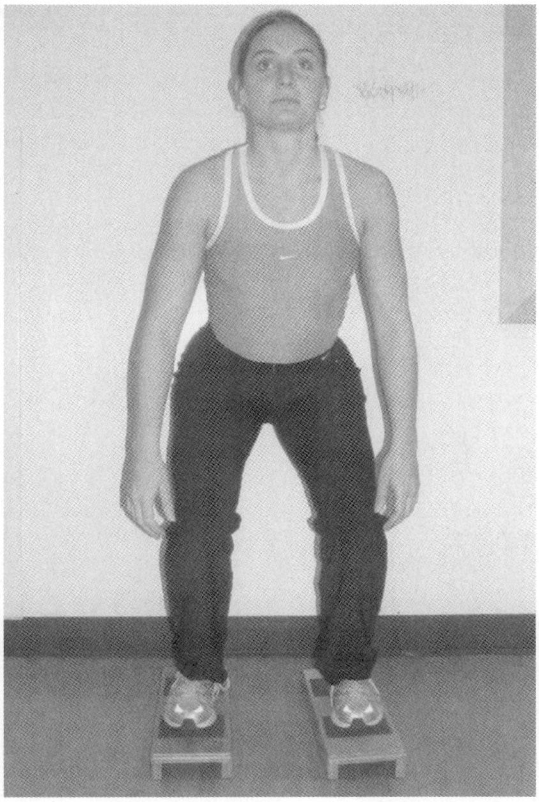

图32-9 在内侧楔形物上进行小角度静蹲练习，来保护软骨缺损区域。

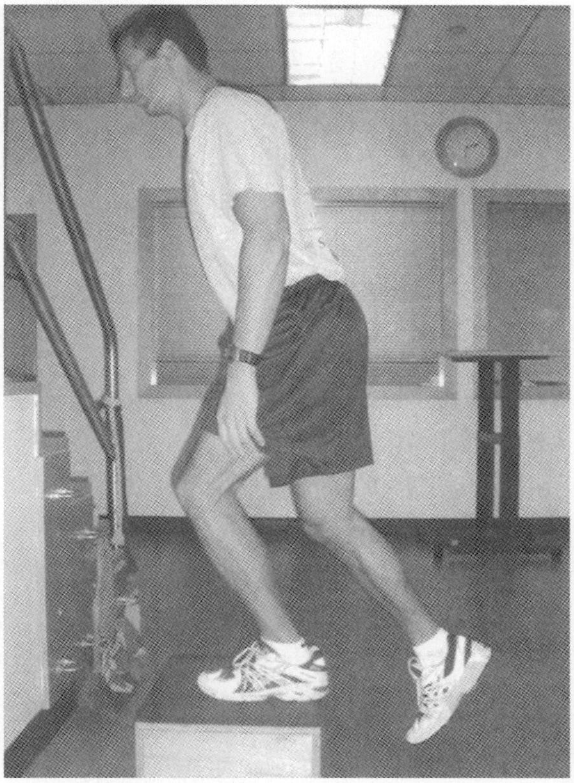

图32-10 上台阶闭链运动练习逐渐进展到20cm的台阶高度。

对于髌股关节病变进行微骨折手术的患者，在术后3个月之内不应将开链伸膝运动练习纳入康复计划。

一旦患者达到了50%的负重能力时，即可开始本体感受和平衡训练。开始在矢状面和冠状面的平衡板上维持均等的体重分配，逐渐进展到在平衡系统上进行动态平衡活动。当肌力和平衡增加后，患者可以通过对侧弹力带练习（图32-11）进行单侧平衡和肌力练习。在逐渐增加斜度的踏车上逆向行走可以增加股四头肌肌力[29]。继续进行患侧下肢的灵活性练习。当膝关节活动度增加后，可以增加股四头肌牵伸练习。

注意事项

建议患者避免过度的持续行走和站立，除非已获得充分的肌力基础。在治疗中和（或）正常日常生活活动功能进展过快会加重疼痛和肿胀。这很可能与肌肉疲劳有关，肌肉疲劳会使关节表面失去承受压力的保护。治疗练习计划应根据每日的评估结果进行修改。这些再评估对于保证患者治疗计划的连续性和安全性至关重要。

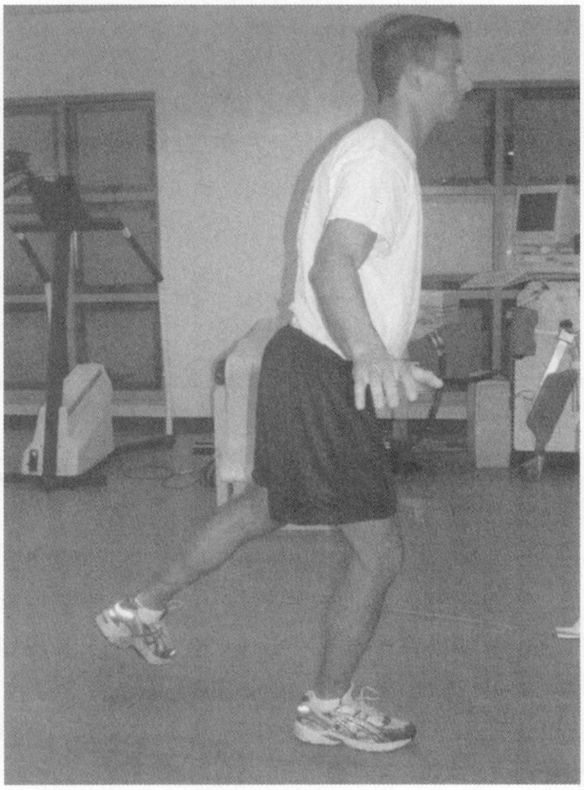

图32-11 在患肢站立平衡下使用弹力带进行对侧髋关节的肌力练习。

术后第二阶段(第6~12周)

目标

- 关节活动度0°至在正常范围内(WNL)
- 正常髌骨活动度
- 恢复正常步态
- 在无痛及良好控制下能上20cm高的台阶

注意事项

- 在达到充分的股四头肌控制和下肢对线之前,避免下台阶练习
- 避免在治疗练习和功能活动中产生疼痛

治疗措施

- 使用拐杖渐进性负重及步态练习
  - 步态练习无痛时不再使用拐杖
- 股四头肌得到良好控制后(直腿抬高没有迟缓和疼痛),可以不再使用术后支具
- 由医生选择免负荷支具/护膝
- 通过计算机化压力测定系统(NeuroCom)进行负重和患者教育
- 如果切口良好,进行水下踏车系统步态训练
- 使用免负荷步态装置
- 进行辅助下主动活动范围练习
- 在60°~0°的活动范围内压腿
- 小角度静蹲/交替负重
- 踏车上逆向行走
- 本体感受/平衡练习
  - 本体感觉板/对侧治疗带练习/平衡系统
- 开始上台阶练习
- 直腿抬高(渐进性抗阻)
- 下肢灵活性练习
- 开链伸膝运动至40°(胫股骨病变)——首选闭链运动练习
- 依据评价结果进行家庭治疗练习计划

晋级标准

- 关节活动度0°至正常范围内(WNL)
- 正常步态
- 有上20cm高台阶的能力
- 正常髌骨活动度

术后康复第三阶段(第12~18周)

在膝关节微骨折术后的这一康复阶段要旨在恢复正常功能活动所需要的肌力。进一步发展在第二阶段中使用的治疗措施。在第三阶段,闭链运动可以在更大的活动范围内进行(即0°~80°压腿部和静蹲)。开始下台阶练习,由10cm高的台阶开始,如果症状允许可进展到20cm高的台阶。在进展前,应监测下肢活动的质量和控制情况。在不触及病变部位置的限度下可以增加开链伸膝练习。需要密切监测疼痛和捻发音等征象。练习可从90°~40°的范围开始,逐步进展到全范围角度。对于那些髌骨/股骨滑车接受微骨折手术的患者,治疗师在进行这项练习时应格外小心。开始进行持续抗阻下腘绳肌屈曲练习,使得近端肌力进一步增加。

进行平衡和本体感受练习,包括在多支持面(泡沫滚筒、平衡板等)上活动和干扰训练。如果证实平衡和下肢肌肉力量得到增加,踏车上逆向行走可以进展到短距离逆向跑动。在这里需要着重强调

术后第三阶段（第12~18周）

目标

- 在无痛及良好的腿部控制下能走下 20cm 高的台阶
- 在等速测试（对于胫股骨病变）和向前下台阶测试中达到 85%肢体对称性
- 恢复正常的日常生活活动
- 提高下肢灵活性

注意事项

- 避免在治疗练习和功能活动中产生疼痛
- 在肌力完全恢复和获得医生许可之前避免跑动

治疗措施

- 渐进性静蹲练习
- 开始下台阶练习
- 压腿（强调离心性）
- 90°~40°范围内开链伸膝练习（首选闭链运动练习）
- 强化本体感受练习（干扰练习）
- 灵活性练习（运动带）
- 踏步机
- 踏车上逆向行走/跑动
- 腘绳肌屈曲/近端肌力练习
- 下肢牵伸
- 在 4 个月时做向前下台阶测试（NeuroCom）
- 在 4 个月时做等速测试
- 依据评价结果进行家庭治疗训练计划

晋级标准

- 在无痛及良好的腿部控制下能走下 20cm 高的台阶
- 在等速测试（胫股骨病变）和向前下台阶测试中达到 85% 肢体对称性

的是下肢灵活性练习，它将为下面要进行的进一步功能活动做好准备。

在术后4个月时，进行功能性向前下台阶测试[30]和等速测试，等速测试的速度定为每秒180°和300°（图32-12）。选择这些速度是因为与更慢的速度相比，它们产生的压力和剪切力较小[31,32]。在两个测试中预期目标为达到对侧肢体的85%。

成功达到设定的标准后，患者可以离开正式的康复训练，进入健身房和家庭训练，或者继续最后一个阶段的康复练习，为运动功能做好准备。

注意事项

活动改进的强化需要不断向患者灌输。下肢力量发展到可以下台阶是一个漫长而费力的任务。因此在没有充足的力量基础之前，患者可能没有能力走下正常高度（18cm或20cm）的台阶。

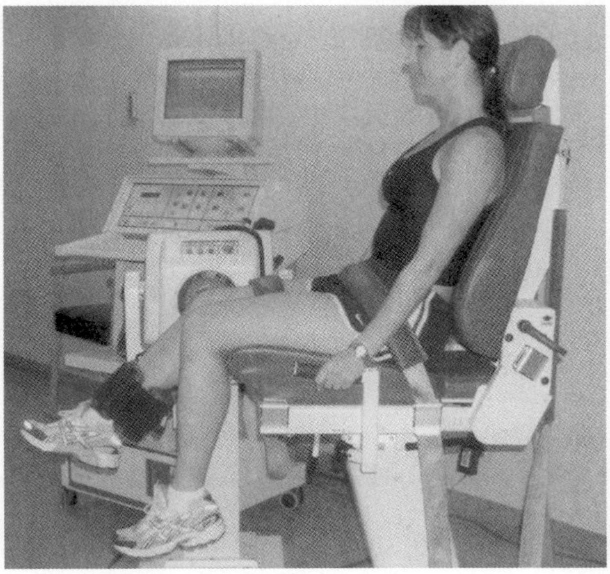

图32-12　在Biodex 3系统（Biodex Inc.，Shirley，NY）上进行等速测试。

治疗师应该对患者持续抗阻练习的过程进行监控，以利患者顺利康复并防止发生应用过度的情况。

术后第四阶段：重返运动（第18周及更长）

最后这一阶段开始着手为运动员患者重返体育运动进行准备。当证实手术侧肢体的肌力（功能性和等速测试下）缺失小于15%时，可以开始在踏车上进行向前跑动练习。与长距离慢跑相比，更加强调短距离要求速度的跑动。然后增加功能往复运动练习，根据患者个体要进行的体育运动具体制定。增加强化的神经肌肉训练活动来模拟比赛/训练状况。在获得85%对称性评分的情况下进行单腿跳测试和交叉单腿跳测试[33,34]。在测试和训练期间观察患者的信心和惧怕程度。将这些观察结果和其他有关的临床结果提交给骨科医生，以便做出是否能够参加体育运动的最终决定。

注意事项

监测正式康复训练和日常活动中的活动量，对于确保安全快速重返体育活动至关重要。治疗师设计的治疗计划中应包括肌力练习、力量训练、灵活性/神经肌肉练习以及休息的天数/时间。在重返体育活动之前应该达到关节活动度、灵活性、肌力、力量和耐力的各项标准。

术后第四阶段：重返运动（第18周及更长）

目标

- 不惧怕专项体育运动
- 肌力和灵活性达到最大程度，可满足个体体育活动的需要
- 单腿跳测试的肢体对称性大于等于85%

注意事项

- 避免在治疗练习和功能活动中产生疼痛
- 在肌力完全恢复和获得医生许可之前避免进行体育活动

治疗措施

- 继续强化下肢肌力、柔韧性和灵活性练习
- 向前跑步
- 功能往复运动练习
- 体育运动时用支具（医生选择）
- 在康复过程中监测患者活动等级
- 根据患者的主诉（即每日疼痛/肿胀）进行再评估——调整计划
- 鼓励患者对家庭治疗训练计划的依从性
- 依据评价结果进行家庭治疗训练计划

出院标准

- 单腿跳测试肢体对称性大于等于85%
- 不惧怕专项体育运动
- 达到体育活动所需的灵活性
- 在出院后能独立进行健身房训练，维持和提高治疗练习

（刘楠 译　周谋望 校）

参 考 文 献

1. Buckwalter, J.A., Mankin, H.J. *Articular Cartilage II. Degeneration and Osteoarthritis, Repair, Regeneration and Transplantation.* J Bone Joint Surg 1997;79A(4):612–632.
2. Bobic, V. *Current Status of Articular Cartilage Repair.* E-BioMed, 2000.
3. Steadman, J.R., Rodkey, W.G., Singleton, S.B., Briggs, K.K. *Microfracture Technique for Full-thickness Chondral Defects: Technique and Clinical Results.* Oper Tech Orthop 1997;7:300–304.
4. Blevins, F.T., Steadman, J.R., Rodrigo, J.J., Silliman, J. *Treatment of Articular Cartilage Defects in Athletes: An Analysis of Functional Outcome and Lesion Appearance.* Orthopedics 1998;21: 761–768.
5. Rodrigo, J.J., Steadman, J.R., Silliman, J.F., Fulstone, H.A. *Improvement of Full-thickness Chondral Defect Healing in the Human Knee after Debridement and Microfracture Using Continuous Passive Motion.* Am J Knee Surg 1994;7:109–116.
6. Steadman, J.R., Rodkey, W.G., Rodrigo, J.J. *Microfracture: Surgical Technique and Rehabilitation to Treat Chondral Defects.* Clin Orthop 2001;391(Suppl):S362–S369.
7. Buckwalter, J.A., Mankin, H.J. *Articular Cartilage. I. Tissue Design and Chondrocyte-matrix Interactions.* J Bone Joint Surg 1997;79A(4):600–611.
8. Mankin, H.J. *The Response of Articular Cartilage to Mechanical Injury.* J Bone Joint Surg 1982;64A:460–466.
9. Curl, W.W., Krome, J., Gordon, E.S., Rushing, J., Smith, B.P., Poehling, G.G. *Cartilage Injuries: A Review of 31,516 Knee Arthroscopies.* Arthroscopy 1997;13(4):456–460.
10. Hjelle, K., Austgulen, O., Muri, R. *Full-thickness Chondral Defects: A Prospective Study of 1000 Knee Arthroscopies.* Paper presented at Third International Cartilage Repair Society Symposium, April 27–29, 2000, Gothenburg, Sweden.
11. Terry, G.C., Flandry, F., van Manen, J.W., Norwood, L.A. *Isolated Chondral Fractures of the Knee.* Clin Orthop 1988;234: 170–177.
12. Rosenberg, T.D., Paulos, L.E., Parker, R.D., Coward, D.B., Scott, S.M. *The Forty-five-degree Posteroanterior Flexion Weight-bearing Radiograph of the Knee.* J Bone Joint Surg 1988;70A(10): 1479–1483.
13. Wright, J.M., Millett, P.J., Steadman, J.R. Osteochondral Injury: Acute Management. In Callahan, J., Rosenberg, A.G., Rubash, H.E., Simonian, P.T., Wickiewicz, T.L. (Eds). *The Adult Knee.* Lippincott, Williams & Wilkins, Philadelphia, 2003, pp. 885–893.
14. Sgaglione, N.A., Miniaci, A., Gillogly, S.D., Carter, T.R. *Update on Advanced Surgical Techniques in the Treatment of Traumatic Focal Articular Cartilage Lesions in the Knee.* Arthroscopy 2002;18(2 Suppl 1):9–32.
15. Buckwalter, J.A. *Effects of Early Motion on Healing Musculoskeletal Tissues.* Hand Clin 1996;129(10):13–24.
16. Salter, R.B., Simmonds, D.F., Malcolm, B.W., Rumble, E.J., MacMichael, D., Clements, N.D. *The Biological Effect of Continuous Passive Motion on the Healing of Full-thickness Defects in Articular Cartilage. An Experimental Investigation in the Rabbit.* J Bone Joint Surg Am 1980;62(8):1232–1251.
17. Suh, J., Aroen, A., Muzzonigro, T., DiSilvestro, M., Fu F.H. *Injury and Repair of Articular Cartilage: Related Scientific Issues.* Oper Tech Orthop 1997;7(4):270–278.
18. Benum, P. *Operative Mobilization of Stiff Knees after Surgical Treatment of Knee Injuries and Posttraumatic Conditions.* Acta Orthop Scand 1982;53:625–631.
19. Matsusue, Y., Yamamuro, T., Hama, H. *Arthroscopic Multiple Osteochondral Transplantation to the Chondral Defect in the Knee Associated with Anterior Cruciate Ligament Disruption.* Arthroscopy 1993;9(3):318–321.
20. Perry, J., Antonelli, D., Ford, W. *Analysis of Knee-joint Forces During Flexed-knee Stance.* J Bone Joint Surg 1975;57A:961–967.
21. Schwartz, R.E., Asnis, P.D., Cavanaugh, J.T., Asnis, S.E., Simmons, J.E., Lapinski, P.J. *Short Crank Cycle Ergometry.* J Orthop Sports Phys Ther 1991;13:95.
22. Bates, A., Hanson, N. The Principles and Properties of Water. In *Aquatic Exercise Therapy.* WB Saunders, Philadelphia, 1996, pp. 1–320.
23. Harrison, R.A., Hilman, M., Bulstrode, S. *Loading of the Lower Limb When Walking Partially Immersed: Implications for Clinical Practice.* Physiotherapy 1992;78:164.
24. Escamilla, R.F., Fleisig, G.S., Zheng, N., Barrentine, S.W., Wilk, K.E., Andrews, J.R. *Biomechanics of the Knee During Closed Kinetic Chain and Open Kinetic Chain Exercises.* Med Sci Sports Exerc 1998;30(4):556–569.
25. Lutz, G.E., Palmitier, R.A., An, K.N., Chao, E.Y. *Comparison of Tibiofemoral Joint Forces During Open Kinetic Chain and Closed Kinetic Chain Exercises.* J Bone Joint Surg 1993;75A:732–739.
26. Palmitier, R.A., An, K.N., Scott, S.G., Chao, E.Y. *Kinetic Chain Exercises in Knee Rehabilitation.* Sports Med 1991;11:402–413.
27. Steinkamp, L.A., Dillingham, M.F., Markel, M.D., Hill, J.A., Kaufman, K.R. *Biomechanical Considerations in Patellofemoral Joint Rehabilitation.* Am J Sports Med 1993;21:438–444.
28. Wilk, K.E., Escamilla, R.F., Fleisig, G.S., Barrentine, S.W., Andrews, J.R., Boyd, M.L. *A Comparison of Tibiofemoral Joint Forces and Electromyographic Activity During Open and Closed Kinetic Chain Exercises. Am J Sports Med* 1996;24(4):518–527.
29. Cipriani, D.J., Armstrong, C.W., Gaul, S. *Backward Walking at Three Levels of Treadmill Inclination: An Electromyographic and Kinematic Analysis.* J Orthop Sports Phys Ther 1995;22(3): 95–102.
30. Cavanaugh, J.T., Stump, T.J. *Forward Step Down Test.* J Orthop Sports Phys Ther 2000;30(1):A–46.
31. Nisell, R., Ericson, M.O., Nemeth, G., Ekholm, J. *Tibiofemoral Joint Forces During Isokinetic Knee Extension.* Am J Sports Med 1989;17(1):49–54.
32. Kaufman, K.R., An, K.N., Litchy, W.J., Morrey, B.F., Chao, E.Y. *Dynamic Joint Forces During Knee Isokinetic Exercise.* Am J Sports Med 1991;19:305–316.
33. Daniel, D.M., Malcolm, L., Stone, M.L., Perth, H., Morgan, J., Richl, B. *Quantification of Knee Stability and Function.* Contemp Orthop 1982;5:83–91.
34. Barber, S.D., Noyes, F.R., Mangine, R.E., McCloskey, J.W., Hartman, W. *Quantitative Assessment of Functional Limitations in Normal and Anterior Cruciate Ligament Deficient Knees.* Clin Orthop 1990;255:204–214.

第 33 章

髌腱及股四头肌腱断裂修复术

Greg Fives, PT, MS

髌腱断裂

髌腱及股四头肌腱的断裂在普通人群中均很少发生；而单纯的髌腱断裂的发生率则更低。典型的髌腱断裂发生于40岁以下的男性[1-4]。股四头肌腱断裂也相对很少发生，多见于50~70岁的老年人[5,7]。髌腱断裂的发生率大约为股四头肌腱断裂的1/3[7,8]。股四头肌腱断裂和髌腱断裂的损伤机制通常为足部和小腿固定时膝关节过度屈曲，使股四头肌产生暴力离心收缩所致[2,4]。通常来讲，髌腱断裂发生于需要显著激活伸膝装置的体育运动或项目，比如篮球、排球、足球、橄榄球、跳高和体操；非体育相关的损伤机制通常为被绊倒和摔倒的结果。大约相当于17.5倍体重的外力可以导致髌腱断裂[9]。研究表明股四头肌腱在断裂前可以经受住30kg/mm的张力[6]。自发性髌腱或股四头肌腱断裂发生于患有全身性或感染性疾病的患者，比如系统性红斑狼疮、痛风性关节炎、银屑病性关节炎、甲状旁腺功能亢进、糖尿病、慢性肾衰竭以及类风湿性关节炎，这些疾病会使受累的软组织结构变得脆弱[7,10]。其他的危险因素包括既往膝关节手术，比如利用自体髌腱移植的前交叉韧带重建术和全膝关节置换术[10]。髌腱内注射皮质类固醇和促蛋白合成类固醇的使用都是与单纯髌腱断裂有牵连的易患因素[3,4,7]。进展性髌腱炎(跳跃膝)和退变性肌腱病的末期也是引起髌腱断裂的常见机制。

一些髌腱或股四头肌腱部分断裂的患者可以通过在完全伸直位制动4~6周进行治疗，但对肌腱完全断裂的治疗首选即刻手术修复。即刻修复髌腱断裂和股四头肌腱断裂可以提高手术效果[5,7]。延误诊断从而延误修复所致的有害结果包括膝关节屈曲活动受限、股四头肌萎缩和患者的功能恢复程度降低[7]。

下面介绍纽约外科专科医院(HSS)的伸膝装置修复手术及术后康复指南。

手术概述

伸膝装置包括股四头肌、股四头肌腱、髌骨和髌腱。股四头肌肌肉系统由股直肌、股内侧肌、股外侧肌和股中间肌构成，它们在远端共同联合成为股四头肌腱。股外侧肌和股内侧肌腱膜分别移位形成外侧和内侧支持带。股四头肌腱纤维跨过髌骨前面形成髌腱。髌腱主要由股直肌远端中间纤维构成，终止并附着于胫骨结节。

髌腱断裂修复

多数髌腱断裂发生于骨骼与肌腱接合处，在这个部位，髌腱附着于髌骨下极[11]。髌腱断裂通常在髌骨下极下面出现可触及的缺损，同时髌骨本身可以向近端移位多达5cm。髌腱体部断裂很少出现，并且这种断裂很难修复。髌腱撕裂修复可以用不可吸收缝线将肌腱的内、外两部分缝合。先打一个横跨髌骨下极的骨道，在髌骨上方和下方分别钻几个孔，然后将缝线从下方穿入，在上方穿出并且打结(图33-1A)。体部撕裂修复可使用交锁缝合，连接髌腱的远近断端(图33-1B)。如果需要的话，可以使用环扎缝线、同种异体肌腱移植或者膝关节周围肌肉组织，以加强修复的效果。

股四头肌腱断裂修复

股四头肌腱断裂可以发生在骨骼与肌腱接合处或者通过肌腱体部[6]。其中发生在髌骨上极骨骼肌腱接合处的断裂较常见。在这种情况下，髌骨上极的创面为残余肌腱组织。而股直肌和股中间肌的远侧断端创面为慢性炎性组织。凿一个水平通过髌骨上极的骨道，在靠近骨道底部的位置钻孔，将缝线由肌腱穿出通过钻孔后再缝合于肌腱(图33-2)。急性体部撕裂可以直接修复，使用正中切口，清理远近断端，然后用不可吸收缝线将两个断端缝合，拉紧打结。

在股四头肌腱或髌腱断裂修复术后，通过髌骨的位置(高位或低位)和轨迹，评估其术中活动范围(ROM)。手术过程中，如果修复部位没有明显张力，膝关节屈曲应达到9°[12]。手术后，将患者的下肢置于锁定在0°伸直位的铰链式膝关节康复支具中。在不复杂的急性伸膝装置断裂修复后，保持支具在完全伸直位，如果患者可以耐受，允许患者逐渐负重。

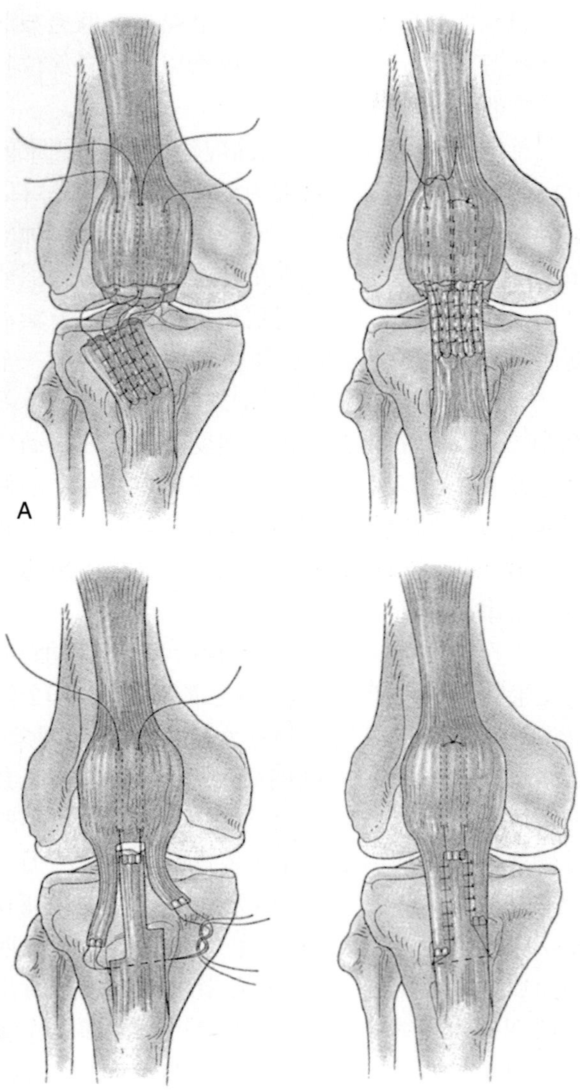

图33-1　髌腱断裂修复。**A**,撕裂修复。**B**,体部断裂修复。

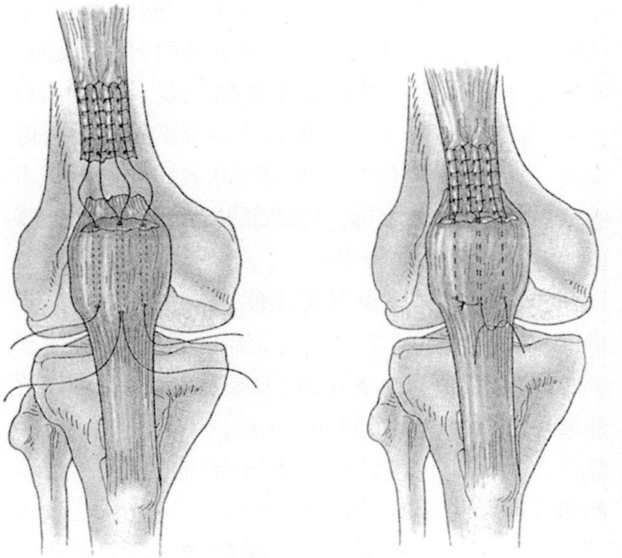

图33-2　急性股四头肌腱断裂修复。

康 复 概 述

康复治疗应该在股四头肌腱或髌腱断裂修复术后尽早开始。与相关的手术医生沟通,对照料这些患者是很有必要的。康复医师应该与手术医生讨论术后关节活动度的具体受限情况和负重情况。其他需要考虑的因素还有患者的年龄、骨骼及组织状况以及从受伤到手术经历的时间。在保护修复方面对患者的教育是非常重要的,并且对于门诊部患者更需要着重强调,以确保修复的成功固定。同时,在康复过程的早期阶段,膝关节屈曲活动度的增加和股四头肌力量的增强应该是渐进性的,以防止造成修复的失败。

康复医师与手术医生需要告知患者股四头肌腱或髌腱断裂修复术后的康复是漫长的过程。康复医师应该告诉患者康复过程中特殊的时间框架和目标。患者应该意识到在康复过程中,其自身是一个主动的参与者,而不是从医生那里得到治疗的被动接受者。同时,康复计划中的目标应该与患者的情况相匹配。股四头肌腱断裂修复术后的老年患者与髌腱断裂修复后的年轻运动员相比较,他们的康复目标应该是不同的。康复进程的快慢取决于按功能和要求制定的个体化治疗方案。如果损伤的原因是继发于前面提到的任何一种潜在的疾病状态的话,术后的康复也应该进行相应修改。应该向患者强调术后注意事项。

术后第一阶段:最大程度保护(第0~6周)

股四头肌腱断裂或髌腱断裂修复术后,患者的下肢应置于锁定在0°伸直位的铰链式膝关节支具中。第一阶段的康复治疗应该在术后1周内开始。给患者提供一个在家中使用的膝关节持续被动活动(CPM)机(如果能够耐受,活动范围为0°~45°)。CPM机(家中或诊所)会对术后早期开始的膝关节屈曲ROM、术后疼痛的控制、患者对止痛药物的需要和术后渗出的减少有所帮助,同时,对于降低关节纤维性强直发生的危险也会有所帮助[17-19]。在患者第一次门诊就诊时,应该着重强调对患者的教育。康复医师应该教授给患者术后避免膝关节主动伸直的预防措施，指导患者在康复治疗全过程中（除了在进行CPM或关节活动度训练时）佩戴支具，并锁定于伸直位。教给患者如何佩戴及正确调整支具，如何在皮肤或伤口检查等必要的情况下去除支具，告诉患者如何适当地使用冰敷。同时对患者的活动限制、疼痛控制、处理下肢水肿和膝关节渗出等重要原则进行指导。

步态训练应该重点关注使用拐杖在平面和楼梯上安全行走。行走应该是无痛的，将支具锁定于0°伸直位，负重从20%开始，如果能够耐受，可以逐渐增加到50%。有关负重的初始水平和进展水平，都可以使用标尺或计算机化压力训练板来给患者和康复医师提供反馈信息。

股四头肌腱断裂或髌腱断裂修复术后最常见的并发症是关节活动度丧失[7,15]。延长膝关节制动时间的危害包括软骨营养不良、肌肉萎缩、瘢痕组织形成和韧带组织薄弱[13,14]。传统意义上说，伸膝装置修复术后需要使用管型石膏或支具严格制动6周或更长时间[6,7,11,16]。随着外科手术技术的改进，伸膝装置修复术后在康复医师指导下的早期活动已被手术医生所支持[2-4,10-12,16]。早期受控的关节活动度练习可以促进组织再生、塑形以及修复部位胶原纤维的强化[12]。

总体上说，膝关节45°屈曲应作为术后3周末的目标，90°应作为术后6周末的目标，并且如果可以耐受，此后可以继续提高[4,10,12]。患者和康复医师应该了解手术医生所规定的关节活动度确切范围或目标，并为在指定时间内完成想要达到的关节活动度而努力。患者安全增加膝关节活动度的第一个练习是坐位辅助下主动关节活动度练习（AAROM），即在对侧下肢的辅助下屈曲或被动伸直膝关节（图33-3A，B）。强烈要求患者避免主动伸直膝关节，以免使修复组织承受张力。一旦达到85°~90°的膝关节屈曲，就可以开始无阻力短曲柄（90mm）固定自行车练习。

随着膝关节创伤或手术干预后渗出的增加，可能发生股四头肌抑制。Spencer等人[20]通过向10个健康患者膝关节腔注射生理盐水证实了这个现象。他们发现，注射20~30mL的生理盐水，股内侧肌会出现抑制；而注射50~60mL生理盐水，股直肌和股外侧肌群会出现抑制。伸膝装置修复手术的另一个并发症是持续的股四头肌无力[5,7,11,15,20]。Siwek和Rao[7]通过两年多的随访发现，在他们的经过股四头肌肌腱急性断裂修复的患者中，有75%的患者出现股四头肌萎缩2~4cm。通过应用冰敷和动作矫正在康复过程的各个阶段控制膝关节渗出，可以

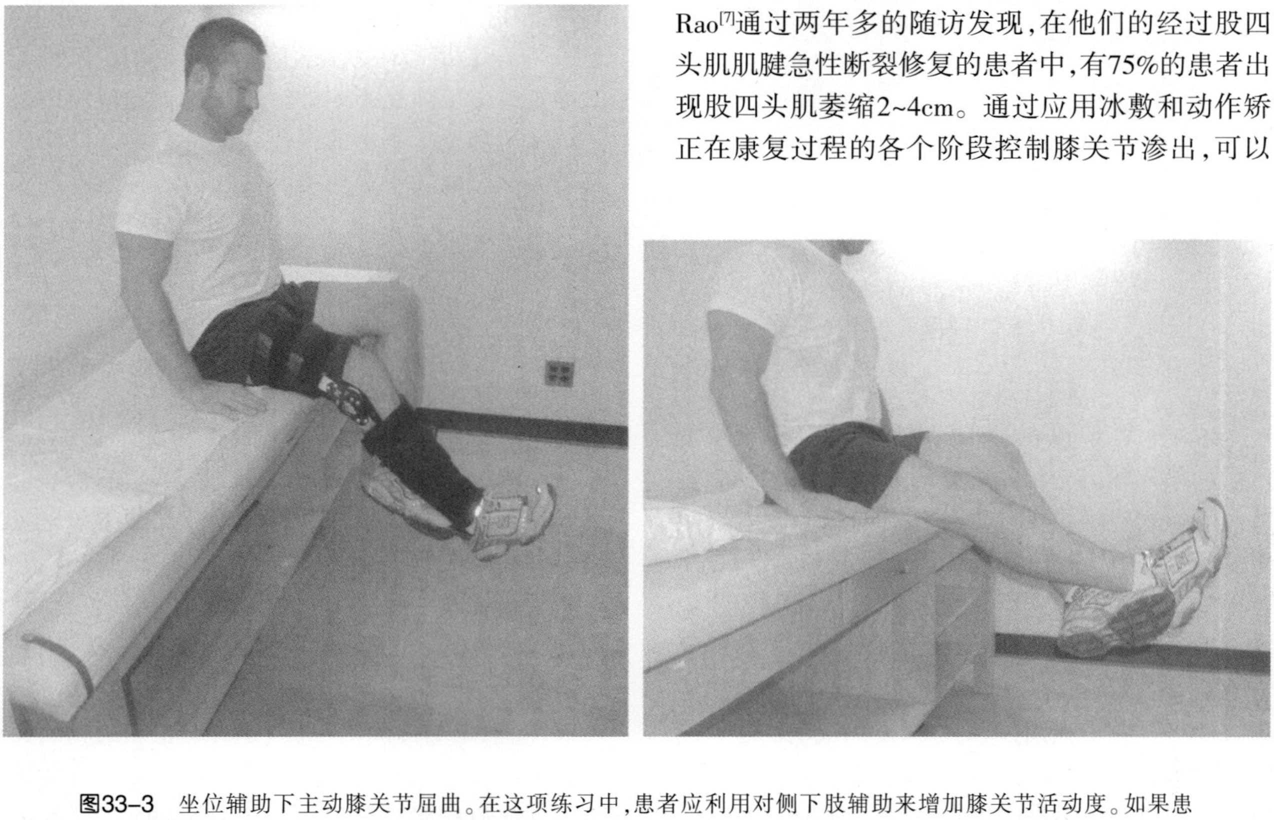

A B

图33-3 坐位辅助下主动膝关节屈曲。在这项练习中，患者应利用对侧下肢辅助来增加膝关节活动度。如果患者遵守膝关节活动度限制，可以在去除支具的情况下进行这项练习。**A**，患者以对侧下肢来支托手术侧小腿并缓慢引导膝关节屈曲。**B**，患者应避免通过在对侧肢体完全辅助下活动手术侧小腿来主动伸直膝关节。

增强股四头肌功能。增加股四头肌力量的最初练习指导包括教会患者做股四头肌次强等长收缩。多角度等长收缩练习可以随着膝关节屈曲活动度的改善来进行。如果需要，也可以早期使用神经肌肉电刺激（NMES）来增加股四头肌收缩。当达到良好的股四头肌控制时，指导患者做仰卧位直腿抬高（SLR）练习，这个练习开始时应将支具锁定于伸直位。

如果练习中出现渐进性疼痛，应停止直腿抬高练习。当股四头肌力量增加后，患者可以摘下支具进行这项练习。这个阶段的主要目标之一是有能力进行没有伸膝迟滞的直腿抬高练习，同时这也是股四头肌力量增强的明显标志（图33-4A，B）。

在这个阶段一旦患者达到50%负重，便可以指导患者进行双侧闭链本体感觉练习（在支具保护下）。这些练习旨在激发患者的感觉-运动系统并有助于改善关节的知觉。应用计算机化压力板训练技术可以在本体感觉训练中为患者提供视觉信号。单平面平衡板也是这个阶段适合使用的训练装置（图33-5）。

指导患者进行踝关节主动背屈和跖屈以及用弹性带施加阻力背屈踝关节，以防止腓肠肌萎缩和增加下肢血液循环。进行俯卧位和侧卧位直腿抬高练习可以维持和增加髋关节近端肌肉力量。

当切口稳定后，康复医师可以进行瘢痕松动术，并教会患者如何维持瘢痕活动和避免瘢痕的形成及皮下粘连。

在这个阶段可以开始轻柔的髌骨松动术，以预防髌股关节活动受限。髌腱断裂和股四头肌腱断裂修复的患者分别进行上方和下方滑动时要格外小心，避免修复部位受力。也要教会患者在家中进行髌骨松动术。

A

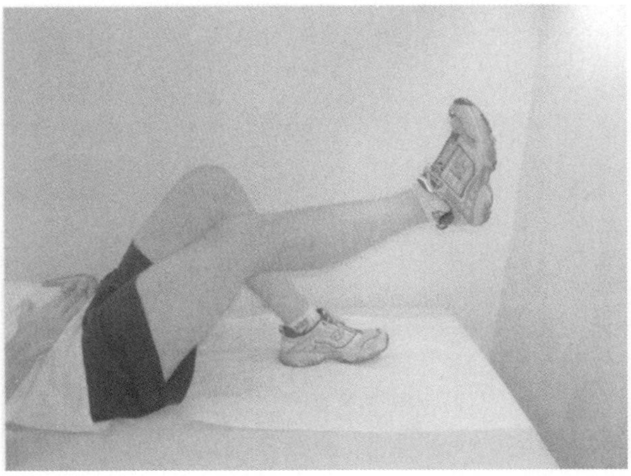

B

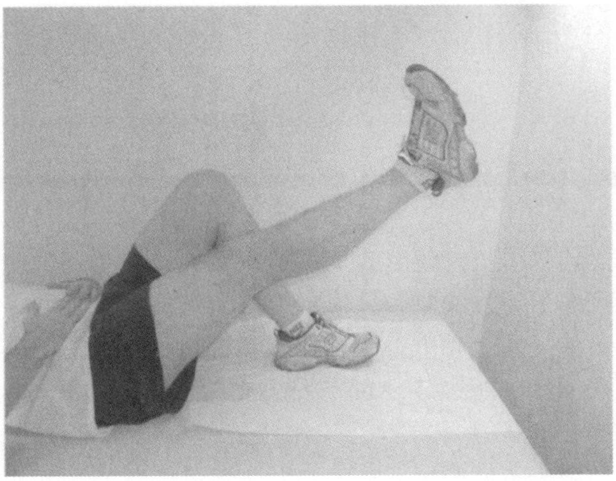

图33-4　**A**，直腿抬高时伸膝迟滞。当进行直腿抬高练习时不能维持膝关节伸直，是下肢控制不足和股四头肌力量不足的标志。如果在这种方式下进行练习，修复区域会出现过度的张力。**B**，直腿抬高时没有伸膝迟滞。

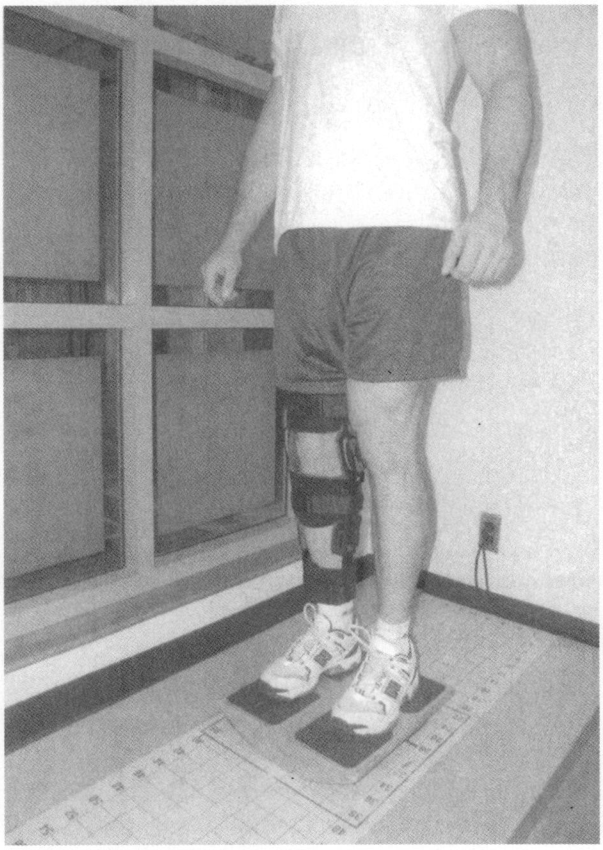

图33-5　本体感觉练习。一旦患者负重达到50%，可以开始早期双侧本体感觉练习（佩戴康复支具）。在负重练习和本体感觉训练时可以使用NeuroCom平衡系统（NeuroCom，Clackamas，OR），它可以给患者提供视觉反馈。可以使用平衡板在冠状面进行本体感觉训练。

术后第一阶段：最大程度保护（第0~6周）

目标

- 控制术后疼痛和肿胀
- 使患者本人理解修复位需要严格保护
- 逐渐增加膝关节屈曲角度（医生指导下）
  比如：0~3周由0°增加至45°，4~6周由45°增至90°
- 避免发生股四头肌抑制
- 独立进行家庭治疗练习计划（HEP）

注意事项

- 避免膝关节主动伸直
- 保持支具的正确对线
- 避免在支具没有锁定于0°位时行走
- 避免强行屈膝，遵守医生规定的关节活动度限制

治疗措施

- 冰敷
- 教会患者如何使用支具（锁定，仅在关节活动度练习时解锁）
- 持续被动活动机（家中和诊所用）
- 坐位主动和辅助下主动膝关节屈曲练习，被动伸直
- 如果关节活动度大于85°，使用短曲柄阻力固定自行车练习
- 股四头肌再训练（神经肌肉电刺激下或生物反馈下股四头肌次强收缩）
- 多角度股四头肌等长收缩
- 将支具锁定于0°（屈髋）直腿抬高
- 瘢痕松动术
- 髌骨松动术
- 步态训练——将支具锁定于完全伸直位，使用拐杖在可以耐受的情况下渐进性负重，然后进展到将支具锁定于伸直位，使用手杖在可以耐受的情况下负重
- 其他平面的直腿抬高，近端和远端肌力锻炼
- 如果需要，用上肢肌力练习仪（UBE）来锻炼心血管系统

晋级标准

- 关节活动度达到0°~90°
- 髌骨活动度良好
- 直腿抬高不出现伸膝迟滞
- 支具锁定于0°伸直位，使用手杖能无痛负重

注意事项

对修复部位的保护非常重要。确保患者对术后计划和注意事项的依从是保护的关键。在手术中，手术医生应评估的膝关节屈曲活动度和修复区域的张力，依此来决定术后关节活动度的恢复进展。对于这些患者膝关节屈曲活动度的进展，通过书写病历或直接接触的方式与手术医生进行交流是非常必要的。对于复合损伤、复杂修复、延迟修复和依从性差的患者，在早期关节活动度治疗之前仍需长时间制动[10]。需要向患者强调要正确使用术后康复支具，并应观察带铰链支具是否正确对线。医生和患者都要注意在行走时出现的支具向下移位，因为如果将支具的旋转轴定位于膝关节中心的下方，膝关节上会产生屈曲力矩（图33-6）。而膝关节屈曲位的负重会产生过度的张力，从而破坏修复。

在这个阶段不鼓励进行被动关节活动度（PROM）练习及俯卧位ROM练习，因为增加的张力会传递至修复区域（图33-7）。

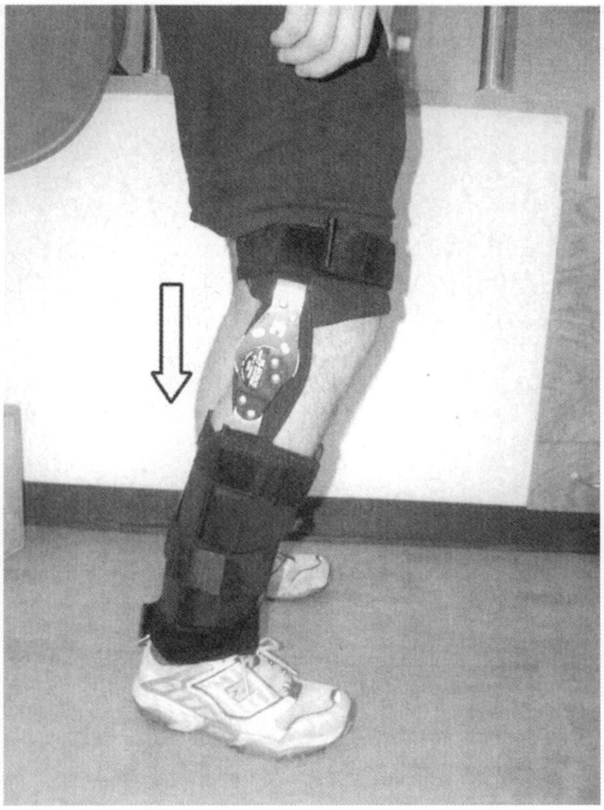

图33-6　支具对线不良。禁忌屈膝时负重，而如果允许支具向下移位就有可能发生。

应逐渐增加负重，并应关注那些低痛阈和负重进展太快的患者。应该再次向患者强调直腿抬高的质量。康复医师应了解手术失败的征象。这些征象包括：不能进行没有伸膝迟滞的直腿抬高，股四头肌腱断裂修复术后髌骨上出现可触及的缝隙，髌腱断裂修复后在髌骨下出现可触及的缝隙。康复医师同时要观察有无其他并发症，比如感染、伤口裂开和腓肠肌触痛加剧/皮温升高，后者可能提示深静脉血栓(DVT)。

术后第二阶段：中度保护(第6~11周)

这一阶段的目标为逐渐增加和恢复膝关节屈曲角度，增加股四头肌肌力，并且将疼痛和肿胀降到最低限度。当这些目标达到时，步态及功能状态将得到改善。随着负重、功能状态及活动等级的增加，患者及康复医师应该持续监测膝关节的水肿及疼痛情况。冰敷和动作矫正技术有助于减轻疼痛和渗出，因此在这一阶段应继续使用。

利用重力和患者体重增加膝关节屈曲的额外练习包括：仰卧位主动辅助滑墙练习，在台阶上进行膝关节屈曲牵伸，以及将脚置于地面的坐位膝关节屈曲练习(图33-8)。随着这一阶段的进展，如果需要可以增加这些练习。继续进行髌骨松动术以增加髌骨和胫股关节活动度，避免轨迹异常及髌股关节接触应力的增加。限制髌骨向下方滑动可能导致膝关节正常屈曲的困难。一旦患者获得110°~115°的膝关节屈曲角度，静态自行车练习可以由短曲柄进展到标准柄长170mm的常规自行车。静态自行车练习的益处包括：关节活动时产生的胫股关节应力较小，促进股四头肌肌力更好的复原[21,22]。

逐渐增加股四头肌肌力的练习也是这一阶段的一个主要目标。继续进行直腿抬高练习，并且只要不出现伸膝迟滞，要在去除支具的情况下进行练

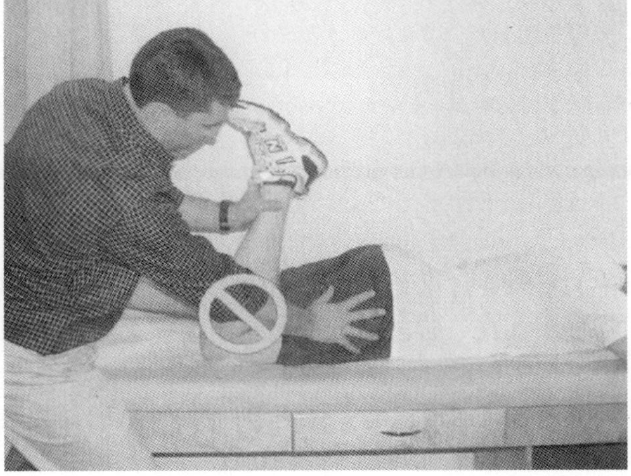

图33-7　避免俯卧位辅助下主动关节活动度或被动关节活动度操作。俯卧位手法操作或自主练习来增加膝关节活动度往往会太剧烈，因此在第一阶段应该避免。

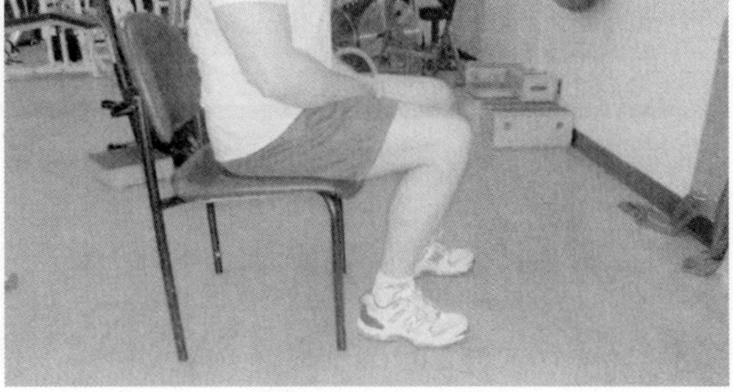

图33-8　坐位辅助下主动膝关节屈曲。在这个练习中，患者坐于椅子上，保持脚置于地面，将膝关节屈曲至舒适的位置。然后患者在椅子上向前缓慢移动，利用上半身的扭转力矩辅助膝关节屈曲关节活动度练习。建议患者不要过度进行这项练习，并且一旦出现疼痛应立即停止练习。

术后第二阶段：中等程度保护（第6~11周）

目标

- 将疼痛和肿胀降到最低限度
- 使患者理解活动限制
- 恢复膝关节屈曲活动度至125°
- 在不使用辅助设备的情况下恢复正常步态
- 患者能登上20cm高的台阶

注意事项

- 避免过度肌力练习
- 避免因活动等级增加过快而增加膝关节渗出和疼痛
- 避免过度屈膝关节活动度练习

治疗措施

- 冰敷
- 指导患者使用支具(锁定与解除锁定，转盘铰链设置)
- 步态训练—— 一旦患者达到良好的股四头肌控制，可将支具的60°屈曲位锁定解除
- 去除支具(股四头肌控制良好，与医生沟通)
- 水池中行走或水下踏车系统行走
- 主动或辅助下主动膝关节屈曲练习
- 继续进行髌骨松动术
- 当膝关节屈曲达到110°~115°时可使用正常自行车(标准柄长)
- 腿部蹬踏器(双侧)，如果关节活动度大于90°可进展到离心及单侧
- 开始向前上台阶练习
- 开始静蹲练习，在舒适范围内滑墙练习
- 进一步本体感觉练习
- 逆向行走
- 对近端及远端肌群进行渐进性抗阻练习及柔韧性练习
- 开始股四头肌柔韧性练习

晋级标准

- 关节渗出减少至消失
- 膝关节屈曲活动度至少达125°
- 正常髌骨活动度
- 良好的下肢控制——无伸膝迟滞
- 能登上20cm高的台阶
- 正常及对称的步态姿势

习。一旦患者可以毫不费力地进行3组、每组10次的重复练习，就可以使用砂袋进行这项练习。当进展到渐进性抗阻练习(PRE)计划时，必须向患者强调练习质量的重要性。

当膝关节活动度和股四头肌力量增加后，可进一步加强步态练习。将转盘铰链支具设定于60°屈曲位，患者可以在使用腋杖辅助小腿控制下开始行走练习。一旦股四头肌控制得到改善，并且正常对称的步态姿势得到重建后，便可以不再使用支具和拐杖。在这一阶段水下踏车系统会对患者的步态训练提供帮助。

闭链练习可以减少剪切力，激发本体感觉和增加动态平衡[23]。指导患者双下肢使用腿部蹬踏器进行闭链运动(CKC)练习。在进行腿部蹬踏练习前，患者至少应该能达到膝关节90°屈曲。当腿部控制改善后进行离心腿部蹬踏练习(图33–9)，这可以

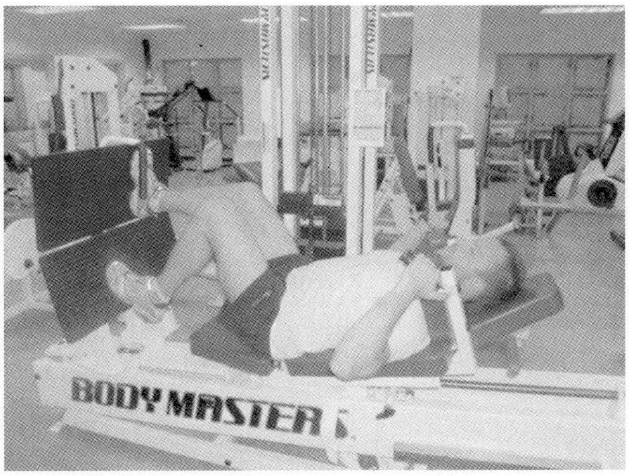

图33-9　离心腿部蹬踏。当腿部控制改善后，进行离心腿部蹬踏练习(在双侧腿部蹬踏练习中大约使用60%的体重)。患者使用双下肢蹬推机器踏板，用患侧下肢控制踏板的返回。

帮助患者为在第三阶段或第二阶段后期进行的功能性下台阶练习做好准备。当肌力和关节活动度增加后，患者可以进一步进行功能性向前上台阶练习，台阶的高度可以逐渐增加(10、15和20cm)。可以通过滑墙进行静蹲练习，这样的练习可以保证安全而受控的运动轨迹，并且可以监控捻发音和膝前痛等征象。随着下肢控制的改善，可进行动态压球静蹲练习。

继续本体感觉练习并且可以由单平面平衡板上双下肢练习进展到单侧肢体在多平面踝关节生物力学平台系统(BAPS)板或计算机平衡系统上练习。这些练习应在不超过术后膝关节生理容量的情况下安全进展。康复医师应密切评估每一项活动，以充分达到下肢控制。

在逐渐增加速度或使用斜面的情况下进行逆向行走练习，以增强下肢控制、平衡性、灵活性、协调性和股四头肌功能[24]。

在这一阶段应纳入增加近端和远端肌群力量及柔韧性的练习并逐渐提高强度。将站立位腓肠肌、腘绳肌和髂胫束牵伸纳入患者的家庭练习计划。应适时将用于髋关节外展/内收/前屈/后伸及腓肠肌收缩练习的等张器械练习纳入到患者的健身房训练计划中。这一阶段的后期也可以加上适度的股四头肌柔韧性练习。

注意事项

患者及康复医师应该小心监控肌力练习的运动量。随着运动量的增加，在康复计划中应加入休息的时间，以便肌力逐渐增加。在关节活动度练习中，患者可能会发现，进行2~3项练习已足以达到恢复膝关节屈曲角度的目标。在增加更多、力度更大的关节活动度练习时，康复医师应观察患者是否出现疼痛。

医生还应观察髌骨的位置。在髌腱或股四头肌腱断裂修复术后可能分别会出现低位或高位髌骨。继续进行髌骨关节松动术以恢复正常的髌骨活动度。在练习和日常活动中监控髌股关节疼痛的不适主诉，因为这在伸膝装置修复术后经常发生[4,25]。

存在持续性伸膝迟滞的患者对于康复医师而言是一个具有挑战性的问题。术后伸膝迟滞可能继发于膝关节伸直最后阶段的股四头肌无力、髌骨活动受限、股四头肌偏移受限、过度牵伸引起的病理性股四头肌延长以及在延迟修复与失败修复中出现的组织固定或松动不足。一些练习，如使用弹力带的闭链终末伸膝练习和在垫枕上的终末伸膝练习，可能会对增加终末期股四头肌肌力有所帮助(图33-10A，B)。等长练习的活动范围可能超出关节活动度大约20°的角度[26]，因此多角度等长练习，尤其是向终末范围伸膝，可能也会对消除伸膝迟滞有所帮助。

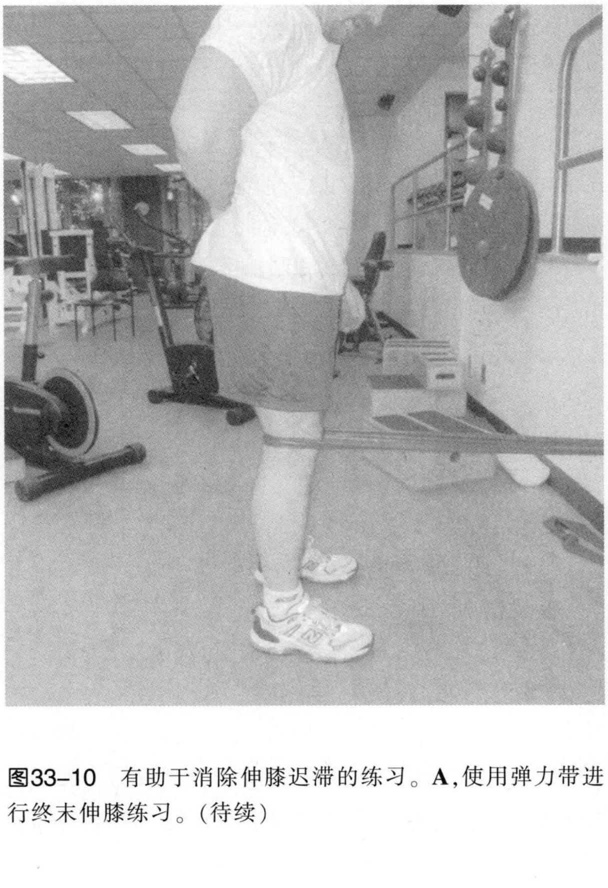

A

图33-10　有助于消除伸膝迟滞的练习。**A**，使用弹力带进行终末伸膝练习。(待续)

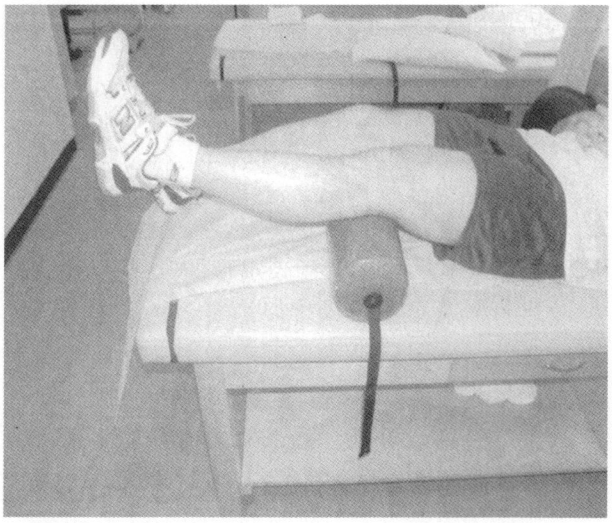

B

图33-10（续）　**B**，在垫枕上进行终末伸膝练习。

术后第三阶段：早期功能恢复（第11~16周）

这一阶段致力于恢复膝关节屈曲角度、股四头肌柔韧性和肌肉力量。应能观察到患者进行功能性日常活动的能力在稳步增长。

在这一阶段应该达到膝关节完全的屈曲角度。康复医师可以使用手法技术，如软组织按摩、肌筋膜放松（MFR）和收缩-放松技术来辅助恢复由于软组织紧缩导致的膝关节屈曲受限。同时在这一阶段康复医师可以使用肌肉长度测试来评估股四头肌的柔韧性。俯卧位膝关节屈曲角度的测量和Thomas试验是检查股四头肌群紧缩的有效方法，并应与非手术侧下肢进行对照。教会患者进行股四头肌柔韧性练习以增加肌肉长度，每次练习要保持20~30秒（图33-11A，B）。

闭链运动肌力练习在这一阶段可以继续进展。离心和双侧腿部加压练习可以进展到单侧腿部加压练习。静蹲练习可以由压球静蹲进展到使用运动带静蹲，再到自由静蹲。通过这些治疗可以充分恢复下肢和躯干的控制。

一旦患者达到肌力增加和腿部控制，就可以开始功能性向前下台阶练习15cm（图33-12）。台阶的高度逐渐增加，由每阶10cm到15cm，再到20cm。

对于单纯的股四头肌群肌力练习，在这一阶段可以使用开链运动练习（OKC），以腿部伸直训练机的形式进行。在进展到开链运动股四头肌活动前，应该达到膝关节完全的关节活动度。康复医师和

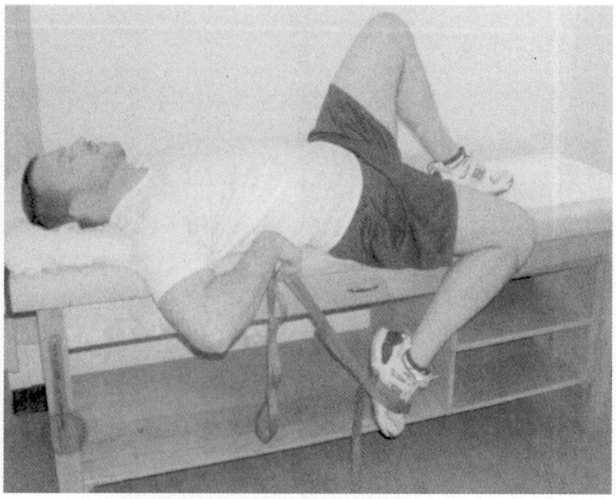

A

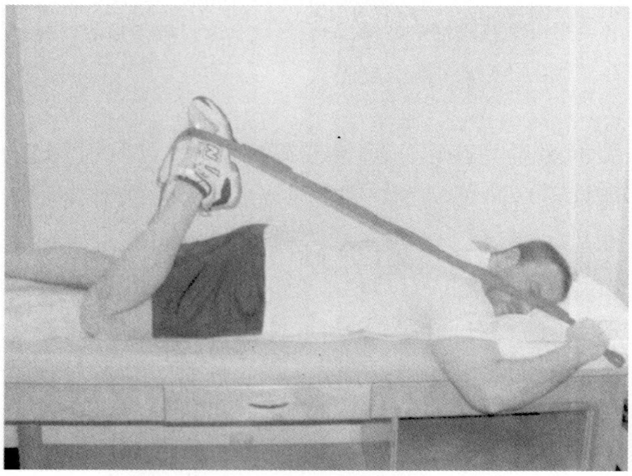

B

图33-11　股四头肌柔韧性练习。**A**，仰卧位股四头肌牵伸（双关节髋屈肌）。**B**，俯卧位辅助下主动股四头肌牵伸。

患者应该密切监控这项练习中有无任何捻发音和髌股关节疼痛的征象。进行这项练习时应保持无痛的活动范围。当股四头肌力量增加后，也应进行等速练习。在HSS，作者的经验是使用较快的速度（180°~300°/秒）可以减少髌股关节的应力，并且可以使患者更好的耐受。

将灵活性练习纳入计划中，可增加下肢动态控制。逐渐开始运动带活动，由倒走开始，进展到侧对侧的克力欧卡舞活动。

在这一阶段可观察到患者功能活动的稳步进展。在不增加膝关节渗出和疼痛的情况下，可以稳步延长负重时间和增加行走距离。负重静蹲测试可以评估伸膝装置修复术后功能负重的缺失。计算机压力测定板系统（NeuroCom，Clackamas，OR）可以评估不同功能静蹲位置时（0°、30°、60°和90°）负重肢体的对称性（图33-13A，B）。

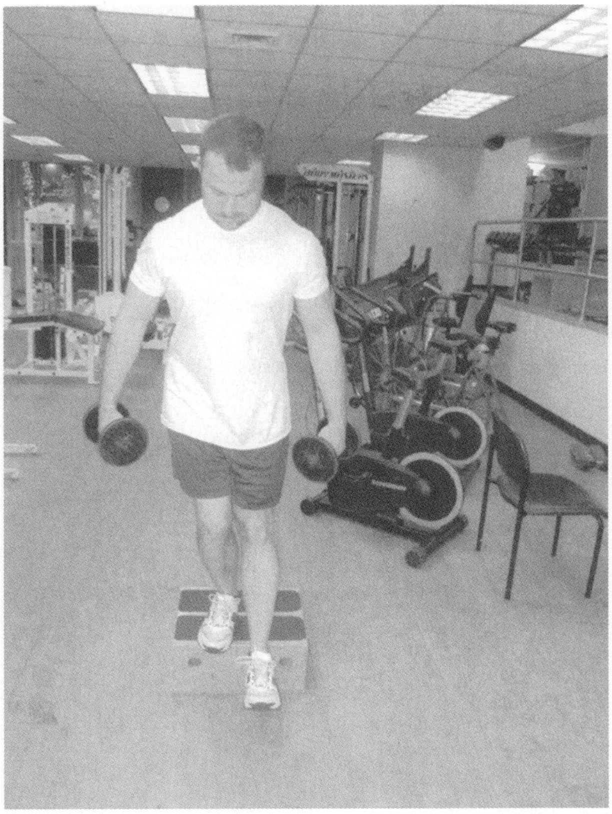

图33-12　向前下台阶练习。在这个练习中,患者站在一个盒子或台阶的上面,并且使用对侧小腿缓慢走下台阶,使用患侧下肢离心控制身体下降。在进行这项练习时可以使用言语提示或视觉反馈(镜子)使下肢和躯干对线达到最佳。

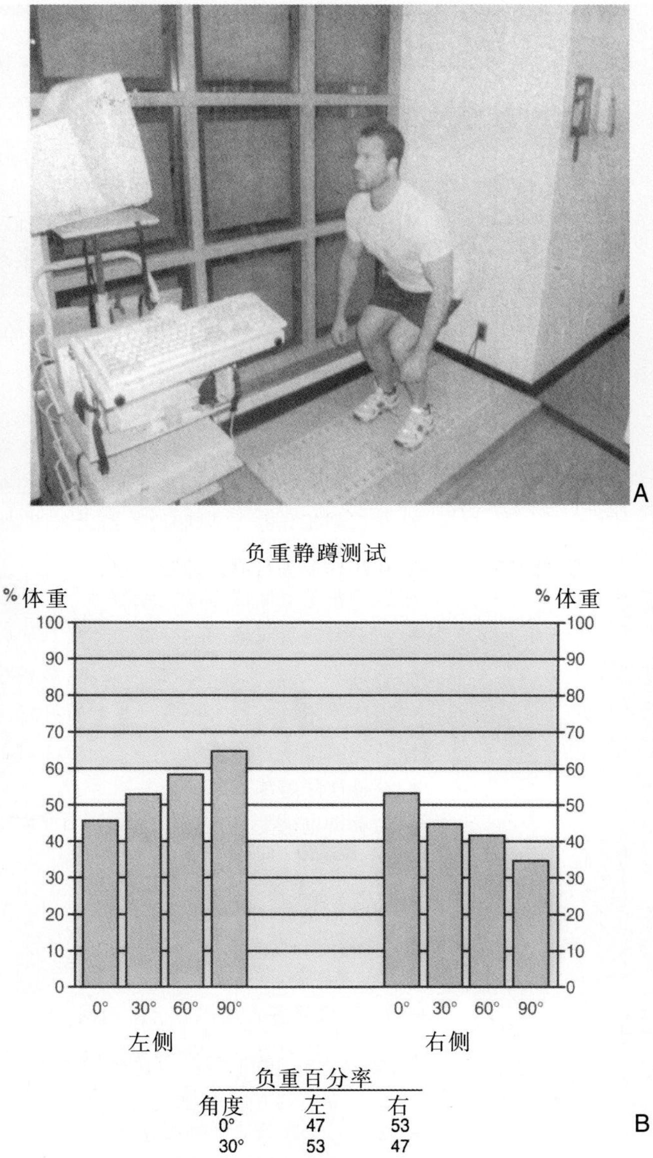

图33-13　负重静蹲测试。**A**,在90°使负重静蹲。**B**,负重静蹲测试结果。当患者在增加膝关节屈曲角度的情况下进行静蹲时,右下肢负重相应减少。

当患者完成建议的台阶练习并显示出控制能力的增加后，应该可以完成双向往返台阶训练。在这一阶段使用向前下台阶测试[27]来评估股四头肌力量和下肢控制。在这个测试中，患者站在20cm高的盒子顶部,然后从盒子上缓慢走下。压力测定板可以测量出下降小腿的撞击力,因而算出支撑腿控制身体下降的能力。在这项测试中把10%体重下的平均撞击指数作为标准值，应该达到85%的肢体对称性。

在进展到向前跑之前，可以先进行逆向跑练习。能够充分的完成向前下台阶测试是患者可以开始逆向跑的标志,逆向跑对增加伸膝力量有所帮助。同时,逆向跑时前脚掌触地有利于吸收地面的反作用力,从而可以限制加在术后膝关节上的应力[28]。

注意事项

为了达到这一阶段的目标增加了多项练习,因此需要仔细检查患者的家庭和健身房相关计划。应注意训练计划的运动量(组、重复次数、重量和每周练习天数)，以防止在康复过程中肌肉-肌腱单元超负荷以及医源性肌腱炎。在进行开链运动练习和更进一步的闭链练习时应该持续监控髌股关节疼痛的征象。鼓励患者每日进行柔韧性练习,把肌力练习限制到每周3~4次。康复医师继续观察患者在家庭/健身房练习中的依从性。患者应该不依赖诊所中的等张肌力练习器,鼓励患者除家庭练习计划外增加健身房练习。

术后第三阶段：早期功能恢复（第11~16周）

目标

- 完全膝关节活动度
- 增加股四头肌和下肢柔韧性
- 有能力在良好的离心腿部控制下走下20cm高的台阶
- 恢复正常的日常生活活动
- 在向前下台阶(FSD)测试中达到85%的肢体对称性
- 独立进行家庭/健身房治疗练习计划

注意事项

- 避免在每日活动和治疗练习中引起疼痛
- 在达到充分的股四头肌力量和下肢控制之前避免下台阶练习
- 在达到充分的关节活动度、肌力和柔韧性之前避免高级别的体育活动

治疗措施

- 继续膝关节屈曲活动度练习
- 加入股四头肌群柔韧性练习
- 软组织按摩、肌筋膜放松和收缩-放松技术
- 进一步闭链练习——进一步台阶计划
- 开始向前下台阶练习
- 渐进性静蹲练习
- 如果可以耐受，加入开链伸膝练习（等速/等长）
- 高一级本体感觉练习
- 灵活性训练
- 踏步机训练
- 逆向跑
- 术后4个月进行向前下台阶测试(NeuroCom)
- 患者重复和遵守家庭/健身房治疗计划

晋级标准

- 达到完全膝关节活动度
- 充分的股四头肌力量和下肢柔韧性
- 具有良好的离心腿部控制，能走下20cm高的台阶（在向前下台阶测试中达到85%的肢体对称性）
- 在日常生活中——行走及双向台阶跨越，保持无痛
- 遵守家庭/健身房治疗练习计划

术后第四阶段：晚期功能恢复/重返体育运动（第16~24周）

康复计划最后这一阶段的主要目标是为运动员或其他人重返体育运动、娱乐、工作及全部功能活动进行准备。

当患者股四头肌力量增强，并且逆向跑动没有不适症状时，可以在踏车上开始向前跑动练习。

当达到以下的条件时，可以开始下肢功能往复运动练习。首先，运动员应该恢复完全的关节活动度和良好的下肢柔韧性。其次，应建立充足的力量基础。当患者负重相当于体重60%的情况下，能在5秒钟内完成5次力量蹲起时，可以开始功能往复运动练习[29]。最后，在先前进行的本体感觉练习中必须要观察到下肢对神经肌肉的控制。康复医师要观察和监控患者在功能和体育相关活动中有无恐惧迹象。

功能和等速测试力求超过或达到85%的肢体对称性，这有助于康复医师确定是否存在肌力降

术后第四阶段：晚期功能恢复/重返体育运动（第16~24周）

目标

- 不惧怕专项体育运动
- 肌力和灵活性达到最大程度，能满足个体体育活动的需要
- 单腿跳测试和等动力测试的肢体对称性≥85%
- 独立进行家庭/健身房治疗练习计划

注意事项

- 避免在治疗练习和功能活动中产生疼痛
- 在肌力完全恢复和获得医生许可之前避免进行体育活动

治疗措施

- 继续增加下肢肌力、柔韧性和灵活性练习
- 功能往复运动练习
- 向前跑步
- 灵活性和体育运动相关训练
- 依据评价结果进行家庭治疗练习计划

出院标准

- 功能和等动力测试的肢体对称性85%~90%
- 无痛跑动
- 不惧怕专项体育运动
- 患者理解家庭和健身房练习计划的适时进展

低。据文献报道，单腿跳测试可用来作为一项判断下肢不对称的专项测试[30]，并且可用于伸膝装置修复术后较高水平的患者。

注意事项

此阶段的康复训练主要针对患者的下肢力量和控制。需要向患者强调的是，必须遵守练习计划，才能达到最大限度的恢复，从而防止患者在重返体育运动、工作和全部功能活动时出现再次损伤。

（刘楠 译　周谋望 校）

参考文献

1. Casey, M.T. Jr., Tietjens, B.R. *Neglected Ruptures of the Patellar Tendon. A Case Series of Four Patients.* Am J Sports Med 2001;29(4):457–460.
2. Kasten, P., Schewe, B., Maurer, F., Gosling, T., Krettek, C., Weise, K. *Rupture of the Patellar Tendon: A Review of 68 Cases and a Retrospective Study of 29 Ruptures Comparing Two Methods of Augmentation.* Arch Orthop Trauma Surg 2001;121(10):578–582.
3. Kuechle, D.K., Stuart, M.J. *Isolated Rupture of the Patellar Tendon in Athletes.* Am J Sports Med 1994;22(5):692–695.
4. Marder, R.A., Timmerman, L.A. *Primary Repair of Patellar Tendon Rupture Without Augmentation.* Am J Sports Med 1999;27(3):304–307.
5. Kelly, D.W., Carter, V.S., Jobe, F.W., Kerlan, R.K. *Patellar and Quadriceps Tendon Ruptures—Jumper's Knee.* Am J Sports Med 1984;12(5):375–380.
6. Rasul, A.T. Jr., Fischer, D.A. *Primary Repair of Quadriceps Tendon Ruptures. Results of Treatment.* Clin Orthop 1993;289:205–207.
7. Siwek, C.W., Rao, J.P. *Ruptures of the Extensor Mechanism of the Knee Joint.* J Bone Joint Surg Am 1981;63(6):932–937.
8. Anzel, S.H., Covey, K.W., Weiner, A.D., Lipscomb, P.R. *Disruptions of Muscles and Tendons: An Analysis of 1014 Cases.* Surgery 1959;45:406.
9. Zernicke, R.F., Garhammer, J., Jobe, F.W. *Human Patellar-Tendon Rupture.* J Bone Joint Surg Am 1977;59(2):179–183.
10. Enad, J.G., Loomis, L.L. *Patellar Tendon Repair: Postoperative Treatment.* Arch Phys Med Rehabil 2000;81(6):786–788.
11. Enad, J.G. *Patellar Tendon Ruptures.* South Med J 1999;92(6):563–566.
12. Richards, D.P., Barber, F.A. *Repair of Quadriceps Tendon Ruptures Using Suture Anchors.* Arthroscopy 2002;18(5):556–559.
13. Enneking, W.F., Horowitz, M. *The Intra-articular Effects of Immobilization on the Human Knee.* J Bone Joint Surg 1972;54A:973–985.
14. Laros, G.S., Tipton, C.M., Cooper, R.R. *Influence of Physical Activity on Ligament Insertions in the Knees of Dogs.* J Bone Joint Surg 1971;53A:275–286.
15. Ilan, D.I., Tejwani, N., Keschner, M., Leibman, M. *Quadriceps Tendon Rupture.* J Am Acad Orthop Surg 2003;11(3):192–200.
16. Larson, R.V., Simonian, P.T. *Semitendinosus Augmentation of Acute Patellar Tendon Repair with Immediate Mobilization.* Am

J Sports Med 1995;23(1):82–86.

17. Noyes, F.R., Mangine, R.E., Barber, S. *Early Knee Motion after Open and Arthroscopic Anterior Cruciate Ligament Reconstruction.* Am J Sports Med 1987;15(2):149–160.
18. McCarthy, M.R., Yates, C.K., Anderson, M.A., Yates-McCarthy, J.L. *The Effects of Immediate Continuous Passive Motion on Pain During the Inflammatory Phase of Soft Tissue Healing Following Anterior Cruciate Ligament Reconstruction.* J Orthop Sports Phys Ther 1993;17(2):96–101.
19. O'Driscoll, S.W., Giori, N.J. *Continuous Passive Motion (CPM): Theory and Principles of Clinical Application.* J Rehabil Res Dev 2001;38(2):291.
20. Spencer, J.D., Hayes, K.C., Alexander, I.J. *Knee Joint Effusion and Quadriceps Reflex Inhibition in Man.* Arch Phys Med Rehabil 1984;65(4):171–177.
21. Ericson, M.O., Nisell, R. *Tibiofemoral Joint Forces During Ergometer Cycling.* Am J Sports Med 1986;14(4):285–290.
22. Ericson, M.O., Nisell, R., Arborelius, U.P., Ekholm, J. *Muscular Activity During Ergometer Cycling.* Scand J Rehabil Med 1985;17(2):53–61.
23. Lephart, S.M., Henry, T.J. *Functional Rehabilitation for the Upper and Lower Extremity.* Orthop Clin North Am 1995;26(3):579–592.
24. Cipriani, D.J., Armstrong, C.W., Gaul, S. *Backward Walking at Three Levels of Treadmill Inclination: An Electromyographic and Kinematic Analysis.* J Orthop Sports Phys Ther 1995;22(3):95–102.
25. Lancourt, J.E., Cristini, J.A. *Patella Alta and Patella Infera. Their Etiological Role in Patellar Dislocation, Chondromalacia, and Apophysitis of the Tibial Tubercle.* J Bone Joint Surg Am 1975;57(8):1112–1115.
26. Davies, G.J. *Compendium of Isokinetics in Clinical Usage.* Simon & Schuster Publishers, LaCrosse, WI, 1984.
27. Cavanaugh, J.T., Stump, T.J. *Forward Step Down Test.* J Orthop Sports Phys Ther 2000;30(1):A–46.
28. Threlkeld, A.J., Horn, T.S., Wojtowicz, G.M., Rooney, J.G. *Kinematics, Ground Reaction Force, and Muscle Balance Produced by Backward Running.* J Orthop Sports Phys Ther 1989;11:56–63.
29. Chu, D.A. *Jumping into Plyometrics.* Leisure Press, Champaign, IL, 1992.
30. Petschnig, R., Baron, R., Albrecht, M. *The Relationship Between Isokinetic Quadriceps Strength Test and Hop Tests for Distance and One-Legged Vertical Jump Test Following Anterior Ligament Reconstruction.* J Orthop Sports Phys Ther 1978 Jul;28(1):23–31.

第 34 章

髌骨近端及远端重建术

Theresa Chiaia, PT
Todd Cronin, MBA, PT

髌股关节痛占所有膝关节病变的25%，是青少年和年轻成人最常见的膝关节主诉[1,2]。髌股关节疾患所致疼痛的原因是多方面的，因而相关治疗也提倡从多角度入手，如应用绷带、支具、足矫形器、股四头肌肌力练习、股内斜肌（VMO）肌力练习、肌肉收缩时相控制、柔韧性练习和（或）近端肌力练习等。只有在各种保守治疗均无效时才考虑手术治疗。手术重建分为近端及远端术式。近端手术主要针对软组织，适用于反复发作的髌骨脱位/半脱位、影像学可见的髌骨外脱位以及伴有轻度骨性移位的中/重度髌骨倾斜（图34-1）。远端手术主要针对骨性结构，即胫骨结节移位，适用于髌股关节病以及骨成熟后潜在骨性对线不良所致的关节不稳（脱位/半脱位）[3]。下面是HSS推荐的近端及远端重建术后康复指南。

手 术 概 述

近端重建

近端重建手术即指对包括外侧支持带和（或）内侧支持带或股内侧肌远端在内的软组织的平衡调整。内侧髌股韧带（MPFL）是内侧支持带中的独立结构，在髌骨向外移位时提供主要的内向约束力。股内侧肌远端部分（一般指股内斜肌）止点附着于髌骨的内侧面，是髌骨的主要动力稳定结构[3]。如若发育不良，其止点会更贴近髌骨近极[4]。内侧髌股韧带重建是指应用自体或异体组织分别固定于内收肌结节及髌骨侧缘，拉紧后调节髌骨在滑车里的位置。在内侧紧缩术术式中，沿着髌骨止点处分离内侧稳定结构（股内斜肌和内侧支持带），保留一小部分组织，而后在髌骨偏向中心侧重建止点，缝合拉紧多余组织[3]。

远端重建

远端重建是指切取胫骨结节后将其向内、前、前内或远端移位。Fulkerson 前内侧移位术是单向胫骨结节移位［即内向移位（Elmslie-Trillat术式）］和前向移位（Maquet术式）的综合[4]。术中从前内向后外直线截断胫骨结节，将其内移抬起（图34-2）[5]，然后用两枚皮质骨螺钉固定（图34-3）。此术式并发症多与固定、切取部位或钉道处骨折及伤口愈合有关，也可能出现深静脉血栓（DVT）。当患者合并有严重的高位髌骨时，应同时行远端移位术，可使髌骨关节面在屈膝早期与滑车更为契合。术中切除胫骨结节，分离周围组织，然后向远端移位。

外侧支持带松解术通常与近端重建或远端重建手术同时进行[4]。可以在关节镜下操作，也可以切开髌骨外侧缘施术，将外侧支持带从髌骨上极向下极顺次松解。术中须注意保护从髌骨上极进入支持带的膝上血管，慎防其损伤从而导致术后关节内出血[4]。

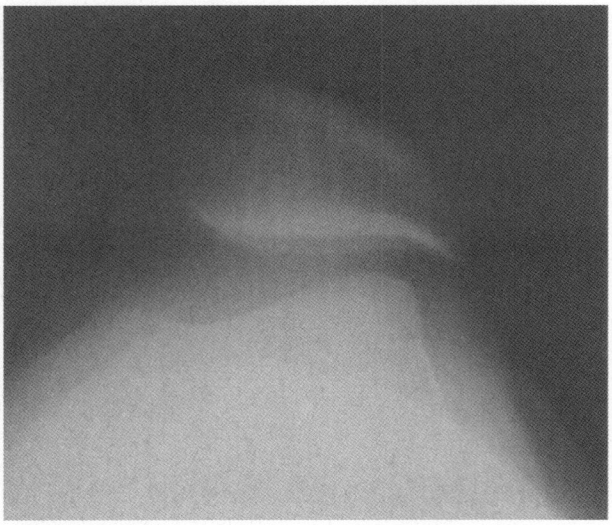

图34-1 髌骨倾斜的影像学表现。（*Courtesy of HSS Sports Medicine Service.*）

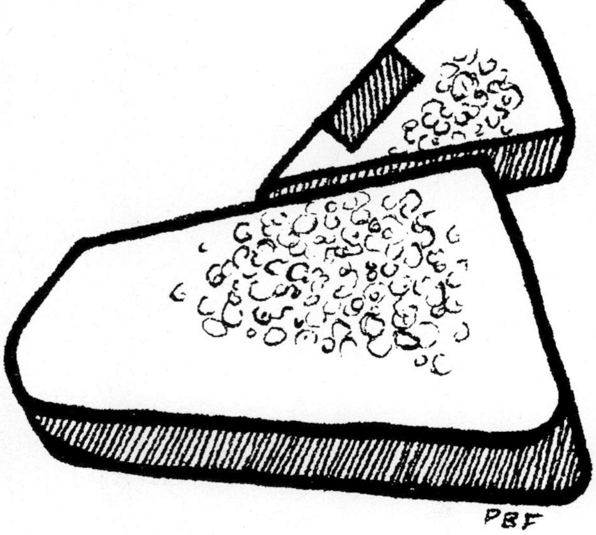

图34-2 Fulkerson前内侧移位术图示。

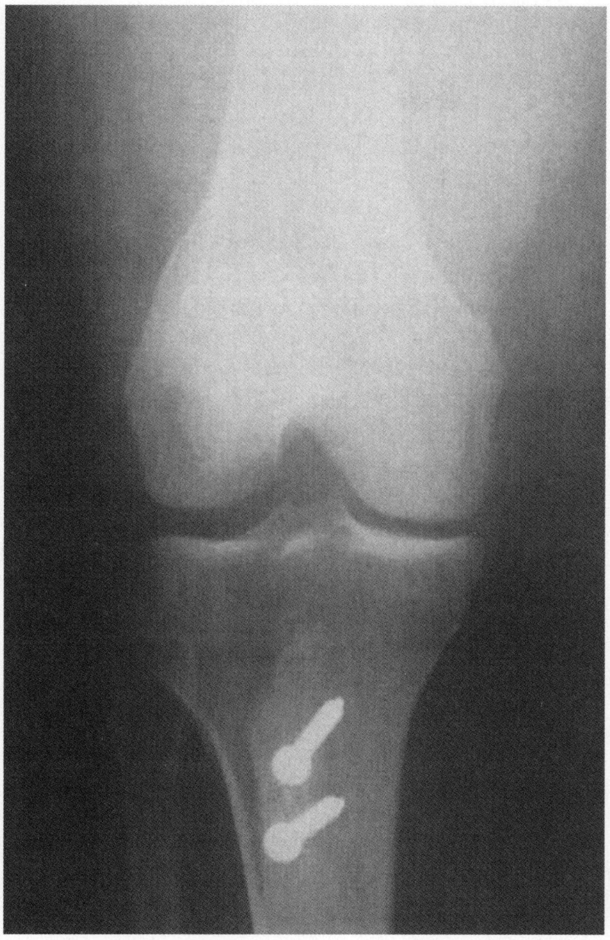

图34-3　以两枚皮质骨螺钉固定的胫骨结节移位影像学表现。(*Courtesy of HSS Sports Medicine Service.*)

康 复 概 述

近端/远端重建术后应积极进行康复治疗以防治各种术后并发症，如关节渗液、活动性炎症及疼痛等。早期须注意相关组织的愈合情况，包括近端重建手术后的软组织愈合情况及远端重建手术后的骨性固定情况。外侧支持带松解术虽不涉及愈合问题，但由于术区接近膝上动脉，术后应慎防关节内出血，因为其可导致局部瘀痕形成及肌肉抑制。关节内出血会导致股四头肌抑制，对关节本体感觉及关节软骨也会造成一定危害，最终延误康复进程[6,7]。疼痛也会影响股四头肌活动[8]。因此康复重点应放在控制关节内出血和疼痛，以及增强股四头肌随意控制上。股四头肌肌力练习是髌股关节康复的重要环节，必须在无痛运动弧内进行。无痛运动弧可根据损伤部位和患者的主观症状划定。由于股肌上起自股骨粗线，所以粗大的股四头肌力量练习可以在髌股关节面产生压力，并通过接触部位的不同改变压力分布[9]。制定康复方案前必须了解髌股关节的生物力学。关节连接在伸膝时起自髌骨下方，屈膝时向近端滑动[10](图34-4)。髌股关节作用力(PFJRF)是髌骨与股骨之间压力的一个测量指标，取决于屈膝角度和肌肉张力。另外一项重要指标为髌股关节接触面积。接触面上承载的负荷将决定髌股关节所受压强的大小(压强=压力/面积)。屈膝角度不同时股四头肌力量和接触面积随之改变，因此应针对具体情况开出不同的股四头肌肌力练习处方。在闭链活动中，压强随着屈膝0~90°范围内角度的增大而递增（力量和接触面积均增加）；在开链活动中，压强则随着伸膝程度的增加而递增(压力增加而接触面积减小)[11,12](图34-5)。术后应及早进行康复治疗。康复潜力取决于手术适应证(关节不稳或关节炎)、病程、术前状态和既往手术史。训练应在最佳负荷区内进行，活动所致受损组织的负荷既不能过高亦不宜过低[13]。治疗性训练和日常生活活动(ADL)练习必须从属于功能，无痛负荷范围应与组织动态平衡保持一致[14]。康复

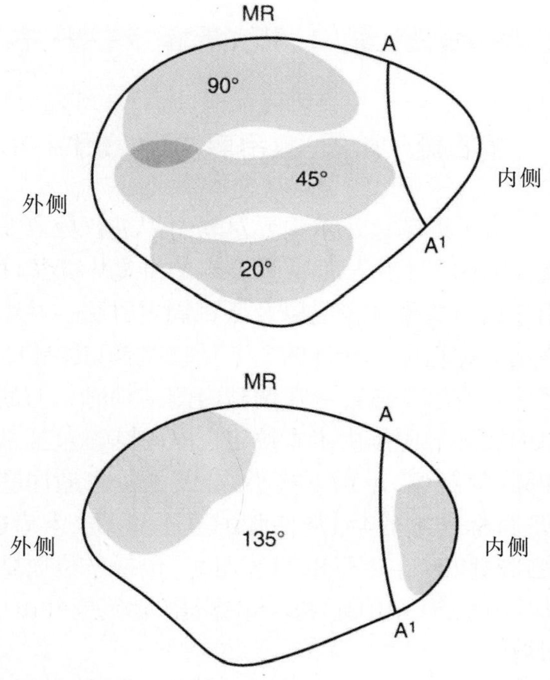

图34-4　屈膝时髌股关节接触模式。(*From Goodfellow, J., Hungerford, D.S., Zindel, M.* Patello-femoral Joint Mechanics and Pathology Functional Anatomy of the Patello-femoral Joint. *J Bone Joint Surg Br 1976;58B:287-290.*)

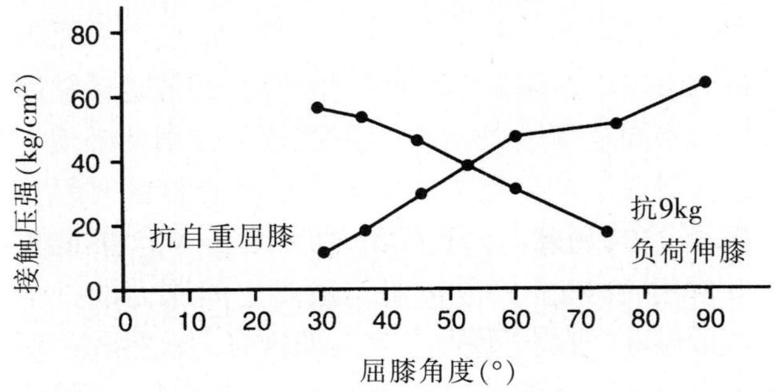

图34-5 抗自重屈膝及抗9kg负荷伸膝时单位接触面所承受负荷。(*From Hungerford, D.S., Barry, M.* Biomechanics of the Patellofemoral Joint. *Clin Orthop Relat Res 1979; 144: 9-15.*)

必须同时考虑愈合过程及患者膝关节的抗压耐力。简而言之,每个膝关节在某一指定时间都有一个最佳功能窗。如果膝关节总是在功能窗外工作,则此功能窗就会越来越小。这个原理使得患者的康复教育显得尤为重要,因为清楚地理解这点能够提高患者的依从性。术后康复提倡连续性康复,而不要进行断续的、局限性的康复。要判断患者康复进展情况需要全面考虑前面提到的各个方面,如术前状态和病程等。

术后康复:近端重建手术

术后第一阶段:愈合期(第0~6周)

由于近端重建术中要对软组织进行分离及调整,因此在术后早期或愈合期的康复中必须注意相关组织的愈合情况以及所用固定方法,并由此决定负重程度及允许的关节活动范围(ROM),以避免影响组织愈合。在调整内侧结构时,与屈膝ROM相关的限制由术者决定。ROM练习包括被动伸膝(仰卧位,足跟下垫小枕)及坐位主动屈膝练习,目标是术后4周从伸膝0°至屈膝60°,术后6周达到屈膝90°。进行ROM练习时,包括坐位屈膝主动活动范围(AROM)和伸膝被动活动范围(PROM)的锻炼。

重点是控制渗出、炎症、疼痛以及减轻股四头肌抑制。要应用冷疗、按计划逐渐增加负重及增大ROM以达到此目的。负重须遵循渐进性可耐受范围内负重原则,并以支具将膝关节控制于伸膝位6周。步行时逐渐增加负荷耐力,在2~3周内帮助患者逐渐脱拐。可在膝关节下垫一毛巾卷进行亚极量股四头肌等长收缩练习,这样既可为患者提供触觉反馈,又能够减小脂肪垫刺激。反馈和(或)电刺激可用于促进肌肉收缩。当屈膝ROM达到60°以上时,即可开始次强多角度开链股四头肌等长练习(图34-6)及坐位屈膝60°闭链股四头肌等长练习(图34-7)。近端肌力练习可应用直腿抬高(SLR),但在仰卧位时膝关节可有20°屈曲(图34-8)以使髌骨稳定于滑车内中央位置[15]。侧卧位时髋外展须在髋后伸及外旋位进行。进一步近端肌力练习可将重点放在臀肌及髋外旋肌上。此期亦应开始髌骨松动术,须向内侧,以其正常活动范围为界限(图34-9)。髌骨应可移动其宽度的1/4,在冠状面上暴露股骨外髁,矢状面上使髌骨外缘倾斜20°[16]。必要时还应进行腘绳肌和腓肠肌的柔韧性练习。小腿三头肌肌力练习开始时可利用弹性治疗带。随着患肢的恢复,到了本阶段末当双下肢可以同时负重时,可在本体感觉板、震荡板或平衡训练系统上进行平衡和本体感觉训练。训练时应强化下肢对线及膝微屈的姿势(图34-10)。先在矢状面上练习,

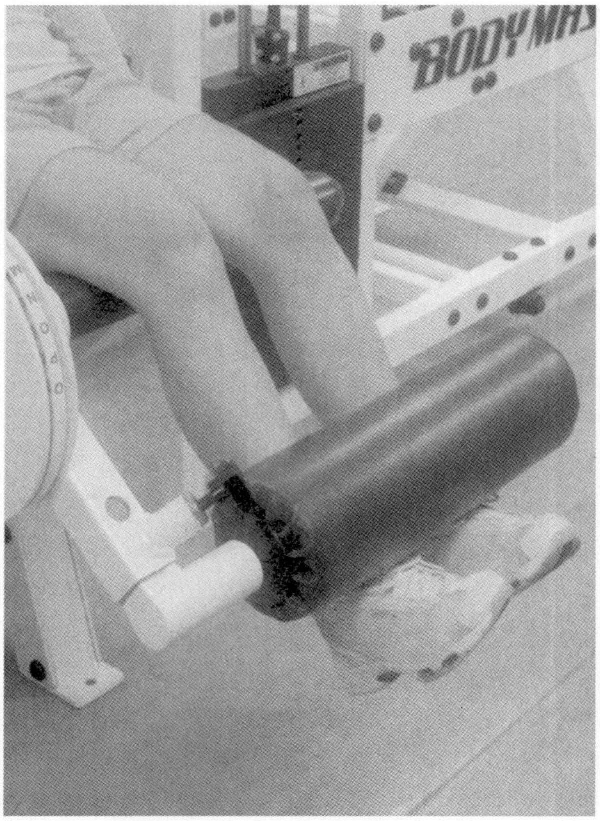

图34-6 次强多角度开链等长练习。

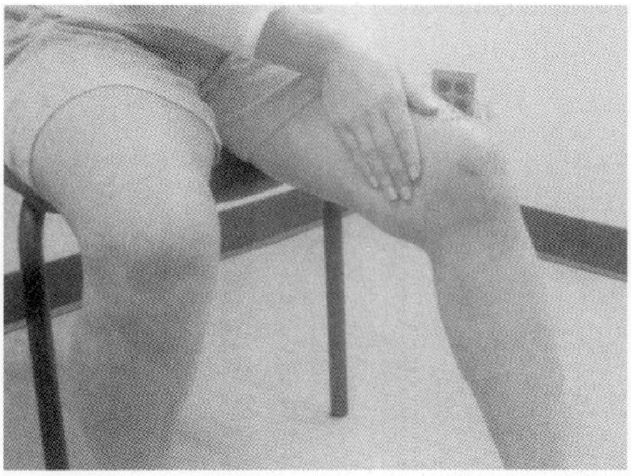

图34–7 坐位屈膝60°下闭链股四头肌等长练习。

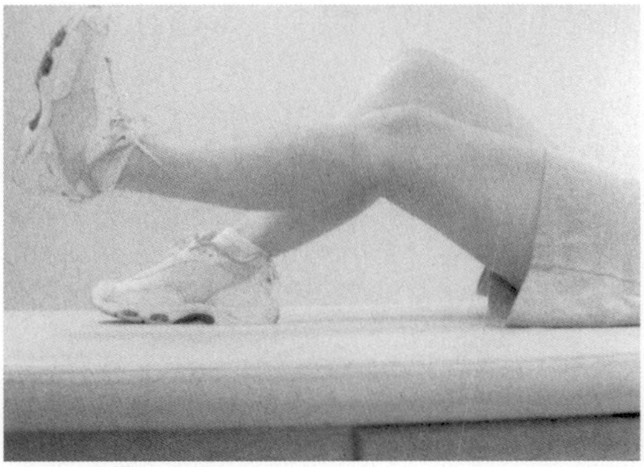

图34–8 仰卧位屈膝20°时屈髋。

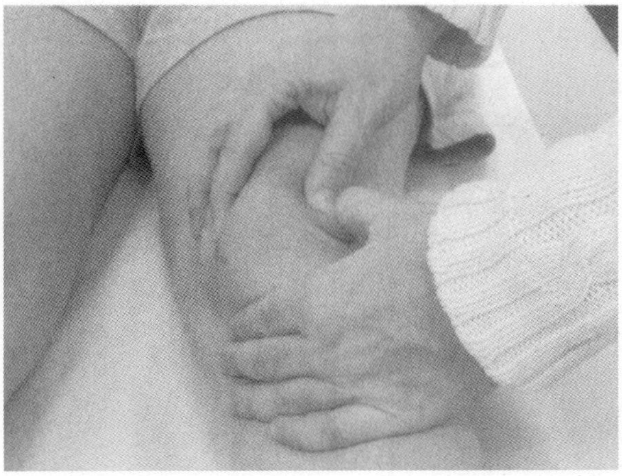

图34–9 向内侧进行的髌骨松动术。

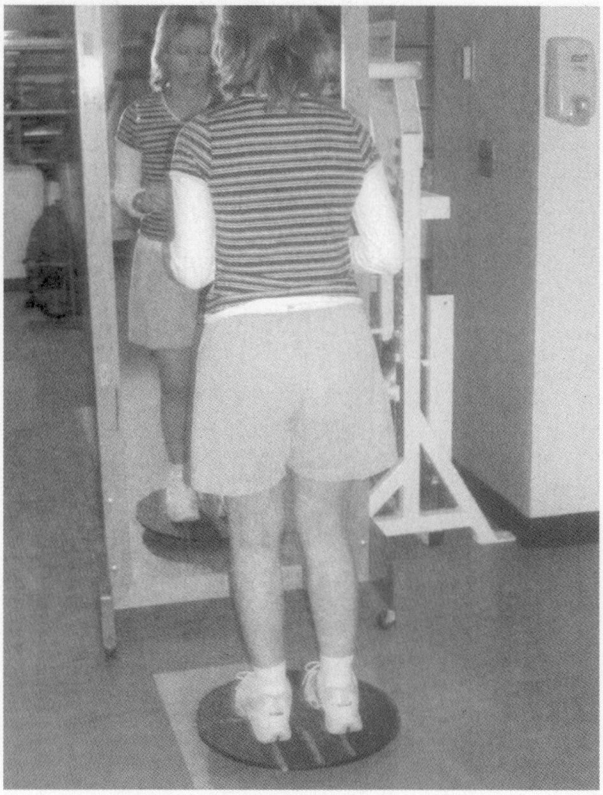

图34–10 在平衡板上强化下肢对线及膝微屈的姿势。

而后过渡至冠状面。

注意事项

由于软组织愈合需要12周，早期必须注意限制ROM。必须让患者明白,成功渡过这一阶段将有助于他/她的整个康复过程的顺利进行。疼痛和渗出应予控制,因此必须重视患者对调整活动、渐进性负重、冷疗和家庭训练的依从性。应避免髌骨单侧偏移,同时还要密切关注髌骨活动度的变化,以判断是否因瘢痕、内侧紧缩过度和(或)外侧松解过多而导致相关术后并发症(向内半脱位、向外半脱位、缝线撕脱或屈膝ROM)。

术后第二阶段：功能恢复——步态、运动和肌力练习(第7~12周)

当患者股四头肌能够良好收缩，在伸直抬腿时能够保持伸膝,屈膝能够达到90°,关节内出血及疼痛亦得以控制时，即可进入术后康复的第二阶段。要佩戴适当的辅助装置进行渐进性可耐受范围内负重练习。步行时如有需要可以应用拐杖

近端重建

术后第一阶段：愈合期（第0~6周）

目标

- 患者教育
- 控制渗出
- 控制疼痛
- ROM：伸膝0°至屈膝60°（术后4周），屈膝90°（术后6周）
- 避免股四头肌抑制
- 促进组织愈合
- 佩戴伸膝支具于可耐受负重下独立步行
- 在指导下独立按方案进行家庭训练

注意事项

- 激惹症状：股四头肌抑制，关节渗出，活动性炎症
- 屈膝ROM须遵从手术医师的指示
- 髌骨单侧偏移
  - 避免髌骨向外滑动
  - 终末伸膝练习
- 主动伸膝

治疗措施

- 指导下进行家庭训练
- 患者教育
- 动作矫正
- 冷疗
- 针对疼痛和渗出的对症治疗
- 股四头肌再训练（次强）：生物反馈，电刺激，毛巾卷辅助下股四头肌等长练习，多角度开链等长练习，坐位屈膝60°下闭链股四头肌等长练习
- ROM练习
  - 足跟下垫毛巾卷进行被动伸膝练习
  - 坐位下主动屈膝练习及被动伸膝练习
- 髌骨松动术（向内侧偏斜及滑动，向头侧及尾侧）
- 渐进性可耐受范围内负重步态训练，选取适当的辅助装置和伸膝支具
- 开始近端肌力练习：伸直抬腿练习，仰卧位屈膝20°下屈髋
- 柔韧性练习：腓肠肌牵伸（用毛巾），腘绳肌牵伸
- 开始远端肌力练习：用弹性训练带进行小腿三头肌力量练习
- 开始平衡及本体感觉训练：双下肢立于难度逐渐增加的训练平面

晋级标准

- 股四头肌可良好收缩（无痛下）
- 髌骨活动度良好
- ROM：伸膝0°至屈膝90°
- 静息状态下疼痛评分0/10

以保持正常步态。是否应用髌骨带等功能性支具须由手术医师决定。

本阶段的康复重点为步态训练。这类患者的常见步行模式为过度伸膝(图34-11)。其潜在原因包括股四头肌无力、股四头肌反应下降、习惯模式、腓肠肌短缩和(或)髋外展肌无力等。应进行腓肠肌和髋外展肌柔韧性练习。可利用水下踏车或在3%斜坡地面上进行步态训练来促进患者屈膝。在正常步态周期的承重反应阶段,应屈膝以吸收应力[17];进入步态周期的中期时,膝关节伸展。站立相末期和摆动相前期屈膝不足也是常见的一种错误步态。为使肢体功能进一步恢复,应做到伸髋位屈膝40°,摆动相早期屈膝约60°[17]。此期还要进行双关节髋屈肌柔韧性练习,即在俯卧位和站立位进行中立位伸髋下的主动屈膝(图34-12)。

这一阶段屈膝ROM应超过90°,至术后8周时屈膝应达到110°。被动伸膝保持在0°。ROM允许时即可开始功率自行车练习。屈膝达到80°~90°时可以进行短曲柄自行车练习,屈膝达115°时即可开始标准自行车练习[18]。要继续监控髌骨活动度。患者可以在坐位屈膝时自己进行髌骨松动术,以便全天都可以对支持带做低负荷牵伸(图34-13)。术后8~10周可以在90°~30°弧内进行主动伸膝练习。Lieb和Perry[19]的研究证明,完成最后15°伸膝需要股四头肌肌力至少增长60%。

股四头肌肌力练习应过渡至蹬踏和向前上台阶等功能性练习。上台阶练习可以从10cm高开始,随着力量增强而上升至15cm,最后至20cm(图34-14)。每个高度上都可以用手提重物来增加下肢肌力练习强度。在这些功能性肌力练习中应重视运动的质量,如无代偿模式下使用股四头肌的能力。动力对线,即运动中维持骨盆与髋、膝和足的对线,可以借助镜子提供视觉反馈加以监控。近端肌力练习应更进一步,包括臀肌、盆底肌及髋屈肌(股直肌和髂腰肌)的锻炼,可进行夹臀、屈膝下落等练习。

平衡训练从稳定平面单腿支撑过渡至不稳平面单腿支撑,注意调控骨盆和膝关节,从而与近端肌力练习结合在一起。训练中可以应用各种干扰因素以增加难度,如弹性训练带、手法移位、轻扣木板以及向患者投掷小球。

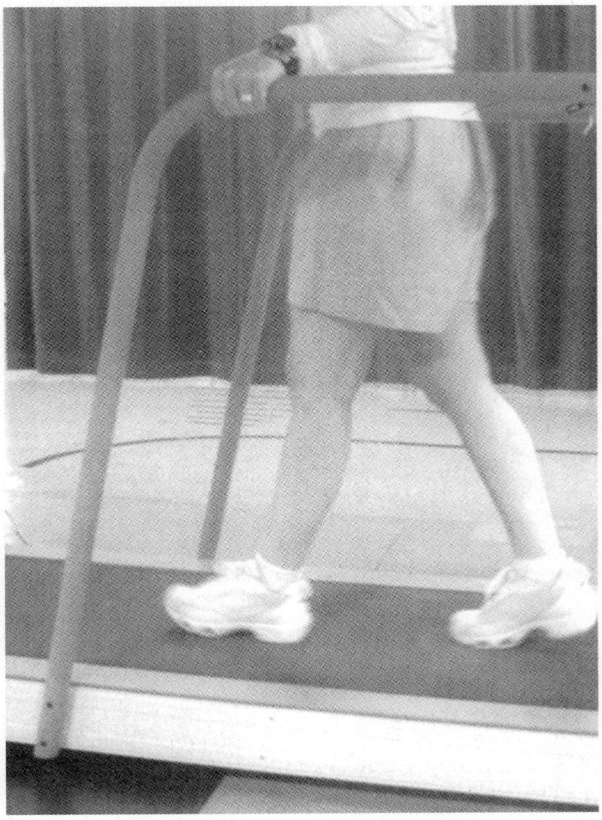

图34-11 代偿步态:伸膝过度。

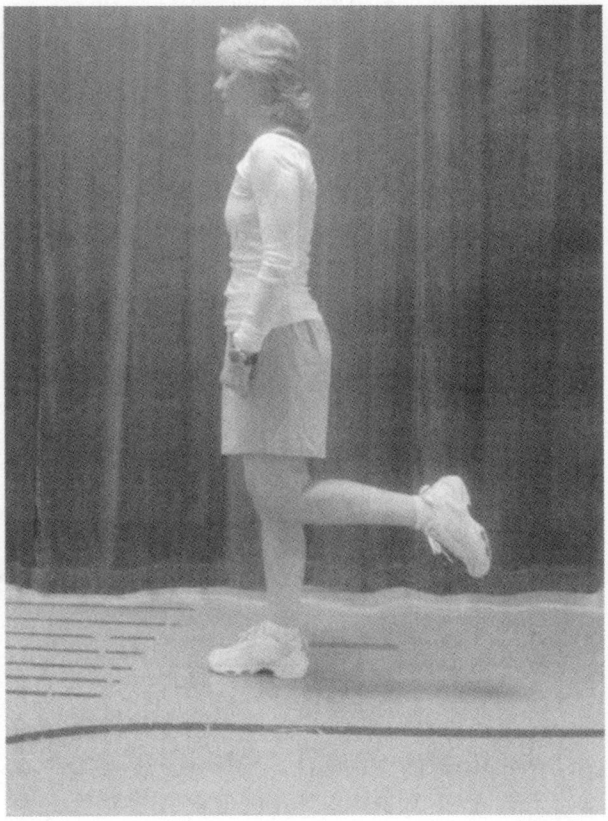

图34-12 站立位于髋中立伸展时主动屈膝。

近端重建

术后第二阶段：功能恢复——步态、运动和肌力练习（第7~12周）

目标

- 患者教育
- 控制渗出、炎症和疼痛
- 进行ADL和治疗性训练时疼痛评分0/10
- ROM：伸膝0°，至屈膝110°（术后8周），屈膝130°（术后12周）
- 促进愈合
- 恢复无辅助下正常步态
- 下肢姿势对线，能够完成单腿站立并控制住膝关节
- 指导下独立进行家庭练习

注意事项

- 激惹症状及体征：疼痛，炎症，股四头肌抑制，关节渗出
- 8周内屈膝ROM须遵从手术医师的指示
- 渐进性负重
- 病理性步态
- 肌力练习"太多，太快"

治疗措施

- 指导下进行家庭训练
- 患者教育
- 动作矫正
- 冷疗
- 股四头肌肌力练习：限制弧内进行主动伸膝ROM练习，双腿蹬踏，向前上台阶练习
- ROM练习：进展到坐位AAROM屈膝练习
- 髌骨松动术（向内侧偏斜及滑动，向头侧及尾侧）
- 功率自行车：从短曲柄自行车过渡至标准自行车
- 步态练习
  - 水下踏车练习
  - 低倾斜3%~5%踏车练习
- 平衡训练：从稳定平面单腿支撑过渡至不稳平面单腿支撑
- 依据评价结果进行柔韧性练习：腓肠肌，伸髋位主动屈膝练习，髋内收肌
- 近端肌力练习：屈膝位伸髋和对侧练习等闭链活动

晋级标准

- 恢复无辅助下正常步态
- ADL及治疗性训练时疼痛评分0/10
- 下肢姿势对线，能够完成单腿站立并控制住膝关节
- 能够上15cm或20cm台阶并控制良好
- 屈膝ROM达130°

在这一阶段，康复重点应转移到从长度和力量的角度出发对下肢对线和软组织失衡进行调整。例如，髌股痛患者的力量往往弱于同年龄对照组[20]，其是否存在髋外展肌和外旋肌无力？是否由于小腿后群肌肉短缩而导致足背屈时伴随有足旋前？换句话说，需要进一步探寻近端及远端有可能影响膝关节的各种因素。

注意事项

在这一阶段要加强动作矫正。患者教育仍然

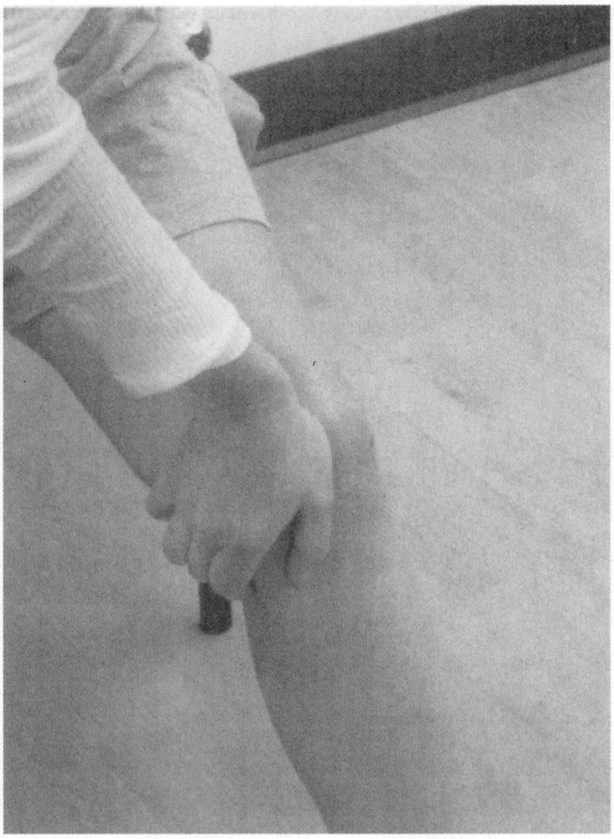

图34-13 坐位下自行髌骨松动术。

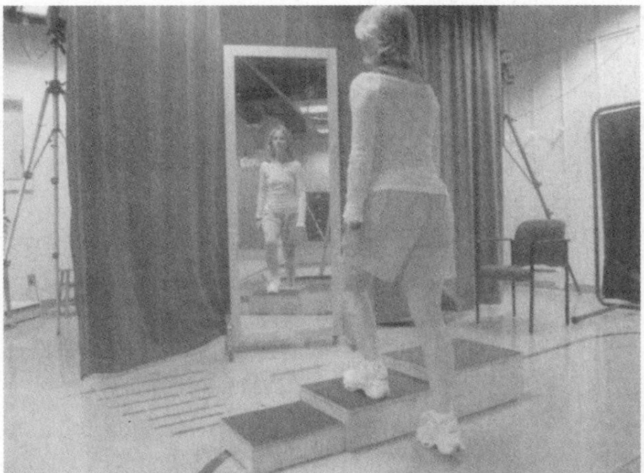

图34-14 视觉反馈下向前上台阶练习（高度从10cm开始，过渡至15cm，而后至20cm）。

术后第三阶段：强化肌力及耐力练习（第13~17周）

当患者重获功能性ROM，正常步态，单腿站立相骨盆和膝关节稳定，症状和体征亦得以控制时，即可安全进入下一康复阶段。由于膝关节的要求不断提高，症状和体征必须进行持续性监控。正常ROM可以通过坐位主动辅助技术、仰卧位滑墙及自行车练习获得。要继续进行髌骨活动度练习。主动伸膝练习要在全ROM内进行。力量练习要以功能为重，结合离心蹬踏和下台阶练习（图34-15）以及可耐受范围内静蹲练习。静蹲可以从靠墙靠球静蹲过渡到自由静蹲。练习中应强调对线。要教会患者在静蹲时放松髋关节。步态练习仍要作为重点，以避免患者养成股四头肌回避等不良习惯。踏车上倒走练习有助于提高股四头肌在中期和动态平衡中的控制能力（图34-16）[21,22]。还可在抗阻训练带辅助下进行克力欧卡舞步练习或侧向跨步练习以增强动力平衡。要进一步强化近端肌力练习，可以让患者在静蹲姿势侧向跨步时，抗弹性训练带以维持髋外旋。可以应用自行车和踏步机进行交叉训练。当患者显示出有足够的力量登上15cm的台阶时，其可使用踏步机进行训练（图34-17）。根据评价结果决定是否进行髋部柔韧性练习，具体练习方法包括俯卧位4字牵伸（图34-18）、髋内收肌牵伸和双侧髋屈肌牵伸等。

注意事项

要监控患者膝关节的活动性炎症反应。功能很重要，对康复过程的理解有助于增强患者的依从性并减少其挫败感。随着患者活动水平的增高，必须同时关注疼痛症状和关节渗出、软组织炎症等情况。过早脱拐将导致膝关节进入疼痛-炎症循环，最终导致股四头肌抑制。除此以外，步态也会受到严重影响。内侧结构过紧将导致屈膝困难。

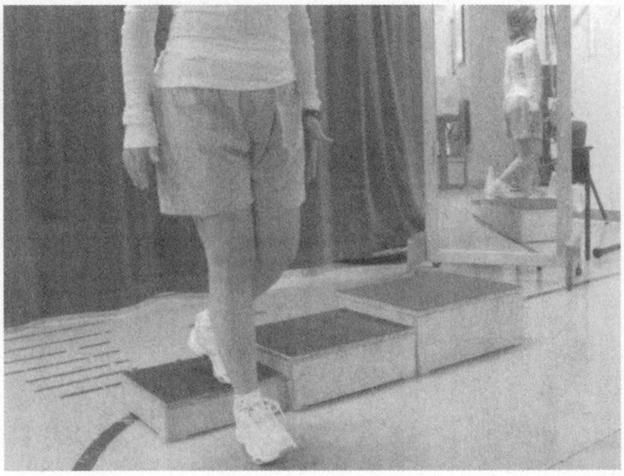

图34-15 向前下台阶练习，注意下肢对线。

近端重建

术后第三阶段：强化肌力和耐力练习（第13~17周）

目标

- 患者教育
- 控制渗出和炎症
- 在康复医师的指导下进行ADL和治疗性训练，疼痛评分0/10
- ROM：正常限制范围内（WNL）
- 恢复步态正常
- 下肢姿势对线，能够单腿支撑并控制住膝关节进行动态平衡练习
- 按要求独立进行家庭练习

注意事项

- 激惹症状及体征：疼痛和活动性炎症
- 步态异常
- 肌力练习"太多，太快"

治疗措施

- 按要求进行家庭训练：以评价结果为依据
- 患者教育
- 动作矫正
- 冷疗
- 股四头肌肌力练习
  - 主动伸膝ROM练习，离心蹬踏，向前下台阶练习，静蹲练习
- ROM练习
  - 利用坐位及仰卧位滑墙进行主动及助动屈膝ROM练习
- 步态练习
  - 在5%~10%倾斜度的踏车上进行倒走练习
- 强化近端肌力练习
- 平衡训练：从单腿静态平衡过渡至动态平衡
- 依据评价结果调整肌肉失衡：俯卧位4字牵伸，髋内收牵伸
- 交叉训练：踏步机，自行车，阶梯机

晋级标准

- ROM已达正常范围
- 步态恢复正常
- 能够控制住膝关节进行动态单腿站立
- 能够在良好控制下上20cm台阶
- 能够在良好控制及对线下迈下20cm台阶
- 动态单腿站立时下肢对线良好

迅速提高而步态持续异常将阻碍患者功能恢复。康复重点要放在运动质量的控制上，而不是运动量。如果不优先考虑这点的话，患者的运动模式就会回到术前代偿模式上。

术后第四阶段：强化功能，重返运动（第18~25周）

患者的个体化康复目标决定了其术后康复是

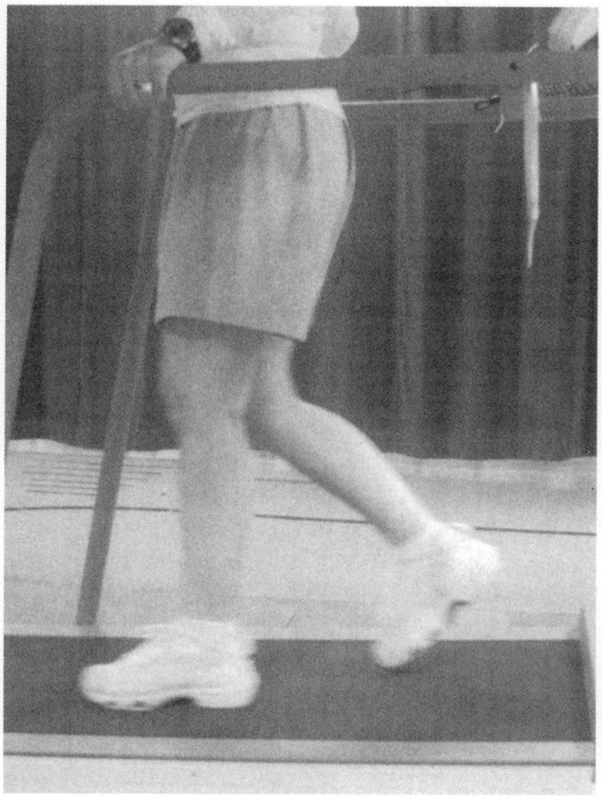

图34-16　倒走有助于增强股四头肌控制和动态平衡。

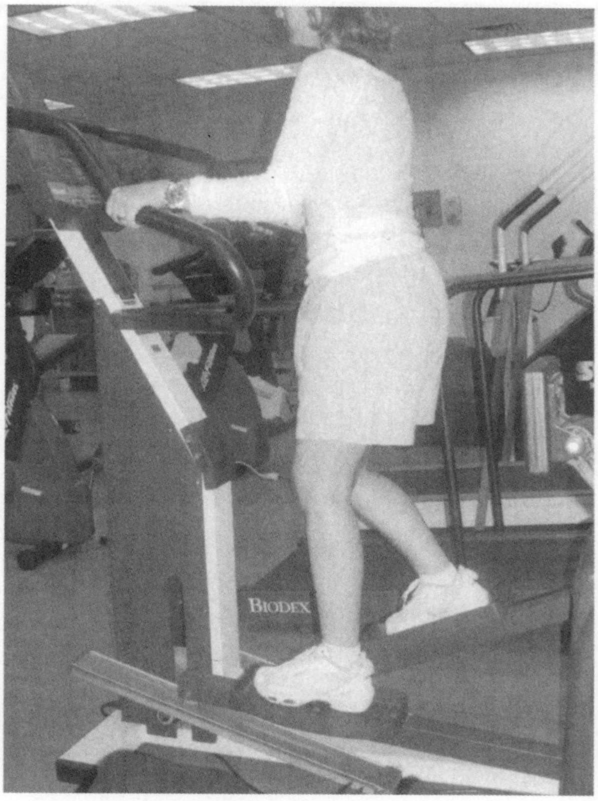

图34-17　踏步机。

否需要超越第三阶段。如果患者只求低层次康复，重点就应放在肌肉耐力训练上。但若是患者和手术医师力求跑步、跳跃以及剪切步等高水平活动的恢复，则必须进行这一阶段康复来做好相应的准备。在开始功能往复运动训练之前，患者除了要有足够的ROM，还要有坚实的力量基础，即单腿支撑活动时有良好的股四头肌离心控制和骨盆控制。在压力板上进行下台阶测试可以测量患者的冲击力量[23]，并据此判断股四头肌离心收缩的控制能力。临床上要观察患者的对线情况。功能往复运动训练是从跳箱训练开始，过渡到定位跳、立位跳，再到可耐受范围内双腿复合跳，之后过渡至单腿限制跳和远距离跳，也就是说单腿跳和跳远。训练重点要放在运动质量（控制外翻）和应力吸收的控制上。单腿动态活动中可以很好控制骨盆及膝关节时即可开始跑步练习，最初以自定速度做倒退跑。向前跑开始时应有30秒~1分钟间歇期。逐渐延长跑步时间。还可以进行减速训练和变换方向训练。重返运动之前要对患者进行力量测试、等速测试（如果合适的话）以及单腿跳等功能性测试，以此为标准（肢体对称性达85%）来判断患者是否已经准备就绪重返运动。

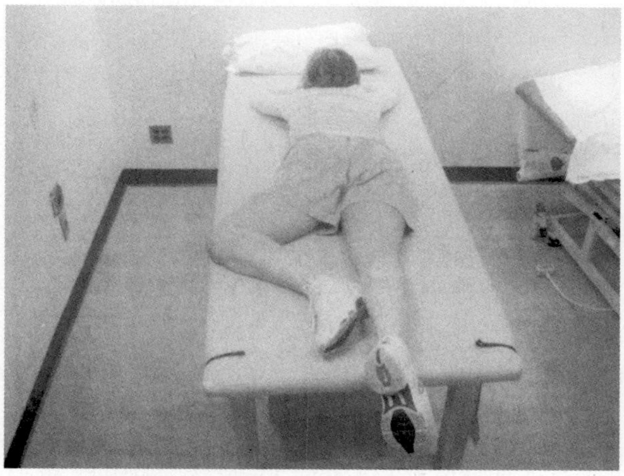

图34-18　俯卧位4字牵伸。

注意事项

要监控患者进行高水平活动时的症状和体征。在进行高水平活动前，患者必须具有足够的力量基础，并要严格关注其功能进展情况。高水平活动必须有现实可行的目标。训练必须涵盖休息及恢复两个阶段。力量练习仍应继续，但运动处方里要分清每日活动量大小的不同。提倡逐渐重返竞技活动，

近端重建

术后第四阶段：强化功能，重返运动（第18~25周）

目标

- 患者教育
- ADL和强化治疗性训练中疼痛评分0/10
- 肌肉耐力和柔韧性达到运动需求
- 指导下独立完成家庭练习
- 力量：经测试达到85%的肢体对称性

注意事项

- 激惹症状及体征
- 训练运动量

治疗措施

- 指导下进行家庭训练：结合休息
- 患者教育
- 冷疗
- 继续功能性股四头肌肌力练习
- 必要时进行髌骨松动术（向内偏斜及滑动）
- 动态平衡训练
- 继续纠正肌肉失衡：以评价为基础
- 通过功能性活动强化近端肌力练习
- 功能往复运动训练
- 跑步练习：倒退跑到前向间歇跑
- 剪切步及减速训练
- 耐力训练：交叉训练
- 力量测试及功能测试

重返运动/出院标准

- 肢体对称性达85%
  - 力量测试：等速测试（如果合适的话）
  - 功能性测试：单腿跳测试
- 肌肉耐力和柔韧性达到运动需求

从技巧性训练开始，过渡到无接触环境训练、接触性训练，再到对打，最终到比赛。

术后康复：远端重建手术

与近端重建相比，由于负重训练进展慢和骨折风险，远端重建的康复时间跨度要长一些。

患者在术后6周内应以直腿支具固定患肢，避免负重以保护骨性愈合及固定。负重及ROM的程度应以影像学检查为基础，术后6周时若愈合良好，即可使用杖拐行可耐受范围内负重练习，8周内步行时都要以直腿支具固定患肢，之后可以进行步态训练，重点强调跟-趾步态。伤口愈合后可以应用水下踏车进行训练。也可应用减重踏车。倒走可以重点练习伸膝，从而有助于前向步行时维持正常步态。倒走时小腿三头肌可以吸收着地应力[24]。如果被动和（或）主动伸膝不足，就会出现屈膝步态。这种代偿模式会增加髌股关节和包括髌腱在内的股四头肌装置的压力。

髌骨松动术要向内侧及上方进行，控制在正常范围内。ROM目标为术后2周内0°~60°，6周时0°~

90°。制动时间过长将对关节软骨、骨、肌腱和韧带造成不良影响。术后应立即进行持续被动活动（CPM），有助于维持关节营养和润滑，促进关节软骨再生，预防关节僵硬，减少关节内积血，提高患者的舒适度[25]。术后8周时屈膝ROM应达120°。ROM和负重允许时即可应用功率自行车进行训练。

由于这一阶段内负重要有所限制，因此近端肌力练习应在不负重状态下进行，即应用髋复合运动仪等进行渐进性抗阻训练（PRE）。进行髋所有方向的直抬腿练习。训练中要密切关注术后并发症。

能否进行高水平活动必须遵从手术医师的意见，因为骨折风险是主要问题。术后9~12个月可以重返运动。整个训练需要1年时间。功能性力量练习阶段大概要持续8周。患者出院后，在能够进行

远端重建

术后第一阶段（第0~6周）

目标

- 患者教育
- 控制渗出
- 控制疼痛
- ROM：伸膝0°至屈膝60°（术后2周），屈膝90°（术后6周）
- 避免股四头肌抑制
- 促进组织愈合
- 佩伸膝支具、使用杖拐无负重下在平面和台阶上独立步行
- 指导下独立进行家庭训练计划

注意事项

- 激惹症状：股四头肌抑制，关节渗出，活动性炎症
- 逐渐增加负重
- 屈膝ROM须遵从具体手术医师的意见
- 主动伸膝
- 伤口愈合，髌骨位置

治疗措施

- 指导下进行家庭训练计划
- 患者教育
- 动作矫正
- 冷疗
- 必要时针对疼痛和渗出进行理疗
- 股四头肌再训练：生物反馈，电刺激，毛巾卷辅助下股四头肌等长练习
- 持续被动活动
- ROM练习
  - 足跟下垫毛巾卷进行被动伸膝ROM练习
  - 坐位下主动屈膝ROM练习，并在健侧腿的帮助下，进行患膝从屈到伸的PROM练习
- 髌骨松动术：主要向上方
- 佩伸膝支具、使用杖拐无负重下步态训练
- 开始近端肌力练习：直抬腿练习，臀肌练习，坚持无负重原则
- 柔韧性练习：腓肠肌牵伸（用毛巾）；腘绳肌牵伸
- 开始远端肌力练习：用弹性训练带进行小腿三头肌力量练习

晋级标准

- 影像学证实愈合良好
- 股四头肌收缩良好
- 髌骨活动度良好
- ROM：伸膝0°至屈膝90°
- 静息状态下疼痛评分0/10

远端重建

术后第二阶段(第7~14周)

目标

- 患者教育
- 控制渗出、炎症和疼痛
- 确定运动无痛弧
- ADL、治疗性训练时疼痛评分0/10
- ROM:伸膝0°至屈膝120°(术后8周),术后14周达正常范围
- 促进组织愈合
- 步态正常化
- 指导下独立进行家庭训练计划

注意事项

- 激惹症状及体征:疼痛,炎症,股四头肌抑制,关节渗出
- 屈膝ROM需遵从手术医师的指示
- 逐渐增加负重
- 病理性步态模式
- 训练过程中注意运动无痛弧

治疗措施

- 指导下进行家庭训练
- 患者教育
- 动作矫正
- 冷疗
- 股四头肌肌力练习
  - 次强多角度闭链及开链等长练习
  - 双腿蹬踏:监控运动弧
  - 开链伸膝:监控运动弧
  - 开始向前上台阶练习
- ROM练习
  - 坐位在健侧腿的帮助下,进行患膝无痛弧内从屈到伸的AAROM练习
  - 坐位下屈膝AROM练习及AAROM练习
- 髌骨松动术(向内侧及头侧)
- 功率自行车:从短曲柄自行车过渡至标准自行车
- 步态训练
  - 水下踏车
  - 减重踏车
- 依据评价结果进行灵活性练习:伸髋位屈膝AROM
- 强化近端肌力练习:屈膝位伸髋,闭链活动
- 开始平衡及本体感觉训练:双下肢支撑,通过变换支持面逐渐增加难度

晋级标准

- 步态正常化
- ADL、治疗性训练时疼痛评分0/10
- 能够进行单腿站立并控制住膝关节
- 能够上20cm高的台阶并控制良好
- 单腿站立时姿势对线良好

远端重建

术后第三阶段:(第15~22周)

目标

- 患者教育
- 控制渗出和炎症
- ADL和治疗性训练时疼痛评分0/10
- ROM:正常范围内
- 步态正常
- 良好的单腿动态平衡
- 良好的股四头肌离心控制
- 下台阶时骨盆控制良好
- 指导下独立进行家庭训练计划

注意事项

- 激惹症状及体征:疼痛和活动性炎症
- 步态异常
- 关节负荷过大

治疗措施

- 指导下独立进行家庭训练计划
- 患者教育
- 动作矫正
- 冷疗
- 股四头肌肌力练习:监控运动弧
  - 向前上台阶练习
  - 离心蹬踏
  - 向前下台阶练习
  - 静蹲练习
- ROM练习
  - 足跟下垫毛巾卷进行伸膝PROM练习
  - 在坐位及仰卧位应用滑墙进行屈膝AROM及AAROM练习
- 步态训练
  - 踏车
  - 倒走踏车
- 通过功能性活动强化近端肌力
- 平衡训练:从单腿静态平衡过渡至动态平衡
- 调整肌肉失衡:以评价为基础
- 交叉训练:踏步机,自行车,阶梯机

晋级标准

- ROM:正常范围内
- 步态正常
- 能够进行动态单腿站立并控制住膝关节
- 能够迈下20cm台阶,控制及对线良好
- 动态单腿支撑相时下肢对线良好

远端重建

术后第四阶段(第36~44周)

目标

- 患者教育
- ADL和强化治疗性训练中疼痛评分0/10
- 良好的动态平衡
- 肌肉耐力和柔韧性达到ADL和运动需求
- 指导下独立完成家庭训练计划
- 力量:肢体对称度达85%

注意事项

- 激惹症状及体征
- 训练运动量

治疗措施

- 家庭训练计划:以评价结果为基础
- 患者教育
- 活动水平应限于功能范围内
- 冷疗
- 继续功能性股四头肌肌力练习
- 动态平衡练习
- 继续纠正肌肉失衡:以评价为基础
- 剪切步训练和减速训练
- 耐力训练:交叉训练
- 开始功能往复运动训练
- 开始跑步练习:倒退跑到前向间歇跑
- 力量测试及功能测试

重返运动/出院标准

- 肢体对称度达85%
  - 力量测试:等速测试(如果合适的话)
  - 功能性测试:单腿跳测试
- 重返运动前肌肉耐力和柔韧性必须达到ADL的要求并经手术医师批准

高水平活动前都要在家里继续训练。

注意事项

如果行近端和远端联合重建手术，应遵循远端重建术后康复方案。在康复的整个过程中都要注意控制疼痛和渗出,因此,要强调患者对动作矫正、渐进性负重、冷疗和家庭训练计划的依从性。要密切监测术后并发症。早期负重有可能在固定处出现骨折等并发症。训练时疼痛会对关节造成不良影响,从而延误康复进程,因此,必须严密监控患者膝关节的活动性炎症反应。功能迅速提高而步态持续异常将阻碍患者恢复。随着患者日间活动水平的增加,必须有针对性地调整训练方案。在患者进行高水平活动前，必须具备坚实的力量基础。功能训练时必须谨慎。高水平活动的目标必须具有现实意义。

(杨延砚 王术 译 周谋望 校)

参考文献

1. Clement, D.B., Taunton, J.E., Smart, G.W. *A Survey of Overuse Running Injuries.* Phys Sportsmed 1981;9(5):47–58.
2. Devereaux, M.D., Lachmann, S.M. *Patellofemoral Arthralgia in Athletes Attending a Sports Injury Clinic.* Br J Sports Med 1984;18:18–21.
3. Shubin Stein, B.E., Ahmad, C.S. Patellofemoral Disorders in Athletes. In *Essentials of Orthopaedic Surgery Sports Medicine,* 2005.
4. Grelsamer, R.P., McConnell, J. *The Patella. A Team Approach.* Aspen Publishers, Gaithersburg, MD, 1998.
5. Fulkerson, J.P. *Anteromedialization of the Tibial Tuberosity for Patellofemoral Malalignment.* Clin Orthop 1983;177:176.
6. Spencer, J.D., Hayes, K.C., Alexander, I.J. *Knee Joint Effusion and Quadriceps Reflex Inhibition in Man.* Arch Phys Med Rehabil 1984;65:171–177.
7. deAndrade, J.R., Grant, C., Dixon, A.S. *Joint Distension and Reflex Muscle Inhibition in the Knee.* J Bone Joint Surg 1965; 47A(2):313–322.
8. Young, A., Stokes, M., Shakespeare, D.T., Sherman, K.P. *The Effect of Intra-articular Bupivacaine on Quadriceps Inhibition after Meniscectomy.* Med Sci Sports Exerc 1983;15(2): 154.
9. Powers, C.M. *The Effects of Anatomically Based Multiplanar Loading of the Extensor Mechanism on Patellofemoral Joint Mechanics.* Clin Biomech 1998;13:608–615.
10. Goodfellow, J., Hungerford, D.S., Zindel, M. *Patello-femoral Joint Mechanics and Pathology: Functional Anatomy of the Patello-femoral Joint.* J Bone Joint Surg 1976;58B:291–299.
11. Hungerford, D.S., Lennox, D.W. *Rehabilitation of the Knee in Disorders of the Patellofemoral Joint: Relevant Biomechanics.* Orthop Clin North Am 1983;14(2):397–402.
12. Steinkamp, L.A., Dillingham, M.F., Market, M.D., Hill, J.A., Kaufman, K.R. *Biomechanical Considerations in Patella Femoral Joint Rehabilitation.* Am J Sports Med 1993;21(3):438–444.
13. Porterfield, J.A., DeRosa, C. *Mechanical Low Back Pain.* WB Saunders, Philadelphia, 1991.
14. Dye, S.F. *Patellofemoral Pain Current Concepts: An Overview.* Sports Med Arthrosc Rev 2001;9:264–272.
15. Doucette, S.A., Goble, E.M. *The Effect of Exercise on Patellar Tracking in Lateral Patellar Compression Syndrome.* Am J Sports Med 1992;20(4):434–440.
16. Fulkerson, J.P. *Disorders of the Patellofemoral Joint,* 3rd ed. Williams & Wilkins, Baltimore, 1997.
17. Perry, J. *Gait Analysis. Normal and Pathological Function.* New York, McGraw-Hill, 1992.
18. Schwartz, R.E., Asnis, P.D., Cavanaugh, J.T., *Short Crank Cycle Ergometry.* J Orthop Sports Phys Ther 1991;13:95.
19. Lieb, F.J., Perry, J. *Quadriceps Function. An Anatomical and Mechanical Study Using Amputated Limbs.* J Bone Joint Surg 1968;8(50A):1535–1548.
20. Ireland, M.L., Willson, J.D., Ballantyne, B.T., Davis, I.M. *Hip Strength in Females With and Without Patellofemoral Pain.* J Orthop Sports Phys Ther 2003;33(11):671–676.
21. Flynn, T.W., Soutas-Little, N.W. *Mechanical Power and Muscle Action During Forward and Backward Running.* J Orthop Sports Phys Ther 1993;17:108–112.
22. Flynn, T.W., Soutas-Little, N.W. *Patellofemoral Joint Compressive Forces in Forward and Backward Running.* J Orthop Sports Phys Ther 1995;245:277–282.
23. Cavanaugh, J.T., Stump, T.J. *Forward Step Down Test.* J Orthop Sports Phys Ther 2000;30(1):A–46.
24. Gray, G. *Chain Reaction.* New York, 1991.
25. Salter, R.S. *The Biological Concept of Continuous Passive Motion of Synovial Joints.* Clin Orthop Relat Res 1989;242: 12–25.

第35章

前交叉韧带重建

John Cavanaugh, PT, ATC

前交叉韧带(ACL)损伤是常见的膝关节韧带损伤之一,据统计每年发病率是1/3000[1]。前交叉韧带损伤大多数发生在运动时,尤其是方向快速变化和跳跃时,如篮球、足球、橄榄球、滑冰和曲棍球等项目。损伤机制包括接触型和非接触型,非接触型约占78%[2,3]。据报道,在美国每年进行10万例ACL重建,重建物的选择包括自体移植物(髌腱或腘绳肌腱)或异体移植物。下文所述的HSS的ACL重建康复指南是依据自体髌腱重建术式制定的。

手术及解剖概述

用髌腱移植物重建ACL,可联合行切开手术和关节镜术。切取髌腱中1/3,上带髌骨骨块,下带胫骨骨块(图35-1)。关节镜下去除ACL残端,在胫骨和股骨钻出骨道,移植物经胫骨骨道、关节腔至股骨骨道,股骨和胫骨骨道各用一枚挤压螺钉固定骨块(图35-2)。缝合皮肤切口,术后用铰链支具固定膝部于伸直0°位。

康 复 概 述

前交叉韧带重建术后应立即开始康复治疗计划。康复医师必须小心保护ACL重建物并要考虑到术后康复过程中ACL的生理变化。据Noyes等[4]报道髌腱中1/3的强度是正常ACL的186%。重建时移植物强度最大,然后经历坏死、再血管化和塑形重建。坏死期的重建物强度下降,再血管化和塑形重建期的重建物强度逐步增加[5-8]。应重视移植物的固定方法及其生物学固定。一般而言,力学止点重建约需3~6周。患者将逐步恢复功能,术后4~6个月完成康复。

术前康复

重建手术应该在炎症消退、关节活动度(ROM)正常以及肌肉功能和步态恢复后才进行。术前恢复ROM可以减少术后关节纤维粘连的可能性[9]。当重建手术在伤后21天以后进行时,股四头肌肌力恢复更快[10]。患者可能需要几周的治疗才能实现术前目标。

术前的一项重要内容是康复教育。术前的康复计划可以使患者或运动员为术后练习做好思想准备。教育和由此产生的术后康复练习中的独立性可以加速康复进程,减少并发症。术前康复计划包括足跟后垫毛巾卷被动过伸、股四头肌收缩练习、直腿抬高(SLR)练习(术后支具固定于0°)以及主动屈曲练习或用对侧健肢帮助患肢进行主动伸膝练习(ROM 为90°~0°)(图35-3 A~D)。ACL损伤和髌股关节病变术后早期应避免伸膝最后阶段的开链运动练习(OKC)。教会患者自主松动髌骨以改善正常髌股关节生物力学。

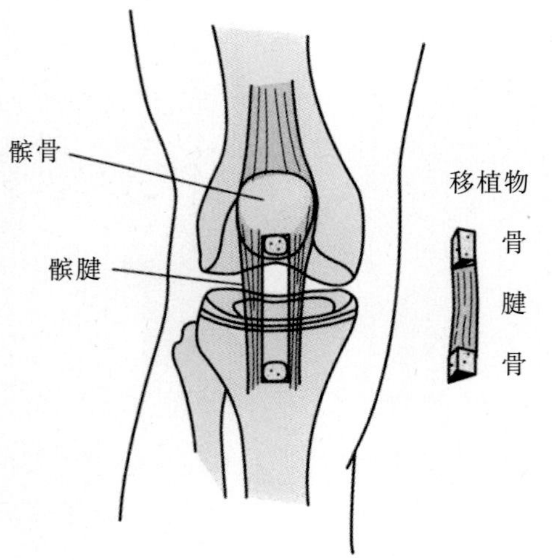

图35-1 切取髌腱中1/3,上带髌骨骨块,下带胫骨骨块。

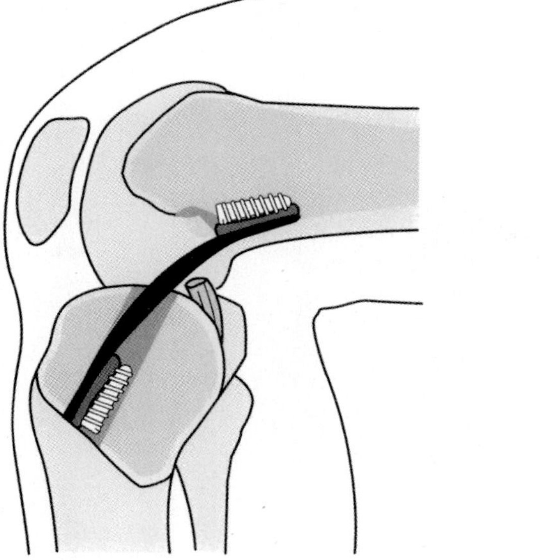

图35-2 在骨-髌腱-骨的骨块和相应的股骨和胫骨骨道之间用挤压螺钉固定。

为患者定做术后支具，并教其如何穿卸。鼓励患者在睡眠、行走和仰卧位SLR练习时戴上支具，直到术者或理疗师允许其不戴。教会患者在术后应用市售的制冷设备(如:冰疗仪,Aircast Inc.,Summit,NJ)(图35-4) 采取冷疗来控制术后疼痛和渗出。为患者定做拐杖，并教会其50%部分负重。用KT1000膝韧带测量仪 (Medmetric Corporation,San Diego)记录术前松弛度(图35-5)。如果合适的话，进行肌力测试[等速和(或)功能测试]和平衡测试。

术前至少应进行一次理疗咨询。为患者提供

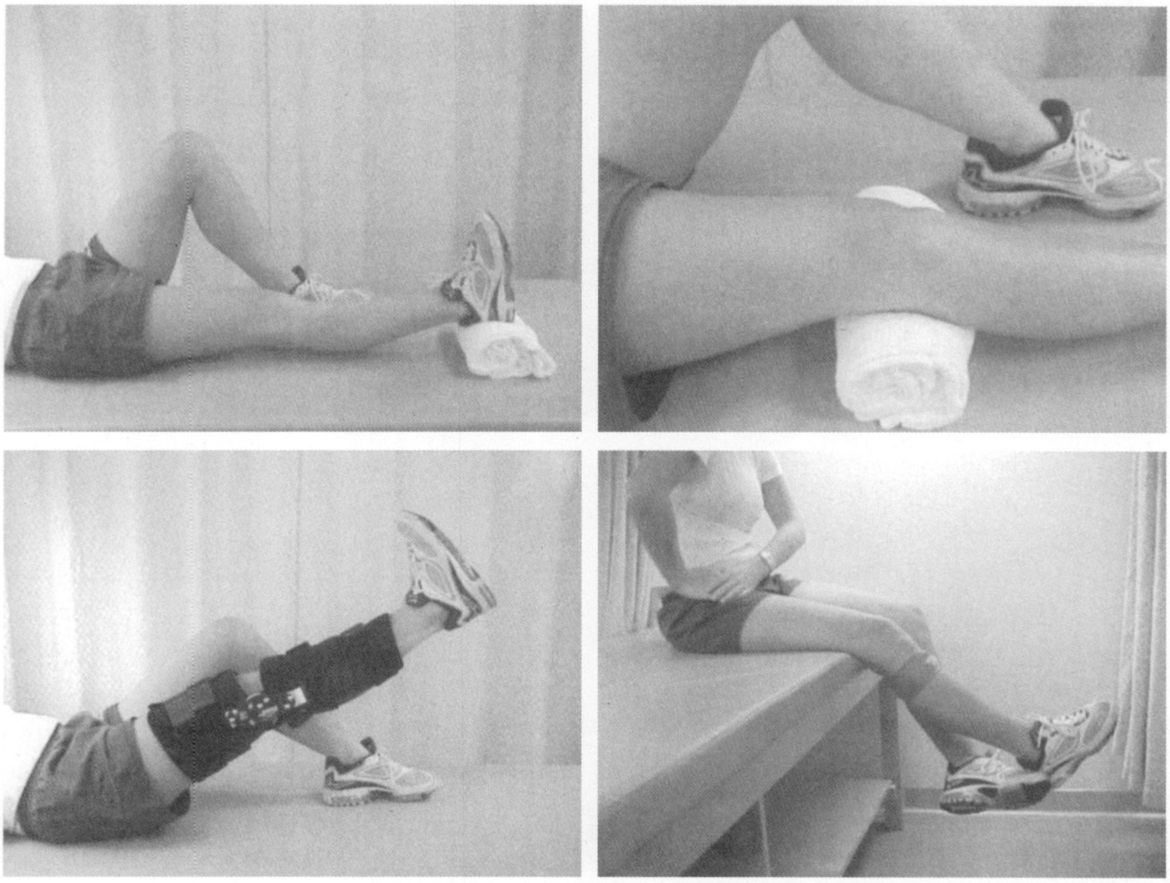
A B C D

图35-3 A,被动伸膝,足跟后垫毛巾卷促进早期膝关节完全伸直。B,股四头肌收缩练习,用毛巾卷来协同收缩和增加舒适度。建议用亚极量。C,术后支具固定在0°位直腿抬高练习。D,主动屈曲/用对侧肢体帮助主动伸膝(ROM为90°~0°)。患者以健肢支撑住患肢,在重力下缓慢屈膝,有牵拉感时,在健肢主动帮助下患膝完全伸直。

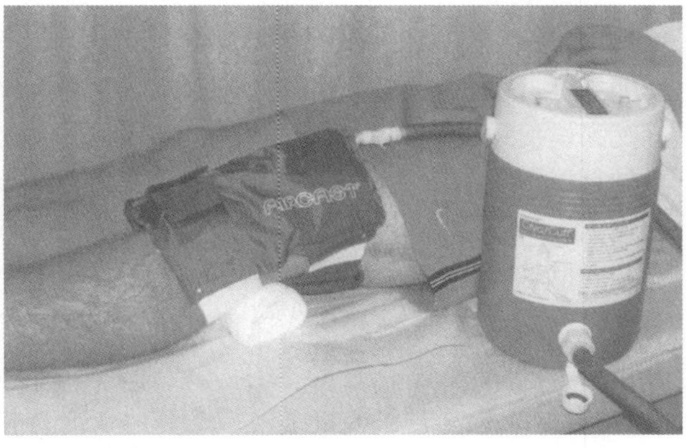

图35-4 制冷设备(如:冰疗仪, Aircast Inc., Summit, NJ)。

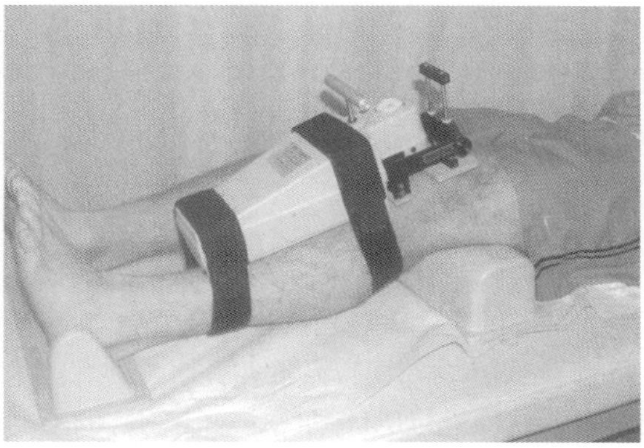

图35-5 KT1000膝韧带测量仪 (Medmetric Corporation, San Diego)。

术前康复

目标

- 患者教育
- 恢复正常ROM
- 恢复正常步态
- 最大化力量/功能
- 不借助辅助工具能上/下台阶

注意事项

- 避免热敷
- 避免长时间站立/行走/减速和旋转运动。
- 合并内侧副韧带损伤者,在治疗训练和功能活动过程中应避免外翻应力

治疗措施

- KT1000检查
- 等速测试/功能测试/平衡测试
- 定制术后支具;穿卸指导
- 冷疗指导
- 渐进性步态训练
- 支具锁定在0°使用拐杖在(髌腱)可耐受范围内进行部分负重
- 家庭计划:术后康复教育
  - 股四头肌收缩训练
  - 直抬腿练习(支具锁定在0°)
  - 髌骨松动
  - (垫毛巾)被动伸直
  - 主动屈曲/辅助下主动伸直90°~0°训练
- 主动ROM和辅助下主动ROM练习
- 渐进性抗阻练习和功能活动
- 电刺激/生物反馈(肌肉再训练)

手术指征

- 正常ROM
- 正常步态
- 具有不借助辅助工具上下楼梯的能力
- 具有独立进行术后康复治疗的能力

由HSS康复科医生编写的小册子。其中描述了手术治疗方案、运动治疗、术后进程、常见问题和答案。

术后第一阶段(第0~2周)

此阶段的康复重点是恢复完全被动伸直、渐进性负重、控制术后渗出以及股四头肌再训练。术后鼓励患者立即进行ROM训练，减少制动的不良作用,如关节软骨变性、胶原过度形成和疼痛[11-13]。移植物等长放置可允许术后立即活动而不产生不良负荷。每天指导患者进行数次主动屈曲/辅助下主动伸直练习。如果患者难以达到屈曲ROM,则建议其在家里使用关节持续被动活动(CPM)练习机。防止伸直受限是ACL术后最重要的目标。前交叉韧带重建术后伸直受限可引起步态异常,加重髌股关节症状和股四头肌无力[14,15]。术后2~3周内应达到完全伸直。为完成此目标,应指导患者在坐位和(或)卧位时足跟部垫高，使重力以低负荷牵伸患膝(图35-3A)。行走或睡觉时将支具锁定在0°。这些措施可使移植物位于髁间窝内,防止形成髁间窝瘢

术后第一阶段(第0~2周)

目标

- 强调完全被动伸直
- 控制术后疼痛、肿胀
- ROM达0°~90°
- 早期渐进性负重
- 防止股四头肌抑制
- 独立完成家庭治疗性训练计划

注意事项

- 避免主动伸膝40°~0°
- 行走时支具应锁定在0°
- 避免热敷
- 避免长时间站立、行走

治疗措施

- 垫毛巾卷伸展,俯卧位悬吊训练
- 股四头股再训练[股四头肌电刺激(EMS)或肌电图(EMG)]
- 支具锁定在0°位渐进性部分负重到在可耐受范围内扶拐负重(髌腱)
- 髌骨松动
- 主动屈曲/辅助下主动伸直90°~0°
- 直腿抬高练习(SLR)(各方向)
- 支具锁定在0°位SLR(仰卧位)
- 短曲柄功率自行车练习
- 髋渐进性抗阻训练
- 本体感觉训练(双侧负重)
- 蹬踏练习(双侧/70°~5°弧)(如果ROM>90°)
- 可耐受下上肢心血管系统训练
- 冷疗
- 依据评估结果进行家庭训练计划
- 强调患者对治疗性家庭训练计划和负重注意事项/渐进性的依从性

晋级标准

- SLR时无股四头肌迟滞
- ROM达0°~90°
- 患肢单侧负重时无痛

痕或关节纤维粘连。

前交叉韧带重建术后康复的另一个特征是早期负重。先进的固定技术,如挤压螺钉骨-骨固定,允许术后立即负重。教会患者术后行走时锁定支具于0°位。接受骨-髌腱-骨自体移植物的患者术后先扶拐部分负重(50%),而后逐渐增加负重重量,使膝关节逐渐适应增加的负荷。术后1周内患者可耐受扶拐负重行走。

此期控制术后渗出和股四头肌再训练也是重要目标,两者紧密相关。Spencer等[16]认为:膝关节渗出会抑制股四头肌。关节囊内的机械感受器对张力变化产生反应,转而抑制支配股四头肌的运动神经。因此,控制术后渗出可减少股四头肌抑制,更快恢复肌肉功能。术后早期,每次应用制冷设备20~30分钟,然后休息1小时。拆线后,冰袋可以直接贴用,增加冰敷效果。膝下垫枕(大小适宜)的股四头肌收缩练习是质量高且无痛的股四头肌再训练。如果患者很难引出股四头肌收缩,在股四头肌练习时应用生物反馈或肌肉电刺激，可更好促进股四头肌再训练。术后支具锁定在0°进行直抬腿练习，直到能完全控制股四头肌[即直抬腿练习时无痛和(或)无股四头肌迟滞]。

为有助于恢复髌骨正常活动，康复医师应进行髌骨松动术。患者也可将它结合到家庭训练计划中。训练的强度依炎症症状而定。完全伸直膝时要求髌骨上移，屈膝时要求髌骨下移[17]。

当ROM达到 80°时，可应用短曲柄功率自行车练习（图35-6）来增加肌力、ROM和心血管功能。Schwartz等[18]证实，术后早期将功率自行车曲柄由标准的170mm减至短曲柄(80~140mm)进行静态骑车练习可达到上述治疗效果[18]。

使用重物负重以及等张训练器等进行渐进性抗阻训练(PRE)，以加强近端(髋)力量。

已证实前交叉韧带重建后平衡功能下降，故鼓励早期神经肌肉训练[19-21]。以渐进性负重开始平衡评定和训练。只要患者可以负重50%，就可用平衡板进行本体感觉训练(图35-7)。

只要ROM≥90°且股四头肌控制增强时，训练中可增加蹬踏练习。此项闭链运动练习(CKC)开始时双腿在70°~5°无痛范围内进行练习，以后随ROM增加，可单腿练习。因为此项练习已被证实对ACL应力影响甚小，所以在早期力量练习中最常被采用[22-28]。应依据评价结果不断调整家庭训练计划。

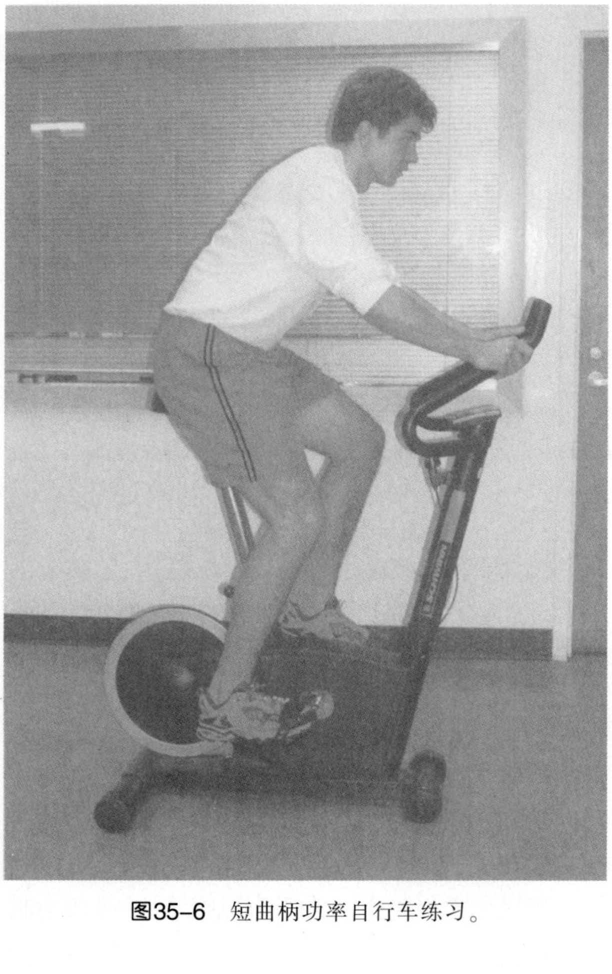

图35-6 短曲柄功率自行车练习。

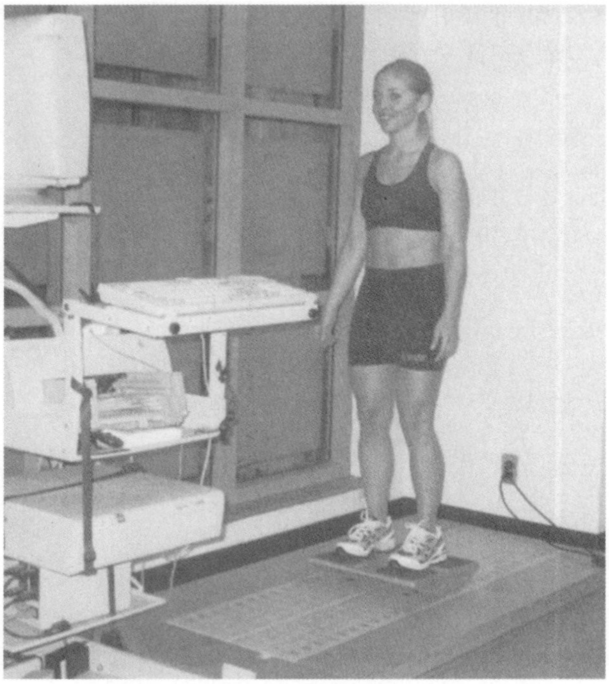

图35-7 用平衡板进行本体感觉训练。

注意事项

ACL重建术后最常见的并发症是运动受限[29-33]。此期应达到完全被动伸直，争取达到屈膝90°。如果这些目标达不到，康复医师应与术者交流进展不顺的原因。加强ROM练习、应用非类固醇抗炎药(NSAID)控制疼痛和炎症有助于达到ROM目标。强调患者对家庭训练计划和负重进展/注意事项的依从性。

术后第二阶段(第2~6周)

随着股四头肌控制能力的提高，将支具调节到0°~50°，以满足平地步行需要的膝关节活动度。在可耐受的范围内逐步增加负重，间断扶拐步行以恢复正常步态。水下踏车系统可减少步行训练过程中患肢负重，深及胸部的水可减少负重60%~75%，而深及腰部的水可减少负重40%~50%[34,35]。

术后支具由术者定制（现成支具、髌骨护膝等)。随ROM和肌力增加，可增加其他闭链运动训练，如静蹲（图35–8），并增加强化平衡训练。Lutz等[23]比较了各个角度的静蹲和伸膝开链练习，认为静蹲可以减少向后剪切力（抵抗向前的拉力）（图35–9）。

继续强化平衡训练，包括单侧肢体负重、多平面支撑和干扰训练（图35–10）。这些动作试图消除或改变来自视觉、前庭和躯体感觉系统的感觉信息，以训练其他系统[36]。让患者闭眼改变视觉，或者平衡练习时接球和扔球，将更有针对性训练躯体感觉系统。加快对负荷的神经肌肉反应时间，可增加膝周的动态稳定，保护静态的重建组织，防止过度疲劳或再损伤[37,38]。随着ROM增加到110°~115°，功率自行车曲柄可增加至标准的170mm。Fleming等人体内研究证实，骑功率自行车练习时ACL的应力峰值较低[39]。

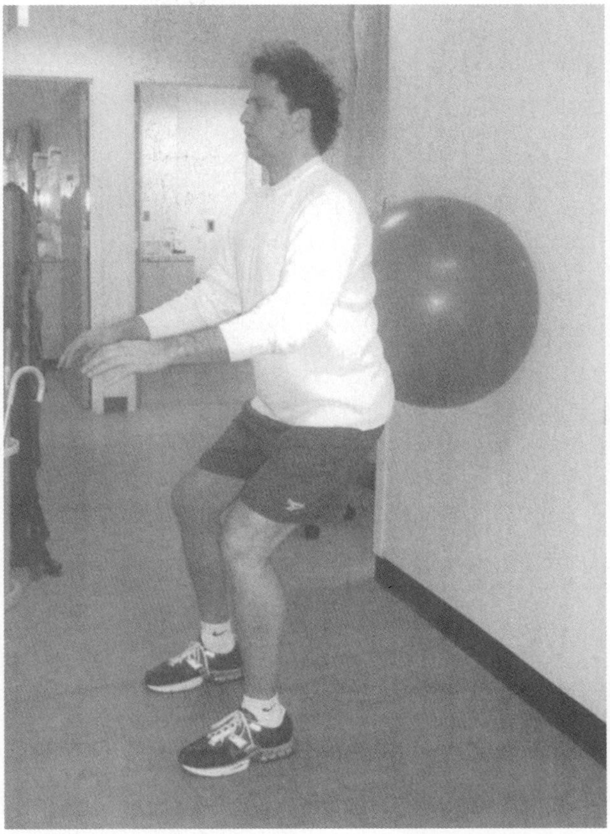

图35–8　静蹲：闭链运动训练。患者在无痛范围内上下运动。训练中背后用球来保证正确的姿态和平衡。

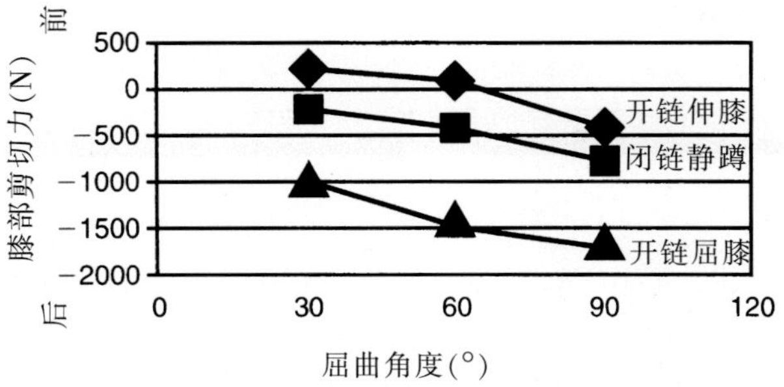

图35–9　此图表示在选定的训练中（开链屈膝、闭链静蹲及开链屈膝）前后胫股的剪切力。（*Adapted from Lutz, G.E. Palmitier, R.A., An, K.N., Chao, E.Y.* Comparison of Tibiofemoral Joint Forces During Open KineticChain and Closed Kinetic Chain Exercises. *J Bone Joint Surg 1993;75A:732–739.*）

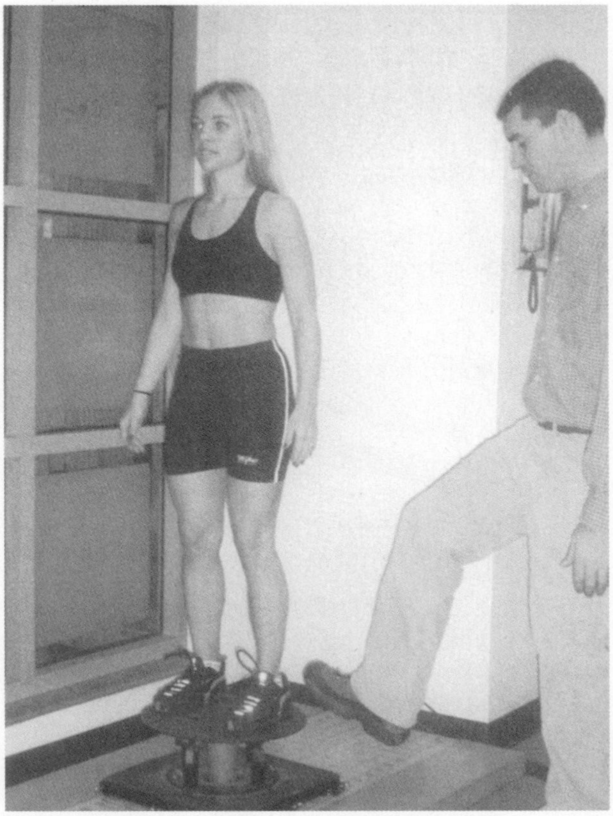

图35–10　干扰训练：康复医师轻拍稳定训练器械时，患者努力保持平衡。

增加用弹力带抗阻练习健侧髋外展和伸直、逐步增加向前上台阶等单腿闭链运动练习，以强化力量和神经肌肉训练。术后6周，患者应可无痛地迈上20cm阶梯和完全控制下肢。术后6周、3个月和6个月时分别进行KT1000测量以记录松弛度，并明确术后康复进展程度。将检查和训练结果与术者交流，继续依据评估结果来调整治疗计划。

注意事项

此期较常见的并发症是膝前痛。当患者发现自己能不借助辅助器械步行时，常会在下肢肌力不足以进行相当水平活动时，提前进行这些活动。患者必须懂得限制站立、行走和上、下楼梯。康复医师治疗患者要基于主观症状和客观评定个别对待。

术后第二阶段(第2~6周)

目标

- ROM达0°~125°
- 髌骨活动度良好
- 肿胀轻微
- 恢复正常步态(无痛)
- 在无痛且控制良好的条件下迈上20cm高阶梯

注意事项

- 在充分股四头肌控制和下肢对线恢复前,避免反复下楼
- 训练和功能活动时避免疼痛

治疗措施

- 在股四头肌控制良好时(直抬腿时没有疼痛和迟滞),在支具角度开启到0°~50°时进行渐进性负重/在可耐受范围内负重
- 当步行无痛时,去掉拐杖
- 遵术者医嘱改变支具(现成支具、髌骨护膝等)
- 如果关节活动度>115°,可进行标准自行车练习
- 蹬踏练习(80°~0°)
- AAROM练习
- 小范围静蹲/重心转移
- 本体感觉训练(生物力学踝关节平台系统/健侧弹力带练习)
- 开始向前上阶梯练习
- StairMaster(使用电动踏板进行用力向下踩踏练习)
- 如果伤口良好,水下训练(步态训练)
- 渐进性抗阻下直抬腿练习
- 腘绳肌/腓肠肌灵活性训练
- 髋/腘绳肌渐进性抗阻练习
- 主动伸膝至40°
- 术后6周时,对膝韧带进行KT1000 检查 (不要做最大拉力检查)
- 依据评估结果进行家庭康复训练计划

晋级标准

- ROM达到0°~125°
- 步态正常
- 可以迈上20cm高的台阶
- 髌骨活动度良好
- KT1000和功能评定时功能有进步

随时调整治疗,以缓解症状并安全地进行既定康复方案。要强调患者需依从已制定或改进的家庭康复方案以及日常生活活动(ADL)的动作矫正。

术后第三阶段(第6~14周)

当满足晋级标准时,患者可进入本阶段,以便恢复正常ROM,增加下肢肌力和灵活性。继续辅助下主动ROM练习并开始股四头肌牵伸(仰卧位和俯卧位)。在开链和闭链功能练习期间应用渐进性抗阻训练。开始向前迈下阶梯的训练,台阶的高度从10cm逐步递增到15cm、20cm。在踏车上倒走练习时逐步增加倾斜角度,以增强股四头肌肌力(图35-11)[40]。如果术后第3个月时膝韧带测力计测

术后第三阶段(第6~14周)

目标

- 恢复正常ROM
- 下肢具有在无痛且控制良好的条件下从20cm高的阶梯上迈下的能力
- 提高ADL耐力
- 提高下肢灵活性
- 保护髌股关节

注意事项

- 训练和功能活动时避免疼痛
- 在有足够肌力和术者允许前,避免跑和运动训练

治疗措施

- 渐进性静蹲练习
- 开始迈下阶梯练习
- 蹬踏练习
- 弓箭步练习
- 90°~40°等张伸膝(闭链练习优先)
- 高级(干扰)本体感觉训练
- 灵活性训练(运动带)
- Versa 爬梯
- 倒走或往后跑踏车练习
- 股四头肌牵伸
- 向前迈下试验(NeuroCom)
- 术后第3个月时膝韧带KT1000检测
- 依据评估结果进行家庭康复训练

晋级标准

- ROM达到正常范围
- 下肢在无痛且控制良好的条件下能从20cm高的台阶上迈下
- KT1000和功能评定时功能有进步

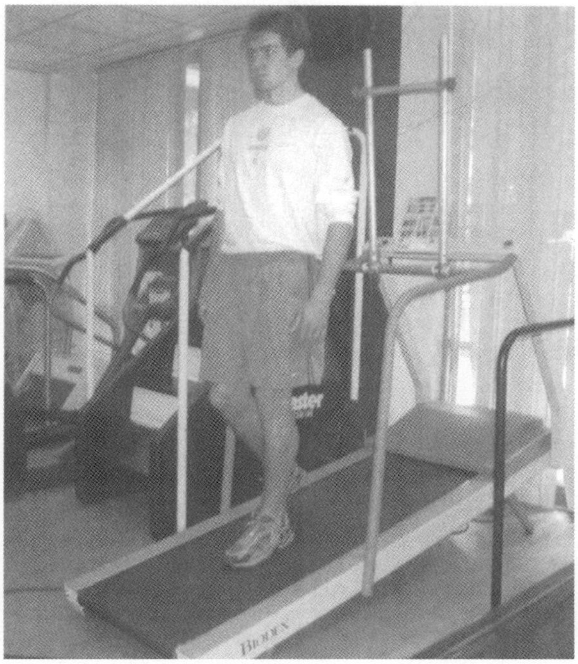

图35-11　踏车上倒走练习。

量证实效果满意,可进行90°~40°等张伸膝练习,此时应注意髌股关节症状。增强强化神经肌肉训练,如运动带灵活性、在不稳平面上进行平衡练习(泡沫卷、平衡板等)及干扰训练等。

术后3个月时用向前迈下试验(图35-12)评估下肢功能性肌力[41]。患者从20cm高处迈下至一压力板,尽可能慢地控制每侧下肢。观察下肢控制能力的差别,计算冲力和双侧肢体对照的平均值,分别与已设定的正常值(冲力为体重的10%,下肢对称达85%)比较[41]。

一旦结果满意,可开始在踏车上跑步。首先进行倒退跑,因为与前进跑相比,倒退跑可降低髌股关节压力[42]。依据评估结果继续更新家庭康复训练计划。

注意事项

患者目前功能水平较高,但由于ROM、灵活性和肌力尚有缺陷,还应鼓励患者坚持有限制的功

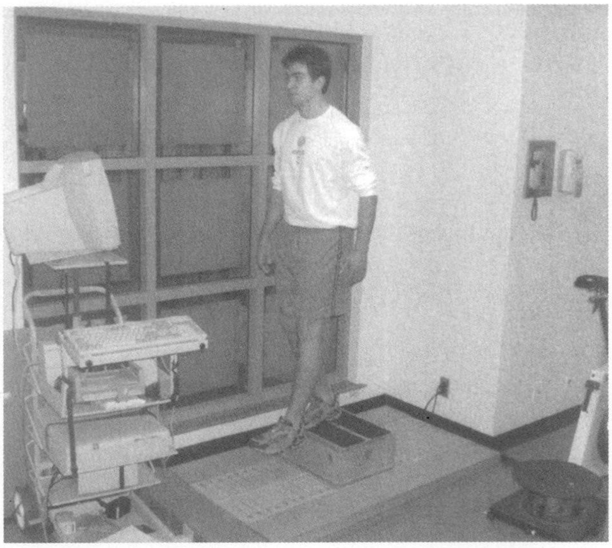

图35-12 向前迈下试验。患者从20cm高迈下至一压力板(Balance Master System, NeuroCom International Inc., Clackamas, OR),尽可能慢地控制每侧下肢。记录三组试验数据。观察下肢控制能力的差别,计算并解释冲力和双侧肢体对照的均值。已设定的正常值为:平均冲力为体重的10%时,双侧下肢对称达85%。

能练习。正如前述,康复医师制订康复计划时,必须保证患者达到一定标准后,再进入更高级的训练,例如在开始向前跑练习之前要胜任迈下20cm阶梯的练习。

建议患者注意渐进性抗阻训练的训练量。为了恢复和减少劳损的可能性,可改变负重训练的天数,监测所选择肌力练习的重复次数和进行交叉训练。

术后第四阶段(第14~22周)

达到晋级标准后,患者进入提高全面功能的阶段。治疗重点是为患者安全重返运动作准备。踏车上逐步进行向前跑训练,重点是短距离加速跑或长距离慢速跑。将等张和等速伸膝的训练进展为全角度,继续在可耐受范围内加强渐进性抗阻训练和灵活性训练。根据患者运动项目进行专项训练——灵活性训练(即减速训练),必要时采取功能往复运动训练以达到特殊运动项目的需求。注意训练对侧肢体灵活性,防止劳损,应依据评估结果不断调整家庭治疗计划。

注意事项

引入功能往复运动训练之前应完全恢复

术后第四阶段(第14~22周)

目标

- 能无痛跑步
- 最大限度提高力量和灵活性,以满足ADL的要求
- 跳跃试验时肢体对称度达75%以上

注意事项

- 治疗训练和功能活动时避免疼痛
- 在足够的肌力恢复和术者允许前,避免运动

治疗措施

- 能顺利迈下20cm阶梯后,开始在踏车上进行向前跑步练习
- 继续下肢力量和灵活性练习
- 强化灵活性/运动专项练习
- 当力量足够后,开始功能往复运动练习
- 等张伸膝(全弧无痛、无捻发音)(闭链练习优先)
- 等速训练(从快速到中速)(闭链练习优先)
- 术后第3个月时膝韧带KT1000检查
- 依据评估结果进行家庭康复训练

晋级标准

- 跑步时无症状
- 跳跃试验时肢体对称度达75%以上
- KT1000和功能评定时功能有进步

ROM和灵活性。还应该锻炼足够的肌力。Chu[43]介绍了一种简单的功能测试，以决定能否采用功能往复运动。患者在5秒钟之内用体重的60%静蹲5次，如能做到，肌力可接受。功能往复运动训练应在逐步加强速度、强度、应力、容积和频率功能后进行。

可从简单训练开始，再到复杂练习（如双腿跳）（图35-13）和跳箱训练。建议患者每周的计划有所变化，更具体说，患者/运动员在适当热身后负重训练1天，另1天跑步，另1天功能往复运动，另外最重要的是休息1天让肌肉复原。

术后第五阶段（第22周以后）

康复的最后阶段是真正重返运动的阶段。重点是患者的运动及其在运动中的姿势。纠正力量和灵活性的不足，针对专项运动进行功能往复运动和灵活性训练，包括真正的接触或非接触运动训练。常会要求佩ACL支具。

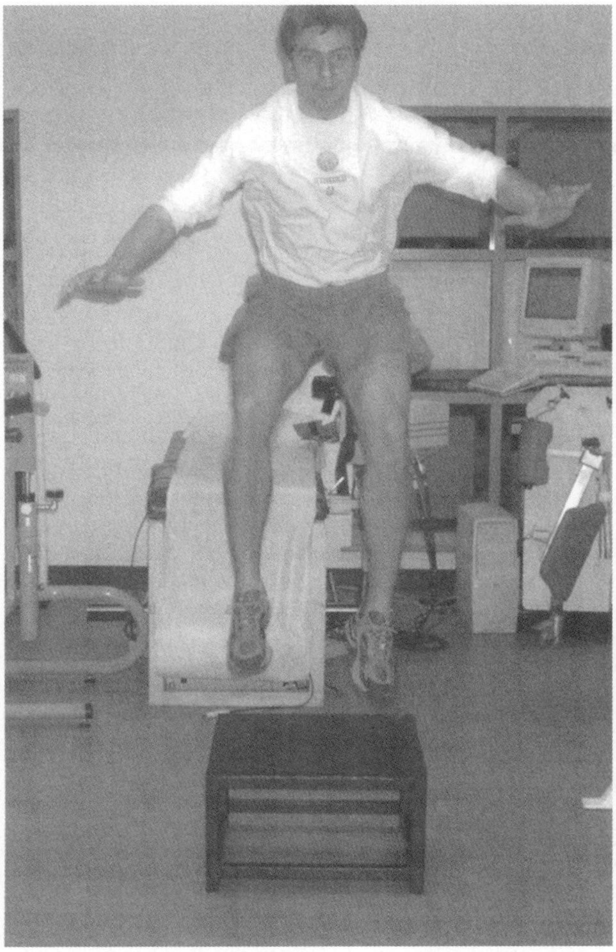

图35-13 功能往复运动训练（双腿跳）：患者跳上25cm台阶，然后轻轻地着地。

记录在专项运动中的主观症状和客观体征。康复结束时通过KT1000检查、功能性跳跃测试和等速测试等检查关节松弛度、力量和功率。等速和功能测试的目标是：在每秒60°和240°等速测试时，股四头肌和腘绳肌平均最大力矩以及总做功下降小于15%。功能测试将功能的特异组成部分和真正目标联系起来，为确立功能状况提供直接证据。单腿跳试验（图35-14）和交叉跳跃测试的目标是双下肢的对称性达到85%。将这些测试结果及其他相关的临床资料反馈给术者，以最终决定其能否参加运动。

注意事项

在康复最后阶段（重返运动），康复医师要让患者/运动员为其专项运动的需求做好准备，包括ROM、灵活性、肌力、做功和耐力，应达到恢复标准。要求达到这些标准是为了降低再损伤率。力量和功能的评估将为康复进展和成功提供直接依据。

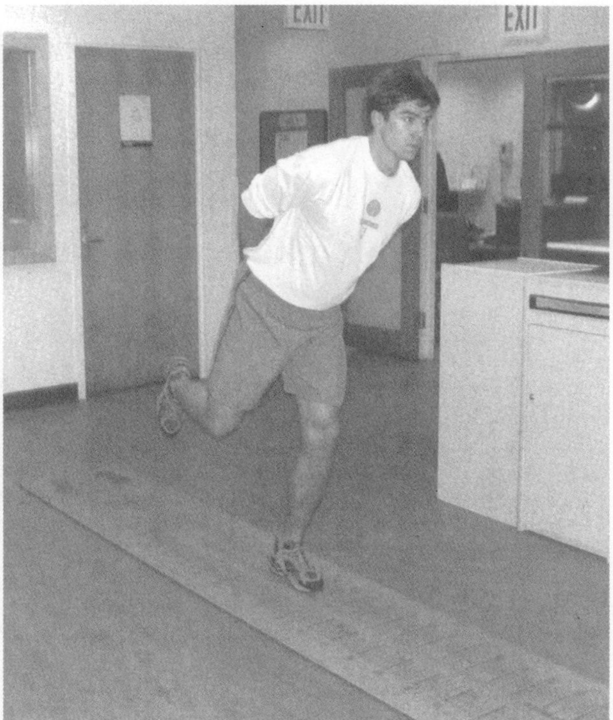

图35-14 单腿跳试验：患者一侧肢体站立，并尽可能跳远，同侧肢体落地。每侧肢体测量3次，取其平均值。将患侧肢体得分除以健侧肢体得分，计算出肢体对称度。

术后第五阶段(第22周以后)

目标

- 对专项运动动作没有恐惧感
- 获得最大力量和灵活性,满足专项运动的要求
- 跳跃试验时双下肢的对称度达到85%以上

注意事项

- 训练动作和功能活动时避免疼痛
- 在足够的肌力恢复和术者允许前,避免运动

治疗措施

- 继续强化下肢力量、灵活性和敏捷性
- 强化功能往复运动
- 使用专项运动的支具(由术者选择)
- 在康复过程中监控患者的活动水平
- 再评估患者的主诉(即每日的疼痛/肿胀——相应调整方案)
- 鼓励其依从家庭治疗计划
- 术后第6个月时膝韧带KT1000检查
- 依据评估结果调整家庭治疗计划

出院标准

- 跳跃试验时双下肢对称度达到85%以上
- 专项运动时没有恐惧感
- 灵活性达到运动需要的水平
- 可独立完成为维持和改善治疗效果的体育锻炼计划

(黄红拾 译 周谋望 校)

参考文献

1. Miyasaka, K.C., Daniel, D.M., Stone, M.L., Hirschman, P. *The Incidence of Knee Ligament Injuries in the General Population.* Am J Knee Surg 1991;4:3–8.
2. Johnson, R.J. *The Anterior Cruciate Ligament Problem.* Clin Orthop 1983;172:14–18.
3. Noyes, F.R., Mooar, P.A., Matthews, D.S., Butler, D.L. *The Symptomatic Anterior Cruciate-deficient Knee. Part I. The Long-term Functional Disability in Athletically Active Individuals.* J Bone Joint Surg Am 1983;65:154–162.
4. Noyes, F.R., Butler, D.L., Grood, E.S., Zernicke, R.F., Hefzy, M.S. *Biomechanical Analysis of Human Ligament Grafts Used in Knee Ligament Repairs and Reconstructions.* J Bone Joint Surg 1984;66A:344–352.
5. Clancy, W.G., Narechania, R.G., Rosenberg, T.D., Gmeiner, J.G., Wisnefske, D.D., Lange, T.A. *Anterior and Posterior Cruciate Ligament Reconstruction in Rhesus Monkeys.* J Bone Joint Surg 1981;63A:1270–1284.
6. Drez, D.J., DeLee, J., Holden, J.P., Arnoczky, S., Noyes, F.R., Roberts, T.S. *Anterior Cruciate Ligament Reconstruction Using Bone-patella Tendon-bone Allografts. A Biological and Biomechanical Evaluation in Goats.* Am J Sports Med 1991;19:256–263.
7. Falcoiero, R.P., DiStefano, V.J., Cook, T.M. *Revascularization and Ligamentization of Autogenous Anterior Cruciate Ligament Grafts in Humans.* Arthroscopy 1998;14(2):197–205.
8. Rougraff, B.T., Shelbourne, K.D. *Early Histologic Appearance of Human Patella Tendon Autografts Used for Anterior Cruciate Ligament Reconstruction.* Knee Surg Sports Traumatol Arthrosc 1999;7(1):9–14.
9. Shelbourne, K.D., Wilckens, J.H., Mollabaashy, A., DeCarlo, M.S. *Arthrofibrosis in Acute Anterior Cruciate Ligament Reconstruction: The Effect of Timing of Reconstruction and Rehabilitation.* Am J Sports Med 1991;9:332–336.
10. Shelbourne, K.D., Foulk, A.D. *Timing of Surgery in Acute Anterior Cruciate Ligament Tears on the Return of Quadriceps Muscle Strength after Reconstruction Using an Autogenous Patella Tendon Graft.* Am J Sports Med 1995;23:686–689.
11. Akeson, W.H., Woo, S.L.-Y, Amiel, D. *The Connective Tissue Response to Immobilization: Biomechanical Changes in Periarticular Connective Tissue of the Immobilized Rabbit Knee.* Clin Orthop 1973;93:356–362.
12. Noyes, F.R., Mangine, R.E., Barber, S. *Early Knee Motion after Open and Arthroscopic ACL Reconstruction.* Am J Sports Med 1987;15(2):149–160.
13. Salter, R.H., Simmonds, D.F., Malcolm, B.W., Rumble, E.J., MacMichael, D., Clements, N.D. *The Biological Effect of Continuous Passive Motion on Healing of Full-thickness Defects in Articular Cartilage.* J Bone Joint Surg 1980;62A(8):1232–1251.
14. Benum, P. *Operative Mobilization of Stiff Knees after Surgical*

Treatment of Knee Injuries and Posttraumatic Conditions. Acta Orthop Scand 1982;53:625–631.
15. Perry, J., Antonelli, D., Ford, W. *Analysis of Knee-joint Forces During Flexed-knee Stance.* J Bone Joint Surg 1975;57A:961–967.
16. Spencer, J.D., Hayes, K.C., Alexander, L.J. *Knee Joint Effusion and Quadriceps Inhibition in Man.* Arch Phys Med Rehabil 1984;65(4):171–177.
17. Fulkerson, J.P., Hungerford, D. *Disorders of the Patellofemoral Joint,* 2nd ed. Williams & Wilkins, Baltimore, 1990.
18. Schwartz, R.E., Asnis, P.D., Cavanaugh, J.T., Asnis, S.E., Simmons, J.E., Lasinski, P.J. *Short Crank Cycle Ergometry.* J Orthop Sports Phys Ther 1991;13:95.
19. Jerosch, J., Schaffer, C., Prymka, M. *Proprioceptive Abilities of Surgically and Conservatively Treated Knee Joints with Injuries of the Cruciate Ligament.* Unfallchirurg 1998;101(1):26–31.
20. Paterno, M.V., Gelb, I.D., Hewett, T.E., Noyes, F.R. *The Return of Neuromuscular Coordination after Anterior Cruciate Ligament Reconstruction (Abstract).* J Orthop Sports Phys Ther 1998; 27(1):96.
21. Shiraishi, M., Mizuta, H., Kubota, K., Otsuka, Y., Nagamoto, N., Takagi, K. *Stabilimetric Assessment in the Anterior Cruciate Ligament Reconstructed Knee.* Clin J Sports Med 1996;6(1): 32–39.
22. Henning, C.E., Lynch, M.A., Glick, K.R. *An In Vivo Strain Gage Study of Elongation of the Anterior Cruciate Ligament.* Am J Sports Med 1985;13(1):22–26.
23. Lutz, G.E., Palmitier, R.A., An, K.N., Chao, E.Y. *Comparison of Tibiofemoral Joint Forces During Open Kinetic Chain and Closed Kinetic Chain Exercises.* J Bone Joint Surg 1993;75A:732–739.
24. Ohkoshi, Y., Yasuda, K., Kaneda, K., Wada, T., Yamanaka, M. *Biomechanical Analysis of Rehabilitation in the Standing Position. Am J Sports Med* 1991;19(6):605–611.
25. Sawhney, R., Dearwater, S., Irrgang, J.J., Fu, F.H. *Quadriceps Exercise Following ACL Reconstruction Without Anterior Tibial Displacement.* Presented at American Physical Therapy Association annual meeting, Anaheim, CA, June 1990.
26. Wilk, K.E., Escamilla, R.F., Fleisig, G.S., Barrentine, S.W., Andrews, J.R., Boyd, M.L. *A Comparison of Tibiofemoral Joint Forces and Electromyographic Activity During Open and Closed Kinetic Chain Exercises.* Am J Sports Med 1996;24(4):518–527.
27. Wojtys, E.M., Wylie, B.B., Huston, L.J. *The Effects of Muscle Fatigue on Neuromuscular Function and Anterior Tibial Translation in Healthy Knees.* Am J Sports Med 1996;24:615–621.
28. Yack, H.J., Collins, C.E., Whieldon, T.J. *Comparison of Closed and Open Kinetic Chain Exercise in the Anterior Cruciate Ligament-deficient Knee.* Am J Sports Med 1993;21(1):49–54.
29. Johnson, R.J., Eriksson, E., Haggmark, T., Pope, M.H. *Five- to 10-year Follow-up Evaluation after Reconstruction of the Anterior Cruciate Ligament.* Clin Orthop 1984;183:122–140.
30. Kornblatt, I., Warren, R.F., Wickiewicz, T.L. *Long-term Follow-up of Anterior Cruciate Ligament Reconstruction Using the Quadriceps Tendon Substitution for Chronic Anterior Cruciate Ligament Insufficiency.* Am J Sports Med 1988;16:444–448.
31. Montgomery, K.D., Cavanaugh, J., Cohen, S., Wickiewicz, T.L., Warren, R.F., Blevens, F. *Motion Complications after Arthroscopic Repair of Anterior Cruciate Ligament Avulsion Fractures in the Adult.* Arthroscopy 2002;18(2):171–176.
32. Millett, P.J., Wickiewicz, T.L., Warren, R.F. *Motion Loss after Ligament Injuries to the Knee. Part I: Causes.* Am J Sports Med 2001;29(5):664–675.
33. Harner, C.D., Irrgang, J.J., Paul, J., Dearwater, S., Fu, F.H. *Loss of Motion after Anterior Cruciate Ligament Reconstruction.* Am J Sports Med 1992;20:499–506.
34. Bates, A., Hanson, N. The Principles and Properties of Water. In *Aquatic Exercise Therapy.* WB Saunders, Philadelphia, 1996, pp. 1–320.
35. Harrison, R.A., Hilman, M., Bulstrode, S. *Loading of the Lower Limb When Walking Partially Immersed: Implications for Clinical Practice.* Physiotherapy 1992;78:164.
36. Guskiewicz, K.M. Regaining Balance and Postural Equilibrium. In Prentice, W.E. (Ed). *Rehabilitation Techniques in Sports Medicine,* 3rd ed. WCB/McGraw-Hill, New York, 1999, pp. 107–133.
37. Johansson, H., Sjolander, P., Soojka, P. *Activity in Receptor Afferents Front the Anterior Cruciate Ligament Evokes Reflex Effects on Fusimotor Neurones.* Neurosci Res (NY) 1990;8:54–59.
38. Cavanaugh, J.T., Moy, R.J. *Balance and Postoperative Lower Extremity Joint Reconstruction.* Orthop Phys Ther Clin NA 2002;11(1):75–99.
39. Fleming, B.C., Beynnon, B.D., Renstrom, P.A., Peura, G.D., Nichols, C.E., Johnson, R.J. *The Strain Behavior of the Anterior Cruciate Ligament During Bicycling.* Am J Sports Med 1998; 26(1):109–118.
40. Cipriani, D.J., Armstrong, C.W., Gaul, S. *Backward Walking at Three Levels of Treadmill Inclination: An Electromyographic and Kinematic Analysis.* J Orthop Sports Phys Ther 1995;22(3): 95–102.
41. Cavanaugh, J.T., Stump, T.J. *Forward Step Down Test.* J Orthop Sports Phys Ther 2000;30(1):A–46.
42. Flynn, T.W., Soutas-Little, R.W. *Patellofemoral Joint Compressive Forces in Forward and Backward Running.* J Orthop Sports Phys Ther 1995;21(5):277–282.
43. Chu, D.A. *Jumping into Plyometrics.* Leisure Press, Champaign, IL, 1992.

第 36 章

后交叉韧带重建

John Cavanaugh, PT, ATC

后交叉韧带(PCL)是限制胫骨相对股骨向后移位的主要结构[1]。膝关节损伤中，PCL损伤约占3%[2]。在一些创伤中心的膝关节损伤中,PCL 损伤发生率高达37%[3]。单纯PCL损伤 约占40%[4]。单纯PCL撕裂最常见的损伤机制是膝屈曲时胫前直接撞击[5]。PCL损伤常合并其他病变。与内、外翻应力相关的过伸、过屈或旋转机制,可导致其他膝关节结构的损伤[5,6]。PCL损伤后的治疗仍有争议。一些研究人员报道,股四头肌肌力特别好的PCL损伤患者,保守治疗获得成功[7-11]。另外一些PCL保守治疗的长期随访结果则发现患者出现退行性改变伴髌股关节和胫股内侧关节间隙疼痛[4,12,13]。PCL重建是否能改变PCL缺陷膝关节的自然进程,仍需进一步研究。PCL重建后的临床预期结果尚不如前交叉韧带(ACL)重建后明确[12]。

后交叉韧带重建有不同的手术方法和移植物选择。传统技术是经胫骨技术,但最近后交叉韧带重建常应用后侧嵌入技术和双骨道(双束)法。移植物常用同种异体跟腱和自体骨-髌腱-骨。HSS选择经胫骨固定同种异体跟腱双束法重建。下面介绍此术式后的康复指南。

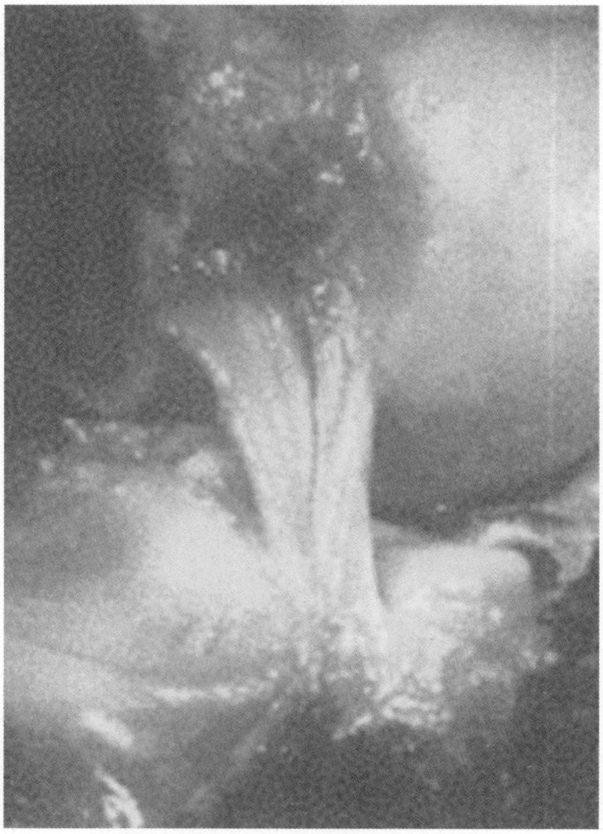

图36-1 后交叉韧带。(*Photo courtesy HSS Sports Medicine Service.*)

手 术 概 述

交叉韧带中,PCL更为强大。后交叉韧带股骨止点宽大,呈扇形,胫后止点较窄[13]。PCL由两个独立的束组成:前外束和后内束(图36-1)。屈膝时前外束紧张,膝接近完全伸直时后内束紧张[14]。与后内束相比,前外束更为强大、更有韧性,有更大的最大载荷[15,16]。以前,PCL重建外科的重点是前外束。近来,应用PCL双束重建能更好重建膝的解剖和生物力学[17-19]。

应用全关节镜技术进行经胫骨固定PCL双束重建。劈开的同种异体跟腱作为移植物,因为其带骨块端可用作良好的胫骨固定，而另一端有足够软组织入股骨双骨道(图36-2)。两束分别为前外束8mm、后内束7mm。先准备胫骨骨道,用于经胫骨固定。经前内侧入路放置PCL胫骨导针,然后钻制胫骨骨道。前内侧切口暴露股骨髁前内侧(图36-3)后,钻制股骨骨道。两骨道分别放置导针,用由外向内技术钻制骨道。两束经胫骨骨道及其相应股骨骨道,并予以适当张力。在骨块与胫骨骨道之间,用金属挤压螺钉固定胫骨端,用可吸收挤压螺钉和由外向内技术分别固定股骨骨道的两

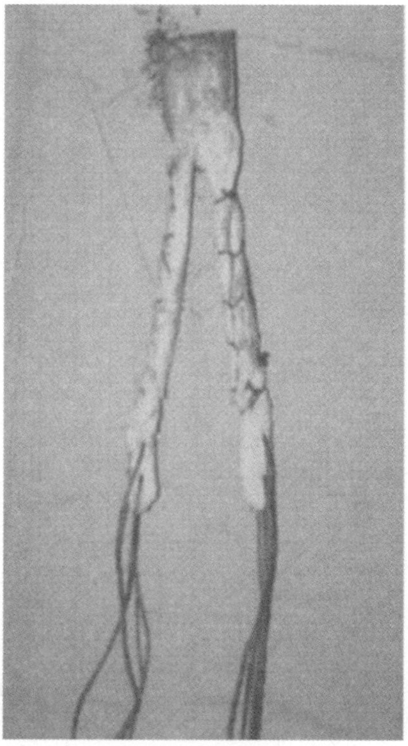

图36-2 劈开的同种异体跟腱作为移植物，准备入骨道。(*Photo courtesy HSS Sports Medicine Service.*)

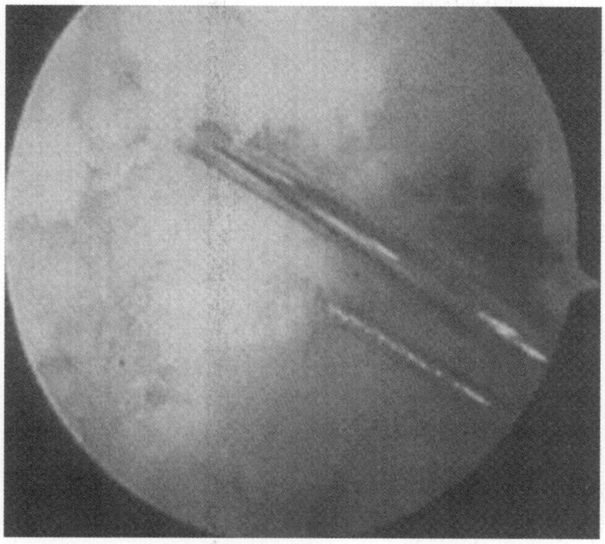

图36-3　在后交叉韧带双束重建中，股骨髁前内侧克氏针定位后钻股骨骨道。(*Photo courtesy HSS Sports Medicine Service.*)

束。术后用双直立的铰链支具固定膝在0°伸直位。

康 复 概 述

后交叉韧带重建术后康复方案的设计，既要考虑逐渐恢复膝关节活动度(ROM)和下肢力量，又要保护移植物的替代和固定不受不利应力的影响。整个康复过程中，康复医师要考虑和掌握膝生物力学以及后交叉韧带断裂和重建后引起的生物力学变化。术者与康复医师的交流非常重要。另外，术中发现的其他结构损伤对方案的制订和恢复进展有直接影响。患者的恢复以基础标准功能进展为指导。应该让患者知道自己在康复过程中的角色。患者对既定治疗方案和动作矫正的依从性对治疗成功有重大意义。

术前康复

建议在PCL重建术前，恢复正常ROM和下肢肌肉功能。正常步态和可以上下阶梯也是术前康复目标。至少要进行一个周期的正规术前康复。术前康复的重点是患者教育。术前教育以及术后康复训练中的独立性，可以加快术后康复效果，减少并发症。治疗性训练包括：患者受累小腿下垫枕使膝关节被动伸直，股四头肌完全伸展，术后支具锁定在0°直抬腿(SLR)，辅助下主动ROM(AAROM)练习中进行离心和向心控制受累的股四头肌。PCL重建术后早期应避免主动屈膝，因为主动屈膝过程中，移植物及固定部位会承受较大应力[20-22]。教会

后交叉韧带重建：术前阶段

目标

- 患者教育
- 恢复正常ROM
- 恢复正常步态
- 最大限度增加力量/功能并能不借助辅助工具上下楼梯
- 独立完成术后康复训练计划
- 在各种平面上能独立用拐杖脚尖着地负重行走

治疗措施

- 膝韧带松弛度测量
- 适当的等速/功能/平衡测试
- 预订术后支具，并进行穿卸指导
- 冷疗指导
- 步态训练：足尖着地扶拐负重行走，支具锁定在0°
- 治疗性训练指导：
  - 被动(小腿下垫枕)伸膝
  - 股四头肌收缩练习
  - 直抬腿(支具锁定在0°)
  - 髌骨松动术
  - 辅助下主动伸膝/被动屈膝训练(ROM 0°~70°)

患者自己松动髌骨，防止术后粘连形成。为患者预制一个双铰链支具并教会其穿卸。在睡眠、行走和仰卧位直抬腿时，建议其带上术后支具。预订拐杖，教会其用足尖着地负重行走。进行膝韧带的KT1000测量，以记录术前松弛度。根据情况进行力量测定（等速或功能测试）和平衡评定，确定训练前的情况。鼓励其用冷疗控制术后疼痛和渗出。术者常选用携带方便的冷疗设备（如冰疗仪）。

术后第一阶段（第0~6周）

PCL重建术后即可立即开始康复。鼓励早期活动患膝。早期活动已证实能减少制动带来的不良影响，如关节软骨变性、胶原过度形成和疼痛[23-25]。坐位练习ROM，目标是4周时屈膝达70°，6周时屈膝达90°。教会患者在健肢帮助下屈曲患膝（股四头肌离心收缩），然后在健肢帮助下主动伸直至0°（双侧股四头肌向心收缩）（图36-4）。PCL重建术后很少能完全被动伸直（这是PCL重建术的并发症之一），但该问题在术后早期必须被解决以保证正常的髌股关节力学。让患者小腿放在枕头上休息，在重力帮助下恢复伸直（图36-5），有助于伸膝ROM的恢复。因为在此阶段应限制屈膝以保护移植物，所以髌骨松动术是一种重要治疗方法（图36-6）。正常髌骨下移是屈膝所必需的[26]。这种治疗由康复医师执行并教会患者在家中进行。

术后前2周扶拐足尖着地逐步负重行走，术后4周50%负重，术后6周75%负重。在此阶段，支具锁定在0°伸直位行走，以减少腘绳肌收缩产生的胫骨后向剪切力。据Morrison[27]报道，在平地步行时，胫股后向剪切力为体重的0.4倍。因为股四头肌是动力稳定因素，可防止胫骨后移，所以股四头肌肌力练习是PCL重建计划的主要组成部分[28]。选择大小合适的毛巾卷垫于膝下，进行股四头肌收缩练

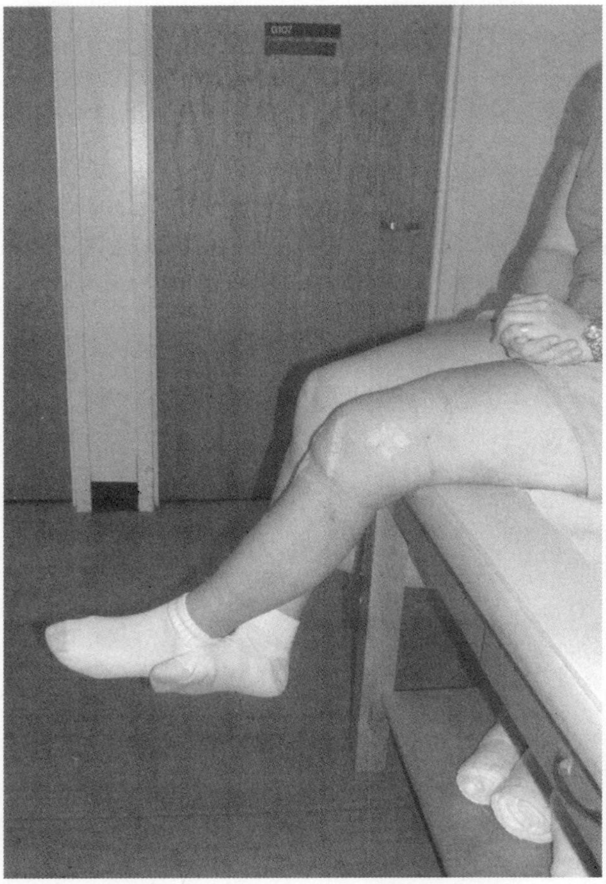

图36-4 AAROM练习：患者在健侧肢体帮助下，重力下屈患膝直至有牵拉感（股四头肌离心收缩），然后在健侧下肢帮助下主动伸直患膝至0°（双侧股四头肌向心收缩）。

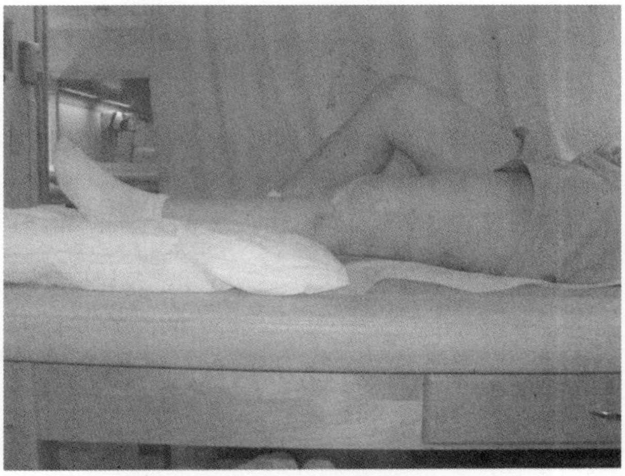

图36-5 被动伸直练习时在患侧小腿下垫枕促进伸直。

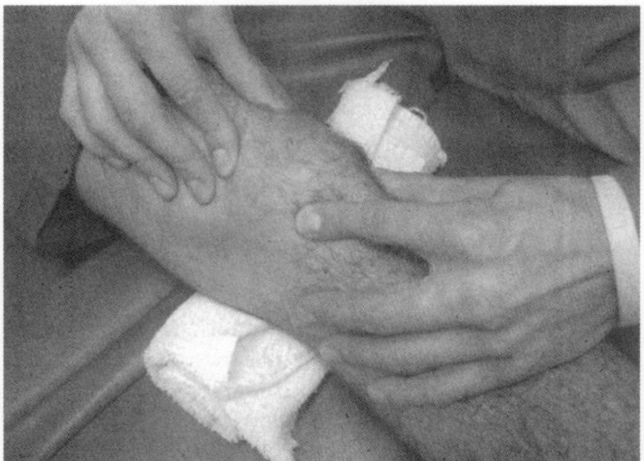

图36-6 髌骨松动术。

习，是一种有效/无痛的股四头肌再训练。同时应用电刺激和（或）生物反馈可防止股四头肌抑制和萎缩[29,30]。术后进行支具锁定在0°位直抬腿练习，直到能充分控制股四头肌（即无痛或无迟滞直抬腿）。

为进一步帮助训练下肢肌力，可选择一些开链运动（OKC）和闭链运动（CKC）练习。研究证实，这些练习可以提高下肢肌力而不会对移植物产生不利应力[21,22,31,32]。进行次强双侧60°~ 30°内多角度股四头肌等长收缩的OKC。随着ROM提高，可行60°~0°内闭链蹬踏练习（图36–7）。当ROM达到屈膝80°时，可应用短曲柄功率自行车以提高肌力、

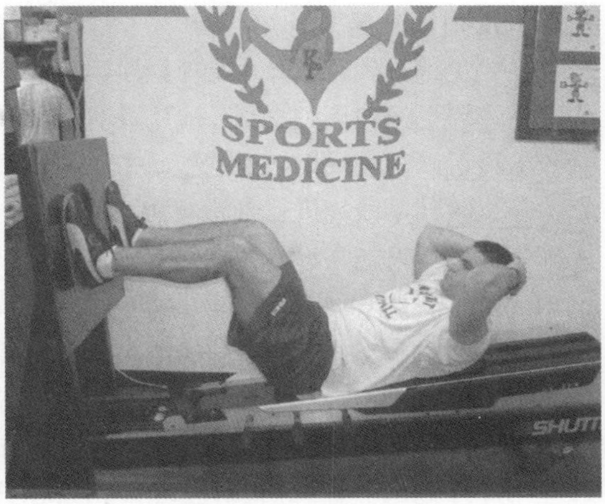

图36–7　运动弧60°~0°内闭链蹬踏练习。

术后第一阶段（第0~6周）

目标

- 控制术后疼痛/肿胀
- ROM 达到0°~90°
- 防止股四头肌抑制
- 提高髌骨活动度
- 独立进行家庭康复训练计划

注意事项

- 避免主动屈膝
- 避免热敷
- 行走时支具应锁定在0°
- 限制负重和避免过度ROM
- 避免在治疗和功能活动过程中产生疼痛

治疗措施

- 小腿垫枕被动伸膝
- 股四头肌再训练［肌肉训练时应用肌肉电刺激（EMS）或肌电图（EMG）］
- 步态：支具锁定在0°扶拐足尖着地负重行走
  - 术后2~6周渐进性负重至75%
- 髌骨松动术
- 辅助下主动伸膝/被动屈膝（ROM为0°~70°）
  - 只要能耐受，4~6周时逐步增加到90°
- 支具锁定在0°，仰卧位/俯卧位直抬腿
- 各方向直抬腿，渐进性抗阻练习
- 多角度股四头肌等长收缩（ROM为60°~20°）
- 蹬踏练习（双侧）（ROM为60°~0°）
- 近端（髋）渐进性抗阻肌力练习
- （双侧负重）本体感觉训练
- 腘绳肌和腓肠肌柔韧性训练
- 短曲柄功率自行车
- 可耐受范围内，心血管功能练习（上肢练习等）
- 冷疗
- 强调患者对家庭治疗计划和负重注意事项的依从性

晋级标准

- ROM 达到0°~90°
- 患肢能负重75%
- 能直抬腿且无股四头肌迟滞
- 髌骨活动度和近端肌力连续改善

ROM与心血管功能[33]。

只要负重达到50%就开始神经肌肉训练。应用滚板在主要平面内训练平衡。应用计算机化压力板系统给患者以视觉反馈。近端髋肌力练习由多平面直抬腿过渡到用沙袋进行渐进抗阻训练(PRE)。可用等张训练器来加强近端肌力锻炼。

进行腘绳肌和腓肠肌柔韧性训练。膝关节渗出和股四头肌抑制紧密相关[34],因此术后控制肿胀能更快恢复肌肉功能。为达到这一目标,建议患者不要长时间站立,保持正确的负重限制,根据症状每天应用冷疗数次。在此阶段,应经常调整患者的家庭治疗计划,鼓励其遵照执行此计划。

注意事项

康复的这个阶段最需要保护,建议患者要限制负重和关节活动。移植物固定需要一定时间后才能愈合,过度负重或屈曲会影响长期疗效。这个阶段,康复医师与术者的交流非常重要。是否依从康复进程是影响康复医师指导计划进行的重要信息。

术后第二阶段(第6~12周)

PCL重建术后康复第二阶段的目标是:逐步增加膝关节ROM,使步态正常化以及提高日常生活活动(ADL)能力。

进行辅助下主动ROM练习,在术后12周时屈曲应达到130°。随ROM增加至110°~115°,将功率自行车的曲柄增加至标准的170mm。术后6周,遵术者建议更改术后支具(现成支具或髌骨袖套等)。

扶拐并在可耐受范围内逐步增加负重。一旦获得正常步态,可去掉拐杖。为帮助患者过渡到去拐,可应用水下踏车系统,水的减载功能有助于迈步[35,36]。

强化肌力练习,特别注意治疗练习中所产生的应力。在ROM 0°~60°范围内,进行闭链蹬踏、静蹲和开链伸膝。Wilk等人[32]证实:屈膝大于60°时进行开链伸膝、闭链静蹲和蹬踏,会增加后向应力。Lutz等人[21]认为,闭链静蹲练习会引起后向剪切力,但远小于开链伸膝产生的后向剪切力[21]。逐步增加踏车的倾斜度,患者向后步行,可进一步提高股四头肌肌力[37]。术后前5个月,不能单独开链练习腘绳肌肌力(图36-8)。据Toutoungi等人[22]测定,等速/等长屈膝练习中,屈膝约90°时PCL应力峰值最大,超过体重的4倍。在力量练习的同时,必须注意髌股关节。负载的运动弧应避免产生疼痛和捻发音。Skyhar等人[38]研究了切断PCL后对内侧关节间隙和髌股关节的压力的影响。认为PCL切断后髌股关节压力增加16%,且屈膝60°时增加最大。随着ROM和下肢肌力的增加,引入一些新的功能活动,如逐步上下阶梯练习(台阶高10cm、15cm和20cm)。此阶段的目标是术后12周时可以上20 cm阶梯和下15cm阶梯(图36-9)。

训练神经肌肉控制活动有助于提高动态稳定能力。逐步增加一些包括在不稳支撑面(如泡沫卷、滚板或多平面表面)上单腿负重、对侧弹力带练习和干扰训练等平衡训练。加快神经肌肉反

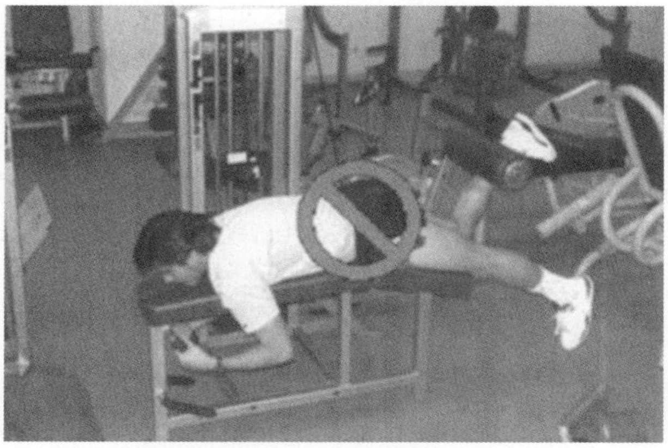

图36-8 术后前5个月,避免单独开链练习腘绳肌肌力。

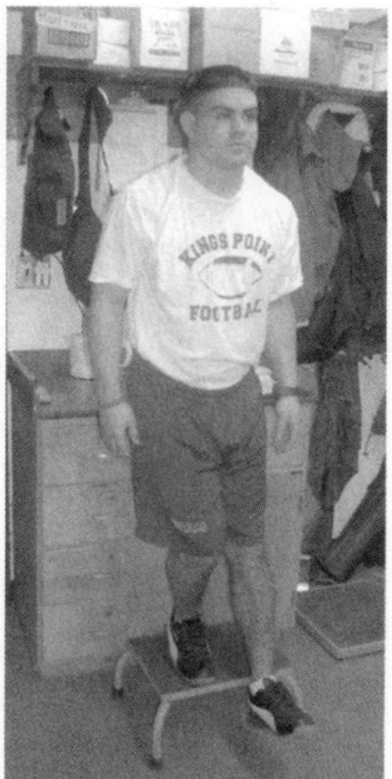

图36-9 下台阶练习。在健侧肢体支撑下,缓慢迈下台阶。在增加台阶高度前,要考虑肢体力线的变化和患者主诉。

术后第二阶段(第6~12周)

目标

- ROM达到 0°~130°
- 恢复正常步态
- 可在无痛且控制良好的条件下迈上20cm阶梯
- 可在无痛且控制良好的条件下迈下15cm阶梯
- 提高ADL耐力
- 提高下肢灵活性
- 保护髌股关节

注意事项

- 治疗过程中避免超出活动度限制
- 避免抗阻屈膝练习
- 治疗性练习和功能性练习时避免疼痛
- 监控练习强度(长时间站立/行走)

治疗措施

- 当步行无痛时(6~8周),去掉拐杖
- 遵术者医嘱变换支具(现成支具、髌骨护膝、卸载支具等)
- 如果关节活动度>115°,则进行标准功率自行车练习
- 蹬踏/微蹲(ROM为60°~0°)
- 辅助下主动ROM训练
- 本体感觉训练:多维支撑面上
  - 逐步过渡到单腿负重、对侧弹力带练习
  - 干扰训练
- 开始向前上阶梯练习
- 阶梯机训练
- 水下踏车系统(步态训练)
- 踏车上向后行走
- 主动伸膝: 60°~0°开链渐进性抗阻练习(观察髌骨症状)
- 不要进行主动开链腘绳肌练习
- 若合适,开始迈下阶梯训练
- 术后3个月时进行膝韧带KT1000测试

晋级标准

- ROM达到0°~130°
- 步态正常
- 可以迈上20cm高阶梯
- 可以迈下15cm高阶梯
- 膝韧带KT1000和功能评定时功能有进步

应时间,以提高膝周动态稳定,从而保护静态移植物不会发生过度紧张或再损伤[39]。

当患膝屈曲达120°时，应继续下肢灵活性训练,增加股四头肌牵伸。此阶段还应注意每日冷疗,依从家庭康复计划和矫正ADL动作。

术后3个月时进行膝韧带松弛度KT1000测量。应与术者交流有关结果和患者进步情况。

注意事项

扶拐6周以后，患者常会急于恢复正常ADL。康复医师应建议患者此期不要过度站立和行走。患者需知道进行正常ADL(如上下楼)尚需要有力量条件。在每日重新评定基础上调整康复方案。依从家庭康复计划和调整训练方案对达到晋级标准

和进入下一阶段很关键。

术后第三阶段(第12~20周)

达到上一阶段晋级标准后,患者进入本阶段,旨在完全恢复ROM并增强下肢肌力、灵活性和动态稳定性。

继续进行膝关节ROM练习。在此期应获得正常ROM。灵活性训练较前更为重要,为以后需更高要求的专项运动做准备。增加股四头肌俯卧位牵伸锻炼(图36-10)。

加强蹬踏、静蹲和开链伸膝中的下肢力量训练，这些训练的ROM在80°~0°范围内。增加运动带的灵活性练习、在不稳平面上投球/抓球练习(图36-11)以及在多维支撑面上单侧肢体平衡训练伴干扰训练,以强化神经肌肉训练。通过视觉、前庭和躯体感觉系统改变传入信息进行强化平衡训练,用以锻炼其他系统[40]。

术后4个月，进行向前下阶梯试验以测定功能性下肢肌力[41]。这个试验的目的是得到患膝达到健侧肌力的85%和(或)平均冲撞评分的10%。一旦此测试结果满意,可开始在踏车上跑步。先后向跑,再前向跑,因为后向跑与前向跑相比髌股关节压力较低[42]。

当达到全部ROM以及前述的下肢力量时,可进行功能往复运动练习,包括跳跃练习(患膝跳高并轻柔地落在逐步增高的盒子上面),以及双腿跳(图36-12)。

在评定基础上继续调整家庭康复计划。

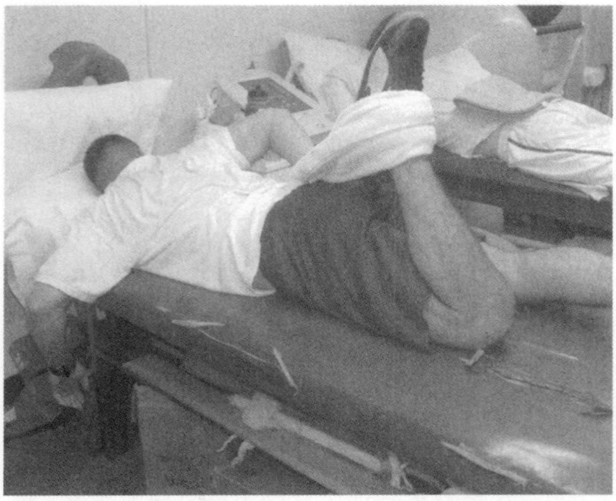

图36-10 俯卧位股四头肌牵伸。

注意事项

康复医师应根据患者评定的进步情况而制订计划。膝ROM和下肢力量必须达到标准,才能安全进

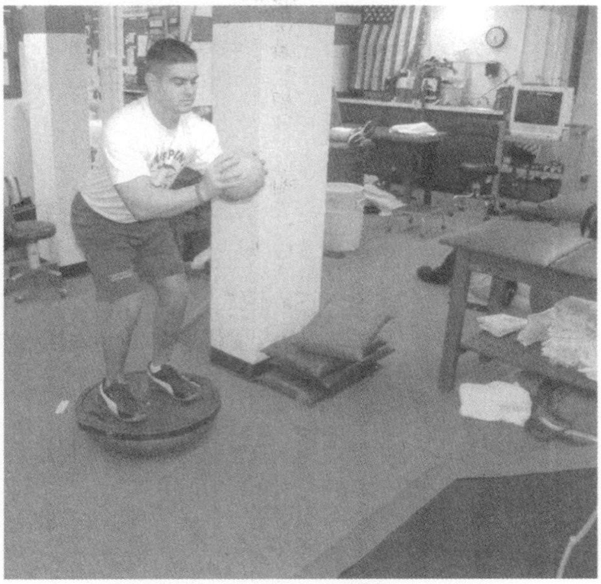

图36-11 在不稳平面上保持平衡的同时投球/抓球。

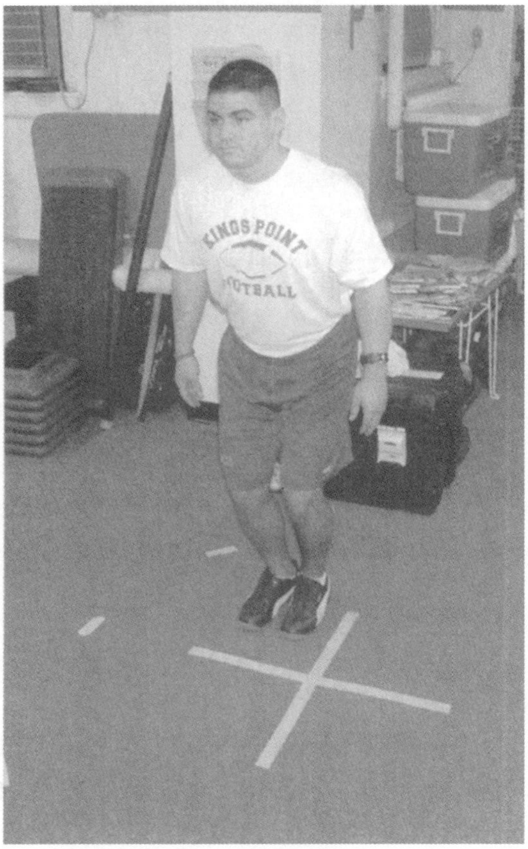

图36-12 方形内往复双腿跳。在每个象限内,患者连续跳起、落下。顺时针跳4次后,逆时针跳4次。

术后第三阶段(第12~20周)

目标

- 恢复全部ROM
- 在无痛且控制良好的条件下能迈下20cm阶梯
- 提高ADL耐力
- 增强下肢灵活性
- 保护髌股关节

注意事项

- 在恢复足够股四头肌控制和下肢力线之前,不宜反复下阶梯
- 避免抗阻屈膝练习
- 治疗和功能活动时避免产生疼痛
- 监控活动强度(长时间站立/行走)

治疗措施

- 蹬踏/静蹲(ROM为 80°~0°)
- 辅助下主动ROM练习
- 本体感觉训练:多维平面上单侧平衡训练
  - 干扰训练
- 弓箭步训练
- 灵活性训练(运动带)
- 阶梯训练
- 踏车上后向跑
- 前向跑
- 下肢渐进性抗阻和灵活性训练
- 向前下阶梯试验
- 主动伸膝——渐进性抗阻(开链)ROM 80°~0°
- 不能进行抗阻(开链)腘绳肌练习

晋级标准

- ROM恢复到正常范围
- 在无痛且控制良好的条件下能迈下20cm阶梯
- 功能评定时功能有进步
- 灵活性提高,能满足跑步和专项运动的需要

行更高要求的动作(如跑步、跳跃)。因为此时患者的功能水平较高,因此应注意患者渐进性抗阻训练的量和ADL的增加量。必须要充分休息才能避免劳损。

术后第四阶段(第20周以后)

后交叉韧带重建术后最后阶段是为患者/运动员安全重返运动做准备。必须先满足第三阶段的晋级标准才能满足第四阶段专项运动的要求。

通过渐进性抗阻训练继续强化下肢力量训练。蹬踏、静蹲和开链等张伸膝练习运动弧度应增加到0°~90°。开始(用中速到快速的速度)等速训练股四头肌和腘绳肌。训练速度在可耐受范围内逐渐降低。

通过强化神经肌肉训练继续加强动态稳定性。灵活性训练继续作为热身和整理部分。

逐步进行前向跑训练,重点是短距离加速跑或长距离慢速跑。根据运动需要引入针对性较强的专项运动练习,如减速训练、剪切及换向等。

如允许,可逐步进行功能往复运动,如双腿跳、单腿跳、跳盒和深蹲跳等。

最终测试包括KT1000、功能性跳跃和等速测试。这些测试用来测量康复结束时韧带的松紧度、力量、做功和耐力。等速测试的目标包括(在每秒60°和240°时)股四头肌和腘绳肌平均最大力矩和总做功下降低于15%。进行单腿跳试验[43]和交叉跳试验[44](图36-13),其目标是使患侧达到健侧的85%。康复医师应记载患者在运动中的恐惧感。

术后第四阶段(第20周以后)

目标

- 跳跃测试的肢体对称性达到85%以上
- 等速测试的肢体对称性达到85%以上
- 专项运动中没有恐惧感
- 最大限度提高肌力和灵活性以满足专项运动的需要

注意事项

- 治疗性练习和功能性活动时避免疼痛
- 保护髌股关节
- 在足够的肌力恢复和术者允许前,避免体育运动

治疗措施

- 继续强化下肢力量,蹬踏、静蹲和0°~90°开链伸膝练习
- 下肢灵活性训练
- 强化本体感觉训练
- 强化向前跑练习
- 强化功能往复运动练习(专项运动)
- 专项运动的灵活性练习
- 等速训练/测试
- 功能测试
- 术后6个月时进行膝关节韧带KT1000检查
- 依据评估结果进行家庭康复练习

出院标准

- 跳跃试验的肢体对称性达到85%以上
- 等速测试的肢体对称性达到85%以上
- 专项运动时没有恐惧感
- 灵活性达到完成运动需要的水平
- 可独立完成为维持和改善治疗效果的体育锻炼

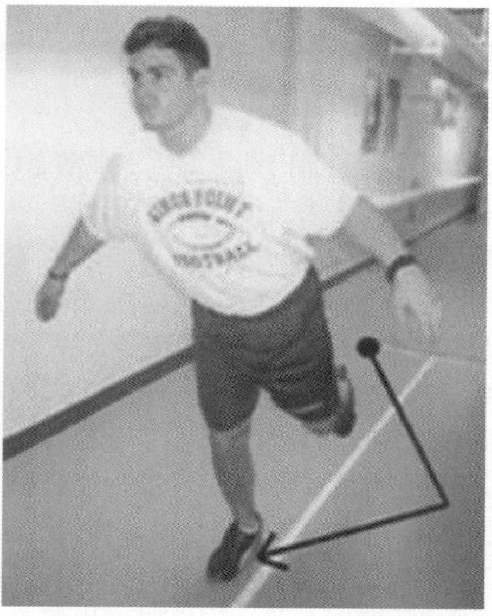

图36-13 交叉跳距离测试。患者用一侧肢体连续跳3次,每次均越过划线,记录下总的跳跃距离。每侧肢体跳跃3次,取其平均值。然后计算双侧对称性。

同术者交流这些测试结果及其他相关临床资料,以便最终决定能否参加体育运动。PCL重建术术后重返运动的第一年内要佩戴定制或现成的支具。

注意事项

在允许患者进行更高水平功能往复运动和专项运动时,康复医师应确认已恢复足够的灵活性和力量。患者/运动员康复方案中应有所变化。不宜同一天进行负重训练、跑步、灵活性活动和功能往复运动,应特别注意适当热身和锻炼后的整理运动。这个阶段的重点是灵活性。如果患者/运动员没有达到重返运动的标准,则需要继续训练。只有确认已达到上述标准,康复小组才能确保其能安全重返运动。

(黄红拾 译 周谋望 李世民 校)

参考文献

1. Butler, D.L., Noyes, F.R., Grood, E.S. *Ligamentus Restraints to Anterior-Posterior Drawer in the Human Knee. A Biomechanical Study.* J Bone Joint Surg 1980;62A:259–270.
2. Miyasaka, K.C., Daniel, D.M., Stone, M.L., Hirschman, P. *The Incidence of Knee Ligament Injuries in the General Population.* Am J Knee Surg 1991;4:3–8.
3. Fanelli, G.C. *Posterior Cruciate Ligament Injuries in Trauma Patients.* Arthroscopy 1993;9:291–294.
4. Clancy, W.G. Jr. Repair and Reconstruction of the Posterior Cruciate Ligament. In Chapman, M.W. (Ed). *Operative Orthopaedics.* JB Lippincott, Philadelphia, 1988, pp. 1651–1666.
5. Kannus, P., Bergfeld, J., Jarvinen, M., Johnson, R.J., Pope, M., Renstrom, P., Yasuda, K. *Injuries to the Posterior Cruciate Ligament of the Knee.* Sports Med 1991;12(2):110–131.
6. Cooper, D.E., Warren, R.F., Warner, J.P. *The PCL and Posterolateral Structures of the Knee: Anatomy, Function, and Patterns of Injury.* Instr Course Lect 1991;40:249–270.
7. Cross, M.J., Powell, J.F. *Long-term Follow-up of Posterior Cruciate Ligament Rupture: A Study of 116 Cases.* Am J Sports Med 1984;12:292–297.
8. Dejour, H., Walsh, G., Peyrot, J. *The Natural History of Rupture of the PCL.* J Orthop Surg 1988;2:112–120.
9. Fowler, P.J., Messieh, S.S. *Isolated Posterior Cruciate Ligament Injuries in Athletes.* Am J Sports Med 1987;15:553–557.
10. Parolie, J.M., Bergfeld, J.A. *Long-term Results of Nonoperative Treatment of Isolated Posterior Cruciate Ligament Injuries in the Athlete.* Am J Sports Med 1986;14(1):35–38.
11. Torg, J.S., Barton, T.M. *Natural History of the Posterior Cruciate Deficient Knee.* Clin Orthop 1989;246:208–216.
12. Bach, B.R. Jr. *Graft Selection for Posterior Cruciate Ligament Surgery.* Oper Tech Sports Med 1993;1:104–109.
13. Van Dommelen, B.A., Fowler, P.J. *Anatomy of the Posterior Cruciate Ligament. A Review.* Am J Sports Med 1989;17:24–29.
14. Girgis, F.G., Marshall, J.L., Al Monajem, A.R. *The Cruciate Ligaments of the Knee Joint: Anatomical, Functional and Experimental Analysis.* Clin Orthop 1975;106:216–231.
15. Harner, C.D., Xerogeanes, J.W., Livesay, G.A., Carlin, G.J., Smith, B.A., Kusayama, T., Kashiwaguchi, S., Woo, S.L. *The Human Posterior Cruciate Ligament Complex: An Interdisciplinary Study. Ligament Morphology and Biomechanical Evaluation.* Am J Sports Med 1995;23:736–745.
16. Race, A., Amis, A.A. *The Mechanical Properties of the Two Bundles of the Human Posterior Cruciate Ligament.* J Biomech 1994;27:13–24.
17. Clancy, W.G. Jr., Bisson, L.J. *Double Tunnel Technique for Reconstruction of the Posterior Cruciate Ligament.* Oper Tech Sports Med 1999;7:110–117.
18. Harner, C.D., Höher, J. *Evaluation and Treatment of Posterior Cruciate Ligament Injuries.* Am J Sports Med 1998;26:471–482.
19. Race, A., Amis, A.A. *PCL Reconstruction: In Vitro Biomechanical Comparison of "Isometric" Versus Single and Double-bundle "Anatomic" Grafts.* J Bone Joint Surg 1998;80B:173–179.
20. Höher, J., Harner, C.D., Vogrin, T.M. *Hamstring Loading Increases In Situ Forces in the PCL.* Trans Orthop Res Soc 1998; 23:48.
21. Lutz, G.E., Palmitier, R.A., An, K.N., Chao, E.Y. *Comparison of Tibiofemoral Joint Forces During Open Kinetic Chain and Closed Kinetic Chain Exercises.* J Bone Joint Surg 1993;75A:732–739.
22. Toutoungi, D.E., Lu, T.W., Leardini, A., Catani, F., O'Connor, J.J. *Cruciate Ligament Forces in the Human Knee During Rehabilitation Exercises. Clin Biomech (Bristol, Avon)* 2000;15(3):176–187.
23. Akeson, W.H., Woo, S.L., Amiel, D. *The Connective Tissue Response to Immobilization: Biomechanical Changes in Periarticular Connective Tissue of the Immobilized Rabbit Knee.* Clin Orthop 1973;93:356–362.
24. Noyes, F.R., Mangine, R.E., Barber, S. *Early Knee Motion after Open and Arthroscopic ACL Reconstruction.* Am J Sports Med 1987;15(2):149–160.
25. Salter, R.H., Simmonds, D.F., Malcolm, B.W., Rumble, E.J., MacMichael, D., Clements, N.D. *The Biological Effect of Continuous Passive Motion on Healing of Full-thickness Defects in Articular Cartilage.* J Bone Joint Surg 1980;62A(8):1232–1251.
26. Fulkerson, J.P., Hungerford, D. *Disorders of the Patellofemoral Joint,* 2nd ed. Williams & Wilkins, Baltimore, 1990.
27. Morrison, I.B. *The Biomechanics of the Knee Joint in Relation to Normal Walking.* J Biomech 1970;3:51–61.
28. Hirokawa, S., Solomonow, M., Lu, Y., Lou, Z.P., D'Ambrosia, R. *Anterior-posterior and Rotational Displacement of the Tibia Elicited by Quadriceps Contraction.* Am J Sports Med 1992;20: 299–306.
29. Eriksson, E., Haggmark, T. *Comparison of Isometric Muscle Training and Electrical Stimulation Supplementing Isometric Muscle Training in the Recovery after Major Knee Ligament Surgery.* Am J Sports Med 1979;7:169–171.
30. Wigerstad-Lossing, I., Grimby, G., Jonsson, T., Morelli, B., Peterson, L., Renstrom, P. *Effects of Electrical Muscle Stimulation Combined with Voluntary Contractions after Knee Ligament Surgery.* Med Sci Sports Exerc 1988;20(1):93–98.
31. Jurist, K.A., Otis, J.C. *Anteroposterior Tibiofemoral Displacements During Isometric Extension Efforts. The Roles of External Load and Knee Flexion Angle.* Am J Sports Med 1985;13:254–258.
32. Wilk, K.E., Escamilla, R.F., Fleisig, G.S., Barrentine, S.W., Andrews, J.R., Boyd, M.L. *A Comparison of Tibiofemoral Joint Forces and Electromyographic Activity During Open and Closed Kinetic Chain Exercises.* Am J Sports Med 1996;24(4):518–527.
33. Schwartz, R.E., Asnis, P.D., Cavanaugh, J.T., Asnis, S.E., Simmons, J.E., Lasinski, P.J. *Short Crank Cycle Ergometry.* J Orthop Sports Phys Ther 1991;13:95.
34. Spencer, J.D., Hayes, K.C., Alexander, L.J. *Knee Joint Effusion and Quadriceps Inhibition in Man.* Arch Phys Med Rehabil 1984;65(4):171–177.
35. Bates, A., Hanson, N. The Principles and Properties of Water. In *Aquatic Exercise Therapy.* WB Saunders, Philadelphia, 1996, pp. 1–320.
36. Harrison, R.A., Hilman, M., Bulstrode, S. *Loading of the Lower Limb When Walking Partially Immersed: Implications for Clinical Practice.* Physiotherapy 1992;78:164.
37. Cipriani, D.J., Armstrong, C.W., Gaul, S. *Backward Walking at Three Levels of Treadmill Inclination: An Electromyographic and Kinematic Analysis.* J Orthop Sports Phys Ther 1995;22(3):95–102.
38. Skyhar, M.J., Warren, R.F., Ortiz, G.J., Schwartz, E., Otis, J.C. *The Effects of Sectioning of the Posterior Cruciate Ligament and the Posterolateral Complex on the Articular Contact Pressures Within the Knee.* J Bone Joint Surg Am 1993;75(5):694–699.
39. Cavanaugh, J.T., Moy, R.J. *Balance and Postoperative Lower Extremity Joint Reconstruction.* Orthop Phys Ther Clin N Am 2002;11(1):75–99.
40. Guskiewicz, K.M. Regaining Balance and Postural Equilibrium. In Prentice, W.E. (Ed). *Rehabilitation Techniques in Sports Medicine,* 3rd ed. WCB/McGraw-Hill, New York, 1999, pp. 107–133.
41. Cavanaugh, J.T., Stump, T.J. *Forward Step Down Test.* J Orthop Sports Phys Ther 2000;30(1):A–46.
42. Flynn, T.W., Soutas-Little, R.W. *Patellofemoral Joint Compressive Forces in Forward and Backward Running.* J Orthop Sports Phys Ther 1995;21(5):277–282.

43. Daniel, D.M., Malcolm, L., Stone, M.L., Perth, H., Morgan, J., Riehl, B. *Quantification of Knee Stability and Function.* Contemp Orthop 1982;5:83–91.
44. Barber, S.D., Noyes, F.R., Mangine, R.E., McCloskey, J.W., Hartman, W. *Quantitative Assessment of Functional Limitations in Normal and Anterior Cruciate Ligament Deficient Knees.* Clin *:ort5hop 1990;255:204−214.*

第 37 章

半月板修复术及移植术

John Cavanaugh, PT, ATC
Coleen T. Gately, PT, DPT, MS

半月板软骨在膝关节的功能及生物力学中扮演着重要角色。半月板的功能包括承重、传递负荷、吸收应力、稳定关节、滑润关节和协调关节等[1–3]。其可因力学或生化(退变)因素受损[4]。最常见的损伤机制是间接暴力[2]。突然的加速或减速运动若同时伴有运动方向的改变,即可在膝关节内产生压力并传导至胫骨和股骨之间的半月板,导致半月板撕裂。患者在伤后会出现疼痛、渗出、交锁和关节线的局灶性持续性压痛。若保守治疗无效,须考虑手术治疗。要决定行半月板修复术还是切除术,必须全面考虑半月板撕裂的结构类型、形状、位置、血供、大小、稳定性、组织存活力或质量,以及相关的病理学改变[5]。有文献报道半月板切除将导致膝关节退行性变[6–8]。与半月板全切相比,部分切除可以减少关节软骨的退变。然而有报道指出,半月板部分切除术后下方软骨的应力要高于正常[9–11]。因此,应尽可能保留受损半月板。

Annandale在1885年报道了第一例半月板修复术[12]。其目的是通过缝合固定促使撕裂半月板的边缘愈合。半月板修复技术已从最初的关节切开缝合撕裂半月板进展至应用关节镜技术。现有半月板修复术后随访报道显示,70%~90%患者可获得相当好的疗效[13–16]。

Milachowski及其同事在1984年介绍了半月板移植技术用于治疗有症状的半月板缺损患者[17]。其理想人群为膝关节对线正常、稳定和无明显退变的患者。半月板移植也可以与前交叉韧带重建同时进行,因为半月板缺如将影响关节稳定[5,18–20]。半月板移植的禁忌证包括进行性关节软骨磨损(尤其是在髁的屈曲负重区)、轴向对线不良以及股骨髁扁平[19]。2002年的报道指出,自1991年以来,已行4000多例半月板移植术,平均每年约有800多例[18]。若能正确选择适应证、正确操作,移植术可以在90%以上的患者中取得良好疗效[19]。

若想获得最佳功能结局,术后康复很关键。我们将在本章讨论HSS半月板修复及移植术后的临床康复指南。

手术概述

半月板是位于股骨和胫骨之间的楔形纤维软骨结构(图37–1)。其存在使得不相称的股骨髁和胫骨平台变得相称。外侧半月板呈“O”形,

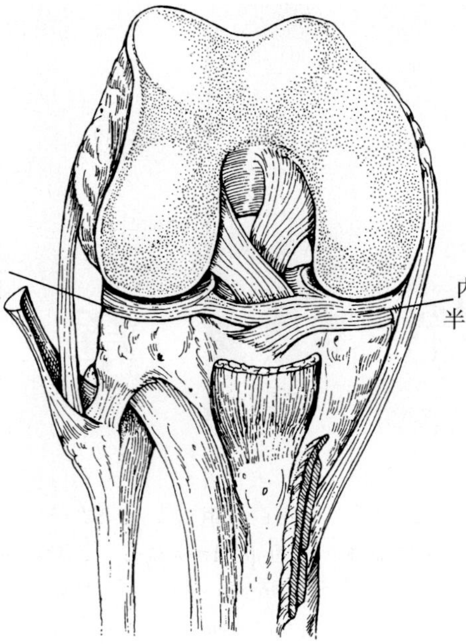

图37–1 半月板是位于股骨和胫骨之间的楔形纤维软骨结构。

内侧半月板呈“C”形。外侧半月板承载外侧结构负荷的70%,内侧半月板则和关节软骨共同承担负荷[21]。在解剖学上,每个半月板可以分为平行的3部分:后角、体部和前角;而从血供角度,半月板则可纵向分为3部分。内外半月板的外侧缘分别从内外膝动脉处得到丰富的血供[22],而靠内部分的血供则明显减少,营养需要依赖弥散作用[23]。由于缺少血供,内侧缺血区撕裂将难以愈合。据Arnoczky和Warren[22]报道,为促进半月板撕裂的愈合,应将撕裂部分与周围血供区连接在一起(图37–2)。

半月板撕裂修复的术式有很多种。对于相对稳定的撕裂,文献报道可应用锉及环钻使其新鲜化[24–26]。关节镜下半月板修复技术可以根据缝合方法分为3种:由内向外、由外向内及全内缝合。关节镜下由内向外缝合是指在关节内横向缝合半月板,缝线穿出后在关节囊外打结(图37–3)[27]。这种技术适用于中1/3撕裂以及某种程度的后角撕裂[5,28]。

关节镜下由外向内缝合是指应用Mulberry结在半月板撕裂的关节内部分打结,然后将缝线穿过撕裂处,穿出关节囊外再打结(图37–4)[29]。这种技术适用于中1/3及前角撕裂[30]。关节镜下全内缝合技术是指从关节镜入口处进缝线、螺钉和(或)半月板腱,直接稳定撕裂(图37–5)[31]。由于

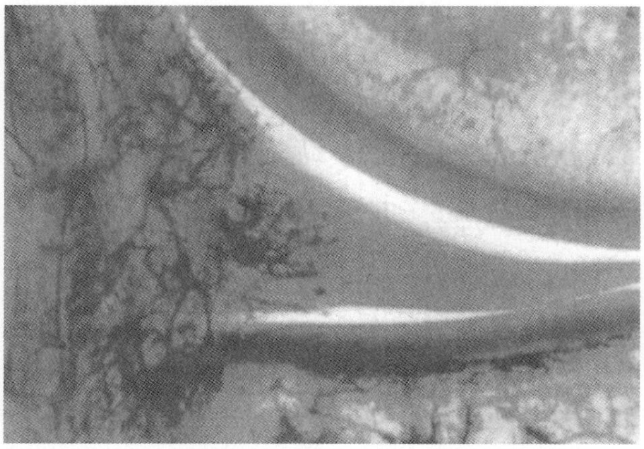

图 37–2　从血供角度，半月板可以纵向分为 3 部分。半月板周围毛细血管丛发出的放射状血管分支保证了内侧半月板外 1/3 的血供。(*From Arnoczky,S.P.,Warren,R.F.* Microvasculature of the Human Meniscus. *Am J Sports Med 1982; 10:90–95,with permission.*)

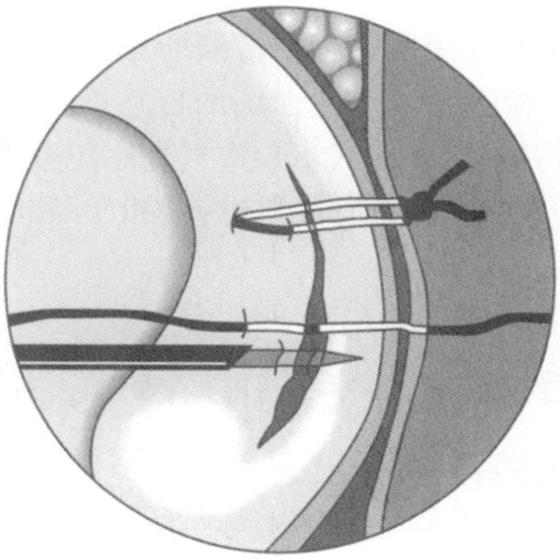

图37–3　关节镜下由内向外缝合技术即在关节内缝合半月板，缝线穿出后在关节囊外打结。

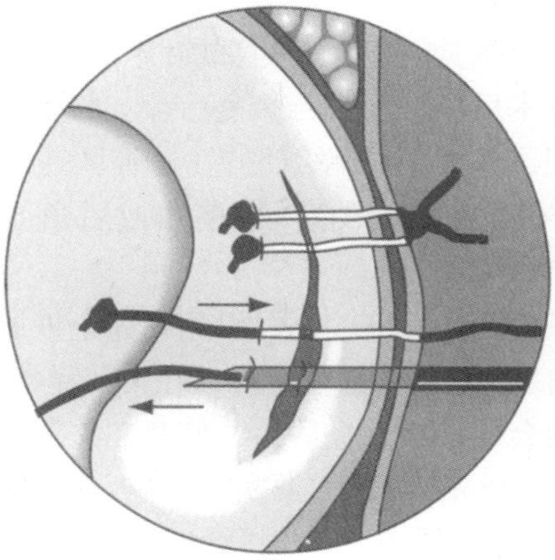

图37–4　关节镜下由外向内缝合技术指应用Mulberry结在半月板撕裂的关节内部分打结，然后将缝线穿过撕裂处，穿出关节囊外再打结。

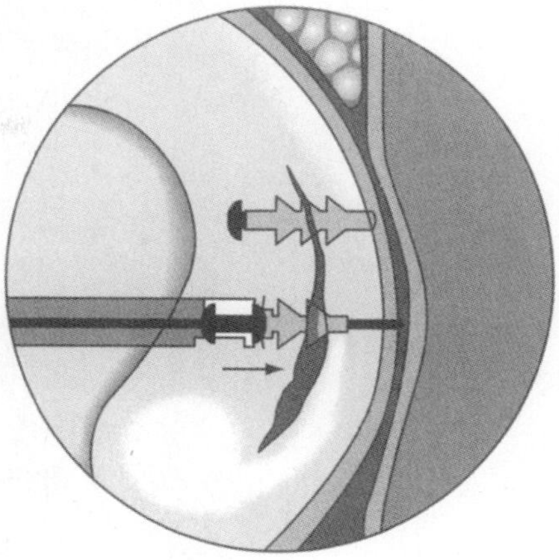

图37–5　关节镜下全内缝合技术是指从关节镜入口处进缝线、螺钉和(或)半月板腱，直接稳定撕裂。

全内缝合技术无须任何切口，因此可以有效降低医源性神经血管损伤的风险。这种技术适用于后角撕裂[32,33]。

半月板同种异体移植物移植(MAT)最初是应用关节镜技术将供体半月板植入半月板缺失的膝关节。供体半月板由组织库提供，虽然没有进行标准化，但大多数组织库都能通过影像学检查结果估计移植物的尺寸大小[34,35]。诊断性膝关节镜检后，摘除原半月板[36]。内侧半月板和外侧半月板移植技术有所不同，内侧半月板移植时应在前角及后角各带一骨块，插入胫骨骨道后沿边缘固定[36–39](图37–6)。外侧半月板移植时，要在外侧半月板前后角相接处凿一矩形骨槽[36–39](图37–7)，缝合固定移植半月板。

康复概述

半月板修复及移植术后的康复计划应为愈合创造最佳环境。术式、修复固定方法、修复部位、联合手术以及手术医师的意见都直接影响负重计划、ROM限制及康复进程。因此，手术医师与康复医师之间的交流显得尤为重要，尤其是在康复早期保护阶段。

半月板修复及移植术后一般可立即进行ROM练习。早期活动可以减少制动所带来的一系列危害，如关节软骨退变、过多的有害胶原形成以及疼痛等[40–42]。

半月板修复后负重练习在术后早期应循序

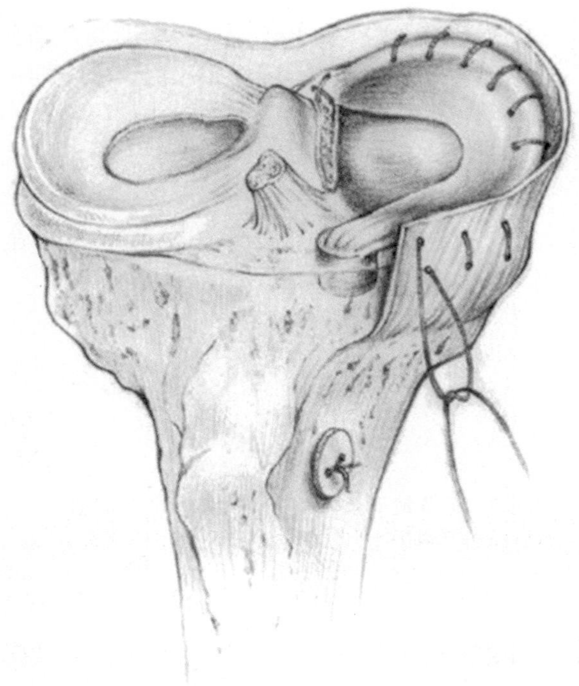

图37-6 内侧半月板移植时，前后角各连一骨块，插入胫骨骨道，沿边缘固定移植物。(*From Noyes, F.R., Barber-Westin, S.D., Rankin, M.* Meniscal Transplantation in Symptomatic Patients Less Than Fifty Years Old. *J Bone Joint Surg Am 2004; 86A (7): 1392-1404, with permission.*)

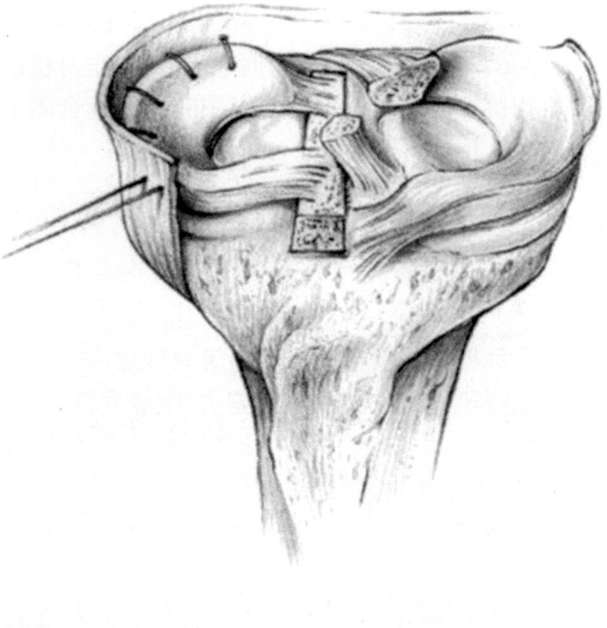

图37-7 外侧半月板移植时，要在外侧半月板前后角相接处凿出一矩形骨槽，缝合固定移植物。(*From Noyes, F.R., Barber-Westin, S.D., Rankin, M.* Meniscal Transplantation in Symptomatic Patients Less Than Fifty Years Old. *J Bone Joint Surg Am 2004; 86A (7): 1392-1404, with permission.*)

渐进。半月板移植及半月板复合或放射状撕裂修复术后4周内负重应仅限于足趾着地行走。无论哪种半月板术式，在术后保护阶段都应佩戴双侧铰链式支具并锁定在0°，以使受累膝关节维持在完全伸展位。

患者的术前状态、相关病理改变和综合评定对其个体化康复方案的设计都具有重要意义[43]。运动员的术前肌力要比非运动员大得多，因此其康复进程自然就要快些。关节退变性疾病患者负重练习的进程可能要慢些。髌股关节紊乱的患者可能需要或不需要等张或等速伸膝练习。由评价及连续性再次评价所得的患者的主诉和体征将决定康复进程的速度和方向。

患者、手术医师和康复医师在术后早期就要制定出一个现实可行的目标。患者应该了解他/她的手术强度和恢复的时间表。目标应该有特异性，以满足患者的个体化功能需求。患者应该认识到他/她在康复过程中扮演的角色。他/她对活动调整和家庭治疗性训练的依从性对疗效起着关键作用。以上术式术后康复程序应遵循标准化进程。在进入下一阶段前患者的ROM和肌力必须达到相应要求。

术后康复：半月板修复术后康复指南

术后第一阶段(第0~6周)

半月板修复术后患者应佩戴一个双侧铰链式膝支具，以使膝关节维持在完全伸展位。支具只在步行及睡觉时应用，一直戴到术后4~6周。半月板修复术后应即刻进行康复治疗。与手术医师沟通以便了解修复的解剖位置(血管区还是非血管区)及在半月板内的定位(前角或后角)，这将直接影响术后康复。

患者要进行ROM练习以达到完全伸展及所需屈曲角度。伸展能够使半月板在关节囊中复位，而屈曲则会撕扯半月板后角，使其在关节囊内发生移位[44]。Thompson等[45]证实，半月板在屈曲时向后平移，而在屈膝60°以内时运动甚微。在初始保护期内(4~6周)进行AAROM练习时，屈膝应限制在90°内(图37-8)。后角修复术后4周内屈膝应限制在70°内，之后在可耐受范围内递增。由于半膜肌

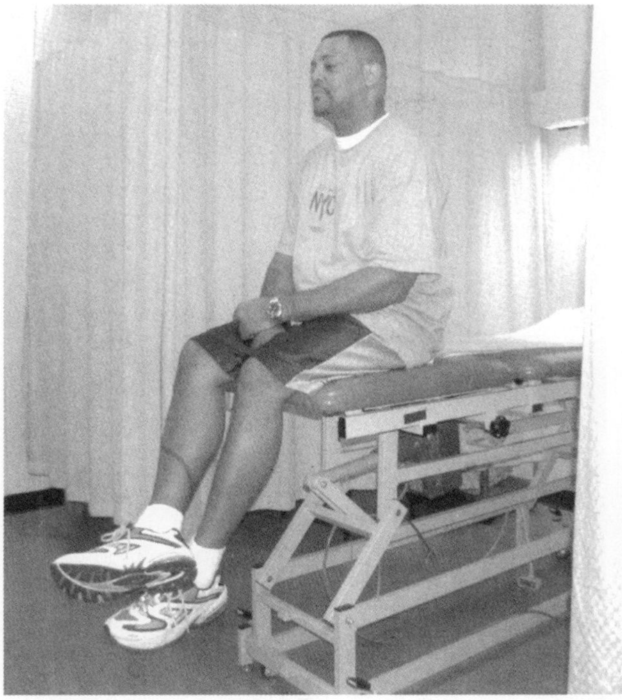

图37-8　在半月板修复术后的最初4~6周保护期内，AAROM练习时应限制屈膝在90°以内。

止于内侧半月板，而腘绳肌止于外侧半月板，因此在这一阶段要避免进行主动或抗阻屈膝[46]。

应鼓励患者在双侧铰链式支具维持伸膝下逐渐杖拐负重。桶柄样撕裂和纵裂修复在伸膝时可能因压力负荷而闭合，而放射状或更复杂损伤的修复在4~6周内则应以足趾着地负重，因为压力负荷可使修复分离[30]。在术后4~6周内禁止渐进性屈膝负重，因为半月板在这个姿势将承受更大的压力[21]。术后4~6周时，支具可以调节至60°，以便步行时允许膝做伸屈活动。步态训练时，应用水槽或水下踏车可使患肢减少负荷。能够无痛步行时即可弃拐。

在术后第一天即应开始股四头肌再训练，可将毛巾卷垫在手术侧膝关节的下面，进行股四头肌收缩练习。在正式康复训练时，如果患者有股四头肌抑制，可以应用电刺激和(或)生物反馈治疗(图37-9)。多角度直腿抬高(SLR)可用于近端肌力练习。应用器械进行可耐受范围内负重及渐进性抗阻练习(PRE)可进一步增强近端肌力(图37-10)。当患者负重可达50%体重时即可开始本体感觉和平衡训练，可以应用震荡板，先在矢状面上进行，之后过渡到难度增大的冠状面。计算机控制的平衡台可为患者提供反馈(图37-11)。

当ROM增大到85°以上时，在治疗性训练方案中可以选择性加入开链和闭链练习，双腿蹬踏和静蹲可以在0°~60°运动弧内进行(图37-12)。股四头肌亚极量等长练习可以在屈膝60° 位进行(图37-13)。康复方案中还可加入短曲柄(90mm)功率自行车练习[47]。正规康复训练及家庭治疗性训练计划中都应加入腘绳肌和小腿腓肠肌牵伸练习。冷疗和电刺激

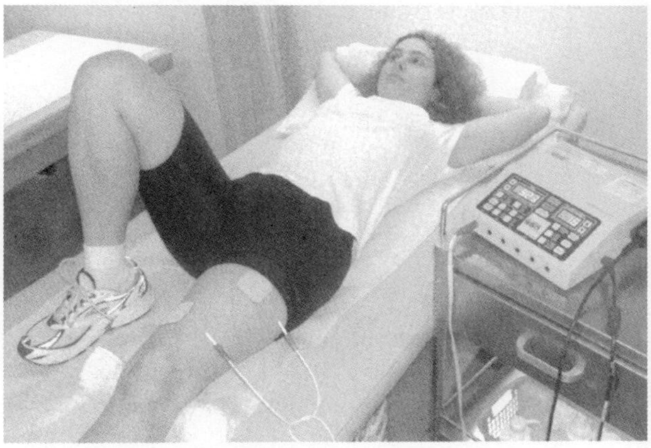

图37-9　电刺激可用于促进股四头肌功能再训练。

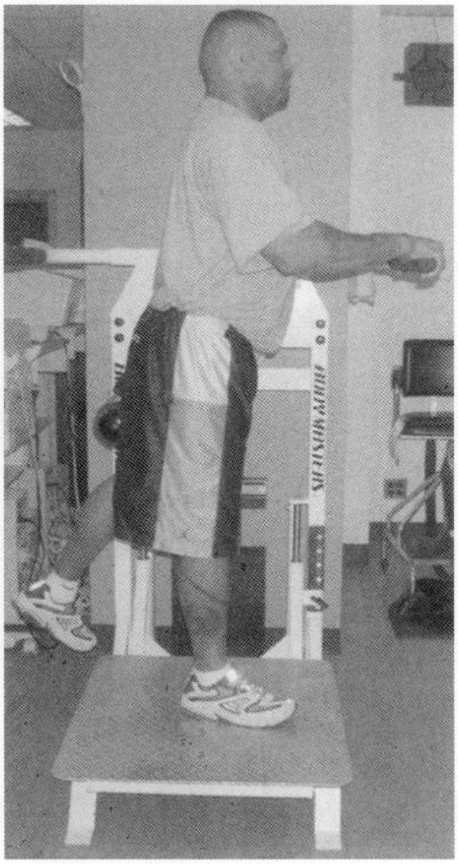

图37-10　可应用器械进一步增强近端肌力。多功能髋关节训练仪用于增强髋伸肌肌力。

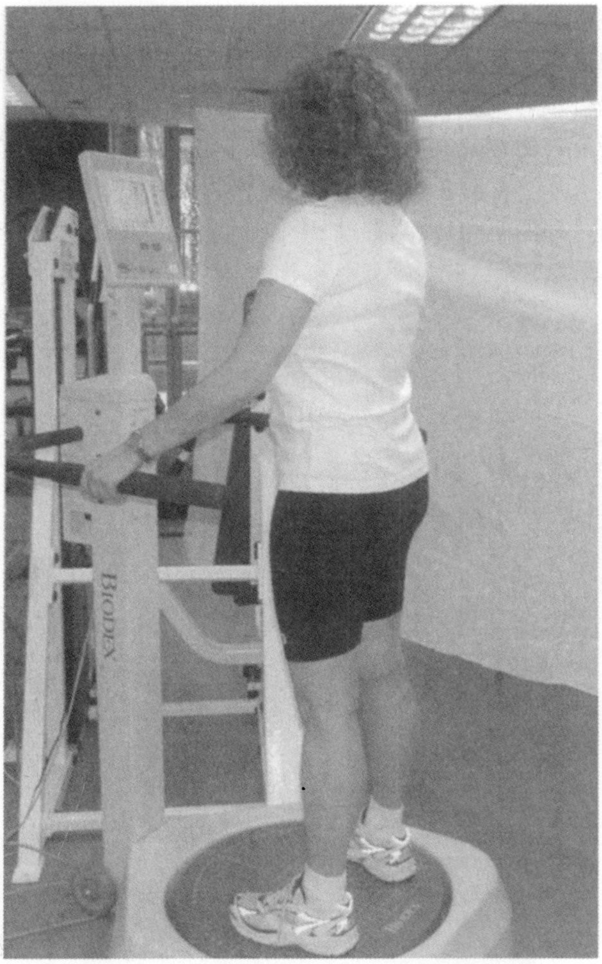

图37–11 在进行本体感觉和平衡训练时可应用计算机控制的平衡台为患者提供反馈。

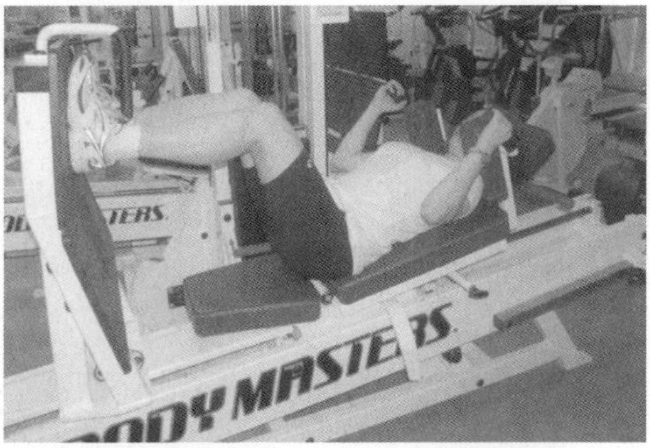

图37–12 0°~60°运动弧内双腿蹬踏(闭链练习)。

(TENS)可以用于控制疼痛。家庭治疗性训练计划应及时更新。

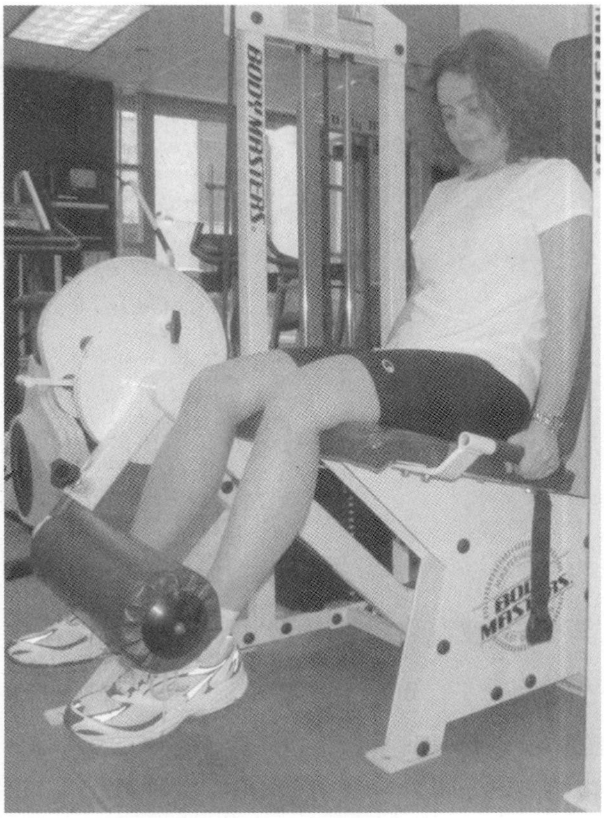

图37–13 屈膝60°位亚极量股四头肌等长练习(开链练习)。

注意事项

在这个最关键的保护期，必须强制执行负重比例和允许的ROM。应向患者反复强调这些注意事项,从而为半月板愈合提供最佳环境。家庭治疗性训练的依从性也应予以重视，以便在本阶段末更好地达到预期目标。

术后第二阶段(第6~14周)

半月板修复术后第二阶段康复旨在恢复患膝正常ROM,增强肌力,以达到日常生活活动(ADL)所需的水平。

这一阶段的早期目标为重获正常步态模式。可以继续应用水槽或水下踏车进行步态训练。在可耐受范围内进行渐进性AAROM练习，以便在本阶段末达到全范围ROM(图37–14)。ROM达到110°~115°时即可应用曲柄长为170mm的标准功率自行车进行练习。ROM达到120°以上时可以开

半月板修复术后康复指南

术后第一阶段（第0~6周）

目标

- 重点是被动完全伸膝
- 控制术后疼痛/肿胀
- 屈膝ROM达90°
- 重获股四头肌控制
- 独立完成家庭治疗性训练计划

注意事项

- 避免主动屈膝
- 在术后4周内禁止不戴0°支具行走
- 避免长时间站立/行走

治疗措施

- 足跟下垫毛巾卷伸膝，俯卧位悬挂伸膝
- 股四头肌再训练［应用肌肉电刺激器（EMS）或肌电图（EMG）进行股四头肌收缩练习］
- 渐进性负重练习：架拐，佩0°伸膝支具从渐进性负重（PWB）训练到可耐受范围内负重（WBAT）训练
- 半月板复合或放射状撕裂修复术后进行足趾着地负重
- 髌骨松动术
- 0°~90°范围内屈伸膝AAROM练习
- 直腿抬高（各个平面）
- 髋部渐进性抗阻练习
- 本体感觉板（双下肢负重）
- 水疗：应用水槽或水下踏车进行步态训练（4~6周）
- 短曲柄功率自行车（ROM>85°时）
- 双腿蹬踏（双侧/0°~60°运动弧）（ROM>85°时）
- 股四头肌开链等长练习（屈膝60°位，亚极量，双侧）（ROM>85°时）
- 上肢可耐受范围内心血管功能练习
- 腘绳肌和腓肠肌牵伸
- 冷疗
- 强调患者对家庭治疗性训练计划、负重比例和ROM注意事项/进程的依从性

晋级标准

- 能够进行直腿抬高，无股四头肌迟滞
- ROM达到0°~90°
- 能够单侧（患肢）无痛负重

始股四头肌牵伸练习（图37-15）。

肌力训练方案仍需以闭链练习为主。要增加蹬踏练习的难度，进行离心训练，之后过渡到单侧大角度（<90°）练习。可以开始0°~60°运动弧内渐进性抗阻静蹲练习，可用治疗球帮助支撑并增加舒适度。开始向前上台阶练习，逐渐增加台阶高度（10cm、15cm及20cm）。症状允许时可以增加台阶训练和踏步机练习，可以在逐渐增加坡度的踏车上进行倒走练习以增强股四头肌肌力[48]。在无疼痛或捻发音的运动弧内进行等张伸膝练习，并监控髌股关节的症状。这种开链活动应该在双下肢支撑、轻微负重下进行，逐渐增加难度。开始向前下台阶练习，逐渐增加台阶高度（10cm、15cm及20cm）（图37-16）。本阶段末的功能性肌力目标为能够在控制住下肢无偏移的情况下，无痛下20cm台阶。术后14周时要进行向前下台阶测试（Forward Step Down Test）[49]

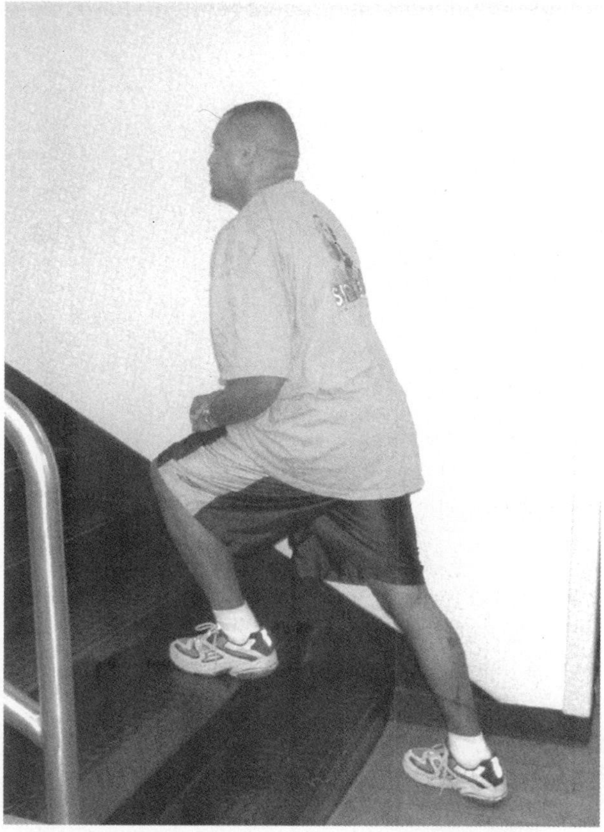

图37-14 为了达到膝关节全范围ROM，可以在可耐受范围内进行台阶上AAROM牵伸练习。

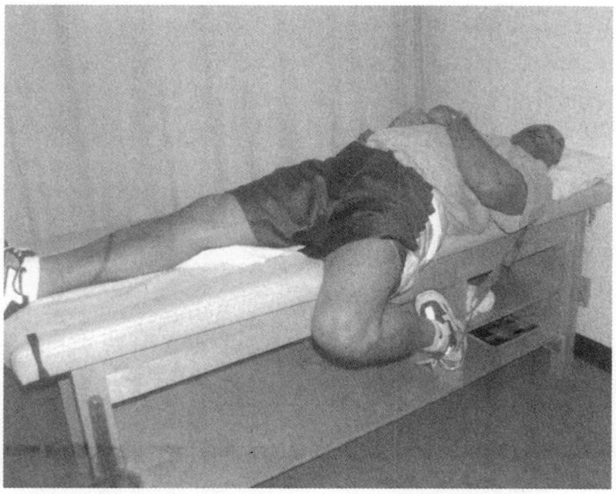

图37-15 当ROM超过120°时可以开始股四头肌牵伸练习。

以测量患者的功能性下肢肌力。

要进一步强化神经肌肉训练，包括对侧弹力治疗带练习等单侧平衡活动和平衡系统训练。掌握了这些活动以后，康复医师可以应用不稳平面（泡沫板、震荡板等）和适当的干扰进一步增强神经肌肉功能的训练（图37-17）。

患者的家庭治疗性训练计划应根据评价结果和功能水平及时更新。

注意事项

在本阶段，关键要恢复膝关节AROM和肌力，只有达到这些目标才能安全进入下一阶段。疼痛是判断ROM和肌力练习时治疗方案是否合适的最佳标准。在这一阶段应监控髌股关节的症状并根据情况及时调整练习，以避免膝前痛。本阶段应达到正常步态。应让患者从架双拐过渡至用单拐和

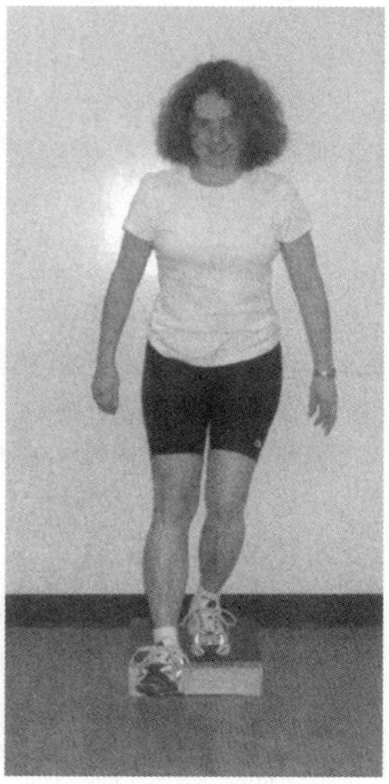

图37-16 开始向前下台阶练习，逐渐增加高度（10、15及20cm）。患者正在向前下15cm的台阶。左腿是患肢。

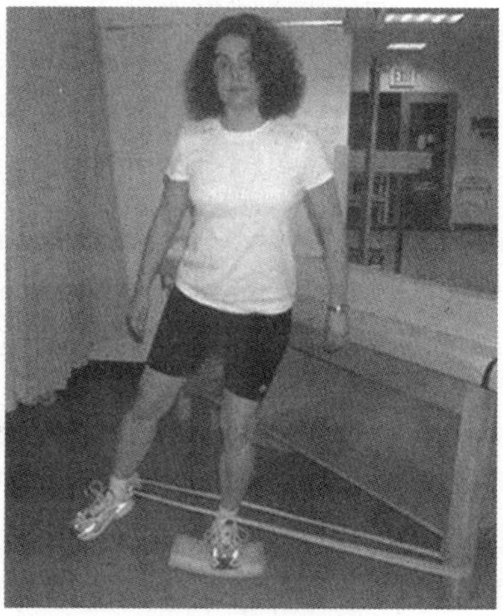

图37-17 神经肌肉训练可通过单侧平衡活动等进行强化，例如：患者正在不稳平面（泡沫卷）上进行对侧弹力带练习。左腿是患肢。

半月板修复术后康复指南

术后第二阶段(第6~14周)

目标

- 恢复全范围ROM
- 恢复正常步态(无痛)
- 能够无痛上/下20cm台阶,且下肢控制良好
- 提高ADL耐力
- 提高下肢柔韧性
- 独立进行家庭治疗性训练计划

注意事项

- 直到可以很好控制股四头肌及下肢对线时才能够进行反向下台阶练习
- 治疗性训练和功能性活动时避免疼痛
- 避免跑步及体育活动

治疗措施

- 股四头肌控制良好时(能很好完成股四头肌收缩练习/能无迟滞或疼痛进行SLR),架拐/手杖进行渐进性负重/可耐受范围内负重练习(支具调至0°~60°)
- 水疗——利用水槽或水下踏车进行步态训练
- 无痛步行时,即可弃拐/手杖
- 根据手术医师的指示调整支具(现成支具或髌骨带等)
- AAROM练习
- 髌骨松动术
- 负重直抬腿(各个平面)
- 近端渐进性抗阻练习
- 神经肌肉训练(双侧到单侧支撑)
- 平衡训练设备,泡沫板,干扰
- 短曲柄功率自行车
- 标准功率自行车(ROM>115°时)
- 蹬踏(从双侧到离心,再至单侧的渐进性训练)
- 0°~60°渐进性抗阻静蹲练习
- 股四头肌开链等张练习(无痛运动弧)(闭链练习更好)
- 开始向前上/下台阶练习
- 阶梯机
- 踏车上倒走练习
- 股四头肌牵伸
- 踏步机
- 向前下台阶测试(NeuroCom)
- 上肢可耐受范围内心血管功能练习
- 冷疗
- 强调患者对家庭治疗性训练计划的依从性

晋级标准

- ROM达到正常范围
- 能够在良好控制下无痛下20cm台阶

(或)手杖。必须让患者明白,与其限定日期立即脱拐,不如在一定时间内逐渐脱拐,只有重获无痛正常步态时才能在步行时抛却辅助设备。此外,还应鼓励患者在当前肌力水平下调整功能性活动。例如,直到下肢肌力足够强时才能够进行反向下台阶练习。与前一阶段一样,还是要重视患者对家庭训练计划的依从性。

术后第三阶段(第14~22周)

达到前一阶段的晋级标准后,即可进入本阶段康复。本阶段旨在使患者/运动员的功能达到最佳状态,为其安全重返体育运动做好准备。

术后4个月时开始踏车上跑步练习。先向前跑再倒退跑。重点强调长距离慢跑以及短距离速度跑。

继续下肢肌力和灵活性练习。要进一步强化等速训练和功能往复运动训练等肌力练习。等速训练从一开始的高速练习逐渐过渡至中到低速练习(图37-18)。在这个过程中要注意患者膝前不适等症状反馈和功能缺失。功能往复运动训练应遵从功能顺序原则,监控速度、强度、负荷、幅度和频率并根据情况随时调整方案。可以开始简单的训练活动,并逐渐过渡至稍复杂的练习(如双腿跳及拳击训练)。

要根据具体运动项目有选择地进行敏捷度训练,如减速运动、剪切步和短距离跑等(图37-19)。在敏捷度训练过程中,康复医师应观察患者有无恐惧感。

为了将肌力和功能定量化,要进行等速及功能性测试。等速测试的目的是在以60°/秒及240°/秒的速度进行测试时,探知股四头肌和腘绳肌平均峰力矩和总功的缺失小于15%。功能性测试与功能和现实任务的具体成分密切相关,能够为功能状态提供最直接的数据。单腿跳测试[50]和双腿轮流跳测试[51]可用于评价双下肢对称度,其评分应达到85%。

手术医师将根据这些测试结果以及其他一些相关临床表现,如对专项运动动作有无惧怕心理等来判断患者是否能够参与体育运动。

注意事项

必要时在第三阶段可以继续前一阶段的治疗。康复医师应确认已满足推荐标准,以确保康复过程的安全推进。只有在ROM正常、下肢肌力正常且柔

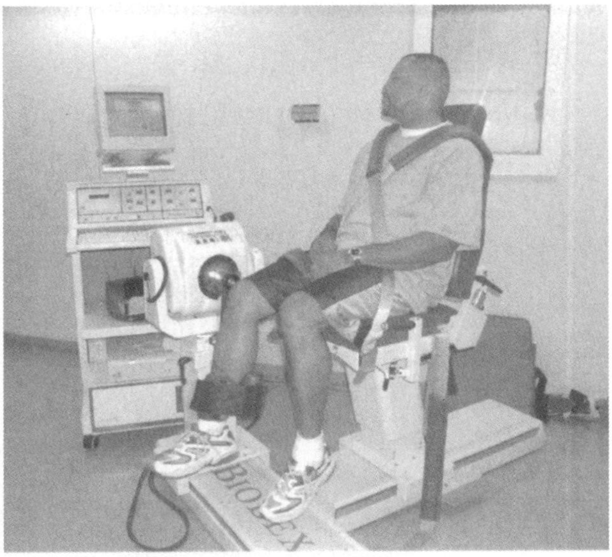

图37-18 等速训练一开始为高速训练,逐渐过渡至中到低速训练。

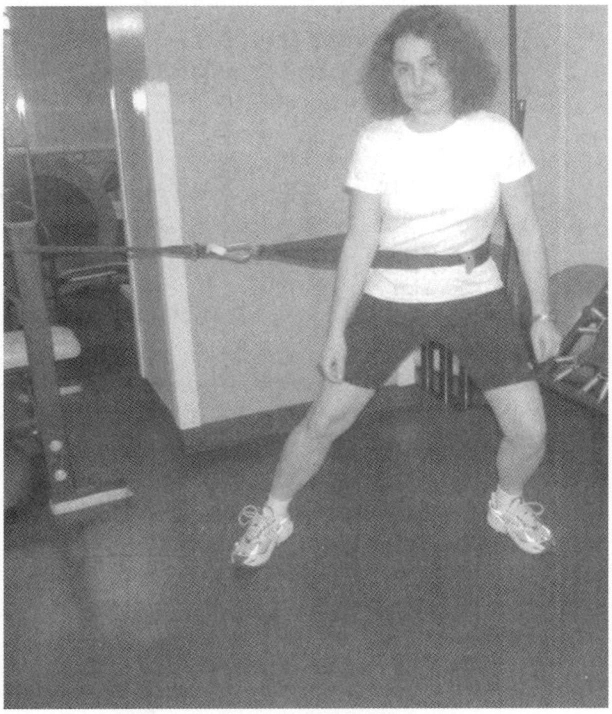

图37-19 进行敏捷度训练时可以应用运动带,根据不同的运动需求模拟减速运动、剪切步和短距离跑等。

韧性满足具体运动要求以后,患者才能重返专项功能和运动。因此,在开始高水平功能往复运动训练、敏捷度练习和专项运动练习之前必须达到这些标准。康复医师应密切观察专项运动中患者是否有惧怕心理,这有助于判断患者是否可以和(或)何时可

半月板修复术后康复指南

术后第三阶段（第14~22周）

目标

- 能够无痛跑步
- 最大限度提高肌力和柔韧性以满足ADL的需要
- 单腿跳测试双下肢对称性≥85%
- 等速测试双下肢对称性>85%
- 对专项运动无惧怕心理
- 柔韧性达到运动要求水平
- 独立在院外按计划进行维持和改善治疗效果的体育训练

注意事项

- 治疗性训练和功能性活动时避免疼痛
- 直到肌力足够强时，才可根据手术医师的指示进行运动活动

治疗措施

- 屈膝<90°下渐进性静蹲练习
- 弓箭步练习
- 踏车上倒退跑
- 术后4个月时如果能够很好完成下20cm台阶，则可开始向前跑练习（踏车）
- 继续下肢肌力和柔韧性练习
- 敏捷度练习/专项运动练习（运动带）
- 有足够的肌力基础时开始功能往复运动训练
- 等张屈/伸膝练习（无疼痛及捻发音弧）
- 等速训练（从快速到中速，再到慢速）
- 功能性测试（单腿跳测试）
- 等速测试
- 家庭治疗性训练计划：以评价结果为依据

出院标准

- 跑步时无不适症状，敏捷度达到专项运动需求
- 单腿跳测试双下肢对称性≥85%
- 等速测试双下肢对称性>85%
- 对专项运动无惧怕心理
- 柔韧性达到运动要求水平
- 独立在院外按计划进行维持和改善治疗效果的体育训练

以重返运动。

术后康复：半月板移植术后康复指南

半月板移植术后康复依据术式、并行手术、病理和手术医师的建议而定。康复原则可参考半月板修复术后康复原则并进行适当修改。在康复活动中正在愈合的半月板同种异体移植物所承受的负荷尚不得而知。由于半月板移植物处在高压的早期退行性变的关节内，其康复程序要比本章前面所讲的半月板修复术后康复保守一些。半月板移植术后4周内负重应限制为足趾着地行走，患膝维持在完全伸展位（图37–20）。到术后6周逐渐过渡至完全负重。在此保护期须应用双侧铰链式支具。一项以兔为对象的研究支持半月板移植物在这一阶段需要保护：研究发现在术后早期半月板移植物的强度和

黏弹性均有所改变，随时间逐渐恢复[52]。

术后提倡即刻开始ROM练习。第一阶段康复的目标是达到完全伸展和屈膝90°。术后6周内屈膝应限制在90°以内，因为随着屈膝角度的增大，半月板承受的压力也将递增[44,45,21]。初期可以采取持续被动运动（CPM）机练习、AAROM练习和毛巾卷辅助的伸膝练习，以达到康复目标。

术后6周开始在可耐受范围内进行ROM练习，在术后14周时达到全范围ROM。肌力和神经肌肉训练方案可以参考半月板修复术后康复，只是更为保守些。静蹲角度的限制为：术后3个月内45°，5个月内60°，6个月内90°。术后6个月内不建议跑步练习。目前半月板移植术后尚不建议重返剪切步、

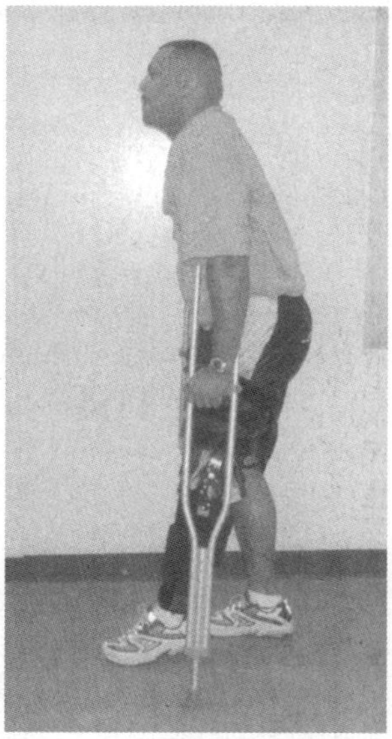

图37-20 半月板移植术后4周内负重限制在足趾着地行走，患肢维持在完全伸展位。

半月板移植术后康复指南
术后第一阶段（第0~6周）

目标

- 重点是被动完全伸膝
- 控制术后疼痛/肿胀
- 屈膝ROM达90°
- 重获股四头肌控制
- 独立进行家庭治疗性训练计划

注意事项

- 避免主动屈膝
- 在术后4周内禁止不戴伸膝支具步行（支具调至0°）
- 避免长时间站立/行走

治疗措施

- 足跟下垫毛巾卷伸膝，俯卧位悬挂伸膝
- 股四头肌再训练［应用肌肉电刺激器（EMS）或肌电图（EMG）进行股四头肌收缩练习］
- 术后4周内架拐，戴0°伸膝支具进行足趾着地负重
- 渐进性负重练习：从部分负重（PWB）训练到可耐受下负重（WBAT）训练（术后4~6周）
- 髌骨松动术
- CPM机
- 0°~90°范围内主动辅助屈伸膝练习
- 直腿抬高（各个平面）
- 髋部渐进性抗阻练习
- 本体感觉板（双下肢负重）
- 水疗：水槽或水下踏车进行步态训练（4~6周）
- 短曲柄功率自行车（ROM>85°时）
- 蹬踏（双侧，0°~60°运动弧）（ROM>85°时）（4~6周）
- 股四头肌开链等长练习（屈膝60°时，亚极量，双侧）（ROM>85°时）
- 上肢可耐受范围内心血管功能练习
- 腘绳肌和腓肠肌牵伸
- 冷疗
- 强调患者对家庭治疗性训练计划、负重比例和ROM注意事项/进程的依从性

晋级标准

- 能够进行直腿抬高，不伴股四头肌迟滞
- ROM达到0°~90°
- 能够单侧（患肢）无痛负重

半月板移植术后康复指南

术后第二阶段(第6~14周)

目标

- 恢复全范围ROM
- 恢复正常步态(无痛)
- 能够无痛上20cm台阶,下肢控制良好
- 提高ADL耐力
- 提高下肢柔韧性
- 独立进行家庭治疗性训练计划

注意事项

- 直到能够很好控制股四头肌及下肢对线时,才可进行反向下台阶练习
- 治疗性训练和功能性活动时避免疼痛
- 避免跑步及体育活动

治疗措施

- 股四头肌控制良好时(能很好完成股四头肌收缩练习/能无迟滞或疼痛进行SLR),架拐/手杖进行渐进性负重/可耐受范围内负重练习(支具调至0°~60°)
- 水疗——利用水槽或水下踏车进行步态训练
- 无痛步行时,即可弃拐/手杖
- 根据手术医师的指示调整支具(现成支具或髌骨护膝等)
- AAROM练习
- 髌骨松动术
- 负重直抬腿(各个平面)
- 近端渐进性抗阻练习
- 神经肌肉训练(双侧支撑到单侧支撑)
- 平衡训练设备,泡沫垫,干扰
- 短曲柄功率自行车
- 标准功率自行车(ROM>115°时)
- 蹬踏(从双侧过渡到离心,最后至单侧训练)
- 0°~45°渐进性抗阻静蹲练习
- 股四头肌开链等张练习(无痛运动弧)(闭链练习更好)
- 开始向前上台阶练习
- 阶梯机
- 踏车上倒走练习
- 股四头肌牵伸
- 踏步机
- 上肢可耐受范围内心血管功能练习
- 冷疗
- 强调患者对家庭治疗性训练计划的依从性

晋级标准

- ROM达到正常范围
- 能够在良好的控制下无痛上20cm台阶

半月板移植术后康复指南
术后第三阶段(第14~22周)

目标

- 最大限度提高肌力和柔韧性以满足ADL需求
- 能够无痛下20cm台阶,且良好控制下肢
- 等速测试双下肢对称性>75%
- 独立在院外按计划进行维持和改善治疗效果的体育训练

注意事项

- 治疗性训练和功能性活动时避免疼痛
- 直到肌力足够强时,才可根据手术医师的指示进行运动活动

治疗措施

- 屈膝<60°下渐进性静蹲练习
- 继续下肢肌力和柔韧性练习
- 开始向前下台阶练习
- 向前上/下台阶测试(NeuroCom)
- 等张屈/伸膝练习(无疼痛及无捻发音弧)
- 等速训练(从快速到中速,再到慢速)
- 等速测试
- 家庭治疗性训练方案:以评价结果为依据

晋级标准

- 等速测试双下肢对称性>75%
- 能够无痛下20cm台阶,且良好控制下肢

半月板移植术后康复指南
术后第四阶段(第22~30周)

目标

- 能够无痛跑步
- 最大限度提高肌力和柔韧性以满足休闲活动需求
- 等速测试双下肢对称性>85%
- 休闲运动时无惧怕心理
- 独立在院外按计划进行维持和改善治疗效果的体育训练

注意事项

- 治疗性训练和功能性活动时避免疼痛
- 直到肌力足够强时,才可根据手术医师的指示进行运动活动

治疗措施

- 屈膝<90°下渐进性静蹲练习
- 踏车上倒退跑
- 术后6个月时如果能够很好完成下20cm台阶,则可开始向前跑练习(踏车)
- 继续下肢肌力和柔韧性练习
- 等张伸膝练习(无疼痛及捻发音弧)
- 等速训练(从快速到中速,再到慢速)
- 等速测试
- 家庭治疗性训练方案:以评价结果为依据

出院标准

- 跑步时无不适症状(情况允许时)
- 等速测试双下肢对称性>85%
- 柔韧性达到休闲活动要求
- 独立在院外按计划进行维持和改善治疗效果的体育训练

跳跃和旋转等高负荷活动[19]。

注意事项

半月板移植术后的康复要比半月板修复术后的保守。采取此术式的患者多有早期退行性变,术后需要更具保护性的环境。对于同时进行关节软骨手术的患者来说，术后康复方案必须有所调整，如延长限制性负重期及ADL时应用减重支具等。

目前认为，半月板移植术后须加强负重和ROM限制,以期得到更好的功能结局。ADL和康复训练时加在移植半月板上的压力大小尚不得而知。半月板角固定于胫骨骨道所致力量缺失亦不得而知。Kobayashi[52]在一项兔半月板移植的研究中发现，半月板的强度和黏弹性在术后早期均有改变，随着时间逐渐恢复。仍须进行进一步的基础研究，为康复方案的制订提供依据。

（杨延砚 张巧云 译 周谋望 李世民 校）

参 考 文 献

1. Kurosawa, H., Fukubayashi, T., Nakajima, H. *Load-bearing Mode of the Knee Joint: Physical Behavior of the Knee Joint with or without Menisci.* Clin Orthop 1980;149:283–290.
2. Levy, I.M., Torzilli, P.A., Warren, R.F. *The Effect of Medial Meniscectomy on Anterior-Posterior Motion of the Knee.* J Bone Joint Surg Am 1982;64A(6):883–888.
3. Wirth, C.J., Peters, G. Meniscus Injuries of the Knee Joint: Pathophysiology and Treatment Principles. In *Baillière's Clinical Orthopedics: Baillière Tindall.* London, 1997, pp. 123–144.
4. Radin, E.L. Factors Influencing the Progression of Osteoarthrosis. In Ewing, J.W. (Ed). *Articular Cartilage and Knee Joint Function.* Raven Press, New York, 1990, pp. 301–309.
5. Sgaglione, N.A., Steadman, J.R., Shaffer, B., Miller, M.D., Fu, F.H. *Current Concepts in Meniscus Surgery: Resection to Replacement.* Arthroscopy 2003;19(Suppl 1):161–188.
6. Allen, P.R., Denham, R.A., Swan, A.V. *Late Degenerative Changes after Meniscectomy. Factors Affecting the Knee after Operation.* J Bone Joint Surg Br 1984;66(5):666–671.
7. Fairbank, T.J. *Knee Joint Changes after Meniscectomy.* J Bone Joint Surg Br 1948;30B(4):664–670.
8. Jorgensen, U., Sonne-Holm, S., Lauridsen, F., Rosenklint, A. *Long-term Follow-up of Meniscectomy in Athletes. A Prospective Longitudinal Study.* J Bone Joint Surg Br 1987;69B(1):80–83.
9. Ferkel, R.D., Davis, J.R., Friedman, M.J., Fox, J.M., DelPizzo, W., Snyder, S.J., Berasi, C.C. *Arthroscopic Partial Medial Meniscectomy: An Analysis of Unsatisfactory Results.* Arthroscopy 1985;1(1):44–52.
10. McGinty, J.B., Geuss, L.F., Marvin, R.A. *Partial or Total Meniscectomy. A Comparative Analysis.* J Bone Joint Surg Am 1977;59:763–766.
11. Northmore-Ball, M.D., Dandy, D.J., Jackson, R.W. *Arthroscopic Open Partial and Total Meniscectomy. A Comparative Study.* J Bone Joint Surg Br 1983;65(4):400–404.
12. Annandale, T. *An Operation for Displaced Semilunar Cartilage.* Br Med J 1885;1:779.
13. Belzer, J., Cannon, W. *Meniscal Tears: Treatment in the Stable and Unstable Knee.* J Am Acad Orthop Surg 1993;1(1):41–47.
14. Gillquist, J., Messner, K. *Long-term Results of Meniscal Repair.* Sports Med Arthrosc 1993;1:159–163.
15. Cannon, W.D., Vittori, J.M. *The Incidence of Healing in an Arthroscopic Meniscal Repairs in ACL-Reconstructed Knees Versus Stable Knees.* Am J Sports Med 1992;20(2):176–181.
16. Sommerlath, K., Gillquist, J. *Knee Function after Meniscus Repair and Total Meniscectomy: A 7-year Follow-up Study.* Arthroscopy 1987;3(3):166–169.
17. Milachowski, K.A., Weismeier, K., Wirth, C.J. *Homologous Meniscus Transplantation. Experimental and Clinical Results.* Int Orthop 1989;13(1):1–11.
18. Allen, C.R., Wong, E.K., Livesay, G.A., Sakare, M., Fu, F.H., Woo, S.L. *The Importance of the Medial Meniscus in the Anterior-Cruciate Ligament-Deficient Knee.* J Orthop Res 2000;18(1):109–115.
19. Rodeo, S. *Meniscal Allografts—Where Do We Stand?* Am J Sports Med 2001;29(2):246–261.
20. van Arkel, E.R., deBoer, H.H. *Human Meniscal Transplantation. Preliminary Results at 2- to 5-year Follow-up.* J Bone Joint Surg Br 1995;77(4):589–595.
21. Walker, P.S., Erkman, M.J. *The Role of the Menisci in Force Transmission Across the Knee.* Clin Orthop Relat Res 1975;109:184–192.
22. Arnoczky, S.P., Warren, R.F. *Microvasculature of the Human Meniscus.* Am J Sports Med 1982;10(2):90–95.
23. Day, B., Mackenzie, W.G., Shim, S.S., Leung, G. *The Vascular and Nerve Supply of the Human Meniscus.* Arthroscopy 1985;1(1):58–62.
24. Zhang, Z., Arnold, J.A., Williams, T., McCann, B. *Repair by Trephination and Suturing of Longitudinal Injuries in the Avascular Area of the Meniscus in Goats.* Am J Sports Med 1995;23(1):35–41.
25. Okuda, K., Ochi, M., Shu, N., Uchio, Y. *Meniscal Rasping for Repair of Meniscal Tear in the Avascular Zone.* Arthroscopy 1999;15(3):281–286.
26. Uchio, Y., Ochi, M., Adachi, N., Kawasaki, K., Iwasa, J. *Results of Rasping of Meniscal Tears with and without Anterior Cruciate Ligament Injury as Evaluated by Second-look Arthroscopy.* Arthroscopy 2003;19(5):463–469.
27. Henning, C.E. *Arthroscopic Repair of Meniscal Tears.* Orthopedics 1983;6:1130–1132.
28. Scott, G.A., Jolly, B.C., Henning, C.E. *Combined Posterior Incision and Arthroscopic Intra-articular Repair of the Meniscus. An Examination of Factors Affecting Healing.* J Bone Joint Surg Am 1986;68(6):847–861.
29. Morgan, C.D., Casscells, S.W. *Arthroscopic Meniscus Repair: A Safe Approach to the Posterior Horns.* Arthroscopy 1986;2(1):3–12.
30. Rodeo, S.A. *Arthroscopic Meniscal Repair with Use of the Outside-in Technique.* J Bone Joint Surg Am 2000;82(1):127–141.
31. Cannon, W.D. Jr., Morgan, C.D. *Meniscal Repair. Part II: Arthroscopic Repair Techniques.* J Bone Joint Surg 1994;76A:294–311.
32. Albrecht-Olsen, P., Kristensen, G., Burgaard, P., Joergensen, U., Toerholem, C. *The Arrow Versus Horizontal Suture in Arthroscopic Meniscus Repair. A Prospective Randomized Study with Arthroscopic Evaluation.* Knee Surg Sports Traumatol Arthrosc 1999;7(5):268–273.
33. Morgan, C.D. *The "All-inside" Meniscus Repair.* Arthroscopy 1991;7(1):120–125.
34. Shaffer, B., Kennedy, S., Klimkiewicz, J., Yao, L. *Preoperative Sizing of Meniscal Allografts in Meniscus Transplantation.* Am J Sports Med 2000;28(4):524–533.

35. Pollard, M.E., Kang, Q., Berg, E.E. *Radiographic Sizing for Meniscal Transplantation.* Arthroscopy 1995;11(6):684–687.
36. Stone, K.R., Rosenberg, T. *Surgical Technique of Meniscal Replacement Arthroscopy.* J Arthrosc Relat Surg 1993;9(2):234–237.
37. Cole, B.J., Carter, T.R., Rodeo, S.A. *Allograft Meniscal Transplantation: Background, Techniques, and Results.* Instr Course Lect 2003;52:383–396.
38. Chen, M.I., Branch, T.P., Hutton, W.C. *Is It Important to Secure the Horns During Lateral Meniscal Transplantation? A Cadaveric Study.* Arthroscopy 1996;12(2):174–181.
39. Noyes, F.R., Barber-Westin, S.B., Rankin, M.D., Rankin, M. *Meniscal Transplantation in Symptomatic Patients Less Than Fifty Years Old.* J Bone Joint Surg 2004;86A(7):1392–1404.
40. Akeson, W.H., Woo, S.L., Amiel, D., Coutts, R.D., Daniel, D. *The Connective Tissue Response to Immobility: Biomechanical Changes in Periarticular Connective Tissue of the Immobilized Rabbit Knee.* Clin Orthop 1973;93:356–362.
41. Noyes, F.R., Mangine, R.E., Barber, S. *Early Knee Motion after Open and Arthroscopic ACL Reconstruction.* Am J Sports Med 1987;15(2):149–160.
42. Salter, R.B., Simmonds, D.F., Malcolm, B.W., Rumble, E.J., MacMichael, D., Clements, N.D. *The Biological Effect of Continuous Passive Motion on the Healing of Full-thickness Defects in Articular Cartilage. An Experimental Investigation in the Rabbit.* J Bone Joint Surg 1980;62A(8):1232–1251.
43. Cavanaugh, J.T. Rehabilitation Following Meniscal Surgery. In Engle, R.P. (Ed). *Knee Ligament Rehabilitation.* Churchill Livingstone, New York, 1991, pp. 59–69.
44. Morgan, C.D., Wojtys, E.M., Casscells, C.D., Casscells, S.W. *Arthroscopic Meniscal Repair Evaluated by Second-look Arthroscopy.* Am J Sports Med 1991;19(6):632–637.
45. Thompson, W.O., Thaete, F.L., Fu, F.H., Dye, S.F. *Tibial Meniscal Dynamics Using Three-dimensional Reconstruction of Magnetic Resonance Images.* Am J Sports Med 1991;19(3):210–215.
46. Fritz, J.M., Irrgang, J.J., Harner, C.D. *Rehabilitation Following Allograft Meniscal Transplantation: A Review of the Literature and Case Study.* J Orthop Sports Phys Ther 1996;24(2):98–106.
47. Schwartz, R.E., Asnis, P.D., Cavanaugh, J.T., Asnis, S.E., Simmons, J.E., Lasinski, P.J. *Short Crank Cycle Ergometry.* J Orthop Sports Phys Ther 1991;13(2):95–100.
48. Cipriani, D.J., Armstrong, C.W., Gaul, S. *Backward Walking at Three Levels of Treadmill Inclination: An Electromyographic and Kinematic Analysis.* J Orthop Sports Phys Ther 1995;22(3):95–102.
49. Cavanaugh, J.T., Stump, T.J. *Forward Step Down Test.* J Orthop Sports Phys Ther 2000;30(1):A46–A47.
50. Daniel, D.M., Malcolm, L., Stone, M.L., Perth, H., Morgan, J., Riehl, B. *Quantification of Knee Stability and Function.* Contemp Orthop 1982;5:83–91.
51. Barber, S.D., Noyes, F.R., Mangine, R.E., McCloskey, J.W., Hartman, W. *Quantitative Assessment of Functional Limitations in Normal and Anterior Cruciate Ligament Deficient Knees.* Clin Orthop Relat Res 1990;255:204–214.
52. Kobayashi, K. *Visco-elasticity of Transplanted Menisci in Rabbits. A Correlative Histological and Hydrodynamic Study [in Japanese].* Nippon Ika Daigaku Zasshi 1995;62(4):377–385.

第 38 章

跟 腱 修 复

Robert Maschi, PT, DPT, CSCS
Heather M. Berns, MSPT
Nicole Fritz, DPT

在西方社会，伴随着人们运动量的减少和对竞技运动的热衷，跟腱断裂的发生率越来越高[1-4]。急性断裂通常发生在进行娱乐竞技活动的20~40岁的职业白领男性。大多数损伤发生在变速、爆发力、跳跃比较多的持拍项目或是各种球类运动中[2,3,5-8]。跟腱急性断裂的另一个常见原因是创伤，比如从高处跌落、从楼梯上摔下或失足跌入坑内[6]。跟腱断裂的手术修复如果能结合早期康复，可以使患者恢复伤前功能水平，重获正常的踝关节活动度，并能降低再断裂的风险[2,3,9]。纽约专科外科医院(HSS)的跟腱断裂修复后康复指南如下。

手术概述

跟腱开放修复术是通过小腿后方切口来暴露跟腱完成的。打开腱旁组织后将肌腱断端并置缝合在一起。这里可能会有很多不同的缝合方法，不同的医生可能会有不同的选择(图38-1)。

如果跟腱断端的条件比较差的话，也可采用圆周缝合的办法。通过跖肌腱移植可达到加强修复的目的。手术结束要闭合腱旁组织和皮肤，并用无菌敷料覆盖伤口。此时需要佩戴一个足底夹板来防止足的背屈，以免修复组织再断。有些医生更喜欢用管型石膏或前夹板来达到同样的目的。10~14天伤口拆线以后患肢可以穿上一种带轮盘的固定靴，它可以方便检查伤口及早期关节活动(图38-2)。在所有的处理中，对软组织的仔细处置和腱旁组织的闭合也是至关重要的。

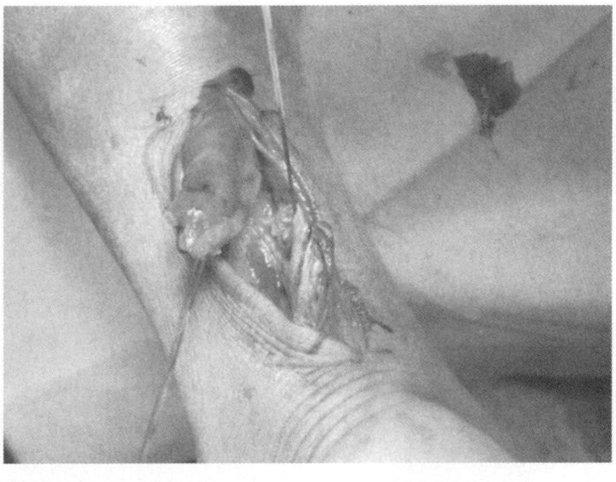

图38-1 沿跟腱任一边缘的直切口入路可以暴露伤口深部的腓肠外侧神经或踇长屈肌。这种切口可以很好地暴露跟腱。无论采用哪侧的切口，修复跟腱前都可以先用Bunnell缝合法处理跟腱断端。

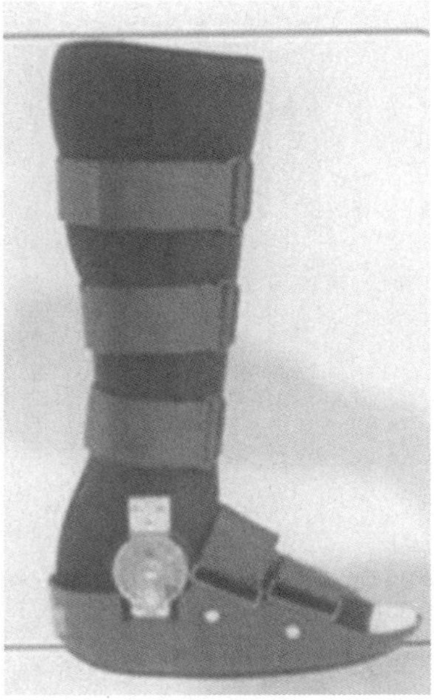

图38-2 带轮盘的固定靴，用来保护修复后愈合中的跟腱。

康复概述

跟腱修复术后的康复应从术后的2~6周开始。为了保护修复的跟腱，康复医生必须交代一些注意事项。比如，术后12周之内应该禁止被动牵伸跟腱。另外，负重过程也应该是在手术医生的指导下逐步进行。在术后的整个康复过程中治疗师必须明确跟腱愈合的4个阶段(炎症期、增生期、塑型期和成熟期)。在愈合的最初6周内（炎症期和增生期)跟腱是最脆弱的，在接下来的6周至12个月内(塑型期和成熟期)强度慢慢增加[5,19,20]。患者的康复是一个标准的功能性恢复过程。

术后第一阶段:保护和愈合期(第1~6周)

术后第一阶段的康复对于保护修复的跟腱、控制渗出和疼痛、减少瘢痕形成以及提高关节活动度都是至关重要的。术后负重程度和支具的类型都由医生决定。负重程度是在佩戴支具下由不负重过渡到部分负重，一直到患者能承受的最大限度。在手术后的第2~8周之内都需要在保护下负

术后第一阶段：保护和愈合期（第1~6周）

目标

- 保护修复的跟腱
- 控制水肿和疼痛
- 减少瘢痕形成
- 改善背屈活动度到中立位(0°)
- 增加下肢近端各组肌力到5/5级
- 医生指导下的渐进性负重
- 独立完成家庭训练计划

注意事项

- 避免被动牵伸跟腱
- 应把膝关节屈曲90°位下的主动踝背屈限制在中立位(0°)
- 避免热敷
- 避免长时间下垂位

治疗措施

- 医生指导下使用腋杖或手杖时，穿戴带轮盘固定靴下渐进负重
- 主动踝背屈/跖屈/内翻/外翻
- 按摩瘢痕
- 关节松动
- 近端肌力练习
- 物理治疗
- 冷疗

晋级标准

- 疼痛和水肿得到控制
- 在医生指导下可以负重
- 踝背屈达到中立位(0°)
- 下肢近端肌力达到5/5级

重。随着外科和康复技术的发展，当前常用的方法是让患者穿一种带轮盘的固定靴，并且在拐杖保护下观察部分负重情况。

早期关节活动和保护下负重是术后第一阶段最重要的内容。因为负重和关节活动可以促进跟腱愈合和强度的增加，并且可以预防制动带来的负面影响（如肌肉萎缩、关节僵直、退行性关节炎、粘连形成和深静脉血栓）[10,11]。

患者在指导下每天要做多次主动的关节活动，包括踝的背屈、跖屈、内翻和外翻。膝关节屈曲90°时主动踝背屈应限制在0°（中立位）（图38-3）。应当避免被动关节活动和牵伸，保护愈合中的跟腱免于被过度拉长或断裂。

当患者开始部分至完全负重时，这时便可以引入固定自行车练习。在蹬自行车时应告诉患者用足后面（或足跟）负重而不要用前足。按摩瘢痕和轻微的关节活动可以促进愈合，并防止关节粘连和僵直。

冷疗和抬高患肢可以控制疼痛和水肿。应该告诉患者全天内都要尽量抬高患肢，避免长时间持重位。也可以建议患者用冰袋冰敷几次，每次20分钟。

近端髋膝关节的练习应采用渐进性抗阻训练方案。限制负重的患者可以使用开链练习和等张练习机。

注意事项

跟腱修复术后愈合不良和感染是最常见的并

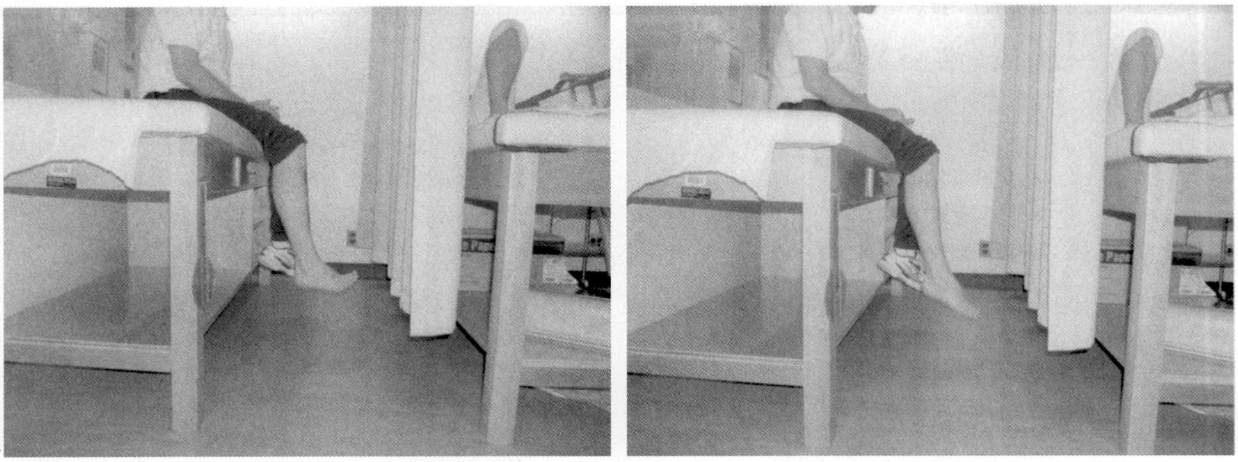

图38–3 膝关节屈曲下的主动踝关节活动度。**A**,背屈。**B**,跖屈。

发症。因此在术后的第一阶段康复医师和患者经常检查切口至关重要。一旦发现切口愈合不良或感染应该立即通知医生。

患肢的渗出也是常见的并发症之一。要告诫患者合理负重,抬高患肢(限制持重位时间),主动关节活动,以及每天进行数次冰敷。

术后第二阶段:早期关节活动(第6~12周)

进入第二阶段,在负重程度、增加患肢关节活动度及肌力增强上都有明显的变化。患者首先要在拐杖保护下佩戴支具完成患肢的完全负重,然后摆脱拐杖穿鞋完全负重。从足部支具到鞋的转换过程中,可以在鞋中放一个足跟垫(通常会使踝跖屈20°~30°)。随着关节活动度的增加,足跟垫的高度应随之递减。当患者的步态恢复正常时,就可以不用足跟垫了。正常的步态是脱拐行走的先决条件。

如果手术切口愈合良好的话,就可以在水下踏车系统上练习步态了,这样可以降低患肢负重程度。当水面在胸部水平行走时可以减重60%~75%,而当水面在腰部水平行走时,则可以减重40%~50%[12]。

无限制地练习主动关节活动度,但要避免关节被动活动。正常行走可以促进恢复功能性的关节活动度。虽然在本阶段内关节活动度最好恢复到正常,但是被动牵伸是不可取的。

本阶段可以开始轻度的内外翻等长肌力练习,在后期可以借助皮筋来练习。患者可以通过在一个多轴装置上用自己的踝关节画出字母的形状来增强肌肉力量(图38–4)。当已获得足够的关节活动度时,就可以开始练习小腿跖屈的两块主要肌肉了(腓肠肌和比目鱼肌)。在术后6周时可以开始膝屈曲90°位的跖屈抗阻练习(图38–5A)。到第8周时可以开始膝伸直位的跖屈抗阻练习(图38–5B)。

在本阶段还可以利用膝伸直位蹬踏装置和屈腿器械来练习跖屈(图38–6A,B)。此时的固定自行车练习要用前足负重,并逐渐加量。

在踏车上进行倒走可以强化离心性的跖屈控制能力。这些患者通常会发现倒走更舒服,因为它降低了启动的需求[13]。也可以引入向前上台阶练习,台阶的高度可以逐渐增加(10cm、15cm和20cm)。

早期的神经肌肉和关节活动度练习最好在一种具有生物力学的踝关节平板系统(BAPS)上

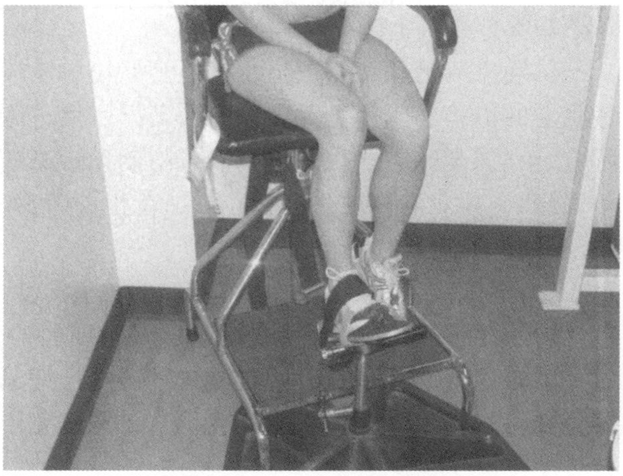

图38–4 通过在多轴装置上描绘字母来增加踝关节肌力。

术后第二阶段：早期关节活动(第6~12周)

目标

- 恢复正常步态
- 恢复足够的功能性关节活动度，以满足正常步态(踝背屈15°)及上台阶的要求(踝背屈25°)
- 恢复踝背屈、内翻和外翻肌力到正常的5/5级

注意事项

- 避免治疗性练习和功能性活动中出现疼痛
- 避免被动牵伸跟腱

治疗措施

- 在保护下可耐受负重到完全负重练习步态，无痛时则可脱拐
- 水下踏车系统练习步态
- 鞋内足跟垫帮助恢复正常步态
- 主动踝关节背屈/跖屈/内翻/外翻练习
- 本体感觉训练
- 等长/等张肌力练习：踝内翻/外翻
- 术后6周：膝屈曲90°位渐进性抗阻踝跖屈/背屈练习
- 术后8周：膝伸直0°位渐进性抗阻踝跖屈/背屈练习
- 用屈腿装置和膝伸直位脚踏装置进行跖屈肌力练习
- 自行车练习
- 脚踏多轴装置上描绘字母
- 倒走踏车
- 物理治疗
- 瘢痕按摩
- 向前上台阶练习

晋级标准

- 正常步态
- 足够的被动踝背屈角度(20°)
- 踝背屈、内翻、外翻肌力达到徒手肌力评定达5/5级

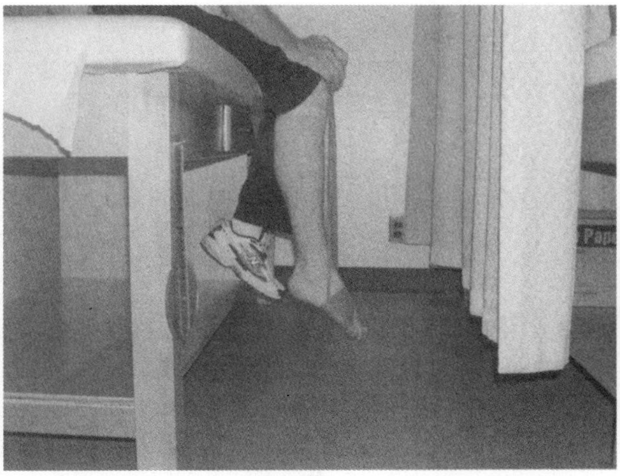

A

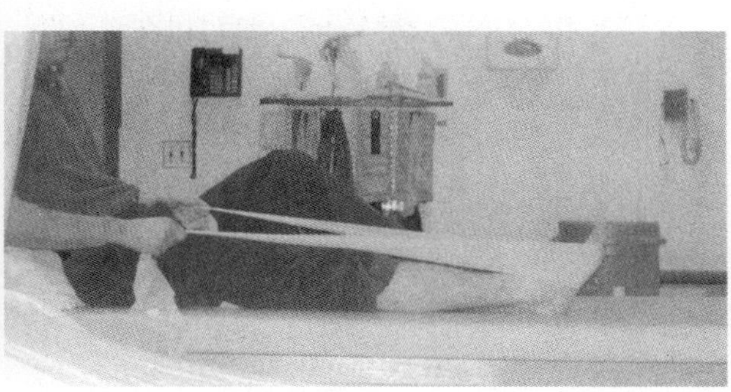

B

图38-5 **A**，膝屈曲90°位通过一根皮筋增强跖屈肌力量。**B**，膝伸直位通过皮筋增强跖屈肌力量。

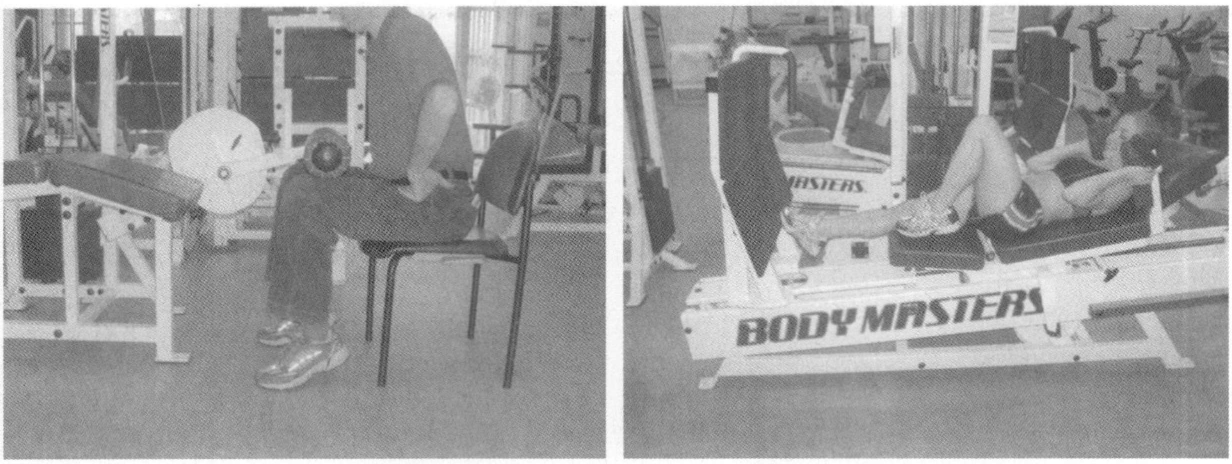

A B

图38-6 跖屈肌渐进性抗阻练习，分别用屈腿装置(A)和膝伸直位脚踏装置(B)。

进行，开始时坐位练习，逐渐过渡到站立位练习。另外，在NeuroCom平衡控制系统或等力平板系统上进行双侧下肢负重练习，也可以促进本体感觉、神经肌肉和平衡的恢复。随着力量和平衡的恢复，练习模式也由双下肢过渡到单侧下肢(图38-7)。需要时应继续进行瘢痕按摩、理疗和轻微的关节松动术。

注意事项

跟腱炎(或)疼痛是第二阶段很常见的并发症。患者脱拐或不再穿带轮盘的固定靴后通常会增加活动量，但此时正在愈合中的跟腱还没有足够的力量去承受增加的活动量，因此跟腱自然会疼痛和发生炎症。所以必须告知患者日常生活活动(ADL)的限度，纠正其错误的行为，使其在无痛的范围内活动。同样，如果康复计划的设计使得关节活动度和力量练习进展过快的话，也会引起跟腱疼痛和发炎。康复医师在改进康复方案时必须综合考虑患者的主诉和客观的测量结果，并且要强调对家庭训练计划的依从性。

术后第三阶段：早期肌力练习(第12~20周)

当患者第二阶段康复达标以后，就可以进入下一阶段的康复了，目标是恢复踝关节全范围的主动活动度，跖屈肌力恢复正常，并提高平衡及神经肌肉的控制能力。

正常的踝跖屈肌力是指患者具有单脚提踵10次的能力[15]。当然，患者首先要无恐惧地完成平面上的双脚提踵动作，然后按下表中的流程逐步恢复到正常。

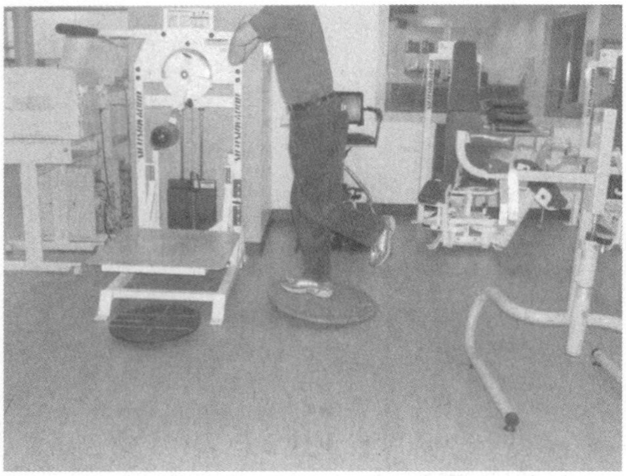

图38-7 在BAPS上进行单侧关节活动度和神经肌肉练习。

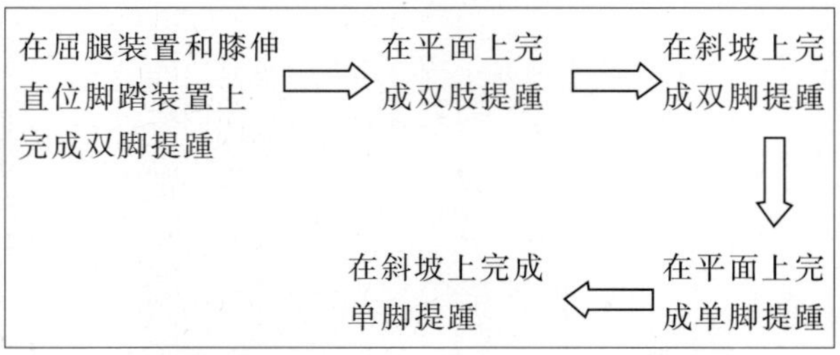

当以上这些动作都能无恐惧地很好地完成以后，就可以开始通过一些器械（比如训练阶梯、Versa攀梯）来完成更高强度的力量和耐力训练。

向前下台阶练习时的台阶高度要逐渐增加(10cm、15cm和20cm)。平衡训练的难度也是逐步递增的，包括单腿负重、多向支持平面(弹簧垫、震荡板、泡沫滚筒等)和干扰训练(图38-8)。

等速练习可以进一步加强踝关节周围肌肉的力量和耐力。等速练习是在固定速度的基础上施加适当的阻力。因此可以预先设定一定的速度，使得踝关节在全范围活动的情况下抵抗最大的动力性阻力[16]。

一旦患者达到正常的步态、全范围的被动关节活动度和正常的肌力，便可以在没过胸部的水中进行跑步练习。利用水下踏车系统具有的浮力特性可以减轻跟腱的负重程度。

患者在家中的治疗性练习项目是要根据再评估的结果进行不断的调整。

应用NeuroCom或Biodex平衡系统（图38-9)对平衡进行评估，并与健侧对比。到本阶段末最好能达到与健侧同样的平衡水平。

注意事项

由于关节活动度和(或)肌力仍未达正常，所以要经常鼓励患者坚持修正自己的动作。此阶段最常见的并发症是由于患者私自加大活动量造成的肌肉酸痛和跟腱炎。在没有足够的下肢力量情况

术后第三阶段：早期肌力练习(第12~20周)

目标

- 恢复全范围主动关节活动度
- 踝跖屈肌力到正常5/5级
- 恢复正常的平衡能力(用NeuroCom或Biodex平衡系统评定)
- 恢复无痛的功能性活动
- 下台阶能力

注意事项

- 避免治疗性练习和功能性活动中出现疼痛
- 避免跟腱高负荷(即整个体重下过度背屈踝关节或跳跃)

治疗措施

- 等张/等速的内翻/外翻练习
- 固定自行车、训练阶梯、Versa攀梯练习
- 本体感觉训练：本体感觉平板/BAPS/泡沫滚筒/弹簧垫/NeuroCom
- 加强踝跖屈渐进性抗阻练习(强调离心运动)
- 亚极量专项运动技能练习
- 渐进性本体感觉练习项目
- 水下踏车系统跑步练习
- 下肢近端肌力练习(渐进性抗阻练习)
- 等速项目练习
- 活动中所需的柔韧性练习
- 向前下台阶练习

晋级标准

- 无恐惧下完成日常生活活动
- 正常的柔韧性
- 足够的肌力，表现为能单脚提踵10次
- 往复下台阶的能力
- 对称的下肢平衡能力

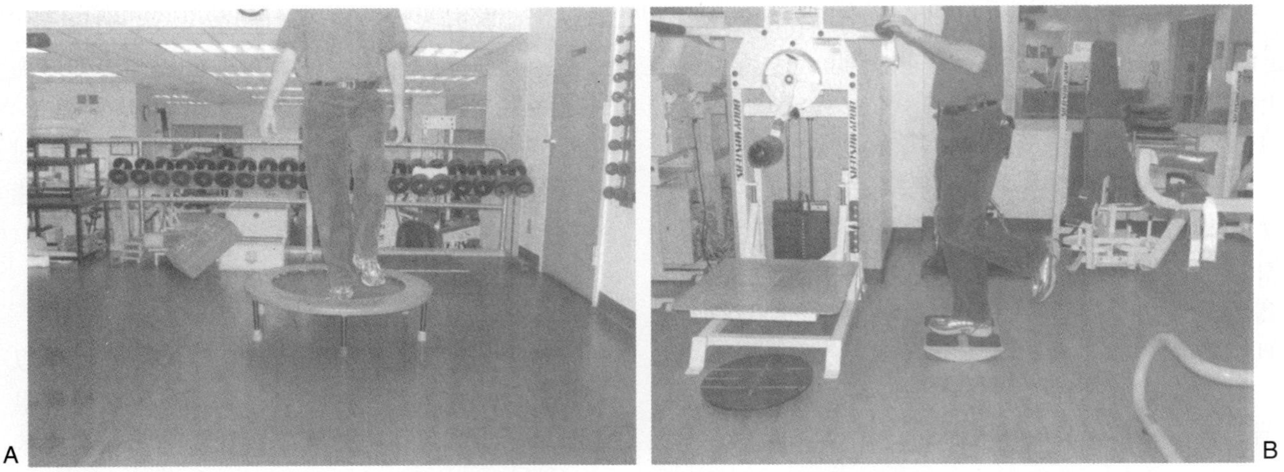

图38-8 单腿平衡练习。**A**,弹簧垫。 **B**,震荡板。

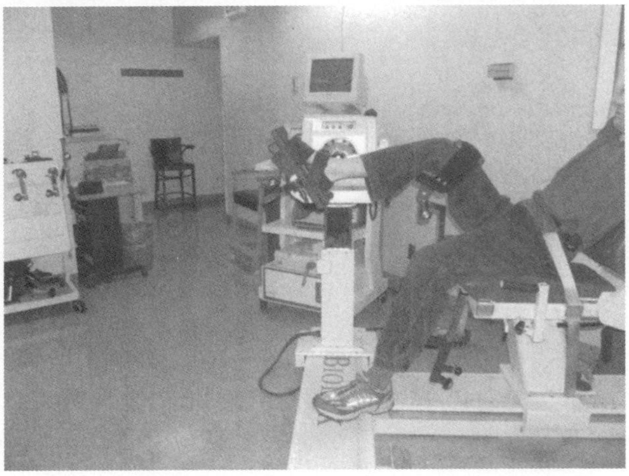

图38-9 用Biodex装置进行踝关节跖屈肌等速力量训练。

下患者可能会自行增加活动量，康复医师必须继续向患者强调活动限度问题。如果患者到健身房进行康复训练的话,则必须遵循治疗计划,不能私自加量。

术后第四阶段:晚期肌力练习(第20~28周)

随着小腿肌力的正常化和运动水平的提高，患者的康复到了一个恢复更高层次动态运动的阶段。治疗策略主要是为了安全恢复患者/运动员个性化的运动水平做准备。

在术后20周时应该对踝关节的跖屈肌、背屈肌、内翻肌和外翻肌进行一次等速肌力评定。相对于等长的徒手肌力测定，等速评定对动态肌力有更为精确的结果。等速评定可以提供给医生客观的指标和可重复的数据,并能监测患者的状态[16]。通过得到的客观数据可以明确小腿肌肉力量和耐力是否已经恢复正常。如果患侧下肢的数据达到健侧的75%，且患肢能完成单脚提踵10次的话,就可以启动踏车上的跑步训练了。踏车上的前向跑步练习应强调从短距离、低到中等速度以及患者主观无痛的水平开始。

此阶段应继续加强踝背屈、跖屈、内翻和外翻肌力和耐力的等速练习。

渐进抗阻练习和柔韧性练习继续在可耐受范围内进行，基于个体化运动水平而定的灵敏性练习也应加入到康复计划中。跑步和体育锻炼开始应该在直平板上进行,然后逐渐增加难度和要求,比如交叉步、编织步、剪切步、八字步、加速及减速训练等。也可以通过一条运动带施加阻力来进一步增加难度。

像在第三阶段提到的那样，平衡训练仍然很重要。但是,此时的干扰训练要和挑战踝关节的肌肉力量和控制能力结合起来。可以在弹簧垫、震荡板、泡沫滚筒等上面加入干扰练习。

本阶段可以开始轻度的功能往复练习，此种练习通过周期性地伸缩跟腱来增强肌力[16]。运动中要求患者全范围的关节活动度、良好的柔韧性和正常的肌力。更重要的是无痛、无恐惧地完成动作。增强式弹跳功能往复运动(plyometric activities)可以由双侧练起,比如双脚定位跳。双脚跳上箱子可以减少冲击力。随着康复的进行,难度较大的练习方式可以逐渐被运用，比如两边跳和象限跳(图38-10)。

术后第四阶段：晚期肌力练习（第20~28周）

目标

- 能够自如地在踏车上完成前向跑步活动
- 等速测定平均峰值力矩达到75%
- 能够满足日常生活活动所需的最大肌力和柔韧性
- 恢复无限制的功能性活动
- 能无恐惧状态下完成更高水平的体育性活动

注意事项

- 活动中避免疼痛和恐惧
- 未达到足够的力量和柔韧性之前避免跑步和体育活动

治疗措施

- 开始踏车上前向跑步练习
- 等速评定和训练
- 继续下肢肌力和柔韧性练习
- 干扰下高级本体感觉训练
- 轻度的功能往复运动(双脚跳跃练习)
- 继续加强跖屈渐进性抗阻练习(强调离心运动)
- 亚极量的体育技能练习
- 继续自行车、训练阶梯、Versa攀梯练习
- 继续加强下肢近端肌力练习(渐进性抗阻练习)

晋级标准

- 无痛跑步能力
- 等速测定平均峰值力矩达到75%
- 正常的柔韧性
- 正常的肌力(踝关节所有肌力均为5/5级)
- 无恐惧地进行体育专项练习

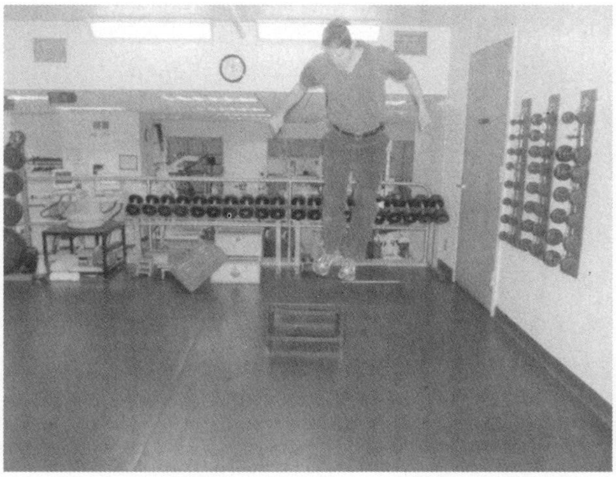

图38–10　采用侧向跳箱子的方式进行双侧弹跳增强功能往复运动。

患者的家庭治疗性训练计划要根据再评定结果和功能水平及时调整。

注意事项

由于患者仍有功能的缺陷，所以还需要不断的鼓励，使其坚持合理的活动量。康复医师在引入踏车跑步练习和灵活性练习时一定要强调无痛原则。很多患者/运动员在恢复跑步训练阶段时会出现很高的积极性，以至于已经出现不适还会坚持练习。康复师必须密切观察患者虚弱和疲劳的迹象，并对跑步练习做出合适的调整。正确的跑步练习是由低速短距离开始，逐渐过渡到正常速度中/长距离。而且应该建议患者坚持练习自己的跖屈肌力，使其充分恢复，同时也会降低过度使用带来的风险。跑步练习的量应控制在最小，利用交叉练习的方法(游泳、骑自行车)来避免跟腱的再损伤和炎症。

术后第五阶段：全面恢复体育技能（第28周~1年）

根据患者对运动水平的要求和身体状况的不同，最后阶段的康复可以从术后28周起持续到术后1年。在此阶段，任何肌力和柔韧性方面的缺陷都应该得以弥补。为了满足体育运动中对功能的需求，此阶段应充分利用体育专项练习，以及更高级的功能往复运动和灵活性练习来达到这一目的。

为了达到体育运动所需的正常肌肉耐力水平，应该继续进行等速训练。功能往复运动在此阶段升级为单脚练习，比如单腿跳、单腿两侧跳和象限跳。当患者准备恢复全面的体育运动时，功能性的评定，比如垂直跳跃评定，可以用来明确患者处于动态运动中的功能状态。垂直跳跃评定是一种有效的测量肌肉力量的方法，还可以测定下肢功能性运动的限度[17,18]。它要求患肢的功能达到健侧的85%，并且得到医生的允许才能恢复体育运动。

注意事项

在患者参加高水平的运动之前，如功能往复运动和体育专项训练，必须关注其是否已经具备了足够的肌力、关节活动度和柔韧性。患者在过渡到更高难度的运动直至最后恢复体育运动之前，应该能够无恐惧地完成低水平的运动。用来进行功能性评定的方法应该可以再现竞技体育的专项要求，从而保证患者能够安全地恢复全面的运动。选定的功能测试项目应能再现运动员的专项运动要求，以确保其安全重返全项活动。

术后第五阶段：全面恢复体育技能（第28周~1年）

目标

- 无恐惧地进行体育运动
- 能够满足个人体育活动所需的最大肌力和柔韧性
- 垂直跳跃评定患肢达健侧的85%
- 等速肌力测定患肢达健侧的85%（跖屈/背屈/内翻/外翻）

注意事项

- 治疗性、功能性和体育性活动中避免疼痛
- 在具备足够的肌力和柔韧性之前避免全项体育运动

治疗措施

- 更高级的功能训练和灵活性练习
- 功能往复运动
- 体育专项练习
- 等速评定
- 功能性评定，如垂直跳跃评定

出院标准

- 达到体育运动所需的肌力和柔韧性
- 能够无恐惧地完成体育专项运动
- 功能性评定患肢达健侧的85%
- 等速肌力测定患肢达健侧的85%（跖屈/背屈/内翻/外翻）
- 能够独立完成健身房/家庭训练计划

（李涛 译 周谋望 李世民 校）

参考文献

1. Myerson, M.S. *Achilles Tendon Ruptures.* Instr Course Lect 1999;48:219–230.
2. Schepsis, A.A., Jones, H., Haas, A.L. *Achilles Tendon Disorders in Athletes.* Am J Sports Med 2002;30(2):287–305.
3. Aoki, M., Ogiwara, N., Ohta, T., Nabeta, Y. *Early Motion and Weightbearing After Cross-Stitch Achilles Tendon Repair.* Am J Sports Med 1998;26(6):794–800.
4. Motta, P., Errichiello, C., Pontini, I. *Achilles Tendon Rupture. A New Technique for Easy Surgical Repair and Immediate Movement of the Ankle and Foot.* Am J Sports Med 1997;25(2): 172–176.
5. Mandelbaum, B., Gruber, J., Zachazewski, J. *Rehabilitation of the Postsurgical Orthopedic Patient: Achilles Tendon Repair and Rehabilitation.* Mosby, St. Louis, 2001.
6. Maffulli, N. *Current Concepts Review: Rupture of the Achilles Tendon.* J Bone Joint Surg 1999;81:1019–1036.
7. Nicholas, J.A., Hershman, E.B. *The Lower Extremity and Spine in Sports Medicine,* 2nd ed. Mosby, St. Louis, 1995.
8. Soldatis, J.J., Goodfellow, D.B., Wilber, J.H. *End-to-end Operative Repair of Achilles Tendon Ruptures.* Am J Sports Med 1997;24(1):90–95.
9. Cetti, R., Christensen, S.E., Ejsted, R., Jensen, N.M., Jorgensen, U. *Operative Versus Nonoperative Treatment of Achilles Tendon Rupture: A Prospective Randomized Study and Review of the Literature.* Am J Sports Med 1993;21(6):791–799.
10. Maffuli, N., Tallon, C., Wong, J., Lim, K.P., Bleakney, R. *Early Weightbearing and Ankle Mobilization after Open Repair of Acute Midsubstance Tears of the Achilles Tendon.* Am J Sports Med 2003;31(5):692–700.
11. Mandelbaum, B.R., Myerson, M.S., Forester, R. *Achilles Tendon Ruptures. A New Method of Repair, Early Range of Motion, and Functional Rehabilitation.* Am J Sports Med 1995;23:392–395.
12. Bates, A., Hanson, N. The Principles and Properties of Water. In *Aquatic Exercise Therapy.* WB Saunders, Philadelphia, 1996, pp. 1–320.
13. Threlkeld, J., Horn, T.S., Wojtowicz, G.M., Rooney, J.G., Shapiro, R.S. *Kinematics, Ground Reaction Force, and Muscle Balance Produced by Backward Running.* J Orthop Sports Phys Ther, American Physical Therapy Association, 1989.
14. Norkin, C.C., Levangie, P.K. *Joint Structure and Function: A Comprehensive Analysis.* FA Davis, Philadelphia, 1992.
15. Kendall, F., McCreary, E. *Muscles Testing and Function,* 4th ed., chap 7. Williams & Wilkins, Baltimore, 1993.
16. Davies, G. *Open Kinetic Chain Assessment and Rehabilitation, Athletic Training.* Sports Health Care Perspect 1995;1(4):347–370.
17. Thomas, M., Fiatarone, M., Fielding, R. *Leg Power in Young Women: Relationship to Body Composition, Strength, and Function.* Med Sci Sports Exerc 1996;28(10):1321–1326.
18. Petschnig, R., Baron, R., Albrecht, M. *The Relationship Between Isokinetic Quadriceps Strength Tests and Hop Tests for Distance and One-Legged Vertical Jump Test Following ACL Reconstruction.* J Orthop Sports Phys Ther 1998;28(1):23–31.
19. Curwin, S. Tendon Injuries: Pathology and Treatment. In Zachazewski, J.E., Magee, D.J., Quillen, W.S. (Eds). *Athletic Injuries and Rehabilitation.* WB Saunders, Philadelphia, 1996.
20. Leadbetter, W.B. *Cell Matrix Response in Tendon Injury.* Clin Sports Med 1992;11(3):533.

第 39 章

踝关节外侧韧带重建

Jaime Edelstein, PT, MSPT, CSCS
Dennis Noonan, ATC, CMT

踝关节外侧韧带损伤是运动损伤中很常见的一种[1]。损伤中受累的韧带包括距腓前韧带(ATFL)、跟腓韧带(CFL)和距腓后韧带(PTFL)。诸如足球、篮球和舞蹈等运动中的跑跳致使踝关节外侧扭伤是重要的病因[2]。80%~85%的踝关节扭伤只需要保守治疗即可[3,4]。研究表明踝关节扭伤患者中大约有10%~20%容易发展为关节慢性不稳定，用力时疼痛或者反复关节肿胀[2,5,6]。

踝关节慢性外侧不稳定被定义为超过6个月的有伴随症状的关节不稳定[2,7]。这些症状和体征可能是由于器质性或功能性的不稳定引起的。器质性不稳定,也就是所谓的松弛,指的是踝关节的活动范围超过了其生理关节活动度(ROM)的限度[8]。真正的器质性不稳定可以通过临床检查发现，比如前抽屉试验、距骨倾斜试验,或者通过很多影像学的方法诊断,比如应力位拍片、核磁共振成像(MRI)、计算机断层成像(CT)和骨扫描[9]。如果仅仅器质性不稳定并非都需手术修复。功能性不稳定首先被Freeman等定义为一种跌倒的主观感觉,或是有症状的踝扭伤复发迹象[10]。已经证明,器质性不稳定患者并非都存在功能性不稳定[6,11-13]。研究表明,慢性踝关节不稳定(CAI)会使关节的位置觉和运动觉急剧减退,而这反过来又会造成反复的踝关节外侧扭伤[3,4]。其他本体感觉的缺失也可以导致关节不稳定。造成功能性不稳定的其他一些原因包括压力偏差感觉中心的缺失、姿势稳定的下降、关节活动度的下降以及内翻和外翻肌力的减弱[6,13,14]。针对这些人的保守康复治疗,重点在于姿势控制策略,还要增强肌力、柔韧性和活动度。

10%~20%的功能性不稳定患者，无论是否合并有器质性不稳定,都需要手术治疗[15]。这些患者虽经系统的物理治疗，但仍有主诉和关节不稳复发。目前针对踝关节外侧不稳定的手术方法有50余种,这些方法分为解剖修复或非解剖修复。HSS更喜欢采用改良Broström-Gould的修复术，它属于解剖修复方法。这种手术方法术后的康复指南将在本章内介绍。

手术概述

距腓前韧带在距骨倾斜时阻止其内翻。跟腓韧带限制距骨下内翻，因此可以间接阻止距骨倾斜[16]。如果没有这些限制性的结构,踝关节就会出现功能性的不稳定。解剖修复是把受损的距腓前韧带和跟腓韧带分别进行断端对接缝合。如果是上述两条韧带已经缺失的病例，可以通过韧带替代,如阔筋膜、跖肌腱、跟腱,或者用同种异体移植的方法治疗[2,9,17-20]。非解剖修复方法是通过腓骨短肌肌腱行肌腱固定术[9,19,20]。

很多外科医生对非解剖修复手术方式进行了发展和改良[5,9,16,19,21]。但这些方式都是通过利用腓骨短肌肌腱来重建和稳定踝关节外侧结构的。肌腱固定术是由于患者本身的韧带比较松弛，曾经接受过改良Broström-Gould术式但不成功，肥胖的患者,或者由于慢性反复的创伤使得直接修复很困难，才选择的一种术式[15,17,19]。因为所有这些肌腱固定术都在一定程度上改变了距下关节的生物力学，所以术后就会有不稳定这种并发症。这种主观上不稳定的主诉在解剖修复手术后的发生率较低(0%~3%)[22]。

1966年,Broström用变薄和缩短的距腓前韧带和跟腓韧带进行原位修复(图39-1)[7,23]。它使得韧带等长,并保证距骨小腿关节和距下关节全范围的活动度。但这种术式有很高的距下关节不稳定的发生率[16,22]。1980年,Gould等发展了改良Broström术式来解决不稳定的问题,具体方法是将伸肌支持带缝到腓骨前缘(图39-2)[24]。这种术式术中要求将患足置于垂直或轻度内旋位,手术切口为起自腓骨远端前面止于腓骨末端的曲线切口,在腓骨肌腱上方的腓神经恰好

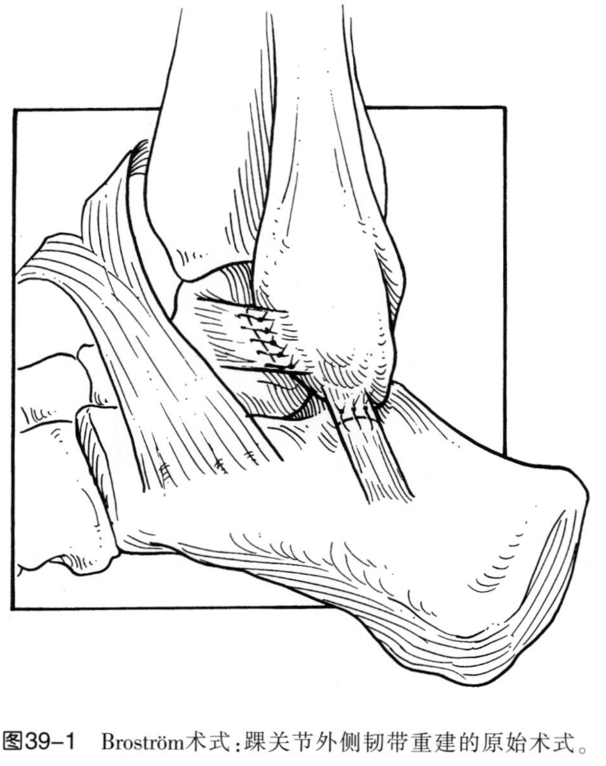

图39-1 Broström术式:踝关节外侧韧带重建的原始术式。

在此切口的下方经过，所以术中操作一定要小心。从外踝的前缘切开关节囊，距腓前韧带位于关节囊内，而跟腓韧带则位于关节囊的深方，在手术修复之前一定要认清这两个结构。最后的处理就是要透过切口将伸肌支持带的后部分组织缝合到腓骨远端[25]。这种术式在加强修复的同时也限制了踝关节的内翻。对内翻的限制是这种术式带来的一种可以接受的结果，因为往往认为关节不稳定是应该首要解决的问题。患者术后要佩戴短腿石膏管型或前后托石膏，避免负重。研究结果显示至少有85%的成功率[7,15,22]。

康复概述

改良Broström术后康复在术后尽早开始，包括对步态的训练、患者的教育以及家庭训练计划。术后早期是不许负重的。踝关节被石膏固定在中立位。在愈合过程的最早期阶段，一旦开始主动关节活动度（AROM）练习，应该特别注意防止踝关节的内翻，对修复组织的过度牵拉可能会使组织断裂。正式的物理治疗在术后6周开始。患者佩戴石膏用拐杖或在行走器辅助下进行可耐受负重训练。正式康复的最初阶段，重点观察家庭训练计划的效果，对患者进行进一步的教育，以及争取各个平面上关节活动度的进展。在康复治疗的最初阶段，对门诊患者进行评估可以发现患者的内在器质因素，包括后足的内翻和全身韧带的松弛度。这些结果会影响术后修复跟腱应力甚至整个治疗方案的实施。康复的进程是由功能来决定的。值得一提的是，大多数支持此项康复指南的研究和理论都是和功能性踝关节不稳定（FAI）相关的。踝关节外侧韧带重建和功能性踝关节不稳定在原理上是类似的。对这类患者而言，本体感觉的训练和外翻、内翻肌力的练习也是很重要的。恢复正常的运动或能够开始体育运动大概要等到术后3个月的时间。和规定的康复期限相比，更应该看重患者主观的感受和客观的测量结果。明确患者自身的能力和康复目标也是至关重要的。对于运动员来讲，在其恢复运动的最初4~6个月内最好用系带的踝部支具来保护踝部。

术后早期指导和家庭训练计划（第0~6周）

一旦手术结束，就应该按程序指导患者减轻肿胀，包括坐位和仰卧位时都要抬高患肢。在出院之前，应该指导患者在合适的辅助工具保护下进行不负重状态下的步态练习。尤其对于运动员来讲，应该指导其在家中进行近端肌力的练习，同时要进行躯干及上肢的有氧肌力练习（例如上肢功率仪）。这些训练的目的是要保持全身的适应状态，为负重储备足够的近端肌力。患者由于某一组肌力的减退，通常会出现代偿性运动模式。比如，患者在试图外展髋关节时可能会收缩外翻肌，尤其当其臀中肌力较差时。

术后2周开始由不负重过渡到渐进可耐受负重，应在适当工具保护下穿带轮盘的固定靴进行。术后4周，医生可以鼓励患者在家中进行踝关节主动活动度练习。但应限制中立位以外的背屈和外

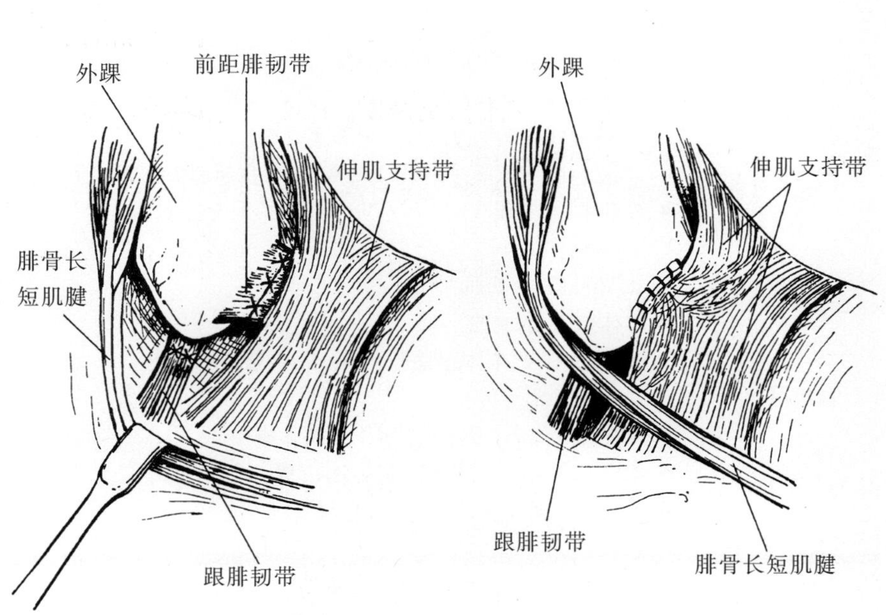

图 39-2　改良 Broström-Gould 术式：由 Nathaniel Gould 提出，将伸肌支持带展开覆盖踝关节外侧结构，以起到加强修复的作用。

翻，在术后6周以后才允许有跖屈和内翻的动作。在适当指导下从术后4周开始进行踝关节周围肌肉的亚极量等长肌力练习。到术后6周，患者开始佩戴石膏下恢复正常步态和负重的练习。

术后第一阶段(第6~8周)

研究反复证明组织愈合的增生期和成熟期在

术后第一阶段(第6~8周)

目标

- 患者教育、伤口护理、避免感染
- 控制水肿
- 重获关节活动度，逐步内翻和跖屈，达到75%的功能性活动度
- 预防去适应状态
- 减轻疼痛
- 减少瘢痕粘连/肌筋膜受限
- 在平面上无辅助状态下恢复正常步态

注意事项

- 避免过长时间站立或行走
- 避免过度张力进行内翻或跖屈；不得主动或被动牵伸进入这些活动平面

治疗措施

- 控制水肿：冷疗，温差浴，抬高患肢，IFC电刺激，逆向按摩
- 关节活动度
  - 主动关节活动度练习：主动外翻(EV)，跖屈(PF)，内翻(INV)
    - 直平板运动，圆周运动，描绘字母(A至Z)运动
  - 坐位练习：BAPS平板，振动平板，泡沫滚筒
- 柔韧性练习：腓肠肌和比目鱼肌
  - 毛巾/皮带牵伸，治疗师手法牵伸
- 交叉训练：泳池，上肢功率仪，躯干稳定性
- 步态训练
  - 利用反馈镜，必要时利用辅助用具
  - 水槽
- 肌力练习
  - 足内在肌：毛巾抓握，拈石头
  - 等长练习：外翻肌，内翻肌，背屈肌和跖屈肌
  - 渐进性抗阻练习：皮筋，踝部重量块，手法抗阻
  - 近端肌力练习：髋关节开链模式，轻度压腿/压球蹲
- 松动术：软组织
  - 瘢痕
  - 跖筋膜，蚓状肌
- 本体感觉：双侧的
  - 振动平板，本体感觉平板，Biodex平衡系统

晋级标准

- 恢复正常步态，无辅助用具下达到无痛
- 无痛的全范围外翻角度，肌力达4/5级
- 关节活动度：跖屈15°

术后21天重叠[26-28]。成熟期在术后42天结束。所以在术后6周内跖屈和内翻要被限制在0°，因为内翻和背屈会使跟腓韧带紧张，而跖屈会拉紧距腓前韧带。6周以后各个平面内的关节活动度均不再受限。对韧带接合部施以可控的周期性的外力可以促进其增生和力量的恢复[29]。患者的主动关节活动度应该首先在矢状面内进行，然后过渡到多维的运动。在坐位时利用BAPS板练习可以强化关节活动度练习并促进本体感觉的恢复。水疗在水槽中或者水下踏车上进行，是一种安全有效的改善关节活动度和恢复步态的方法。等长肌力练习在家庭康复中就已经开始了。等张肌力练习在本阶段才开始，前提是在某一平面内50%的关节活动度都是无痛的。这些肌力练习要借助皮筋、踝部重量块或者抗重力下进行。所有患者都应该在无痛和不出现肿胀的情况下可耐受地练习。

Wilkerson指出，关节囊肿胀的增加会降低本体感觉和运动觉[30]。因此通过各种理疗来减轻肿胀，可以在一定程度上增加关节活动度和限制本体感觉的缺失。温差浴就是一种安全有效的方法。它利用血管舒张和收缩提供一种挤奶效应作用于关节，从而减轻肿胀。建议冷水浴的温度控制在10~15℃，热水浴的温度控制在34~36℃，二者的时间比控制在1:3分钟。要求重复做4次，最后以冷水浴结束[31]。

康复过程中应尽早进行本体感觉训练。在20世纪60年代，Freeman首先对踝关节韧带是否存在机械感受器做了研究[11,12,28,32]。他认为，本体感觉的缺失会导致患者容易摔倒并影响姿势控制。有很多关于小腿和近端肌肉组织反应时间的研究，但是还没有得到确定性的结论[2,5,6,11,13,14,33]。

Ryan研究了距骨小腿关节的机械稳定性、内外翻肌肉的力量以及踝关节的力学控制[11]。他发现，50%患者双下肢的距骨倾斜评定没有显著性差异，这点支持器质性不稳定和功能性不稳定之间的低相关性[11]。总结这些结果发现：(1)姿势控制差可能和功能性不稳定有关；(2)器质性不稳定和功能性不稳定不相关；(3)不仅是外周本体感觉，中枢运动控制能力的缺失也和功能性不稳定相关。

Riemann进一步研究了慢性踝关节不稳定和姿势不稳定之间的关系[12]。研究显示，姿势控制是否为踝关节不稳定所破坏仍不能确定，因为踝关节不稳定的患者通过增加髋关节的代偿也能达到正常的平衡。这个证据强调了小腿动力稳定性和肌力练习的重要性，以及恢复患者最高水平运动能力需要有全部运动链的本体感觉。无论是慢性踝关节不稳定的患者还是踝关节外侧韧带重建术后的患者，均适用于这个观点。

因此，在康复的第一阶段就要开始双侧本体感觉的训练。起初，本体感觉的练习应该在相对平稳的平面上进行，比如在振动平板上进行矢状面和冠状面的练习，然后逐渐加大平板的难度，到多方向的振动平板。多方向平板练习的难度应该和患者的关节活动度及疼痛限度相一致。如果条件允许的话，Biodex平衡系统可以提供多种本体感觉训练的模式，并且可以评价其缺失和进展程度。在振动平板上取得进步的同时，应该有视觉输入的变化来增加前庭和本体感觉的输入。

注意事项

在本阶段的康复中，踝关节由于被固定，所以很难重获关节活动度。除了附属的关节松动以外，解决筋膜的限制也很重要。如果存在背屈受限，原因则可能是小腿前间隔和伸肌支持带筋膜的限制[34]。适当地放松肌筋膜可能会起作用。对手术方式的理解以及和手术医师的交流对于实施关节松动术时参数的设置很有帮助。距骨小腿关节的牵引对于消除疼痛非常有效[35]。为了防止软组织的限制，要注意腓肠肌的长度和柔韧性。腓肠肌的紧张是造成踝关节扭伤的原因之一，因此在术后应该把它当成软组织受限来观察。

利用腓骨短肌的非解剖性重建术在进行渐进性等长和抗阻练习时要非常小心其解剖性移位的结构，应该在患者无不适的范围内活动。改良Broström术后要求限制内翻。术后关节僵直并不是踝关节外侧重建术的唯一并发症，很多报道指出神经和伤口的并发症在肌腱固定术中也很常见。各种程度神经损伤的发生率高达52%，尤其见于腓肠神经[20,22,33]。

术后第二阶段(第8~12周)

踝关节全范围的活动度应该在术后8~10周得以恢复。术后患者通常会感到内翻和跖屈的僵直感，通过角度的测量也可以发现关节活动度的缺失。目标是要获得无痛的功能性关节活动度。对关节活动度的要求是下台阶要背屈25°，而上台阶要

术后第二阶段(第8~12周)

目标

- 恢复全范围的关节活动度
- 支具保护下可以独立活动
- 活动后不出现水肿
- 在台阶和不稳定平面上恢复正常无痛的步态
- 维持整个身体良好的状态
- 单足抬小腿10次(5/5级肌力)
- 开始功能往复运动
- 慢跑过渡到快跑练习

注意事项

- 教育患者坚持对动作进行矫正

治疗措施

- 保护装置:充气支具,比较坚硬的护具
- 控制肿胀:冷疗
- 关节活动度:全范围的活动度(最晚12周):重点是多方向运动
  - 在BAPS平板上站立/负重练习
  - 关节松动:关节松动术,Mulligan技术
- 柔韧性:
  - 坚持腓肠肌和比目鱼肌的牵伸
  - 软组织松动和肌筋膜放松(MFR):主要针对后侧收缩性组织和筋膜
    - 腓肠肌,比目鱼肌,胫骨肌后侧
- 本体感觉
  - 单足站立:睁眼,闭眼
  - 利用Biodex平衡系统进行动态神经肌肉训练
  - 在本体感觉平板、振动平板、泡沫滚筒上单足站立
  - 在外加干扰下或其他模式的动态稳定性练习/多任务练习
    - 抛球、接球练习
- 肌力练习:重点在内翻肌、外翻肌和其他保护踝关节的肌肉群
  - 节律性稳定练习
  - 离心和向心练习
  - 开链模式
- 皮筋,手法抗阻,等速训练
  - 闭链模式
    - 皮筋下侧向跨步练习,健侧皮筋练习,压腿练习,上下台阶练习,运动带练习(后向,侧向,克力欧卡舞动作)
  - 肌肉耐力练习:利用治疗阶梯,踏步机
- 功能往复运动
  - 双足跳跃
  - 单足跳跃
- 踏车练习
- 心血管练习:踏步机,治疗阶梯,Versa爬梯

晋级标准

- 达到全范围的关节活动度
- 活动后无残留水肿
- 活动后无痛
- 能无痛无恐惧地在跑台上慢跑

跖屈20°[36]。背屈受限通常影响不大，除非患者的依从性比较差，没有在家中进行腓肠肌和比目鱼肌的柔韧性练习。

功能性踝关节不稳定或者踝关节外侧韧带重建患者的力量训练通常主要集中在外翻肌力。有人曾提出疑问，对于功能性踝关节不稳定的患者来说，其外翻肌力和内翻肌力究竟哪个更弱。关于力矩和做功的数据显示外翻肌和内翻肌的等长比率(E/I)为1.0~1.3 [37]。Ryan等发现在单侧功能性不稳定的患者中外翻肌力的减退并不显著，而意外的是，内翻肌力的减退却很显著[11]。他们把这种现象称作反身抑制，使得肌肉停用来避免进一步的损伤。研究还指出，肌力的减退可能为深部的腓神经和胫神经损伤所致。Wilkerson和他的同事也支持功能性不稳定患者的E/I值明显大于1的结论[38]。似乎可以得出结论，在6个月的康复时间里，物理治疗的重点在于外翻肌力，而忽视了内翻肌力最后的结果是使得内翻肌力相对较弱。在踝关节外侧重建的康复中，重要的是，力量练习的重点不仅在外翻肌力，同样还有内翻肌力，当然还要加强跖屈肌和背屈肌的力量。肌力训练要让肌肉作离心和向心收缩，也要利用等张和等速的练习模式，开链模式尤其适用于分离的肌肉群的力量练习。等张肌力练习的工具包括皮筋、重量块和手法抗阻。手法抗阻练习要从60%的阻力开始，踝关节从中立位开始向一个平面内运动。随着阻力的增加，踝关节的活动度要求达到通过中立位的全范围的角度。例如，在踝关节处于最大内翻角度时开始，一直施加阻力到最大外翻角度，然后再反向做这组动作。等速训练开始时的速度要求在每秒60°/秒~90°/秒，达到增强肌力的效果。利用等速训练机器进行高速练习(背屈/跖屈180°/秒，内翻/外翻120°/秒)可以帮助提高肌肉的耐力。

孤立的肌肉练习是不够的，应该通过密切的检查和合理的治疗达到下肢所有关节周围肌肉的平衡。闭链练习模式就是一种功能性的、合适的方法，它可以使得关节周围所有的肌肉组织共同收缩和工作，而共同收缩又可以保护关节。蹬腿就是一种闭链模式，可以通过改良踝关节负重的方式，使得练习在无痛和无恐惧下进行。蹬腿可以逐渐增加重量，也可以变成抗重力练习，比如压球或靠墙静蹲，更进一步可以无依靠静蹲。双侧提踵是另外一种闭链模式，当无痛和力量允许时可以在本阶段实施。

本阶段本体感觉的练习可以从双侧逐渐过渡到单侧。患者可以从固定平面上的练习过渡到非固定平面，比如振动平板。去除视觉信息的输入，

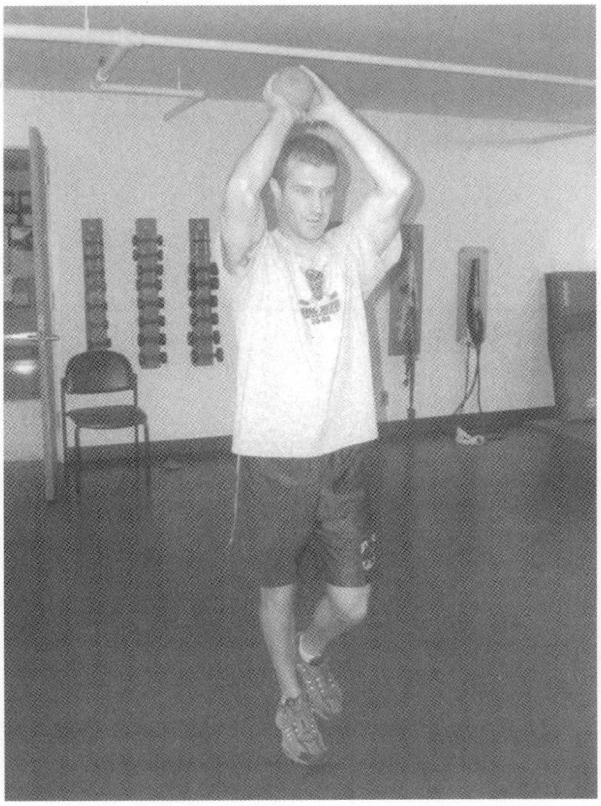

图39–3 单腿站立抛球。

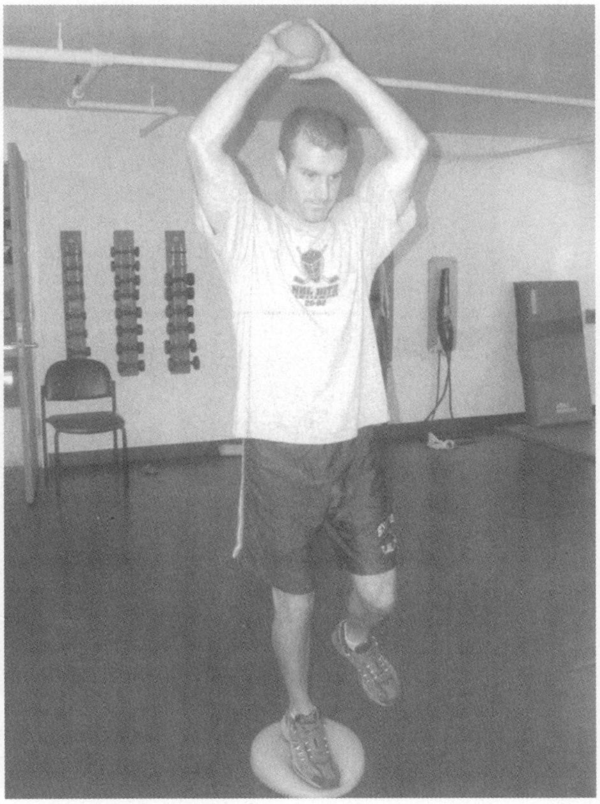

图39–4 圆盘上单腿站立抛球。

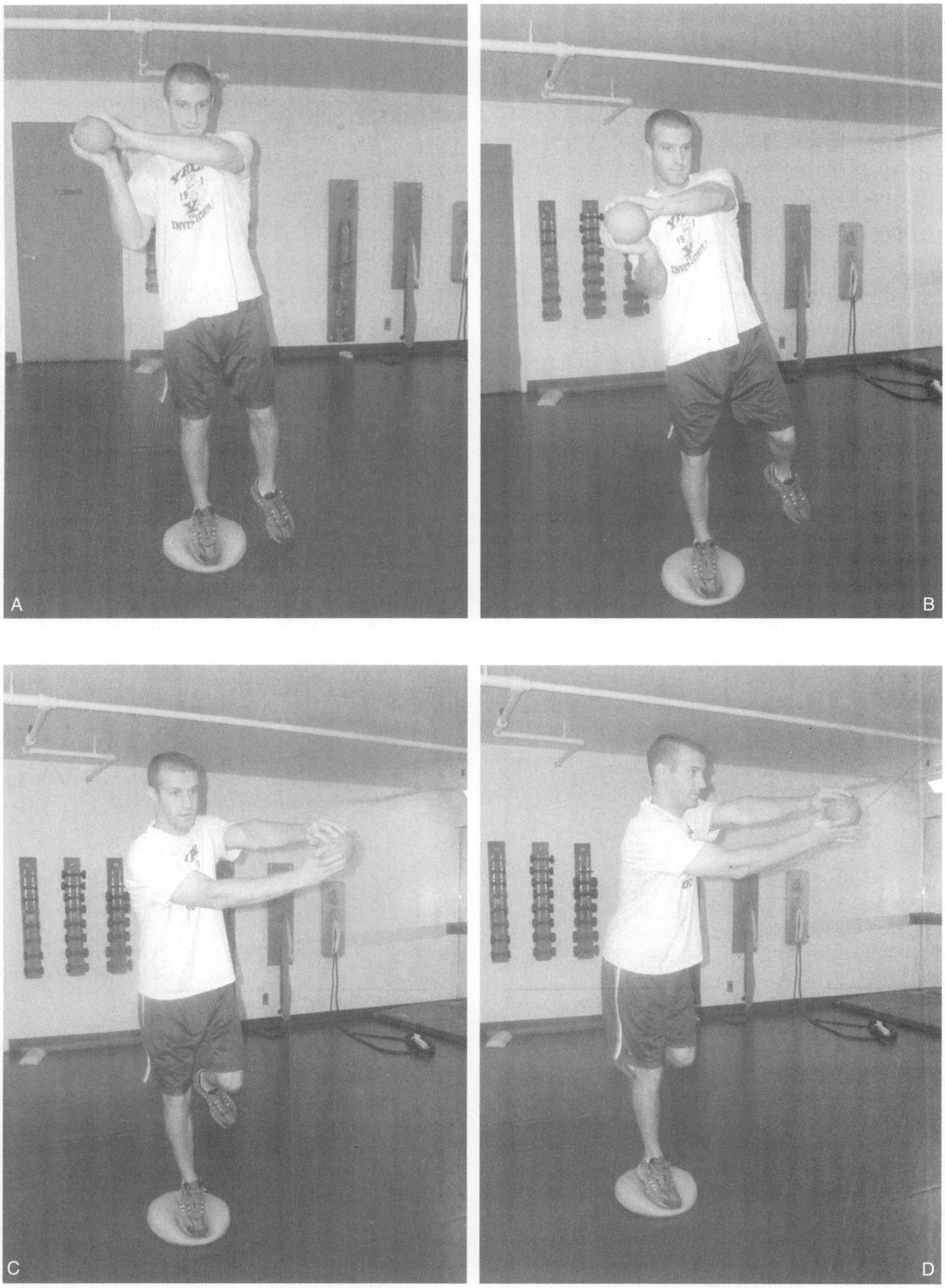

图39-5 变换抛球和阻力的方向。

加入外部的干扰、皮筋的阻力，或者抛球等难度更大的训练方式（图39–3至图39–5）。此时，本体感觉和闭链练习联合起来会派生出一系列的动力稳定性练习，而这些练习会使以功能性为目标的康复计划得到最优化。由Tomaszewski首先提出的健侧肢体在各种平面上进行皮筋练习，是一种对整个下肢都有效的动力性训练（图39–6）[39]。也鼓励患者用患侧膝关节进行上述训练，伸膝或屈膝下都可以进行，膝关节屈曲状态下会强化整个下肢的动力稳定性。同样的练习在膝关节伸直状态下进行，会使踝关节周围肌肉付出更大的努力来维持远端的稳定性（图39–7）[40]。这种练习也可以在不稳定的平面上进行以加大难度（图39–8）。练习应该以功能性为基础，比如模拟踢足球的练习（图39–9）。任何降低患者外在辅助程度的尝试都对提高其本体感觉有利。这种理论应该贯穿于整个运动链始终，例如在半球形平台上的静蹲练习（图39–10）。这对于下肢和躯干的力量和稳定性都是极大的挑战。到第二阶段的后期，患者应该开始单侧小腿抬起练习。其中一种练习方式需要踝关节外翻肌肉的参与，方法是在一个固定平面上拴一根皮筋，使其在患者抬小腿

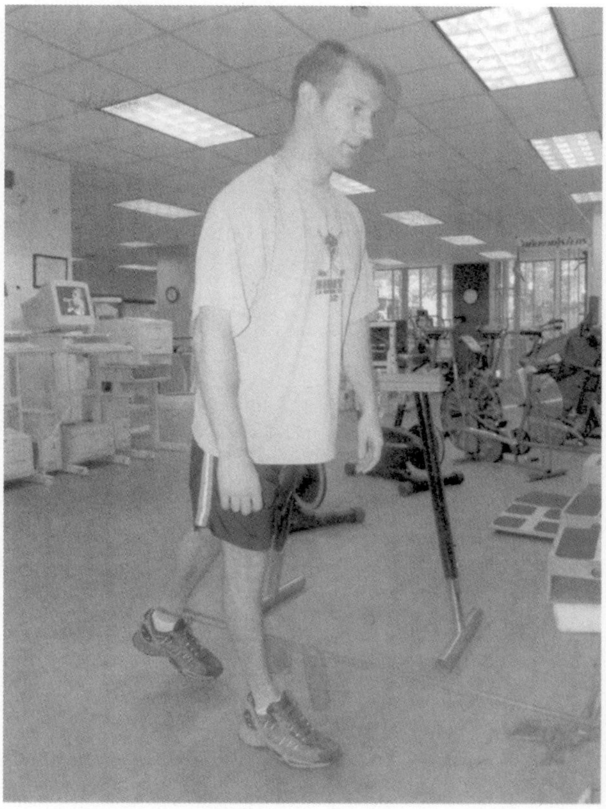

图 39–7 膝关节伸直状态下进行健侧皮筋练习，强化作为动力稳定装置的踝关节周围肌肉。

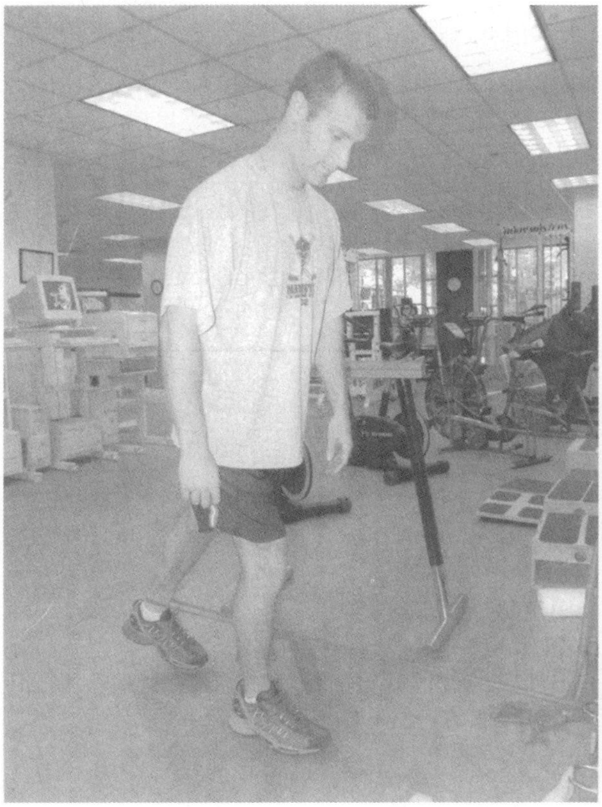

图39–6 健侧肢体皮筋练习。

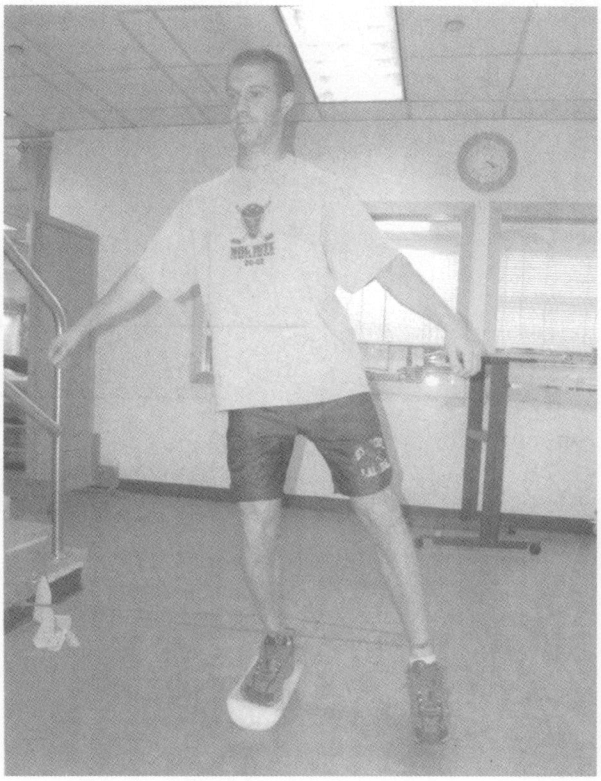

图39–8 为了加大难度，健侧肢体皮筋练习在塑料泡沫滚筒上进行比在稳定平面上进行更难控制平衡和稳定性。

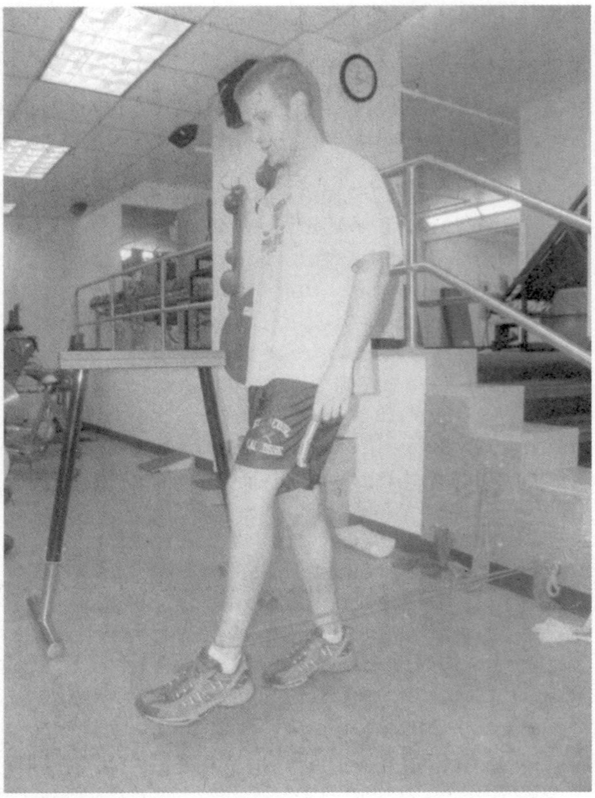

图39-9 皮筋练习模拟踢足球。

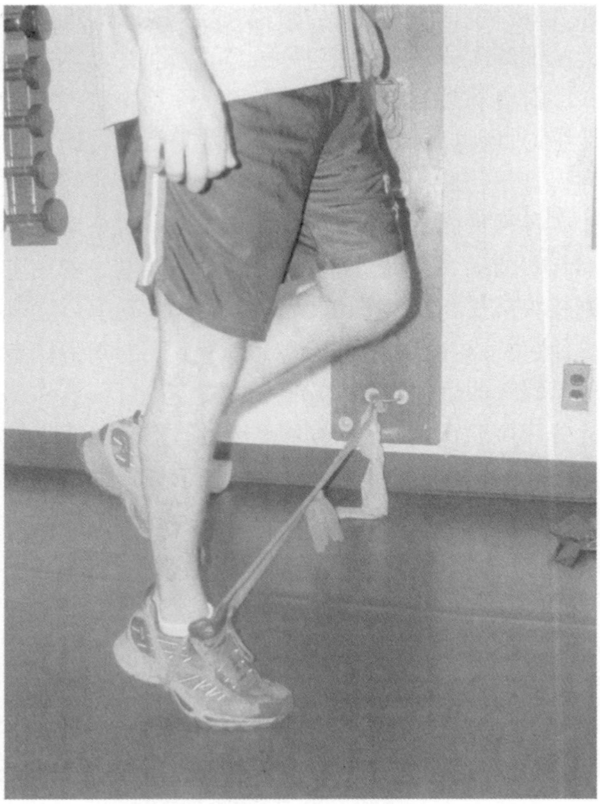

图39-11 在有外翻拉力下进行单足跖屈练习，也可以在有内翻拉力下进行。

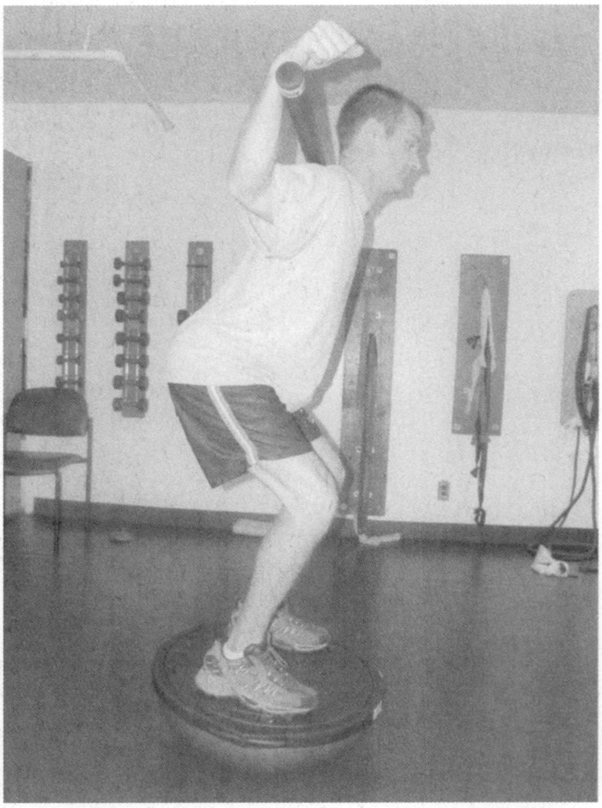

图39-10 半球面平台上的静蹲需要躯干和下肢的稳定性以及良好的本体感觉。

时能产生一种持续的内翻拉力。另一种练习方式则需要内翻肌肉的参与(图39-11)。闭链模式下另外一种强化踝关节稳定装置的方法是用一根皮筋套住双侧踝关节,让患者进行侧向跨步练习,这项练习大约以20步为一组,共做6组(图39-12)。练习中取半蹲位可以促进髋和躯干的稳定性。

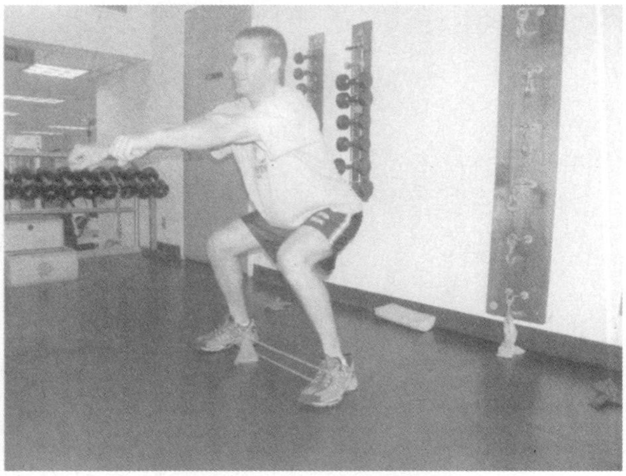

图39-12 皮筋侧向跨步练习需要躯干和髋部肌肉的参与才能完成。

一旦患者恢复了全范围的关节活动度，并且能够有很好控制力地、无痛无恐惧地完成10次离心性单足抬小腿动作，就可以开始功能往复运动了。为了给韧带充分的愈合时间，功能往复运动最早于术后11周开始。韧带伸缩由水平压腿练习开始。理论上讲，此时身体在动，而平台是不动的。重量应该设定在患者体重的30%，双侧跳是在可控阻力和减重下进行的。跳箱的高度由10cm逐渐增加到15cm。跳箱时应尽量减少下降的距离，以降低落下时对踝关节的冲击力。这个练习的重点在于合适的落地技术，所以一个软的缓冲落地装置很有必要。这项练习的运动等级要

表39–1　功能注复运动流程：康复第二阶段

- 水平蹲腿位跳跃
- 双侧跳跃：
  - 跳至10cm跳箱再到15cm跳箱
  - 垂直定位跳
  - 跳上和跳下10cm跳箱再过渡到15cm跳箱
  - 连续垂直跳跃
  - 跳上和跳下跳箱练习，跳箱的高度由20cm增加到30cm
- 双侧之侧方跳：
  - 跳上及跳过10cm高的跳箱
  - 在4个象限内的跳箱上连续跳跃
- 单足跳完成以上同样的训练项目

以患者的不舒适感和活动后水肿程度来定，任何的疼痛或恐惧感都意味着患者不能承受那样的运动等级。韧带收缩练习的流程详见表39–1。

当患者可以单足完成15次提踵动作时就意味着可以开始跑步练习了。开始时要在水平踏车上进行，调整到患者合适的速度，跑30秒，其间可以休息3次。如果患者没有疼痛的感觉且步态是对称的，则可以30秒为单位逐渐加量。

此时的家庭训练计划应包括腓肠肌和比目鱼肌的柔韧性练习、单侧本体感觉练习、用皮筋的闭链动态稳定性练习、皮筋等张练习和抬小腿练习。所有的近端肌力练习和心血管功能练习都应该坚持。可以设计一套家中和健身房都适用的方案。当开始功能往复运动时，要教育患者不要超过康复计划中的运动量。功能往复运动每周应该进行2~3次。在这期间医生和患者要非常注意肌力练习的量。完成第二阶段康复的标准是患者可以在无痛、无恐惧或残留水肿下进行日常生活活动(ADL)，除非是对体力要求很高的工作。患者还不能完成高难度的跳跃、全速跑或者恢复体育运动。在进行重体力工作或娱乐时要用支具保护。半硬的支具由于其稳定性比较好应该应用于术后早期，而系带靴相对更舒适和适于穿戴，因此在功能性的运动时可以使用。

注意事项

残留的水肿和踝关节外侧的疼痛是本阶段需要面对的两个问题。在整个康复过程中坚持教育患者注意对动作的矫正和提防治疗过程中出现的任何疼痛或水肿是非常重要的。当开始功能往复运动以后，一定注意不能超负荷练习。如果出现任何不适，则表明患者还不能胜任功能往复运动。如果在疼痛状态下继续训练，就会产生刺激和新的损伤，从而使康复进程倒退。开始时先做一组10次的一种功能往复运动，接下来的两组功能往复练习的运动量都是最大的，每组也各为10次。功能往复运动应该安排在治疗的开始，并且之前要先做热身。功能往复练习的次数不要过量，同一天内最好不要再安排足量的肌力训练，否则同样会有潜在的刺激和受伤的可能。要确保连续治疗中各种训练之间的平衡。

术后第三阶段(第12~16周)

第三阶段的目标是帮助患者恢复一定程度的体力劳动或竞技体育能力。这需要通过一系列进一步的功能往复运动、动态稳定性练习、肌力练习、灵活性练习和体育专项练习才能达到。

很多研究指出，肌力、平衡和本体感觉练习共同用于恢复功能时，都是很有效的方法[11,13,37,41]。但是关于恢复体育运动能力的研究信息还比较缺乏，比如其治疗量的特异性和怎样组合各种训练手段使其最有效地达到最后的康复目标。很重要的一点是，患者对功能的需要是具有特异性的。

功能评估要包含肢体对称性的测试和记录。1982年，Daniel等通过观察单腿跳时膝关节的运动来描绘肢体对称性[42]。正常的肢体对称性用膝关节来定义是指双侧的一致性达到或超过85% [43]。1990年Barber等描绘了4种膝关节功能性跳跃测试：单足跳，3倍距离的单足跳，3倍交叉距离的单足跳和计时单足跳[43]。已经有文献验证了功能性测试在发现踝关节运动缺陷方面的有效性和可靠性，但是还没

术后第三阶段(第12~16周)

目标

- 跑步到全速跑(冲刺)
- 多平面运动
- 重获全部的心血管和肌肉耐力
- 等速测定患侧肌力达健侧的85%以上
- 无恐惧地完成高水平的运动和转向
- 功能性测试患侧达健侧的85%
- 无痛无恐惧地完成技巧动作
- 恢复完全的体育活动和高水平活动

注意事项

- 在术后6个月内运动时要坚持佩戴踝部支具
- 回归体育运动时的疼痛和恐惧感
- 进行高强度的运动和技巧时不要过量

治疗措施

- 保护:活动时系带的踝部支具
- 肌力练习
  - 测定:等速测定,动力测定,功能性测定
  - 增加运动量、阻力和强度
- 耐力
  - 跳绳:双足跳,交替跳,然后单足跳
  - 等速练习
- 本体感觉
  - 平面上单足站(平面由最稳定到最不稳定)
  - 加入外界干扰或其他的动态稳定练习/多任务,改变视觉传入
  - 抛球、接球、走、慢跑,在速度和干扰强度变化下进行
  - 体育技巧练习
- 强化功能往复运动
  - 增加跳跃高度、连续跳跃、定点跳
- 恢复体育功能性练习和测试

体育运动专项练习

- 单项技巧练习(比如固定平板上的投篮)
- 多任务技巧(比如运球和投篮;跑步、投掷和接球)
  - 从直线运动到变向运动
- 增加防守队员/教练进行练习
- 分小组训练
- 组间对抗
- 参加比赛

出院标准

- 重获全部的心血管和肌肉耐力
- 等速测定患侧肌力达健侧的85%以上
- 无恐惧地完成高水平的运动和转向
- 功能性测试患侧达健侧的85%
- 无痛无恐惧地完成技巧动作
- 完全恢复体育活动和高水平活动

有具体的数据显示其在评价踝关节外侧重建患者时的功效度。Worrell等在1994年报道了用跳跃测试的方法对慢性踝关节不稳定患者进行评定，结果并无显著性差异[44]。Munn等发现，用3倍交叉距离单足跳和折返跑的方法并不能区分慢性踝关节不稳定患者的健肢和患肢[45]。有报道指出，慢性踝关节不稳定患者的主观不稳感觉在评定功能性方面要比功能性测试更为可靠[28,44,45]。因此，很有必要为患者设计一套功能性康复计划，但要符合其需要的特异性，并能接受疼痛和恐惧等主观感觉的反馈。尽管如此，这些测试方法还是被用作功能性进展的基准。理想状态下，对于踝关节而言，用上述的测试方法得到的双下肢对称性应该达到85%。

等张测试是一种客观的测量肌力和耐力的方法。如前所述，应该以正常的E/I比率（1.0~1.3）作为目标。等速测试得到的双下肢对称性也应到达85%，从内翻肌、外翻肌、跖屈肌和背屈肌开始接受等速治疗起，就应该开始记录这些等速测试的数据。等速测试还要为患者结束康复提供客观的数据。

Allman提出的对强加需求的特殊适应原则，对功能性训练是一个很好的指导[46]。这个原则提出了一个关于体育运动需求层面的康复计划。在这个康复层面上，重点是在运动链中多个运动平面内优化肌力、耐力和灵活性，使其得到最大限度的运动和最小的受伤机会。这个计划是序贯性的，运动从单方向过渡到多方向。更大的挑战来自运动速度和方向的变化，同时也可以同化各种体育运动的需求（表39-2）。康复医生必须熟悉各种体育运动的能量系统，并把它应用于康复计划中去。例如，根据有氧和无氧输出以及身体需要的不同，越野跑运动员和排球运动员的康复策略是不同的。

表39-2 恢复体育功能性练习和临床测试

1. 折返跑
2. 侧向折返跑
3. 克力欧卡舞
4. 双侧跳（先前后再左右）
5. 跑步
6. 单足象限跳
7. 慢跑—全速跑—慢跑
8. 全速跑—慢跑
9. 全速跑—停止
10. “8”字跑
11. 单侧限制（先前后再左右）
12. 45°剪切步
13. 时间和距离限定的单足跳测试
14. 90°剪切步
15. 折返跑测试

恢复体育运动时要鼓励患者积极使用踝部支具。支具的作用是提供机械稳定性和本体感觉性刺激。踝部支具可以是系带靴或半硬支具。Rovere等提出用ASO系带靴[47]，而Sitler等则用比较坚硬的抽气支具[48]，这些都表明支具可以减少踝部再扭伤的发生率。Bocchinfuso等做了另一项研究，踝部支具并不影响速度、灵活性或者垂直跳跃[49]。对踝部支具的依从性取决于其舒适性、外观、耐用性、是否易于置于鞋内和费用。

注意事项

手术的目的是要纠正踝关节的慢性不稳定。患者主诉残留踝关节僵直甚至在出院时都是很常见的，也是可以接受的结果。

应该积极鼓励患者在进行高水平的运动时佩戴支具或保护性装置，至少要到术后的4~6个月，它会提供结构上的额外支持和本体感觉反馈。尽管会有一些僵硬的症状且不得不佩戴支具，但是手术的预后能重返体育运动，对患者来说还是一个满意的结果。

（李涛 译 周谋望 李世民 校）

参 考 文 献

1. Garrick, J.G. *The Frequency of Injury, Mechanism of Injury, and Epidemiology of Ankle Sprains.* Am J Sports Med 1977;5(6): 241–242.
2. Karlsson, J., Eriksson, B.I., Bergsten, T., Rudholm, O., Sward, L. *Comparison of Two Anatomic Reconstructions for Chronic Lateral Instability of the Ankle Joint.* Am J Sports Med 1997; 25(1):48–53.
3. Karlsson, J., Lansinger, O. *Lateral Instability of the Ankle Joint. Non-surgical Treatment Is the First Choice, 20% Need Ligament Surgery.* Lakartidnengen 1991;88:1399–1402.
4. Konradsen, L., Holmer, P., Sondergaard, L. *Early Mobilizing Treatment for Grade III Ankle Ligament Injuries.* Foot Ankle 1991;12(2):69–73.
5. Louwerens, J.W., Snijders, C.J. Lateral Ankle Instability: An Overview. In Ranawat, C.S., Positano, R.G. (Eds). *Disorders of the Heel, Rearfoot, and Ankle,* chap 24. Churchill Livingstone, New York, 1999, pp. 341–353.

6. Bernier, J.N., Perrin, D.H. *Effect of Coordination Training on Proprioception of the Functionally Unstable Ankle.* J Orthop Sports Phys Ther 1998;27(4):264–275.
7. Messer, T.M., Cummins, C.A., Ahn, J., Kelikian, A.S. *Outcome of the Modified Brostrom Procedure for Chronic Lateral Ankle Instability Using Suture Anchors.* Foot Ankle Int 2000;21(12): 996–1003.
8. Tropp, H. *Commentary: Functional Ankle Instability Revisited.* J Athl Train 2002;37:512–515.
9. Clanton, T.O. Lateral Ankle Sprains. In Coughlin, M.J., Mann, R.A. (Eds). *Surgery of the Foot and Ankle,* 7th ed., vol 2. Mosby, St. Louis, 1999, pp. 1891–1210.
10. Freeman, M.A., Dean, M.R., Hanham, I.W. *The Etiology and Prevention of Functional Instability of the Foot.* J Bone Joint Surg Br 1965;47:678–685.
11. Ryan, L. *Mechanical Stability, Muscle Strength and Proprioception in the Functionally Unstable Ankle.* Aust J Physiother 1994;40(1):41–47.
12. Riemann, B.L. *Is There a Link Between Chronic Ankle Instability and Postural Instability?* J Athl Train 2002;37(4):386–393.
13. Tropp, H. *Pronator Muscle Weakness in Functional Instability of the Ankle Joint.* Int J Sports Med 1986;7:291–294.
14. Riemann, B.L., Caggiano, N.A., Lephart, S.M. *Examination of Clinical Method of Assessing Postural Control During a Functional Performance Task.* J Sports Rehabil 1999;8:171–183.
15. Baumhauer, J.F., O'Brien, T. *Surgical Considerations in the Treatment of Ankle Instability.* J Athl Train 2002;37(4):458–462.
16. Hollis, J.M., Blasier, R.D., Flahiff, C.M., Hofmann, O.E. *Biomechanical Comparison of Reconstruction Techniques in Simulated Lateral Ankle Ligament Injury.* Am J Sports Med 1995; 23(6):678–682.
17. Girard, P., Anderson, R.B., Davies, W.H., Isear, J.A., Kiebzak, G.M. *Clinical Evaluation of the Modified Broström-Evans Procedure to Restore Ankle Stability.* Foot Ankle Int 1999;20(4):246–252.
18. Hamilton, W.G., Thompson, F.M., Snow, S.W. *The Modified Brostrom Procedure for Lateral Ankle Instability.* Foot Ankle 1993;14(1):1–7.
19. Sammarco, G.J., Idusuyi, O.B. *Reconstruction of the Lateral Ankle Ligaments Using a Split Peroneus Brevis Tendon Graft.* Foot Ankle Int 1999;20(2):97–103.
20. Rosenbaum, D., Engelhardt, M., Becker, H.P., Claes, L., Gerngro, H. *Clinical and Functional Outcome after Anatomic and Nonanatomic Ankle Ligament Reconstruction: Evans Tenodesis Versus Periosteal Flap.* Foot Ankle Int 1999;20(10):636–639.
21. Schmidt, R., Cordier, E., Bertsch, C., Eils, E., Neller, S., Benesch, S., Herbst, A., Rosenbaum, D., Claes, L. *Reconstruction of the Lateral Ligaments: Do the Anatomical Procedures Restore Physiologic Ankle Kinematics?* Foot Ankle Int 2004; 25(1):31–36.
22. Sammarco, V.J. *Complications of Lateral Ankle Ligament Reconstruction.* Clin Orthop Relat Res 2001;391:123–132.
23. Broström, L. *Sprained Ankles.* Acta Orthop Scand 1966;132(6): 551–565.
24. Gould, N., Seligson, D., Gassman, J. *Early and Late Repair of Lateral Ligament of the Ankle.* Foot Ankle 1980;1(2):84–89.
25. Hamilton, W.G. Ankle Instability Repair: The Broström-Gould Procedure. In Johnson, K.A. (Ed). *The Foot and Ankle.* Raven Press, Ltd., New York, 1994, pp. 437–446.
26. Woo, S.L., Hildebrand, K., Watanabe, N., Fenwick, J.A., Papageorgiou, C.D., Wang, J.H. *Tissue Engineering of Ligament and Tendon Healing.* Clin Orthop Relat Res 1999;1(367S):S312–S323.
27. Martinez-Hernandez, A., Amenta, P.S. Basic Concepts in Wound Healing: Clinical and Basic Science Concepts. In Leadletter, W.B., Buckwalter, J.A., Gordan, S.L. (Eds). *Sports-Induced Inflammation.* American Association of Orthopaedic Surgeons, Park Ridge, IL, 1990, pp. 55–102.
28. Mattacola, C.G., Dwyer, M.K. *Rehabilitation of the Ankle after Acute Sprain or Chronic Instability.* J Athl Train 2002;37(4):413–429.
29. Frank, C.B. *Ligament Injuries: Pathophysiology and Healing.* WB Saunders, Philadelphia, 1996.
30. Wilkerson, G.B. *Mechanical Versus Functional Ankle Instability.* Paper presented at National Athletic Trainers Association, 48th Annual Meeting and Clinical Symposium, June 18–21, 1997, Salt Lake City, UT.
31. Cooper, D.W., Fair, J. *Contrast and Pressure Treatments of Lateral Ankle Sprains.* Phys Sports Med 1979;7:143.
32. Freeman, M.A. *Instability in the Foot after Injuries to the Lateral Ligament of the Ankle.* J Bone Joint Surg 1965;47B: 678–685.
33. Kleinrensink, G.J., Snijders, C.J., Stoeckart, R. The Chronically Unstable Ankle: Anatomic, Biomechanical, and Neurological Considerations. In Ranawat, C.S., Positano, R.G. (Eds). *Disorders of the Heel, Rearfoot, and Ankle,* chap 25. Churchill Livingstone, New York, 1999, pp. 354–360.
34. Myers, T.W. *Anatomy Trains: Myofascial Meridians for Manual and Movement Therapists.* Churchill Livingstone, New York, 1995.
35. Prentice, W.E. *Rehabilitation Techniques in Sports Medicine,* 3rd ed. McGraw-Hill, Boston, 1999.
36. Norkin, C.C., Levange, P.K. *The Ankle-Foot Complex,* 2nd ed., chap 12. FA Davis, Philadelphia, 1992.
37. Davies, G.J., Wilk, K.E., Ellenbecker, T.S. *Assessment of Strength,* 3rd ed. Mosby, St. Louis, 1997.
38. Wilkerson, G.B., Pinerola, J.J., Caturano, R.W. *Invertor vs. Evertor Peak Torque and Power Deficiencies Associated with Lateral Ankle Ligament Injury.* J Orthop Sports Phys Ther 1997;26(2):78–86.
39. Tomaszewski, D. *"T Band Kicks" Ankle Proprioception Program.* Athletic Trainer: J Natl Athl Train Assoc 1991;26:216, 217, 219, 227.
40. Bernier, J.N. *Ankle Proprioception and Neuromuscular Control.* Paper presented at National Athletic Trainers Association: 51st Annual Clinical Symposia, 2000, Nashville, TN.
41. Wilkerson, G.B. *Functional Rehabilitation. A Protocol for Management of the Lateral Ankle Sprain.* Rehab Manag 1996;9(4): 54–60.
42. Daniel, D., Malcom, L., Stone, M., Perth, H., Morgan, J., Riehl, B. *Quantification of Knee Stability and Function.* Contemp Orthop 1982;5:83–91.
43. Barber, S., Noyes, F., Mangine, R., McCloskey, J., Hartman, W. *Quantitative Assessment of Functional Limitations in Normal and Anterior Cruciate Deficient Knees.* Clin Orthop Relat Res 1990; 225:204–214.
44. Worrell, T.W., Booher, L.D., Hench, K.M. *Closed Kinetic Chain Assessment Following Inversion Ankle Sprain.* J Sports Rehabil 1994;3:197–203.
45. Munn, J., Beard, D.J., Refshauge, K.M., Lee, R.W. *Do Functional Performance Tests Detect Impairment in Subjects with Ankle Instability?* J Sports Rehabil 2002;11:40–50.
46. Allman, F.L. *Sports Medicine.* Academic Press, New York, 1974.
47. Rovere, G.D., Clarke, T.J., Yates, C.S., Burley, K. *Retrospective Comparison of Taping and Ankle Stabilizers in Preventing Ankle Injuries.* Am J Sports Med 1988;16:228–233.
48. Sitler, M., Ryan, J., Wheeler, B. *The Efficacy of a Semirigid Ankle Stabilizer to Reduce Acute Ankle Injuries in Basketball. A Randomized Clinical Trial at West Point.* Am J Sports Med 1994; 22:454–461.
49. Bocchinfuso, C., Sitler, M.R., Kimura, I.F. Effects of Two Semirigid Prophylactic Ankle Stabilizers on Speed, Agility, and Vertical Jump. J Sports Rehabil 1994;3:125–134.

第 40 章

肩袖的修复：关节镜和切开手术

Robert Maschi, PT, DPT, CSCS
Greg Fives, PT, MS

在一般人群中，肩袖损伤是导致肩关节疼痛和功能丧失的重要病理因素[1]。肩袖撕裂发生的原因包括创伤、退行性病变和反复的轻微损伤。肩袖修复是手术医生常用的干预方式，以达到改善患者功能、减轻疼痛的目的。不同的手术技术被用于修复撕裂的肩袖。1911年，Codman首先描述了开放式手术修复冈上肌[2]。从那时起，肩袖修复技术有了长足的进步。在1980年，肩关节镜手术的引入，革命性地改变了肩袖修复的操作方法[3]。在20世纪90年代初期至中期，手术技术从开放式手术进步到了关节镜技术辅助的小切口修复技术。而现在的趋势则为完全的关节镜下手术[1]。全关节镜手术修复肩袖的优势在于：能保护三角肌，皮肤切口小，能更好地观察和评价盂肱关节及肩袖缺损，更易于活动及松解肩袖，减轻术后的疼痛和僵硬，并能增加康复的潜力[1,3-6]。其缺点包括了骨-肌腱的固定方式和实施手术的技术难度[3,4]。总的来说，关节镜修复技术是有前途的[5,7-9]。Wolf等人发现，在接受关节镜肩袖修复术的患者中，94%收到了好至很好的效果[6]。一些因素，如术式选择、损伤大小及部位、受累组织的类型等都将影响到治疗介入的时间及康复的进展。在这一章中将介绍HSS(纽约专科外科医院)关节镜肩袖修复术后康复指南及方法。

手术概述

肩袖的肌群包括肩胛下肌、冈上肌、冈下肌和小圆肌。全部肩袖的肌腱交织在一起，加强了盂肱关节囊。肩袖的主要功能是在上肢的上举运动中平衡盂肱关节的力量[10]。考虑到这一点，肩袖修复手术的主要目标是尽可能地重获肩袖的解剖学结构和原有生物力学关系。

手术时患者取侧卧位或半坐卧位[4,11,12]。确定并标记出骨性标记，经后方、前方及侧方入路将关节镜置入关节腔内。通过关节镜检查盂肱关节，协助诊断可能存在的内在关节病损。根据肩袖撕裂的形状、大小进行评价并定位。肩袖的回缩量及活动度可以通过探钩进行评价。如果存在粘连，可以进行松解以改善肩袖的活动度。要确定出肩袖运动的轨迹以明确肩袖的解剖学止点[4,6]。对撕裂肌腱边缘的缺血组织进行清除，缝合线要通过撕裂的边缘。若解剖修复可行，则用锚定法将肩袖固定在大结节上(图40-1)。如果没有侵及肩峰下间隙，或者

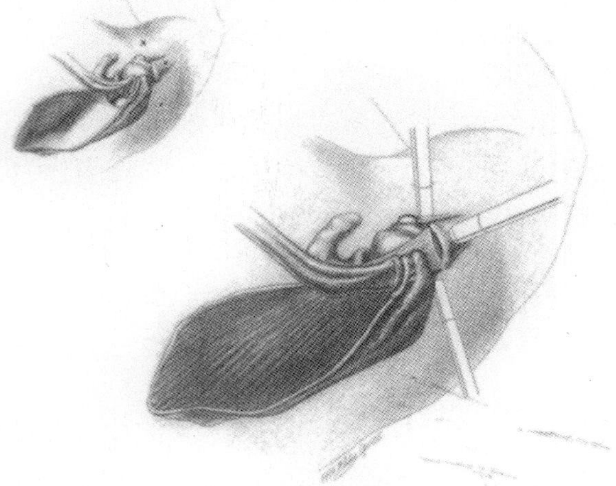

图40-1　关节镜下肩袖修复。

肩袖的撕裂是继发损伤或由于肌腱离心方向超负荷所致肌腱内在损伤，在肩袖修复过程中不需要进行肩峰成形术和(或)肩峰下减压术[1,11,13]。

患者在术后佩戴悬吊带或外展支具，对修复进行保护，并在术后的当天即可出院回家。

康复概述

肩袖修复术后的康复程序必须考虑到手术修复组织的恢复时间。干预的适当时机影响到关节活动度、肌力和功能的恢复，康复程序必须在二者间寻求平衡。影响患者康复进度的因素包括手术技术、修复组织的条件、撕裂的大小和部位。

良好的组织条件可以提供可靠的修复，相对于组织条件差的脆弱修复，可以采用较激进的康复进度。组织条件受多因素影响，包括身体条件(如风湿性关节炎、糖尿病)、陈旧性撕裂、既往手术、反复的局部注射或是长期激素使用史。这些都将增加缝合处的撕脱风险[3]。

同样，功能的恢复也与撕裂的大小直接相关[14-18]。撕裂的大小，而非年龄，是预测肩袖修复术成功预后的重要因素[1-4]。较大的撕裂累及更多的组织且常发生回缩，使得为了修复创面需要动员更多的组织。因此，较大撕裂组织的创伤更严重，也就需要一个较保守的术后康复程序[18]。

撕裂的部位同样也影响康复的介入。例如，冈上肌的较小撕裂可以允许早期的肩关节内外旋运动。然而，累及冈下肌和小圆肌或肩胛下肌的撕裂将延

缓相应肌群力量的恢复。在康复早期,治疗必须考虑到所受累的组织以避免影响组织的修复。与相关手术医生沟通是获取这些信息必不可少的。

必须注意的是本章所提供的内容仅作为指导,而且康复过程的进展速度是可变,取决于上文提到的各个方面。

术前教育

术前康复应教育患者认识到康复过程所需的时间,并告知他们术后活动的限制。还要教会他们恰当的姿势和睡觉的体位以及如何穿脱术后悬吊/固定装置。

在HSS,作者为那些没接受过正规保守或术前治疗的患者制定了一种一次性的术前访视程序。患者将得到一本小册子,里边的内容包括了术前、术后程序的各个方面。各章节包括对手术过程及相应局部麻醉知识及注意事项的大概介绍。其他章节包括了冷疗法的介绍,术后练习的介绍,止痛和常见问题的列表。这本小册子的内容涉及多学科,医疗康复团队的各成员,即手术医生、治疗师、护士及麻醉师,均参与了编写。

术后第一阶段:最大限度保护(第0~3周)

在最初的阶段,治疗师应注意修复的手术方式。手术医生要常规提供治疗师修复术的方式、关

术后第一阶段:最大限度保护(第0~3周)

目标

- 保护手术修复部位
- 减轻疼痛/炎症反应
- 逐渐增加肩关节活动度(手术医生指导下的)外旋达到45°,内旋达到45°,前屈达到120°
- 改善近端(肩胛)及远端的肌力和活动度
- 独立进行家庭训练计划

注意事项

- 在训练之外保持悬带制动
- 禁止主动活动术侧肩关节,但可轻柔自行活动肩以下部位
- 避免超出手术医生规定的关节活动范围
- 避免在活动范围及等长收缩练习中产生疼痛

治疗措施

- 悬吊制动(手术医生指导)
- 患者教育:睡姿、动作矫正
- 冷疗(冷疗袖套,凝胶包,冰敷)
- 钟摆练习
- 主动辅助/被动活动度练习
  - 由治疗师进行被动关节活动
  - 仰卧位用对侧肢体协助进行主动关节前屈
  - 仰卧位使用体操棒进行肩胛平面内的内外旋
  - 根据需要行持续被动外旋活动
- 主动活动度练习
  - 肘/前臂/腕/手
- 肩胛稳定性练习——侧卧位(逐渐过渡到加徒手阻力)
- 中立位亚极量三角肌等长收缩改善活动度(短力臂)
- 改进和修正家庭训练计划

晋级标准

- 正常的肩胛活动度
- 肩关节远端达到全部主动活动范围
- 达到手术医生规定的肩关节活动度

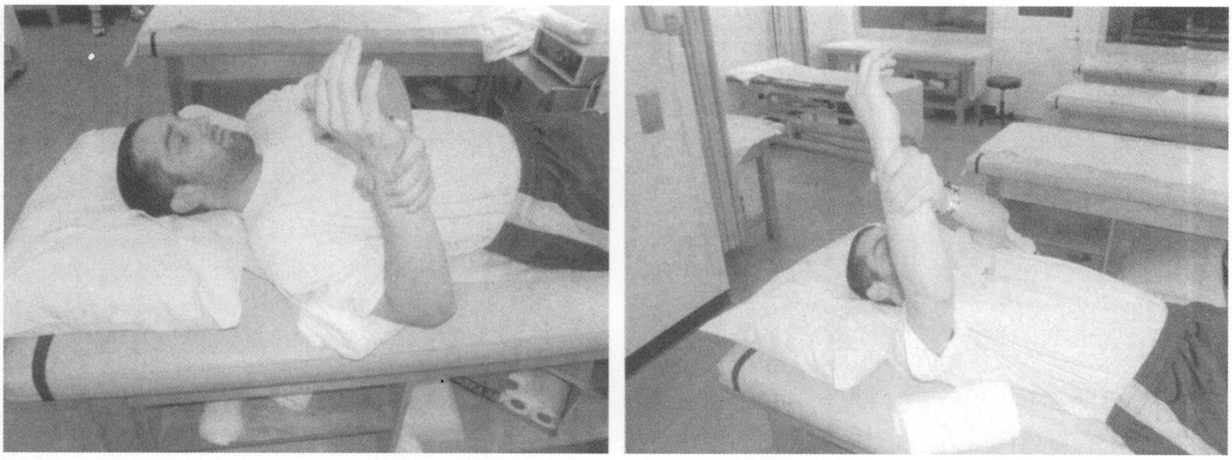

A B

图40-2 肩胛平面内前举的被动活动度练习。在这项练习中，患者通过对侧上肢来带动术侧肩关节做被动关节运动。**A**，起始位：在臂下放一毛巾使患者舒适并提供肩关节的基础支持。患者的上肢外展30°~45°。**B**，上举：患者完全用对侧肢体的力量来控制抬高术侧的上肢。对患者进行语言和手势提示，以保证这项训练尽可能在被动的情况下完成。

节活动度的限制和其他术后注意事项的信息。在这期间，治疗师应直接与手术医生沟通，了解手术细节以及上述可能影响术后康复的可变因素。与手术医生的交流对于在治疗计划和预后期望上达成共识是必不可少的。

这一阶段的主要康复目标是为患者的肩关节创造一个恢复的环境。术者和治疗师都应向患者交代制动和严格保护对修复的重要性。患者应被告知不能在日常生活活动中频繁使用手术侧肢体，并避免突然的运动。肌腱-骨重建附着点部位的过度张力将导致肩袖修复的失败，减低患者功能[21]。应指导患者正确的穿脱悬吊带，告知患者除进行家中训练时间外，均应佩戴。与患者沟通睡眠的姿势，指导患者在睡眠时采取仰卧位，并在上臂后方放置一个枕头或是毛巾来支撑肩部。患者通常感到这个姿势最为舒适并能减轻疼痛。不鼓励患者术侧卧位。

告知患者在日间进行多次冷疗，每间隔1小时进行10~20分钟。目前可知的冷疗的益处包括减轻疼痛、降低炎症反应和减少肌肉的痉挛[22-24]。

在允许的限制内进行关节活动度评价，指导患者进行练习，以协助运动缺陷的逐渐恢复。要注意维持关节活动度在术者规定的限制内。教给患者Codman钟摆式练习，以帮助改善运动并减轻疼痛。要注意确保这项运动必须是被动的，由躯干发动并带动肩关节在不同平面做小弧度运动。指导患者在练习时不要主动运动手臂，避免疼痛。

向患者演示可增加内外旋活动度的体操棒练习，该练习须在无痛及限制的活动度内进行（图40-2A，B）。教给患者进行仰卧位肩胛骨平面内前举的主动辅助活动度练习（图40-3）。在这项练习中，由抬高位引导手臂向下复位时，患者多会感到由于无力对抗重力引起的疼痛。治疗师应协助患者，在对侧上肢的尽力支持下控制患肢的下落。在教授患者仰卧位主动辅助前举时，治疗师在患者身上进行示范有助于患者理解控制下主动辅助活动的含义。指导患者每日进行3~5次活动度训练，要强调训练时避免疼痛。如果患者独立进行主动辅助活动度训练有困难，可以教其亲友为他做被动活动度训练。主动辅助下拉力器练习和使用体操棒的

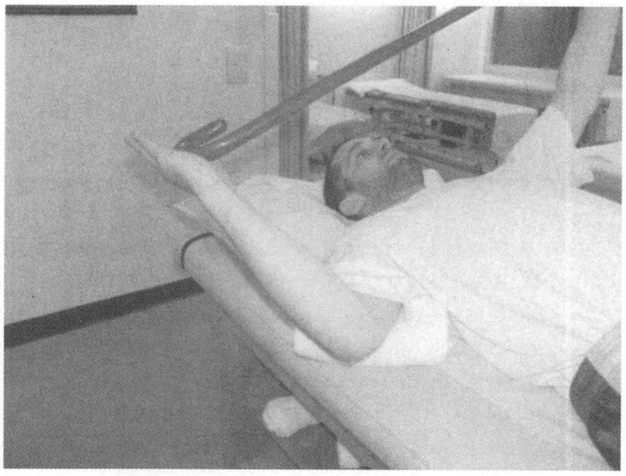

图40-3 使用体操棒在肩胛平面进行被动关节活动度练习。

上举练习需有一定的肌肉力量，在本阶段早期是不能进行的[25]。末端的活动度练习包括手的抓握(使用或不使用治疗球)、腕的屈伸、前臂的旋前旋后和肘关节的屈伸。要重视肘关节的伸直练习,以避免继发于悬吊制动的屈曲挛缩。

在早期的评价中，康复医师还要对患者的坐姿及肩胛骨位置进行评价。肩胛骨前伸增加常出现在胸部驼背和头部前倾姿势中，它可导致肩胛下间隙的狭窄和肩胛下肩袖肌腱的撞击[26]。教患者学会轻柔的肩胛骨后缩练习及感知正确姿势的方法。伤后或术后可能会出现肩胛骨运动不良或是肩胛骨运动不能[27]。因此,在肩袖修复后早期的肩胛部康复是很重要的。

早期的力量练习包括教患者进行亚极量三角肌前屈、外展、后伸的等长收缩。在做这些练习的时候应曲肘90°以缩短力臂来避免肩关节产生过大的力量。治疗师应亲手指导患者练习肩关节等长收缩,以保证亚极量的练习(图40–4)。

徒手治疗技术在这一阶段包括侧卧位下伴或

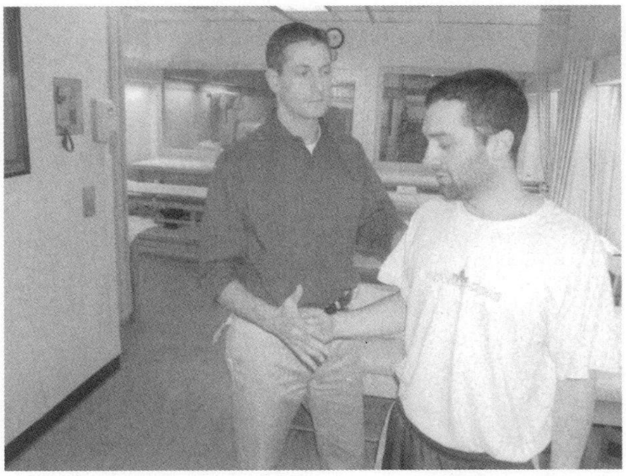

图40–4　三角肌短臂等长亚极量收缩。三角肌前群:治疗师指导患者进行亚极量等长训练。

不伴徒手阻力的引导下肩胛骨活动练习(图40–5)。温和的肩胛骨分离术也可用来帮助改善肩胛骨的灵活性。康复医师进行轻柔的关节被动活动也对增加肩关节活动度有所帮助。患者应有舒适的良好肩部支撑。被动活动应逐渐引入以避免疼痛并放松痉挛肌肉。温和的关节松动技术(Ⅰ,Ⅱ级)同样可用来进行神经调节减轻疼痛，以此促进被动活动度的恢复[28]。

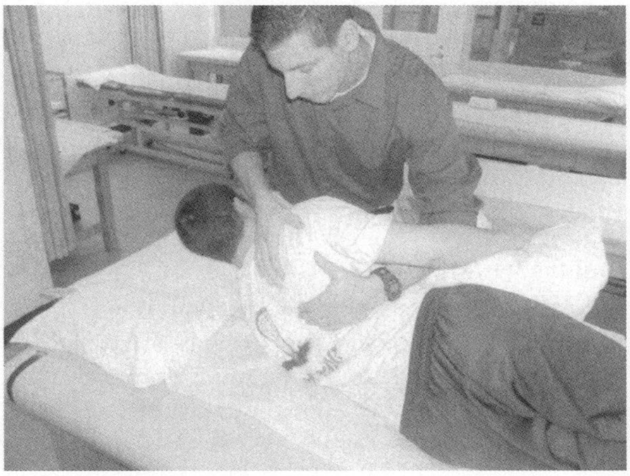

图40–5　侧卧位徒手肩胛抗阻运动:患者取侧卧位,臂下放一垫枕支撑。治疗师指导患者主动进行肩胛的前伸/后缩、抬高/压低运动。在活动度改善后,可以增加轻微的徒手阻力。

注意事项

在最初的治疗交流中,了解患者对肩袖修复术的期望及目标，这对康复医师来讲是很重要的。患者的目标决定着康复程序的目标。应该告知患者术后所受限制和术后练习的目的。患者应得到充分的口头及书面的指导,以协助他们了解在这一阶段及以后康复阶段中规定的注意事项和练习。除了口头和亲手的指导外,电脑化的训练程序,带有说明的数字照片,甚至视频,都是帮助患者在进行治疗性训练和术后防范中达到独立的极佳媒介。贯穿康复程序的始终,要对患者家庭训练计划的依从性及坚持活动限制进行的评价和监督。鼓励患者提出关于训练完成情况以及术后限制和约束的问题。获得肩袖修复术后的成功恢复,需要让患者积极地参与到康复过程中来。

术后第二阶段:中度保护(第3~7周)

这一康复阶段将继续致力于改善关节活动度、减轻术后疼痛并开始轻柔的肩袖肌群的主动活动。关节活动度在前屈、外旋、外展和轻度内旋方向上应有持续的进展。

在这一阶段的力量练习中，患者可以从主动辅助下关节活动练习过渡到开始进行三角肌和肩袖肌群的轻柔的控制下主动收缩。这一练习最好在仰卧位进行，在肩胛平面上由体操棒协助抬起

术后第二阶段：中度保护（第3~7周）

目标

- 保护手术修复部位
- 减少疼痛/炎性反应
- 使前屈和外旋的活动度从80%提高到100%
- 改善肩胛周围肌力和稳定性
- 改善肩肱运动节律和神经肌肉控制
- 减少肩袖抑制

注意事项

- 避免在日常活动中引起疼痛
- 避免主动抬高手臂
- 不能进行肩袖最大主动活动
- 避免在活动范围及治疗训练中引起疼痛
- 避免超出活动范围限制

治疗措施

- 继续第一阶段的练习，在可耐受的情况下增大活动范围
- 解除悬吊制动（在手术医生的指导下）
- 主动辅助活动范围练习
  - 仰卧位用体操棒练习前屈（肩胛平面）
  - 继续用体操棒练习内外旋
  - 关节松动术
  - 在活动范围及上肢控制改善后开始拉力器训练
  - 气压功率仪
  - 开始水疗（水槽训练）
- 用治疗球的肩胛稳定性练习（水平面以下）
- 等长收缩练习
  - 改良中立位的内外旋（亚极量）
  - 开始中立位的长力臂三角肌等长收缩
- 等张收缩练习
- 肩胛，肘
- 在活动范围改进（>90°）后开始肱骨头稳定性练习
- 需要时进行药物治疗
- 调整家庭训练计划

晋级标准

- 能进行肩袖和三角肌主动活动且无痛
- 可耐受手臂解除悬吊
- 前屈和外旋的活动范围达到80%或更多

患臂（图40–6）。患者可以用对侧的手臂帮助上举。

如果患者能达到充分的上举患臂（大于120°左右），可以开始使用拉力器。治疗师要注意监督有无代偿活动，如躯干的侧弯和患侧抬肩。此外，拉力器训练也应是无痛的。如果出现疼痛，那么这项训练要推迟到患者在练习时不出现疼痛为止。

如不存在术后水肿，肩袖肌群必须要轻柔地活动以减小肩袖抑制[18]。在这一阶段，治疗师可以开始进行抗徒手阻力的节律稳定性练习来使肩袖肌群进行较轻的活动（图40–7）。通过这种方法，治疗师能控制施加阻力的量，从而控制了肩袖肌群产生的张力的总量。

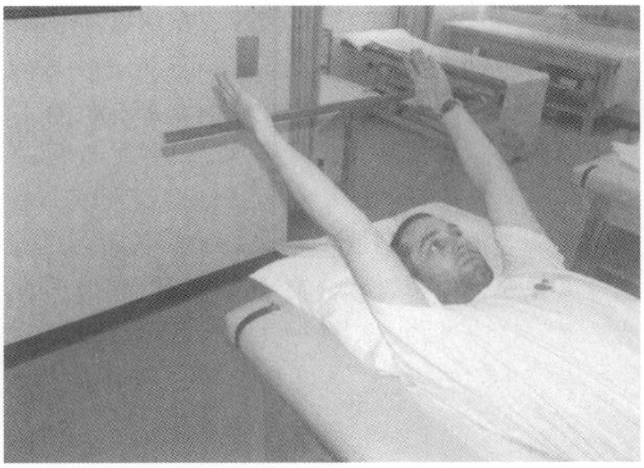

图40-6　仰卧位在肩胛平面内用体操棒辅助进行主动辅助前屈练习。

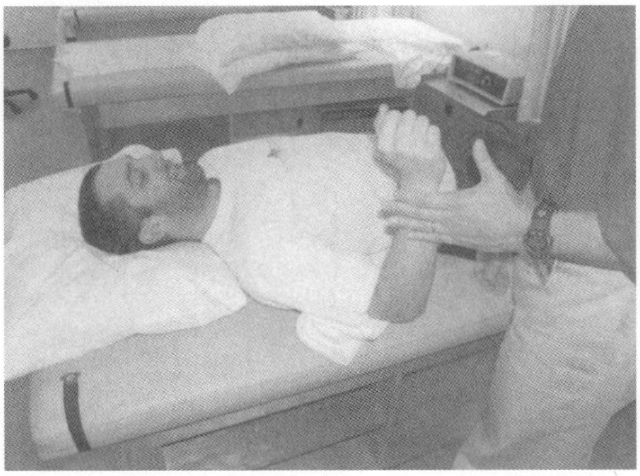

图40-7　仰卧位节律稳定性练习。各方向上的抗轻度徒手阻力运动，引发肩袖肌的亚极量等长收缩。

当患者能耐受肩袖肌群的无痛收缩后，可以开始在改良的中立体位上进行独立的亚极量等长收缩练习。在进行等长收缩练习时，可以在肘关节和躯干间放置一块毛巾卷或枕头，使手臂有轻度的外展(改良中立位)。这种体位与充分内收位(0°位)相比，既可以减少冈上肌张力，又能改善血液循环[29]。患者也多认为这个姿势最为舒适。收缩力控制在最大力量的20%~30%，并应在无痛情况下进行。阻力可以徒手施加，也可以通过使用固定的物体(墙)(图40-8)。

当手术切口完全愈合后，可以开始水疗训练项目。首先进行水面下的低速活动。在低速下，水的浮力可以使患者进行主动辅助活动。而在快速下则成了抗阻运动[30]。在早期，水的辅助作用可以使患者在水池中(水面下)抬起手臂，而在陆地上要想对抗重力完成同样的练习则要晚很多。

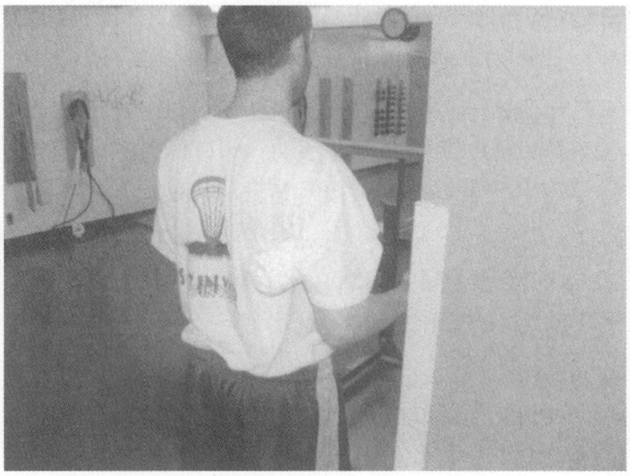

图40-8　改良中立位的肩袖肌等长收缩：在肘下垫一毛巾卷，保持肩关节处于改良中立位，做亚极量等长收缩。

在这一阶段的末期，患者可以开始进行主动运动，比如用上肢的气压功率仪作为活动度练习前的热身。

如果患者有足够的肩胛活动度和主动控制力，则可以进行肩带肌力量训练。肩带肌等张训练(对抗阻力杆的后缩)和水平面以下的肩胛稳定性练习(治疗球)都能采用(图40-9)。

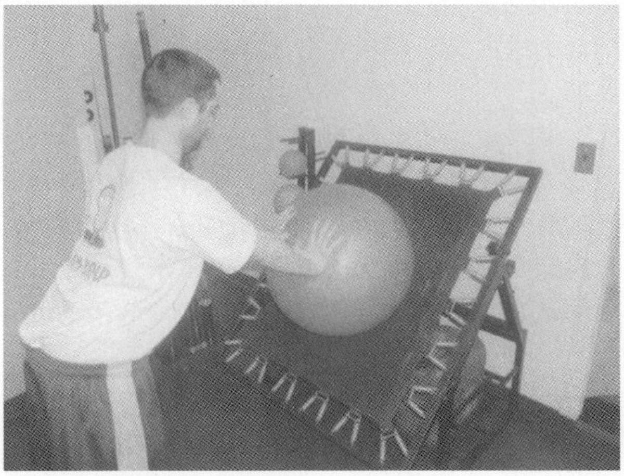

图40-9　闭链肩关节稳定性练习：双上肢低于水平面支撑在治疗球上。

根据手术医生的意见，可以在第3~6周之间解除悬吊制动。但患者仍需注意避免患侧手臂主动抬高过头的动作和拎重物，这有可能使愈合中修复部位断裂。

注意事项

在这一阶段中，手术造成的疼痛开始减轻，患者自我感觉可以开始主动活动,比如提拿东西。必须教育患者使其了解愈合过程并对他们的动作进行矫正,以避免在这一阶段发生损伤。重要的是不要强迫患者活动而应帮助和辅助患者活动。伴有疼痛的活动范围将导致更严重的炎性反应和疼痛,并引起活动范围的障碍。这时最好采用轻柔的关节松动术。值得注意的是,术前活动受限的患者在术后康复过程中往往难以恢复肩关节活动度,因为术后的活动度和术前活动度是成正比的[31]。

在进行等长练习时,治疗师应经常询问患者施加的阻力大小是否合适以及练习是否引起疼痛。等长练习应在亚极量及无痛下进行。过分用力会引起疼痛并减慢康复进度。

术后第三阶段:早期功能和肌力增强(第7~13周)

这一阶段的康复重点是:恢复全范围肩关节活动度,逐渐进行关节力量训练,恢复患者上举至90°以下的较低功能性活动。在遵循这一阶段时间进度的安排下,活动范围、力量、功能性活动的进展可根据修复术的类型及术者的要求灵活改变。应再次强调,在患者肩关节活动度、力量、功能性活动的进展上,与术者书面或直接交流是十分重要的。

继续进行体操棒的前屈、内外旋训练,以达到盂肱关节全范围被动活动的恢复。在这一时期要增加肩外展90°位的外旋运动(图40–10)。这对一些要参加有过头动作竞技项目的患者来说是非常实用的,这些项目均对上肢抬高位上的旋转活动度有一定要求,如挥网球拍、投橄榄球或棒球以及游泳。继续进行主动辅助下的拉力器练习。在这一阶段的晚些时候,可以教患者功能性活动度训练,包括在条带或对侧手帮助下向背侧伸以及背后递毛巾。治疗师要监督关节囊的紧张度。III和IV级的关节松动术可用于消除关节囊的紧张。术后关节囊的紧张可以导致肱骨头前上移位,这将使愈合中的肌腱断裂[32]。自行主动辅助下的水平内收运动有助于消除可能发生的后侧关节囊挛缩,并能增进内旋的活动度(图40–11)。

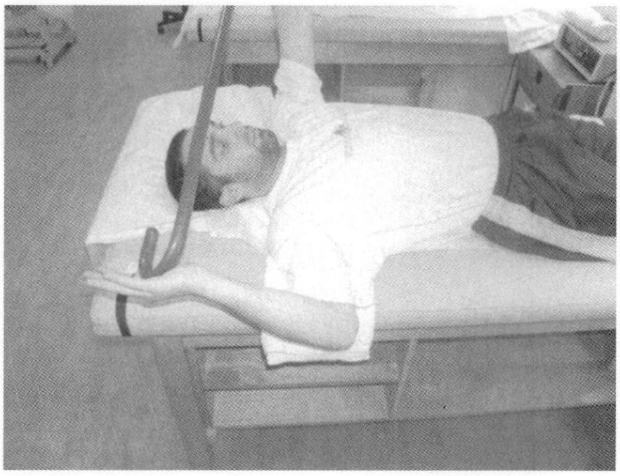

图40–10　肩外展90°位增加外旋活动度的体操棒练习。

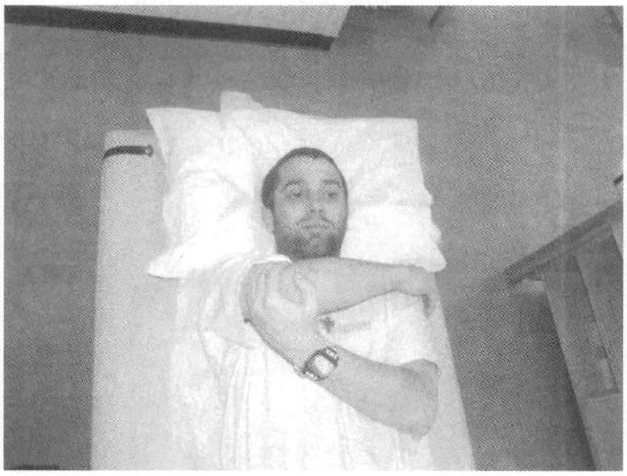

图40–11　仰卧位后侧关节囊牵伸:这项练习在仰卧位进行,使肩胛固定,避免过度的肩胛后缩,单纯牵伸后侧关节囊。

在这一阶段中,要继续并加强肩胛区的康复。肩带肌力量的逐渐增强对恢复正常肩胛功能和肩肱运动节律是非常重要的。通过治疗弹力棒进行的肩胛后缩练习和肩关节伸展练习有助于增强三角肌后群、背阔肌、菱形肌、斜方肌中间群的力量,练习要持续进行。肩关节损伤后,前锯肌和斜方肌下部会受到肌肉抑制的影响[27]。抗重力仰卧弓背能等长地训练前锯肌,并促进肩关节周围的运动控制。

在肩袖力量性训练提高之前,要保证有足够的肩胛稳定性,因为肩胛是肩袖活动的基础。修复的肩袖肌肉组织的力量训练应进展缓慢并注意保护。如果有足够的肌力和关节活动度,并能进行无痛的练习,则可以停止等长练习,开始在改良中立位上进行侧卧位等张外旋练习。然后进展到改良中立位的等张弹力带内外旋练习(图40–12A和B)。肩袖的等张练习应当在低负重、高重复度下进行,因为

术后第三阶段:早期功能和肌力增强(第7~13周)

目标

- 消除/减轻疼痛和炎性反应
- 重获全面的被动活动范围
- 提高力量和柔韧性
- 恢复抬臂90°以下的正常肩肱节律
- 逐渐恢复抬臂90°以下的低强度日常生活活动

注意事项

- 监控活动水平
- 限制过头动作
- 在活动及练习时避免耸肩
- 患者要避免猛烈运动及提重物

治疗措施

- 动作矫正,必要时继续进行冷疗
- 继续体操棒练习:内外旋,屈曲
- 继续进行关节松动术——进展为III和IV级
- 柔韧性练习,水平内收(后侧关节囊牵伸)
- 进展到功能性活动度练习(背后内旋,递毛巾)
- 肩带等张肌力练习
  - 肩胛前伸
  - 过渡到肩胛后缩练习
  - 用弹力带练习肩关节伸展
  - 哑铃划动练习
- 肩袖等张肌力练习
  - 主动活动度,侧卧位外旋
  - 在有足够肩带肌力量的基础上,在改良中立位进行弹力带内外旋练习
- 功能性力量练习
  - 仰卧位主动前屈活动范围练习(肩胛平面)
  - 进展到站立位前屈
- 进展到节律稳定性练习
- 进展到闭链练习
- 在活动度和肌力提高的情况下使用上身功率训练仪

晋级标准

- 只有轻微疼痛和(或)炎性反应
- 达到全部的被动活动范围
- 肩袖及肩带肌力有所提高
- 肩关节在抬高90°范围内肩肱节律正常
- 能独立进行目前的家庭训练计划

它们大多是耐力型肌肉[33]。

当肩胛控制力和肩袖肌力量得到提高后,可以开始进行本阶段的闭链练习。闭链治疗球练习可以从双上肢支撑逐步进展到单侧上肢支撑,并从水平面以下进展到肩水平(图40-13A,B)。

肱二头肌、肱三头肌还有前臂及腕部肌群的等张练习应在可耐受的情况下逐渐提高,以改善远端肌群力量。

手臂主动上举至90°练习(肩胛平面)可从仰卧位开始, 随着肩袖强度和神经肌肉控制的改善,逐

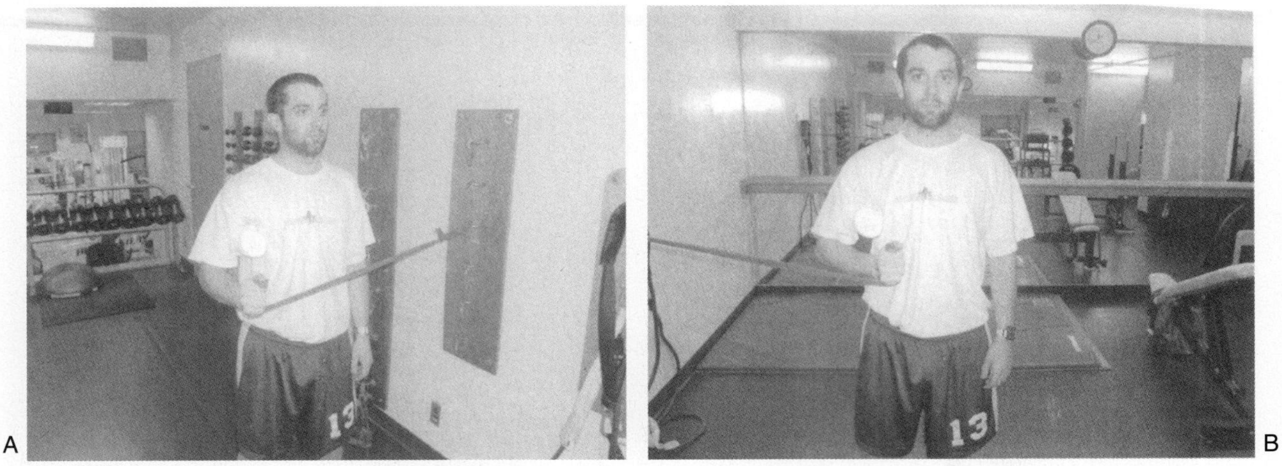

图40-12 改良中立位的弹力带内外旋练习。在这项练习中，治疗师要注意避免代偿模式，如肩关节的内外旋同时出现的躯体旋转以及肩胛的前伸后缩。**A**，外旋：腋下垫一毛巾。**B**，内旋：患者要进行单纯的内旋动作，并应避免肩胛的前伸和水平外展。

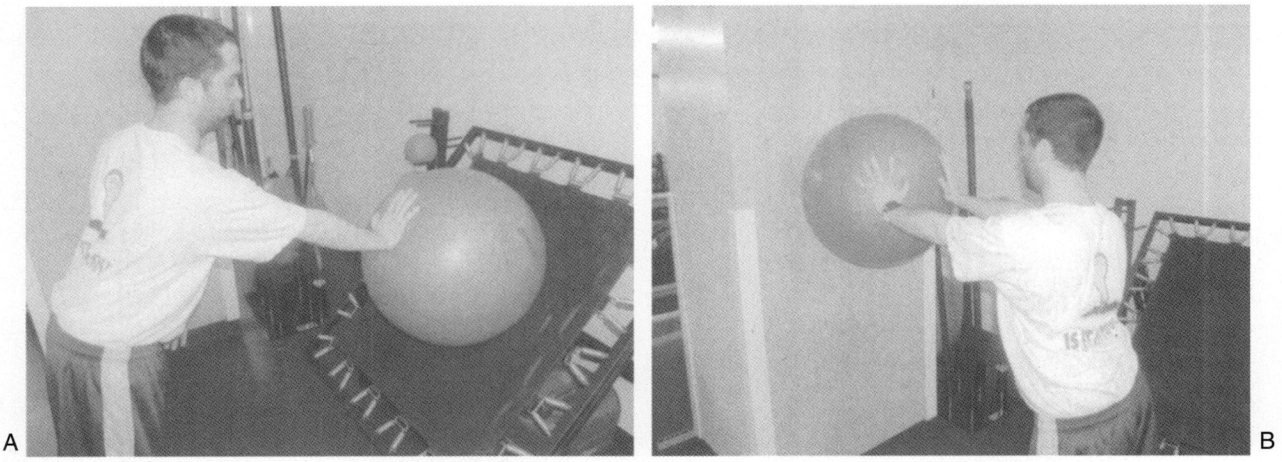

图40-13 高级的闭链肩胛稳定练习。**A**，低于水平面单侧上肢支撑。**B**，肩关节水平的双上肢支撑。

渐进展到站立位。在抗重力主动抬臂练习（至90°）开始的时候，康复医师需要对肩肱运动节律进行评价，并注意肩带肌群的过度收缩（斜方肌上部）和耸肩代偿（图40-14A，B），这有可能造成肩峰下组织（包括修复的肩袖）被撞击，因此在主动活动中应该避免。

手法治疗在本阶段内仍应继续使用，并有所进展。继续进行盂肱关节松动术，并依据对附属关节活动的评价结果进行改进。向下、向前、向后的III和IV级盂肱关节松动术可以促进抬高、内外旋活动范围的增加[28]。外旋活动受限多是由关节囊制约和内侧肩袖紧张所致。如果活动受限是由于肩峰下肌紧张引起的，那么通过软组织松动技术来松解肩峰下肌并辅以轻柔的收缩-放松技术可以改善外旋的活动度[34]。节律稳定性练习要持续本阶段始终，并逐渐提高。角度的进展应像Wilk提出的那样[35]，突破抬高100°~110°的平衡位，至更有难度的屈曲30°、60°位抬高超过110°。患者的体位也要从仰卧位过渡到坐位再到立位，进而坐在不稳定平面上，如治疗球（图40-15）。

注意事项

在这一阶段增加了许多新的训练项目。康复医师必须观察并及时改进患者的家庭训练计划。患者必须清楚每项练习的目的和原理。柔韧性及活动范围练习应每日进行3~5次。一些心急的患者可能会

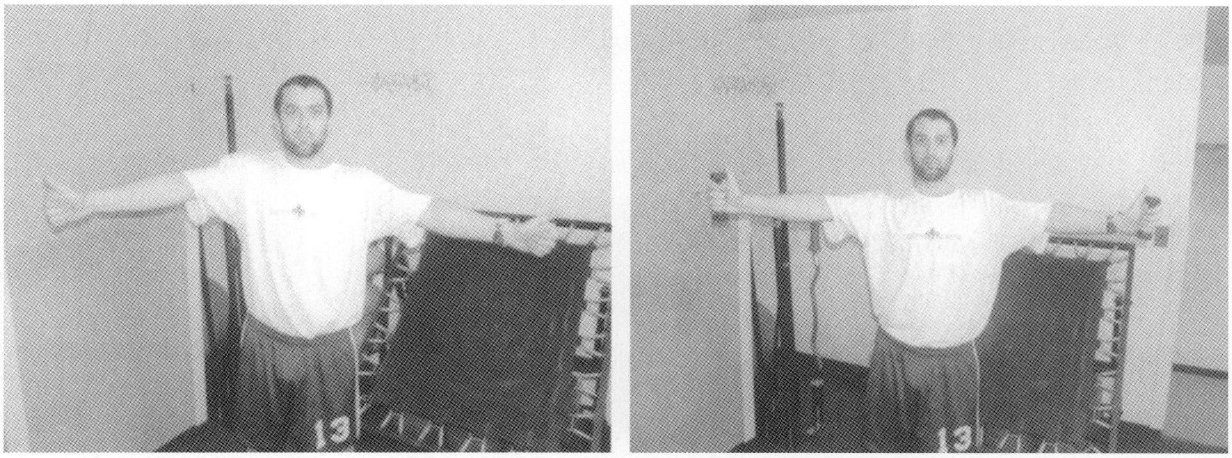

图40-14　肩胛平面内前屈。**A**,不良的肩肱运动节律:患者在尽力抬高上肢时可能出现耸肩征。**B**,良好的肩肱运动节律。

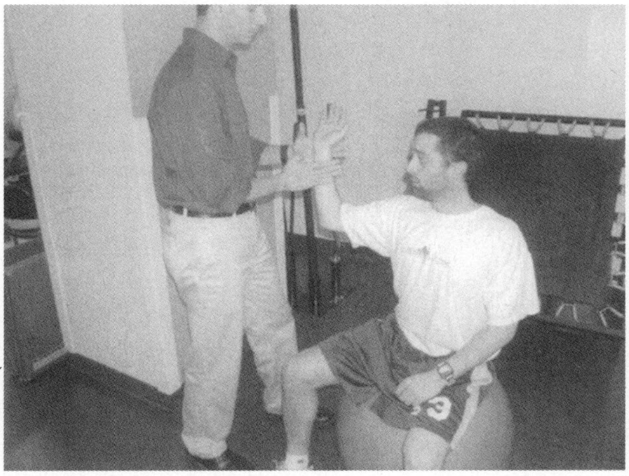

图40-15　坐位的节律稳定性练习。

尝试每天进行力量练习,这会导致愈合中组织的疼痛和炎性反应及过用性肌腱炎。康复医师应密切监督等张肩袖练习的过程,因为所涉及的肌肉是手术修复改变的组织。应在口头及书面家庭训练计划上对患者强调, 力量练习一日至多1次,1周3~4次,练习强度要逐渐增加。

在开始将强化的肩袖及力量活动加入康复方案时,应保证具有充分的肩胛康复。康复医师要继续监督肌肉功能和肩肱节律的进展以确保能安全地进入到更高级的力量训练活动中。不良的肩肱节律/力学结构(耸肩征),继发于代偿肌肉模式(斜方肌上部)、肌力差、不良运动模式/习惯,将导致肱骨头上移和肩峰下组织的撞击。

术后第四阶段:后期肌力强化(第14~19周)

这一阶段的康复目标是使肌力和柔韧性达到正常水平,为患者重返正常日常生活做准备,其中还包括部分适合的患者重返体育运动。所有残余的活动度、柔韧性和肌力的问题都应在这一阶段得到解决。

开始使用一些更有难度的等张器械,如推胸机和划船机。等速的内外旋练习在这一阶段被用来增强肩袖肌肉强度和耐力。

应重点强调重建正常的肩肱节律,这可以通过调整肩关节活动各作用力中肌肉的失衡来完成。此时还可以开始一些更高级的增强斜方肌下部和前锯肌的练习,如俯卧抬臂、动态拥抱动作和有对角线练习[36]。在开始进行要求更高的远端活动时,应确保在过头姿势中肩胛周围有充分的稳定性。

对那些要重返从事过头或投掷动作运动的患者,开始进行水平面以下的功能性往复运动,这可以帮助提高力量和协调性。功能性往复运动只有在患者不焦虑、没有疼痛而且在所涉及角度内具有良好的周围结构稳定性的情况下方能进行。

柔韧性练习在这一阶段也应更进一步。患者由于手术创伤和制动可能会导致后部关节囊和后部肩袖的紧张。随着患者活动度的改善,这个问题将越来越明显地显现出来,因此迫切需要加以解决。肩袖后部可以在侧卧位上由治疗师牵拉,或是作为家庭训练计划的一部分由患者本人进行(图40-16)。

术后第四阶段：后期肌力强化（第14~19周）

目标

- 使肩带肌和肩关节肌肉力量增强至5/5级
- 改善神经肌肉控制
- 在全部活动范围内使肩肱节律恢复正常

注意事项

- 只有在获得适当的近端稳定性后才能尝试过头活动

治疗措施

- 继续行肩带肌及肩袖肌肉组织的等张肌力练习
  - 背阔肌牵拉
  - 划船机
  - 推胸机
- 继续柔韧性练习——侧卧位后关节囊牵伸
- 强化肩胛稳定性练习
- 开始肩胛平面的等速练习（内外旋）
- 在有足够力量的基础上开始水平面以下的功能性往复运动（术者决定）

晋级标准

- 在全部活动范围内具有正常的肩肱节律
- 肩带肌及肱骨肌肉徒手肌力测试达到正常的5/5级

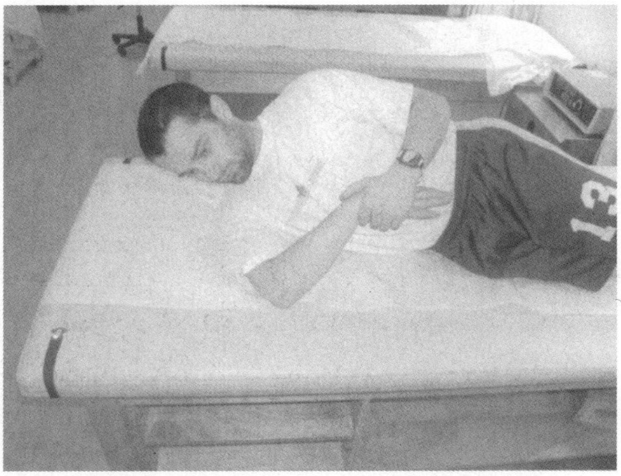

图40–16　侧卧位后侧关节囊的牵伸。

注意事项

如果患者在没有适当的柔韧度和近端稳定性时尝试进行过头动作，那么有可能发展成错误的运动模式。他们在进行要求更高的动作时会感到肩关节疼痛。这说明他们还没有为更高级的动作做好准备。要密切注意患者的疼痛和活动的质量。在这一阶段会遇到的普遍问题是后方关节囊和肩袖的柔韧性差。这种缺陷必须在进入下一阶段更高级动作之前加以解决的。

术后第五阶段：重返运动（第20~24周）

最后这一阶段的目标是使患者重新恢复正常的肌力和柔韧性，为从事日常活动及恢复体育运动做好准备。对从事过头动作运动的运动员来说，重返运动前必须确保具有足够的力量、柔韧性、神经肌肉控制。在这个阶段中，鼓励继续进行柔韧性练习，特别是从事过头动作运动的运动员。鼓励患者独立进行力量和柔韧性练习，以促进肩功能和全部力量的恢复。应全面审查家庭训练计划并加以改进，然后才能让患者结束监督下的训练。

上肢的功能性往复运动可提高到水平面以上的主动活动。功能性往复运动应个性化，要与运动员的运动项目相一致。练习的进展应是安全、渐进、规范的。双手侧向投球可改为双手头上投球，进而再进展到单手头上投球动作。各项练习应从全身活动进展到单关节活动。

这时应进行等速测试，以便对内外旋肌力比和上肢对称性进行评价。如果患者需要重返过头类体

术后第五阶段:重返运动(第20~24周)

目标

- 最大限度提高柔韧性、力量的神经肌肉控制,以适应体育运动以及重返工作、娱乐、生活活动的要求
- 等速测试:双侧肢体对称度达到85%
- 出院后要能在家中和健身房独立进行治疗性训练计划,以保持并提高功能水平

注意事项

- 在治疗性练习和活动时避免疼痛
- 在获得足够的力量、柔韧性、神经肌肉控制之前避免体育运动
- 需经术者许可方能参加体育运动

治疗措施

- 继续进行肩带肌及肩袖肌肉组织的等张肌力练习
- 内回外旋肌等速训练和测试
- 继续柔韧性和稳定性练习
- 为符合专项运动项目要求的个体化练习
- 功能性往复运动(水平面以上)
- 投掷和头上动作运动员的间隔训练程序
- 分阶段训练

出院标准

- 等速测试接近正常内外旋比值(66%),对称度达85%
- 出院后能独立在家中/健身房进行训练,以保持并提高柔韧性、力量和神经肌肉控制水平

育运动,核心控制和下肢力量需要着重加强,应对其进行评价并纳入到康复程序中。

重返体育运动要依据与手术医师的交流、患者个体差异和手术方式来决定。应根据患者要重返的具体运动项目确定渐进性进展的进度。头上投掷运动员应从间断的投掷训练开始。网球运动员应从击触地球开始,渐渐过度到头上发球。高尔夫球手则首先要进行小力量推球并用较小的摆动。游泳运动员则应控制运动强度和运动量。

注意事项

康复医师必须了解患者重返运动项目的生物力学机制。错误的生物力学会使运动员存在较高的再伤风险。在全面恢复比赛之前,运动员的训练方案应从间隔性训练开始。

要对运动员的训练量进行控制以避免发生过劳综合征。如果患者是过头动作的运动员,应在训练计划中划分出阶段,使赛季中参赛时肩关节活动恢复足够的控制力。

此时的康复程序是患者的上肢力量及适应性训练,为提高至理想的肩关节功能患者要独立地继续进行练习。患者要学会怎样才能安全地进行练习,并获得肌力和上肢功能的最大收益。

(谷莉 陈亚平 译 周谋望 李世民 校)

参考文献

1. Wahl, C.J., Wickiewicz, T.L. *Surgical Treatment of Rotator Cuff Tears.* Curr Opin Orthop 2002;13(4):281–287.
2. Codman, E.A. *Complete Rupture of the Supraspinatus Tendon. Operative Treatment with Report of Two Successful Cases.* Boston Med Surg J 1911;164:708–710.
3. Yamaguchi, K., Levine, W.N., Marra, G., Galatz, L.M., Klepps, S., Flatow, E.L. *Transitioning to Arthroscopic Rotator Cuff Repair: The Pros and Cons.* Instr Course Lect 2003;52:81–92.
4. Baker, C.L., Whaley, A.L., Baker, M. *Arthroscopic Rotator Cuff Tear Repair.* J Surg Orthop Adv 2003;12(4):175–190.
5. Gartsman, G.M., Khan, M., Hammerman, S.M. *Arthroscopic Repair of Full-thickness Tears of the Rotator Cuff.* J Bone Joint Surg Am 1998;80:832–840.
6. Wolf, E.M., Pennington, W.T., Agrawal, V. *Arthroscopic Rotator Cuff Repair: 4- to 10-year Results.* Arthroscopy 2004;20(1):5–12.
7. Burkhart, S.S., Danaceau, S.M., Pearce, C.E. Jr. *Arthroscopic Rotator Cuff Repair: Analysis of Results by Tear Size ,and by Repair Technique-margin Convergence Versus Direct Tendon-to-bone Repair.* Arthroscopy 2001;17:905–912.
8. Severud, E.L., Ruotolo, C., Abbott, D.D., Nottage, W.M. *All-*

Arthroscopic Versus Mini-open Rotator Cuff Repair: A Long-term Retrospective Outcome Comparison. Arthroscopy 2003;19:234–238.
9. Tauro, J.C. *Arthroscopic Rotator Cuff Repair: Analysis of Technique and Results at 2- and 3-year Follow-up.* Arthroscopy 1998; 14:45–51.
10. Lo, I.K., Burkhart, S.S. *Current Concepts in Arthroscopic Rotator Cuff Repair.* Am J Sports Med 2003;31(2):308–324.
11. Gartsman, G.M. *All Arthroscopic Rotator Cuff Repairs.* Orthop Clin North Am 2001;32(3):501–510.
12. Galatz, L.M., Ball, C.M., Teefey, S.A., Middleton, W.D., Yamaguchi, K. *The Outcome and Repair Integrity of Completely Arthroscopically Repaired Large and Massive Rotator Cuff Tears.* J Bone Joint Surg Am 2004;86A(2):219.
13. Goldberg, B.A., Lippitt, S.B., Matsen, F.A. III. *Improvement in Comfort and Function after Cuff Repair Without Acromioplasty.* Clin Orthop 2001;390:142–150.
14. Debeyre, J., Patte, D., Elmelik, E. *Repair of Ruptures of the Rotator Cuff of the Shoulder with a Note on Advancement of the Supraspinatus Muscle.* J Bone Joint Surg 1965;47B:36–42.
15. Gore, D.R., Murray, M.P., Sepic, S.B., Gardner, G.M. *Shoulder Muscle Strength and Range of Motion Following Surgical Repair of Full Thickness Rotator Cuff Tears.* J Bone Joint Surg Am 1986;69:266–272.
16. Post, M., Sliver, R., Singh, M. *Rotator Cuff Tears: Diagnosis and Treatment.* Clin Orthop 1983;173:78–91.
17. Watson, M. *Major Ruptures of the Rotator Cuff: The Result of Surgical Repair in 89 Patients.* J Bone Joint Surg Br 1985;67: 618–624.
18. Wilk, K.E., Crockett, H.C., Andrews, J.R. *Rehabilitation after Rotator Cuff Surgery.* J Shoulder Elbow Surg 2000;0:1–18.
19. Yel, M., Shankwiler, J.A., Noonan, J.E. Jr., Burkhead, W.Z. Jr. *Results of Decompression and Rotator Cuff Repair in Patients 65 Years Old and Older: 6- to 14-year Follow-up.* Am J Orthop 2001;30:347–352.
20. Grondel, R.J., Savoie, F.H. III, Field, L.D. *Rotator Cuff Repairs in Patients 62 Years of Age or Older.* J Shoulder Elbow Surg 2001;10:97–99.
21. Waltrip, R.L., Zheng, N., Dugas, J.R., Andrews, J.R. *Rotator Cuff Repair. A Biomechanical Comparison of Three Techniques.* Am J Sports Med 2003;31(4):493–497.
22. McMaster, W.C., Liddle, S., Waugh, T.R. *Laboratory Evaluation of Various Cold Therapy Modalities.* Am J Sports Med 1978;6: 291–294.
23. Meeusen, R., Lievens, P. *The Use of Cryotherapy in Sports Injuries.* Sports Med 1986;3:398–414.
24. Osbahr, D.C., Cawley, P.W., Speer, K.P. *The Effect of Continuous Cryotherapy on Glenohumeral Joint and Subacromial Space Temperatures in the Postoperative Shoulder.* Arthroscopy 2002; 18(7):748–754.
25. Dockery, M.L., Wright, T.W., LaStayo, P.C. *Electromyography of the Shoulder: An Analysis of Passive Modes of Exercise.* Orthopedics 1998;21(11):1181–1184.
26. Solem-Bertoft, E., Thuomas, K.A., Westerberg, C.E. *The Influence of Scapular Retraction and Protraction on the Width of the Subacromial Space. An MRI Study.* Clin Orthop 1993;296:99–103.
27. Kibler, W.B. *The Role of the Scapula in Athletic Shoulder Function.* Am J Sports Med 1998;26(2):325–337.
28. Edmond, S.L. *Manipulation and Mobilization: Extremity and Spinal Techniques.* Mosby–Year Book, St. Louis, 1993.
29. Rathbun, J.B., Macnab, I. *The Microvascular Pattern of the Rotator Cuff.* J Bone Joint Surg Br 1970;52(3):540–553.
30. Kelly, B.T., Roskin, L.A., Kirkendall, D.T., Speer, K.P. *Shoulder Muscle Activation During Aquatic and Dry Land Exercises in Nonimpaired Subjects.* J Orthop Sports Phys Ther 2000;30(4): 204–210.
31. Cofield, R.H., Parvizi, J., Hoffmeyer, P.J., Lanzer, W.L., Ilstrup, D.M., Rowland, C.M. *Surgical Repair of Chronic Rotator Cuff Tears. A Prospective Long-term Study.* J Bone Joint Surg Am 2001;83A:71–77.
32. Harryman, D.T. II, Sidles, J.A., Clark, J.M., McQuade, K.J., Gibb, T.D., Matsen, F.A. III. *Translation of the Humeral Head on the Glenoid with Passive Glenohumeral Motion.* J Bone Joint Surg Am 1990;72(9):1334–1343.
33. Berger, R.A. *Applied Exercise Physiology.* Lea & Febiger, Philadelphia, 1982.
34. Godges, J.J., Mattson-Bell, M., Thorpe, D., Shah, D. *The Immediate Effects of Soft Tissue Mobilization with Proprioceptive Neuromuscular Facilitation on Glenohumeral External Rotation and Overhead Reach.* J Orthop Sports Phys Ther 2003;33(12):713–718.
35. Malone, T.R. *Orthopedic and Sports Physical Therapy,* 3rd ed. Mosby–Year Book, St. Louis, 1997.
36. Ekstrom, R.A., Donatelli, R.A., Soderberg, G.L. *Surface Electromyographic Analysis of Exercises for the Trapezius and Serratus Anterior Muscles.* J Orthop Sports Phys Ther 2003;33(5): 247–258.

第 41 章

肩峰下减压

Lee Rosenzweig, MSPT, CHT
Adam Pratomo, MSPT, CHT

肩袖肌腱和肩下滑囊的撞击是肩关节疾病最常见的原因[1,2]。撞击的病理生理过程包括因肩峰肱骨头间隙狭窄导致的相应结构的反复受损和继发性微损伤[3]。手术治疗撞击的指征包括影响工作、运动和日常活动的疼痛和无力。Neer[4]最先在1972年阐述了撞击综合征的病理。他第一个实行了切开前路肩峰成形术，该项技术直到20世纪80年代一直被认为是2~3期撞击损伤的标准术式。在这期间,Ellman开始进行关节镜下的肩峰下减压术(SAD)[5],这种术式现在已经被广泛认可。关节镜下肩峰减压的目的和开放式减压是相同的：去除肩峰下间隙内引起撞击的结构。

特别要推荐那些经6~12个月康复治疗效果不好的患者接受肩峰下减压术[6-8]。患者接受关节镜下肩峰下减压术的成功率在43%~90%[9-22]。这一章将介绍HSS(纽约外科专科医院)的手术和手术后患者的康复治疗方案。

手 术 概 述

从解剖学来讲，肩峰下间隙被认为是一个缝隙状的假关节,存在于肱骨近端、喙肩弓、肩锁关节、肩袖浅层和肩峰下三角肌下滑囊之间。肩锁关节位于前内侧,前壁由喙肩韧带组成,它走行在肩峰前面至喙突[23,24]。正常的肩峰下间隙为7~14mm,肩峰下间隙狭窄与肩袖病理相关[25](图41–1)。

第一例关节镜下肩峰下减压术是Ellman在1983年报道的[5]。在手术过程中,先用抽吸式电动刨削器行滑囊切除术,暴露肩峰下间隙。电切切断喙肩韧带,用电烧灼工具松解粘连。肩锁关节下表面的骨赘用磨钻来去除。

适当的减压包括:(1)广泛的肩峰下滑囊全切;(2)喙肩韧带切除术;(3)切除前肩峰的下表面;(4)去除碰撞肩锁关节的骨赘[26](图41–2和图41–3)。

康 复 概 述

康复在手术后即刻开始，患者一般也在同一天出院。为使患者舒适,术后的前2~7天可使用悬带悬吊,但鼓励早期活动。教会患者一组关节活动

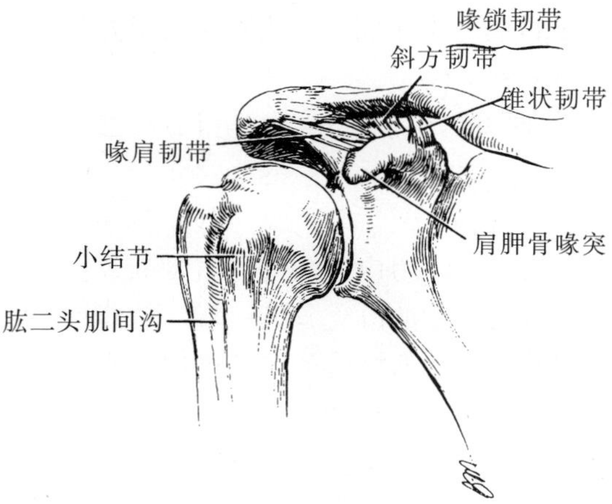

图41–1 肩峰下间隙。

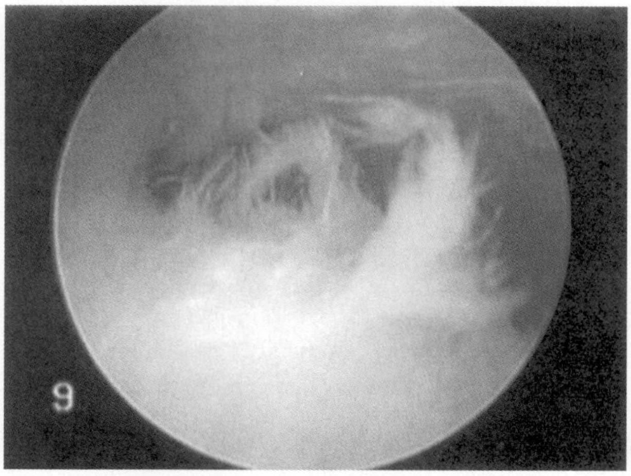

图41–2 肩峰下减压术前肩峰下间隙的关节镜下视图,伴有冈上肌的磨损。

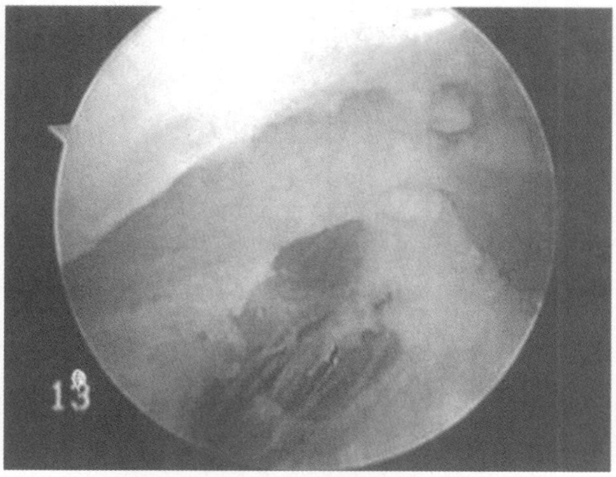

图41–3 肩峰下减压术及肌腱修正术后肩峰下间隙的关节镜下视图。

度练习,以防止发生僵直并改善活动能力。

当患者达到每个阶段规定的康复目标和晋级标准时,便可以让患者进入下一个康复阶段。个体化的进度也取决于活动时的疼痛水平。练习的重点区前屈、内外旋、后侧关节囊的柔韧性和肩胛稳定性。活动度练习应每天进行直到恢复全活动范围。随着活动度的改善,可逐步纳入力量训练,重点是肩肱关节和肩胛胸壁关节的肌肉平衡。康复医师必须认真评估患者的柔韧性、肩肱节律和姿势。不良的练习姿势会影响肩关节的协调性,并使肌肉组织处于不良的力学姿态。正确的练习姿势可以促进盂肱肌肉在运动时保持理想的长度–张力关系。良好的肩胛胸壁关节功能对获得盂肱关节旋转的稳定性也十分重要。肩带肌要协同收缩以使肱骨头和肩关节盂在运动时的协调性最大化。当肩胛有充分的稳定性后,可以增加肩袖肌力的练习[27,28]。

一般来说，撞击发生在肩袖肌力不足以在上举过程中稳定肱骨头，从而造成肩袖肌腱空间不足的时候[29]。当手臂抬高120°时,肱骨头上移可达1.5mm。肩袖力量不足时外展动作也可以引起这种明显的上移[30]。在确定肩袖和肩带肌有足够的强度以避免撞击之前，所有练习都应保持在水平面以下。患者只有在获得无痛的活动范围和足够的力量后,才可以开始过头动作。达到条件的患者进入到根据其运动项目制定的运动专项性动作练习。在整个康复过程中都要强调动作的矫正，以避免炎症反应及延迟恢复,这是十分重要的。治疗的目标是重获全部活动范围、灵活性、神经肌肉控制,并恢复到伤前的功能水平。

术后第一阶段(第0~14天)

在康复第一阶段，日间练习时要多次解除悬吊。最初的练习包括:Codman 钟摆式练习,用对侧上肢帮助前屈,在体操棒帮助下的外旋,练习时要在上臂下垫毛巾卷。这个姿势可以使肱骨头保持在肩胛平面内，这样既可以使前侧关节囊韧带松弛,又使上肢处于最具功能性的位置[31]。早期的肩胛练习可以从侧卧位开始,包括徒手肩胛松动术、主动肩胛回缩、前伸、抬高和降低。前锯肌和下部斜方肌力量训练也很重要，因为它们的共同收缩可使肩胛在肱骨上抬时产生向上的旋转。它们还能为肩胛相附于胸壁提供稳定作用，以防止发生翼状肩胛和肩胛失控[27]。主动肩胛回缩练习从侧卧位过渡到坐位或是立位。然后主动活动度进展到抗徒手阻力的肩带肌力练习，同样这也是先从侧卧位开始的(图41–4)。远端的主动活动度练习也应开始。指导患者在仰卧位时抬高手臂在心脏水平以上，在进行远端活动度练习或是睡觉时用枕头垫高,以减轻水肿。在患者达到合适的活动度和疼痛水平时,开始三角肌和肩袖肌的等长练习。随着力量的提高,练习提高到:(1)仰卧位使用手杖前屈;(2)坐位或立位轻负重或用弹力带进行肩带肌力练习。在每段练习后,应使用冷疗。经皮电神经刺激(TENS)可以作为控制疼痛的辅助治疗。

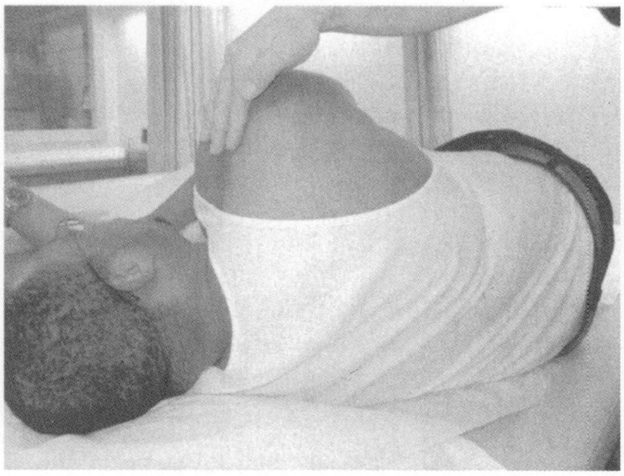

图41–4　徒手阻力的肩带肌力训练从侧卧位开始。

注意事项

早期松动术对肩峰下减压术后的治疗尤为重要。患者依从性不好将导致延迟达到功能目标。了解患者术前活动度和功能水平将对确定适合的康复目标有所帮助。活动度受限、肌无力、术前功能受损均对肩峰下减压术后恢复有着不利的影响[32]。对进度不理想的患者来说,治疗干预要一直着重于轻缓的活动度练习、肩胛力量训练、等长练习和理疗这几方面。所有患者的进展速度都各不相同,其中一些人比其他人会有更明显的肌肉抑制。重要的是患者只有在达到一定的目标后才能进入到下一个治疗阶段。这就要求康复计划个体化并满足每一个患者的特殊要求。

术后第一阶段(第0~14天)

目标

- 控制术后疼痛和肿胀
- 前屈活动度达到120°
- 外旋达到60°
- 独立进行家庭训练计划
- 较轻的日常活动穿衣、能够自理,

注意事项

- 避免练习中的疼痛
- 避免过头运动
- 避免搬动重物

治疗措施

- 指导家庭训练计划
- Codman 钟摆式练习
- 仰卧位主动辅助前屈活动度训练、主动前屈活动度训练
- 手杖外旋练习,肘下放置毛巾(肩胛平面)
- 侧卧位肩胛松动术
- 侧卧位肩胛主动活动(回缩、前伸、抬高和降低)
- 侧卧位抗徒手阻力力量练习
- 站立位弹力带肩胛回缩练习
- 三角肌和肩袖等长练习
- 远端力量练习(腕和肘)
- 物理治疗(经皮电神经刺激,冷疗)

晋级标准

- 前屈达到120°
- 外旋达到60°
- 独立进行家庭训练计划
- 疼痛得到控制

术后第二阶段(第2~6周)

随着疼痛和炎症反应的逐渐减轻,康复训练将继续强调活动度,其目标是术后6周达到全范围关节活动度。当手术切口愈合后,可以增加水疗项目。水疗最大的益处在于水对上肢产生浮力,可以使运动更加舒适安全[33]。指导患者站立在齐肩高的水中进行肩胛平面内的前屈练习。这项练习对于那些可以在地面上抗重力抬高手臂但因肌肉无力出现细微的耸肩或肩胛代偿的患者来说是一种很好的过渡。水疗也能作为抗阻运动训练。抗阻练习,例如划水、肩关节伸展和内外旋,可以在水下手握短桨进行。当患者前屈达110°并有较好的肱骨头控制功能后,可以进行拉力器练习以增加上举的活动范围。可以开始进行后侧关节囊的牵伸和关节松动术,以促进活动范围的改善。

康复的重点仍然是肩带肌力量训练。将能强化肌肉协同收缩和肩关节动态稳定性的闭链运动加入到康复程序中。闭链运动还有益于本体感觉的刺激。增进运动感知的本体感觉练习对术后重获完整的肩关节功能十分重要。早期的肩胛闭链练习需要前臂抬高60°,双手将治疗球抵在支撑板上划小圆,同时伸直双臂支持体重(图41-5)。随着肩带肌力量的提高,练习可进展为增加手臂抬高角度至90°,此后再进展为单臂支撑。肩胛牵伸练习从仰卧位开始,最初不负重,然后逐渐过渡到负重。闭链肩胛前伸练习作为推墙练习的一部分,在站立位进行。肩袖等长收缩练习从站立

术后第二阶段(第2~6周)

目标

- 全范围关节活动度
- 患侧上肢肌力达到4/5级
- 能独立进行低强度日常活动(与术前功能水平相适应)
- 能独立进行家庭训练计划
- 恢复抬臂小于90°时的正常肩肱节律

注意事项

- 在达到适当的活动度和力量之前避免过头动作
- 避免疼痛的活动范围

治疗措施

- 关节活动度(主动和被动)
- 拉力器训练
- 关节囊牵伸和关节松动术
- 水疗
- 增加三角肌力量训练
- 增加肩袖力量训练
- 水平面下肩带肌力强化训练
- 渐进抗阻器械训练(即划桨、胸部推压、背阔肌牵拉)
- 上肢功率仪
- 必要时进行理疗
- 开展家庭训练计划

晋级标准

- 疼痛和肿胀已减轻到最低程度
- 达到全范围关节活动
- 患侧上肢肌力达到4/5级
- 小于90°抬臂时肩肱节律恢复正常

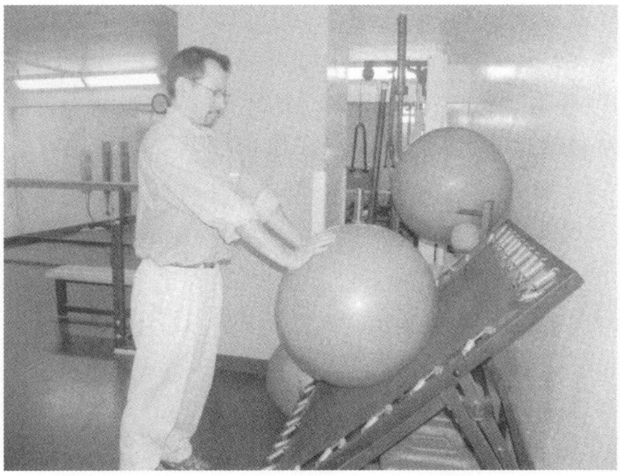

图41-5 抵在支持板上的闭链运动练习。

位肩胛平面内开始,手臂处于中立位,下方垫一毛巾卷帮助练习。这个姿势能使肩关节肌群具有最理想的长度张力关系[34]。当患者能进行无痛的等长练习,达到至少60°外旋,并且徒手肌力检查内外旋肌力至少达4级时,可以进展到抗弹力带或重力的等张练习。

远端力量练习在此阶段进展为肱二头肌、肱三头肌的渐进抗阻练习。由于肱二头肌在盂肱关节稳定性和肱骨头下移动作上有协同肩袖的作用,因此被认为十分重要[36]。上肢功率仪也可以加入到训练中以提高耐力。在患者可以主动抗重力抬高手臂90°而不出现代偿动作时,在肩胛平面内进行拇指向上的前屈练习(肩胛前屈或"捧罐"练习)(图41-6)。在这项练习中可以发现三角肌前群、冈上肌、冈下肌的肌电图活跃性升高[37]。这个姿势还能使大节结避过肩峰,减小撞击的机会。需注意的代偿姿势包括耸肩、肱骨头向前/上移位[38](图41-7)。随着力量的提高,可以增加练

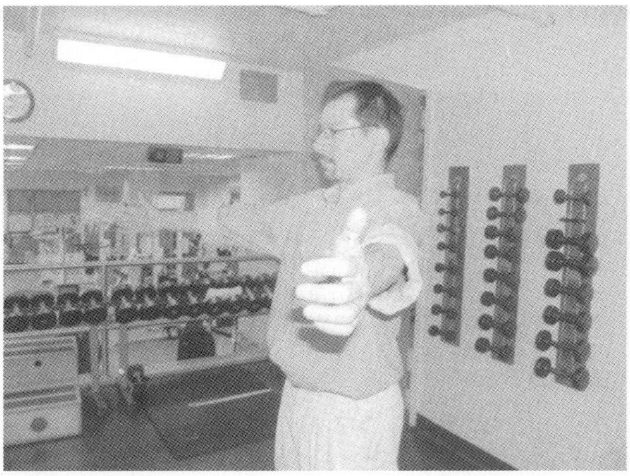

图41-6 肩胛平面的前屈练习。

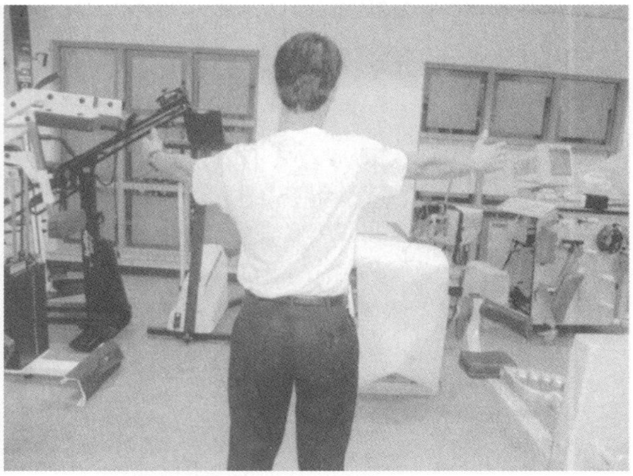

图41-7 在肩胛平面内的前屈训练中注意观察有无代偿动作(耸肩)。

习的负重来训练患者。配合器械的渐进抗阻练习作为更有挑战性的力量训练在这一期将近结束时开始(如划桨、胸推、背阔肌牵拉)。

注意事项

这一阶段可能发生的并发症是肩关节疼痛加重和僵硬。通常当患者感觉到少许进步时,便开始过度地使用手臂,但此时不能确保有充分的肩胛稳定性和肩袖肌力。这将导致错误的力学机制而进一步加重症状。要提醒患者,尽管可以用上肢做一些低强度活动,但距完全康复仍有几个月的时间。患者必须避免任何会引起疼痛的过头动作和提重物。治疗师应鼓励无痛地使用患肢,避免引起疼痛的动作,并鼓励继续冷疗。

术后第三阶段(第6~10周)

这一阶段的目标是使患者恢复全部的头上活动范围、力量和灵活性。患者继续为重返全部日常活动和工作相关活动做好准备。对于运动员来说,活动重点仍然是为最终重返赛场做好准备。随着力量的提高,可以开始更高级的运动训练。节律稳定性练习可用于增强上肢在90°以上不同角度的力量。采用本体神经肌肉促进技术引入对角线运动模式。最初可以在徒手阻力下进行,然后当确保有充分良好的肩肱节律和肩袖肌力时,可以提高强度改为使用弹力带或哑铃。对于有过头动作的运动员来说,肩袖肌力训练可进展为在抬高位置上进行。内外旋练习可在肩外展90°位用弹性阻力带进行。应注意患者在90°位肩袖力量训练时有无任何疼痛的征象。高强度关节松动术和后侧关节囊牵伸可以解决残留的关节僵硬或关节囊缩紧。

注意事项

在开始进行过头运动和对角线模式运动前,确认患者是否已经达到无痛全范围关节活动、正常肩肱节律、5级的上肢肌力标准是十分重要的。不达标则将导致代偿运动、运动机制不良、以及再损伤风险增大。

肩胛上旋不充分是常见的错误运动,它可能引起头上动作时的疼痛。这种错误运动可以由多种因素引起,比如姿势不良(肩部前伸和胸椎后凸加大)、肩胛提升时主要靠上斜方肌、背阔肌短缩以及前锯肌和下斜方肌兴奋不协调[39,40]。肩胛上旋的受限可以通过强化前锯肌的力量训练来解决,如仰卧位肩胛前伸或强化肩胛前伸终末范围的推墙练习。还有下部斜方肌的训练,让患者背靠墙站立,上肢外展70°,屈肘90°,用手背侧推墙。上臂的外展可以从70°加至100°,同时用手臂的背侧主动推墙(图41-8A,B)。要对患者进行教育,强调正确姿势的重要性。强调肩胛后缩的抗阻治疗带练习、四肢撑地或俯卧位上肢挺身以及腹部和臀部的肌力训练都可用来调整姿势。背阔肌紧张可以通过仰卧位肩关节前屈牵伸的手杖练习来解决。加强患者教育,同时强调良好姿势的重要性。

术后第四阶段(第10~14周)

最后这一阶段的目标是使患者完全恢复伤前的功能性活动和不受限制地参加体育活动。重返体育

术后第三阶段(第6～10周)

目标

- 全范围关节活动度
- 正常肌力(5/5)
- 改进灵活性(患侧与健侧相同)
- 在整个活动范围内肩肱节律正常

注意事项

- 避免治疗性练习和日常功能性活动中发生疼痛
- 在获得足够灵活性和肌力之前避免体育活动

治疗措施

- 继续进行强化活动度练习
- 灵活性练习
- 强化关节松动术,关节囊牵伸
- 强化肩袖力量训练
- 本体神经肌肉促进技术的对角线模式(特别是D2模式屈伸,如果允许)
- 难度更大的肩袖力量训练(抬高位,如果适用)
- 节律稳定性训练
- 必要时进行理疗
- 相应的调整和提高家庭训练计划

晋级标准

- 全范围被动关节活动度
- 上肢全部肌群达5级肌力
- 良好的柔韧性
- 整个活动范围内肩肱节律正常
- 无痛的主动关节活动度

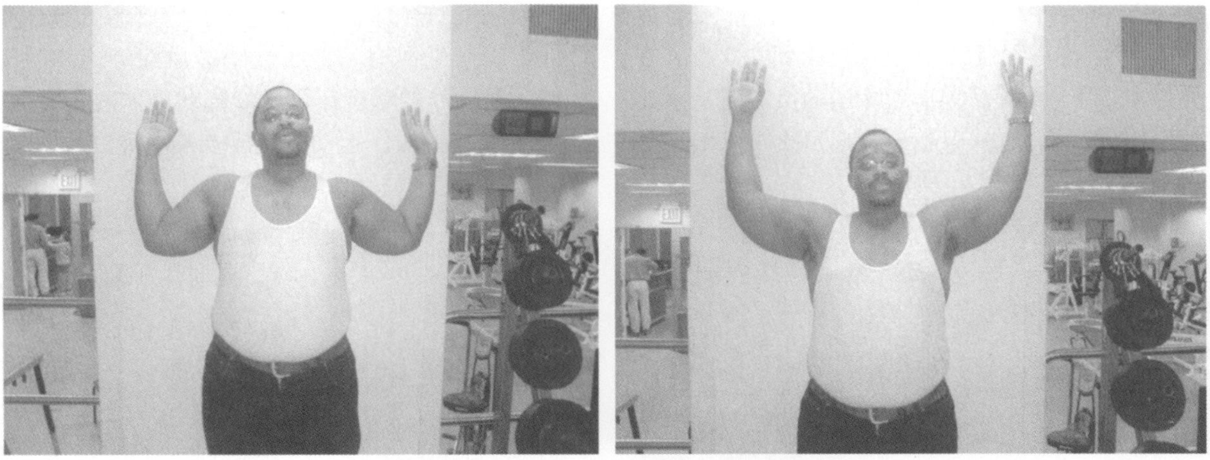

A B

图41–8 主动肩胛后缩下的外展。

运动的标准是达到与特殊运动相适应的全部肌肉力量、柔韧性和耐力。这一阶段的治疗措施包括动力性力量练习、功能性往复运动和专项运动活动。

动态力量练习应针对肩袖和肩胛在不同平面上的上举训练。强调肩胛稳定性练习,以改进肩关节的动态稳定性。更进一步的神经肌肉训练包括开闭链练习和高级本体感觉训练。对于希望重回赛场的运动员来说，促进运动感知的本体感觉训

术后第四阶段（第10～14周）

目标

- 等速肌力测试大于健侧肌力的85%(内外旋)
- 在全部体育专项训练中无痛
- 达到专项运动对功能性力量、柔韧性和耐力的要求

注意事项

- 避免在治疗性练习和日常功能性活动中发生疼痛
- 在获得足够柔韧性和肌力之前避免体育活动

治疗措施

- 全面的上肢力量训练
- 体育专项的功能性往复运动
- 等速训练及测试
- 高级神经肌肉训练
- 开始体育专项训练/间歇投掷训练(在术者指导下进行)

康复完成标准

- 患者达到专项运动对力量、柔韧性和耐力的要求
- 等速肌力测试大于健侧肌力的85%(内外旋),全部体育专项训练中无痛

练是十分重要的[41,42]。可以进行如下的练习：在不稳定表面(球或塑料滚筒)上俯卧撑，或是为训练节律稳定性在人为干扰下的四肢支撑练习（图41–9)。本体感觉神经肌肉强化(PNF)和等长收缩保持下的节律稳定性训练已被证实是一种提高肩袖肌肉组织力量促进运动感知的有效方法[43,44]。肩胛和盂肱关节的PNF模式开始时应在治疗床上患者取仰卧位或侧卧位由治疗师给予徒手阻力下进行（图41–10)。在最后这一阶段，PNF模式提高到站立位并在阻力弹力带下进行，以此来训练运动员。对从事过头动作运动的运动员来说，要在180°/秒和300°/秒的速度下进行等速内外旋训练，以增强力量和耐力。最初，运动员要在肩外展45°位(近似于肩胛平面)开始内外旋训练。过头动作运动的运动员要进展到外展90°位的内外旋训练。

在这康复的最后这一阶段应开始功能性往复运动训练。这种高级形式的抗阻训练包括从离心收缩到向心收缩的快速肌肉牵伸[45]。牵伸–短缩肌肉收缩通过预牵伸肌梭及高尔基腱感受器，使弹性组织产生回缩。它通过储备弹性势能和肌肉牵伸反射动作的联合作用来增强肌肉的效力[46]。大多数从事过头动作运动的运动员在他们的运动项目

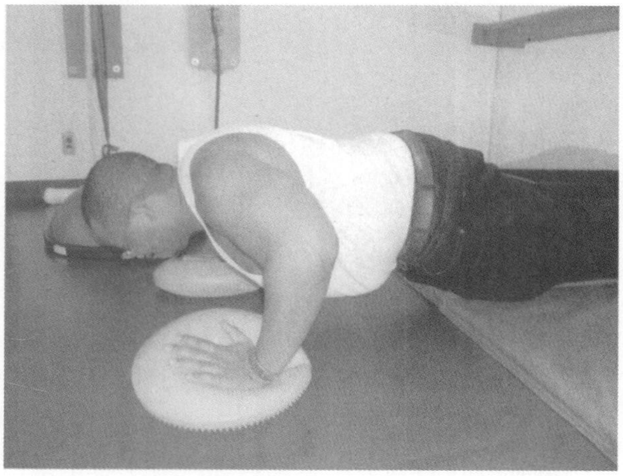

图41–9　不稳定支持面上的俯卧撑。

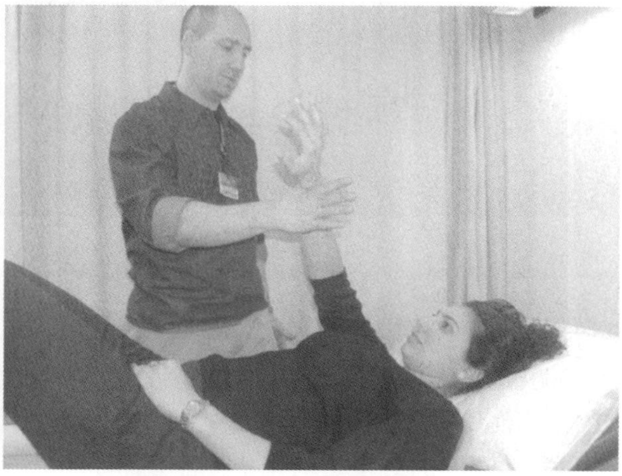

图41–10　徒手抗阻的PNF模式。

中也会采用某种形式的功能性往复运动模式[47,48]。投掷的角速度平均在5000°/秒~9000°/秒[49]。考虑到投掷运动中(或是其他过头运动,如网球发球或排球发球)角速度和对肩关节施加的作用力,功能性往复运动应是运动员康复训练中的重要组成部分。开始进行功能性往复运动,先在胸部水平双手掷球,再到头上双手掷球,然后到双手侧方掷球,采用3~5磅(1.36~2.26kg)的治疗球。单手功能性往复运动先从离心减速开始(图41-11),此后提高为PNF模式,单手侧方投掷,最后是头上投掷。

在这一阶段末,开始体育专项训练。在开始任何体育专项训练之前,运动员必须达到全活动范围无痛,等速测试中患侧至少达到健侧的75%~80%(峰力矩和总做功量),并且至少进行过2~4周的功能性往复运动。据报道,在内外旋的等速肌力测试中正常内旋和外旋的比值在所有角速度范围内应达到66%~70% [50]。相比之下,外旋对内旋的比值更为合理,因为较强的肩后部结构可以减少投掷或执拍类运动中的损伤[51,52]。

投掷运动员要进行间断投掷训练程序。运动员先从轻量投掷运动开始,然后逐渐增加投掷距离和次数,从14米的距离增加至18、27和36米。投手要开始进行投手踏板上的投掷,逐渐增加投掷次数和速度。非投手球员则开始更长距离和定位练习。网球运动员从触地击球开始,如正手、反手,2~3期训练后过渡到截击空中球,最后再进展到头上发球。体育专项活动应每周至多进行2~3次,依据运动项目而定,以便在间歇期充分恢复体力。

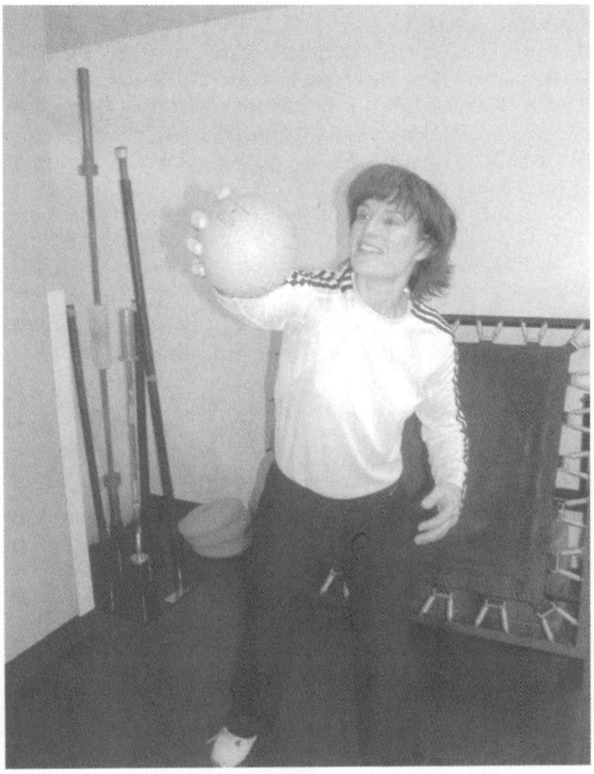

图41-11　单手功能性往复运动,向墙离心减速投球。

重返运动的标准根据运动员的水平可有所不同。常用惯例是进行等速肌力评定。双侧肌力对比,运动员患侧应达到健侧85%以上强度(峰力矩和总做功量)。此外,运动员还必须能无痛完成全部运动专项训练,并能达到专项运动的特殊要求。

康复医师在这一阶段开始时必须认真评价其力量及活动度,以便确定患者是否能达到这部分训练的要求。

注意事项

在获得充分的活动度和力量之前,过分激进地提前进行功能性往复运动会导致代偿动作、不良运动机制,并增大再伤风险。康复医师要谨慎限制训练量,以避免过劳损伤。虽然柔韧性练习可以每天进行,但针对特定肌群的力量训练每周只应进行3~4天。体育专项训练,如间断投掷训练或头上击球,可能需要更长的休息时间(根据患者的反应最长可休息2~3天)。

(谷莉　陈亚平　译　周谋望　李世民　校)

参考文献

1. Neer, C.S. *Anterior Acromioplasty for Chronic Impingement Syndrome in the Shoulder.* J Bone Joint Surg 1972;54A:41–50.
2. Neer, C.S. *Impingement Lesions.* Clin Orthop Relat Res 1983;173:70–77.
3. Wahl, C.J., Warren, R.F., Altchek, D.W. Shoulder Arthroscopy. In Rockwood, C.A., Matsen, F.A., Wirth, M.A., Lippitt, S.B. (Eds). *The Shoulder.* WB Saunders, Philadelphia, 2004, pp. 283–354.
4. Neer, C.S. II. *Anterior Acromioplasty for the Chronic Impingement Syndrome in the Shoulder: A Preliminary Report.* J Bone Joint Surg Am 1972;54:41–50.
5. Ellman, H. *Arthroscopic Subacromial Decompression.* Orthop Trans 1985;9:48.
6. Bunker, T.D. Impingement: Needle, Scope or Scalpel? In Bunker, T.D., Schranz, P.J. (Eds). *Clinical Challenges in Orthopedics: The Shoulder.* Mosby, St. Louis, 1998, p. 62.
7. Gartsman, G.M. Arthroscopy for Shoulder Stiffness. In Miller, M.D., Cole, B.D. (Eds). *Textbook of Arthroscopy.* WB Saunders, Philadelphia, 2004, p. 173.
8. Bigliani, L.U., Morrison, D.S. Subacromial Impingement Syndrome. In Dee, R., Mango, E., Hurst, L.C. (Eds). *Principles*

of Orthopedic Practice. McGraw-Hill, New York, 1989, p. 627.
9. Burkhart, S. *Arthroscopic Debridement and Decompression for Selected Rotator Cuff Tears.* Orthop Clin North Am 1993;24: 111–124.
10. Brox, J., Gjengedal, E., Uppheim, G., Bohmer, A.S., Brevik, J.I., Ljunggren, A.E., Staff, P.H. *Arthroscopic Surgery Versus Supervised Exercises in Patients with Rotator Cuff Disease (Stage II Impingement Syndrome): A Prospective, Randomized, Controlled Study in 125 Patients with a 2½ Year Follow-up.* J Shoulder Elbow Surg 1999;8:102–111.
11. Ellman, H. *Arthroscopic Subacromial Decompression: Analysis of One- to Three-year Results.* Arthroscopy 1987;3:173–181.
12. Esch, J. *Arthroscopic Subacromial Decompression and Postoperative Management.* Orthop Clin North Am 1993;24:161–171.
13. Beach, W., Caspari, R. *Arthroscopic Management of Rotator Cuff Disease.* Arthroscopy 1993;16:1007–1016.
14. Gleyze, P., Thomas, T., Gazielly, D.F., Bruyere, G., Kelberine, F., Kempf, J.F., Levigne, C., Marcillou, P., Nerot, G. Compared Results of the Different Treatments in Partial-thickness Bursal Side Tears of the Rotator Cuff. A Multi-center Study of 48 Shoulders. In Gazielly, D.F., Gleyze, P., Thomas, T. (Eds). *The Cuff.* Elsevier, Paris, France, 1997, pp. 257–259.
15. Hawkins, R.J., Abrams, J.S., Brock, R.M., Hobeika, P. *Acromioplasty for Impingement with an Intact Rotator Cuff.* J Bone Joint Surg Br 1988;70:795–797.
16. McShane, R.B., Leinberry, C.F., Fenlin, J.M. *Conservative Open Anterior Acromioplasty.* Clin Orthop 1987;223:137–144.
17. Olsewski, J., Depew, A. *Arthroscopic Subacromial Decompression and Rotator Cuff Debridement for Stage II and Stage III Impingement.* Arthroscopy 1994;10:61–68.
18. Paulos, L., Franklin, J. *Arthroscopic Shoulder Decompression Development and Application.* Am J Sports Med 1990;18:235–244.
19. Ryu, R.K. *Arthroscopic Subacromial Decompression: A Clinical Review.* Arthroscopy 1992;8:141–147.
20. Snyder, S.J., Pachelli, A.F., Del Pizzo, W., Friedman, M.J., Ferkel, R.D., Pattee, G. *Partial Thickness Rotator Cuff Tears: Results of Arthroscopic Treatment.* Arthroscopy 1991;7:1–7.
21. Speer, K.P., Lohnes, J., Garrett, W.E. Jr. *Arthroscopic Subacromial Decompression: Results in Advanced Impingement Syndrome.* Arthroscopy 1991;7:291–296.
22. Yamaguchi, K., Flatlow, E. *Arthroscopic Evaluation and Treatment of the Rotator Cuff.* Orthop Clin North Am 1995;26:643–659.
23. Lucas, D. *Biomechanics of the Shoulder Joint.* Arch Surg 1973; 107:425.
24. Kapanji, I.A. *The Physiology of the Joints—Upper Limb,* vol 1. Churchill Livingstone, New York, 1970.
25. Weiner, D.S. *Superior Migration of the Humeral Head: A Radiological Aid in the Diagnosis of Tears of the Rotator Cuff.* J Bone Joint Surg 1970;52B:524.
26. Matsen, F.A., Arntz, C. Subacromial Decompression. In Rockwood, C.A., Matsen, F.A. (Eds). *The Shoulder.* WB Saunders, Philadelphia, 1998, pp. 795–833.
27. Kibler, W.B. *Role of the Scapula in the Overhead Throwing Motion.* Contemp Orthop 1991;22:525–533.
28. Kibler, W.B. *The Role of the Scapula in Athletic Shoulder Function.* Am J Sports Med 1998;26:325–336.
29. Ludewig, P.M. *Alterations in Shoulder Kinematics and Associated Muscle Activity in People with Symptoms of Shoulder Impingement.* Phys Ther 2000;80:276–291.
30. Sharkey, N.A. *The Rotator Cuff Opposes Superior Translation of the Humeral Head.* Am J Sports Med 1995;23:270–275.
31. Neer, C.S. *Anterior Acromioplasty for the Chronic Impingement Syndrome in the Shoulder. A Preliminary Report.* J Bone Joint Surg 1972;54A:41.
32. Nielson, K.E., Wester, J.U., Lorentsen, A. *The Shoulder Impingement Syndrome: The Results of Subacromial Decompression.* J Shoulder Elbow Surg 1994;3:12.
33. Speer, K.P., Cavanaugh, J.T., Warren, R.F., Day, L., Wickiewicz, T.L. *A Role for Hydrotherapy in Shoulder Rehabilitation.* Am J Sportsmed 1993;21(6):850–853.
34. Glousman, R., Jobe, F., Tibone, J., Moyner, P., Antonelli, D., Perry, J. *Dynamic Electromyographic Analysis of the Throwing Shoulder with Glenohumeral Instability.* J Bone Joint Surg 1998; 70:220–226.
35. Johnson, T.B. *The Movements of the Shoulder Joint. A Plea for the Use of the "Plane of the Scapula" as the Plane of Reference for Movements Occurring at the Humeri-Scapular Joint.* Br J Surg 1937;25:252–260.
36. Itoi, E., Kuechle, D.K., Newman, S.R. *Stabilizing Function of the Biceps in Stable and Unstable Shoulders.* J Bone Joint Surg 1993;75B:546.
37. Townsend, H., Jobe, F.W., Pink, M., Perry, J. *Electromyographic Analysis of the Glenohumeral Muscles During a Baseball Rehabilitation Program.* Am J Sportsmed 1991;19(3):264–272.
38. Burke, W.S., Vangsness, C.T., Powers, C.M. *Strengthening the Supraspinatus. A Clinical and Biomechanical Review.* Clin Orthop 2002;402:292–298.
39. Sahrmann, S. *Diagnosis and Treatment of Movement Impairment Syndromes.* Mosby, St. Louis, 2002.
40. Janda, V. Muscles, Central Nervous System Regulation and Back Problems. In Korr, I. (Ed). *The Neurobiologic Mechanisms in Spinal Manipulative Therapy.* Plenum Press, New York, 1978, pp. 27–41.
41. Davies, G.J., Dickhoff-Hoffman, S. *Neuromuscular Testing and Rehabilitation of the Shoulder Complex.* J Orthop Sports Phys Ther 1993;23:348.
42. Ellenbecker, T.S., Mattalino, A.J. *Comparison of Open and Closed Kinetic Chain Upper Extremity Tests in Patients with Rotator Cuff Pathology and Glenohumeral Joint Instability.* J Orthop Sports Phys Ther 1997;25(1):84.
43. Knott, M., Voss, D.E. *Proprioceptive Neuromuscular Facilitation.* Harper and Row, New York, 1956, pp. 27–76.
44. Wilk, K.E., Andrews, J. *Rehabilitation Following Arthroscopic Subacromial Decompression.* Orthopedics 1993;16(3):349–358.
45. Duda, M. *Plyometrics: A Legitimate Form of Power Training?* Phys Sportsmed 1988;16:213–218.
46. Wilk, K.E., Reinold, M.M. Specific Exercises for the Throwing Shoulder. In Sumant, K.G., Hawkins, R.J., Warren, R.F. (Eds). *The Shoulder and the Overhead Athlete.* Lippincott Williams & Wilkins, Philadelphia, 2004, pp. 95–121.
47. Pappas, A.M., Zawacki, R., Sullivan, T.J. *Biomechanics of Baseball Pitching: A Preliminary Report.* Am J Sports Med 1985;13: 216–221.
48. Flesig, G.S., Andrews, J.R., Dillman, C.J. *Kinetics of Baseball Pitching with Implications About Injury Mechanisms.* Am J Sports Med 1995;23:233–239.
49. Gainor, B.J., Piotrowski, G., Puhl, J., Allen, W.C., Hagen, R. *The Throw: Biomechanics and Acute Injury.* Am J Sports Med 1980;8:114–118.
50. Ivey, F.K., Calhoun, J.H., Rusche, K., Bierschenk, J. *Normal Values for Isokinetic Testing of Shoulder Strength.* Med Sci Sports Exerc 1984;16:127.
51. Ellenbecker, T.S. *Rehabilitation of Shoulder and Elbow Injuries in Tennis Players.* Clin Sports Med 1995;14(1):87.
52. Cain, P.R., Mutschler, T.A., Fu, F.H., Lee, S.K. *Anterior Stability of the Glenohumeral Joint: A Dynamic Model.* Am J Sports Med 1987;15(2):144.

第 42 章

肩关节前稳定术

Mickey Levinson, PT

肩关节前方不稳的病因有两种：急性创伤导致脱位，需由医师进行复位，另一种是慢性病变。肩关节前脱位的复发率很高，尤其是运动量大的年轻人[1-4]。创伤性前方不稳的损伤机制通常为肩外旋、外展和后伸的复合作用，常见于跌倒时手臂外伸着地或是滑雪时滑雪杖插地向前摔倒。慢性不稳是由于重复运动造成关节囊的过度松弛和(或)盂唇撕脱或肩带松弛。常见的肩关节前方不稳为“Bankart 损伤”，是指肩关节盂唇前下部撕脱[5]。盂唇病变和肩关节不稳可保守治疗，但常需要手术治疗。本章将讨论HSS的肩关节前稳定术的康复指南。

手术概述

肩关节盂唇是连于肩关节盂缘的纤维软骨组织(图42-1)。它有多种解剖学变异[6]。盂肱韧带附于其上。盂唇通过增加肱骨头与关节盂的接触面积增加了盂肱关节的稳定性并可防止肱骨头横向移位[6]。前方稳定术可通过切开手术或在关节镜下进行。极度松弛或多方向不稳的患者多采用切开手术治疗。最常用的入路是横行切开肩胛下肌的一部分，修复撕裂的盂唇。切开关节囊壁并将其边缘重叠缝合以紧缩关节囊(图42-2)。

与关节镜下肩关节前侧紧缩加强术相比，传统的切开手术有许多的缺点，关节镜下关节囊前侧紧缩加强术减少了传统手术的缺点和降低了ROM的丢失率。Bankart 损伤通过穿过关节盂的锚钉缝合，关节囊松弛也可以通过同样的方法修复(图42-3)。

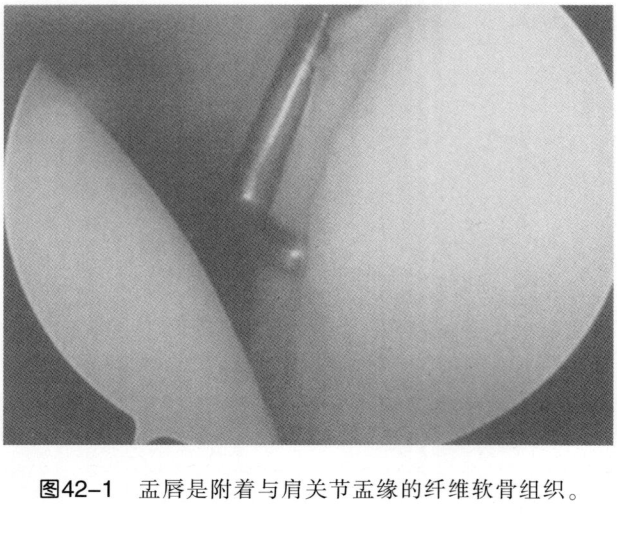

图42-1 盂唇是附着与肩关节盂缘的纤维软骨组织。

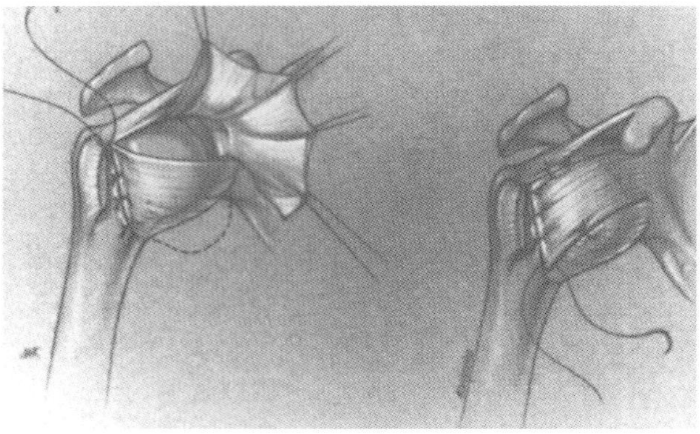

图42-2 切开前方稳定术。

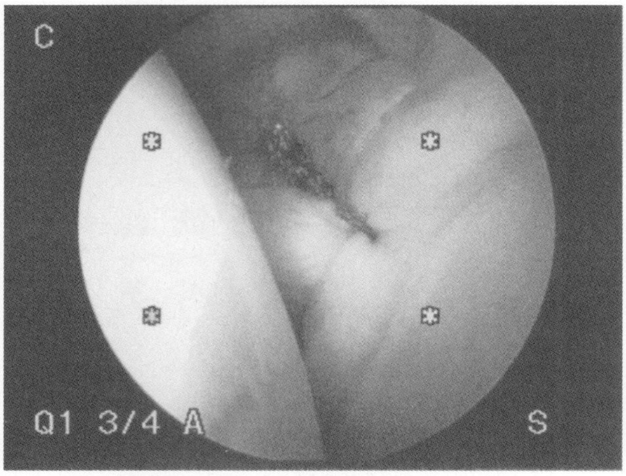

图42-3 关节镜前方稳定术，应用缝合穿钉。

关节囊被重叠的程度取决于麻醉下的检查结果。患者手术后应佩戴肩关节内收和内旋的支具。

康复概述

肩前紧缩加强术后的康复治疗多开始于术后1~3周。患者应持续穿戴支具，做运动或沐浴时可脱下。治疗强调早期、控制范围内的活动，以防止挛缩，并避免在后期训练中过度被动牵伸。肩关节的外旋和后伸应缓慢进展，以便保护修复部位，而且要避免过分牵拉关节囊前壁。据以往记载，关节镜手术方式有过较为显著的失败率[7-10]。因为关节镜手术后的ROM(活动范围)进展速度不如切开术后，因为或者固定较少。贯穿全程的全上肢肌力练习可改善患者功能，使其为重返运动做好准备。康复目标为恢复正常力量、关节活动度、柔韧性及本体感觉，因为肩关节不稳会出现本体感觉减退[11-13]。若预期重返体育活动，术后康复过程则不能少于3个月。手臂过头的动作最后才能做。患者教育对防止再损伤至关重要。患者需了解与该手术相关的注意事项。

术后第一阶段（第1~3周）

康复治疗第一阶段的首要目标是在保护愈合组织的同时逐渐恢复关节活动度。患者除了在训练和洗澡之外必需全天穿戴支具，主要是为了防止挛缩并尽量减少制动带来的不利影响。活动可以刺激机械感受器减轻疼痛，并且对胶原纤维排列及关节软骨都能起到有利作用[14-16]。教育患者限制外旋和后伸至中立位，以避免过度牵拉修复处。

术后1~3周时手术医生将允许肩关节在ROM内进行被动前屈和外旋。关节镜术后外旋被限制在中立位，而切开术后允许30°外旋。

开始进行握拳练习，以促进血液循环，可通过辅助下的肘腕关节活动度练习来防止由于制动而并发的挛缩。

由于功能稳定取决于近端稳定，因此应开始肩带肌的等长练习（图42–4）[17]。此处还应开始三角肌的亚极量无痛等长练习。让患者明白练习的总量不应增加肩部的疼痛或炎症，这是很重要的。指导患者采用冷疗来减轻术后的肿胀、疼痛或炎症。

注意事项

在此阶段治疗师需密切监视患者的关节活动度，以便评价其练习进度是否过快，从而过分牵拉修复组织。其次，监测终末感也非常重要，尤其是切开术后，以便评估是否有挛缩形成。以上两个细节需及时与手术医师沟通。

应告知患者，三角肌的等长练习一定要无痛，并且一旦发生炎症将会减缓康复进程。

术后第一阶段（第1~3周）

目标

- 促进愈合：减轻疼痛、炎症和肿胀
- 前屈达到90°
- 关节镜术后外旋到中立位；切开术后外旋到30°
- 独立完成家庭训练计划

注意事项

- 不进行练习时全天制动
- 外旋和后伸限定于中立位（切开术后限定于30°）

治疗措施

- 制动
- 肘腕的主动活动度练习（AROM）
- 握拳练习
- 肩带肌等长练习
- 三角肌亚极量无痛等长练习
- 主动辅助下关节活动度练习（AAROM）：前屈（肩胛平面）
- AAROM：外旋至中立位
- 家庭训练计划
- 需要时进行理疗

晋级标准

- 外旋达中立位（切开术后达30°）
- 前屈达90°
- 轻微疼痛或炎症

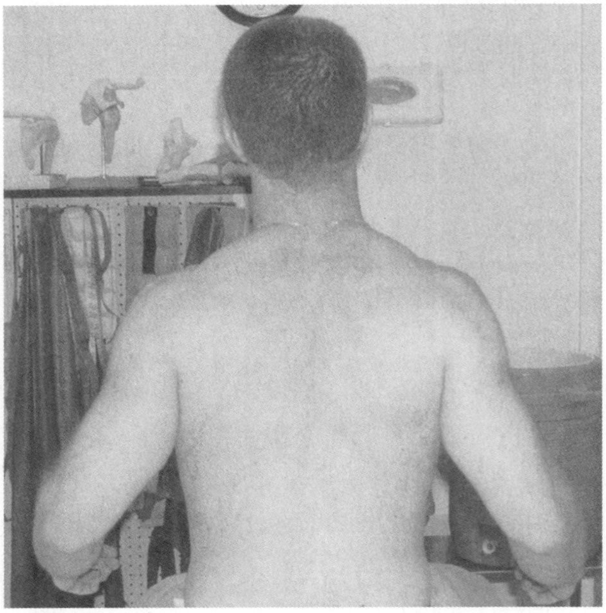

图42-4　肩带肌的等长练习。

术后康复第二阶段(第3~6周)

此阶段可去掉支具，并继续进行ROM练习。通常来讲,切开术后此阶段持续3~4周,关节镜术后则持续4~6周。体操棒练习可用于AAROM。倘若患者仰卧位屈曲角度达到110°左右，则可以进行拉力器训练。若患者难以恢复ROM,可以考虑水疗。水的浮力可以很好地帮助上肢上举[18]。体操棒练习也可以用于外旋。此时外旋角度关节镜术后可达到45°,切开术后则为60°。前屈练习可在耐受范围内进展。

肩带肌力量练习进展为侧卧位手法稳定练习,并在可耐受时开始治疗球稳定练习(图42-5)。研究表明,在肢体远端固定时进行的闭链练习可以促进关节稳定性并刺激关节的本体感觉[19,20]。如果患者具有充分的关节活动度而且相对无症状,

术后第二阶段(第3~6周)

目标

- 继续促进愈合
- 关节镜术后:外旋达45°,前屈达120°
- 切开术后:外旋达60°,前屈达145°
- 着手恢复肩胛及肩袖的力量

注意事项

- 外旋限制到45°(关节镜术后)
- 避免过度牵拉前关节囊
- 避免肩袖炎症

治疗措施

- 中止制动(由手术医生决定)
- 继续进行AAROM前屈:体操棒练习,滑轮练习
- 继续进行AAROM外旋:体操棒练习
- 水疗(根据需要)
- 侧卧位手法稳定练习
- 治疗球肩胛稳定练习
- 改良中立位的内外旋等长练习(亚极量,无痛)
- 需要时进行理疗
- 改进家庭训练计划

晋级标准

- 轻微疼痛和炎症
- 关节镜术后:外旋达45°,前屈达120°
- 切开术后:外旋达60°,前屈达145°
- 内外旋力量达到4/5

则可以在改良中立位进行亚极量内外旋等长练习(图42–6)。通过活动肩袖,患者开始恢复其动态稳定性,从而为上肢的AROM做好准备。患者必须意识到,炎症会导致肩袖肌的反射性抑制[21]。

注意事项

在此阶段应继续仔细监测患者的ROM。切开术后,治疗师需关心活动度的缓慢进展并继续监测患者的关节末端感觉。关节镜术后,应小心监控过快的进展。继续教育患者有关肩袖肌炎症的副作用。等长练习需继续保证无痛。

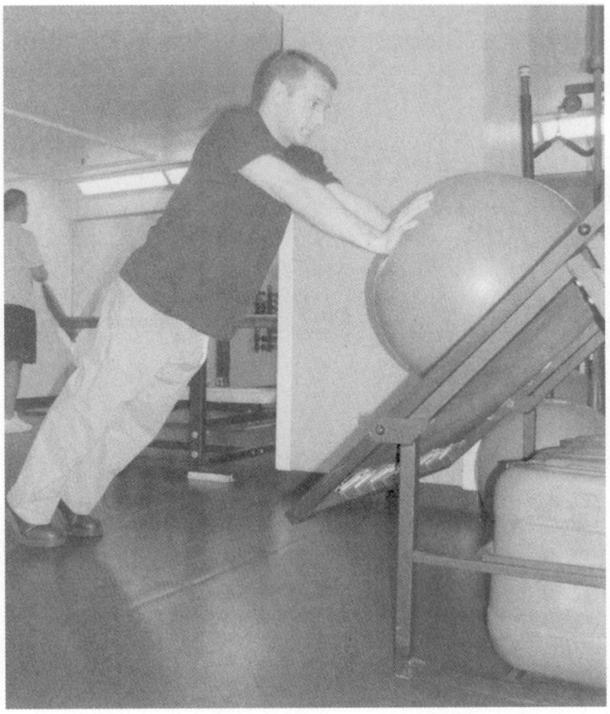

图42–5　为增强闭链力量的治疗球稳定性练习。

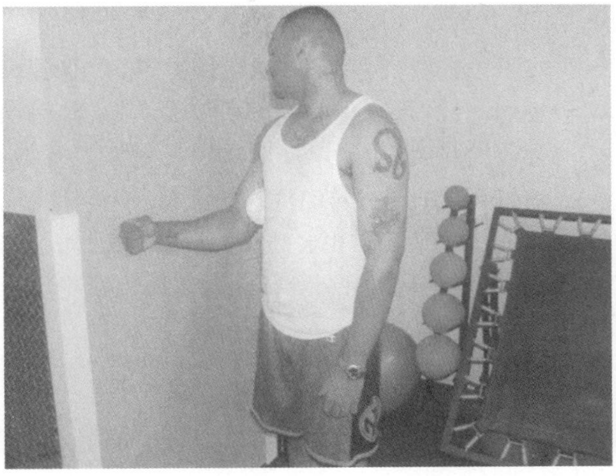

图42–6　在改良中立位进行亚极量内外旋练习。

术后康复第三阶段(第6~12周)

在此阶段,ROM应恢复至正常。前屈和外旋ROM可在患者可耐受下进展。体操棒和滑轮训练仍应继续进行。患者开始恢复内旋功能。另外,应开始进行全上肢的总体柔韧性练习,并要避免过度被动牵拉。

在此阶段应建立正常的肌力基础。这是运动或活动恢复的前提。肩带肌力量训练可适度进展以保护关节囊和盂唇。通过恢复正常的肩胛胸壁关节功能为盂肱关节旋转建立稳定的基础。此外,肩带肌使关节盂保持在适当的位置,从而保证了与肱骨头最大限度的协调,最终使盂肱关节周围肌肉保持了正确的长度–张力关系[22,23]。开始进行斜方肌、菱形肌、前锯肌和肩胛提肌的等张练习,包括划船练习、耸肩练习和含胸练习。另外还要纳入闭链练习,如墙上负重俯卧撑(图42–7)。

若有充分的力量和ROM,则可用弹力带施加阻力在中立位进行内外旋力量练习。把一毛巾卷放在手臂下可使上肢处在舒适的外展位,以促进肩部的血液循环[24]。另外,这样可使手臂更接近肩胛骨平面,从而使盂肱关节周围肌肉保持最佳的长度–张力关系[25]。

开始进行用治疗带的背阔肌抗阻肌力练习。背

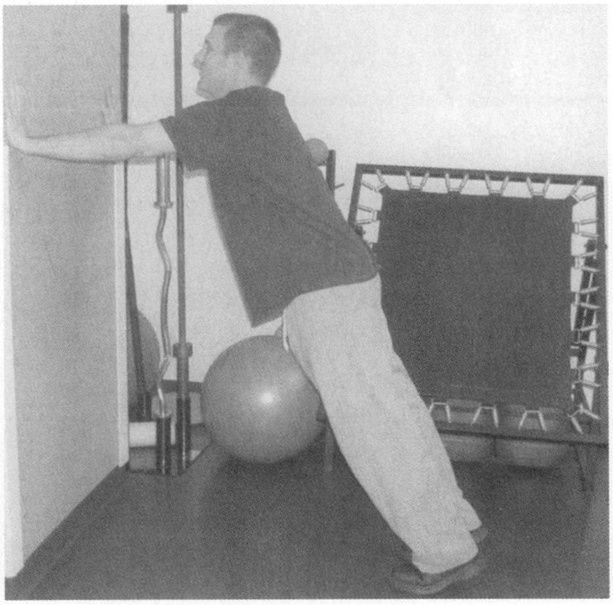

图42–7　墙上负重俯卧撑。前锯肌的强化练习。

术后第三阶段(第6~12周)

目标

- 恢复肩关节全范围活动度
- 恢复正常的肩肱节律
- 上肢肌力达到5/5级
- 恢复正常柔韧性
- 开始恢复上肢的耐力
- 内外旋等速肌力训练达到健侧的85%

注意事项

- 避免发生肩袖炎症
- 继续保护前关节囊
- 避免过度被动牵拉

治疗措施

- 在可耐受范围内继续进行前屈和外旋的AAROM练习
- 开始内旋的AAROM练习
- 渐进性肩带肌力训练(包含闭链练习)
- 开始在改良中立位进行内外旋等张练习(无痛下)
- 开始背阔肌力量训练(可耐受下进展)
- 开始肩胛平面上举(强调正确的肩盂节律)
- 开始上肢功能器练习,以恢复耐力
- 开始肱骨头稳定练习(如果有充足的力量及ROM)
- 如果内外旋练力量达到5/5级,开始PNF(本体感觉神经肌肉强化)模式
- 开始整个上肢的柔韧性练习
- 等速训练及测试
- 需要时进行理疗
- 改进家庭训练计划

晋级标准

- 正常的肩肱节律
- 轻微疼痛和炎症
- 内外旋力量达到5/5级
- 上肢达到全范围ROM
- 等速内旋力量达到健侧的85%

阔肌可以给盂肱关节施以压力,从而增进关节稳定性并减少盂肱关节周围肌的负荷[26]。开始时,力量练习需限制在屈曲90°范围内而且不得超过中立位,以防止牵拉前关节囊及盂唇。随着力量的增加,可进展到手臂过头位练习。

如果肩袖及肩带肌力已足够强大,应开始在肩胛平面进行肩关节主动前屈。重点是恢复盂肱关节的正常活动节律。之所以强调要在肩胛平面进行练习,是因为此位置关节最协调,从而使关节囊的应力最小[27]。进行练习时要注意拇指朝上,以尽量减少肩袖撞击的机会(图42-8)。

本阶段进展时必须要满足功能的要求。加强离心收缩肌力练习,因为肌电图研究表明,某些运动中有大量的肌肉离心活动[28-30]。

达到充分的肌力及ROM后,需进行本体感觉训练。开始进行神经肌肉练习。如节律稳定训练。此项练习也需在肩胛平面进行,以最大限度减小对关节囊的压力[27]。具有足够的力量及ROM后,要开始进行本体感觉神经肌肉模式练习,尤其是D2屈曲模式,它可以强化很多过头动作要用到的肌肉系统[17]。

有研究表明,疲劳会损伤本体感觉[31]。所以在此阶段需纳入耐力训练。随着进展,神经肌肉训练会引起疲

劳。上肢功率仪可用来恢复耐力(图42-9)。

应增加等速练习，以使训练达到更高速度及更高的耐力。经过一段训练之后,等速测试可提供客观的评估,尤其是对肩袖力量的评估,肩袖对盂肱关节稳定具有重要作用。此外,它在更快、更有效的速度下测试中也具有特异性[32]。

注意事项

在此阶段，治疗师仍需留意不要使炎症进展，否则可导致关节囊的挛缩及肩袖的反射性抑制[21]。若出现这种情况则需及时报告手术医生。可以应用一些松动术。要密切注意肩肱节律以避免形成某种异常的运动模式。继续教育患者避免可以引起过分疼痛及炎症的活动。强化力量训练并不意味着疼痛的力量训练。此外,柔韧性练习也不要在引起疼痛的范围内进行。患者总会倾向于“过度牵伸”,因此治疗师要监控患者是否有适当的力量及ROM来进行PNF练习。这样可以防止出现肌肉替代或异常运动模式。

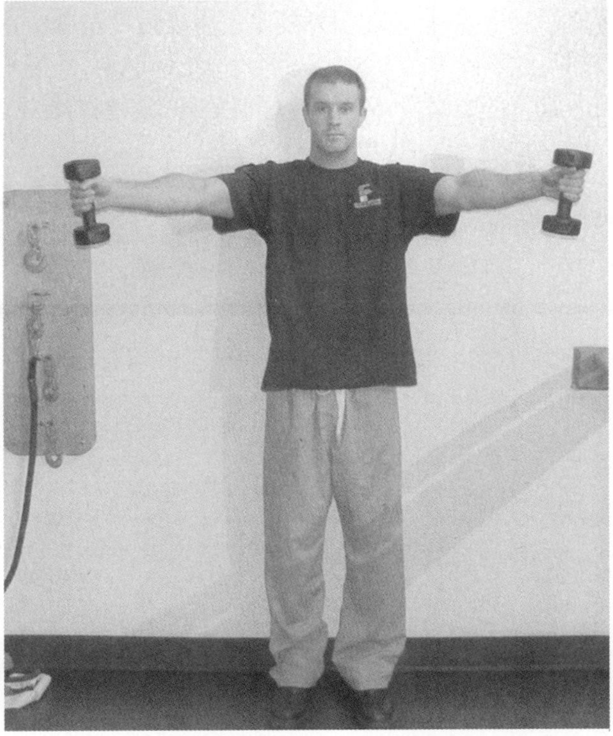

图42-8 在外旋位进行的肩胛平面上举,以防止肩部撞击。

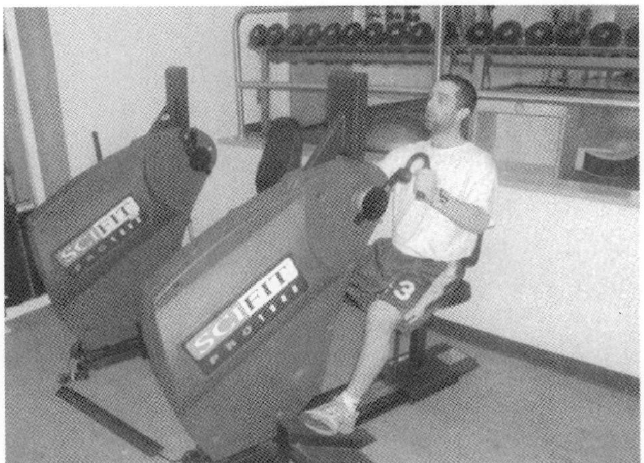

图42-9 强化耐力的上肢功率仪练习。

术后第四阶段(第12~18周)

本阶段是患者重返运动或其他功能活动的过渡阶段。在本阶段应恢复正常的神经肌肉功能,并满足功能活动的需要。例如,如果患者要重返某种过头类运动，内外旋力量的训练需增强至外展 90/90 位。进入此阶段时患者需具有正常肌力,以及充分的 ROM、柔韧性和耐力。等速力量测试可提供肌力的某些客观数据。其内外旋力量要达到健侧的85%。患者应没有疼痛。如果满足这些标准,需要时可开始专项运动的功能性往返训练。这项训练要针对患者专项运动的需求。Voight 和 Draovitch 提倡强调训练的质量并主张渐进性超负荷训练[33]。训练要逐渐增加对肩部的挑战性。此外还要满足对躯干及下肢的要求(图 42-10 和图 42-11)。

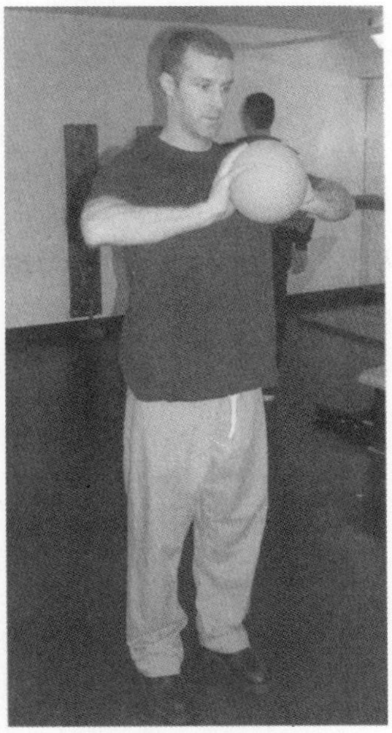

图42-10 胸前传球功能往复练习。

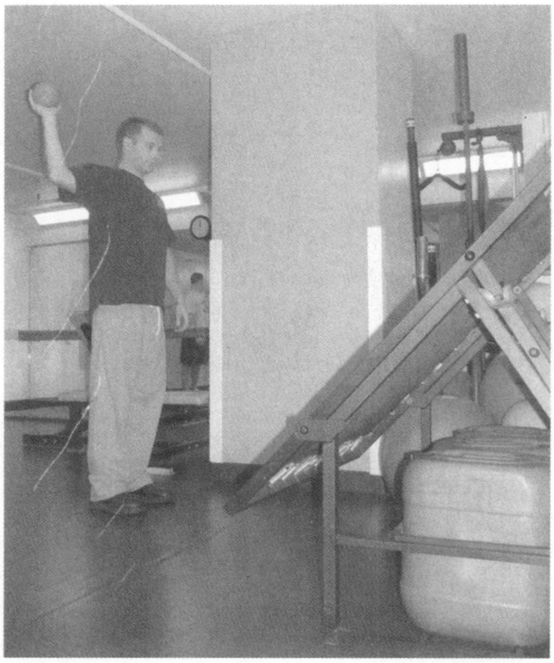

图42-11 更具挑战性的举手过头位功能性往返练习。

经外科医师允许后，如果患者能够完成功能往返练习项目而无任何症状则可以开始体育或专项运动项目。这类训练包括专项运动项目（如间断投掷和网球）以及高强度运动。不论如何，这些项目应是个体化的，以便尽量减少患者再次损伤的风险。要强调各项动作的技术细节必须正确。当患者能够完成个体化的项目后，便允许其重返体育或专项运动项目。

在这个阶段需鼓励患者坚持力量和柔韧性训练，并且把它们纳入到正常训练活动中。功能活动可能会导致力量减退和柔韧性下降，进而导致再次损伤。出院时，患侧内外旋等速力量强度至少应达到与健侧同等的水平。正常人群统计显示，外旋与内旋力量之比为66%[34,35]。这也是需要达到的标准。

注意事项

要仔细监控功能往返练习并控制好运动量。

术后第四阶段（第12~18周）

目标

- 恢复正常的神经肌肉功能
- 维持力量和柔韧性
- 内外旋等速肌力至少等于健侧水平
- 外旋和内旋等速力量之比>66%
- 预防再损伤

注意事项

- 功能往返练习时要无痛
- 专项活动时不得引起明显疼痛
- 不稳定感

治疗措施

- 继续进行完整的上肢力量训练
- 如需要，将内外旋练习进展到外展90°/90°位
- 继续上肢柔韧性练习
- 等速力量训练及测试
- 专项活动的功能往返练习
- 兼顾躯干及下肢的练习
- 继续耐力训练
- 开始体育或专项运动训练
- 改进家庭训练计划

出院标准

- 体育或专项运动时无疼痛
- 内外旋等速肌力至少达到健侧水平
- 外旋与内旋等速力量之比>66%
- 独立完成家庭训练计划
- 独立完成体育或专项运动计划

训练中或之后出现任何症状都提示患者准备不足。任何症状均应及时报告手术医生。若患者不能正确而无痛地完成某项练习，则不应进入到下一阶段的训练。

专项运动中出现的任何明显症状（锐痛，不稳）都要及时报告手术医生。但患者需明白，随着运动水平的提高肌肉酸痛并非少见，而且有时可能不得不停止训练直到症状消退。同时要建议患者继续应用冰敷。偶尔可能要重复上一阶段的活动。

虽说此阶段的肌肉训练量有所减少，但是还要向患者强调维持力量和柔韧性的重要性。有些运动及活动可能会导致选择性力量和柔韧性下降，进而引起再度损伤。常见的表现是从事过头动作的专项运动员会出现后关节囊及后肩袖的柔韧性降低。Harryman 等[36]证实，关节后侧的紧张会增加肱骨头向前上方移位，从而导致肩袖撞击等病变。康复结束前教育患者防止再损伤和病患是至关重要的。

（赵炳楠 陈亚平 译 周谋望 校）

参考文献

1. Hovelius, L. *Shoulder Dislocation in Swedish Hockey Players.* Am J Sports Med 1978;6:373–377.
2. Hovelius, L. *Recurrences after Initial Dislocation of the Shoulder.* J Bone Joint Surg 1983;65:343–349.
3. Hovelius, L. *Anterior Dislocation of the Shoulder in Teenagers and Young Adults.* J Bone Joint Surg 1987;69:393.
4. Rowe, C.R. *Acute and Recurrent Anterior Dislocation of the Shoulder.* Orthop Clin North Am 1980;11:252–269.
5. Bankart, A. *The Pathology and Treatment of Recurrent Dislocation of the Shoulder Joint.* Br J Surg 1938;26:23.
6. Levine, W.M. *The Pathophysiology of Shoulder Instability.* Am J Sports Med 2000;28:910–917.
7. Arciero, R.A., Taylor, D., Snyder, R.J., Uhorchak, J.M. *Arthroscopic Bioabsorbable Tack Stabilization of Initial Anterior Dislocations: A Preliminary Report.* Arthroscopy 1995;11:410–417.
8. Bacilla, P., Field, L.D., Savoie, F.H. *Arthroscopic Bankart Repair in a High Demand Population.* Arthroscopy 1997;13:51–60.
9. Burger, R.S., Shengel, D., Bonatus, T., Lewis, J. *Arthroscopic Staple Capsulorrhaphy for Recurrent Shoulder Instability.* Orthop Trans 1990;14:596–597.
10. Coughlin, L., Rubinovich, M., Johansson, A. *Arthroscopic Staple Capsulorrhaphy for Anterior Shoulder Instability.* Am J Sports Med 1992;20:253–256.
11. Lephart, S., Warner, J.P., Borsa, P.A., Fu, F.H. *Proprioception of the Shoulder Joint in Healthy, Unstable and Surgically Repaired Shoulders.* J Shoulder Elbow Surg 1994;3:371–380.
12. Smith, R.H., Brunolti, J. *Shoulder Kinesthesia after Anterior Glenohumeral Joint Dislocation.* Phys Ther 1989;69:106–112.
13. Zuckerman, J.D., Gallagher, M.D., Cuomo, F., Rokito, A. *The Effect of Instability and Subsequent Anterior Shoulder Repair on Proprioceptive Ability.* J Shoulder Elbow Surg 1997;6:180–186.
14. Wyke, B. *The Neurology of Joints.* Ann R Coll Surg Engl 1966; 41:25.
15. Frank, C., Akeson, W.H., Woo, S.L., Amiel, D., Coutts, R.D. *Physiology and Therapeutic Value of Passive Joint Motion.* Clin Orthop 1983;185:113.
16. Salter, R., Simmonds, D., Malcom, B. *The Biologic Effects on Continuous Passive Motion on the Healing of Full Thickness Articular Cartilage Defects.* J Bone Joint Surg 1980;61A:1231–1251.
17. Knott, M., Voss, D. *Proprioceptive Neuromuscular Facilitation.* Harper and Row, New York, 1968.
18. Speer, K.P., Cavanaugh, J.T., Warren, R.F., Day, L., Wickiewicz, T.L. *A Role for Hydrotherapy in Shoulder Rehabilitation.* Am J Sports Med 1993;21:850–853.
19. Wilk, K.E., Arrigo, C., Andrews, J.R. *Closed and Open Chain Kinetic Exercise for the Upper Extremity.* J Sports Rehabil 1996;5: 88–102.
20. Tippett, S. *Closed Chain Exercise.* Orthop Phys Ther Clin North Am 1992;1:253–268.
21. Timm, K. *The Isokinetic Torque Curve of Shoulder Instability in High School Baseball Pitchers.* J Orthop Sports Phys 1998;26: 150–154.
22. Kibler, W.B. *Role of the Scapula in the Overhead Throwing Motion.* Contemp Orthop 1991;22:525–533.
23. Kibler, W.B. *The Role of the Scapula in Athletic Shoulder Function.* Am J Sports Med 1998;26:325–336.
24. Rathburn, J., MacNab, I. *The Microvasculature Pattern of the Rotator Cuff.* J Bone Joint Surg 1970;52B:540–553.
25. Saha, K. *Mechanism of Shoulder Movements and Plea for Recognition of the "Zero Position" of the Glenohumeral Joint.* Clin Orthop 1983;173:3–10.
26. Bassett, R., Browne, A., Morrey, B., An K.H. *Glenohumeral Muscle Force and Movement Mechanics in a Position of Shoulder Instability.* J Biomech 1988;23:401–415.
27. Johnson, T.B. *The Movements of the Shoulder Joint. A Plea for the Use of the "Plane of the Scapula" as the Plane of Reference for Movements Occurring at the Humeri-scapular Joint.* Br J Surg 1937;25:252–260.
28. Ryu, R.K., McCormick, J., Jobe, F.W. *An EMG Analysis of Shoulder Function in Tennis Players.* Am J Sports Med 1988;16: 481–488.
29. Glousman, R., Jobe, F.W. *Dynamic Electromyographic Analysis of the Throwing Shoulder with Glenohumeral Instability.* J Bone Joint Surg 1988;70:220–226.
30. DiGiovine, N.M., Jobe, F.W., Pink, M. *An Electromyographic Analysis of the Upper Extremity in Pitching.* J Shoulder Elbow Surg 1992;1:15–25.
31. Carpenter, J.E., Blaiser, R.B., Pellizzon, G.G. *The Effects of Muscle Fatigue on Shoulder Joint Position Sense.* Am J Sports Med 1998;26:262–265.
32. Davies, G.J., Wilk, K.E., Ellenbecker, T.S. *Orthopedic and Sports Physical Therapy: Strength Assessment,* 3rd ed. Mosby, St. Louis, 1997.
33. Voight, M., Draovitch, P. *Eccentric Muscle Training in Sports and Orthopedics: Plyometric Training.* Churchill Livingstone, New York, 1991.
34. Ivey, F.M., Calhoun, J.H., Rusche, K., Bierschenk, J. *Normal Values for Isokinetic Testing of Shoulder Strength.* Med Sci Sports Exerc 1984;16:127.
35. Davies, G.J. *A Compendium of Isokinetics in Clinical Usage and Rehabilitation Techniques,* 4th ed. Simon & Schuster, LaCrosse, WI, 1992.
36. Harryman, D.T. II, Sidles, J.A., Clark, J.M., McQuade, K.J., Gibb, T.D., Matsen, F.A. III. *Translation of the Humeral Head on the Glenoid with Passive Glenohumeral Motion.* J Bone Joint Surg Am 1990;72(9):1334–1343.

第 43 章

肩关节后稳定术

Mickey Levinson, PT

肩关节后方不稳较肩关节前方不稳少见得多。据报道,其发生率占肩关节不稳的2%~4%[1,2]。有文献认为,其与肩关节多方向不稳有关[3]。肱骨头病理性后移位会引起疼痛、不稳或关节囊后下唇复合部的分离[4]。损伤机制多样,但急性创伤性关节脱位罕见,通常是由于手臂伸展时后方受到高能量暴力作用或因癫痫发作所致[3]。更常见的是,损伤是由于肩关节位于前屈、内收、内旋位发生的复发性半脱位引起的。从事对称运动的运动员,如橄榄球的中场球员,由于这个部位常会受到后方直接暴力,因此经常发生此类损伤。另外,仰卧位推举杠铃锻炼类的动作还会使症状恶化[5]。非创伤性损伤可发生在过头运动的运动员,如棒球投手或网球选手击球后的随球动作期,此时肩部处于水平内收和内旋位[6]。盂唇病变和肩关节不稳可保守治疗,但常需要手术治疗。本章主要讨论HSS(纽约外科专科医院)的肩后稳定术后康复指南。

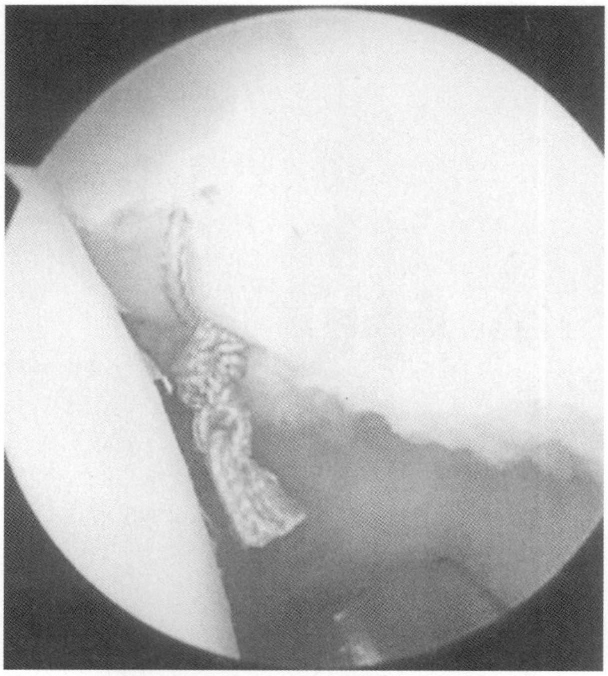

图43–1 后稳定术,用锚钉修复盂唇并切除多余的关节囊。

手术概述

盂唇为纤维软骨结构,与盂肱韧带一起附着于关节盂缘[7]。它通过增加肱骨头的接触面积和阻挡肱骨头的移位而增加盂肱关节的稳定性[7]。肩关节后方不稳常使肩关节囊后唇复合部分离[3–4]。在HSS,后侧加强手术都采用关节镜方法。麻醉下查体以便精确确定关节囊的松弛程度。然后在关节镜下利用锚钉或可吸收钉实施盂囊复合体重新缝合。同时适当紧缩缝合并切除多余关节囊[3,4](图43–1)。术后患者需将肩胛骨平面置于中立位制动大约4周。

康复概述

康复训练通常在肩关节后稳定术后2~4周开始。患者在早期需支具固定保护。康复程序强调早期进行控制下的活动,这样可以防止挛缩,以免在后期需要过度被动牵伸。早期不可实施内旋及水平内收,而且此后进展也要格外小心,以防后关节囊过度受力。关节镜术可减少活动范围(ROM)丢失的风险。在康复全过程中全上肢的肌力训练要适时进展,以便为患者重返功能活动做好准备。但重点应放在盂肱关节后侧及肩带的肌肉组织,有助于保护后关节囊复合体。康复目标是恢复正常的肌力、ROM、柔韧性及本体感觉。患者重返赛场不可早于术后16周,对抗性运动或手臂过头顶项目要更迟一些。重要的是提醒患者防止再度损伤和对手术的不良影响。

术后康复

术后第一阶段(第2~4周)

第一阶段重点是在保护愈合组织的同时开始逐渐恢复ROM。患者除训练及洗浴外需全天候穿戴支具。早期的目标为通过减轻疼痛、改善胶原组织排列和营养关节软骨的积极作用,控制ROM,尽量减少制动带来的不利影响[8–12]。

开始外旋及前屈主动辅助关节活动度练习(AAROM)。在肩胛骨平面上练习前屈(图43–2)。之所以在肩胛骨平面是因为这样可以使关节最协调并可减少关节囊牵拉[13–14]。练习要求无痛。水平内收及内旋被控制在中立位,以避免给后关节囊施加不当应力。

开始抓握练习及辅助下的腕肘关节活动度练习,以改善循环,并避免制动带来的关节挛缩。

开始肩带肌等长练习及侧卧肩带肌稳定练习,以确立近端力量基础并改善患者姿势。术后3~4周时,若症状允许可开始三角肌、内外旋肌的亚极量等长收缩练习。患者应了解所产生的牵张不得增加

术后第一阶段(第2~4周)

目标

- 促进愈合:减轻疼痛、炎症和肿胀
- 恢复ROM:前屈达90°,外旋达30°
- 开始恢复对肱骨头及肩胛骨的控制
- 独立完成家庭训练计划

注意事项

- 不进行练习时应全天候制动
- 内旋及水平内收控制于中立位

治疗措施

- 制动
- 肘腕的主动活动度练习(AROM)
- 握拳练习
- 肩胛等长收缩练习
- 主动辅助关节活动度(AAROM)前屈练习
- AAROM外旋练习
- 侧卧人工肩胛骨稳定练习
- 三角肌无痛、亚极量等长收缩练习(3~4周)
- 无痛、内外旋亚极量等长收缩练习(3~4周)
- 需要时进行理疗
- 家庭训练计划

晋级标准

- 外旋达到30°
- 轻微疼痛或炎症

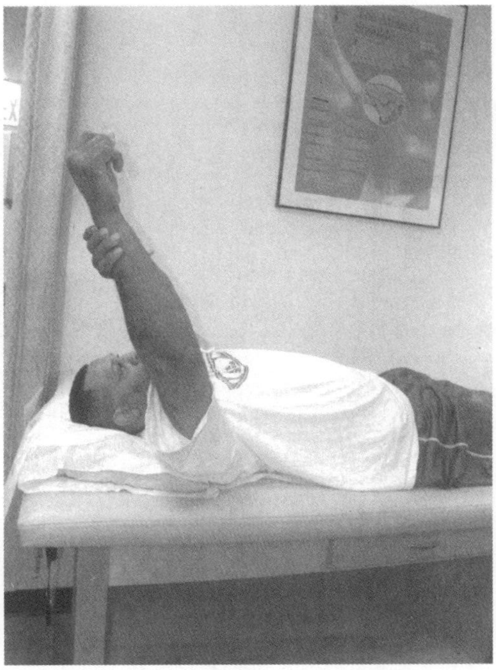

图43–2　开始肩胛骨平面的AAROM。

疼痛,并要学会利用冰敷来缓解术后疼痛及炎症。

注意事项

在本阶段，治疗师要监控等长收缩练习时患者的疼痛及炎症,并教育患者不可过于冒进。向患者解释过强的训练可能会影响康复阶段的进展。

治疗师还要密切注意关节的末端感以便判断是否发生挛缩。相关情况需跟手术医师及时交流。监控患者对佩戴支具及 家庭训练的依从性。

术后第二阶段(第4~6周)

此阶段可去掉支具，患者继续在可耐受下进行外旋与前屈练习,但要以相对无痛为准则。内旋ROM要控制在45°以内。活动范围恢复有困难者可以应用水疗。水的浮力可帮助上肢的上举[15]。

增强肩带肌力量练习,以建立近端稳定性,为

术后第二阶段(第4~6周)

目标

- 继续促进愈合
- 前屈达到90°
- 内旋达到45°
- 开始恢复内外旋力量，使其达到4/5级

注意事项

- 内旋要控制在45°
- 水平内收要限制在中立位
- 保护后关节囊
- 避免肩袖炎症

治疗措施

- 终止制动
- 继续AAROM前屈练习
- 继续AAROM外旋练习
- 水疗
- 继续三角肌及内外旋肌群的等长收缩练习
- 后关节囊保护下的肩带肌渐进性练习(改进闭链练习)
- 需要时进行理疗
- 改进家庭训练计划

晋级标准

- 轻微疼痛和炎症
- 前屈达到90°
- 内/外旋力量达到4/5级

接下来的阶段做好准备。继续进行练习但应在不对后关节囊施加应力的范围内进行。水平内收要限制到中立位。继续进行肩袖肌及三角肌的等长收缩训练，以恢复动态稳定性，为上肢进行AROM训练做好准备。与前方稳定术不同的是，远端封闭的闭链练习可能会牵拉后关节囊，所以要加以改进[16]。在早期，任何闭链训练均在肩胛平面进行，以使盂肱关节的协调性最佳。使肩关节位于外展及外旋位也可减小后关节囊的负荷(图43–3)。

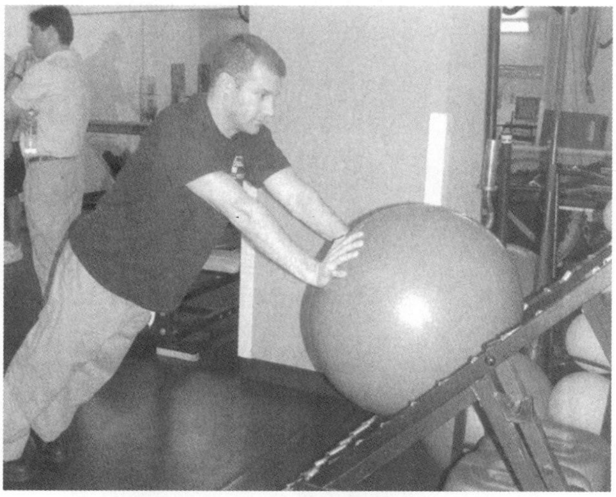

图43–3 在肩胛平面进行闭链练习，使盂肱关节的协调性最佳。使肩关节位于外展及外旋位也可减小后关节囊的负荷。

注意事项

在此阶段，治疗师应继续细心监控患者的关节活动度及关节末端感以确认未发生挛缩。另外还应注意ROM进程不宜过快。这些细节都要及时与手术医生沟通。应监控过度炎症，否则将产生肩袖反射性

抑制，并影响下一步的治疗[17]。

术后第三阶段(第6~12周)

此阶段继续在可耐受下进行外旋及前屈ROM练习。进行体操棒和拉力器训练。在可耐受下进行内旋训练。可开始进行全上肢的柔韧性练习。到此阶段末需恢复全范围ROM。应继续避免过大的被动牵伸。此阶段中力量需恢复至正常，为下一阶段的功能活动恢复做好准备。

提高肩带肌力量训练难度。恢复肩胛胸廓关节的功能可为盂肱关节活动提供稳定的基础，并使肩胛盂位于容纳肱骨头的合适位置，而且使盂肱关节周围肌肉达到正确的长度-张力关系[18,19]。

开始进行斜方肌、菱形肌、前锯肌和肩胛提肌的等张练习。包括划船练习(肩胛骨回缩)、耸肩练

术后第三阶段(第6~12周)

目标

- 重获全范围活动度
- 上肢肌力达到5/5级
- 恢复全ROM肩肱正常节律
- 恢复上肢的正常灵活性
- 内外旋等速肌力达到健侧的85%

注意事项

- 避免肩袖炎症
- 继续保护后关节囊
- 避免过度被动牵拉

治疗措施

- 继续AAROM前屈和外旋练习
- 开始AAROM内旋练习
- 继续后关节囊保护下的渐进性肩带肌力量训练(避免或改进闭链练习)
- 开始改良中立位的内外旋等张练习
- 开始背阔肌力量训练
- 若肩带肌及肩袖肌力量足够强，开始肩胛平面上举
- 若肌力足够强开始肱骨头稳定练习
- 若内外旋肌力达到5/5，开始PNF模式练习
- 开始上肢灵活性练习
- 开始上肢功能器训练
- 等速训练及测试
- 需要时进行理疗
- 改进家庭训练计划

晋级标准

- 无疼痛
- 达到全关节活动度
- 正常的盂肱节律
- 正常上肢灵活性
- 上肢力量达到5/5级
- 等速内外旋力量达到健侧的85%

习(肩胛骨上抬)、前锯肌肌力练习(肩胛骨伸展)(图43-4至图43-6)。

利用弹性阻力进行改良中立位下的内外旋力

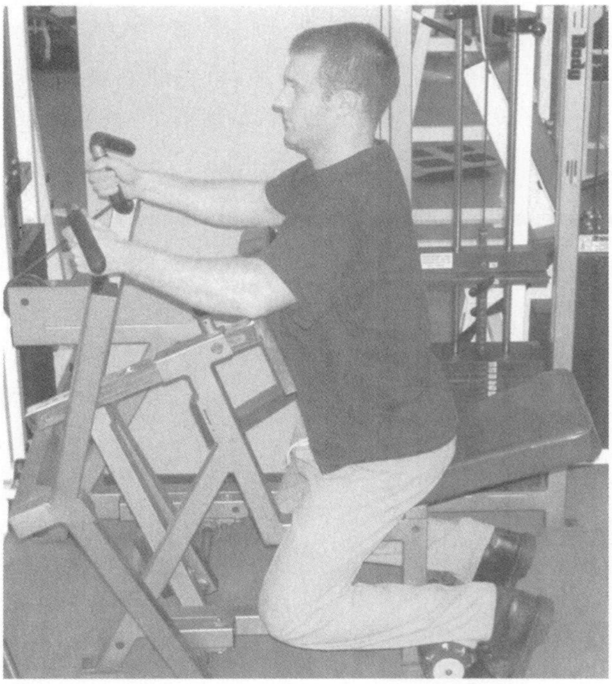

图43-4 划船练习训练肩胛骨回缩。

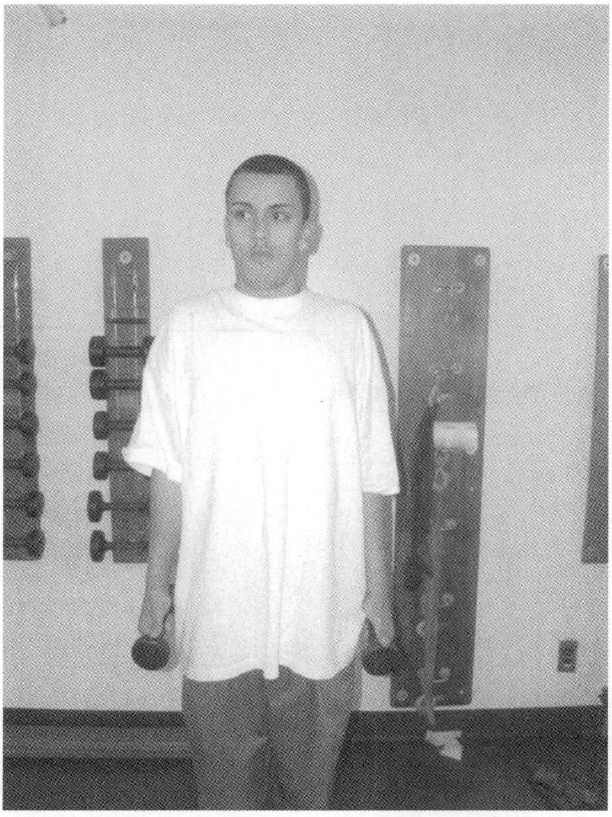

图43-5 耸肩练习训练肩胛骨上抬。

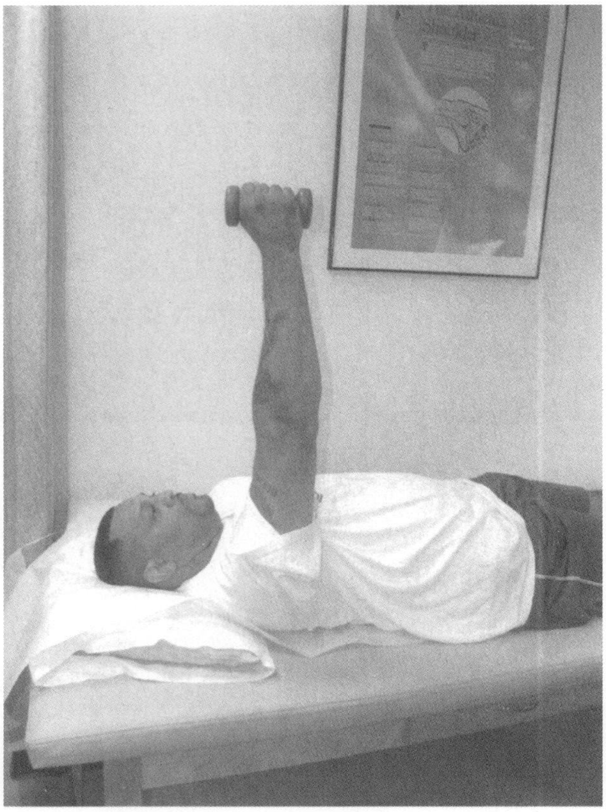

图43-6 前锯肌练习训练肩胛骨伸展。

量练习,将毛巾卷放在腋窝下可使上臂在练习时处于比较舒服的外展位，可促进肩部的血液循环[20](图43-7)。

如果肩袖及肩胛肌具有足够的肌力，则可以进行肩胛骨平面的主动前屈(图43-8)。这项练习在外旋位下进行以尽量减少肩峰下撞击的机会。其重点是恢复盂肱关节的正常节律。之所以要在肩胛骨平面进行是因为它能为盂肱周围肌肉提供理想的长度-张力关系[13]。

此阶段需着手背阔肌练习。除了作为核心肌肉组及肩的加速肌以外,背阔肌同时还提供压力于盂肱关节,从而减小在许多高水平动作中加在肩袖肌上的负荷[21-22]。背阔肌练习应在控制弧度(0°~90°)下进行(图43-9),以避免对肩袖肌的过度牵拉。

肌力及ROM改善后，需要结合本体感觉的训练。手术和肩关节不稳定引起的本体感觉丢失已有文献记载[23-25]。当肩袖肌有充分肌力时,开始进行肱骨头的控制训练,如节律稳定训练(图43-10)。这些训练在功能上进展到更具挑战性的姿势。在良好肌力的基础上,可以进行PNF训练模式,尤其是D2的屈曲模式更适于此手术后肩后肌肉的恢复(图43-11)[26],疲劳也可导致本体感觉的减弱[27]。所

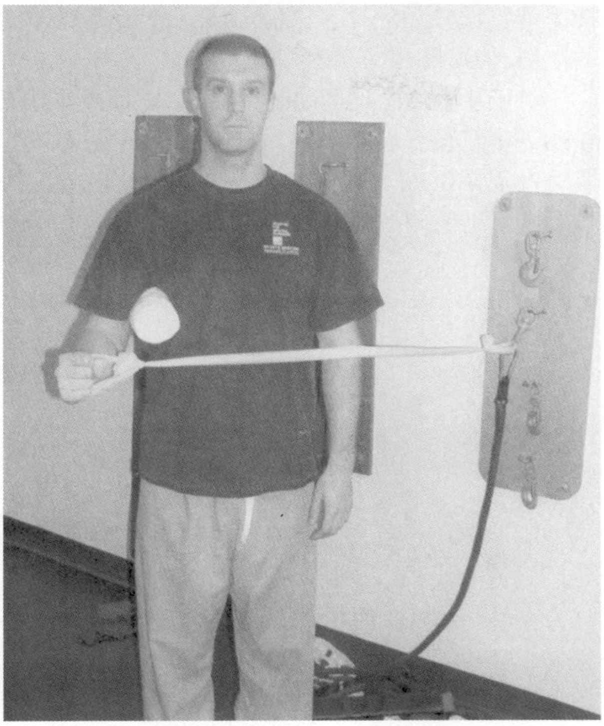

图43-7　腋下夹毛巾卷进行内外旋肌力练习，使肩处于舒适的外展位。

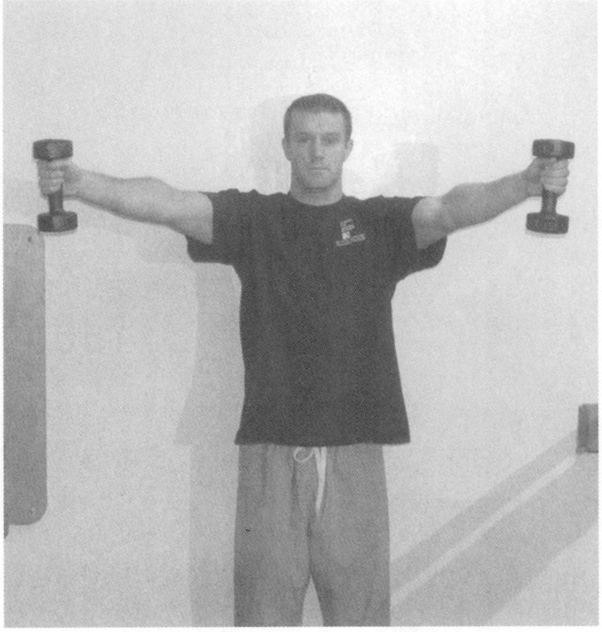

图43-8　肩胛平面下的前屈练习，可使盂肱周围肌处于最佳长度-张力关系。

以在此阶段需增加耐力训练，如上肢功率器训练。等速练习可纳入到此阶段的肩关节的训练中，特别是肩袖肌耐力和速度的训练。另外，等速测试还可以为开展更多的功能活动提供客观的评估。

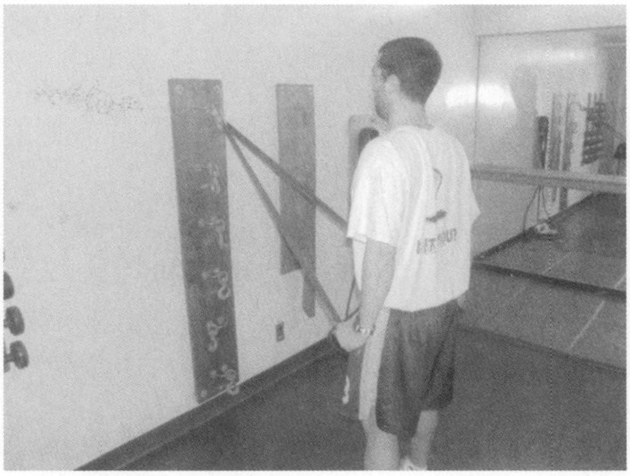

图43-9　保护弧度(0°~90°)下的背阔肌肌力练习。

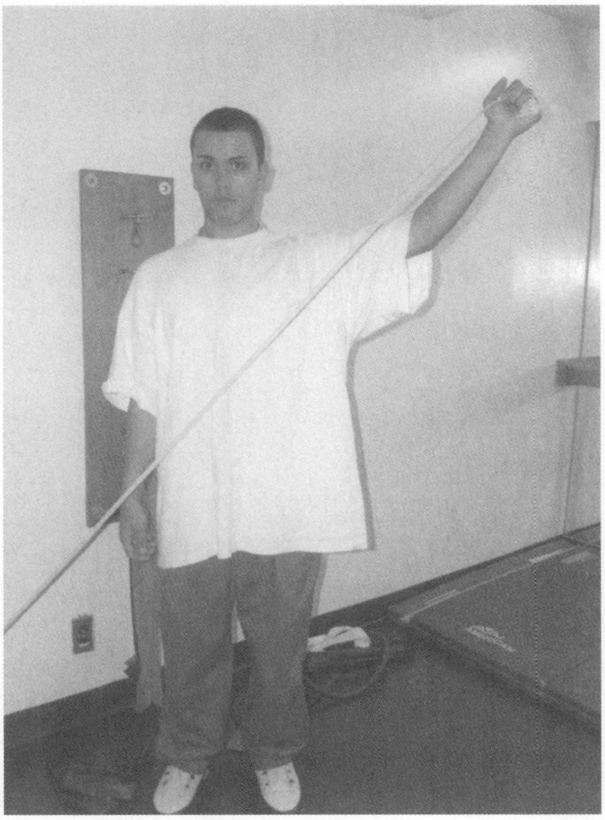

图43-10　PNF中D2屈曲模式可强化后侧肌群。

注意事项

此阶段治疗师仍需监控关节活动度的进展，以减少挛缩的风险。如怀疑有挛缩，则需及时告知手术医生，决定是否采用激进的康复方法，如被动牵伸、软组织治疗技术和关节松动术。这要取决于医师的评估结果。例如，若患者难以恢复前屈，可能

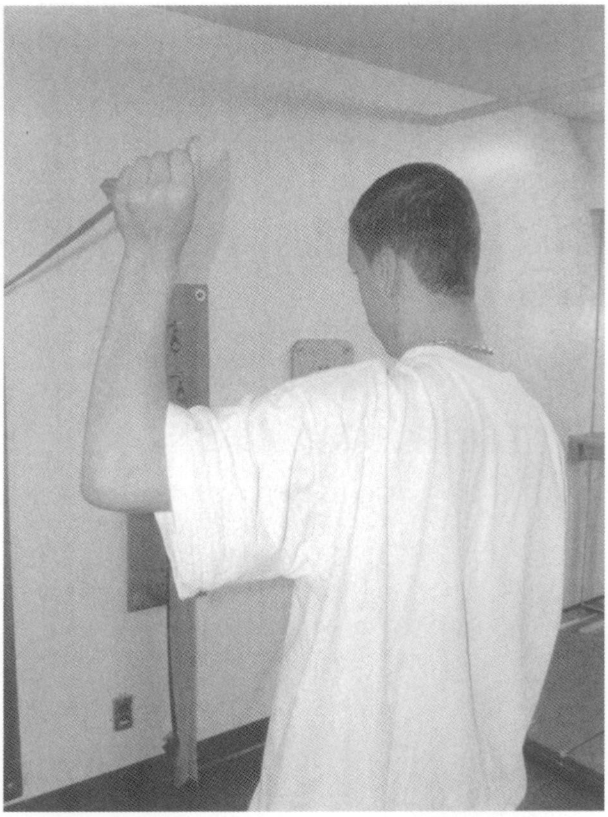

图43-11 90/90位训练用于手举过头动作运动员的肩袖力量训练。

表明下关节囊发生挛缩[28]。此时，需应用肱骨头的向下滑动式松动术。

当患者开始在肩胛平面进行上举练习时，治疗师需留意其肩胛胸廓关节的功能和肩肱节律。若患者没有足够的肩带肌和肩袖肌力量，则可能会形成异常的运动模式并加重疼痛。此时患者的功能训练就不能再往前进展。所以需避免主动上举练习，直到具备足够的力量。肩肱运动中的“翼状肩”或肩胛代偿是常见的例子。

有些患者在恢复灵活性时往往有过度牵伸的趋势。对此要严格监控。要使患者明白牵伸至疼痛范围的风险，它会引发炎症及肌肉防卫性收缩从而妨碍康复的进展。对于出现炎症的患者，则需要调整训练计划或待症状缓解后再继续进行康复训练。

术后第四阶段(第12~18周)

第四阶段是患者重返运动或其他的功能活动的过渡阶段。在这一阶段要以患者的功能需要作为指导。这些功能需求要得到恢复，还要恢复正常的神经肌肉功能。对于运动员群体，离心收缩训练极为重要，这是由于其在相关项目中起着举足轻重的作用，如投掷和网球[29,30]。

对于从事过头顶运动的患者，肩袖肌力训练应在90 /90位进行（图43-12）。其上肢应具备5/5级的肌力及正常ROM。此外这类患者的等速内外旋力量要恢复到健侧的85%。

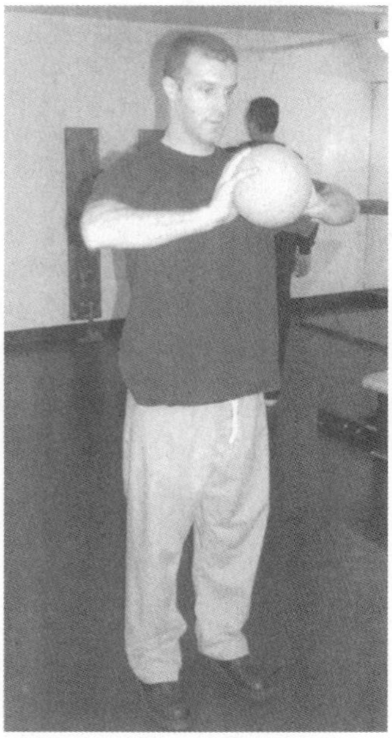

图43-12 功能往复训练从双手胸前传球开始。

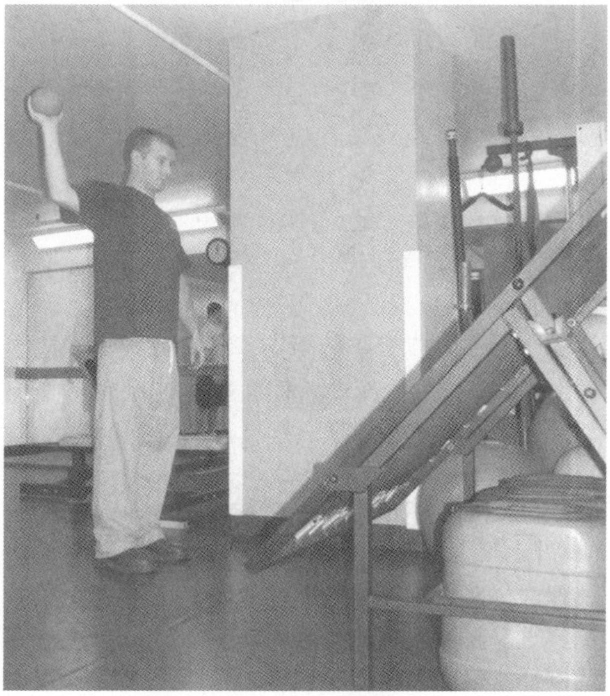

图43-13 功能往复训练进展到过头位训练。

术后第四阶段（第12~18周）

目标

- 恢复正常的神经肌肉功能
- 预防再损伤
- 维持力量和柔韧性
- 内外旋等速肌力至少达到健侧水平
- 内旋与外旋等速力量之比>66%

注意事项

- 功能往复训练应无痛
- 专项活动时无明显疼痛
- 避免出现不稳定感
- 避免力量及稳定性丢失
- 避免过度训练

治疗措施

- 继续全上肢力量训练(着重于离心收缩)
- 继续上肢柔韧性练习
- 将内外旋练习进展到90/90位进行(如果需要)
- 等速力量训练及测试
- 继续耐力训练
- 开始专项功能性往复训练
- 需要时兼顾躯干及下肢的练习
- 开始体育或专项运动训练
- 改进家庭训练计划
- 需要时进行理疗

出院标准

- 内外旋等速力量至少达到健侧水平
- 无疼痛
- 独立完成家庭训练计划
- 独立完成体育或专项运动项目

以上标准若全部达到且在无痛下完成，则开始专项功能性往复训练。功能性往复训练只有在满足患者特殊功能要求时才能进行。功能性往复运动的质量是要求的重点，而且要在超负荷下逐渐进行。例如，患者要从双手胸前传球进展到双手过头传球(图43–13)。

在这一阶段当神经肌肉训练中出现疲劳还要进行耐力训练。此外，如果运动需要，治疗师还要保证把躯干及下肢力量训练纳入到训练中。

经手术医师检查后患者可开始运动或专项动作训练。若有需要，或者需在无明显症状下完成功能性往复训练。功能恢复训练需针对个体情况进行，以便尽量降低再次损伤的风险。还要强调运动机制必须正确。当患者能够完成功能性项目后，便可重返其所盼的运动项目。在此阶段应鼓励患者坚持肌力及柔韧性训练。并将其融入平时的训练中。康复结束之前，应再次进行等速测试。此时患肢内外旋肌力需达到健侧水平。最后，外旋与内旋之比应达到66%[31,32]。

注意事项

显然，任何疼痛或不稳定感之类的明显症状都应进行记录并及时报告手术医师。不过患者要知道，肌肉酸痛随着康复进程的进展是常见的。此时患者的训练可能需减量或暂停待疼痛和症状消退后再进行。鼓励患者继续应用冰敷直到重返功能性活动。

患者必须清楚地认识到，运动或功能性训练都可能导致选择性的肌力及柔韧性减退。虽然此阶段的后期练习量可能降低，但是患者必须坚持肌力及柔韧性训练。

(赵炳楠 陈亚平 译 周谋望 李世民 校)

参考文献

1. Boyd, H.B., Sisk, T.D. *Recurrent Posterior Dislocation of the Shoulder.* J Bone Joint Surg 1972;54A:779–785.
2. Schwartz, E., Warren, R.F., O'Brien, S.J. *Posterior Shoulder Instability.* Clin Orthop 1987;18:409–419.
3. Arciero, R.A., Mazzocca, A.D. *Traumatic Posterior Shoulder Subluxation with Labral Injury: Suture Anchor Technique.* Tech Shoulder Elbow Surg 2004;5:13–24.
4. Williams, R.J., Strickland, S., Cohen, M., Altchek, D.W., Warren, R.F. *Arthroscopic Repair for Traumatic Posterior Shoulder Instability.* Am J Sports Med 2003;31:203–209.
5. Mair, S.D., Zarzour, R., Speer, K.P. *Posterior Labral Injury in Contact Athletes.* Am J Sports Med 1998;26:753–758.
6. Perry, J. *Anatomy and Biomechanics of the Shoulder in Throwing, Swimming, Gymnastics and Tennis.* Clin Sports Med 1983;2:247–254.
7. Levine, W.N., Flatow, E.L. *The Pathophysiology of Shoulder Instability.* Am J Sports Med 2000;28:910–917.
8. Wyke, B. *The Neurology of Joints.* Ann R Coll Surg Engl 1966;41:25.
9. Frank, C., Akeson, W., Woo, S., Amiel, D., Coutts, R.D. *Physiology and Therapeutic Value of Passive Joint Motion.* Clin Orthop 1983;185:113.
10. Akeson, W., Woo, S., Amiel, D. *The Connective Tissue Response to Immobility: Biomechanical Changes in Periarticular Connective Tissue of the Immobilized Rabbit Knee.* Clin Orthop 1973;93:356–362.
11. Salter, R., Simmonds, D., Malcom, B. *The Biologic Effects on Continuous Passive Motion on the Healing of Full Thickness Articular Cartilage Defects.* J Bone Joint Surg 1980;61A:1231–1251.
12. Salter, R., Bell, R., Keely, F. *The Protective Effect of Continuous Passive Motion on Living Articular Cartilage in Acute Septic Neuritis.* Clin Orthop 1981;159:223–247.
13. Johnston, T.B. *The Movements of the Shoulder Joint. A Plea for the Use of the "Plane of the Scapula" as the Plane of Reference for Movements Occurring at the Humeri-scapular Joint.* Br J Surg 1937;25:252–260.
14. Saha, A.K. *Mechanism of Shoulder Movements. A Plea for Recognition of the "Zero Position" of the Glenohumeral Joint.* Clin Orthop 1983;173:3–10.
15. Speer, K.P., Cavanaugh, J.T., Warren, R.F., Day, L., Wickiewicz, T.L. *A Role for Hydrotherapy in Shoulder Rehabilitation.* Am J Sports Med 1993;21:850–853.
16. Timm, K. *The Isokinetic Torque Curve of Shoulder Instability in High School Baseball Pitchers.* J Orthop Sports Phys Ther 1998;26:150–154.
17. Sutter, J.S. Conservative Treatment of Shoulder Instability. In Andrews, J.R., Wilk, K.E. (Eds). *The Athlete's Shoulder.* Churchill Livingstone, New York, 1994, pp. 589–604.
18. Kibler, W.B. *Role of the Scapula in the Overhead Throwing Motion.* Contemp Orthop 1991;22:525–533.
19. Kibler, W.B. *The Role of the Scapula in Athletic Shoulder Function.* Am J Sports Med 1998;26:325–336.
20. Rathburn, J., MacNab, I. *The Microvascular Pattern of the Rotator Cuff.* J Bone Joint Surg 1970;52B:540–553.
21. Bassett, R., Browne, A., Morrey, B., An, K. *Glenohumeral Muscle Force and Movement Mechanics in a Position of Shoulder Instability.* J Biomech 1988;23:401–415.
22. Dillman, C., Fleisig, G., Werner, S., Andrews, J.R. *Biomechanics of the Shoulder in Sports: Throwing Activities. Post Graduate Advances in Sports Medicine.* Forum Medicum, Inc., Berryville, VA, 1991.
23. Smith, R.H., Brunolti, J. *Shoulder Kinesthesia after Anterior Glenohumeral Joint Dislocation.* Phys Ther 1989;69:106–112.
24. Lephart, S., Warner, J.P., Borsa, P.A., Fu, H. *Proprioception of the Shoulder Joint in Healthy, Unstable, and Surgically Repaired Shoulders.* J Shoulder Elbow Surg 1994;3:371–380.
25. Zuckerman, J.D., Gallagher, M.A., Cuomo, F., Rokito, A. *The Effect of Instability and Subsequent Anterior Shoulder Repair on Proprioceptive Ability.* J Shoulder Elbow Surg 2003;12(2):105–109.
26. Knott, M., Voss, D. *Proprioceptive Neuromuscular Facilitation.* Harper and Row, New York, 1968.
27. Carpenter, J.E., Blaiser, R.B., Pellizzon, G.G. *The Effects of Muscle Fatigue on Shoulder Joint Position Sense.* Am J Sports Med 1998;26:262–265.
28. Paris, S.V. *Extremity Dysfunction and Mobilization.* Institute Press, Atlanta, GA, 1980.
29. Fleisig, G.S., Dillman, C.J., Andrews, J.R. Biomechanics of the Shoulder During Throwing. In Andrews, J.R., Wilk, K.E. (Eds). *The Athlete's Shoulder.* Churchill Livingstone, New York, 1994, pp. 355–368.
30. Ryu, R.K., McCormick, J., Jobe, F.W. *An EMG Analysis of Shoulder Function in Tennis Players.* Am J Sports Med 1988;16:481–488.
31. Ivey, F.M., Calhoun, J.H., Rusche, K., Bierschenk, J. *Isokinetic Testing of Shoulder Strength: Normal Values.* Arch Phys Med Rehabil 1985;66(6):384–386.
32. Davies, G.J. *A Compendium of Isokinetics in Clinical Usage and Rehabilitation Techniques,* 4th ed. Simon & Schuster, New York, NY, 1992.

第 44 章

上盂唇前后部修复术

Mickey Levinson, PT

Snyder等首次描述了肩胛上盂唇的损伤并将其命名为肩胛上盂唇前后部(SLAP)损伤[1]。他们将SLAP损伤定义为，关节盂唇从后部肱二头肌长头腱的附着点向前侧的撕脱[1](图44-1)。根据其关节镜下的表现将此种损伤分为4种类型[1]。SLAP损伤的机理不明。Andrews等把它描述为投掷运动员肱二头肌对上盂唇的慢性牵拉伤[2],因为研究表明对肱二头肌的刺激可使上盂唇从关节盂撕脱。相反，Snyder等则认为损伤源自摔倒时手臂外伸着地的轴向压力[1]。虽然疼痛是最常见的主诉,但有些患者主诉为被抓紧或交锁感[3]。SLAP损伤可以保守治疗,但关节盂唇分离的患者,特别是在运动员,需要外科手术治疗。完全性SLAP损伤可导致肱骨头前下移位的显著增加[4]。

手术概述

肩关节盂唇是包绕着关节盂的纤维软骨结构。它通过增加肱骨头的接触面积保持盂肱关节的稳定性,并阻止肱骨头移位[5]。上盂唇松弛地附着于关节盂的边缘并可能与关节盂表面重叠[6]。上盂唇还附着于肱二头肌长头腱[7]。有文献证实,肱二头肌也对盂肱关节的稳定性起一定作用[8-10]。上述损伤机制所导致的病理表现包括盂唇磨损、盂唇分离、关节唇移位至关节内及肱二头肌部分断裂[11]。SLAP损伤的手术治疗依受伤程度而定。如果肱二头肌的附着部完整,只需对磨损盂唇进行清理。如果盂唇自关节盂分离且肱二头肌的长头不稳定,则通常要进行修复[12]。目前这种手术是通过关节镜来完成的。用缝合锚或可吸收缝合钉将盂唇和肱二头肌长头复置在一起(图44-2)。然后用吊带制动手臂直至开始进行康复训练。

康复概述

SLAP损伤修复后的康复在术后1~3周开始。除了训练或洗澡时,患者始终都要佩戴固定带。应开始早期控制下的关节活动度(ROM)练习,以利于愈合并避免后期训练中的过度被动牵伸。康复全程为了避免对盂唇的过度牵伸和对肱二头肌长头的过度牵拉,患者只能缓慢进行渐进性外展及外旋运动。不断改进的新的手术技术使发病率降低了,也将会使活动丧失的发生率下降。尽管如此,康复的进展速率还是要根据患者对功能恢复的要求而定。对外旋要求高的患者,如投掷运动员,他们的康复进展要更急进。

为使患者重返正常活动,康复过程始终要根据患者个人情况和功能渐进性原则进行全上肢力量训练。因为肱二头肌肌力练习会使关节盂唇受到牵

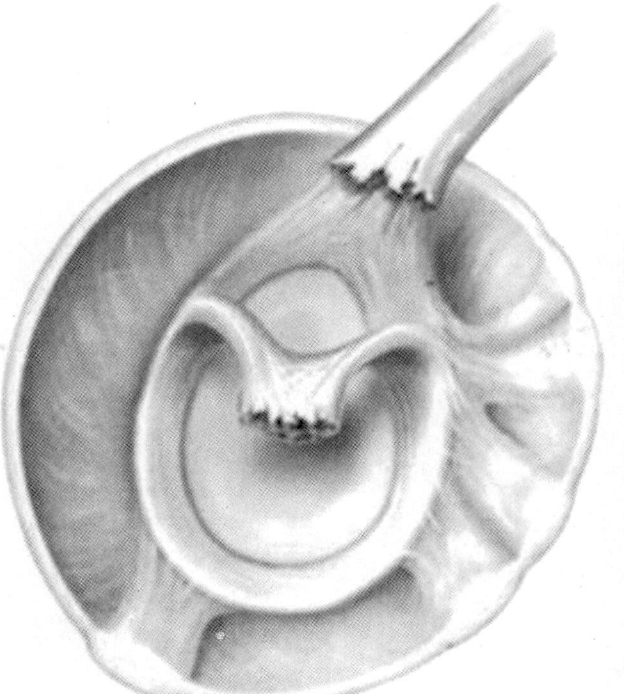

图44-1 SLAP损伤,肩胛上盂唇前后部修复。

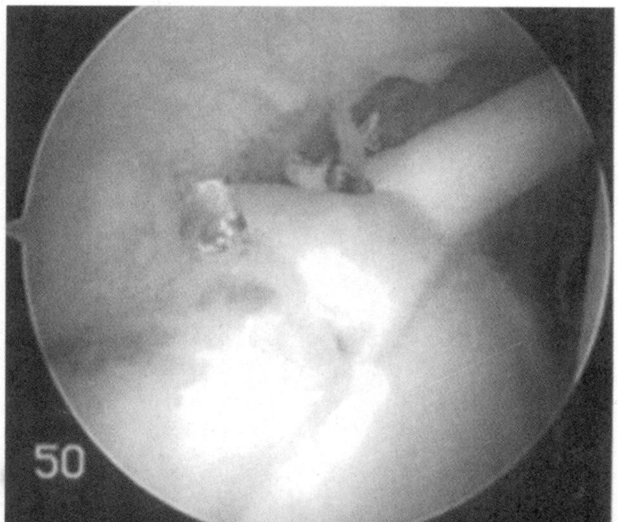

图44-2 SLAP损伤的缝合锚修复。

拉，进而损害修复处，故肱二头肌肌力训练的进展应该很缓慢[2]。康复的目标是恢复正常的力量、活动度、灵活性以及神经肌肉功能。基于患者重返专项运动的康复计划应不少于术后3~4个月。

术后第一阶段(第1~4周)

康复第一阶段重点是恢复关节活动度，并避免后期可能发生的关节受限。虽然允许适度运动，但治疗师必须保护愈合中的组织。早期运动的益处包括：改善疼痛觉，增加关节软骨营养，促进胶原的有序排列[13-15]。外旋和外伸限制至中立位，以避免使愈合中的修复处应力过大。

在此阶段，允许患者进行辅助下的主动前屈及外旋。前屈应在肩胛骨平面进行(图44-3)。这个平面约与额状面成角30°~45°，关节囊受压最少，而且关节盂与肱骨头之间的协调性最好[16]。

抓握练习宜早期进行以促进循环。开始腕关

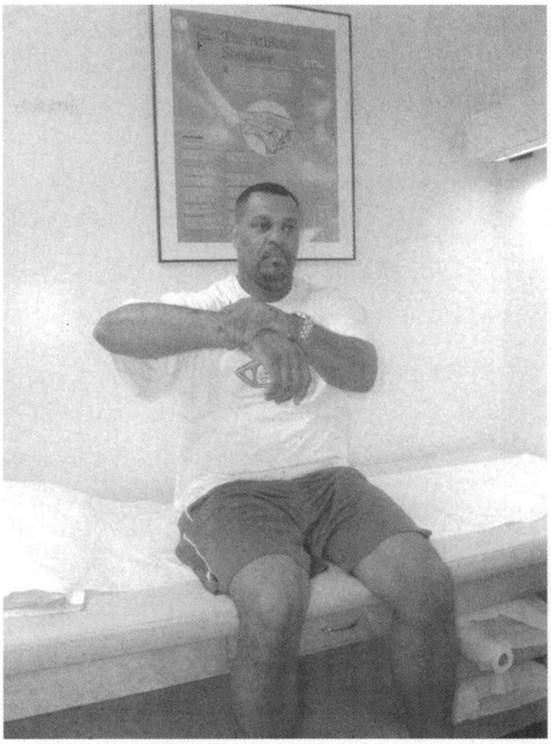

图44-3　在肩胛骨平面上举，可减小关节囊的压力。

术后第一阶段(第1~4周)

目标

- 促进愈合：减轻疼痛和炎症
- 前屈达到90°
- 外旋达到中立位
- 独立进行家庭训练计划

注意事项

- 除练习或洗澡外，应始终佩戴固定吊带
- 限制外旋及外展至中立位

治疗措施

- 制动
- 手抓握练习
- 主动活动度范围(AROM):腕关节/肘关节(应加以支撑以免对肱二头肌施压)
- 肩胛局部按摩
- 无痛、亚极量三角肌等长练习
- 主动辅助活动范围(AAROM):前屈(肩胛骨平面)
- AAROM:外旋至中立位
- 需要时进行理疗
- 家庭训练计划

晋级标准

- 外旋达到中立位
- 前屈达到90°
- 轻微疼痛或炎症

节和肘关节的活动度练习，以避免由于制动而引起挛缩。在支撑位置进行肘关节活动度练习，以避免对肱二头肌腱施压(图44-4)。

患者在制动时常会出现姿势问题。肩胛处按摩可改善姿势和肌肉紧张度。此外，如果症状允许，可进行三角肌无痛亚极量等长练习(图44-5)。患者应遵照指导进行冰敷，以减轻疼痛和炎症。

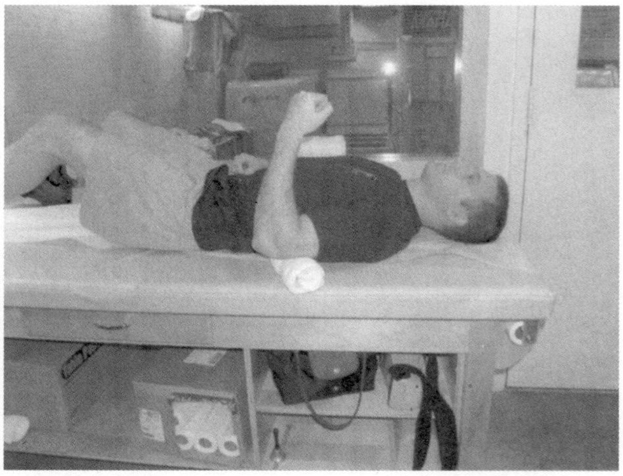
图44-4 肘关节主动活动度练习。支撑手臂，以减少肱二头肌的压力。

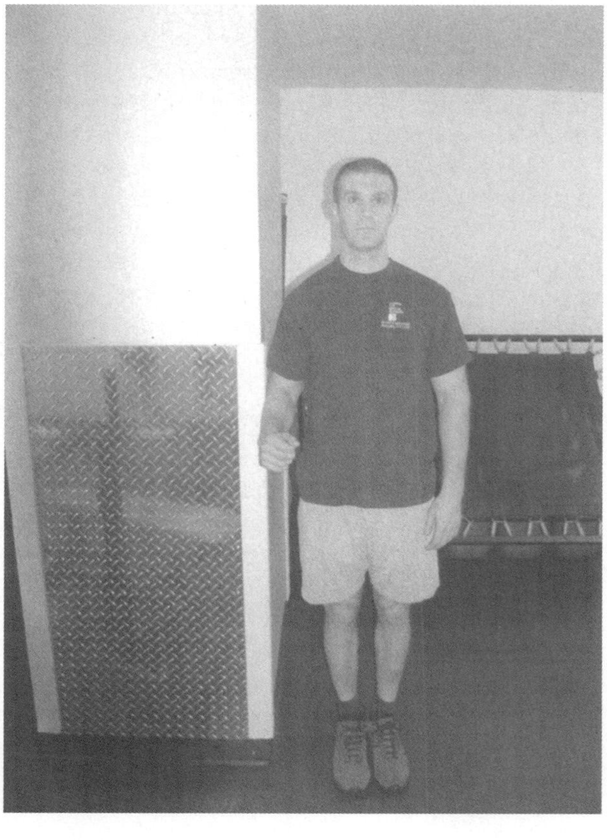
图44-5 三角肌等长练习，屈肘下亚极量进行练习。

注意事项

总体来说，对SLAP损伤行关节镜手术不会造成活动度缺失，但治疗师对难以达到预期活动度的患者应密切监视其终末感。如果评定表明可能有挛缩发生，应通知手术医生。

如果出现过重的疼痛和炎症反应，表明患者的康复进展过急。在这种情况下，应调整或降低训练直至症状减退。

术后第二阶段(第4~8周)

此阶段，医生将拆除制动吊带。患者通过继续可耐受的前屈练习提高关节活动度，约在6周内外旋限制在30°内(对于投掷运动员，如果肩部过紧，可加快进行此项练习)。在仰卧位进行治疗棒练习(图44-6)。当患者的前屈角度大约达110°时，可使用滑轮拉力器进行关节活动度练习(图44-7)。6周时关节活动度在可耐受的范围内继续增加，但应继续避免外展和外旋位动作。练习进展较慢的患者可通过水疗来增加训练效果(图44-8)，水的浮力可辅助上臂的抬高[17]。

患者应开始建立良好的近端稳定性。从侧卧位稳定练习开始进行肩胛带肌力锻炼（图44-9)。手动施加阻力，以便患者提供触觉反馈。此外还可以采用低强度闭链运动。闭链运动在固定肢体远端下进行，可为肢体提供轴向压力，从而增强稳定性和本体感觉[18,19]。研究表明，本体感觉在肩部不稳定时会受损[20,21]。

在第一阶段，动态稳定运动应从无痛、亚极量内外旋等长训练开始。进行这类练习时可将小毛巾卷垫在手臂下方使患者处于更为舒服的外展位，可改善肩袖的血液循环[22]。提醒患者，过强的等长练习会引发炎症，从而引发肌肉组织的反射性抑制[23]。当患者的关节活动度增加及症状减轻时，可开始使用弹性阻力进行内外旋等张训练。

大约6周时肩胛带力量训练可进展到等张训练。正常的肩胛胸关节功能对康复成功至关重要，因为它能为肱骨旋转提供稳定的基础，保持关节盂的适当倾斜角，并保持盂肱肌肉适当的长度-张力关系[24,25]。练习项目包括划船、耸肩和前锯肌推起练习。在活动度允许的范围内开始推墙练习。

在继续保护修复部位的范围内开始背阔肌的

术后第二阶段(第4~8周)

目标

- 继续促进愈合
- 前屈达到145°
- 外旋达到60°
- 开始恢复上肢和肩胛带的力量
- 恢复正常的肩肱活动节律

注意事项

- 在6周内限制外旋至30°内
- 避免对肱二头肌和盂唇过度牵伸
- 避免肩袖炎症

治疗措施

- 拆除制动吊带(根据医生指示)
- 继续AAROM前屈练习:体操棒、拉力器练习
- 继续AAROM外旋练习:6周内限制在30°内
- 如需要可进行水疗
- 侧卧位肩胛稳定练习(手法施以阻力)
- 治疗球稳定练习
- 内外旋等长练习(亚极量,无痛)
- 保护弧内渐进性肩胛力量练习
- 6周时内外旋等张肌力练习
- 肩胛平面上举(强调肩肱上提)
- 开始背阔肌力量练习,前屈限制在90°内
- 开始肱骨头稳定性练习
- 需要时进行理疗
- 调整家庭训练计划

晋级标准

- 前屈达到145°
- 外旋达到60°
- 正常肩肱活动节律
- 轻微疼痛和炎症
- 内外旋力量达到5/5级

力量练习。起初活动范围限制在90°上举和中立位伸展。除了作为肩部的强壮伸肌外,背阔肌还可为盂肱关节提供压力负荷,从而减小对肩袖的压力[26]。

如果肩袖力量足够,可开始肩胛平面的上抬练习。重点是恢复正常的肩胛胸壁与盂肱关节节律。采用肩胛平面是因为它能提供盂肱肌肉最佳的长度张力关系[27]。在此平面进行上举也可恢复肩胛附近肌肉的肌力,包括上下斜方肌、菱形肌和前锯肌[28]。进行外旋训练时拇指要向上,以尽量减小肩峰下撞击的风险。开始肱骨头控制训练,例如节律稳定训练,以提高肩关节的动态稳定性。

注意事项

SLAP损伤常合并有肩袖损伤[3]。全面了解病史对鉴别炎症易感患者至关重要。在此阶段,医生应密切监视患者有无会导致关节囊挛缩和反射抑制的严重炎症。如发现炎症应告知手术医生,可能需

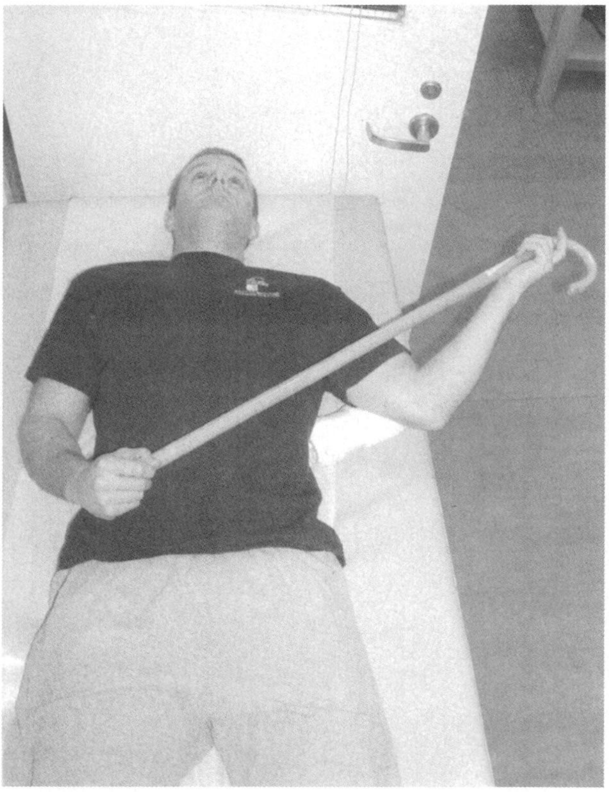

图44-6 仰卧位用治疗棒进行主辅助外旋练习。

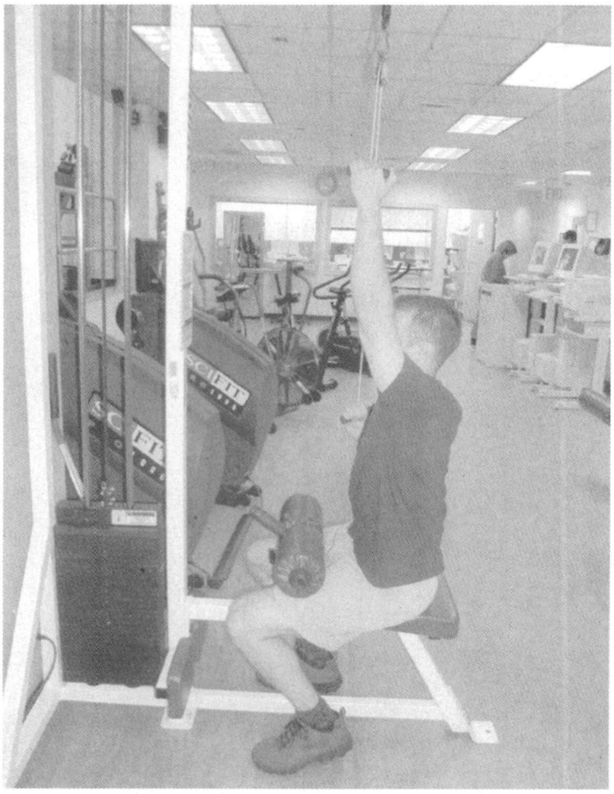

图44-7 用拉力器进行主动辅助前屈练习。

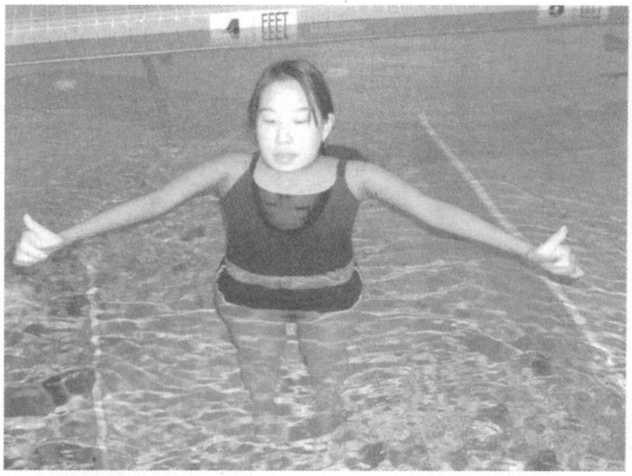

图44-8 患者借助水的浮力来辅助前屈。

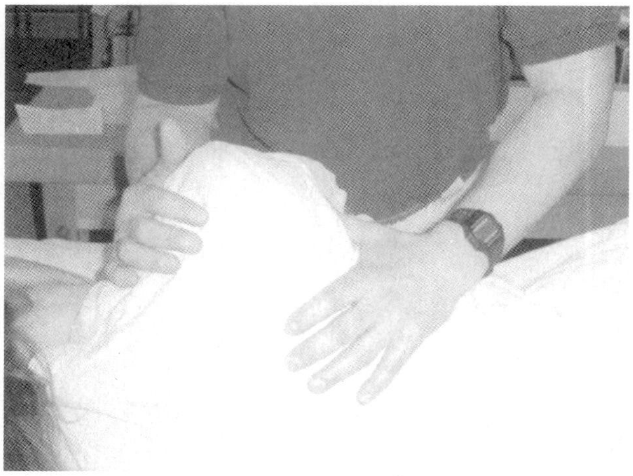

图44-9 利用手法阻力让患者进行侧卧位肩胛稳定练习。

要行某种松动术或软组织处理。不能维持正常运动功能的患者通常非常小心地自我保护盂肱关节，以减轻症状。

术后第三阶段(第8~14周)

此阶段的目标是恢复肩关节正常活动度及灵活性。开始内旋主动辅助关节活动度训练 (图44-10)。继续前屈、内旋和外旋活动度练习直到恢复正常。开始进行上肢总体灵活性练习。

继续进行肩胛带肌和整个上肢的渐进性力量练习。继续强调要在肩胛平面进行练习，理由如上述[16,27]。增加离心肌力练习，因为此种肌肉活动在许多体育专项活动中起着很大的作用[29,30]。在此阶段，肱二头肌的力量练习已经安全，但必须要慎重进行以避免对修复处产生过大压力(图44-11)。肱二头肌的力量练习应纳入康复计划，因为其可使肩关节于外展和外旋位保持稳定[8-10]。在此阶段，整个上肢基本力量应达到5/5级，为以后更具功能性的活动做好准备。

强化本体感觉和功能性训练。把肱骨头稳定性练习提高到在更具挑战性的姿势下进行。约在12周时，如患者的需求需要做过头活动，内外旋力量练习应进展到外展90°/90°位进行。

最后，在第三阶段里还要增加耐力和速度训练。耐力训练十分重要，正如Wickiewicz[31]所指出的，疲劳会增加肱骨头的移位。此外，本体感受的丧失也与疲劳有关[32]。当患者感到疲劳时应使用上肢功率车进行神经肌肉练习。另外，等速练习可在康复计划中提供速度和专项活动练习（图44-12）。

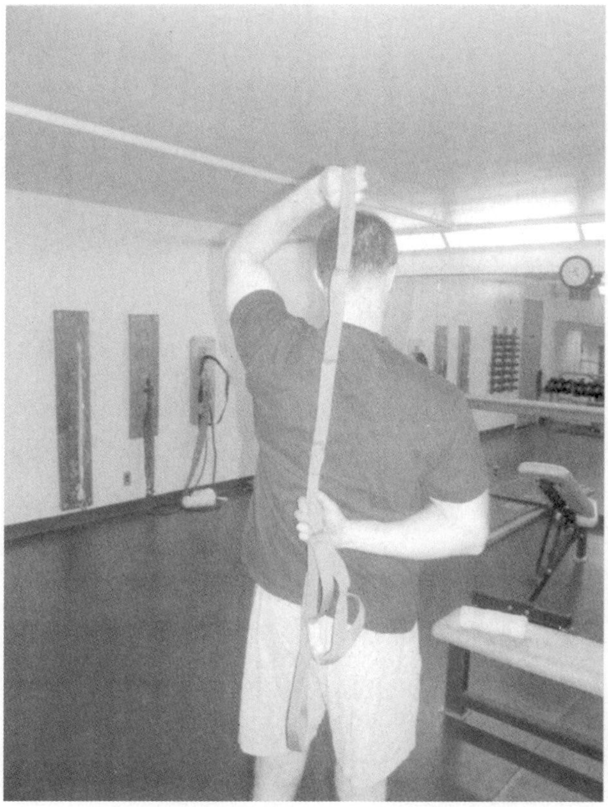

图44-10　使用皮筋带进行主动辅助内旋练习。

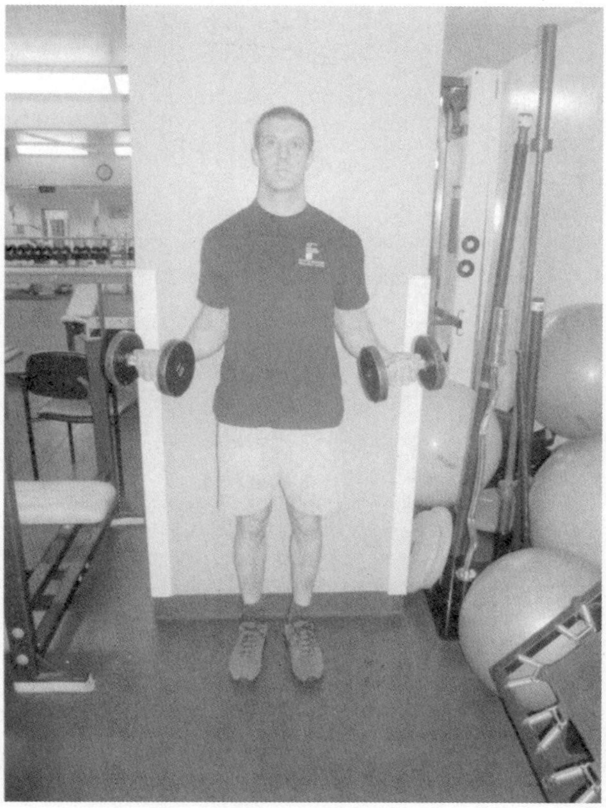

图44-11　肱二头肌屈曲练习。

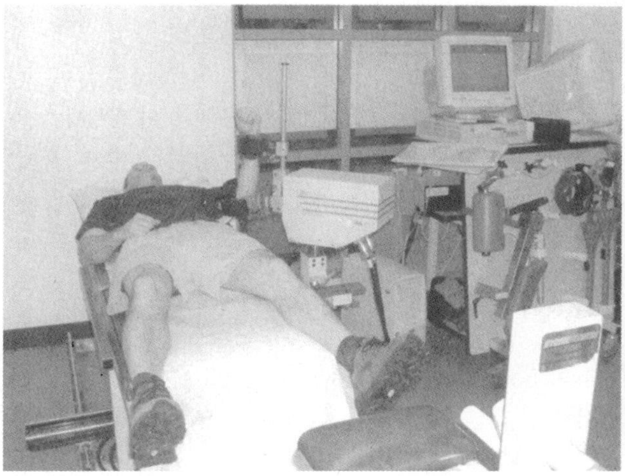

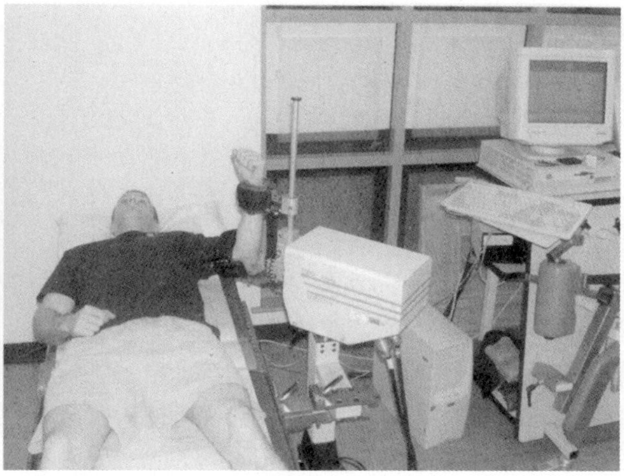

图44-12　等速内外旋肌力练习。

术后第三阶段(第8~14周)

目标

- 恢复肩关节全范围活动度
- 恢复正常肩肱节律
- 等速内外旋肌力测定:力量达到健侧的85%
- 恢复正常灵活性

注意事项

- 避免肩袖炎症
- 避免过度被动牵伸

治疗措施

- 继续主动辅助活动度(AAROM)前屈和外旋练习
- AAROM内旋练习
- 肩胛带和背阔肌强化力量练习
- 开始肱二头肌力量练习
- 如果内外旋肌力均达到5/5级,开始PNF模式练习
- 开始肱骨头稳定练习
- 如果需要可开始内外旋90°/90°练习
- 上肢总体灵活性练习
- 上肢功率车练习
- 等速训练和测试
- 需要时进行理疗
- 调整家庭训练计划

晋级标准

- 正常肩肱节律
- 轻微疼痛和炎症
- 全范围上肢活动度
- 等速内外旋肌力达到健侧的85%

等速测试也将为进行更具功能性的活动提供客观的评定。

注意事项

在第三阶段,对仍未恢复全范围关节活动度的患者应进行仔细监控。任何可能的关节囊受限都要及时与医生沟通。应继续避免过度的被动牵伸。但可以采用一些其他的技术,如关节松动术,软组织技术或持续被动活动。治疗师还应监测患者的肩肱节律,以避免出现任何不正常的活动模式。此外还应指导患者在无痛范围下进行灵活性练习,因为很多患者都存在过度牵伸的倾向。

术后第四阶段(第14~18周)

本阶段的重点是恢复正常的神经肌肉功能,并为重返患者期望的运动或功能活动做好准备。在此阶段,必须达到预期活动的功能要求。患者应该恢复正常的力量、关节活动度和灵活性,并且没有症状。内外旋肌力等速测定应最少达到健侧的85%。这些标准均达到时,可以加入功能往复(plyometric)练习。功能往复练习通过肌肉的牵伸反射产生有力的收缩[35]。多位作者对功能往复练习提出了具体的指导方针[36,37]:(1)应有专项功能作用;(2)强调练习的

术后第四阶段(第14~18周)

目标

- 恢复正常神经肌肉功能
- 等速内外旋肌力测试达到与健侧的相同水平
- 保持力量和灵活性
- 防止再损伤

注意事项

- 无痛功能往复练习
- 避免专项活动时出现明显疼痛
- 不稳定感

治疗措施

- 继续进行全面的上肢肌力练习
- 继续上肢灵活性练习
- 专项活动功能往复练习
- 强化躯干和下肢的要求
- 继续耐力训练
- 开始专项运动或活动练习
- 调整家庭训练计划

出院标准

- 等速测定内外旋肌力强度达到与健侧相同水平
- 能独立进行家庭训练计划
- 能独立、无痛地进行专项运动或活动训练

质量;(3)应逐渐超负荷(图44-13)。除上肢外,还应关注躯干和下肢参与的与运动或活动相关的需求。

在全部完成功能往复练习计划后,经医生许可后患者可开始运动或专项活动的间断练习。不管活动强度大小,患者的进展均应个性化,并应仔细监测有无症状以及器械是否适合,以尽量减少再损伤的危险性。专项运动或活动练习会使力量、关节活动度和灵活性部分丧失。出院前要再进行一次等速测试以监测康复进度。此时康复应达到与健侧相同强度的内外旋肌力,并且外旋与内旋之比达到66%,即正常人群的指标[33,34]。出院时应指导患者家庭练习或训练计划,使他们重返正常活动后保持力量和灵活性。还应教育患者如何调整以前的训练日程,以保护肩部防止再损伤。

注意事项

开始功能往复练习之后,应仔细监控症状。任何明显的症状都可能表明患者对此项活动未做好准备或者活动量过大。同时,运动或活动练习可能

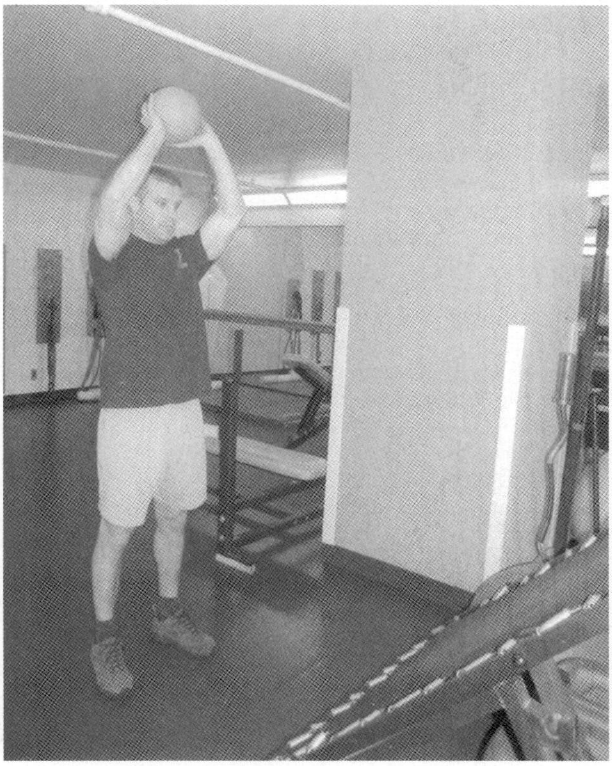

图44-13　过头功能性往复练习。

会造成肌肉酸痛，这并不表明有严重的损伤。患者可能需要返回上一阶段的练习或休息一段时间。但是，如有任何明显症状持续不退或复发，则应停止训练并及时转告手术医生。最后，某些患者在开始专项运动或活动时往往会停止家庭训练计划，应提醒患者这样做可能会导致力量和灵活性的选择性丧失，从而引起潜在的再损伤。因此患者必须注意应始终坚持家庭训练计划来避免这种情况发生。

(周谋望 译 李世民 校)

参考文献

1. Snyder, S.J., Karzel, R.P., Del Pizzo, W., Ferkel, R., Friedman, M. *SLAP Lesions of the Shoulder.* Arthroscopy 1990;6:274–279.
2. Andrews, J.R., Carson, W.G., Mcleod, W.D. *Glenoid Labrum Tears Related to the Long Head of the Biceps.* Am J Sports Med 1985;13:337–341.
3. Snyder, S.J:., Banas, M.P., Karzel, R.P. *An Analysis of 140 Injuries to the Superior Glenoid Labrum.* J Shoulder Elbow Surg 1995;4:243–248.
4. Pagnani, M.J., Deng, X.H., Warren, R.F. *Effect of Lesions of the Superior Portion of the Glenoid Labrum on Glenohumeral Translation.* J Bone Joint Surg 1995;77:1003–1010.
5. Levine, W.N., Flatow, E.L. *The Pathophysiology of Shoulder Instability.* Am J Sports Med 2000;28:910–917.
6. Cooper, D.E., Arnoczky, S.P., O'Brien, S.J., Warren, R.F., DiCarlo, E., Allen, A.A. *Anatomy, Histology and Vascularity of the Glenoid Labrum. An Anatomical Study.* J Bone Joint Surg 1992;74:46–52.
7. Mileski, R.A., Snyder, S.J. *Superior Labral Lesions in the Shoulder: Pathoanatomy and Surgical Management.* J Am Acad Orthop Surg 1998;6:121–131.
8. Itoi, E., Kuechle, D.K., Newman, S.R., Morrey, B.F. An, K.N. *The Stabilizing Function of the Biceps in Stable and Unstable Shoulders.* J Bone Joint Surg 1993;75:546–550.
9. Itoi, E., Motzkin, N.E., Morrey, B.F., An, K.N. *Stabilizing Function of the Long Head of the Biceps in Stable and Unstable Shoulders.* J Shoulder Elbow Surg 1994;3:135–142.
10. Rodosky, M.W., Harner, C.D., Fu, F.H. *The Role of the Long Head of the Biceps Muscle and Superior Glenoid Labrum in Anterior Instability of the Shoulder.* Am J Sports Med 1994;22: 121–130.
11. McGlynn, F.J., Caspari, R.B. *Arthroscopic Findings in the Subluxating Shoulder.* Clin Orthop 1984;183:173–178.
12. DiRaimondo, C.A., Alexander, J.W., Noble, P.C. *A Biomechanical Comparison of Repair Techniques for Type II SLAP Lesions.* Am J Sports Med 2004;32:727–733.
13. Wyke, B. *The Neurology of Joints.* Ann R Coll Surg Engl 1966; 41:25.
14. Frank, C., Akeson, W., Woo, S., Amiel, D., Coutts, R.D. *Physiology and Therapeutic Value of Passive Joint Motion.* Clin Orthop 1983;185:113.
15. Salter, R., Simmonds, D., Malcom, B. *The Biologic Effects on Continuous Passive Motion on the Healing of Full Thickness Articular Cartilage Defects.* J Bone Joint Surg 1980;61A:1231–1251.
16. Johnston, T.B. *The Movements of the Shoulder Joint. A Plea for the Use of the "Plane of the Scapula" as the Plane of Reference for Movements Occurring at the Humeri-scapular Joint.* Br J Surg 1937;25:252–260.
17. Speer, K.P., Cavanaugh, J.T., Warren, R.F., Day, L., Wickiewicz, T.L. *A Role for Hydrotherapy in Shoulder Rehabilitation.* Am J Sports Med 1993;21:850–853.
18. Wilk, K.E., Arrigo, C., Andrews, J.R. *Closed and Open Chain Kinetic Exercise for the Upper Extremity.* J Sports Rehabil 1996;5: 88–102.
19. Tippett, S. *Closed Chain Exercise.* Orthop Phys Ther Clin North Am 1992;1:253–268.
20. Lephart, S., Warner, J.P., Borsa, P.A., Fu, F.H. *Proprioception of the Shoulder Joint in Healthy, Unstable and Surgically Repaired Shoulders.* J Shoulder Elbow Surg 1994;3:371–380.
21. Smith, R.H., Brunolti, J. *Shoulder Kinesthesia after Anterior Glenohumeral Joint Dislocation.* Phys Ther 1989;69:106–112.
22. Rathburn, J., MacNab, I. *The Microvasculature Pattern of the Rotator Cuff.* J Bone Joint Surg 1970;52B:540–553.
23. Timm, K. *The Isokinetic Torque Curve of Shoulder Instability in High School Baseball Pitchers.* J Orthop Sports Phys Ther 1998; 26:150–154.
24. Kibler, W.B. *Role of the Scapula in the Overhead Throwing Motion.* Contemp Orthop 1991;22:525–533.
25. Kibler, W.B. *The Role of the Scapula in Athletic Shoulder Function.* Am J Sports Med 1998;26:325–336.
26. Bassett, R., Browne, A., Morrey, B., An, K. *Glenohumeral Muscle Force and Moment Mechanics in a Position of Shoulder Instability.* J Biomech 1988;23:401–415.
27. Saha, K. *Mechanism of Shoulder Movements and Plea for Recognition of the "Zero Position" of the Glenohumeral Joint.* Clin Orthop 1983;173:3–10.
28. Moseley, J., Jobe, F., Pink, M., Perry, J., Tibone, J. *EMG Analysis of Scapular Muscles During a Shoulder Rehabilitation Program.* Am J Sports Med 1992;20:128–134.
29. Ryu, R.K., McCormick, J., Jobe, F.W. *An EMG Analysis of Shoulder Function in Tennis Players.* Am J Sports Med 1988;16: 481–488.
30. DiGiovine, R., Jobe, F.W., Pink, M. *An Electromyographic Analysis of the Upper Extremity in Pitching.* J Shoulder Elbow Surg 1992;1:15–25.
31. Wickiewicz, T. *Radiographic Evaluation of the Glenohumeral Kinematics: A Muscle Fatigue Model.* American Academy of Orthopedic Surgeons, Sports Medicine Specialty Meeting, Washington, DC, 1994.
32. Carpenter, J.E., Blaiser, R.B., Pellizzon, G.G. *The Effects of Muscle Fatigue on Shoulder Joint Position Sense.* Am J Sports Med 1998;26:262–265.
33. Ivey, F.M., Calhoun, J.H., Rusche, K., Bierschenk, J. *Isokinetic Testing of Shoulder Strength: Normal Values.* Arch Phys Med Rehabil 1985;66(6):384–386.
34. Davies, G.J. *A Compendium of Isokinetics in Clinical Usage and Rehabilitation Techniques,* 4th ed. Simon & Schuster, LaCrosse, WI, 1992.
35. Chu, D. *Jumping into Plyometrics.* Leisure Press, Champaign, IL, 1992.
36. Voight, M., Draovitch, P. *Eccentric Muscle Training in Sports and Orthopedics: Plyometric Training.* Churchill Livingstone, New York, 1991.
37. Wilk, K.E., Voight, M.L., Keirns, M.A., Gambetta, V., Andrews, J.R., Dillman, C.J. *Stretch-shortening Drills for the Upper Extremities: Theory and Clinical Application.* J Orthop Sports Phys Ther 1993;17:225–239.

第 45 章

尺侧副韧带重建

Mickey Levinson, PT

尺侧副韧带(UCL)损伤几乎只见于从事投掷竞赛的人群中,特别常见于棒球运动员。研究表明,在投掷时肘部的尺侧副韧带承受54%的外翻阻力[1]。损伤是由极大的外翻力作用于肘部(尤其是投掷时)所导致的。尺侧副韧带的撕裂会引起疼痛和肘关节不稳定。对这种损伤行保守治疗无效,尤其是对于专业投手[2]。继续带伤投掷会导致关节炎性改变[3]。为了恢复关节的稳定性,通常需要进行重建。最常用的重建移植物,首选掌长肌腱。如果此肌肉缺失,一般会选用患者的股薄肌。移植物的选择并不影响HSS(纽约外科专科医院)的康复指南。HSS的尺侧副韧带重建康复指南是以Altchek等人所描述的"对接技术"为依据的[4]。

手术概述

应用掌长肌腱移植的尺侧副韧带重建是通过联合行开放式和关节镜手术来完成的。最常见的移植物取自同侧的掌长肌腱。通过分离尺侧腕屈肌进行显露(图45-1)。在肱骨和尺骨建骨道。将移植肌腱牢固地对接于骨道中,用缝线缝合(图45-2)。全范围关节活动肘关节以确定最终移植张力,然后用60°屈曲支具固定[4]。

康复概述

尺侧副韧带重建后的康复于手术后马上就开始,并指导患者进行家庭训练计划。正式的康复治疗通常在手术后的4~6周时才开始。在康复进展的全过程中必须保护移植物。训练强调早期可控活动,以避免在后期训练中过度被动牵伸。这样可使移植物尽可能保持强韧直到允许患者重返运动。在早期训练时,为了理想的软组织愈合要限制腕和肘部的过度用力。肩部和肩胛带的力量练习是康复计划的关键部分。按照动力链原理,增强近端的力量和功能可减低对肘部的压力。训练计划要根据患者情况而定,在术后4个月时进行间歇性投掷练习,5个月时开始击打练习。

术后第一阶段(第1~4周)

第一阶段康复计划的重点是在愈合中的不给移植物施加过度外力下,开始逐步恢复关节活动度。早期关节活动可减少制动引起的不良反应,如关节软骨退化和肘关节挛缩[5-7]。此外,关节活动还对疼痛和胶原形成有积极的作用[8-10]。这种术式的性质及其固定方式允许术后即刻活动。在术后第一天,患者的肘部佩戴伸30°屈90°的铰链式支具(图45-3)。在佩戴支具下即可开始主动关节活动度(AROM)练习,而且在此阶段必须达到这一活动度。建议患者全天佩戴支具以避免对肘部施加外翻应力。

开始抓握练习和腕关节活动度练习,以促进循环和避免僵直,因为同侧掌长肌腱最常用于移植。

开始肩胛带的等长练习,以保持近端肌力,并且鼓励患者在肘部无外翻力下坚持进行肩部的活动度练习。

指导患者运用冰敷来减轻可能影响关节活动度恢复的术后肿胀、炎症和疼痛。依作者的经验,

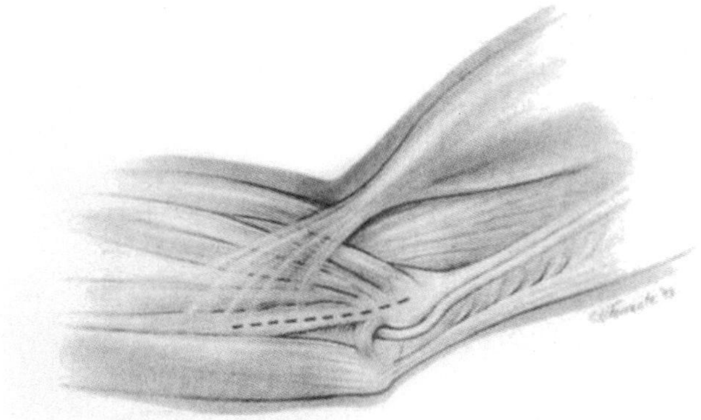

图45-1　切开分离尺侧腕屈肌显露术野。

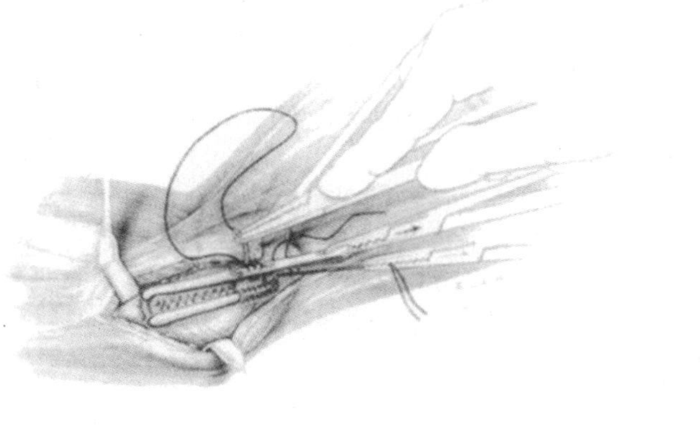

图45-2　对接技术:移植肌腱牢固对接于骨道中,用缝线缝合。

术后第一阶段(第1~4周)

目标

- 促进愈合:减轻疼痛、炎症和肿胀
- 开始恢复30°~90°关节活动度
- 独立进行家庭训练计划

注意事项

- 必须全天佩戴支具
- 肘部不要进行被动关节活动度练习

治疗措施

- 支具角度设置为屈曲30°~90°
- 在支具内进行肘关节主动关节活动度(AROM)练习
- 腕部AROM练习
- 肩胛带等长练习
- 抓握练习
- 冰敷
- 家庭训练计划

晋级标准

- 肘关节活动度:30°~90°
- 轻微疼痛或肿胀

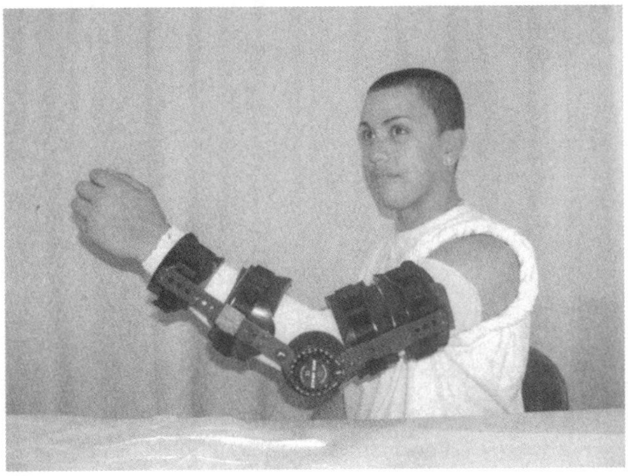

图45-3 术后第一天佩戴30°~90°铰链式支具。

这种手术不会有严重的肿胀。但是一些附加的手术,如骨赘或瘢痕组织切除,可能增加术后肿胀。

注意事项

在此期间要始终监控患者的关节活动度。如果患者的活动进展情况不良,应告知手术医生。此时手术医生可选择将支具进一步放开,以免在后期康复训练中需要进行剧烈的被动活动。另一方面,如果患者活动进展过快或者肿胀过度或炎症持续不退,应建议患者限制活动并且必须全天佩戴支具。理疗(如冰敷)可用来控制疼痛和肿胀。

术后第二阶段(第4~6周)

此阶段内应继续使用支具,以保护愈合中的移植物。持续监控关节活动度,以确保不发生屈曲挛缩。如出现屈曲挛缩,应告知手术医生并将支具调节至15°~115°。这会降低关节挛缩的风险。

开始进行上肢力量练习,为后期的功能阶段奠定力量基础。患者在练习时仍要佩戴支具以保护愈合中的移植物。开始无痛的三角肌等长练习。如果疼痛和肿胀程度已降至最低程度,可开始无痛的腕关节和肘关节屈伸等长练习。开始在侧卧位进行肩胛带手法稳定练习,阻力施于近端,以避免肘部受应力作用。开始此项康复练习使患者在恢复上肢力量正常化上有领先优势,为后期的功能训练阶段做好准备。

对疼痛和肿胀应持续进行监控,以确保患者不受太多的困扰从而能顺利进入下一阶段的训练。

术后第二阶段(第4~6周)

目标

- 关节活动度:15°~115°
- 尽量减轻疼痛或肿胀

注意事项

- 继续全天佩戴支具
- 避免被动关节活动度练习
- 避免外翻应力

治疗措施

- 在支具内继续进行主动关节活动度练习
- 在支具内进行无痛等长练习(三角肌,腕关节屈伸,肘关节屈伸)
- 肩胛带近端抗阻手法稳定练习
- 需要时进行理疗
- 调整家庭训练计划

晋级标准

- 关节活动度:15°~115°
- 轻微疼痛和肿胀

继续理疗,以便尽量降低练习引起的不良反应。

注意事项

如前所述,应监控患者以确保不发生屈曲挛缩或者活动度进展过快从而牵拉移植物。手术医生应注意这些状况以决定患者的训练强度。应依据个人情况开展等长运动,因为某些患者可能有症状。应指导患者在可耐受的疼痛范围内进行练习,以防止出现会干扰进展的任何危险。

术后第三阶段(第6~12周)

为了达到规定的晋级标准,患者进入到恢复关节全范围活动度、恢复正常上肢力量和开始恢复耐力的阶段。应继续主动恢复活动。6周时拆除支具,但应继续避免过度的被动牵伸。持续长时间低强度牵伸对恢复伸展有效而且具有积极的作用(图45-4)[11-15]。当练习进展太慢时可运用关节松动术。在此阶段应恢复关节全范围活动度。在活动度允许的情况下开展上肢功率器训练。

6周时开始进行肩胛、肩部、肘部和腕部肌肉的等张训练,并根据个人情况进展。为了避免对肘部产生过度外翻应力,应在大约8周时才能开始旋前旋后练习。这些练习先从等长练习开始,在可耐受的情况下进展为弹性阻力练习。抗阻练习应缓慢进展,并个性化,以避免加重症状。

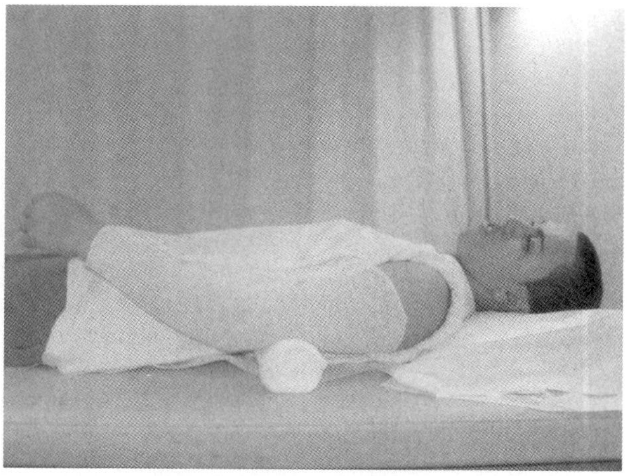

图45-4 通过低负荷长时间牵伸来达到被动伸展。

在达到良好的力量基础后加入离心肌力练习。研究表明,肩胛、肩部、肘部、前臂和腕部的大部分肌肉活动在投掷的各个阶段中都处在离心收缩状态[16-18]。例如肘屈肌在投掷时必须有离心收缩作用以控制肘部伸展的快速动作[16-18]。

当具备充足的肩胛带和肩袖肌群力量时,可开始PNF模式练习。这些模式时应从手动开始,以避

术后第三阶段(第6~12周)

目标

- 恢复全范围关节活动度
- 所有上肢力量达到5/5级
- 开始恢复上肢耐力

注意事项

- 要将外翻应力减至最低
- 避免由医生进行被动关节活动度练习
- 在运动治疗中避免疼痛

治疗措施

- 继续主动关节活动度练习
- 进行低强度长时间牵伸,以恢复伸展
- 肩胛、肩部、肘部、前臂、腕部的等张练习
- 第8周开始内外旋肌力练习
- 第8周开始前臂旋前/旋后肌力练习
- 上肢功率器训练(如果有足够的ROM)
- 神经肌肉训练
- 有足够力量时进行PNF模式练习
- 有足够力量时加入离心性训练
- 需要时进行理疗
- 调整家庭训练计划

晋级标准

- 无痛
- 肘关节全范围关节活动度
- 全部上肢力量达到5/5级

免过度外翻应力,然后再进展到弹性阻力。尤其是D2屈曲模式在投掷中会动员更多肌群参与(图45-5)[19]。除此之外,如节律稳定等神经肌肉练习也可纳入到训练中(图45-6)。

注意事项

随着全上肢肌力练习计划的开展,应教育患者继续进行有利于愈合过程的练习。肘或肩部的疼痛可能表明患者的训练进程过快。应建议患者避免过量运动并在充分准备好之后才使训练进展。患者应理解疼痛会延迟他们投掷练习的进程。

术后第四阶段(第12~16周)

此阶段是重返运动的准备阶段。此阶段的目标是完全恢复上肢的力量和灵活性。肩袖力量练习进展到在过头位(90/90位)进行,因为这是投掷运动员更具功能性的姿势(图45-7)。继续进行力量、强度和耐力的强化肌力练习。

开展整个上肢的灵活性训练,以避免患者随着活动水平增加而再次损伤。

徒手肌力测试中,上肢力量应至少达到与健侧同等的水平。另外,灵活性也应达到相同水平。如达到这些标准,可开始功能往复练习并提高功能要求,为上肢在承受投掷或击打时加在其上的力量做好准备。功能往复练习应用的是肌肉的牵张反射。进行离心收缩使肌肉在向心性收缩之前预伸展。它刺激肌梭产生更大的反应[20,21]。应密切监控这些练习并限制练习的频率(每周最多2~3次)。患者仍要遵循功能进展从低难度的体位开始,如从双手胸前传球进展到过头位运动。此外,还应与腿、臂和躯干结合起来练习,因为这些都是运动

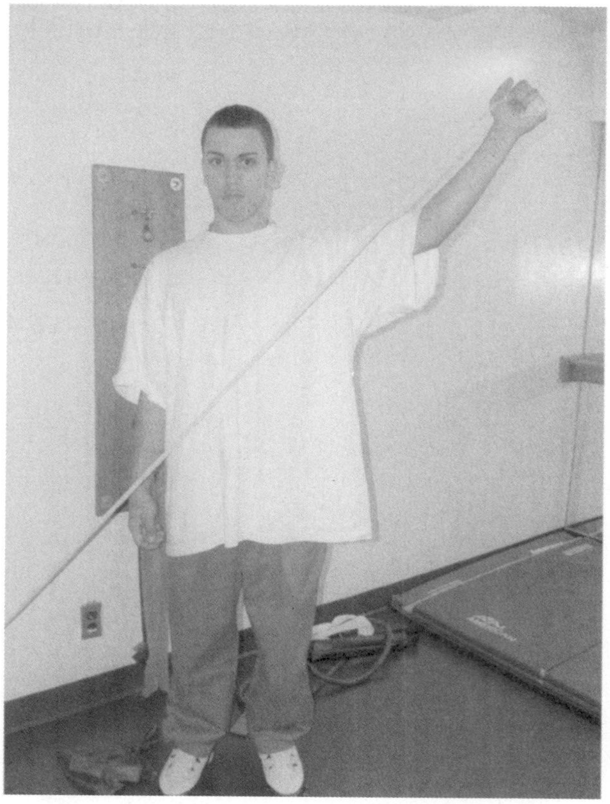

图45–5 PNF中D2屈曲模式在投掷时有更多肌群参与。

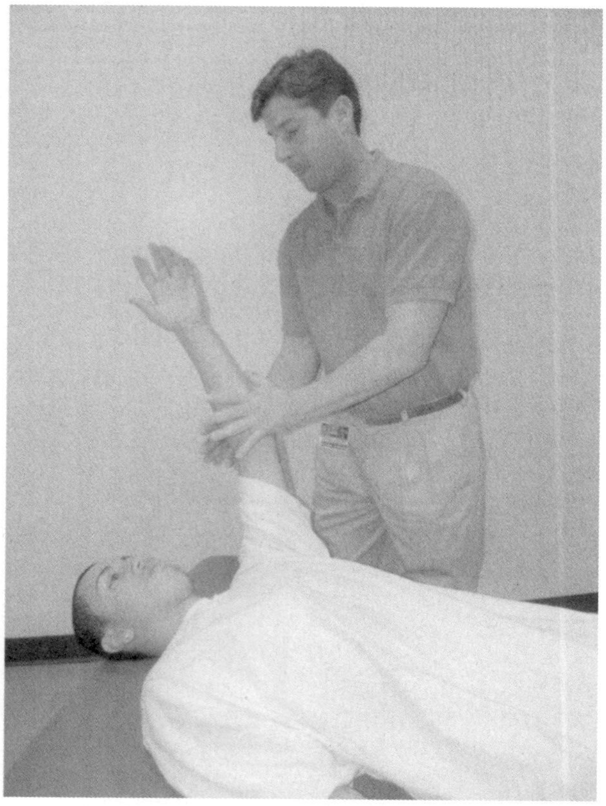

图45–6 节律稳定练习。

术后第四阶段(第12~16周)

目标

- 完全恢复力量和灵活性
- 恢复正常的神经肌肉功能
- 准备重返运动

注意事项

- 无痛的功能往复练习

治疗措施

- 内外旋进展至90/90位置
- 上肢整体灵活性练习
- 神经肌肉练习
- 功能往复训练
- 继续耐力训练
- 着重练习躯干和下肢
- 调整家庭训练计划

晋级标准

- 在无症状的情况下完成功能往复计划
- 正常上肢灵活性

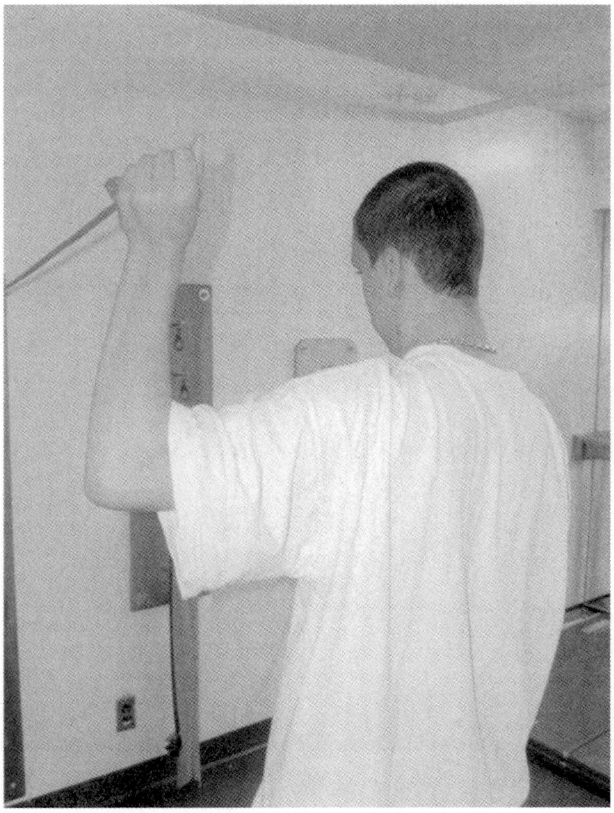

图45-7　在更具功能的90/90位置进行肩袖力量练习。

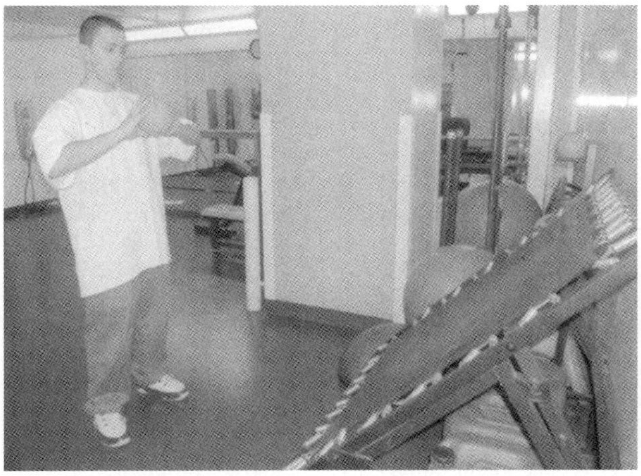

图45-8　从低难度体位开始功能往复练习，如从双手胸前传球。

链的重要组成部分(图45-8和图45-9)。

注意事项

仔细监控功能往复练习并应控制活动量。在训练中或训练后出现的任何症状都可能表明患者尚未做好准备或尚未达到这些练习的功能。任何症状都要告知手术医生。如果患者不能满意完成某一动作并且出现症状，那么就不能进展到下一阶段。

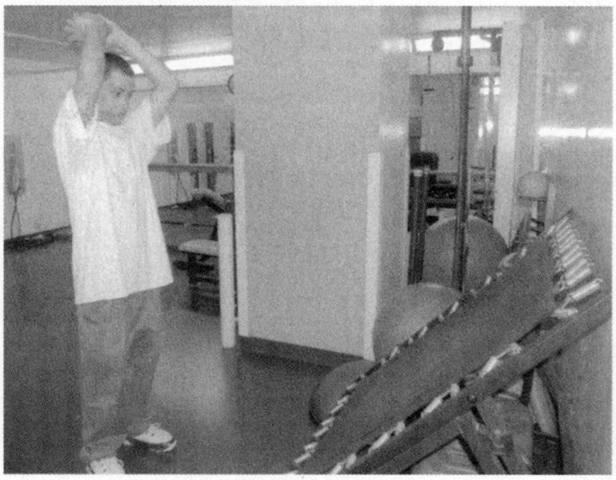

图45-9　功能往复练习进展到过头位动作。

术后第五阶段(第4~9个月)

在此阶段开始时，医生应对患者进行检查。如果检查结果令人满意且无症状，则可开始进行间歇性投掷训练。上肢的力量、灵活性和耐力都必须达到正常水平。患者必须在无症状的情况下完成功能往复练习。间歇性投掷训练的量和距离应根据个体情况逐步进展。例如开始时先让患者进行定距离、定次数投掷练习。在可承受范围内增加投掷量。如果患者顺利完成且无症状，则可增加投掷距离。患者在进入下一阶段前必须能顺利地完成每一阶段的训练。在锻炼臂部力量时适当热身及掌握技巧是很重要的。在此期间，肌力练习的量常减少，但是仍要鼓励患者随着投掷训练的进展继续进行力量和灵活性练习。只有完全达到投掷计划的目标距离时投手才可以开始投手位的投掷。这通常都在术后7个月后才能实现[4]。如果可能，可以在5个月时开始击打练习。

注意事项

肘部的任何锐痛或肿胀都要进行记录并与手术医生沟通。但是患者应了解，肘部或肩部的酸痛并非少见，投掷练习常常需要中断直到症状消退。建议患者继续进行冰敷并作为常用方法。患者偶尔需要退回到此前的投掷练习阶段。

尽管肌力训练量在此阶段常常减小，但患者仍应知道保持上肢力量和灵活性的重要性。投手常会

术后第五阶段(第4~9个月)

目标

- 重返运动
- 预防再损伤

注意事项

- 投掷或击打时避免产生明显疼痛
- 避免损失力量或灵活性

治疗措施

- 4个月时开始间歇性投掷练习
- 5个月时开始击打练习
- 继续灵活性练习
- 继续力量练习(结合训练原理)

出院标准

- 无痛
- 能独立进行家庭训练计划
- 能独立进行投掷/击打练习

随着运动量的增加而发生肌力减弱。此外,投手常会形成后关节囊紧张和肩袖挛缩,这会造成肩部的功能性撞击或慢性半脱位[22]。最后随着投掷量的增加,腕屈肌和旋前圆肌往往会有紧张并引发疼痛。

(葛杰 张娟 译 周谋望 校)

参考文献

1. Kal-Nan, A., Morrey B.F. Biomechanics of the Elbow. In Morrey B.F. (Ed). *The Elbow and its Disorders.* WB Saunders, Philadelphia, 1993, pp. 53–72.
2. Jobe, F.W., Elattrache, N.S. Diagnosis and Treatment of Ulnar Collateral Ligament Injuries in Athletes. In Morrey B.F. (Ed). *The Elbow and its Disorders.* WB Saunders, Philidelphia, 1993, pp. 566–572.
3. Timmer, L.A., Andrews, J.R. *Histology and Arthroscopic Anatomy of the Ulna Collateral Ligament of the Elbow.* J Sports Med 1994;22:667–673.
4. Altchek, D.W., Hyman, J., Williams, R., Levinson, M., Paletta, G.A., Dines, D.M., Botts, J.D. *Management of MCL Injuries of the Elbow in Throwers.* Tech Shoulder Elbow Surg 2000;1:73–81.
5. Hettinga, D. *Normal Joint Structures and Their Reaction to Injury.* J Orthop Sports Phys Ther 1979;1:16–21.
6. Hettinga, D. *Normal Joint Structures and Their Reaction to Injury. II* J Orthop Sports Phys Ther 1979;1:83–87.
7. Booth, F. *Physiological and Biomechanical Effects of Immobilization on Muscle.* Clin Orthop 1987; 219:15–20.
8. Wyke, B.D. *The Neurology of the Joints.* Ann Coll Surg Eng 1966;41:25.
9. Akeson, W.H., Woo, S.L.Y., Amiel, D. *The Connective Tissue Response to Immobility.* Clin Ortop 1973;93;356–362.
10. Franks, C., Akeson, C.J., Woo, S. *Physiology and Therapeutic Value of Passive Joint Motion.* Clin Orthp 1984;185:113.
11. Wilk, K.E., Arrigo, C.A., Andrews, J.R. *Rehabilitation of the Elbow in the Throwing Athlete.* J Ortho Sports Phys Ther 1993;17:305–317.
12. Hepburn, G., Carvelli, R. *Use of Elbow Dynasplint for Reduction of Elbow Flexion Contracture: A Case Study.* J Orthop Sports Phys Ther 1984;5:269–274.
13. Ihara, H., Nakiayama, A. Dynamic Joint Control Training for Knee Ligament Injuries. Am J Sports Med 1986;14:309–315.
14. Bonutti, P.M., Windav, J.E., Ables, B.A., Miller, B.G. *Static Progressive Stretch to Reestablish Elbow Range of Motion.* Clin Orthop 1994;303:128–134.
15. Nuismer, B.A., Ekes, A.M., Holm, M.B. *The Use of Low Load, Long Stretch Devices in Rehabilitation Programs in the Pacific Northwest.* Am J Occup Ther 1997;51:538–543.
16. DiGiovine, M.N., Jobe, F.W., Pink, M. *An Electromyographic Analysis of the Upper Extremity in Pitching.* J Shoulder Elbow Surg 1992;1:15–25.
17. Pappas, A.M., Zawacki, R.M., Sullivan, T.J. Biomechanics of Baseball Pitching; A Preliminary Report. AM J Sports Med 1985;13:216–222.
18. Glousman, R.E., Baron, J., Jobe, F. *An Electromyographic Analysis of the Elbow in Normal and Injured Pitchers with Medial Collateral Ligament Insufficiency.* Am J Sports Med 1992;20: 311–317.
19. Knott, M., Voss, D.E. *Proprioceptive Neuromuscular Facilitation.* Harper and Row, New York, 1968.
20. Chu, D.A. *Jumping into Plyometrics.* Leisure Press, Champaign, IL, 1992.
21. Chu, D.A. *Plyometric exercise.* Natl Strength Cond Assoc J 1984;6:56.
22. Harryman, D.T., Sidles, J.A., Clark, J.M., McQuade, K.J., Gibb, T.D., Matsen, F.A. *Translation of the Humeral Head on the Glenoid with Passive Glenohumeral Motion.* J Bone Joint Surg 1990;72:1334–1343.

附录　缩略语注释

(按英文字母顺序)

AAROM　辅助性主动活动度　(active-assisted range of motion)
ACL　前交叉韧带　(anterior cruciate ligament)
ADL　日常生活活动　(activities of daily living)
AIS　青少年特发性脊柱侧凸　(adolescent idiopathic scoliosis)
APL　拇长展肌　(abductor pollicis longus)
AROM　主动活动度　(active range of motion)
ASF　脊柱前路融合　(anterior spinal fusion)
ASSH　美国手外科学会　(American Society for Surgery of the Hand)
ATFL　距腓前韧带　(anterior talofibular ligament)
ATNR　不对称性颈强直反射　(the asymmetric tonic neck reflex)
BAPS　踝关节生物力学平台系统　(biomechanical ankle platform system)
BBS　Biodex 平衡系统训练仪　(Biodex Balance System)
BMD　骨密度　(bone mineral density)
BR　肱桡肌　(brachioradialis)
BTE　Baltimore 理疗设备　(Baltimore therapeutic equipment)
BTX-A　肉毒素A　(botulinum toxin A)
CAI　慢性踝关节不稳定　(chronic ankle instability)
CAT　计算机轴线断层　(computed axial tomography)
CFL　跟腓韧带　(calcaneofibular ligament)
CKC　闭链运动　(closed kinetic chain)
CMC　腕掌的　(carpometacarpal)
CMT　先天性肌性斜颈　(congenital muscular torticollis)
CoCr　金属钴铬　(metallic cobalt chromium)
CP　脑瘫　(cerebral palsy)
CPM　持续被动运动　(continuous passive motion)
CREF　闭合复位外固定　(closed reduction with external fixation)
CRPP　闭合复位经皮穿针　(colsed reduction and percutaneous pinning)
CRPS　局部复合性疼痛综合征　(complex regional pain syndrome)
CTLSO　颈胸腰骶支具　(cervicothoracolumbosacral orthosis)
DIP　远指骨间　(distal interphalangeal)
DJD　退变性关节病　(degenerative joint disease)
DSM　活动的方向敏感性　(directional susceptibility to movement)
DVT　深静脉血栓　(deep vein thrombosis)

DXA 双重能量X线吸收测量学检查 (dual-energy X-ray absorptiometry)
ECRB 桡侧腕短伸肌 (extensor carpi radialis brevis)
ECRL 桡侧腕长伸肌 (extensor carpi radialis longus)
ECU 尺侧腕伸肌 (extensor carpi ulnaris)
EDC 指总伸肌 (extensor digitorum communis)
EDQ 第五指伸肌 (extensor digiti quinti)
E/I 外翻肌/内翻肌 (evertors/invertors)
EIP 示指固有伸肌 (extensor indicis proprius)
EMG 肌电图描记法 (electromyography)
EMS 肌肉电刺激仪 (electrical muscle simulator)
EPB 拇短伸肌 (extensor pollicis brevis)
EPL 拇长伸肌 (extensor pollicis longus)
ER 外旋 (external rotation)
EV 外翻 (eversion)
FCR 桡侧腕屈肌 (flexor carpi radialis)
FCU 尺侧腕屈肌 (flexor carpi ulnaris)
FDP 指深屈肌 (flexor digitorum profundus)
FDS 指浅屈肌 (flexor digitorum superficialis)
FOOSH 手伸展着地摔倒 (fall on an outstretched hand)
FPL 拇长屈肌 (flexor pollicis longus)
FSD 向前下台阶 (forward step down)
HDA 血肿分离关节成形术 (hematoma and distracion arthroplasty)
HEP 家庭训练计划 (home exercise program)
HSS 外科专科医院 (Hospital for Special Surgery)
ICD 国际疾病分类标准 (international classification of disease)
INV 内翻 (inversion)
IP 指骨间 (interphalangeal)
IR 内旋 (internal rotation)
KAT 运动觉训练器 (kinesthetic awareness trainer)
LDH 腰椎间盘突出 (lumbar disc herniation)
LE 下肢 (lower extremity)
LMD 微创腰椎间盘切除术 (lumbar microdiscectomy)
LRTI 韧带重建肌腱介植 (ligament reconstruction tendon interposition)
MAT 半月板同种异体移植物移植 (meniscus allograft transplant)
MCL 内侧副韧带 (medial collateral ligament)
MFR 肌筋膜放松 (myofascial release)
MMT 徒手肌力测定 (manual muscle testing)
MP 掌指 (metacarpophalangeal)
MPFL 髌股内侧韧带 (medial patellofemoral ligament)
MRI 核磁共振 (magnetic resonance imaging)

MUA 麻醉下手法松懈 (manipulation under anesthesia)
NMES 神经肌肉电刺激 (neuromuscular electric stimulation)
NOF 美国骨质疏松学会 (National Osteoporosis Foundation)
NSAID 非类固醇抗炎药物 (nonsteroidal anti-inflammatory drugs)
OKC 开链运动 (open kinetic chain)
ORIF 切开复位内固定 (open reduction with internal fixation)
ORL 斜行支持带 (oblique retinacular ligament)
PACU 麻醉后监护室 (post-anesthesia care unit)
PCA 患者的调控止痛 (patient-controlled analgesia)
PCL 后交叉韧带 (posterior cruciate ligament)
PCR 保留后交叉韧带型 (posterior cruciate retaining)
PCS 非保留后交叉韧带型 (posterior cruciate substituting)
PF 跖屈 (plantar flexion)
PIP 近指骨间 (proximal interphalangeal)
PL 拇长肌 (pollicis longus)
PLIF 经后路腰椎间融合术 (posterior lumbar interbody fusion)
PLL 后纵韧带 (posterior longitudinal ligament)
PNF 本体感觉神经肌肉强化 (proprioceptive neuromuscular facilitation)
PPS 预交付系统 (prospective payment system)
PRE 渐进性抗阻训练 (progressive resistance exercise)
PROM 被动活动度 (passive range of motion)
PSF 脊柱后路融合 (posterior spinal fusion)
PT 理疗 (physical therapy)
PT 旋前圆肌 (pronator teres)
PTFL 距腓后韧带 (posterior talofibular ligament)
PWR 渐进性负重 (passive weight bearing)
RA 类风湿关节炎 (rheumatoid arthritis)
RICE 制动、冷敷、加压、抬高 (rest, ice, compression, and elevation)
ROM 活动范围 (range of motion)
SAD 肩峰下减压术 (subacromial decompression)
SCM 胸锁乳突肌 (sternocleidomastoid muscle)
SD 标准差 (standard deviation)
SLAP 肩胛上盂唇前后部 (superior labrum anterior to posterior)
SLR 直腿抬高 (straight leg raising)
TAM 总主动活动 (total active motion)
TEA 全肘关节成形术 (total elbow arthroplasty)
TENS 经皮神经电刺激 (transcutaneous electrical nerve stimulation)
TERT 最后活动范围所需的时间 (total end range time)
TFL 阔筋膜张肌 (tensor fascia lata)
THA 全髋关节成形术 (total hip arthroplasty)

TKA	全膝关节成形术	(total knee arthroplasty)
TLSO	胸腰骶支具	(thoracolumbosacral orthosis)
TOS	胸廓出口综合征	(thoracic outlet syndrome)
TSA	全肩关节成形术	(total shoulder arthroplasty)
TTWB	足尖接触负重	(toe-touch weight-bearing)
TUG	定时起立行走	(the timed "get-up and go")
UBE	上肢测力计	(upper body ergometer)
UCL	尺侧副韧带	(ulnar collateral ligament)
UE	上肢	(upper extremity)
ULE	上肢功能练习器	(Upper Limb Exerciser)
US	超声	(ultrasound)
VCF	椎骨压缩骨折	(vertebral compression fracture)
VMO	股内斜肌	(vastus medialis oblique)
WBAT	耐受范围内最大限度负重	(weight-bear as tolerated)
WHO	世界卫生组织	(World Health Organization)
WNL	正常范围内	(within normal limits)

(李世民 蔡昊 译 周谋望 校)